Bogliolo
Patologia Geral

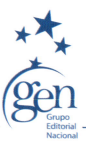

O GEN | Grupo Editorial Nacional – maior plataforma editorial brasileira no segmento científico, técnico e profissional – publica conteúdos nas áreas de ciências da saúde, exatas, humanas, jurídicas e sociais aplicadas, além de prover serviços direcionados à educação continuada e à preparação para concursos.

As editoras que integram o GEN, das mais respeitadas no mercado editorial, construíram catálogos inigualáveis, com obras decisivas para a formação acadêmica e o aperfeiçoamento de várias gerações de profissionais e estudantes, tendo se tornado sinônimo de qualidade e seriedade.

A missão do GEN e dos núcleos de conteúdo que o compõem é prover a melhor informação científica e distribuí-la de maneira flexível e conveniente, a preços justos, gerando benefícios e servindo a autores, docentes, livreiros, funcionários, colaboradores e acionistas.

Nosso comportamento ético incondicional e nossa responsabilidade social e ambiental são reforçados pela natureza educacional de nossa atividade e dão sustentabilidade ao crescimento contínuo e à rentabilidade do grupo.

Bogliolo
Patologia Geral

Geraldo Brasileiro Filho
Professor Titular de Patologia, Faculdade de Medicina,
Universidade Federal de Minas Gerais, Belo Horizonte – MG.

6ª edição

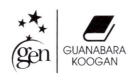

- O autor deste livro e a editora empenharam seus melhores esforços para assegurar que as informações e os procedimentos apresentados no texto estejam em acordo com os padrões aceitos à época da publicação, *e todos os dados foram atualizados pelo autor até a data da entrega dos originais à editora.* Entretanto, tendo em conta a evolução das ciências, as atualizações legislativas, as mudanças regulamentares governamentais e o constante fluxo de novas informações sobre os temas que constam do livro, recomendamos enfaticamente que os leitores consultem sempre outras fontes fidedignas, de modo a se certificarem de que as informações contidas no texto estão corretas e de que não houve alterações nas recomendações ou na legislação regulamentadora.

- O autor e a editora se empenharam para citar adequadamente e dar o devido crédito a todos os detentores de direitos autorais de qualquer material utilizado neste livro, dispondo-se a possíveis acertos posteriores caso, inadvertida e involuntariamente, a identificação de algum deles tenha sido omitida.

- **Atendimento ao cliente: (11) 5080-0751 | faleconosco@grupogen.com.br**

- Direitos exclusivos para a língua portuguesa
  Copyright © 2018 by
  EDITORA GUANABARA KOOGAN LTDA.
  Uma editora integrante do GEN | Grupo Editorial Nacional
  Travessa do Ouvidor, 11
  Rio de Janeiro – RJ – 20040-040
  www.grupogen.com.br

- Reservados todos os direitos. É proibida a duplicação ou reprodução deste volume, no todo ou em parte, em quaisquer formas ou por quaisquer meios (eletrônico, mecânico, gravação, fotocópia, distribuição pela Internet ou outros), sem permissão, por escrito, da EDITORA GUANABARA KOOGAN LTDA.

- Ilustrações: Sheila Marcia Oliveira Reis

- Capa: Editorial Saúde

- Editoração eletrônica: Anthares

- Ficha catalográfica

B83b
6. ed.

Brasileiro Filho, Geraldo
Bogliolo | patologia geral / Geraldo Brasileiro Filho. - 6. ed. - [Reimpr.]. - Rio de Janeiro : Guanabara Koogan, 2022.
  il.

ISBN 978-85-277-3286-4

1. Patologia. 2. Doenças - Causas. I. Título.

18-47173	CDD: 616.07
	CDU: 616

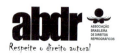

Colaboradores

Alfredo José Afonso Barbosa
Professor Titular de Patologia, Faculdade de Medicina, UFMG, Belo Horizonte – MG.

Carlos Musso
Professor Associado de Patologia, Centro de Ciências da Saúde, UFES, Vitória – ES. Professor Titular da Universidade de Vila Velha, Vila Velha – ES.

Enio Cardillo Vieira
Professor Emérito de Bioquímica, Instituto de Ciências Biológicas, UFMG, Belo Horizonte – MG.

Fausto Edmundo Lima Pereira
Professor Emérito de Patologia, Centro de Ciências da Saúde, UFES, Vitória – ES. Professor Titular da Universidade Vila Velha, Vila Velha – ES.

Gil Patrus Pena
Patologista do Serviço de Patologia do Hospital Felício Rocho, Belo Horizonte – MG.

Isabela Werneck da Cunha
Patologista e Pesquisadora do A. C. Camargo Cancer Center, Fundação Antônio Prudente, São Paulo – SP.

Jacqueline Isaura Alvarez-Leite
Professora Titular de Bioquímica, Instituto de Ciências Biológicas, UFMG, Belo Horizonte – MG.

José Eymard Homem Pittella
Professor Titular de Patologia, Faculdade de Medicina, UFMG, Belo Horizonte – MG.

Luiz Fernando Lima Reis
Diretor de Pesquisa do Instituto Sírio-Libanês de Ensino e Pesquisa, Sociedade Beneficente de Senhoras, Hospital Sírio-Libanês, São Paulo – SP.

Maria Raquel Santos Carvalho
Professora Associada de Genética, Instituto de Ciências Biológicas, UFMG, Belo Horizonte – MG.

Romeu Cardoso Guimarães
Pesquisador do Laboratório de Biodiversidade e Evolução Molecular, Instituto de Ciências Biológicas, UFMG, Belo Horizonte – MG.

Solange Silveira Pereira
Professora Adjunta de Patologia da Nutrição e Dietoterapia, Departamento de Nutrição e Saúde, UFV, Viçosa – MG.

Victor Piana de Andrade
Diretor Médico e Pesquisador do A. C. Camargo Cancer Center, Fundação Antônio Prudente, São Paulo – SP.

Prefácio à 6ª edição

Com justificada satisfação, apresentamos mais uma edição do livro *Bogliolo | Patologia Geral*. A obra, que tem como objetivo ser instrumento útil no processo de ensino-aprendizado dessa área do conhecimento e se destina prioritariamente a estudantes dos cursos de graduação da área da saúde, reúne os conteúdos essenciais para que os leitores possam compreender a origem, a instalação, a evolução e as repercussões funcionais das principais lesões e doenças.

Além de fornecer informações atualizadas e sempre embasadas no melhor conhecimento científico disponível, nesta edição tivemos a preocupação de adequar a dimensão do texto e de explorar mais as ilustrações, que muito facilitam a compreensão de informações muitas vezes longas e complexas. Tal adequação deveu-se também à tentativa de atender mais diretamente às demandas dos leitores, que não têm necessidade de receber conteúdos mais extensos destinados a médicos e a estudantes de Medicina. Nesta edição, procurou-se manter apenas as informações essenciais sobre as bases indispensáveis para a prática profissional de cada um deles.

A obra continua fiel ao princípio de que a atuação dos profissionais da saúde deve estar sempre alicerçada em conhecimento científico atualizado. Por isso mesmo, teve-se o cuidado de reunir, no mais curto espaço possível, os avanços alcançados nos últimos anos. Na área da saúde, a Ciência sofreu e continua experimentando progresso notável na abordagem de muitas doenças, em especial as inflamações e o câncer. Nos dias atuais, muitos pacientes sobrevivem por muitos anos após o diagnóstico de neoplasias que, até recentemente, eram fatais em tempo curto. Tal progresso só foi possível graças ao melhor conhecimento que se tem hoje das vias moleculares envolvidas no surgimento e na evolução dessas lesões. Tratamentos dirigidos a defeitos moleculares específicos têm mais chance de proporcionar resultados mais seguros e mais reprodutíveis. O mesmo aplica-se a muitos outros processos patológicos, reforçando a constatação de que o sucesso na abordagem das doenças deve sempre estar calcado em dados científicos. Com a sua modesta contribuição, este livro reafirma o princípio universal de que a prática profissional não pode ser feita sem sólida base teórica e que o enfrentamento e a superação de doenças só podem ser alcançados de forma consistente e exitosa quando apoiados em observações científicas cuidadosas.

Mais uma vez, é necessário reconhecer que a obra não teria chegado aonde chegou sem a participação de muitas pessoas. O momento é oportuno, portanto, para agradecimentos. Em primeiro lugar, aos nossos colaboradores, que continuaram fazendo a sua parte com o melhor das suas competências. Sem eles, o livro não teria alcançado o perfil atual. Agradecemos também à Sra. Sheila Marcia Oliveira Reis, pelo trabalho sempre cuidadoso de elaborar as ilustrações da obra, que tanto contribuem para facilitar a compreensão do conteúdo e tanto a enriquecem. À numerosa e dedicada equipe do Editorial Saúde do grupo GEN, a nossa gratidão pela forma profissional com que cuidou da presente edição. Por último, o nosso agradecimento antecipado a todos que trouxerem sugestões, comentários e correções que possam aprimorar a nossa obra.

Geraldo Brasileiro Filho
Janeiro de 2018

Prefácio à 1ª edição

A Patologia Geral estuda os processos comuns às várias doenças e, por isso mesmo, interessa a todos os estudantes e profissionais das ciências da saúde. Até a edição anterior, o conteúdo de Patologia Geral fazia parte do livro *BOGLIOLO PATOLOGIA*, que trata também de toda a Patologia Especial Médica. A abrangência e extensão deste em muito ultrapassam as necessidades do veterinário, do dentista, do enfermeiro, do farmacêutico, do fisioterapeuta e do biólogo, o que o torna muito oneroso e de utilidade limitada à maioria dos estudantes das ciências biológicas. Com essa preocupação, decidimos separar o conteúdo da Patologia em dois volumes: um, o presente texto, contém os capítulos referentes à Patologia Geral e atende às necessidades de todos os que lidam na área biológica; o outro, a ser lançado futuramente e englobando tanto a Patologia Geral como a Especial Médica, é destinado a estudantes e professores de Medicina. Dessa forma, cremos estar atendendo a todos os usuários.

O presente texto segue a mesma orientação dada pelo Prof. Bogliolo e seus sucessores nas edições passadas. O objetivo principal foi o de explorar, com a devida profundidade, os grandes processos patológicos gerais, a saber: os processos regressivos, as alterações da circulação, as inflamações e os distúrbios do crescimento e da diferenciação celular. Ao lado disso, tivemos a intenção de expor, dentro do possível, os aspectos mais relevantes sobre etiologia e patogênese gerais das doenças, cujo conhecimento é essencial para a compreensão perfeita destas. Do mesmo modo, também está aqui incluído o capítulo sobre imunopatologia, que trata não somente da participação do sistema imunitário como mecanismo defensivo, como também das maneiras pelas quais sua atuação pode provocar doenças. A única novidade foi a introdução do Capítulo 2, que aborda os Métodos de Estudo em Patologia. Sua inclusão foi feita para dar ao leitor uma visão, ainda que resumida, dos métodos convencionais de análise em Patologia e de tantos outros recursos tecnológicos mais avançados que têm colaborado para o avanço do conhecimento na área.

Em todos os capítulos, tivemos a preocupação de atualizar e aprofundar o texto. Sempre que possível, e como se espera de um livro que pretende ser verdadeiramente útil, as discussões tiveram de ser extensas e profundas, às vezes chegando até o nível molecular. Graças aos progressos extraordinários alcançados pela Ciência, inúmeros fenômenos podem hoje ser compreendidos com mais clareza, o que abre perspectivas interessantes para o aprofundamento e melhor compreensão do que se passa em muitas situações. O estudante e o profissional devem estar atentos a esses avanços para entendê-los e poder aplicá-los, quando possível, em suas atividades diárias.

Seguindo a tendência hoje quase universal, o texto foi condensado, dando lugar a figuras e esquemas. Como tantos outros, acreditamos que imagens bem idealizadas podem ser mais informativas do que longas e cansativas descrições. Esperamos que as ilustrações introduzidas tenham de fato contribuído para o aprimoramento da obra e pretendemos, no futuro, expandir sua utilização.

Por fim, gostaríamos de registrar nossos sinceros agradecimentos aos que contribuíram para esta obra: aos nossos dedicados colaboradores, extensivamente à Sra. Ana Maria Serra Silveira, pelo trabalho de secretaria e digitação do texto, e à Diretoria e funcionários da Editora Guanabara Koogan.

Belo Horizonte, fevereiro de 1993

Geraldo Brasileiro Filho
Fausto Edmundo Lima Pereira
José Eymard Homem Pittella
Eduardo Alves Bambirra
Alfredo José Afonso Barbosa

Material suplementar

Este livro conta com o seguinte material suplementar:

- Ilustrações da obra em formato de apresentação (acesso restrito a docentes)
- Questões de autoavaliação.

- O acesso ao material suplementar é gratuito. Basta que o leitor se cadastre e faça seu *login* em nosso *site* (www.grupogen.com.br), clicando em GEN-IO, no *menu* superior do lado direito.

- *O acesso ao material suplementar online fica disponível até seis meses após a edição do livro ser retirada do mercado.*

- Caso haja alguma mudança no sistema ou dificuldade de acesso, entre em contato conosco pelo e-mail gendigital@grupogen.com.br.

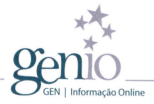

GEN-IO (GEN | Informação Online) é o ambiente virtual de aprendizagem do GEN | Grupo Editorial Nacional

Sumário

1 Introdução à Patologia, *1*
Fausto Edmundo Lima Pereira

2 Métodos de Estudo em Patologia, *7*
Geraldo Brasileiro Filho, Victor Piana de Andrade, Isabela Werneck da Cunha, Alfredo José Afonso Barbosa e Luiz Fernando Lima Reis

3 Etiopatogênese Geral das Lesões, *24*
Fausto Edmundo Lima Pereira

4 Inflamações, *46*
Fausto Edmundo Lima Pereira

5 Degenerações | Morte Celular, *82*
Fausto Edmundo Lima Pereira

6 Alterações do Interstício, *110*
Fausto Edmundo Lima Pereira

7 Pigmentações | Calcificações, *119*
José Eymard Homem Pittella e Gil Patrus Pena

8 Reparo de Lesões, *131*
Fausto Edmundo Lima Pereira

9 Alterações da Circulação, *145*
Carlos Musso e Fausto Edmundo Lima Pereira

10 Distúrbios da Proliferação e da Diferenciação Celulares, *175*
Geraldo Brasileiro Filho, Fausto Edmundo Lima Pereira e Victor Piana de Andrade

11 Imunopatologia, *214*
Fausto Edmundo Lima Pereira

12 Bases Genéticas das Doenças, *245*
Maria Raquel Santos Carvalho e Romeu Cardoso Guimarães

13 Doenças Nutricionais, *270*
Jacqueline Isaura Alvarez-Leite, Solange Silveira Pereira e Enio Cardillo Vieira

Índice Alfabético, *301*

1
Introdução à Patologia

Fausto Edmundo Lima Pereira

Patologia significa, etimologicamente, estudo das doenças (do grego *pathos* = doença, sofrimento e *logos* = estudo, doutrina). Essa definição, no entanto, é algo incompleta e precisa ser mais bem qualificada. Antes de tudo, é preciso considerar que o conceito de Patologia não abrange todos os aspectos das doenças, que são muito numerosos e poderiam confundir a Patologia Humana com a Medicina – esta, o ramo do conhecimento e da prática profissional que aborda todos os elementos ou componentes das doenças e sua relação com os doentes. Na verdade, a Medicina é *a arte e a ciência de promover a saúde e de prevenir, curar ou minorar os sofrimentos produzidos pelas doenças*. A Patologia é apenas uma parte nesse todo muito vasto e complexo. A mesma ressalva vale para a Patologia Odontológica e para a Patologia Veterinária em relação a essas profissões.

Feitas essas considerações, a Patologia pode ser entendida como *a ciência que estuda as causas das doenças, os mecanismos que as produzem, os locais onde ocorrem e as alterações moleculares, morfológicas e funcionais que apresentam*. Ao tratar desses aspectos, a Patologia assume grande importância na compreensão global das doenças, pois fornece as bases para o entendimento de outros elementos essenciais, como prevenção, manifestações clínicas, diagnóstico, tratamento, evolução e prognóstico.

Saúde e doença

Os conceitos de Patologia e de Medicina convergem para um elemento comum: a doença. Doença pode ser entendida a partir do conceito biológico de adaptação, que é uma propriedade geral dos seres vivos representada pela capacidade de ser sensível às variações do meio ambiente (irritabilidade) e de produzir respostas (variações bioquímicas e fisiológicas) capazes de adaptá-los. Essa capacidade varia em diferentes espécies animais e em diferentes indivíduos de uma mesma espécie, pois depende de mecanismos moleculares vinculados ao patrimônio genético. Pode-se definir **saúde** como *um estado de adaptação do organismo ao ambiente físico, psíquico ou social em que vive, de modo que o indivíduo se sente bem (saúde subjetiva) e não apresenta sinais ou alterações orgânicas (saúde objetiva)*. Ao contrário, **doença** *é um estado de falta de adaptação ao ambiente físico, psíquico ou social, no qual o indivíduo se sente mal (tem sintomas) e/ou apresenta alterações orgânicas evidenciáveis objetivamente (sinais clínicos)*. Para as ciências da saúde humana, é importante considerar que o conceito de saúde envolve o ambiente em que o indivíduo vive, tanto no seu aspecto físico como também no psíquico e no social. Por essa razão, os diversos parâmetros orgânicos precisam ser avaliados dentro do contexto do indivíduo. Número elevado de hemácias, por exemplo, pode ser sinal de policitemia se a pessoa vive ao nível do mar, mas representa apenas um estado de adaptação para o indivíduo que reside em grandes altitudes.

Saúde e normalidade não têm o mesmo significado. A palavra saúde é utilizada em relação ao indivíduo, enquanto o termo normalidade (normal) é usado em relação a parâmetros de parte estrutural ou funcional do organismo. O normal (ou a normalidade) é estabelecido a partir da média de várias observações de determinado parâmetro, utilizando-se, para o seu cálculo, métodos estatísticos. Os valores normais para descrever parâmetros do organismo (peso de órgãos, número de batimentos cardíacos, pressão arterial sistólica ou diastólica etc.) são estabelecidos a partir de observações de populações homogêneas, de mesma etnia, que vivem em ambientes semelhantes e cujos indivíduos são saudáveis dentro do conceito enunciado anteriormente.

Elementos de uma doença | Divisões da Patologia

Todas as doenças têm causa(s) que age(m) por mecanismos variados, os quais produzem alterações moleculares e/ou morfológicas nas células e nos tecidos que resultam em alterações funcionais no organismo ou em parte dele e produzem manifestações subjetivas (sintomas) ou objetivas (sinais). A Patologia cuida dos aspectos de *Etiologia* (estudo das causas), *Patogênese* (estudo dos mecanismos), *Anatomia Patológica* (estudo das alterações morfológicas dos tecidos que, em conjunto, recebem o nome de lesões) e *Fisiopatologia* (estudo das alterações funcionais de órgãos e sistemas afetados). O estudo dos sinais e sintomas das doenças é objeto da *Semiologia*, cuja finalidade é, junto com exames complementares, fazer o diagnóstico delas (*Propedêutica*), a partir do qual se estabelecem o prognóstico, o tratamento e a prevenção (Figura 1.1).

Diferentes doenças têm componentes comuns e elementos particulares. Pneumonia lobar, meningite purulenta e tuberculose são doenças diferentes que têm em comum o fato de serem causadas por bactérias e de apresentarem lesões inflamatórias.

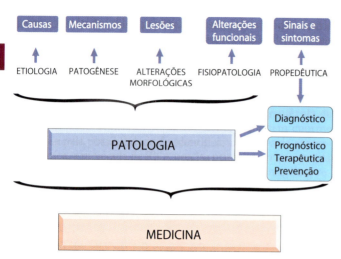

Figura 1.1 Elementos de uma doença e sua relação com as áreas de estudo da Patologia e da Medicina.

Em cada órgão afetado por elas, no entanto, existem alterações morfológicas e funcionais próprias de cada uma delas. Considerando esse aspecto, a Patologia pode ser dividida em dois grandes ramos: Patologia Geral e Patologia Especial. A **Patologia Geral** estuda os aspectos comuns às diferentes doenças no que se referem às suas causas, mecanismos patogenéticos, lesões estruturais e alterações da função. Por isso mesmo, ela faz parte do currículo de todos os cursos das áreas de Ciências Biológicas e da Saúde. Já a **Patologia Especial** se ocupa das doenças de um determinado órgão ou sistema (sistema respiratório, cavidade oral etc.) ou estuda as doenças agrupadas por suas causas (doenças infecciosas, doenças causadas por radiações etc.). Dentro dessa abrangência, tem-se a Patologia Médica, a Patologia Veterinária e a Patologia Odontológica. Embora o componente morfológico das doenças seja mais enfatizado pelos patologistas, os aspectos etiopatogenéticos e fisiopatológicos das doenças são indispensáveis para um bom diagnóstico, uma boa prevenção e uma boa terapêutica, sendo essa a abordagem mais adequada para a correta formação do profissional de saúde.

Com o objetivo de conhecer os elementos comuns às diferentes doenças, a Patologia Geral envolve-se tanto com doenças humanas como com as dos outros animais, sejam eles de laboratório ou não. Aliás, a Patologia Geral tem importante componente experimental, a partir de modelos induzidos em vários animais. Por outro lado, como as doenças representam um estado de desvio da adaptação – nelas não ocorrendo fatos biológicos novos, mas apenas desvios de fenômenos normais –, a compreensão da Patologia Geral exige conhecimentos pelo menos razoáveis sobre os aspectos morfológicos, bioquímicos e fisiológicos das células, tecidos, órgãos e sistemas orgânicos normais.

Agressão | Defesa | Adaptação | Lesão

Qualquer estímulo da natureza – dependendo da sua intensidade, do tempo de atuação e da capacidade de reação do organismo (que envolve também o patrimônio genético) – pode constituir uma agressão. Contra esta, o organismo monta respostas variadas, procurando defender-se ou adaptar-se. Muitas vezes, o indivíduo adapta-se a essa situação, com pouco ou nenhum dano. Em muitos casos, porém, surgem lesões variadas, agudas ou crônicas, responsáveis pelas doenças.

As **agressões** podem se originar no ambiente externo ou a partir do próprio organismo. De modo muito resumido, as agressões podem ser provocadas por agentes físicos, químicos e biológicos, por alterações na expressão gênica ou por modificações nutricionais, metabólicas ou dos próprios mecanismos de defesa do organismo. As principais causas de lesões (agressões) serão discutidas em detalhes no Capítulo 3.

Os mecanismos de **defesa** contra agentes externos são muito numerosos. Ao lado de barreiras mecânicas e químicas existentes no revestimento externo e interno (pele e mucosas), o organismo conta com diversos mecanismos defensivos: (1) contra agentes infecciosos, atuam a fagocitose, o sistema complemento e, sobretudo, a reação inflamatória, que é a expressão morfológica da resposta imunitária; esta tem dois componentes: (a) resposta inata, que surge imediatamente após agressões; (b) resposta adaptativa; (2) contra agentes genotóxicos (que agridem o genoma), existe o sistema de reparo do DNA; (3) contra compostos químicos tóxicos, incluindo radicais livres, as células dispõem de sistemas enzimáticos de destoxificação e antioxidantes. É importante salientar que, com certa frequência, os próprios mecanismos defensivos podem se tornar agressores. A desregulação da reação imunitária, por exemplo, para mais ou para menos, está na base de muitas doenças prevalentes. A resposta imunitária será estudada nos Capítulos 4 e 11.

A **adaptação** refere-se à capacidade das células, dos tecidos ou do próprio indivíduo de, frente a um estímulo, modificar suas funções dentro de certos limites (faixa da normalidade), para ajustar-se às modificações induzidas pelo estímulo. A adaptação pode envolver apenas células (ou suas organelas) ou o indivíduo como um todo. São exemplos da primeira situação: (1) pré-condicionamento das células à hipóxia, que permite a sobrevivência delas em condições de baixa disponibilidade de O_2; (2) hipertrofia do retículo endoplasmático liso (REL) por substâncias nele metabolizadas (p. ex., a administração de fenobarbital provoca hipertrofia do REL em hepatócitos); (3) hipertrofia muscular por sobrecarga de trabalho (do miocárdio do ventrículo esquerdo na hipertensão arterial, da musculatura esquelética em atletas ou em pessoas que fazem trabalho físico vigoroso etc.). A resposta adaptativa geral, inespecífica e sistêmica que o organismo monta frente a diferentes agressões por agentes físicos, químicos, biológicos ou emocionais é conhecida como *estresse*.

Lesão é o conjunto de alterações morfológicas, moleculares e/ou funcionais que surgem nas células e nos tecidos após agressões. As alterações morfológicas que caracterizam as lesões podem ser observadas a olho nu (alterações macroscópicas) ou ao microscópio de luz ou eletrônico (alterações microscópicas e submicroscópicas). As alterações moleculares, que muitas vezes se traduzem rapidamente em modificações morfológicas, podem ser detectadas por métodos bioquímicos e de biologia molecular. Os distúrbios funcionais manifestam-se por alterações da função de células, tecidos, órgãos ou sistemas e representam a **fisiopatologia**.

Como as doenças surgem e evoluem de maneiras muito variadas, as lesões são dinâmicas: começam, evoluem e tendem para a cura ou para a cronicidade. Por esse motivo, elas são também conhecidas como **processos patológicos**, indicando a palavra "processo" uma sucessão de eventos (usando uma analogia, podemos pensar nos processos burocráticos, que ficam registrados em folhas sucessivas, numeradas, dentro de uma pasta). Por essa razão, o aspecto morfológico de uma lesão varia de acordo com o momento em que ela é examinada. Os aspectos cronológicos das doenças estão indicados na Figura 1.2.

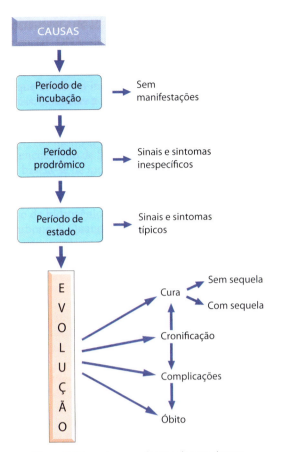

Figura 1.2 Aspectos cronológicos de uma doença.

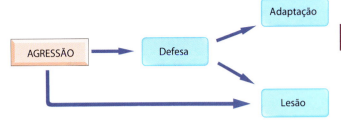

Figura 1.3 Respostas do organismo às agressões.

O alvo dos agentes agressores são as moléculas, sobretudo as macromoléculas de cuja ação dependem as funções vitais. Portanto, toda lesão se inicia no nível molecular. As alterações morfológicas surgem em consequência de modificações na estrutura das membranas, do citoesqueleto, do núcleo ou de outros componentes citoplasmáticos, além do acúmulo de substâncias dentro ou fora das células. As lesões celulares resultam em lesões nos órgãos e sistemas funcionais. Qualquer que seja a sua natureza, a ação dos agentes agressores se faz por dois mecanismos: (1) ação direta, por meio de alterações moleculares que se traduzem em modificações morfológicas; (2) ação indireta, por intermédio de mecanismos de adaptação que, ao serem acionados para neutralizar ou eliminar a agressão, induzem alterações moleculares que resultam em modificações morfológicas. Desse modo, os mecanismos de defesa, quando acionados, podem também causar lesão no organismo (Figura 1.3). Isso é compreensível, uma vez que os mecanismos defensivos em geral são destinados a destruir invasores vivos, os quais são formados por células semelhantes às dos tecidos; o mesmo mecanismo que lesa um invasor vivo (p. ex., um microrganismo) é potencialmente capaz de lesar também as células do organismo invadido.

Apesar da enorme diversidade de agentes lesivos existentes na natureza, a variedade de lesões encontradas nas doenças não é muito grande. Isso se deve ao fato de os mecanismos de agressão às moléculas serem comuns aos diferentes agentes agressores; além disso, com frequência as defesas do organismo são inespecíficas, no sentido de que são semelhantes diante de agressões distintas. Duas situações exemplificam a afirmação anterior.

Muitos agentes lesivos agem pela redução do fluxo sanguíneo, o que diminui o fornecimento de O_2 para as células e reduz a produção de energia. A redução da síntese de ATP pode ser provocada também por agentes que inibem enzimas da cadeia respiratória; já outros diminuem a produção de ATP porque impedem o acoplamento da oxidação com o processo de fosforilação do ADP; há ainda agressões que aumentam as exigências de ATP sem induzir aumento proporcional do fornecimento de oxigênio. Em todas essas situações, a deficiência de ATP interfere nas bombas eletrolíticas, nas sínteses celulares, no pH intracelular e em outras funções que culminam com o acúmulo de água no espaço intracelular e em uma série de alterações ultraestruturais que recebem, em conjunto, o nome de *degeneração hidrópica*. São, portanto, diferentes os agentes agressores capazes de produzir uma mesma lesão por meio de redução absoluta ou relativa da síntese de ATP.

Ação do calor (queimadura), de um agente químico corrosivo ou de uma bactéria que invade o organismo é seguida de respostas teciduais que se traduzem por modificações da microcirculação e pela saída de leucócitos e de plasma dos vasos para o interstício. Nessas três situações, ocorre uma *reação inflamatória*, que é uma modalidade comum e muito frequente de resposta do organismo frente a agressões muito variadas. Nas inflamações, os leucócitos são mobilizados por agressões diferentes, porque muitos deles são células fagocitárias, especializadas em matar microrganismos e em fagocitar tecidos lesados para facilitar a reparação ou a regeneração. Por essa razão, é fácil compreender que, quando os leucócitos são estimulados por agressões diversas, eles possam também produzir lesão nos tecidos. Do exposto, fica claro: a própria resposta defensiva (adaptativa) que o agente agressor estimula no organismo pode também contribuir para o aparecimento de lesões.

Pode-se dizer, portanto, que as lesões têm um componente que resulta da ação direta do agente agressor e de um elemento decorrente da ação dos mecanismos de defesa acionados. Na verdade, em muitas situações, os mecanismos de defesa, inatos ou adaptativos, são até mesmo os principais responsáveis por lesões; é o que ocorre nas doenças de natureza imunitária e nas infecções, nas quais os mecanismos imunitários de defesa contra o agente infeccioso também lesam os tecidos. Para exemplificar essas afirmações, na Figura 1.4 estão representados os mecanismos de necrose da pele induzida pelo calor, destacando-se a ação direta do agente e a ação indireta por meio de danos à microcirculação e pelos mecanismos defensivos.

Toda agressão gera estímulos que induzem respostas adaptativas que visam aumentar a resistência às agressões subsequentes. Os estímulos geradores dessas respostas não são ainda bem conhecidos, mas já se tem ideia de algumas reações muito conservadas na natureza. A expressão de proteínas do estresse, também chamadas proteínas do choque térmico (em inglês HSP, de *heat shock proteins*), ocorre em todo tipo de célula diante das mais variadas agressões, daí o porquê de sua

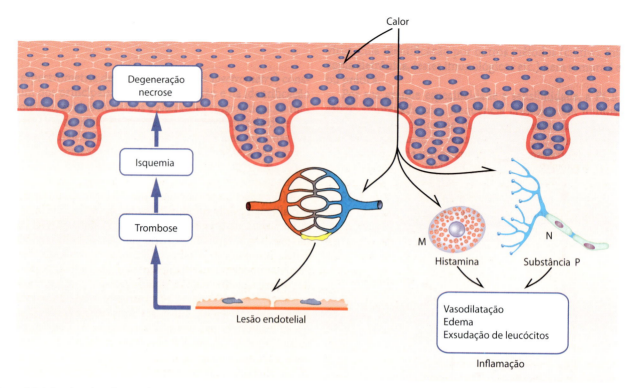

Figura 1.4 Ações do calor sobre a pele. A agressão direta na epiderme causa degeneração e necrose por desnaturação de proteínas; sobre os mastócitos (M) e terminações nervosas (N), induz a liberação de mediadores que resultam em reação inflamatória; atuando na microcirculação, lesa o endotélio e provoca trombose, causando isquemia, anóxia e necrose da pele.

denominação. Tais proteínas induzem várias respostas adaptativas, como aumento da resistência à desnaturação de proteínas, aumento da estabilidade de membranas, entre outras, elevando assim a resistência das células às agressões. Exemplos ilustrativos dessas várias situações serão mostrados ao longo do livro.

Classificação e nomenclatura das lesões e das doenças

A classificação e a nomenclatura das lesões são ainda motivo de divergências, não havendo consenso dos estudiosos sobre o significado de muitas palavras utilizadas para identificar alguns processos. Como o objetivo da Patologia é o estudo de lesões e doenças, é necessário que tais lesões sejam classificadas e tenham uma nomenclatura adequada. Neste texto, procurar-se-á conceituar os termos utilizados para denominar as lesões e utilizá-los exclusivamente de acordo com o conceito estabelecido.

Ao atingirem o organismo, as agressões comprometem um tecido (ou um órgão) no qual existem: (1) células (parenquimatosas e do estroma); (2) componentes intercelulares (interstício ou matriz extracelular); (3) circulação sanguínea e linfática; (4) inervação. Após agressões, um ou mais desses componentes podem ser afetados, simultaneamente ou não. Desse modo, podem surgir lesões celulares, danos ao interstício, distúrbios locais da circulação e da inervação ou alterações complexas que envolvem muitos dos componentes teciduais ou todos eles (Figura 1.5). Por esse motivo, as lesões podem ser classificadas em cinco grupos, definidos de acordo com o alvo atingido. Dada a interdependência entre os componentes estruturais dos tecidos, as lesões não são isoladas nas doenças, sendo comum a sua associação.

As **lesões celulares** podem ser separadas em dois grupos: letais e não letais. As *lesões não letais* são aquelas em que as células continuam vivas, podendo ocorrer retorno ao estado de normalidade depois de cessada a agressão; letalidade ou não letalidade está ligada à qualidade, à intensidade e à duração da agressão, bem como ao estado funcional ou ao tipo de célula atingida. Dependendo desses fatores, uma mesma agressão pode provocar lesão não letal em uma célula e causar morte em outro tipo celular. Os exemplos de lesão não letal são muitos. De um lado, as agressões podem modificar o metabolismo das células, induzindo o acúmulo de substâncias intracelulares (degenerações), ou podem alterar os mecanismos que regulam a proliferação e a diferenciação celular (originando hipotrofias, hipertrofias, hiperplasias, hipoplasias, metaplasias, displasias e neoplasias). Outras vezes, acumulam-se nas células pigmentos endógenos ou exógenos, constituindo as pigmentações. As *lesões letais* são representadas pela necrose (morte celular seguida de autólise), pela apoptose (morte celular não seguida de autólise) e por outros tipos de morte celular reconhecidos mais recentemente.

As **alterações do interstício** (matriz extracelular, MEC) englobam modificações da substância fundamental amorfa e de fibras elásticas, colágenas e reticulares, que podem sofrer alterações estruturais e depósitos de substâncias formadas *in situ* ou vindas da circulação. Os depósitos de cálcio e a formação de concreções e cálculos no meio extracelular são estudados à parte.

Os **distúrbios da circulação** incluem: aumento, diminuição ou cessação do fluxo sanguíneo para os tecidos (hiperemia, oligoemia e isquemia); coagulação do sangue no leito vascular (trombose); aparecimento de substâncias ou corpos que não se misturam ao sangue e causam obstrução vascular (embolia); saída de sangue do leito vascular (hemorragia) e alterações das trocas de líquidos entre o plasma e o interstício (edema).

As **alterações da inervação** não têm sido abordadas nos textos de Patologia, mas, sem dúvida, devem representar

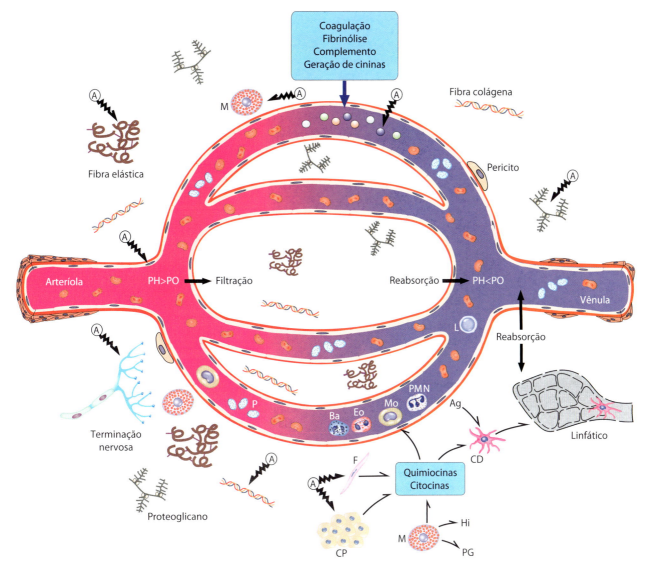

Figura 1.5 Esquema dos componentes de um órgão. Estão indicados: circulação sanguínea, vasos linfáticos, células do parênquima (CP), células dendríticas (CD), células do estroma (F), inervação, interstício ou matriz extracelular com fibras (colágenas e elásticas) e substância fundamental, mastócitos (M) e células do sangue. Ⓐ indica uma agressão qualquer. São mostrados ainda o sistema proteolítico de contato, histamina (Hi) e prostaglandinas (PG). Ag: antígeno; Ba: basófilos; Eo: eosinófilos; L: linfócitos; Mo: monócitos; P: plaquetas; PH: pressão hidrostática; PMN: polimorfonucleares neutrófilos; PO: pressão oncótica.

lesões importantes, devido ao papel integrador de funções que o tecido nervoso exerce. As alterações locais dessas estruturas são, infelizmente, ainda pouco conhecidas.

A lesão mais complexa que envolve todos os componentes teciduais é a **inflamação**. Esta se caracteriza morfologicamente por modificações locais da microcirculação e pela saída de leucócitos do leito vascular, acompanhadas por lesões celulares e do interstício provocadas, principalmente, por ação de células fagocitárias e por alterações vasculares que acompanham o processo. Como será visto no Capítulo 4, a inflamação, que representa a efetuação da resposta imunitária, é a reação que acompanha a maioria das lesões produzidas por diferentes agentes lesivos.

Assim como é importante classificar e dar nomes às lesões, também as doenças precisam ser nomeadas e catalogadas. A denominação das doenças é assunto complexo, pois depende do conhecimento preciso das lesões e dos sinais e dos sintomas que nelas aparecem. Idealmente, uma doença deve receber um nome que traduza a característica essencial da sua natureza. Muitas vezes, a nomenclatura segue certa lógica, já que inclui o nome do órgão afetado e algum prefixo ou sufixo esclarecedor. Nessas condições, fica fácil reconhecer o processo patológico básico (gastrite, meningite e glomerulonefrite, por exemplo, são doenças de natureza inflamatória do estômago, meninges e glomérulos, respectivamente). Para muitas doenças, a denominação indica a natureza e as características principais do processo (cardiopatia isquêmica, enteropatia perdedora de proteínas etc.). No enorme grupo de neoplasias, cada uma é designada, em geral, por nomes que seguem algumas regras, conforme será discutido no Capítulo 10 (carcinoma de células escamosas, linfoma de grandes células B etc.). Em muitos outros casos, porém, apenas o nome não é suficientemente indicativo de uma doença, como ocorre com grande número de epônimos (nome de quem descreveu ou descobriu a doença, local onde foi descrita etc.), os quais pouco têm a ver com a essência das lesões e da doença em si.

Para uniformizar a nomenclatura e para evitar que as doenças recebam nomes com base em critérios diferentes em diferentes países, a Organização Mundial da Saúde (OMS) criou a Classificação Internacional das Doenças (CID), de uso universal. Cada versão da CID é lançada com a expectativa de ser revista dentro de 10 anos. A última versão (CID-10) é de 1992; a próxima (CID-11) está prevista para 2018. Classificar doenças não é tarefa fácil, pois toda classificação dessa natureza deve incorporar informações sobre pessoas espalhadas ao redor do mundo, isso em razão das conhecidas variações geográficas. A classificação da OMS é feita por especialistas do mundo inteiro, os quais estabelecem os critérios e os fundamentos do diagnóstico das doenças. Com base nesses princípios, faz-se a definição da doença a partir de alguns sinais, sintomas e lesões que, entre vários outros, caracterizam uma determinada condição mórbida. A partir de tal definição, é feita a classificação da doença, recebendo cada uma delas um número próprio, devendo ser mencionado toda vez que o diagnóstico é estabelecido e registrado em documentos oficiais (prontuários, atestados médicos etc.).

Ao lado da nomenclatura, a classificação (taxonomia) das doenças tem notória importância prática, porque os profissionais de saúde precisam utilizar os mesmos termos e os mesmos princípios, a fim de que dados e informações obtidas em qualquer parte do mundo possam ser comparados. Tudo isso é muito importante para o avanço do conhecimento sobre etiologia, patogênese, aspectos epidemiológicos, quadros clínicos, estratégias diagnósticas, respostas terapêuticas e medidas preventivas das diferentes doenças.

Cada nova classificação deve considerar não só elementos para melhor caracterizar as doenças quanto ao seu quadro clínico e a sua evolução, como, sobretudo, incluir os novos e formidáveis conhecimentos, especialmente quanto ao melhor entendimento sobre os mecanismos patogenéticos e fisiopatológicos tornados possíveis pelo extraordinário avanço no conhecimento sobre os aspectos moleculares envolvidos nos processos patológicos. Espera-se, deste modo, que uma classificação atualizada das doenças possa contribuir para orientar ações mais efetivas no sentido de prevenção, diagnóstico, tratamento e prognóstico. A tentativa ambiciosa é que os conhecimentos atuais e os novos permitam, por meio do entendimento mais profundo possível das doenças e de suas particularidades, a individualização da enfermidade em cada paciente, o que se conhece como *Medicina Personalizada* – segundo esta, cada doença tem componentes particulares em cada indivíduo, tendo a sua abordagem terapêutica maior chance de sucesso quando leva em conta propriedades inerentes a cada pessoa.

Nos capítulos seguintes, todos esses aspectos das lesões e das doenças serão discutidos de maneira pormenorizada quanto aos seus aspectos comuns. Neste texto, estão incluídos também capítulos sobre os mecanismos imunitários de agressão e as bases genéticas das doenças, não porque as lesões correspondentes estejam fora dos grupos relacionados nos parágrafos anteriores, mas pelo fato de os fatores imunitários e genéticos representarem peculiares e importantes agentes etiológicos originados no próprio organismo.

Ao se encerrar este capítulo, não se deve esquecer que lesões localizadas quase sempre são acompanhadas de respostas sistêmicas, induzidas não somente por estímulos nervosos aferentes como também por substâncias diversas liberadas na circulação pelos tecidos lesados. Tais respostas se relacionam à adaptação do organismo à agressão, facilitando os mecanismos defensivos e a modulação de seus efeitos.

▶ Leitura complementar

PEREZ-TAMAYO, R. Mechanisms of Disease. An introduction to pathology. Chicago: Year Book Medical Publishers Inc, 2nd ed. 1985.
RATHER, LS. Rudolph Virchow views on pathology. Pathological anatomy and cellular pathology. *Arch Pathol*, 82: 197, 1966.
SHUTE, N. Personalized medicine. *Sci Am*, 306(5): 44, 2012.

2
Métodos de Estudo em Patologia

Geraldo Brasileiro Filho, Victor Piana de Andrade, Isabela Werneck da Cunha, Alfredo José Afonso Barbosa e Luiz Fernando Lima Reis

A Patologia conta com um arsenal poderoso de recursos tecnológicos. Ao lado da análise macro- e microscópica convencional, nos últimos anos surgiram novos instrumentos de estudo que trouxeram contribuição valiosa ao estudo das doenças. Para o estudante e para o profissional das áreas biológica e da saúde, é útil o conhecimento básico sobre as ferramentas e as técnicas de estudo empregadas em Patologia. Aqui serão descritos apenas os procedimentos de maior aplicação para investigação ou para diagnóstico.

▶ Estudo morfológico

O estudo macro- e microscópico das doenças constitui a forma tradicional de análise em Patologia. Amostras diversas podem ser analisadas por exames citológicos ou anatomopatológicos de biópsias, peças cirúrgicas e necrópsias.

▪ Exames citológicos

Os exames citológicos constituem importante meio de diagnóstico de muitas doenças, sobretudo neoplasias malignas e suas lesões precursoras, dos quais o melhor exemplo é o exame colpocitológico para detecção precoce de câncer do colo uterino. Os exames citológicos se prestam também à detecção de agentes infecciosos e parasitários.

O material para análise citológica pode ser obtido por meio de: (1) raspados da pele ou de mucosas; (2) secreções (árvore traqueobrônquica, conteúdo de cistos, expressão mamilar e outras); (3) líquidos (serosas, urina, líquido amniótico etc.); (4) punção aspirativa. Nesta, lesões nodulares de diversos órgãos (tireoide, mama, linfonodos etc.) podem ser diagnosticadas com boa precisão. Punção aspirativa de lesões tireoidianas é um método diagnóstico bastante sensível e específico.

A amostra de células deve ser adequadamente fixada. O fixador mais empregado é o álcool etílico. Para os exames colpocitológicos, é importante que o esfregaço seja fixado imediatamente, ainda úmido, em álcool etílico a 95%; o ressecamento antes da fixação torna o esfregaço imprestável para o exame das células. Por outro lado, esfregaços secos antes da fixação são muito usados em colorações hematológicas. Secreções ricas em muco (escarro) ou em proteínas (líquidos serosos) podem ser guardadas em geladeira por até 1 dia antes de serem encaminhadas ao laboratório, pois o muco protege as células, e as proteínas servem como nutrientes. Líquidos pobres em proteínas ou em muco (liquor, urina etc.) só podem ser mantidos na geladeira por poucas horas. Quando o material não puder ser encaminhado logo ao laboratório, é necessário fixá-lo em igual volume de etanol a 50%. A coloração mais empregada dos esfregaços celulares é a de Papanicolaou.

A citologia em monocamada, que utiliza equipamento especial para preparação das lâminas, tem as vantagens de permitir fixação mais homogênea, concentração da amostra em apenas uma lâmina, possibilidade de automação da leitura e preservação de amostra residual para testes complementares (imunocitoquímica, testes moleculares para detectar mutações etc.). Este procedimento, porém, tem custo mais elevado.

O resultado do exame citológico é fornecido em termos do diagnóstico morfológico das doenças e complementado, quando possível, com outros dados de interesse clínico, como o encontro de microrganismos ou, nos casos positivos para câncer, seu tipo citológico. Casos inconclusivos não são raros, e, com frequência, novas coletas devem ser feitas ou a lesão tem de ser biopsiada para se chegar ao diagnóstico definitivo.

As principais vantagens do exame citológico são a simplicidade, o baixo custo e a rapidez do resultado em relação aos exames anatomopatológicos. As desvantagens são ausência da arquitetura tecidual e a menor quantidade da amostra. Esta serve ainda para estudos bacteriológicos, imuno-histoquímicos, citometria de fluxo e de biologia molecular.

▪ Exames anatomopatológicos

Biópsias são de dois tipos principais: (1) ablativas ou excisionais, quando se faz a extirpação ou exérese de toda a lesão; (2) incisionais, quando se retira apenas parte da lesão para diagnóstico. Tipos particulares de biópsias são: curetagens, biópsias endoscópicas, por agulha, por trepanação, dirigidas por aparelhos especiais, como colposcopia ou ultrassonografia e cerebral estereotáxica.

O material colhido deve ser representativo e tratado de maneira adequada. Não é necessário que o tamanho seja exagerado; fragmentos às vezes diminutos são suficientes para diagnóstico, desde que obtidos de locais apropriados, retirados com os devidos cuidados e processados convenientemente. Biópsias de lesões ulceradas devem conter a margem de transição entre a úlcera e os tecidos adjacentes e subjacentes. Uma biópsia superficial pode conter somente material necrótico-inflamatório, sem atingir as lesões graves subjacentes (lesões submucosas que elevam a mucosa podem não ser amostradas; uma biópsia superficial nessa área pode não atingir o tumor). Muitas vezes, uma biópsia mais alargada faz menos mal ao paciente do que a repetição de todo o procedimento. Punção-biópsia de lesões nodulares viscerais necessita, muitas vezes, do auxílio de equipamentos especiais, como radiografia, ultrassom etc. Biópsias às cegas de lesões esparsas e pequenas quase sempre significam sacrifício para o paciente e perda de tempo.

Além da biópsia convencional, hoje está disponível também a chamada *biópsia líquida*. Na última década, o tratamento de pacientes com câncer mudou muito a partir do desenvolvimento de medicamentos dirigidos a moléculas-alvo envolvidas no aparecimento ou na progressão das neoplasias, o que possibilita tratamentos mais individualizados, mais eficientes e com menos efeitos colaterais. Caso uma alteração seja encontrada no tumor, o paciente pode se beneficiar com medicamentos mais específicos.

Tais alterações moleculares consistem em mutações, rearranjos e/ou metilação de genes envolvidos em vias moleculares específicas nos tumores, cujas sequências são liberadas na corrente circulatória e podem ser detectadas. Com o desenvolvimento tecnológico nos últimos anos, os métodos de sequenciamento de DNA estão cada vez mais sensíveis e mais específicos, o que permite detectar quantidades mínimas de mutações existentes nas células tumorais.

A biópsia líquida é hoje um exemplo desse desenvolvimento. Por meio dela, pode-se procurar no sangue, na urina ou em outros fluidos corporais, fragmentos de DNA tumoral liberados no sangue, os chamados cDNA (DNA tumoral circulante). Embora a sensibilidade desse método seja inferior à da pesquisa de mutações diretamente nos tumores (sensibilidade ao redor de 70%), a biópsia líquida é uma alternativa nos casos em que não há mais tecido tumoral disponível para realização dos testes, evitando-se submeter o paciente a um novo procedimento invasivo para obtenção de amostra tumoral.

Outra aplicação da biópsia líquida é o monitoramento de pacientes submetidos a terapias-alvo. Durante o tratamento, a pesquisa de mutações preexistentes ou de mutações associadas a resistência aos medicamentos permite ao oncologista melhor acompanhamento do paciente e mudança de remédios caso surja outra mutação.

Peças cirúrgicas resultam de tratamento cirúrgico de diversas doenças, neoplásicas ou não. Podem ser simples, como a retirada da vesícula biliar, ou compostas ou radicais, quando são ressecados, além do órgão (p. ex., mama), linfonodos, tecidos adjacentes e outros componentes (p. ex., músculos).

O material obtido deve ser colocado em fixador o mais brevemente possível. Demora na fixação ou fixador inadequado degrada DNA, RNA e proteínas, muitas vezes impedindo os testes moleculares descritos adiante, os quais são hoje essenciais no diagnóstico mais preciso de muitas doenças, especialmente o câncer. O fixador universal é o formaldeído a 4% (ou seja, formol bruto a 10%), tamponado (pH = 7,2). Dependendo do caso e da necessidade de técnicas especiais, outros fixadores (álcool, Zenker, Bouin, glutaraldeído etc.) podem ser usados. Amostras para imunofluorescência devem ser enviadas em solução salina tamponada em frasco imerso em gelo ou em álcool a 70% resfriado. O volume do fixador deve ser de, pelo menos, 6 a 10 vezes aquele do espécime. Nunca se deve colocar uma amostra em recipiente de boca menor do que o próprio espécime. Peças achatadas ou biópsias de certos órgãos podem ser fixadas em placas de cortiça ou de papel. O recipiente que contém a amostra deve ser bem fechado para evitar evaporação do fixador. Quando se deseja fazer testes moleculares, as amostras devem preferencialmente ser congeladas em nitrogênio líquido ou em *freezer* a –80°C.

O material para exame citológico ou anatomopatológico deve ser acompanhado de requisição na qual constem dados de identificação do paciente, informes clínicos relevantes, resultados de exames complementares e hipóteses diagnósticas.

No laboratório de Anatomia Patológica, o patologista faz a dissecação, o exame macroscópico das amostras e a retirada de fragmentos representativos para o estudo histopatológico. Os fragmentos são processados e incluídos em blocos de parafina. Os fragmentos de tecido são cortados em micrótomo, desparafinizados e corados. A coloração universal é a hematoxilina-eosina (HE); com frequência, há necessidade de colorações especiais ou histoquímicas. Existem diversas reações histoquímicas para os principais componentes das células (íons, lipídeos, polissacarídeos, proteínas, ácidos nucleicos etc.). No Quadro 2.1 estão listados as principais colorações e os produtos que elas coram.

Nos casos de urgência, pode-se usar o método de congelação rápida dos tecidos e corte em criostato. O exame por congelação é empregado sobretudo no diagnóstico peroperatório, principalmente no diagnóstico de câncer ou de margem de segurança de tumores.

Os cortes histológicos e as preparações citológicas são examinados em diversos tipos de microscópios. O mais usado é o *microscópio de luz* (ML). O *microscópio de luz polarizada* detecta material polarizante, como cristais. O *microscópio de campo escuro* é útil na identificação de certos microrganismos, como espiroquetas. A grande vantagem do *microscópio de contraste de fase* é permitir a análise de células vivas, não coradas. O *microscópio invertido* é apropriado para o estudo de células em cultura. O *microscópio de fluorescência*, equipado com fonte de luz ultravioleta, serve para examinar elementos fluorescentes nativos (autofluorescência) ou em reações de imunofluorescência. Tais microscópios possibilitam aumentos de até cerca de 1.000 vezes.

O *microscópio confocal* permite a análise morfológica em planos de diversas profundidades. Os planos focalizados podem ser recombinados em computador acoplado ao microscópio, o que permite a construção de uma imagem tridimensional. O *microscópio eletrônico de transmissão* (ME) fornece aumentos de até 1.000.000 vezes. O *microscópio eletrônico de varredura* possibilita imagens tridimensionais.

A *microscopia digital* utiliza escaneadores de lâminas que capturam as imagens dos preparados cito ou histopatológicos, permitindo sua análise na tela do computador com alta definição. Os *softwares* disponíveis permitem análises morfométricas, quantificação da intensidade de corantes e sinais gerados pela imuno-histoquímica. Ao lado disso, esse recurso permite obter a opinião de patologistas em outras partes do mundo, aumentando a eficácia dos exames morfológicos.

Autópsia ou necrópsia é o exame *post mortem* de órgãos para se determinar a causa da morte e conhecer as lesões e as doenças existentes no indivíduo. Há dois tipos. A *necrópsia médico-científica* é realizada geralmente em grandes centros médicos, principalmente em hospitais de ensino, e tem como objetivo não só determinar a causa da morte,

Quadro 2.1 Colorações e principais estruturas e substâncias coradas.

Colorações	Estruturas coradas
Hematoxilina-eosina	Coloração histológica universal
Método de Papanicolaou	Coloração citológica universal
Tricrômicos (Gomori, Masson, Mallory)	Fibras colágenas, músculo
Picrossírius	Fibras colágenas
Verhoeff-van Gieson	Fibras elásticas, colágeno, músculo
Impregnação pela prata	Fibras reticulares, melanina, axônio, placas neuríticas, emaranhados neurofibrilares
Prata (método de Fontana)	Melanina
Prata (método de Grocott ou GMS)	Fungos, corpúsculos de Donovan, bacilos diversos
Ácido periódico-Schiff (PAS)	Glicogênio, glicosaminoglicanos, membrana basal, fungos, parasitos
Azul alciano (*Alcian blue*)	Glicosaminoglicanos
Azul de toluidina	Glicosaminoglicanos e outras substâncias metacromáticas
Giemsa	Células sanguíneas, bacilos espiralados, leishmânias
Wade e Ziehl-Neelsen	BAAR
Ferrocianato de potássio (Perls)	Hemossiderina
Vermelho congo, violeta cristal	Amiloide
von Kossa	Cálcio
Sudão	Lipídeos
Dopa	Melanina (precursor)
Orceína	Fibras elásticas
Levaditi e Warthin-Starry	Espiroquetas
Carbolfucsina	Bactérias espiraladas
Grimelius	Células APUD
Ácido rubeânico	Cobre, ácidos graxos
Hematoxilina ácida fosfotúngstica	Músculo estriado, fibras gliais
Azul de tripan ou de metileno	Colorações vitais
Cresil violeta	Corpo celular dos neurônios
Weil-Weigert	Mielina
Golgi	Dendritos
Rodamina	Cobre

BAAR: bacilo álcool-acidorresistente.

mas também correlacionar os achados morfológicos com os clínicos. Desse modo, serve como valioso instrumento de pesquisa e excelente método de ensino-aprendizagem. Além desses, a necrópsia tem grande interesse também em Saúde Pública, pois diagnósticos precisos tornam as estatísticas em saúde mais confiáveis, o que é muito valioso para ações públicas em saúde. A despeito do desinteresse de muitos por este tipo de necrópsia, ela continua sendo um exame médico de grande valor. Outro recurso muito utilizado nos últimos anos, inclusive no Brasil, é o exame imagenológico *post mortem* do corpo todo (por tomografia computadorizada ou ressonância magnética), que ajuda muito no exame necroscópico convencional. A *necrópsia médico-legal* é obrigatória por lei nos casos de morte violenta (homicídio, suicídio, acidentes de trânsito ou de trabalho etc.). Além da retirada e exame de órgãos para exame morfológico, a fim de se determinar a causa da morte, faz-se a coleta de sangue e de secreções para análise biológica e toxicológica, de projéteis de arma de fogo ou de fragmentos de arma branca que vão compor as evidências a serem utilizadas nos julgamentos criminais.

▶ Imuno-histoquímica

A imuno-histoquímica utiliza anticorpos como reagentes específicos para detecção de antígenos em células ou tecidos. Além de antígenos presentes em condições normais ou patológicas, a imuno-histoquímica é também utilizada para identificar elementos estranhos, como vírus, fungos, bactérias etc., que possuem antígenos próprios. Os anticorpos empregados podem ser policlonais ou monoclonais, estes produzidos em cultura de linfócitos e plasmócitos (hibridomas); algumas vezes, usa-se antissoro, ou seja, soro que contém vários anticorpos, sem purificação.

Para seu reconhecimento, o anticorpo deve ser marcado com algum produto que depois possa ser visualizado seletivamente. São duas as formas de marcação: substâncias fluorescentes (imunofluorescência) e enzimas (técnicas imunoenzimáticas). Para a imuno-histoquímica ao microscópio eletrônico, os anticorpos são conjugados com partículas elétron-densas, sobretudo partículas de ouro (esferas de 5 ou 10 nm de diâmetro).

Imunofluorescência

A imunofluorescência pode ser direta ou indireta (Figura 2.1A). Na direta, o anticorpo primário é ligado a um composto fluorescente; o mais usado é o isotiocianato de fluoresceína, que emite luz verde brilhante quando estimulado

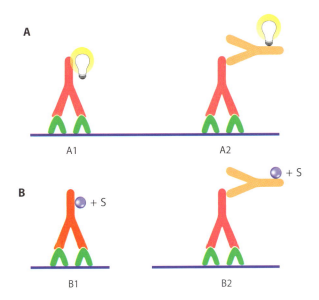

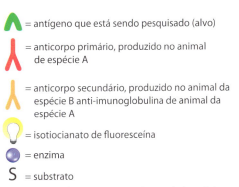

Figura 2.1 Esquema das reações imuno-histoquímicas. **A.** Imunofluorescência direta (A1) ou indireta (A2). **B.** Reação imunoenzimática direta (B1) ou indireta (B2).

por luz ultravioleta. Na imunofluorescência indireta, um anticorpo primário liga-se ao antígeno de interesse. A substância fluorescente é conjugada a um anticorpo secundário, que, por sua vez, reconhece a porção Fc do anticorpo primário e com ele forma reação específica. O produto da reação é examinado em microscópio de fluorescência. A imunofluorescência indireta é mais específica, uma vez que o sinal só aparece após duas ligações antígeno-anticorpo.

Técnicas imunoenzimáticas

Com estas técnicas, o sinal resulta da formação de um composto colorido no sítio da reação, o qual é gerado por ação de uma enzima sobre um substrato apropriado (Figura 2.1B). A enzima mais utilizada é a peroxidase, cujo substrato é a H_2O_2. Na presença de uma substância doadora de elétrons, a reação gera um produto cromógeno que se precipita no local. Várias substâncias cromógenas podem ser utilizadas na reação imunoenzimática, como o tetra-hidrocloreto de 3,3'-diaminobenzidina (DAB), aminoetilcarbazol, cloronaftol etc. O DAB é um dos substratos mais utilizados e confere coloração marrom-escura ao sítio da reação. Os cortes podem ser montados entre lâmina e lamínula e armazenados para análises posteriores. As enzimas podem ser acopladas diretamente ao anticorpo primário (método direto) ou ao secundário (método indireto). Aqui também a técnica indireta é mais eficaz.

$$\text{Peroxidase} + H_2O_2 \rightarrow \text{Peroxidase-}H_2O_2 + \text{DAB} \rightarrow \text{DAB polimerizado} + H_2O + \text{Peroxidase}$$

A reação imuno-histoquímica exige certos cuidados. Como regra geral, os tecidos devem ser fixados rapidamente após sua remoção. A fixação pode, às vezes, destruir ou mascarar determinantes antigênicos e, assim, gerar resultados falso-negativos. Outras vezes, a fixação inadequada pode alterar a morfologia ou interferir nos passos da própria reação imuno-histoquímica. Os epítopos de antígenos presentes em células ou tecidos podem ser alterados pelos fixadores líquidos. Por isso, deve-se empregar fixador adequado, lembrando que diferentes antígenos apresentam diferente suscetibilidade aos diferentes fixadores. O formol tamponado e o fixador de Bouin são adequados para a preservação da maioria dos antígenos de interesse prático. O congelamento da amostra é a maneira mais adequada de preservar antígenos. Algumas vezes, a antigenicidade pode ser melhorada por meio de pré-tratamento dos cortes com enzimas proteolíticas. Outras vezes, para detectar melhor certos antígenos, usam-se métodos de recuperação antigênica, como aquecimento dos tecidos em forno de micro-ondas ou em panela de pressão. Os métodos de recuperação antigênica são utilizados sobretudo em cortes histológicos de amostras obtidas há muito tempo, nem sempre fixadas de maneira ideal. Quando processados para inclusão em parafina, devem-se evitar temperaturas acima de 60°C, que podem alterar os determinantes antigênicos e interferir na ligação deles com seus anticorpos.

• Aplicações

O estudo morfológico convencional é suficiente para o reconhecimento e o diagnóstico anatomopatológico de grande parte das doenças. Em muitos casos, porém, as alterações histopatológicas são discretas ou imperceptíveis com os meios disponíveis de observação; outras vezes, são inespecíficas ou incaracterísticas, não permitindo conclusão diagnóstica. É nessas condições que técnicas mais avançadas de análise dão contribuição relevante e nas quais a imuno-histoquímica assume interesse especial. As áreas que mais se beneficiaram dessa metodologia são as neoplasias e as doenças infecciosas.

A classificação de **neoplasias** com base em critérios histogenéticos e no grau de diferenciação das células tem grande interesse e aplicação prática, para o que a imuno-histoquímica tem contribuído de forma notável. A classificação precisa de muitas neoplasias depende do encontro de marcadores moleculares só identificáveis por reações com seus anticorpos. Muitas vezes, o patologista se vê diante de tumores indiferenciados cuja natureza histogenética não pode ser definida com base em critérios puramente morfológicos. Nesses casos, a utilização de anticorpos específicos para marcadores celulares pode distinguir, por exemplo, um carcinoma indiferenciado de um tumor mesenquimal (o achado de ceratinas em células neoplásicas indica a origem epitelial do tumor). Tal fato tem interesse não somente acadêmico, pois cada tipo de tumor tem prognóstico particular e deve ser tratado de modo distinto, daí a necessidade do diagnóstico preciso. Outra importante aplicação da imuno-histoquímica em neoplasias é a pesquisa de receptores para hormônios (p. ex., receptores de estrógenos no carcinoma da mama) ou para fatores de crescimento (p. ex., EGF) em tumores malignos. O comportamento dessas neoplasias guarda relação com a expressão desses receptores celulares e, assim, sua pesquisa tem relevância para a orientação terapêutica. Também tem interesse o encontro de enzimas próprias de determinados órgãos (p. ex., fosfatase ácida prostática). Por esse motivo, a imuno-histoquímica tem sido aplicada com resultados promissores na identificação da sede primária de tumores desconhecidos quando se analisam amostras de suas metástases. Outra contribuição é seu emprego na identificação de micrometástases, que são constituídas por poucas células, que podem passar despercebidas em exames histológicos rotineiros. Micrometástases são muito pesquisadas em linfonodos regionais próximos do tumor primário, entre eles o chamado linfonodo sentinela. Com o emprego da imuno-histoquímica, aumenta-se a possibilidade de se encontrarem células neoplásicas isoladas ou em pequeno número.

Nas **doenças infecciosas e parasitárias**, a contribuição da imuno-histoquímica é também muito valiosa. Na doença de Chagas crônica, por exemplo, o encontro de amastigotas do *T. cruzi* é difícil ao exame rotineiro, pois os ninhos são escassos e pequenos e contêm poucos parasitos. Com a imuno-histoquímica, os parasitos tornam-se mais evidentes e podem ser distinguidos de outros microrganismos semelhantes (p. ex., *T. gondii*), permitindo diagnóstico mais seguro (Figura 2.2). O mesmo acontece com muitos outros agentes infecciosos. Hoje, estão disponíveis anticorpos para detecção da maioria de vírus, bactérias, fungos e protozoários de importância clínica.

▶ Cultura celular

Cultura celular consiste na manutenção e na multiplicação *in vitro* de células vivas. Para isso, células obtidas de diferentes maneiras são mantidas no interior de recipientes apropriados, em suspensão ou aderidas a uma superfície. As células ficam banhadas por um meio de cultura, que contém aminoácidos essenciais, vitaminas, sais, outros nutrientes e minerais, além de soro (bovino, fetal, humano etc.), este importante por ser fonte de várias substâncias essenciais para a sobrevivência e a multiplicação das células, como proteínas, fatores de crescimento, hormônios (insulina, hormônio de crescimento etc.), nutrientes variados e minerais. Todos os procedimentos de manipulação

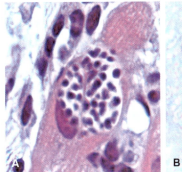
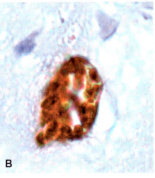

Figura 2.2 Biópsia endomiocárdica de paciente chagásico submetido a transplante do coração. **A.** Corte histológico mostrando ninho de amastigota de *T. cruzi*. **B.** Reação imuno-histoquímica com anticorpo anti-*T. cruzi* em corte correspondente ao da Figura 2.2A mostrando marcação de formas amastigotas. (Cortesia do Dr. Paulo Hernane Rabelo Azevedo, Belo Horizonte-MG.)

das células devem ser feitos em condições assépticas (capela de fluxo laminar). Os frascos que contêm as células são mantidos em estufas a temperaturas e condições ambientais apropriadas.

No caso de células cultivadas pela primeira vez após sua remoção de um organismo, tem-se uma *cultura primária*. Quando as células são mantidas indefinidamente em cultura, constituem *células estabelecidas*.

- **Aplicações**

Com a cultura celular podem-se obter informações preciosas a respeito das propriedades e do comportamento biológico das células. No entanto, células em cultura vivem em um ambiente artificial que não é idêntico ao que existe *in vivo*. *In vitro*, estão ausentes vários elementos reguladores da homeostase, principalmente os componentes nervoso e hormonal. Além disso, as interações complexas que existem entre os vários tipos celulares *in vivo* são simplificadas *in vitro*, pois, em cultura, apenas um tipo celular está presente, faltando também a matriz extracelular. No ambiente em que as células são mantidas, a arquitetura tecidual, as relações mecânicas e as comunicações entre as células ficam perdidas ou simplificadas. Portanto, as informações obtidas devem ser interpretadas com a devida reserva. Mais recentemente, têm sido empregados sistemas de cultura celular em três dimensões, nos quais fenômenos importantes, como adesão celular, migração de células e biologia tumoral, podem ser explorados com grandes vantagens sobre o modelo convencional. As neoplasias são as doenças que mais se beneficiam da cultura celular.

A principal utilidade dos estudos *in vitro* é a análise do metabolismo e do comportamento celular. Como *in vitro* a grande maioria dos fatores externos pode ser controlada, é possível conhecer com precisão propriedades importantes das células e os efeitos dos mais diversos agentes moduladores do comportamento celular. Assim, podem-se conhecer em profundidade os mecanismos envolvidos na regulação, na síntese e no destino de produtos celulares (p. ex., proteínas), a influência de agentes externos na biologia das células (fatores de crescimento, hormônios, substâncias tóxicas), o papel da informação genética nas atividades celulares, enfim, os múltiplos aspectos do funcionamento celular, sendo possível compreender melhor o comportamento das células em nível molecular. Ao lado disso, a cultura celular é também essencial para estudos em virologia, pois os vírus sempre dependem de uma célula para sobreviverem e se multiplicarem.

A partir de células em cultura, podem ser aplicadas diferentes técnicas de análise fisiológica, farmacológica, bioquímica e genética. Podem ser analisados o meio de cultura (que corresponde ao ambiente extracelular), células inteiras, organelas celulares ou estruturas obtidas por procedimentos de fracionamento celular. As informações colhidas podem se referir, portanto, às células como unidades morfofuncionais ou a determinado componente celular (p. ex., membrana citoplasmática). Por todas essas considerações, a cultura de células constitui instrumento altamente valioso para investigações em biologia celular.

Cultura celular também é indispensável nos estudos citogenéticos (análise do cariótipo e estudos cromossômicos). A partir do cultivo de células fetais presentes no líquido amniótico, pode-se fazer o diagnóstico pré-natal de doenças genéticas (p. ex., síndrome de Down) ou defeitos enzimáticos específicos (p. ex., doença de Tay-Sachs). O estudo citogenético tem também grande utilidade em outras doenças, sobretudo no câncer, pois permite detectar ganhos ou perdas cromossômicas ou translocações com importância diagnóstica, prognóstica e preditiva.

▶ Citometria de fluxo

A citometria de fluxo é um recurso metodológico avançado que utiliza equipamento especializado (citômetro de fluxo). A análise é feita com células em suspensão, e as medidas são feitas enquanto as células passam uma a uma em um capilar em fluxo contínuo em frente a um feixe de luz (*laser*). O aparelho detecta de que forma uma célula interage com um raio *laser* e obtém duas informações: espalhamento da luz incidida (*scattering*) e emissão de fluorescência. Com isso, é possível comparar células quanto ao seu tamanho e à sua complexidade interna, permitindo, por exemplo, diferenciar linfócitos de neutrófilos, que possuem tamanho e constituintes citoplasmáticos diferentes. As células podem também ser tratadas com um fluorocromo que se liga especificamente à estrutura de interesse, o qual depois é reconhecido e quantificado por um sensor.

Fluorocromos são substâncias que absorvem energia da luz emitida por um raio *laser* e excitam suas moléculas, emitindo um novo feixe de fótons com baixa energia em um comprimento de onda maior do que o de excitação. A emissão é detectada pelo citômetro e transformada em pulsos elétricos interpretados por *softwares* de análise, em computador. Muitos fluorocromos são usados para pesquisar diferentes constituintes celulares, como o DAPI (4′-6-diamino-2-fenilindol) ou o iodeto de propídeo, que se ligam especificamente ao DNA. Outros são ligados a anticorpos direcionados a moléculas no interior ou na superfície das células, auxiliando na caracterização fenotípica e funcional de uma célula. Outra vantagem do método é a possibilidade de separar as células em diversas populações de acordo com determinados parâmetros (p. ex., volume). Com a citometria de fluxo, milhares de células podem ser analisadas em poucos minutos, de modo que grande número de amostras pode ser estudado em tempo curto.

As principais aplicações da citometria de fluxo são identificação e quantificação de populações celulares específicas, normais (vários tipos de linfócitos, macrófagos etc.) ou cancerosas, além de fornecer o conteúdo de várias moléculas (p. ex., DNA). É possível ainda, por meio de um citômetro de fluxo especial (*sorter*), separar células vivas de acordo com características desejadas e, dessa forma, cultivá-las *in vitro* ou realizar experimentos funcionais sem a contaminação de outros tipos celulares.

▶ Morfometria

Ao identificar em um corte histológico um pequeno número de leucócitos, o observador pode inferir que a inflamação presente é discreta (também representada pelo sinal gráfico +); inflamação moderada (++) ou acentuada (+++) indica número crescente de leucócitos, determinado subjetivamente por padrões visuais, sempre individuais e sujeitos a interpretação diferente por diferentes observadores. Esse é um exemplo de análise semiquantitativa, que é suficiente em muitas situações para dar informações sobre intensidade ou grandeza de determinado elemento.

Em muitas outras condições e principalmente em pesquisas científicas, porém, informações semiquantitativas são imprecisas, incompletas e/ou insuficientes. Nesses casos, a aplicação de recursos oferecidos pela morfometria, que fornece dados numéricos obtidos a partir de quantidades, dimensões e cores de estruturas celulares e/ou teciduais, torna-se necessária para se aplicarem testes estatísticos que permitam conclusões mais seguras. As facilidades hoje disponíveis nesse campo variam em uma extensa gama.

Por meio de oculares micrometradas ou de outros recursos ópticos, podem ser feitas medidas das dimensões de tecidos, células ou seus constituintes normais ou patológicos. Trata-se de procedimento de certo modo trabalhoso e demorado, mas que fornece informações precisas. Como em tantos outros ramos do conhecimento, o desenvolvimento da computação eletrônica deu grande impulso nessa área. Com o surgimento dos primeiros computadores pessoais, apareceram *softwares* capazes de realizar medidas e contagens em imagens digitalizadas (visão computacional, imagem digital). Com os recursos hoje disponíveis, especialmente com a utilização de colorações histoquímicas e, sobretudo, imuno-histoquímicas, dados numéricos sobre grande número de estruturas celulares e/ou teciduais podem ser obtidos de maneira rápida e segura, possibilitando análise quantitativa sobre os mais diversos aspectos das lesões e doenças.

▶ Técnicas de biologia molecular

Os avanços na biologia molecular forneceram aos patologistas novas técnicas que permitiram progressos notáveis no diagnóstico anatomopatológico e no entendimento da patogênese de muitas doenças, sobretudo neoplásicas. Técnicas de análise de DNA ou RNA são capazes de esclarecer várias questões antes não respondidas pelos métodos convencionais de estudo. Com novas e potentes ferramentas para análise, o estudo morfológico das doenças, tradicionalmente a atividade principal dos patologistas, ganhou novo e marcante impulso. Hoje, os patologistas não se preocupam apenas com os aspectos morfológicos, mas também com as alterações moleculares que precedem as alterações morfológicas ou que as justificam. A primeira e mais importante aplicação dessa nova realidade é a possibilidade de diagnósticos cada vez mais precoces e mais precisos. Os benefícios da associação dessa tecnologia mais refinada com a patologia convencional são inquestionáveis, e, como resultado, o conhecimento acerca de muitas doenças está aumentando de forma notável. Em conjunto, as técnicas de biologia molecular visam detectar moléculas (proteínas e ácidos nucleicos) constitutivas (próprias de um microrganismo, como vírus, bactéria etc.) ou anormais e responsáveis por uma doença (p. ex., câncer).

Em muitas doenças, certas alterações genéticas são marcadores de diagnósticos nosológicos (valor diagnóstico), algumas estão associadas ao comportamento biológico (valor prognóstico) e outras se referem à resposta ou à resistência a determinados medicamentos (valor preditivo). Em algumas doenças, maior conhecimento das alterações moleculares resultou em avanços na sua classificação, como é o exemplo notório das leucemias; em outros, deu mais suporte à classificação morfológica, como no caso de linfomas e de tumores da tireoide. Outro bom exemplo dessa associação é a enorme quantidade de informação gerada pelos diversos Projetos Genoma, nos quais bancos de informações a respeito de alterações no DNA, no RNA e em proteínas são compilados em perfis moleculares a partir de centenas de amostras de tumores de vários locais do organismo. Nesses estudos, a participação dos patologistas é sempre fundamental, no sentido de garantir a origem das amostras utilizadas como fonte de DNA e/ou de RNA e na associação dos achados moleculares com os aspectos macro- e microscópicos das lesões. Os avanços desses estudos, aliados aos progressos da robótica e, principalmente, da bioinformática, também introduziram na Patologia novas abordagens para a busca de alterações moleculares, com análises baseadas em alterações globais, em que milhares de genes e proteínas, em grande número de espécimes biológicos, podem ser analisados de uma só vez, isolados ou combinados entre si. Nesta seção, pretende-se descrever brevemente alguns desses procedimentos e suas aplicações, especialmente nas áreas que mais se beneficiaram desses avanços, como o câncer e as doenças infecciosas e genéticas.

Amostras

A obtenção e o processamento de amostras para análise molecular devem contemplar dois requisitos: (1) manter as macromoléculas intactas; (2) preservar a morfologia das células e dos tecidos. Para isso, o procedimento ideal é obter amostras com o menor tempo possível de isquemia e congelá-las imediatamente em nitrogênio líquido.

Qualquer material biológico obtido por necrópsias, peças cirúrgicas, biópsias, raspados celulares, punções, secreções, culturas celulares ou fluidos orgânicos pode ser fonte de moléculas para testes moleculares. O formol e o processamento histológico dos tecidos em geral causam danos às macromoléculas, como desnaturação proteica, mascaramento de epítopos e quebra de moléculas de DNA e RNA. Variações no pH dos fixadores causam quebras nas moléculas de ácidos nucleicos; o formol tamponado (pH = 7,2) é útil na preservação dessas macromoléculas. A obtenção de RNA de blocos de parafina é ainda mais problemática, já que ele é altamente suscetível à degradação, pela existência ubíqua de RNAses nos utensílios e instrumentos utilizados nas análises.

Para trabalhar com DNA ou RNA, tecidos ou células são digeridos, e os ácidos nucleicos são separados dos demais constituintes celulares por um processo de extração com solventes orgânicos. Hoje, estão disponíveis *kits* de extração para as diferentes macromoléculas (DNA, RNA e proteínas), a partir de diferentes amostras (sangue, tecido fresco, congelado ou emblocado em parafina).

Quando se deseja estudar moléculas de uma população celular específica, pode ser feita microdissecção da amostra para eliminar células indesejadas, como células estromais ou inflamatórias, ou tecidos normais adjacentes a uma neoplasia. Microdissecação pode ser feita por: (a) mesoscopia: uma lâmina contendo a amostra de um tumor é colocada sob uma lupa e, por comparação com a lâmina histológica corada em hematoxilina e eosina, as áreas de interesse são retiradas com uma lâmina de bisturi; (b) microdissecção sob microscópio de dissecação a *laser*, em que a área de interesse é selecionada e um feixe de *laser* é usado para cortá-la e transferi-la para um tubo plástico, de onde se extrai a macromolécula.

Princípios de biologia molecular

O dogma central da Biologia estabelece que uma sequência de nucleotídeos organizados na molécula de DNA contém informação genética que pode ser transcrita em RNA e esta por sua vez traduzida em uma cadeia polipeptídica. Além da estrutura primária definida pelo mRNA, após sua síntese as proteínas podem sofrer modificações pós-traducionais, como a adição de radicais (p. ex., fosforilação). Embora esta visão original ainda seja válida, hoje está claro que o trio DNA-RNA-proteínas é regulado por variáveis complexas, tanto genéticas (presentes na sequência de nucleotídeos do DNA) como epigenéticas (não presentes na sequência nucleotídica). Ao lado disso, somente a menor parte do DNA humano codifica proteínas, estando a maior parcela dele envolvida na produção de moléculas regulatórias. Intuitivamente, estudar proteínas seria a melhor maneira de compreender os elementos macro- e microscópicos das doenças; no entanto, há muitas variáveis envolvidas na transcrição/tradução, além de a transcrição de um gene não terminar sempre em uma proteína funcionante. Além disso, o estudo de proteínas apresenta dificuldades adicionais, como fragilidade da molécula e impossibilidade de sua replicação. Por serem facilmente clonáveis, DNA e RNA são mais comumente estudados, sendo esta a base de muitas das técnicas moleculares descritas a seguir. Como o DNA é mais estável do que o RNA, para o estudo deste é comum sintetizar DNA complementar (cDNA) a partir do RNA de interesse, para ser usado durante os ensaios, em vez do RNA propriamente dito.

Estrutura gênica

De forma simplificada, os genes contêm regiões codificadoras, denominadas *éxons*, e não codificadoras, chamadas *íntrons*, dispostas alternadamente; éxons e íntrons são nomeados por números consecutivos (éxon 1, íntron 1, éxon 2, íntron 2 e assim por diante). Os íntrons não codificam proteínas, mas suas sequências são fundamentais para a transcrição de pequenas moléculas regulatórias, como os micro-RNA. O número e a extensão de éxons e íntrons variam muito em cada gene. A sequência de éxons-íntrons fica flanqueada na extremidade 5' do gene por uma *região promotora*, responsável pela modulação da intensidade da transcrição do gene; na região 3', contém uma cauda poli-T, envolvida na estabilização do transcrito. O transcrito primário do gene abriga a sequência de bases complementares aos éxons e íntrons; ainda no núcleo, os íntrons são eliminados por meio de processamento próprio (*splicing*), colocando em série as sequências correspondentes aos éxons para formar o transcrito maduro (mRNA) (Figura 2.3). No retículo endoplasmático, o mRNA é traduzido em uma sequência polipeptídica.

Hibridação molecular

O DNA é uma molécula muito simples. Sua estrutura primária é formada por longas cadeias de apenas quatro nucleotídeos: adenilato (A), citidinato (C), guanidilato (G) e timidilato

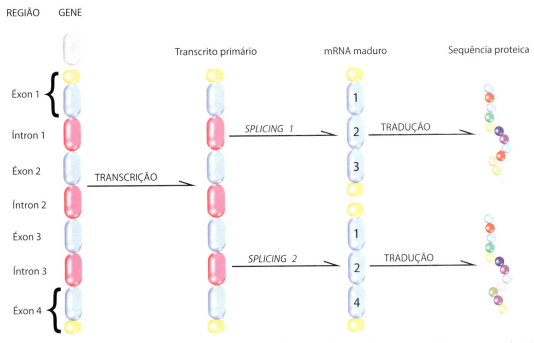

Figura 2.3 Estrutura de um gene. As regiões que contêm a informação para codificar proteínas constituem os éxons. Estes são numerados e interpostos por regiões contendo sequências com funções regulatórias, os íntrons. Nas extremidades, existe a região promotora do gene, a qual contém sítios de ligação para proteínas regulatórias (fatores de transcrição), com função de aumentar ou diminuir a afinidade da RNA polimerase. O transcrito primário contém a sequência de bases do mRNA ainda com os íntrons. Uma diversidade de mRNA maduros podem ser gerados a partir dessa sequência, por meio de processamento (*splicing*) dessa molécula, que elimina os íntrons e permite a formação de diferentes combinações de éxons. A tradução do mRNA maduro em proteínas ocorre nos ribossomos, onde se origina a sequência de aminoácidos. Para a síntese de uma proteína funcionante, várias etapas são ainda necessárias, como adição de radicais variados (ampliando ainda mais a diversidade proteica de um mesmo gene), dobramento da cadeia polipeptídica para formar a estrutura terciária e, eventualmente, a combinação com outras proteínas em complexos proteicos.

(T), unidos por ligações fosfodiéster. A estrutura secundária é formada por uma dupla-hélice estabilizada por pontes de hidrogênio. Apesar de muito estável, a dupla-hélice pode ser desfeita pelo calor ou por agentes químicos, processo chamado *desnaturação*. Todavia, as duas fitas de DNA se juntam logo que o agente desnaturante é removido. A *renaturação* é muito específica, pois pontes de hidrogênio só se formam entre A e T ou C e G. Assim, somente sequências exatamente complementares podem formar hélices duplas longas e estáveis. Como o sistema não tem memória, uma fita simples de DNA desnaturado pode associar-se com a fita da qual se separou ou com outra de sequência complementar introduzida no meio. Essa última forma de renaturação é chamada **hibridação**, e a sequência usada para reconhecer o segmento procurado é denominada **sonda**.

Sondas de ácidos nucleicos

Uma sonda é um segmento com uma sequência conhecida de DNA ou de RNA obtido por clonagem molecular ou por síntese química, o qual é complementar a uma sequência de interesse (sequência-alvo) e contém um revelador que permite sua visualização seletiva. As sondas mais usadas são as de DNA.

As sondas de DNA comportam-se como os anticorpos usados na imuno-histoquímica, no sentido de que se ligam a um alvo e carregam uma marca. Com sondas de DNA podem-se detectar sequências próprias de microrganismos (p. ex., vírus, bactérias etc.) ou moléculas alteradas em doenças (p. ex., câncer).

Para que o produto de hibridação seja visível, a sonda precisa estar marcada (Figura 2.4). Podem-se utilizar compostos radioativos e outras substâncias (biotina, digoxigenina etc.); estas últimas podem ser acopladas a compostos fluorescentes ou enzimas. Estas, quando em contato com seu substrato, geram um cromógeno. A vantagem das sondas radioativas é a sua elevada sensibilidade.

Reação de hibridação

Na reação de hibridação, tanto a sonda como a sequência-alvo são inicialmente desnaturadas pelo calor. A seguir, ambas ficam em contato para que ocorra a hibridação propriamente dita. Logo depois, as preparações são lavadas para remover as sondas não ligadas às sequências-alvo e, finalmente, são reveladas. Quando se empregam sondas radioativas, a revelação é feita por autorradiografia; com as demais sondas, o resultado da hibridação aparece como composto fluorescente ou corado.

Quando a sequência-alvo está em seu local nativo, ou seja, em células ou em tecidos, tem-se a hibridação *in situ*. Se o DNA ou RNA de interesse é extraído das amostras, eluído e imobilizado em membranas de náilon ou de nitrocelulose, trata-se de um *blot* (transferência). Se o material imobilizado é um DNA e a sonda também é de DNA, trata-se do *Southern blot* (Southern é o nome do pesquisador que desenvolveu o método). Quando o material fixado é um RNA e a sonda um cDNA, tem-se o *Northern blot* (nome dado por analogia com a técnica anterior). Se se trata de uma proteína e a sonda é uma segunda proteína, geralmente anticorpo, tem-se o *Western blot* (também por analogia).

Na *hibridação in situ*, são utilizados cortes histológicos, esfregaços celulares ou preparações cromossômicas. A principal vantagem da técnica é indicar a localização precisa, em um tecido ou célula, da sequência de interesse; esta pode pertencer a um agente infeccioso ou identificar qual célula, entre tantas outras nos tecidos, contém um determinado gene ou

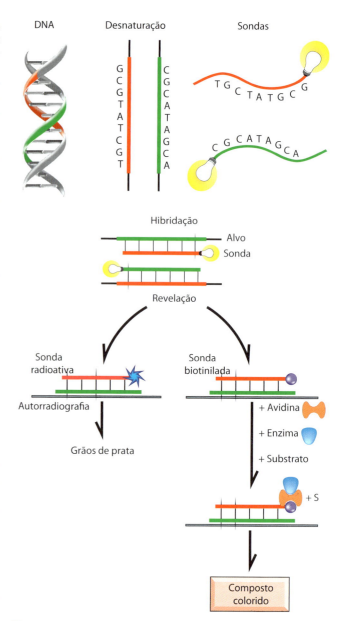

Figura 2.4 Princípios de hibridação molecular. O DNA que contém a sequência-alvo e a sonda marcada são inicialmente desnaturados pelo calor. Em seguida, a sonda e a sequência-alvo são colocadas em contato para hibridação e, depois, faz-se a revelação. Usando-se sondas radioativas, as preparações são submetidas a autorradiografia. Com sondas biotiniladas, as preparações são tratadas com o complexo avidina-biotina-enzima e incubadas com o substrato (S) apropriado, o que resulta em um composto colorido.

sequência de interesse. Assim, pode-se saber se esse agente se encontra na intimidade de uma lesão ou se está no tecido normal adjacente, ou ainda se um vírus tem seu material genético incorporado ao DNA do hospedeiro ou apenas de forma episomal. Como permite a análise de células individualmente, essa metodologia possibilita identificar um microrganismo mesmo quando uma minoria de células está infectada. As sondas na hibridação *in situ* podem estar ligadas a compostos fluorescentes (FISH), cromogênicos (CISH) ou metálicos (SISH). A FISH é particularmente útil quando se quer identificar a localização de um gene em cromossomos ou detectar rearranjos, deleções e duplicações cromossômicas (Figura 2.5). Mais de uma sonda pode ser empregada em uma mesma reação, cada uma delas revelada com sinais de cor distinta, permitindo reconhecer dois alvos em uma mesma célula.

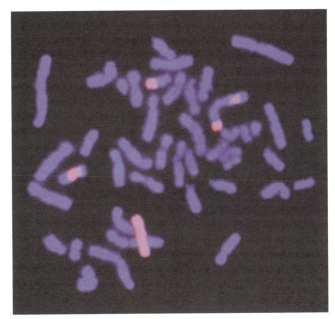

Figura 2.5 Detecção de translocação cromossômica pela técnica de FISH. A sonda do cromossomo 3 foi marcada com fluorocromo (cor rosa); os demais cromossomos aparecem em azul. Notar fragmentos do cromossomo 3 translocados em três outros cromossomos. (Cortesia da Dra. Silvia Regina Rogatto, Laboratório de Oncogenética, Departamento de Genética, IB, Unesp, Botucatu-SP.)

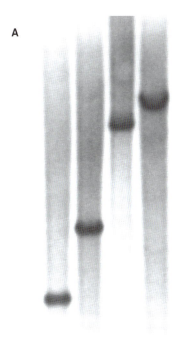

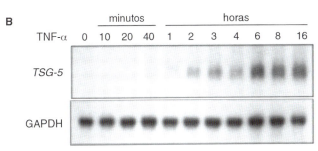

Figura 2.6 Detecção do gene *TSG-5* no genoma murino por *Southern blot* e do mRNA para *TSG-5* por *Northern blot* em resposta a estímulo pelo TNF. Em **A**, DNA genômico murino foi digerido por diferentes enzimas de restrição, e o produto de cada digestão foi fracionado em gel de agarose e transferido para membrana de náilon; o gene *TSG-5* foi detectado por *Southern blot*. Em **B**, RNA total de células tratadas com TNF foi extraído e fracionado em gel de agarose, sendo o mRNA para *TSG-5* detectado por hibridação com sonda específica para mRNA desse gene. Para garantir que quantidades equivalentes de RNA foram aplicadas em todas as canaletas, a mesma membrana foi posteriormente hibridada com sonda específica para um gene de expressão constitutiva, o *GAPDH*. Notar o acúmulo de mRNA em função do tempo de tratamento. (Cortesia do Dr. Eduardo Abrantes, Instituto Ludwig de Pesquisas sobre o Câncer, São Paulo.)

Na *hibridação em membranas*, o DNA ou o RNA fica preso em membranas. No *Southern blot*, o DNA é inicialmente clivado por enzimas de restrição, e os fragmentos resultantes são separados por eletroforese em gel de acordo com seu tamanho, transferidos para membranas e a seguir hibridados com sondas de DNA. O *Northern blot* tem o mesmo princípio do *Southern blot*, só que em vez de DNA analisa-se RNA. As principais vantagens da hibridação em membranas são sua alta sensibilidade e especificidade, além de permitir a análise de grande número de amostras ao mesmo tempo. A Figura 2.6A ilustra a identificação de fragmentos de DNA genômico murino que hibridaram com sonda para o gene TSG-5 (*TNF-stimulated gene 5*). A Figura 2.6B mostra *Northern blot* para detecção de mRNA correspondente ao gene KC murino. Na técnica de *Southern blot* o resultado indica apenas a presença da sequência correspondente ao gene em estudo no genoma murino, enquanto no *Northern blot* podem-se obter informações quantitativas, pois a intensidade das bandas é proporcional à quantidade de mRNA na amostra.

Reação de hibridação em larga escala (*microarrays*)

Microarrays (microarranjos) são plataformas de estudo em larga escala com alta sensibilidade e baixa especificidade; são particularmente úteis como método de rastreamento de diferenças entre amostras semelhantes. Diferentemente da hibridação usual, aqui as alterações são investigadas ao longo de todo o genoma, de modo uniforme. Os *microarrays* são construídos em equipamentos altamente especializados e precisos e consistem em suportes sólidos (lâmina de microscópio ou *chip*) contendo milhares de sondas imobilizadas em locais definidos. O procedimento consiste em aplicar em cada um desses milhares de pontos uma pequena alíquota do ácido nucleico extraído de uma amostra que se quer estudar. Havendo hibridação (a sonda encontra o seu alvo), a sonda emite luz fluorescente cuja intensidade é proporcional ao número de pares hibridados ou à quantidade da sequência-alvo. Um *scanner* especial captura a intensidade de luz gerada em cada um dos pontos de hibridação na lâmina, alguns com mais de 20.000 sequências diferentes, e transforma a intensidade de luz em um algarismo passível de comparações ou análises estatísticas. A hibridação pode ser feita com duas amostras distintas quando se usam sondas marcadas com fluoróforos de cores diferentes (p. ex., vermelho na amostra 1 e verde na amostra 2); a intensidade da cor resultante em cada reação varia de vermelho intenso quando a sequência-alvo na amostra 1 é preponderante, verde quando a amostra 2 expressa a sequência-alvo em grande quantidade relativa ou amarelo quando as concentrações das sequências-alvo são similares.

Os *microarrays* para estudar a expressão gênica usam mRNA extraído de uma amostra teste e hibridam diminutas alíquotas com sondas de DNA dispostas organizadamente. Hoje estão disponíveis *chips* comerciais contendo os genes mais relevantes para o estudo, por exemplo, sobre carcinogênese, inflamação, apoptose ou ciclo celular, bem como qualquer combinação personalizada entre todas estas e outras opções (Figura 2.7). As sondas podem ser escolhidas para cobrir todo o genoma de um organismo ou apenas as regiões codificadoras dos genes (*microarray de éxons*). As sequências-alvo de *microarrays* também podem ser RNA não codificantes (ncRNA), como os microRNA (miRNA) – *microarrays de microRNA* (para mais informações sobre os microRNA, ver Capítulo 12, Figura 12.3). Quando o microRNA liga-se ao mRNA, não ocorre a tradução deste em polipeptídeo (silenciamento gênico). Existem centenas de miRNA na espécie humana, todos com múltiplos mRNA-alvo. A identificação de perfis de miRNA tem contribuído para melhor entendimento de neoplasias e da regulação da expressão gênica em diferentes situações fisiológicas e patológicas.

Como a quantidade de dados gerados dessa análise quantitativa comparativa em larga escala é muito grande, foi preciso associar os pesquisadores da área com matemáticos e estatísticos para desenvolverem formas de interpretar e traduzir os resultados em informação útil para o entendimento biológico.

Sequências-alvo de DNA podem ser avaliadas também para se estudarem variações no número de cópias de genes. Células normais apresentam, em geral, duas cópias de cada gene. Variações raciais ou individuais em certos genes conferem suscetibilidade ou resistência a certas doenças. Em muitos tumores, existem áreas de ganhos ou de perdas característicos de cada neoplasia ou de cada fase da doença. A chamada *hibridação genômica comparativa* (CGH, *comparative genomic hybridization*) fornece informações sobre ganhos e perdas cromossômicas. O estudo comparativo de áreas de ganhos e de perdas em regiões cromossômicas pode ser usado para estabelecer o grau de similaridade entre populações celulares e, indiretamente, a probabilidade de relação clonal de dois tumores, o que tem importância prática (dois tumores em um mesmo indivíduo podem significar duas lesões independentes ou uma ser metástase da outra).

Os *microarrays* de SNP (*single nucleotide polymorphisms*), cujo número de sondas chega a mais de 1 milhão para cobrir todo o genoma, é capaz de detectar variações individuais na sequência de bases do DNA. Hoje, existe grande interesse sobre os SNP, pois muitos deles estão associados a determinadas doenças.

A metilação do DNA é um fenômeno epigenético reversível que reduz a expressão gênica por diminuir o acoplamento da RNA polimerase ao gene. Por esse seu papel na expressão gênica, a metilação do DNA é fenômeno que vem ganhando interesse progressivo em muitas doenças. A metilação pode ser identificada por: (1) pré-tratamento do DNA com endonucleases. Endonucleases de restrição são enzimas que clivam o DNA em pontos específicos (sítios de restrição). Os produtos desse tratamento podem ser estudados por: (a) se o sítio estiver metilado, a quebra não ocorre, gerando fragmentos de tamanho diferente que podem ser identificados por eletroforese; (b) hibridação em larga escala do produto do pré-tratamento com sondas cobrindo as regiões passíveis de metilação (*microarrays de metilação*); (2) marcação com anticorpos com afinidade por DNA metilado. Usando-se anticorpos com alta afinidade para citosinas metiladas, o DNA é inicialmente desnaturado e, após ligação com o anticorpo, sofre precipitação (*ChIP*, de *chromatin immunoprecipitation*); (3) tratamento com bissulfito de sódio. O bissulfito de sódio desamina as citosinas não metiladas mais rapidamente do que as citosinas metiladas, transformando um evento epigenético em genético ao promover a substituição de citosinas não metiladas por timidinas.

Os *microarrays* podem também empregar anticorpos imobilizados em lâminas de vidro para estudar sua reatividade com proteínas, sendo a reação detectada por emissão de luz proporcional à formação de imunocomplexos. No *microarray de proteínas em fase reversa* (RPPA, de *reverse phase protein array*), é possível distinguir o nível de expressão de proteínas na sua forma ativa (p. ex., fosforilada) da forma inativa.

O *microarray* mais conhecido em Patologia é o *tissue microarray* (microarranjo de tecidos), que consiste na inserção, de forma organizada em um bloco de parafina receptor, de dezenas ou centenas de pequenas amostras cilíndricas obtidas de blocos doadores (Figura 2.8).

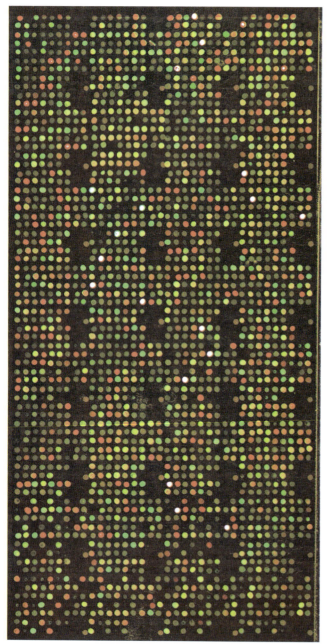

Figura 2.7 Representação de uma lâmina de *biochip* após leitura em *scanner* confocal. cDNA extraído da amostra A foi marcado com Cy3 (*verde*), e cDNA da amostra B foi marcado com Cy5 (*vermelho*). As duas amostras foram misturadas em quantidades iguais e hibridadas simultaneamente. Os pontos *em verde* representam genes mais expressos na amostra A, os pontos *em vermelho* correspondem a genes mais expressos na amostra B, e os pontos *em amarelo* significam genes expressos em quantidades equivalentes nas duas amostras.

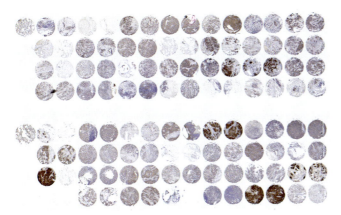

Figura 2.8 Fotomicrografia digital panorâmica de uma lâmina obtida de um bloco receptor de *tissue microarray* contendo amostras de câncer de mama arranjadas em linhas e colunas, sendo cada amostra de 1 mm de diâmetro. As metades superior e inferior representam duplicatas dos casos clínicos para melhorar a representação do tumor. A primeira coluna exibe somente uma amostra para marcar o início do bloco. As demais 15 colunas têm amostras em 4 linhas. Cada amostra representa o tumor de um paciente. A correlação desta topografia com um banco de dados contendo os dados clinicopatológicos é necessária. Algumas amostras falharam em aderir à lâmina durante o procedimento, provavelmente pela maior proporção de tecido adiposo, necrose ou falhas no processamento do bloco doador. Reação imuno-histoquímica com anticorpo anti-HER2.

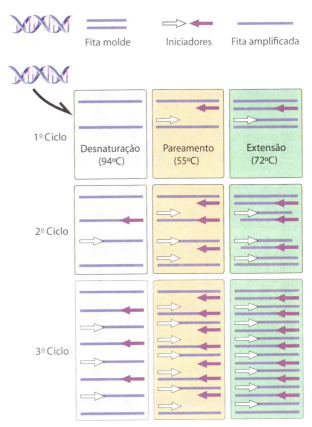

Figura 2.9 Representação esquemática da técnica de PCR (apenas os três primeiros ciclos estão representados). No primeiro ciclo, o DNA-alvo é desnaturado pelo calor. Em seguida, cada fita é hibridada com um iniciador específico, a partir do qual a DNA polimerase copia a sequência desejada. O produto sintetizado serve de molde para o segundo ciclo, quando se repetem os mesmos passos. A sucessão desses ciclos resulta em aumento exponencial do número de cópias, pois em cada um deles dobra-se o número de segmentos de interesse. Ao final de 35 ciclos, uma fita dupla de DNA terá 10 bilhões de cópias.

O bloco receptor final dá origem a lâminas com dezenas ou centenas de casos. Com tantas amostras reunidas em uma só lâmina, podem ser feitas reações imuno-histoquímicas ou de hibridação *in situ* para análise em larga escala.

O desafio agora está em interpretar todos esses dados em conjunto: em outras palavras, até que ponto expressão gênica diferente entre duas amostras pode ser atribuída a ganho cromossômico na amostra 1 ou a hipermetilação da região promotora da amostra 2, ou hiperexpressão de um microRNA com ação repressora do gene em questão. Esse desafio está sendo enfrentando por diferentes abordagens e certamente novos conhecimentos serão trazidos com tais procedimentos.

Reação em cadeia da polimerase

A reação em cadeia da polimerase (PCR) representou, provavelmente, o maior avanço que a biologia molecular proporcionou à Biologia. Hoje, é possível estudar sequências de DNA ou de RNA de uma única célula ou, até mesmo, de restos de seres vivos. A técnica baseia-se em uma reação de amplificação *in vitro* de sequências específicas de DNA que, de forma automatizada, se repetem por inúmeros ciclos (Figura 2.9). Para amplificação de sequências de RNA, este deve ser primeiro convertido em cDNA (DNA complementar) por ação de uma transcritase reversa.

A reação de amplificação é feita em ciclos sucessivos em um aparelho (termociclador) com controle automático de variação de temperatura em função do tempo. Cada ciclo consiste em três etapas: (a) inicialmente, as duas fitas de DNA são separadas pelo calor; (b) a seguir, dois iniciadores (pequenas sequências de DNA) que se ligam nos locais de início e de término da amplificação) flanqueiam a região a ser amplificada; (c) uma DNA polimerase, a partir do iniciador, copia o segmento do DNA desejado. O interessante nesse processo é que o produto assim obtido serve de molde para a síntese subsequente. No ciclo seguinte, as duas sequências de DNA de dupla fita são de novo desnaturadas, hibridadas com os iniciadores e copiadas. A repetição desses ciclos permite, portanto, a síntese de DNA em escala exponencial, pois o número de segmentos de interesse é aproximadamente dobrado em cada ciclo (daí o nome de reação em cadeia). Ao final de uma reação típica, com 35 ciclos de amplificação e cerca de duas horas de duração, uma única molécula de DNA dá origem a cerca de 10 bilhões de cópias, permitindo sua visualização e manipulação. As vantagens para o diagnóstico são óbvias: com esse método, pode-se detectar a presença de sequências de ácidos nucleicos virais, bacterianos ou de parasitos em amostras biológicas com altíssima sensibilidade. A técnica permite também identificar alterações genômicas e a presença de mRNA que podem ser de grande utilidade no diagnóstico do câncer ou de doenças geneticamente transmissíveis, mesmo no período intrauterino. PCR é método eminentemente qualitativo; para estudos quantitativos, tem-se a PCR em tempo real.

A técnica de PCR é de realização simples (a reação é feita em termocicladores automatizados), e várias amostras podem ser analisadas ao mesmo tempo. O DNA amplificado, intacto ou digerido por enzimas de restrição, pode ser identificado e caracterizado por *dot blot*, por *Southern blot* ou, simplesmente, por sua migração eletroforética em gel de agarose ou de poliacrilamida. No entanto, a grande capacidade de amplificação da PCR constitui também o seu maior problema, especialmente para fins de diagnóstico, pois a possibilidade de contaminação de equipamentos, ou mesmo através do ar, pode levar a resultados falso-positivos. Assim, os cuidados com a infraestrutura para realização dessa técnica são indispensáveis para a confiabilidade dos resultados.

RT-PCR

A enzima usada na PCR para produzir cópias de uma sequência-alvo (DNA polimerase) só atua sobre a molécula de DNA. Quando se deseja amplificar RNA, o que tem enorme interesse pela possibilidade de identificar produtos da expressão gênica, a molécula de RNA precisa primeiro ser convertida em cDNA (DNA complementar) pela enzima transcritase reversa (RT, em inglês). A partir do cDNA, a amplificação se faz como descrito anteriormente.

PCR em tempo real

Na técnica de PCR em tempo real (*real time PCR*), os nucleotídeos usados para a síntese do DNA são marcados com substâncias fluorocrômicas. Com isso, cada vez que uma nova fita de DNA é produzida (sintetizada), uma certa quantidade de luz é emitida e captada pelo equipamento, que transforma o sinal luminoso em um traçado digital. Duas amostras com concentrações iniciais distintas de uma mesma sequência-alvo iniciam e terminam as suas respectivas fases de alta eficiência de reação em ciclos diferentes. A diferença entre o número de ciclos para se atingir o ponto de maior eficiência da curva é chamada ΔCt, que é expressa em valores relativos (em relação a um gene constitutivo) ou absolutos (em relação ao próprio gene, com construção de uma curva padrão – Figura 2.10A). Para normalizar a reação, incluem-se sequências controles expressas de forma homogênea entre diferentes amostras (genes constitutivos). Na Figura 2.10B estão representadas duas curvas, uma de amplificação (*painel esquerdo*), que mostra o perfil de produção das novas fitas de DNA, e outra de dissociação (*painel direito*), que é feita após a PCR para demonstrar a especificidade da reação e se baseia na separação dos produtos da reação. Uma reação em cadeia típica inicia com quantidade mínima de produto até que, após alguns ciclos, o equipamento detecta a formação do produto em escala exponencial, com grande eficiência. Após certo número de ciclos, a reação satura e a curva de detecção do produto reduz a inclinação e entra em platô. A possibilidade de realizar PCR quantitativa tem interesse particular em algumas situações: (1) infecções virais (p. ex., HIV), nas quais a carga viral tem papel relevante no desenvolvimento e na evolução da doença; (2) detecção de clones neoplásicos residuais no sangue periférico após tratamento.

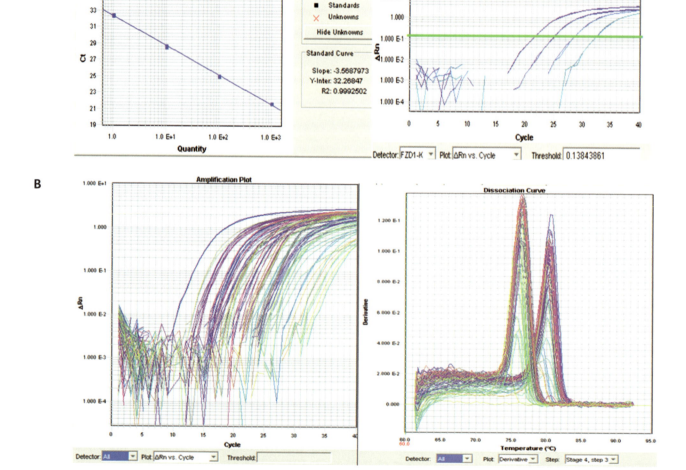

Figura 2.10 PCR em tempo real. **A.** Curvas padrão e perfil de amplificação com iniciadores utilizados nas análises de PCR quantitativa. O gráfico representa o perfil de amplificação para cálculo da eficiência dos iniciadores utilizados. **B.** Curvas de amplificação e de dissociação. O gráfico *à esquerda* mostra o perfil de amplificação das amostras utilizando dois iniciadores diferentes na reação de PCR quantitativa. O gráfico *à direita* apresenta o perfil de separação das fitas de DNA amplificadas. A existência de dois picos indica amplificação de dois genes diferentes e especificidade da reação por não haver picos extras.

Sequenciamento de DNA

Sequenciar DNA significa conhecer a sequência de nucleotídeos na molécula. Como o DNA é formado por apenas quatro unidades distintas (nucleotídeos), o arranjo sequencial delas é que confere a individualidade dos genes e das demais sequências. Conhecer a sequência de nucleotídeos é muito útil sob vários aspectos. O sequenciamento de DNA pode ser feito pelos métodos descritos a seguir:

- Sequenciamento de Sanger. O método, que é o mais conhecido, baseia-se na incorporação de dideóxido-nucleotídeos na cadeia terminal do DNA, esta copiada a partir da sequência de interesse. Um dideóxido-nucleotídeo possui um átomo de hidrogênio (H) em vez de um radical OH ligado ao carbono 3'. Quando ocorre incorporação de um nucleotídeo com um H na porção carbono 3', a reação cessa. A sequência do DNA é definida por sua análise por eletroforese em gel ou por meio de gráficos produzidos por aparelhos automatizados (Figura 2.11)
- Pirossequenciamento. Baseia-se na incorporação de um dideóxido-nucleotídeo-terminal acoplado ao pirofosfato. O procedimento consiste na liberação de um pirofosfato quando um nucleotídeo é incorporado à molécula de DNA que está sendo sintetizada; a liberação de um pirofosfato emite luz, lida pelo pirossequenciador, que fornece a sequência do DNA
- Sequenciamento de nova geração (SNG). Uma nova geração de aparelhos permite o sequenciamento em larga escala. Enquanto o sequenciamento do genoma humano pelo método de Sanger levou cerca de 10 anos a um custo de US$ 3 bilhões, os métodos mais modernos são capazes de realizar a mesma tarefa em 1 semana, com custo que varia de US$ 50,000 a US$ 1,600,000. A busca tecnológica não para, esperando-se chegar, nos próximos anos, ao sequenciamento completo do genoma humano em um dia, custando US$ 1,000. São vários os métodos e as estratégias dos sequenciadores em larga escala. Todos têm em comum o uso de pequenos moldes de DNA que são alongados e sequenciados; as imagens resultantes são capturadas sob a forma de luz, informatizadas e alinhadas para compor a sequência completa do genoma.

A possibilidade de sequenciamento em larga escala tem muitas utilidades e aplicações. Com a amplificação maciça de todo o DNA, algumas doenças antes consideradas idiopáticas estão sendo mais bem conhecidas e consideradas, por exemplo, de natureza infecciosa.

Uma das vantagens do SNG é a amplificação da mesma região do genoma diversas vezes, permitindo maior segurança se uma base alterada é um SP, uma mutação ou apenas um erro técnico.

Com o sequenciamento completo de uma única célula tumoral, é possível identificarem-se subclones em uma neoplasia heterogênea e saber qual subclone apresenta características similares ao subclone metastático ou ao subclone resistente a um tratamento. Outras vantagens do SNG incluem a combinação com métodos de hibridação que permitem a identificação de transcritos novos, variantes de processamento de RNA e mutações ainda não identificadas por *microarrays*. Tudo isso permite que, em vez de sequenciar todo o genoma, o SNG seja utilizado para sequenciar áreas específicas do genoma. Ainda mais desafiadora é a integração dos resultados obtidos pelo SNG com os demais dados, igualmente complexos, gerados por modificações epigenéticas.

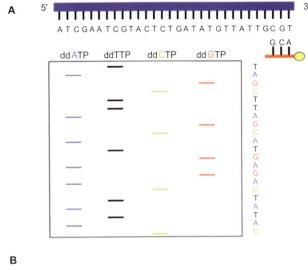

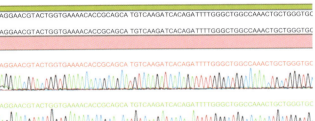

Figura 2.11 Resultados de sequenciamento de DNA. **A.** Os fragmentos de DNA formados na reação de sequenciamento são separados por peso molecular por eletroforese em gel. A partir do alinhamento dos nucleotídeos indicados no gel, determina-se a sequência do DNA. **B.** Gráfico fornecido pelo sistema computadorizado do aparelho de sequenciamento indica a sequência dos nucleotídeos.

▶ *Análise do exoma*

Exoma é o conjunto de segmentos de DNA que contém as regiões codificadoras. O exoma humano possui aproximadamente 180.000 éxons, cerca de 1% do DNA total de uma célula. Apesar de pequena, essa região é a mais relevante funcionalmente, a mais estudada do DNA humano e a que contém a imensa maioria de mutações associadas a doenças. Como existem variações individuais nas sequências dos genes nos indivíduos, a análise do exoma permite revelar detalhes da sequência do DNA codificador, incluindo variações de nucleotídeos únicos (SNP, *single nucleotide polymorphism*) associados a suscetibilidade a certas doenças, como a doença de Alzheimer. O gene da apolipoproteína E tem 3 possíveis alelos: E2, E3 e E4, diferentes apenas em um nucleotídeo; as proteínas correspondentes diferem apenas em um aminoácido. Indivíduos que herdaram o alelo E4 têm risco aumentado de desenvolver essa doença, enquanto aqueles que herdaram o alelo E2 têm menor risco.

Estão em andamento projetos grandiosos, como o *Personal Genome Project* e o *Exome Project*, financiados por Universidades ou diferentes governos que pretendem descrever o exoma de mais de 100.000 voluntários e a associação deles com os respectivos fenótipos. Os resultados desses estudos devem fornecer dados valiosos para melhor entendimento das variações do exoma nos indivíduos e possivelmente servirão de base para a chamada Medicina Personalizada. Além de análise populacional, o estudo do exoma permite comparar regiões mais frequentemente mutadas em diferentes cânceres em relação ao

DNA referência e estabelecer o mecanismo de desenvolvimento de alguns tumores.

Espectrometria de massas

A espectrometria de massas (MS, *mass spectrometry*) constitui um dos principais avanços na detecção e na identificação de proteínas, ácidos nucleicos e alterações epigenéticas. O método tem alta sensibilidade e precisão, sendo capaz de detectar proteínas individuais presentes em quantidades mínimas em amostras complexas. Assim como na eletroforese, a MS separa moléculas pela relação peso molecular/carga elétrica, mas com nível de detalhamento que permite distinguir: (1) sequências de DNA com apenas uma base nitrogenada diferente; (2) isoformas proteicas; (3) moléculas modificadas por acetilação, fosforilação, ubiquitinação ou metilação, sendo útil, portanto, na detecção de estados funcionais de proteínas e DNA e de interações proteína-proteína e proteína-DNA/RNA. Trata-se, portanto, de tecnologia bastante promissora para a caracterização de novos marcadores bioquímicos de doenças e para a descoberta de alvos terapêuticos. Na esfera da proteômica, a MS ocupa lugar de destaque e, ano após ano, aprimoramentos do método têm sido alcançados. Assim como outras técnicas mais avançadas, a MS requer aparelhos especiais, de alto custo, e só está disponível em centros de investigação científica.

A *cromatografia líquida com espectrometria de massas* (LC-MS) ou a *espectrometria de massas em sequência* (MS/MS) tem ampla aplicação clínica na detecção de doenças de recém-nascidos (hemoglobinopatias e distúrbios metabólicos envolvendo esteroides, aminoácidos, glicerofosfolipídeos, monossacarídeos, ácidos graxos, aminas, ácidos biliares e outros metabólitos), na identificação de marcadores de doença cardiovascular aguda e na detecção de drogas ilícitas de uso abusivo no sangue ou na urina (capaz de detectar concentrações de até 2 ppm).

A espectrometria de massas tem sido usada na busca de marcadores bioquímicos para tumores e suas diferentes fases de progressão. A combinação de sequenciamento com espectrometria de massas permite detectar mutações em dezenas de genes em um tumor de modo rápido e prático, o que contribui para melhor conduta com os pacientes.

• Aplicações

A possibilidade de reconhecer com exatidão certas sequências de ácidos nucleicos e de compreender numerosos eventos moleculares envolvidos nos mais diversos aspectos da biologia celular permitiu formidável progresso no entendimento de vários processos patológicos. Muito se tem avançado nesse campo, e as possibilidades de exploração são enormes. O estudo do câncer, em particular, foi o grande beneficiário de toda essa tecnologia, que é um bom exemplo da união produtiva das ciências básicas com as ciências aplicadas. Aproveitando as excelentes perspectivas abertas por esses recursos tecnológicos, existe aplicação crescente desses métodos na medicina clínica, com óbvios benefícios para os pacientes. É preciso salientar, no entanto, que se trata de recursos tecnológicos sofisticados, de custo considerável e só disponíveis em poucos centros, o que limita em boa parte sua aplicação mais ampla. As principais aplicações dessas técnicas são em doenças infecciosas, genéticas e neoplásicas.

Doenças infecciosas

Os agentes causadores de doenças infecciosas possuem sequências específicas de ácidos nucleicos que lhes são próprias e que podem ser prontamente reconhecidas pelas técnicas de biologia molecular. Tal tecnologia é aplicável com sucesso na identificação de bactérias, fungos, protozoários e, sobretudo, vírus, cuja identificação por outros métodos (cultivo, microscopia eletrônica, testes imunológicos etc.) nem sempre é eficaz ou prática.

Por sua grande especificidade e sensibilidade, a PCR vem sendo empregada com frequência crescente em muitos centros para diagnóstico de inúmeras doenças infecciosas. Sua enorme capacidade de reconhecer um pequeno segmento de ácido nucleico de um microrganismo, mesmo na presença de grande excesso de DNA do hospedeiro, a coloca em posição de vantagem sobre os demais métodos. No entanto, o emprego da PCR como teste diagnóstico deve ser feito com grande cuidado, pois sua principal vantagem é também sua maior limitação: por causa de sua enorme sensibilidade, a contaminação da reação com apenas uma molécula do produto em estudo pode fornecer resultado falso-positivo.

Doenças genéticas

Nas doenças genéticas, um ou mais genes estão alterados de diversas maneiras e podem ser identificados tanto antes como após o nascimento. Em muitas dessas doenças, a aplicação da tecnologia do DNA trouxe benefícios expressivos. Na fibrose cística, por exemplo, ocorrem mutações no gene que codifica a proteína responsável pela doença, das quais a deleção de três nucleotídeos que codificam a fenilalanina 508 da cadeia polipeptídica (ΔF508) é a mais prevalente na população caucasiana. Por meio de PCR feita em DNA obtido de qualquer célula do indivíduo suspeito, tais mutações podem ser reconhecidas com precisão. Com isso, pode-se não só confirmar o diagnóstico da doença como fazer o aconselhamento genético. Como a doença é de herança recessiva, indivíduos não afetados, mas portadores do gene mutante (em heterozigose) podem transmiti-lo a seus descendentes. Outra aplicação comum dessa tecnologia é a detecção do gene defeituoso responsável pela polipose familial do cólon; com tais recursos tecnológicos, o diagnóstico do defeito gênico pode ser feito com segurança, o que traz enorme benefício para os indivíduos afetados e tranquilidade para os que não herdaram o defeito. Outras doenças diagnosticáveis por essas técnicas estão listadas no Quadro 2.2.

Neoplasias

Uma das grandes vantagens da aplicação de técnicas de biologia molecular é a de permitir a análise da expressão gênica, cujo principal produto são as diferentes proteínas de células e tecidos. Além de envolvida em todas as funções celulares, os produtos da expressão gênica regulam, em última análise, os processos de proliferação e diferenciação celulares, que estão intimamente relacionados com o aparecimento, o desenvolvimento e a evolução dos tumores.

Etiopatogênese das neoplasias

A formação e a progressão de tumores dependem de múltiplas alterações genômicas e epigenômicas. Os conhecimentos sobre os genes mais diretamente relacionados com as neoplasias (oncogenes, genes supressores de tumor etc.) expandiram-se de tal forma que hoje se tem uma ideia bastante razoável sobre o papel deles em células normais ou alteradas e pode-se entender melhor como os tumores surgem e se desenvolvem. Mais ainda, durante a progressão das neoplasias ocorrem outras alterações na expressão gênica responsáveis por mudanças frequentes no comportamento biológico do tumor. O aparecimento de resistência das células cancerosas a

Quadro 2.2 Aplicações diagnósticas principais das técnicas de biologia molecular.

Doenças infecciosas

Virais

Vírus do papiloma humano, citomegalovírus, vírus Epstein-Barr, hepatites A, B, C e D, retrovírus, HIV, HTLV, rotavírus, enterovírus, outros vírus

Bacterianas

Escherichia coli, Salmonella, Shigella, Helicobacter pylori, Campylobacter, Mycobacterium leprae, Mycobacterium tuberculosis, Mycoplasma pneumoniae, outras bactérias

Parasitárias

Plasmodium falciparum, Trypanosoma cruzi, Leishmania, Entamoeba histolytica, Taenia solium, Taenia saginata, Giardia lamblia, Toxoplasma gondii

Outras infecções

Chlamydia

Doenças genéticas

Deficiência de α_1-antitripsina

Fenilcetonúria

Distrofia muscular tipo Duchenne

Polipose familial do cólon

Fibrose cística

Hemoglobinopatias

Drepanocitose

Talassemia

---

medicamentos quimioterápicos, por exemplo, é um fenômeno ligado à expressão de determinados genes que pode ser detectada por vários meios, entre eles a tecnologia do DNA. Do mesmo modo, rearranjos e translocações de genes, que podem ser analisados pelo mesmo conjunto de técnicas, muitas vezes são responsáveis pelo surgimento de tumores.

A detecção direta de vírus em neoplasias serve também para reforçar a hipótese da etiologia viral em certos tumores. Ao lado disso, com essa mesma tecnologia é possível se compreender melhor a origem do câncer a partir das interações do vírus com as células, quando ocorre integração do genoma viral ao do hospedeiro, ativação de promotores, quebra de sequências reguladoras, enfim, alterações cruciais no controle da regulação gênica. É bom lembrar que, antes do advento das técnicas de hibridação molecular, o estudo do vírus do papiloma humano (HPV) associado a neoplasias epiteliais era muito limitado, exatamente pela falta de um sistema eficaz de análise. Os progressos alcançados nessa área foram enormes, tendo dado contribuição valiosa à carcinogênese viral. A carcinogênese química também muito se beneficiou desse conjunto de procedimentos. Por identificar modificações nas moléculas do DNA, é possível se conhecerem os efeitos de inúmeros carcinógenos químicos em diferentes células e animais. Por essas e por tantas outras informações obtidas com esses recursos, a compreensão sobre diversos aspectos das neoplasias expandiu-se de forma notável.

Diagnóstico e prognóstico de neoplasias

Durante muito tempo, as neoplasias eram classificadas exclusivamente por seus aspectos citomorfológicos. Posteriormente e com o advento da imuno-histoquímica, a expressão de proteínas ganhou grande interesse e deu enorme contribuição no diagnóstico, prognóstico e classificação das neoplasias, sendo hoje procedimento de rotina essencial na prática diária do patologista. Paralelamente, as alterações moleculares presentes nos tumores vêm sendo utilizadas de forma crescente para diagnóstico e prognóstico de neoplasias e predição de resposta a medicamentos. A classificação precisa de muitos cânceres é essencial para orientar a melhor forma de tratamento e, portanto, tem também valor prognóstico. Os principais métodos para essa finalidade estão descritos a seguir.

▶ Hibridação in situ

Por meio da hibridação *in situ*, é possível detectar alterações numéricas, como amplificações e deleções gênicas e cromossômicas, assim como alterações estruturais em genes de interesse. Quando se analisam os três principais grupos de tumores sólidos malignos de acordo com a sua histogênese (carcinomas, sarcomas e linfomas), encontram-se diferenças importantes nas alterações moleculares. Linfomas e sarcomas frequentemente apresentam alterações cromossômicas que permitem seu diagnóstico mais preciso. Carcinomas apresentam poucas alterações cromossômicas específicas que podem ser utilizadas no diagnóstico; em tumores epiteliais, rearranjos gênicos e translocações/deleções estão restritos a poucos tipos histológicos. A hibridação *in situ* pode detectar as seguintes alterações:

- Translocações. Sarcomas e linfomas apresentam alterações cromossômicas específicas que podem ser incorporadas ao diagnóstico. Sarcomas sinoviais, por exemplo, possuem uma translocação cromossômica envolvendo o gene SYT, localizado no cromossomo 18, com o gene SSX, situado no cromossomo X, que resulta no gene de fusão SYT-SSX. Usando-se sondas para marcar cada um desses genes de cores diferentes, pode-se identificar sua localização nuclear, indicando se eles se encontram justapostos ou separados; justaposição indica que ocorreu fusão entre os dois genes, evidência, portanto, de translocação. Outra maneira de se detectar uma translocação é por meio de sondas dirigidas a apenas um dos genes. Nesse caso, usam-se duas sondas de cores diferentes para cada extremidade do gene. Se os sinais estiverem separados, implica que houve quebra do gene e, portanto, pode-se inferir que ele é um dos genes envolvidos na translocação presente na neoplasia (Figura 2.12)
- Amplificações/deleções. Em cada célula somática normal, existem duas cópias de cada gene. Utilizando sondas para um gene específico, pode-se avaliar o número de cópias existentes. Alguns carcinomas mamários, por exemplo, apresentam amplificação do gene *HER2-neu* (Figura 2.13). O prognóstico do tumor é pior quando existe tal amplificação. Além disso, existem medicamentos que bloqueiam o

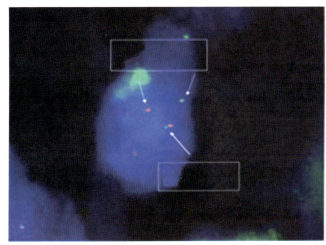

Figura 2.12 Sarcoma sinovial com quebra do gene *SYT*.

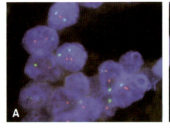
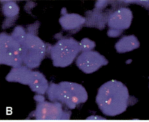

Figura 2.13 Carcinoma da mama. **A.** Em cada célula, há apenas dois sinais vermelhos do gene *HER2* (ausência de amplificação). O centrômero do cromossomo 17 está marcado em *verde*, indicando euploidia. **B.** Em cada célula, são vistas mais de 4 cópias do gene *HER2* (*em vermelho*), indicando amplificação.

produto desse gene, tendo, portanto, efeito terapêutico. O mesmo raciocínio aplica-se também a deleções, nas quais se identifica apenas uma ou nenhuma cópia do gene. Deleção de alguns genes ou de regiões cromossômicas: 19q e 1p em tumores oligodendrogliais ou do gene *PTEN* em carcinomas prostáticos (Figura 2.14) é útil para prever o comportamento dessas neoplasias e, dessa forma, orientar o tratamento mais adequado para cada paciente.

▶ *Sequenciamento*

Sequenciamento de DNA possibilita saber quais vias metabólicas são ativadas ou suprimidas em um certo tumor, o que permite, entre outras aplicações, o desenvolvimento de medicamentos específicos. Aliás, grande parte dos avanços terapêuticos alcançados em muitos cânceres nos últimos anos deve-se justamente ao melhor conhecimento de vias metabólicas alteradas no câncer.

Fatores de crescimento e seus receptores (ver também Capítulo 8) têm papel essencial no controle da população celular de qualquer órgão; quando alterados por qualquer motivo, podem levar ao aparecimento de uma neoplasia. O receptor do fator de crescimento epidérmico (EGFR) atua na regulação da divisão, da diferenciação, da migração, da adesão e da apoptose de células. EGFR está superexpresso em carcinomas colorretal e pulmonar e em várias outras neoplasias. Ativação anormal do EGFR, por mutações (pontuais ou duplicações) altera a sinalização celular, contribuindo para a formação e a progressão de tumores e confere maior risco de metástases. Medicamentos que inibem esses receptores ou moléculas-chave na cadeia de eventos intracelulares subsequentes são eficazes em tumores que sofrem tais alterações. Inibição de EGFR pode ser feita por anticorpos monoclonais contra a porção externa do receptor ou por moléculas inibidoras da atividade cinase em tirosina existente na porção interna do receptor.

Outro gene de grande importância em cânceres humanos é o *KRAS*, que codifica uma proteína envolvida na proliferação celular (ver Figura 5.6). A substituição de apenas um aminoácido na cadeia polipeptídica é suficiente para promover transformação celular. Mutações no gene *KRAS* são encontradas em 35 a 40% dos carcinomas colorretais, além de alguns estudos associarem a presença de mutação com pior prognóstico.

No Quadro 2.3 estão listados os principais testes moleculares para avaliação de prognóstico e resposta a medicamentos em neoplasias.

A todo momento são descobertos novos genes com implicações diagnósticas, prognósticas ou terapêuticas, fazendo qualquer texto como este parecer desatualizado. A Figura 2.15 resume os principais procedimentos de biologia molecular na abordagem do câncer.

Síndromes de predisposição hereditária ao câncer

Algumas síndromes genéticas predispõem ao aparecimento de tumores. Quando vários membros de uma mesma família têm câncer, principalmente se são pessoas jovens, uma síndrome genética de predisposição neoplásica deve ser investigada. Indivíduos com tais síndromes possuem mutações germinativas, sobretudo em genes supressores de tumor, o que favorece o aparecimento de neoplasias. Como tais mutações estão presentes em todas as células do organismo, pode-se pesquisá-las no sangue desses indivíduos, possibilitando avaliar o risco de desenvolver determinados tumores. Saber se uma pessoa tem maior risco de desenvolver neoplasia é de fundamental importância, pois tais indivíduos podem ser submetidos a programas de rastreamento de câncer, permitindo detectar mais precocemente um tumor, o que melhora sensivelmente seu prognóstico. Exemplos de síndromes de câncer hereditário podem ser vistos no Quadro 2.4.

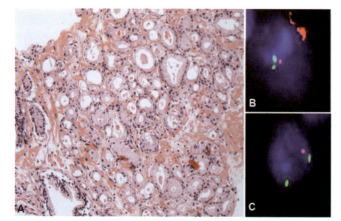

Figura 2.14 Carcinoma da próstata. **A.** Corte histológico da neoplasia corado pela HE. **B** e **C.** Deleção do gene *PTEN* (*marcado em vermelho*). A presença de dois centrômeros no cromossomo 10 (*em verde*) indica euploidia.

Quadro 2.3 Testes moleculares para avaliar prognóstico e resposta a medicamentos em neoplasias.

Análise de mutação nos genes *K-RAS* e *BRAF*: definir tratamento em pacientes com câncer colorretal

Análise de mutação no gene *KIT*: definir tratamento em pacientes com tumor estromal do trato gastrintestinal (GIST)

Mutação no gene *EGFR*: definir tratamento de pacientes com câncer de pulmão

Amplificação do gene *HER2-neu*: definir tratamento de pacientes com câncer de mama e estômago

Deleção de regiões cromossômicas, como 1p e 19q: importante fator de resposta ao tratamento de alguns tumores cerebrais

Amplificação do gene *N-MYC* (importante fator prognóstico)

Rearranjos no gene *ALK*: definir tratamento em pacientes com câncer de pulmão

Quadro 2.4 Síndromes de predisposição hereditária ao câncer.

Câncer de mama e ovário hereditários (genes *BRCA1* e *BRCA2*)

Câncer colorretal hereditário sem polipose – síndrome de Lynch (genes *MLH21*, *MSH2* e *MSH6*)

Melanoma hereditário (*CDKN2a*)

Síndrome de Li-Fraumeni (gene *TP53*)

Neoplasia endócrina múltipla tipo IIA ou IIB e carcinoma medular familiar da tireoide (gene *RET*)

Carcinoma gástrico e carcinoma da mama do tipo lobular (gene *CDH1*)

Carcinoma renal, feocromocitoma – síndrome von Hippel-Lindau (gene *VHL*)

Câncer colorretal associado a polipose familiar (gene *APC*)

Câncer de endométrio, mama, tireoide – síndrome de Cowden (gene *PTEN*)

Capítulo 2 | Métodos de Estudo em Patologia

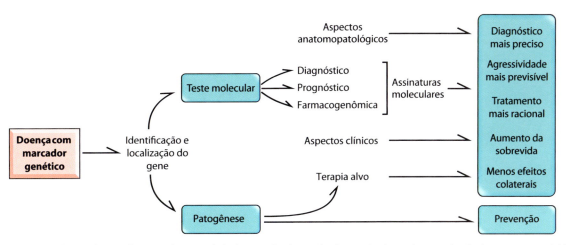

Figura 2.15 Diagrama sobre a aplicação dos procedimentos de biologia molecular na abordagem do câncer. A caracterização de um gene envolvido em uma neoplasia permite o desenvolvimento de testes diagnósticos e melhor entendimento da sua patogênese, o que possibilita tratamentos mais eficazes, maior sobrevida dos pacientes e menos danos colaterais, além de orientar medidas preventivas.

▸ Leitura complementar

BANCROFT, JD, COOK, HC. Manual of Histological Techniques and their Diagnostic Application. Edinburgh, Churchill Livingstone, 1994. 457 p.

ELAHI, E, RONALGHI, M. Pyrosequencing: a tool for DNA sequencing analysis. *Methods Mol Biol*, 255:211-9, 2004.

ESTELLER, M. Non-coding RNAs in human disease. *Nat Rev Genet*, 12:861-74, 2011.

GRESHAM, D, DUNHAM, MJ, BOTSTEIN, D. Comparing whole genomes using DNA microarrays. *Nat Rev Genet*, 9(4):291-302, 2008.

HAWKINS, RD, HON, GC, REN, B. Next-generation genomics: an integrative approach. *Nat Rev Genet*, 11(7):476-86, 2010.

HUHN, D, BLASCZYK, R, FONATSCH, C, MEYER, O, NAGEL, S, NEUBAUER, A, OERTEL, J, SALAMA, A. New Diagnostic Methods in Oncology and Hematology. Berlin, Springer Verlag, 1998.

LAKHANI, SR, ASHWORTH, A. Microarray and histopathological analysis of tumours: the future and the past? *Natl Rev Cancer*, 1:151-7, 2001.

LEONARD, DGB (ed.). Diagnostic Molecular Pathology. Philadelphia, W.B. Saunders Co, 2003.

METZKER, ML. Sequencing technologies – the next generation. *Nature Reviews Cancer*, 11:31-46, 2010.

RONAGHI, M, KARAMOHAMED, S, PETTERSSON, B, UHLÉN, M, NYRÉN, P. Real-time DNA sequencing using detection of pyrophosphate release. *Analytical Biochemistry*, 242(1):84-9, 1996.

RONAGHI, M, UHLÉN, M, NYRÉN, P. A sequencing method based on real-time pyrophosphate. *Science*, 281(5375):363-65, 1998.

STERNBERG, LA. Immunocytochemistry, 3rd ed. New York: John Wiley, 1986.

ZHOU, H, NING, ZM STARR, AE, ABU-FARHA, M, FIGEYS, D. Advancements in Top-Down Proteomics. *Anal Chem*, 84:720-34, 2012.

3
Etiopatogênese Geral das Lesões

Fausto Edmundo Lima Pereira

Lesões e doenças são provocadas por causas (agressões) muito diversas. Dependendo da intensidade, do tempo de ação e da constituição do organismo (capacidade de reagir), qualquer estímulo da natureza pode produzir lesão. As causas de lesões e doenças são divididas inicialmente em dois grandes grupos: **exógenas** (do meio ambiente) e **endógenas** (do próprio organismo). Como as lesões resultam quase sempre da interação do agente agressor com os mecanismos de defesa do organismo, é frequente a associação de causas exógenas e endógenas na origem de uma lesão ou doença. Nem toda lesão ou doença tem causa conhecida; nesses casos, a doença ou lesão é denominada *criptogenética* (cripto = escondido), *idiopática* (idios = próprio) ou *essencial*.

No conceito de saúde e doença (Capítulo 1), foi visto que os ambientes físico, psíquico e social em que o indivíduo vive são muito importantes para a homeostase. As causas exógenas englobam os agentes do ambiente físico; as endógenas incluem, entre outros, os do ambiente psíquico (fator emocional). O ambiente social relaciona-se com causas exógenas e endógenas: pobreza associa-se a desnutrição, falta de habitação relaciona-se a problemas sanitários, desemprego provoca transtornos emocionais.

As causas exógenas são representadas por agentes físicos, químicos e biológicos e pelos desvios da nutrição; as endógenas estão relacionadas com o patrimônio genético, os desvios do metabolismo, os mecanismos de defesa do organismo contra agressões e os fatores emocionais, estes influenciados também pelo ambiente social.

Os agentes físicos incluem força mecânica (traumatismo), radiações, variações de temperatura e alterações da pressão atmosférica; os agentes químicos englobam uma enorme variedade de tóxicos, como defensivos agrícolas, poluentes ambientais, contaminantes alimentares e numerosas outras substâncias, incluindo medicamentos e drogas ilícitas de uso abusivo. Os agentes biológicos são representados por micoplasmas, riquétsias, vírus, bactérias, protozoários e metazoários. Os distúrbios da nutrição envolvem tanto a deficiência como o excesso de nutrientes. Em todas essas condições, é indiscutível o papel do patrimônio genético no aparecimento de doenças, pois cada indivíduo reage ao ambiente de modo particular, propriedade essa relacionada com a sua constituição genética. Por essa razão, os médicos afirmam que não há doenças, mas sim doentes, já que um mesmo agente etiológico pode causar lesões e evoluir de modo distinto em diferentes pessoas – alguns poucos indivíduos infectados com *Leishmania chagasi*, por exemplo, desenvolvem calazar, enquanto a maioria tem infecção assintomática. As causas de doenças são estudadas separadamente por motivos puramente didáticos, mas o leitor não pode perder de vista a forte interação entre os ambientes físico (causas físicas, químicas e biológicas), social (condições de vida) e endógeno (do próprio indivíduo, como perfil genético e psiquismo) no desencadeamento de lesões e doenças.

As agressões atuam por *mecanismos* muito diversos, sendo os mais conhecidos e importantes: (1) redução na disponibilidade de O_2 às células; (2) radicais livres; (3) anormalidades em ácidos nucleicos (DNA e RNA) e proteínas; (4) resposta imunitária; (5) transtornos metabólicos. A seguir, serão discutidos esses principais mecanismos. Mais adiante, será feita a descrição sobre os mecanismos de agressão por agentes físicos, químicos e biológicos (agentes infecciosos). Sobre as alterações provocadas por distúrbios nutricionais, ver Capítulo 13.

▪ Hipóxia e anóxia

Redução no fornecimento de O_2 é chamada *hipóxia*, enquanto sua interrupção é denominada *anóxia*. Diminuição ou interrupção do fluxo sanguíneo constitui a *isquemia*; dependendo da intensidade e da duração da isquemia e da suscetibilidade das células à privação de O_2 e nutrientes, as células degeneram ou morrem.

Frente a hipóxia, as células procuram adaptar-se, por meio de: (1) aceleração da glicólise; (2) aumento da captação de glicose; (3) inibição da gliconeogênese e da síntese de ácidos graxos, de triglicerídeos e de esteroides; (4) ativação do HIF-1 (*hypoxia inducible factor*), que induz a expressão de vários genes, entre eles os que codificam VEGF (fator de crescimento do endotélio vascular), sintetase do NO, proteínas do choque térmico (HSP) e proteínas antiapoptóticas, no sentido de adaptar-se a essa agressão.

Um órgão submetido a hipóxia transitória (alguns minutos) fica mais resistente a hipóxia mais prolongada. Essa maior resistência (*pré-condicionamento*) deve-se sobretudo à ação do HIF-1. Estudos experimentais mostram que isquemia transitória (curta duração) seguida de reperfusão, repetida algumas vezes, torna órgãos a serem transplantados (coração ou fígado) mais resistentes às lesões de reperfusão, comuns após restabelecimento da circulação no enxerto.

Lesões reversíveis induzidas por hipóxia

Com redução de ATP surgem:

- Redução de bombas eletrolíticas dependentes de ATP, com retenção de Na^+ no citosol e acúmulo de água (*degeneração hidrópica*)
- Progredindo a hipóxia, o Ca^{++} sai dos depósitos (retículo endoplasmático liso e mitocôndrias), chega ao citosol e ativa proteinocinases que levam a desarranjo no citoesqueleto
- Com pouco O_2, acumula-se acetil-CoA nas mitocôndrias e aumenta a síntese de ácidos graxos, favorecendo o acúmulo de triglicerídeos no citosol (*esteatose*).

Tais alterações são reversíveis e chamadas genericamente de *degenerações*. Se a hipóxia desaparece, a célula recompõe a atividade metabólica, reajusta o equilíbrio hidreletrolítico e volta ao normal.

Lesões irreversíveis induzidas por hipóxia

Se a hipóxia persiste, as alterações eletrolíticas e na síntese de proteínas e lipídeos passam a agredir as membranas citoplasmática e de organelas; as alterações tornam-se irreversíveis e a célula morre por necrose, o que é mais frequente, ou por apoptose (Figura 3.1).

Antes de a célula apresentar as lesões que caracterizam a morte celular por necrose, algumas alterações podem ser observadas: (1) formação de bolhas por enfraquecimento da membrana citoplasmática, em decorrência de: (a) aumento da demolição dos lipídeos da membrana por ação de fosfolipases ativadas pelo Ca^{++} aumentado no citosol; (b) alteração na polimerização das proteínas do citoesqueleto e do seu acoplamento na membrana, o que pode levar a ruptura desta; (2) formação de figuras em bainha de mielina a partir de membranas enfraquecidas; (3) expansão da matriz mitocondrial, com aparecimento de estruturas floculares no seu interior, e redução ou desaparecimento das cristas da membrana interna. A abertura dos poros de permeabilidade mitocondrial devido ao excesso de Ca^{++} cessa a atividade da ATP sintetase, desaparecendo a síntese de ATP, o que representa o chamado *ponto de não retorno*; (4) os lisossomos tornam-se tumefeitos e liberam suas hidrolases, que iniciam a autólise (digestão dos componentes celulares que indica que a célula morreu por necrose). Em algumas circunstâncias, a célula em hipóxia, antes de sofrer alterações morfológicas decorrentes da retenção de eletrólitos e água, morre por apoptose induzida por aumento da permeabilidade da membrana mitocondrial externa (ver Capítulo 5, Apoptose).

Diferentes células têm resistência diferente a hipóxia. Alguns neurônios não suportam mais do que 3 min sem O_2; células miocárdicas podem resistir até 30 min.

Hipóxia pouco intensa causa degenerações ou pode induzir apoptose; se acentuada, leva a necrose (estes termos serão discutidos no Capítulo 5).

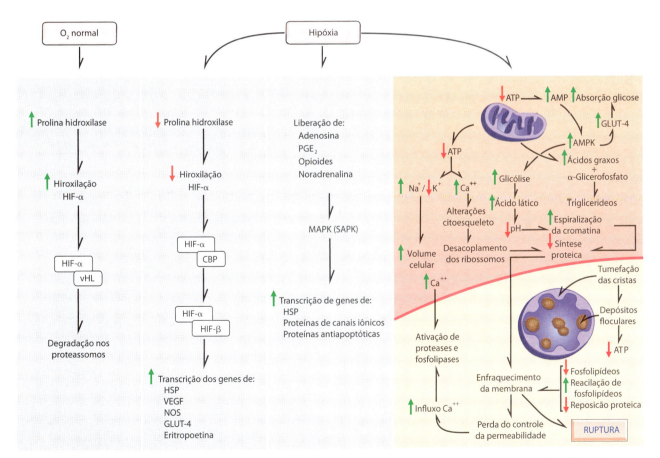

Figura 3.1 Efeitos gerais da hipóxia sobre células, mostrando os mecanismos de adaptação e os produtores de lesão. A linha inclinada no bloco à direita separa as alterações reversíveis das irreversíveis. AMPK: proteinocinase dependente de AMP; GLUT-4: transportador de glicose; HIF: fator induzido por hipóxia; PGE_2: prostaglandina E_2; SAPK: proteinocinases ativadas por estresse, da família MAPK (proteinocinases ativadas por mitógenos); vHL: proteína von Hippel-Lindau.

Efeitos da reperfusão

Tecidos em hipóxia prolongada sofrem agravamento da lesão quando ocorre restabelecimento do fluxo sanguíneo e reoxigenação tecidual. Este fenômeno (*lesão por reperfusão*) tem grande importância prática. Após infarto do miocárdio ou cerebral, são feitos procedimentos para restabelecer o fluxo sanguíneo, o que pode agravar as lesões. Tais lesões parecem dever-se a: (1) radicais livres de O_2 gerados: (a) no próprio tecido isquêmico por ativação de oxidases após a chegada de moléculas de O_2 pela recuperação do fluxo sanguíneo. O alopurinol (inibidor da xantina oxidase, que catalisa a transformação de O_2 em superóxido) e a superóxido-dismutase (transforma o superóxido em H_2O_2 e O_2) impedem o aparecimento de lesão de reperfusão após isquemia experimental; (b) por leucócitos exsudados; (2) captação de Ca^{++} pelas células anóxicas, em virtude da volta do fluxo sanguíneo; (3) chegada súbita de plasma, produzindo choque osmótico nas células. Hipóxia de curta duração induz lesões degenerativas que se recuperam logo após a reperfusão; degeneração mais intensa por hipóxia de duração intermediária agrava-se com a reoxigenação. Lesões por anóxia duradoura são pouco alteradas após a reperfusão, embora ocorra ampliação da lesão nas suas margens.

• Radicais livres

Os radicais livres são moléculas que apresentam um elétron não emparelhado no orbital externo, o que as torna muito reativas com outras moléculas. Lipídeos, ácidos nucleicos e vários aminoácidos são particularmente disponíveis para formar radicais livres.

Os radicais livres formam-se quando os elétrons do último orbital de um átomo ficam desemparelhados por ganho ou perda de um deles, em reações de oxidorredução, quando uma molécula cede elétrons (se oxida) para outra (que se reduz). Os radicais livres são indicados com um sinal próximo do átomo que possui o elétron desemparelhado: $O_2^•$, $^•OH$, $^•CCl_3$ etc.

O oxigênio molecular (O_2) é a principal fonte de radicais livres nas células. No processo normal da respiração celular, o O_2 é reduzido a H_2O com aceitação de quatro elétrons (e^-). Como os elétrons são passados um a um, há fases intermediárias em que o O_2 forma o superóxido $O_2^•$ (ganhou um e^-); o $O_2^•$ é reduzido pelo segundo e^-, originando H_2O_2; esta é reduzida pelo terceiro e^-, resultando em H_2O e no radical hidroxila ($^•OH$); este é reduzido pelo quarto e^-, formando a segunda molécula de H_2O. Tais reações ocorrem fisiologicamente na cadeia respiratória; os radicais formados são imediatamente inativados *in loco* e não saem das mitocôndrias.

O $O_2^•$ é pouco reativo em solução aquosa, sendo convertido a oxigênio molecular (O_2) na reação (que pode ser espontânea, mas é muito acelerada pela superóxido-dismutase – SOD):

$$O_2^• + O_2^• + 2 H \xrightarrow{SOD} H_2O_2 + O_2$$

O $O_2^•$ pode participar também da seguinte reação, gerando o radical hidroxila:

$$O_2^• + H_2O_2 \rightarrow {}^•OH + OH^- + O_2$$
Reação de Haber-Weiss

O radical hidroxila pode ser formado também na presença de metais de transição (Fe ou Cu na forma reduzida), na seguinte reação:

$$H_2O_2 + Fe^{++} (ou\ Cu^+) \rightarrow {}^•OH + OH + Fe^{+++} (ou\ Cu^{++})$$
Reação de Fenton

A reação de Fenton não é muito frequente nas células pela pouca disponibilidade de Fe^{++} livre no citoplasma (exceto quando há sobrecarga de ferro, como ocorre na hemocromatose).

As reações podem ocorrer também na presença de um hidroxiperóxido (ROOH, em que R é um radical qualquer) e originar um radical alcoxil ($RO^•$):

$$O^• + Fe^{+++} \rightarrow Fe^{++}$$

$$Fe^{++} + ROOH \rightarrow RO^• + Fe^{+++} + OH^-$$

O $O_2^•$ participa ainda das seguintes reações: (1) quando em excesso, estimula a liberação de ferro a partir da ferritina, favorecendo a reação de Fenton; (2) pode originar oxigênio singlete ($^1O_2$, do inglês *singlet oxygen*), no qual há alteração na nuvem de elétrons, mas sem perda ou ganho dos mesmos (é um espécime reativo, muito ativo, mas cuja importância em sistemas biológicos ainda não é conhecida). Admite-se sua formação por ação de raios ultravioleta ou por reações de fotossensibilização. Os neutrófilos podem produzi-lo utilizando H_2O_2 e hipoclorito; (3) $O_2^•$ reage com o óxido nítrico (NO, que é um radical livre), originando o peroxinitrito, que tem grande ação microbicida e cuja decomposição gera o radical $^•OH$.

$$O_2^• + NO \rightarrow OONOH \rightarrow NO_2 + {}^•OH$$

O O_2 pode também gerar outros produtos reativos denominados *espécies reativas derivadas do oxigênio (ERDO)*, já que nem todos são radicais livres – como o oxigênio singlete e a água oxigenada; esta é uma ERDO importante, porque serve como substrato para as reações de Haber-Weiss e de Fenton, nas quais se origina o radical hidroxila.

Radicais livres e ERDO são produzidos no metabolismo normal das células não só na cadeia respiratória como também em processos de oxidação catalisados por oxidases citoplasmáticas e da matriz extracelular: no sistema microssomal que metaboliza xenobióticos, na síntese do colágeno, nos peroxissomos etc. Entre as reações de defesa do organismo contra infecções, os fagócitos possuem uma oxidase associada ao NADPH que gera $O_2^•$ e forma H_2O_2, ambos usados para matar microrganismos.

Radicais livres se formam em inúmeras situações: (a) substâncias químicas produzem radicais livres quando são metabolizadas nas células; (b) radiações ionizantes os geram ionizando a água; (c) a fumaça do cigarro e alguns alimentos oxidados os contêm; (d) fagócitos os geram na reação inflamatória.

Como os radicais livres e as ERDO são potencialmente lesivos, as células possuem vários sistemas antioxidantes (Figura 3.2): (1) superóxido-dismutase (SOD), que acelera a conversão de $O_2^•$ em O_2 e H_2O_2; (2) catalase, enzima que contém heme e que catalisa a decomposição de H_2O_2, originando H_2O e O_2; (3) sistema antioxidante dependente de glutationa (GS), formado pela glutationa-oxidase (GPO) e glutationa-redutase (GPR), que clivam H_2O_2 na presença de glutationa: $2\ GSH + H_2O_2 \rightarrow GSSG + H_2O$; $GSSG + NADPH \rightarrow 2\ GSH + NADP$ (a deficiência genética de GPO ou de GPR resulta em anemia hemolítica intensa, agravada por infecções e substâncias oxidantes, como nitrofurantoínas e sulfonamidas); (4) hidroxiperóxido fosfolipídeo glutationa-peroxidase, que reduz lipídeo-hidroxiperóxidos a hidróxidos; (5) vitaminas C e E. O ácido ascórbico (vitamina C) é hidrossolúvel e remove radicais livres; a vitamina E é lipossolúvel e reage com radicais livres, formando um produto que é convertido a α-tocoferol por ação do ácido ascórbico; (6) tiorredoxina, proteína que atua como a glutationa; (7) outras moléculas, como taurina, bilirrubina, cisteína, ácido úrico e carotenoides também removem radicais livres.

A eficiência do sistema de transporte de elétrons, a pouca disponibilidade de metais de transição livres no citoplasma e os mecanismos antioxidantes naturais controlam a produção e os efeitos de radicais livres gerados normalmente nas células. Em condições normais, existe equilíbrio entre a produção e a inativação de radicais livres, o que impede o aparecimento de lesões. Quando esse equilíbrio se rompe, quer por aumento na produção dos radicais livres, quer por redução nos mecanismos antioxidantes, inicia-se um processo de *estresse oxidativo* (ver também Capítulo 5), que está implicado em inúmeras lesões e doenças (morte celular, envelhecimento, câncer e algumas doenças degenerativas, como doença de Alzheimer). Os radicais livres têm vida média muito curta, razão pela qual são de difícil quantificação.

Lesões produzidas por radicais livres

Radicais livres causam lesões celulares porque reagem com (Figura 3.2):

- Lipídeos. Por ação de radicais livres, lipídeos poli-insaturados originam um L• (lipídeo com um radical livre centrado em carbono). L• reage com O_2, originando um radical lipoperoxila (L• + O_2 S –LOO•). –LOO• pode agir sobre outro lipídeo, transferindo o elétron desemparelhado para um carbono, originando um novo L•, e assim sucessivamente (*peroxidação em cadeia*), alterando várias moléculas lipídicas de membranas. Ao atuar em outros lipídeos, LOO• transforma-se em um hidroperóxido (LOOH), que pode se decompor em aldeídos (malondialdeído e 4-hidroxinonenal). Hidrocarbonetos voláteis, como etano e pentano, são também produtos finais da peroxidação de lipídeos insaturados. O principal efeito da peroxidação de lipídeos é lesão de membranas celulares
- Proteínas. Vários aminoácidos podem ser peroxidados ou sofrer outras alterações pela ação de radicais livres. Tais modificações podem causar mudanças conformacionais (mal dobramento) em proteínas, podendo alterar a sua função (p. ex., o sítio ativo de enzimas) ou induzir sua degradação em proteassomos
- Ácidos nucleicos. Radicais livres interagem com ácidos nucleicos formando timina-glicol e 4-oxoguanina. No DNA, radicais livres podem causar quebras na molécula ou formar adutos, favorecendo mutações.

Lesões celulares provocadas por muitos agentes quimiotóxicos resultam da ação de radicais livres. O tetracloreto de carbono (CCl_4) é transformado em •CCl_3 no retículo endoplasmático liso de hepatócitos, sendo esse o responsável principal pela necrose hepatocelular pela substância. A lesão é menor por tratamento com antioxidantes ou por inibição do sistema citocromo P450, responsável pela peroxidação do CCl_4. Os efeitos hepatotóxicos do etanol são em parte devidos à ação de radicais livres formados após metabolização do álcool pelo sistema citocromo P450.

Não há evidências seguras de que doses maciças de antioxidantes na dieta possam prevenir lesões produzidas por radicais livres. No entanto, ingestão regular de antioxidantes naturais é benéfica; vegetais são a principal fonte desses antioxidantes. Ingestão de dietas ricas em vegetais está associada

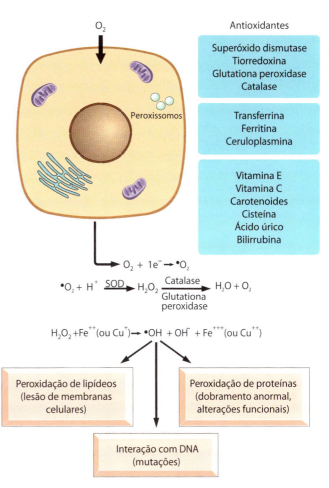

Figura 3.2 Esquema indicativo das principais espécies reativas derivadas do oxigênio, os produtos formados pela ação de radicais livres sobre as macromoléculas e os principais antioxidantes. SOD: superóxido dismutase.

a menor risco de doenças degenerativas, como aterosclerose e alguns tipos de câncer. O efeito protetor desses alimentos estaria associado, pelo menos em parte, à presença de antioxidantes em doses e misturas adequadas.

Alterações em ácidos nucleicos e proteínas

Por cumprirem funções tão essenciais às células (as proteínas são componentes estruturais de todas as células, todos os sistemas enzimáticos celulares são comandados por proteínas, as vias celulares de captação de estímulos [receptores] e sua transdução nas redes intracelulares são realizadas por proteínas, a contração celular é feita por proteínas contráteis, os anticorpos são constituídos por cadeias polipeptídicas etc.), alterações na qualidade ou na quantidade de proteínas são causa frequente e importante de lesões e doenças. Deficiência de uma enzima leva ao acúmulo do seu substrato, o que resulta em doença de depósito (p. ex., glicogenose, mucopolissacaridoses etc.); anormalidades em proteínas contráteis provocam doenças musculares (p. ex., distrofias); defeitos em algumas proteínas estruturais (p. ex., hemoglobina) causam efeitos variados, inclusive morte do indivíduo; proteínas mal dobradas podem formar agregados que se depositam nas células ou exercem efeitos citotóxicos; alterações na expressão de proteínas envolvidas no controle do ciclo celular podem resultar em neoplasias, como será visto no Capítulo 10. Anormalidades na quantidade e/ou na função de proteínas resultam de agressões variadas (p. ex., estresse oxidativo, defeitos genômicos ou modificações na expressão gênica).

▪ Reação imunitária

A resposta imunitária é o mecanismo de defesa mais importante que o organismo tem contra agentes infecciosos; ao lado disso, ela também faz parte do processo de reparo de lesões causadas pelos mais diferentes agentes agressores. A reação imunitária atua por meio de mecanismos humorais e celulares, dos quais participam grande número de moléculas e outros componentes, muitas vezes em interação com outros sistemas defensivos. Morfologicamente, a reação imunitária manifesta-se pela reação inflamatória, que será estudada no Capítulo 4.

Os alvos principais da resposta imunitária são moléculas estranhas ao organismo, as quais: (a) estão contidas em agentes infecciosos; (b) em moléculas endógenas alteradas por estresse oxidativo ou por agressões sobre as células ou a matriz extracelular. Como a resposta imunitária é capaz de destruir ou eliminar agentes vivos, ela é também causa muito comum de lesões e doenças, pois pode agredir células e tecidos normais. Alterações para mais ou para menos na função do sistema imunitário estão na origem de muitas doenças: quando ele está deficiente, podem surgir doenças infecciosas; se atua de forma desregulada para mais, aparecem doenças por autoagressão. Numerosas doenças, algumas prevalentes e graves, têm forte componente imunitário. Muitas inflamações crônicas associam-se a alguma resposta anormal do sistema imunitário. Os mecanismos gerais de atuação do sistema imunitário serão descritos nos Capítulos 4 e 11.

Tendo sido comentados brevemente os principais mecanismos patogenéticos de lesões e doenças, serão discutidos adiante os aspectos gerais de atuação dos agentes físicos, químicos e biológicos no aparecimento de lesões.

▪ Agentes físicos

Qualquer agente físico pode produzir lesão no organismo. Por serem mais importantes, serão comentados os seguintes agentes: (1) força mecânica; (2) variações da pressão atmosférica; (3) variações de temperatura; (4) eletricidade; (5) radiações; (6) ondas sonoras (ruídos). A discussão será limitada aos conceitos básicos das lesões produzidas e aos mecanismos de ação envolvidos.

Força mecânica

A força mecânica produz várias lesões, denominadas *lesões traumáticas*. As principais são: (1) *abrasão*, caracterizada pelo arrancamento de células da epiderme por fricção ou esmagamento por um instrumento mecânico; (2) laceração, por força de estiramento na pele ou por um impacto externo que pode lacerar músculos, tendões ou vísceras internas; (3) contusão, na qual o impacto é transmitido aos tecidos subjacentes, com ruptura de vasos, hemorragia e edema, mas sem solução de continuidade da epiderme (o popular "galo" no couro cabeludo é um bom exemplo); (4) incisão ou corte é a lesão produzida por ação de um instrumento com borda afiada (ferida mais extensa do que profunda); (5) perfuração, produzida por instrumento pontiagudo, sendo ferida mais profunda do que extensa; (6) fratura, por ruptura ou solução de continuidade de tecidos duros, como ósseo e cartilaginoso.

Além de lesões locais, a força mecânica pode causar reações sistêmicas; a reação de fase aguda (ver Capítulo 4), por exemplo, acompanha as lesões traumáticas com intensidade proporcional à gravidade do traumatismo.

Em grandes traumatismos, pode instalar-se o *estado de choque*, condição na qual há hipoperfusão de todos os tecidos (ver Capítulo 9). Nesses casos, o choque pode ser provocado por mecanismos neurogênicos (choque neurogênico) e/ou pela hipovolemia decorrente de hemorragias. Traumatismo extenso libera grande número de moléculas sinalizadoras de agressão que induzem uma resposta inflamatória sistêmica capaz de provocar choque, como ocorre quando agentes infecciosos penetram na corrente sanguínea.

Embolia gordurosa (ver Capítulo 9) resulta de traumatismos onde existe tecido adiposo, como em ossos ricos em medula óssea. Os êmbolos são encontrados principalmente nos capilares pulmonares e no encéfalo. Após traumatismos, pode ocorrer também *embolia gasosa*, se o ar penetra em veias rotas, podendo chegar à circulação pulmonar.

Variações de pressão atmosférica

Um indivíduo suporta melhor o aumento de pressão atmosférica do que a sua diminuição; redução de 50% da pressão atmosférica é suficiente para produzir manifestações graves.

▸ *Síndrome da descompressão*

Em condições hiperbáricas, os gases existentes no ar se dissolvem em maior quantidade no plasma e nos líquidos intra e extracelulares. Quando ocorre descompressão rápida, os gases dissolvidos formam bolhas no sangue (êmbolos gasosos) ou nos tecidos (enfisema intersticial). É o que ocorre na *síndrome da descompressão*, que era frequente no passado em mergulhadores e em profissionais que trabalham na instalação de sondas submarinas, em plataformas de petróleo ou na construção de pontes. Hoje, são tomados os cuidados para se evitar redução brusca da pressão, sendo essa condição pouco frequente.

▸ *Efeitos de grandes altitudes*

Diminuição da pressão atmosférica reduz a tensão do O_2 nos alvéolos pulmonares, o que provoca hipóxia. Esta lesa o endotélio vascular e favorece o aparecimento de edema, que pode ser generalizado ou localizado nos pulmões e no encéfalo. Há, ainda, taquipneia, na tentativa de compensar a baixa tensão do O_2. Tais alterações acontecem em indivíduos não adaptados. A adaptação às grandes altitudes induz aumento do hematócrito, da quantidade do ácido 2,3-difosfoglicérico em hemácias (aumentando a liberação de O_2 para os tecidos), do número de capilares em músculos, cérebro e miocárdio, da quantidade de mioglobina e do número de mitocôndrias em células.

Em pessoas não adaptadas, podem ocorrer: (1) doença aguda, que aparece quando se está acima de 3.000 m (dor de cabeça, lassidão, anorexia, fraqueza e dificuldade para dormir); (2) edemas pulmonar e cerebral, que surgem em altitudes acima de 3.000 m; resultam de aumento da permeabilidade vascular induzido pela hipóxia; (3) edema sistêmico das alturas, que atinge face e membros.

Variações súbitas da pressão atmosférica por uma explosão causam lesão pelo deslocamento abrupto do ar, da água ou de um corpo sólido. A variação brusca de pressão é chamada *blast* por autores de língua inglesa. Órgãos sólidos são mais resistentes, mas órgãos ocos com conteúdo hidroaéreo são muito vulneráveis (pulmões e órgãos do sistema digestório). Nos pulmões, ocorrem ruptura de alvéolos, hemorragias, descolamento dos epitélios brônquico e bronquiolar e edema.

Variações de temperatura

O organismo suporta melhor o abaixamento do que a elevação da temperatura corporal.

▶ Ação local de baixas temperaturas

Frio localizado produz lesões que dependem da velocidade e da intensidade da diminuição da temperatura, suficiente ou não para congelar a água nos tecidos. Um membro submetido a baixa temperatura apresenta: (1) vasoconstrição, oligoemia, hipóxia e lesões degenerativas pela redução de O_2; (2) lesão endotelial por hipóxia, que aumenta a permeabilidade vascular e provoca edema; (3) se o resfriamento persiste, a vasoconstrição aumenta, a anóxia se agrava e surge necrose na extremidade do membro atingido; (4) com o aumento da intensidade do frio, desaparece o controle nervoso da vasomotricidade, instalando-se vasodilatação arteriolar e venular, com agravamento da hipóxia; (5) se a água se congela no interior das células, ocorre morte celular.

Com a vasoconstrição, a região atingida fica pálida; se a temperatura se eleva, a área torna-se vermelha e edemaciada por causa da vasodilatação, aumento da permeabilidade vascular e quimiotaxia de células fagocitárias. Quando se congelam células (espermatozoides para inseminação artificial, microrganismos para bancos de armazenamento, células em cultura etc.), o congelamento é feito rapidamente em nitrogênio líquido na presença de substâncias protetoras, que evitam a cristalização da água intracelular. A célula paralisa suas atividades, mas mantém intactas suas macromoléculas; quando reaquecida, volta a funcionar.

▶ Efeitos sistêmicos do frio

Em baixas temperaturas, o organismo produz mais calor. A adaptação é temporária, e, se não há proteção adequada, a temperatura corporal começa a abaixar, instalando-se *hipotermia* (temperatura corporal abaixo de 35°C). Surgem vasoconstrição periférica, palidez acentuada e redução da atividade metabólica de todos os órgãos, especialmente do encéfalo e da medula espinal. No resfriamento, a morte do indivíduo resulta da falência cardiorrespiratória por inibição do centro cardiorrespiratório.

▶ Ação local de altas temperaturas

O calor produz lesões denominadas *queimaduras*, que resultam de: (1) liberação de histamina de mastócitos, que causa vasodilatação, aumento da permeabilidade vascular e edema; (2) liberação de substância P de terminações nervosas; (3) ativação das calicreínas plasmática e tecidual, com produção de bradicinina, que aumenta a vasodilatação e o edema; (4) lesão direta da parede vascular, que aumenta o edema, causa hemorragia e leva à trombose, com isquemia e necrose; (5) ação direta sobre células: degeneração hidrópica quando a temperatura ultrapassa 52°C, o que causa essa lesão por aumento do consumo de ATP, sem aumento no fornecimento de O_2; acima de 55°C, há morte celular por desnaturação de proteínas e modificações nas atividades metabólicas.

As queimaduras são classificadas em: (1) primeiro grau, caracterizada por hiperemia, dor e edema moderado na pele; (2) segundo grau, na qual ocorrem necrose da epiderme e bolhas dermoepidérmicas; (3) terceiro grau, em que há necrose da epiderme e da derme, podendo atingir tecidos mais profundos.

Como em traumatismos graves, queimaduras extensas podem levar ao choque, o qual tem componentes neurogênico (dor intensa), hipovolêmico (perda de plasma na área queimada) e resposta inflamatória sistêmica (liberação de grande quantidade de mediadores na área atingida). Uma complicação temida é a infecção na área queimada, seguida de septicemia por causa da redução dos mecanismos de defesa locais (a própria pele) e sistêmicos (diminuição da imunidade celular).

▶ Efeitos sistêmicos de altas temperaturas

Sob excesso de sol ou na proximidade de caldeiras ou fornos de fundição, pode haver aumento da temperatura corporal (*hipertermia*). Quando a temperatura corporal atinge 40°C, há vasodilatação periférica, fechamento de anastomoses arteriovenosas, abertura de capilares e sequestro de grande quantidade de sangue na periferia, iniciando o quadro de insuficiência circulatória periférica (choque térmico clássico). O estado de insuficiência circulatória se agrava quando há sudorese profusa, que reduz o volume plasmático. Se a hipertermia resulta de exercício forçado em ambiente quente, as consequências são ainda mais graves (choque térmico do exercício físico). Pode haver rabdomiólise com mioglobinúria e, às vezes, coagulação intravascular disseminada.

A *hipertermia maligna* é doença de herança autossômica dominante na qual a exposição a anestésicos e à succinilcolina dispara a liberação maciça de Ca^{++} do retículo sarcoplasmático das miocélulas esqueléticas, causando tremores incontrolados e excessiva produção de calor, de lactato e de CO_2 (acidose lática e respiratória), além de elevar os níveis séricos de K^+ e de creatinofosfocinase.

Corrente elétrica

Os efeitos lesivos da corrente elétrica devem-se a: (1) disfunção elétrica em tecidos, que ocorre especialmente no miocárdio, nos músculos esqueléticos e no tecido nervoso; (2) produção de calor. Esses efeitos dependem de: (a) tipo de corrente; corrente alternada é mais lesiva do que a contínua; (b) quantidade de corrente que passa pelo corpo, que depende da voltagem e da resistência; (c) trajeto seguido pela corrente; corrente alternada pode ser fatal, se passa pelo encéfalo ou pelo coração; (d) duração da agressão, pois a liberação de calor aumenta com o tempo de passagem da corrente; (e) superfície de contato: se pequena, produz queimadura; em superfície grande, pode não lesar a pele. Se uma criança coloca um fio desencapado na boca pode sofrer queimadura nos lábios; se a mesma corrente atinge um indivíduo imerso em uma banheira, provoca morte (a pele molhada conduz melhor a eletricidade).

Descargas elétricas de tempestades (raios) formam correntes elétricas em várias direções, produzindo queimaduras de forma arborescente mais ou menos típicas (fulguração). A morte ocorre por parada cardiorrespiratória. Se a descarga é muito intensa, produz grande quantidade de calor em órgãos internos, com vaporização da água e ruptura de vísceras e vasos sanguíneos.

Radiações

As radiações podem ser ionizantes ou não ionizantes. Nas primeiras (raios X, raios gama, partículas alfa e beta), a energia liberada é capaz de deslocar elétrons das moléculas, causando ionização; nas não ionizantes (luz ultravioleta, infravermelho, micro-ondas), a energia é menor e causa até vibração de elétrons, mas não seu deslocamento dos átomos. As radiações são emissões de energia que se propagam como ondas eletromagnéticas ou como partículas. As radiações eletromagnéticas são classificadas de acordo com o comprimento de onda e com a frequência, dentro de um espectro que varia de grandes comprimentos de onda e de baixa frequência (ondas hertzianas ou de rádio, micro-ondas), até de pequeno comprimento de onda e alta frequência, como raios gama e raios X; a radiação ultravioleta, a luz visível e os raios infravermelho estão entre esses extremos. O poder de penetração das radiações eletromagnéticas é inversamente proporcional ao comprimento de onda; as mais penetrantes são os raios X e os raios gama, tendo as radiações ultravioleta baixo poder de penetração. Além de provocar lesões, as radiações ionizantes têm aplicação médica, como no diagnóstico por radioisótopos ou imagens e no tratamento do câncer.

As radiações particuladas originam-se artificialmente pela aceleração de partículas subatômicas ou formam-se naturalmente pela decomposição espontânea de compostos radioativos. As radiações particuladas (partículas radioativas) mais importantes são as radiações alfa e beta, neutrinos, deutérios e mésons.

As radiações naturais, encontradas na atmosfera (raios cósmicos, que contêm o espectro ultravioleta) ou na crosta terrestre, originam-se de elementos naturalmente radioativos, como urânio, tório, rádio, estrôncio, polônio, césio e tecnécio.

As lesões produzidas por radiações ionizantes no ser humano resultam de: (1) inalação ou ingestão de poeira ou alimentos que contêm partículas radioativas (p. ex., trabalhadores de minas); (2) exposição a radiações com fins terapêuticos ou diagnósticos; (3) acidentes com reatores, aparelhos de radioterapia ou de radiodiagnóstico; (4) bombas nucleares.

As radiações ionizantes lesam os tecidos mediante: (1) ação direta sobre as macromoléculas, principalmente proteínas, lipídeos, carboidratos e ácidos nucleicos, podendo produzir quebras, religações e ionização de radicais; (2) ação indireta, por meio de radicais livres a partir da ionização da água.

Fatores que interferem nas lesões

As lesões dependem de: (1) dose e tempo de exposição – doses repetidas são mais lesivas do que a mesma dose aplicada de uma só vez; (2) oxigenação dos tecidos – pois, quanto maior a disponibilidade de O_2, maior a radiossensibilidade; (3) elementos que removem radicais livres, como a cisteína e a cisteamina, exercem efeito radioprotetor; (4) fases do ciclo celular: células em G_2 ou em M são mais sensíveis do que em G_1.

Os tecidos com maior atividade mitótica são geralmente os mais radiossensíveis e os primeiros a apresentar alterações após radiações (Quadro 3.1). Como muitos cânceres têm células com alta atividade mitótica, a radioterapia é muito utilizada no seu tratamento. Todavia, a radiossensibilidade dos tumores malignos é variada, havendo alguns mais e outros menos radiossensíveis. Há cânceres radiossensíveis e cânceres radiocuráveis.

▶ Efeitos locais de radiações ionizantes

As alterações causadas pelas radiações são denominadas *lesões actínicas*. Podem surgir lesões agudas, lesões crônicas e lesões tardias. Na fase aguda, encontram-se: (1) lesões degenerativas, desde degeneração hidrópica até necrose. Se as células têm atividade mitótica, há inibição da proliferação e aparecimento de mitoses atípicas, células com núcleos pleomórficos (poliploidia e aneuploidia) e células gigantes, com núcleos bizarros. Tais aberrações nucleares podem trazer dificuldade ao patologista que examina tecidos após irradiação para avaliar a persistência de células cancerosas, que também possuem núcleos pleomórficos e aberrantes. Células irradiadas mostram todas as aberrações cromossômicas: quebras, deleções, translocações, inversões etc.; (2) alterações vasculares. Encontram-se vasodilatação, tumefação ou necrose de células endoteliais, aumento da permeabilidade vascular (edema), ruptura da parede, hemorragia e trombos. Mais tarde, os vasos apresentam proliferação endotelial e fibrose hialina da parede, com redução da luz. Dilatações vasculares (telangiectasias) podem persistir por longo tempo; (3) migração de neutrófilos e macrófagos.

Úlceras de irradiação na pele são de difícil cicatrização por causa da inibição da regeneração do epitélio e da proliferação endotelial e fibroblástica. Durante a cura, há acentuada deposição de colágeno e hialinização. Aliás, *fibrose* às vezes acentuada é comum em órgãos irradiados. Na irradiação da cabeça ou do pescoço, aparece fibrose pulmonar; após irradiação para cânceres do colo uterino, do cólon ou da próstata, surge fibrose em estruturas da pelve.

▶ Irradiação total do corpo

Ocorrem desde poucas alterações funcionais até doença aguda potencialmente letal ou complicações tardias, como aumento na incidência de câncer e aceleração do envelhecimento. O Quadro 3.2 resume as manifestações que aparecem após a irradiação total do corpo. Camundongos irradiados sofrem redução da expectativa de vida. Tal quadro pode resultar de mutações em genes que controlam o envelhecimento ou de alterações vasculares após irradiação, que reduzem a nutrição dos tecidos.

▶ Irradiação e câncer

Observações experimentais e epidemiológicas mostram aumento da incidência de diversos tipos de câncer após irradiação. O mecanismo envolvido é a capacidade que as radiações têm de induzir mutações gênicas e translocações ou deleções cromossômicas, podendo alterar os genes relacionados com neoplasias (oncogenes, genes supressores de tumor etc., como será descrito no Capítulo 10). São inúmeras as evidências dessa associação, sobretudo aumento da incidência de leucemias e outros cânceres em sobreviventes de regiões alvos de bombas atômicas ou acidentes nucleares e aparecimento de outro câncer em pessoas tratadas com radioterapia.

▶ Irradiação do corpo no período pré-natal e de crescimento pós-natal

Se a irradiação ocorre antes da implantação do ovo, é possível que haja eliminação do embrião. Irradiação no período embrionário pode causar numerosas malformações, dependendo do estágio de desenvolvimento do embrião. Nesse período, é comum abortamento após a irradiação. Irradiação

Quadro 3.1 Radiossensibilidade dos tecidos.

Níveis de radiossensibilidade	Tipo de tecido
Muito alta	Linfoide, hematopoético (medula óssea), gônadas (células da espermatogênese e folículos ovarianos)
Alta	Epitélio gastrintestinal, folículos pilosos, epitélio alveolar, epitélio tubular renal
Média	Endotélio, epitélios glandulares (mama, pâncreas, glândulas salivares), epitélio da bexiga, cartilagem e osso em crescimento, tecido nervoso encefálico
Baixa	Osso e cartilagem maduros, nervos periféricos

Quadro 3.2 Efeitos da irradiação total do corpo.

Dose de radiação (rad)	Efeitos esperados
10 a 50	Não detectáveis
50 a 100	Vômito e náuseas por 1 dia (20% dos expostos), fadiga, leucopenia transitória
100 a 200	Vômito e náuseas (> 50% dos expostos), neutropenia acentuada
200 a 350	Vômito e náuseas (em 100% dos expostos), diarreia, enterorragia, perda do apetite, morte de 20% dos expostos entre 2 e 6 semanas, pancitopenia grave (75% de redução das células do sangue)
350 a 550	Mesmas manifestações gerais em 24 h, morte de 50% dos expostos em 30 dias
550 a 750	Mesmas manifestações após 4 h, morte de 100% dos expostos em 3 meses
1.000	Mesmas manifestações gerais em 1 ou 2 h, morte de 100% dos expostos em alguns dias
5.000	Manifestações imediatas, morte em 100% dos expostos em 1 semana

durante o período fetal pode causar redução de neurônios, levando a retardo mental; depleção de células gonadais, causando disfunção reprodutiva; alteração em áreas de crescimento dos ossos, resultando em distúrbios do crescimento pós-natal; aumento na incidência de cânceres na infância e na adolescência, especialmente leucemias e linfomas.

Luz solar

A luz solar contém um amplo espectro de radiações. A radiação infravermelha produz calor, sendo responsável por queimaduras solares. As radiações ultravioleta são mais importantes e mais lesivas. Existem três faixas de ultravioleta: < 290 nm (UVC), entre 290 e 320 nm (UVA) e entre 320 e 400 nm (UVB). Os raios UVC são absorvidos na camada de ozônio e não chegam à superfície da Terra (a proteção da camada de ozônio tem, pois, grande importância para as pessoas). Os raios UVA e UVB são os responsáveis por lesões, que podem ser agudas ou crônicas.

Entre as *lesões agudas*, têm-se hipertermia (insolação, intermação por choque térmico) e queimaduras. Estas se manifestam por eritema, edema e, mais raramente, formação de bolhas; em seguida, surgem descamação e hiperpigmentação. As *lesões e os efeitos crônicos* são mais importantes: os raios UVB têm ação melanogênica, induzem pigmentação, são os responsáveis por fotossensibilização, associam-se ao envelhecimento acelerado e provocam lesões proliferativas, incluindo neoplasias. Agindo por período prolongado, os raios UVB induzem enrugamento da pele, a qual se torna progressivamente coriácea (como pele curtida), resultando no chamado envelhecimento cutâneo precoce. Isso se deve à degeneração e à fragmentação de fibras elásticas na derme e a modificações nas propriedades elásticas da pele (daí o enrugamento).

Os raios UVA causam degenerações em células da epiderme e alterações no seu DNA, o que pode provocar lesões proliferativas benignas (ceratose actínica) ou malignas (epitelioma basocelular, carcinoma de células escamosas e melanomas). Os carcinomas são mais frequentes em regiões expostas à luz solar – nos lábios, são mais comuns no inferior do que no superior. A ação carcinogênica dos raios UV se deve à formação de dímeros de timina nas moléculas de DNA. Além desses efeitos, os raios ultravioleta (UV) diminuem o número de células de Langerhans da epiderme e reduzem a resposta imunitária, especialmente a imunidade celular.

Fotossensibilização

É induzida por substâncias variadas, muitas delas medicamentos, que se depositam na pele e, por absorverem raios UV, podem ser ativadas, originar radicais livres e ter efeitos tóxicos; com isso, causam eritema, edema e, às vezes, bolhas, exacerbando os efeitos da luz. Essa sequência constitui uma reação do tipo *fototóxica*. Outras vezes, uma substância se deposita na pele e, por ação de raios UV, é ativada e forma radicais que funcionam como haptenos, os quais se ligam a proteínas da epiderme e induzem uma resposta imunitária, com reações semelhantes às da dermatite de contato: eczema, vermelhidão, edema, prurido e bolhas. Trata-se de uma reação tipicamente *fotoalérgica*.

Há fármacos que são eminentemente *fototóxicos*, como fenotiazínicos, psoralenos e metotrexato, e outros predominantemente *fotoalérgicos*, como quinidina e quinino; outros têm os dois efeitos, como sulfonamidas e ciclamatos. Quando o fotossensibilizador é de natureza vegetal, fala-se em *fitofotodermatose* (comum após contato com folhas de figo, sumo do limão etc.).

A fotossensibilização pode ocorrer em doenças sistêmicas, como o lúpus eritematoso, no qual a exposição aos raios UV pode induzir a atividade da doença. Nas porfirias, os depósitos de protoporfirinas na pele induzem lesões fototóxicas; na pelagra, há exacerbação dos efeitos epidérmicos da radiação solar, com eritema, edema e hiperpigmentação.

Som (ruídos)

Uma pessoa submetida a ruídos fortes (no ambiente de trabalho, em casa, nas ruas) apresenta perda progressiva da capacidade de distinguir sons de frequência mais alta. Admite-se que ruídos muito altos induzam lesões nas células ciliadas do órgão de Corti, as quais são responsáveis pela acuidade auditiva. É bem conhecido que indivíduos idosos da zona rural (menos ruídos) têm audição mais conservada do que idosos de grandes centros urbanos.

▶ Ultrassom

O ultrassom, gerado pela transformação de energia elétrica em ondas sonoras com frequência acima de 20.000 Hz, é muito utilizado no diagnóstico por imagens (ultrassonografia). Até o momento, não há relatos de efeitos deletérios decorrentes da ultrassonografia, inclusive na vida embrionária. A ultrassonografia tem sido utilizada também no tratamento fisioterápico de dores musculares espasmódicas e como método acelerador de cicatrização, com resultados discutíveis.

Ondas de rádio | Micro-ondas | Campos eletromagnéticos em redes de alta tensão

A ampla utilização do telefone celular possibilita que micro-ondas sejam emitidas junto ao crânio, tendo sido levantada a hipótese de que pudessem induzir neoplasias. Estudos epidemiológicos feitos em várias regiões do mundo, com amostras bem controladas, não demonstraram aumento de risco para gliomas, meningiomas ou tumores da parótida. Embora a *International Agency for Research in Cancer* (IARC) tenha considerado as ondas de radiofrequência e campos eletromagnéticos como possíveis agentes carcinogênicos (grupo 2B), metanálise sobre efeitos do uso de telefone celular em tumores cerebrais mostrou que não há aumento do risco para gliomas, meningiomas ou neurinoma do acústico. Estudos experimentais bem conduzidos, com exposição de animais a doses compatíveis com a exposição pelo uso do telefone celular, também não mostraram qualquer efeito carcinogênico para o tecido nervoso. O efeito térmico dessas ondas (ablação por radiofrequência) é utilizado na terapêutica de tumores.

• Agentes biológicos

Agentes biológicos incluem vírus, riquétsias, micoplasmas, clamídias, bactérias, fungos, protozoários e helmintos. Todos eles podem invadir o organismo e produzir doenças, conhecidas em conjunto como *doenças infecciosas*. Também existem artrópodes que podem invadir a superfície do corpo (ectoparasitas) e provocar lesões.

Um agente biológico pode produzir lesão por meio de: (1) ação direta, por invasão de células, nas quais prolifera e pode causar morte. É o *efeito citopático*, que ocorre especialmente com vírus e algumas riquétsias, bactérias e protozoários; (2) substâncias tóxicas (toxinas) liberadas pelo agente infeccioso: são as *exotoxinas* de bactérias, de micoplasmas e de alguns protozoários; (3) componentes estruturais ou substâncias armazenadas no interior do agente biológico e liberados após sua morte e desintegração: são as toxinas endógenas ou *endotoxinas*; (4) ativação do sistema do complemento, iniciando uma *reação inflamatória*, que será estudada no Capítulo 4; (5) indução da *resposta imunitária*, que é importante na defesa contra invasores, mas também é um dos mecanismos envolvidos em lesões produzidas por agentes infecciosos; (6) como antígenos do invasor podem aderir à superfície das células ou possuir epítopos semelhantes a moléculas dos tecidos, a resposta imunitária contra os microrganismos dirige-se também a componentes do indivíduo infectado (*autoagressão*); (7) *integração ao genoma celular* (p. ex., vírus) e *alterações na síntese proteica*, o que pode levar a neoplasias. Todos esses mecanismos agem com maior ou menor intensidade de acordo com a constituição genética do organismo, pois esta é que condiciona a existência de receptores para diferentes toxinas e o tipo de resposta imunitária a diferentes antígenos. Também têm grande influência as condições do organismo, como estado nutricional, lesões preexistentes etc.

Lesões produzidas por vírus

A entrada de um vírus no organismo se faz pelo sistema digestório, pelas vias respiratórias, por inoculação na pele, pela picada de artrópodes, pela mordida de animais, por soluções de continuidade por pequenos traumatismos ou por inoculação direta no sangue.

Para penetrarem nas células, os vírus ligam-se a receptores da superfície celular, razão pela qual há vírus espécie-específicos e vírus célula-específicos. Muitos vírus utilizam receptores celulares com funções próprias: o HIV usa a molécula CD4 de linfócitos T e os receptores CXCR5; o vírus Epstein-Barr utiliza o receptor para C3b em linfócitos B; o vírus da poliomielite liga-se ao receptor colinérgico etc. Dentro das células, o ácido nucleico viral é liberado e pode ou não se integrar ao genoma celular. Nas células, o ácido nucleico viral é replicado, e a maquinaria celular produz os demais constituintes das partículas virais; os vírus formados deixam as células por exocitose ou quando estas morrem.

A disseminação do vírus se faz pelas vias sanguínea, linfática ou axônica. Alguns são lançados livres na circulação (vírus da hepatite B), outros se disseminam em células do sangue (HIV em linfócitos e macrófagos, citomegalovírus em monócitos). O vírus da raiva penetra em terminações nervosas no local da inoculação e chega ao sistema nervoso central através de um fluxo axônico retrógrado; mecanismo semelhante é utilizado pelo vírus do herpes, que, a partir das células ganglionares, se dirige ao epitélio da pele através de axônios das fibras nervosas. A infecção de células distantes do sítio de inoculação depende de receptores específicos ou de moléculas tecido-específicas que influem no chamado tropismo tecidual dos vírus. Os vírus causam lesões por ação direta ou indireta.

Por *ação direta*, o vírus penetra nas células e pode causar diversos tipos de infecção: (1) abortiva, na qual o vírus não consegue se replicar, não causando lesão grave (observação frequente quando se infecta experimentalmente o mesmo vírus em células diferentes); (2) persistente, com síntese contínua e eliminação do vírus, produzindo a chamada infecção lenta ou arrastada, com lesões celulares cumulativas que demoram a ter expressão clínica (são as viroses lentas, como a infecção pelo HIV); (3) latente, em que o vírus se incorpora ao genoma do hospedeiro e permanece quiescente até ser estimulado a entrar em atividade (o vírus herpes-zóster infecta neurônios sensitivos e permanece quiescente por longo período, refazendo o ciclo e infectando células epiteliais quando reativado); o vírus pode também não causar lesão celular imediata mas pode levar a transformação celular mais tarde (infecção latente pelo vírus Epstein-Barr em linfócitos B é um bom exemplo); (4) lítica, na qual o vírus prolifera e causa morte da célula hospedeira, como ocorre com o vírus do herpes simples.

Por *ação indireta*, os vírus causam lesões por mecanismos imunitários. Os antígenos virais são expressos na membrana citoplasmática da célula hospedeira e induz respostas variadas. Em geral, a infecção induz a síntese de interferonas alfa e beta, que favorecem a expressão de MHC I na célula infectada, aumentando a quantidade de antígeno viral associado a essas moléculas na membrana celular. A lise de células se faz por: (1) linfócitos T citotóxicos, que reconhecem epítopos via MHC I; (2) linfócitos Th1, que liberam fatores citotóxicos (TNF-β) ou estimuladores de macrófagos, os quais também liberam fatores citotóxicos para a célula infectada; (3) células NK, as quais matam células infectadas que reduziram ou anularam a expressão de MHC I; (4) anticorpos, que lisam a célula infectada por ativar o sistema complemento ou por promover citotoxicidade mediada por células dependentes de anticorpos (ADCC, ver Capítulo 9). Por tudo isso, a célula pode ser lesada e morta, mesmo que o vírus não tenha efeito citopático. A Figura 3.3 ilustra as principais interações de vírus com células.

As infecções virais sempre evocam resposta imunitária celular. Em muitas viroses, a lesão celular depende essencialmente de agressão imunitária, como ocorre nas hepatites B e C. Imunocomplexos podem se formar no local da infecção, inclusive na microcirculação, onde induzem a formação de trombos que obstruem os vasos. Imunocomplexos são responsáveis às vezes por agravamento da lesão (na hepatite fulminante pelo vírus B, esse é um possível mecanismo da necrose maciça que ocorre na doença). A formação de imunocomplexos circulantes pode levar à sua deposição em tecidos, onde produzem lesões inflamatórias (na hepatite B, alguns pacientes podem apresentar artrite, causada possivelmente pela deposição de imunocomplexos nas articulações).

No organismo, os vírus podem causar inflamação, neoplasias e várias lesões celulares, estas conhecidas como efeito citopático, que se manifesta por: (1) lise da células; (2) fusão de células formando sincícios (infecções virais do sistema respiratório e em hepatites virais da infância; (3) modificações no citoesqueleto celular, por alterações em microfilamentos e microtúbulos, que se refletem em modificações em cílios, como em infecções respiratórias; (4) corpúsculos de inclusão, no citoplasma ou no núcleo, que são úteis no diagnóstico morfológico de algumas viroses, como raiva, infecção herpética,

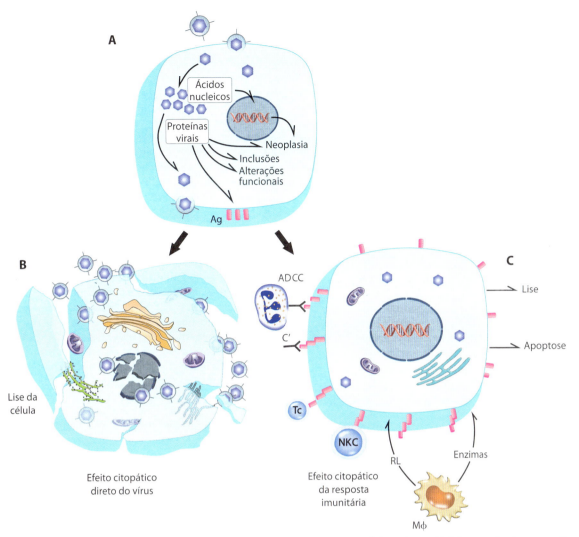

Figura 3.3 Mecanismos gerais de lesões celulares induzidas por vírus. **A.** Após penetração na célula, o vírus multiplica-se no citoplasma, e antígenos virais (Ag) são expostos na membrana. Vários efeitos podem ocorrer na célula infectada. **B.** A célula sofre lise em decorrência da multiplicação viral. **C.** O vírus não mata a célula, mas os antígenos virais, na membrana celular, são reconhecidos por anticorpos, que ativam o complemento (C) ou induzem citotoxicidade celular mediada por anticorpos (ADCC), causando morte da célula. Células NK (NKC) e linfócitos T citotóxicos (Tc) reconhecem a célula infectada e matam-na. Macrófagos (MΦ) estimulados por IFN-γ produzem radicais livres (RL) e secretam enzimas que também agridem a célula infectada pelo vírus. Os mecanismos imunitários podem matar a célula por necrose lítica (lise) ou por indução de apoptose.

infecção pelo citomegalovírus etc.; (5) vacuolização de células epiteliais (coilocitose), frequente na infecção pelo vírus do papiloma humano (HPV); (6) apoptose.

Lesões produzidas por bactérias

Doenças bacterianas são muito importantes, pela frequência e pela potencial gravidade. Para provocar doença, uma bactéria precisa primeiro colonizar o hospedeiro, a partir de sua aderência a células diversas. Em seguida, ocorre sua multiplicação nos tecidos e, assim, a infecção bacteriana. Nesse processo, estão envolvidos vários fatores.

A capacidade das bactérias de produzir lesões, denominada *patogenicidade* ou *virulência*, depende da expressão de genes no cromossomo bacteriano ou em um plasmídeo que codificam os chamados *fatores de virulência*; estes, que caracterizam formas ou cepas virulentas de bactérias, muitas vezes atuam por mecanismos ainda desconhecidos. Na maioria das bactérias, os fatores de virulência estão relacionados com: (1) facilitação da adesão e invasividade do microrganismo; (2) inibição de fatores humorais inespecíficos de defesa; (3) inibição da resposta imunitária protetora; (4) resistência à ação de fagócitos e a antibióticos; (5) produção de toxinas; (6) formação de biofilmes, especialmente sobre próteses ou cateteres, de onde podem disseminar-se.

A pele e as mucosas constituem importante barreira protetora contra a invasão de bactérias. Nelas, há componentes mecânicos (ceratina), químicos (secreção sebácea, secreções digestivas e muco), imunitários (IgA secretora e tecido linfoide associado a mucosas ou à pele) e biológicos (flora residente normal). Para penetrar na pele, as bactérias necessitam encontrar uma solução de continuidade ou ser inoculadas, pois não há penetração ativa. Para facilitar sua invasão, as bactérias: (1) produzem substâncias antibióticas (bacteriocinas), que eliminam componentes da microbiota normal e favorecem a competição para o microrganismo externo, especialmente a aderência às células epiteliais; (2) liberam enzimas que facilitam a passagem da bactéria através do muco e do glicocálice e sua disseminação no interstício; (3) possuem moléculas de adesão (adesinas) na sua superfície, muitas vezes em fímbrias ou *pilli*. Tais moléculas permitem ao microrganismo reconhecer estruturas na superfície das células e a elas aderir. A aderência é geralmente específica, explicando o tropismo de determinadas bactérias para certos locais. Além de adesão específica, existe outra inespecífica, feita por moléculas que conferem hidrofobicidade à superfície bacteriana; quanto mais hidrofóbica é a superfície de uma bactéria, mais fácil é a sua adesão à superfície celular.

Muitos fatores favorecem a sobrevivência de bactérias nos indivíduos infectados. As bactérias podem produzir proteases que digerem IgA (p. ex., gonococo) ou liberar antígenos de sua superfície, o que reduz a resposta imunitária; outras causam imunossupressão por agirem sobre linfócitos T ou sobre fagócitos, alterando os mecanismos de apresentação de antígenos. Muitas outras não são facilmente fagocitáveis e/ou digeríveis, porque apresentam uma cápsula polissacarídica, hidrofílica (p. ex., pneumococo); outras, como o *M. tuberculosis*, inibem a fusão do fagossomo com o lisossomo; outras bloqueiam a explosão respiratória de fagócitos, evitando a produção de radicais livres de O_2; outras, ainda, produzem grande quantidade de peroxidase, catalase e superóxido-dismutase, que reduzem a H_2O_2 e os radicais livres capazes de lisá-las; há ainda algumas, como o *M. leprae*, que sobrevivem dentro de fagolisossomos, resistindo a todos os fatores microbicidas existentes.

Muitas bactérias resistem aos efeitos microbicidas de fagócitos; contra elas, o organismo se defende mediante a montagem de uma resposta imunitária para ativar fagócitos e para desenvolver mecanismos microbicidas capazes de destruí-las. Se a resposta não é eficaz, a bactéria multiplica-se e origina uma doença. Os principais mecanismos de lesão por bactérias estão descritos adiante.

▸ **Toxinas bacterianas**

Podem ser: (1) **exotoxinas**, produzidas por bactérias Gram-positivas e Gram-negativas, que são proteínas com efeito citopático liberadas pelas bactérias durante a fase exponencial do seu crescimento. As exotoxinas recebem nomes diversos de acordo com o seu alvo (neurotoxina, enterotoxina), com o mecanismo de ação (toxinas com atividade de ADP ribosil-transferase) ou com o efeito biológico (toxina dermonecrótica, toxina hemolítica etc.); (2) **endotoxinas**, lipopolissacarídeos (LPS) de bactérias Gram-negativas ou peptideoglicanos de bactérias Gram-positivas, são liberadas após a desintegração da bactéria.

As endotoxinas têm enorme importância em muitos processos patológicos: (1) ativam os sistemas do complemento, da coagulação sanguínea, da fibrinólise e de cininas; (2) após reconhecimento em receptores TLR (ver Capítulo 4), são potentes estimuladores da liberação de citocinas inflamatórias, sobretudo TNF-α e IL-1; (3) ativam linfócitos, endotélio e células fagocitárias. Por isso mesmo, endotoxinas estão muito envolvidas na resposta inflamatória e, entre outros efeitos, têm papel muito importante na gênese do choque séptico e da coagulação intravascular disseminada que ocorrem em muitas doenças bacterianas.

Os mecanismos de ação e os efeitos das toxinas são muito variados. Algumas causam morte celular por inibirem a síntese proteica (p. ex., toxina diftérica, toxina da *Shigella dysenteriae*) ou por ação de fosfolipases que digerem fosfolipídeos de membranas (p. ex., hemolisinas e leucocidinas de estreptococos e estafilococos). Outras causam distúrbios funcionais, mas sem provocar degenerações ou necrose: (1) a toxina do cólera estimula a adenilato ciclase a produzir cAMP; nas células intestinais, o cAMP ativa bombas eletrolíticas que induzem a passagem de grande quantidade de água e eletrólitos para o meio externo, o que causa a diarreia aquosa tão característica da doença; (2) a toxina tetânica é levada por transporte axônico retrógrado até o neurônio motor, onde atua na sinapse. Após atravessar a fenda sináptica, a toxina impede a liberação de neurotransmissores na membrana pré-sináptica, resultando em paralisia espástica; (3) a toxina botulínica atua na junção neuromuscular e impede a liberação de acetilcolina, produzindo paralisia flácida.

Além de toxinas produtoras de degeneração ou morte celular, existem outras que causam lesão apenas ao nível molecular, sem nenhuma alteração morfológica evidenciável à microscopia de luz ou eletrônica; representam, pois, bons exemplos para a compreensão do conceito de lesão a ser discutido no Capítulo 5. A Figura 3.4 ilustra alguns mecanismos de agressão por bactérias.

▸ **Outros mecanismos**

Bactérias quase sempre induzem reação inflamatória, que também pode causar lesões. Os lipopolissacarídeos e os proteoglicanos da parede bacteriana são potentes indutores da liberação de IL-1, TNF-α e outras proteínas inflamatórias por aquelas células. As bactérias podem ainda ativar o sistema do complemento, a coagulação sanguínea e o sistema gerador de cininas, o que também inicia uma reação inflamatória.

A resposta imunitária aos antígenos bacterianos pode também induzir lesões em órgãos distantes da infecção. Imunocomplexos formados com antígenos bacterianos podem circular e depositar-se em diversos tecidos, onde provocam lesões inflamatórias (p. ex., glomerulonefrites). Bactérias podem ter antígenos com epítopos semelhantes aos de componentes teciduais, o que pode induzir uma agressão autoimunitária: (a) na doença reumática, glicoproteínas de estreptococos beta-hemolíticos induzem a formação de anticorpos que dão reação cruzada com componentes do interstício e do coração; (b) estreptococos de outro subgrupo levam à produção de anticorpos que reconhecem epítopos em glicoproteínas da membrana basal de capilares glomerulares, resultando em glomerulonefrite.

Algumas toxinas bacterianas (p. ex., enterotoxinas de estafilococos) interagem com linfócitos e os estimulam de forma excessiva, porque atuam em receptores de células T sem necessidade de serem endocitadas por célula apresentadora de antígenos (superantígenos). Linfócitos T superestimulados produzem grande quantidade de IL-2, responsável por manifestações sistêmicas da intoxicação.

As bactérias podem penetrar na circulação (*bacteriemia*) e induzir síndromes graves por ativação simultânea de múltiplos mecanismos de defesa. No Capítulo 4 será discutida a *síndrome da resposta inflamatória sistêmica* e suas complicações (*sepse grave* e *choque séptico*).

Lesões por outros agentes infecciosos

Em agressões causadas por protozoários, fungos e muitos helmintos, os mecanismos de produção das lesões são semelhantes aos descritos para vírus e bactérias: ação direta do parasito sobre tecidos ou ação indireta por meio de resposta imunitária.

▪ Agentes químicos

Agentes químicos muito diversos (substâncias tóxicas ou mesmo medicamentos) podem provocar lesões por dois mecanismos: (1) ação direta sobre células ou interstício, que resultam em: (a) degeneração ou morte celular; (b) alterações do interstício; (c) modificações no genoma, induzindo transformação maligna (efeito carcinogênico). Quando atuam na

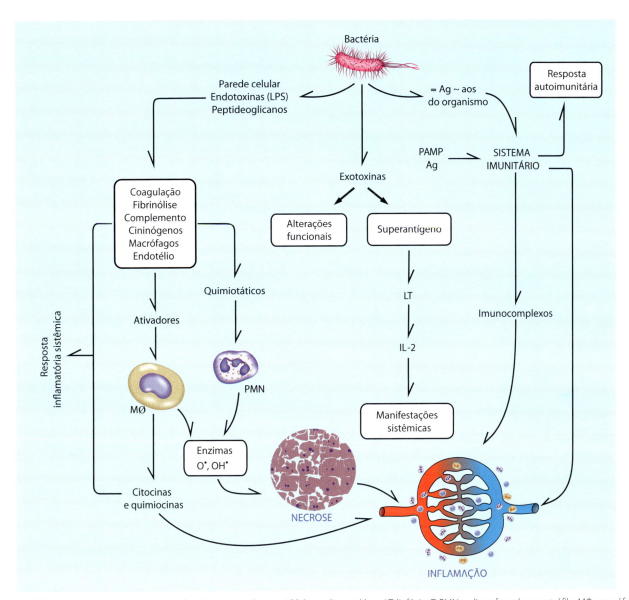

Figura 3.4 Mecanismos gerais de agressão por bactérias. Ag: antígenos; LPS: lipopolissacarídeos; LT: linfócito T; PMN: polimorfonuclear neutrófilo; MΦ: macrófago.

vida intrauterina, podem determinar erros do desenvolvimento (efeito teratogênico); (2) ação indireta, atuando como antígeno (o que é muito raro) ou como hapteno, induzindo resposta imunitária humoral ou celular responsável por lesões variadas.

Os efeitos do agente químico dependem de: dose, vias de penetração e absorção, transporte, armazenamento, metabolização e excreção; dependem também de particularidades do indivíduo: idade, gênero, estado de saúde, momento fisiológico e constituição genética. Levando-se em conta esses fatores, os efeitos lesivos de uma substância química podem ser previsíveis ou imprevisíveis.

Lesões ou *efeitos previsíveis* têm algumas características: dependem da dose, são facilmente reprodutíveis em animais de laboratório e os padrões de reação apresentam as mesmas características em diferentes indivíduos. São fatores importantes na gênese de lesões por agentes químicos de efeito previsível: (1) idade (indivíduos muito jovens e idosos são mais vulneráveis); (2) capacidade de metabolizar o agente, que pode estar aumentada ou diminuída; (3) existência de doença concomitante (insuficiência renal, p. ex., pode reduzir a excreção); (4) concomitância de outros agentes químicos (ou fármacos), que podem ter efeito potencializador ou inibidor. Os fatores genéticos são, em geral, menos importantes.

As *lesões* ou *efeitos imprevisíveis* em geral não guardam relação estreita com a dose, pois dependem mais de indução de uma resposta imunitária; por isso, estão ligados mais aos fatores genéticos que comandam essa resposta. A via de administração pode ser importante, pois a imunogenicidade da substância depende, em parte, do modo de sua penetração no organismo. Os padrões de reação variam de indivíduo para indivíduo, mas uma característica importante é o fato de as reações serem mais intensas e precoces em segundas exposições; no entanto, algumas vezes exposições repetidas induzem dessensibilização. Um efeito imprevisível particular de um agente químico é a *idiossincrasia*, condição na qual um produto químico induz lesão de modo imprevisível, sem depender da dose e sem estar relacionado com mecanismos de sensibilização do sistema imunitário.

Mecanismos gerais de lesão por agentes químicos

Os efeitos dos agentes químicos dependem de propriedades da substância e de fatores do organismo, que interferem nos processos de absorção, transporte, distribuição, armazenamento, biotransformação (metabolismo) e excreção (tóxicos, poluentes ambientais ou medicamentos) (Figura 3.5).

▶ Absorção

Substâncias químicas penetram no organismo pelas vias cutânea, mucosa (digestiva, respiratória ou urogenital) ou parenteral (intradérmica, subcutânea, intramuscular ou intravenosa). A absorção é influenciada pela natureza da substância (peso molecular, estado físico-químico, solubilidade) e pelas condições no local de contato (a pele mais hidratada ou lesada favorece a absorção cutânea; alimentos no sistema digestório e estado da circulação entérica influenciam a absorção intestinal). Substâncias gasosas e voláteis são facilmente absorvidas pela via respiratória, tanto na mucosa brônquica como no epitélio alveolar. A absorção é muito rápida pela via respiratória e na mucosa sublingual; a pele absorve substâncias lipossolúveis, mas é pouco eficaz na absorção de compostos hidrossolúveis.

▶ Transporte e distribuição

Depois de absorvida, a substância alcança a circulação sanguínea, se dissolve no plasma (quando hidrossolúvel) ou se conjuga com proteínas plasmáticas (ânions se combinam com albumina e cátions, com α-glicoproteínas ácidas). Sua distribuição nos tecidos depende do fluxo sanguíneo; por terem maior perfusão, encéfalo, coração, fígado e rins recebem a maior quantidade das substâncias.

▶ Armazenamento

Agentes químicos se depositam nos tecidos e ficam armazenados por períodos variáveis. O depósito ocorre quando o tecido é rico em solvente para essa substância (DDT se dissolve em lipídeos, depositando-se, portanto, no tecido adiposo) ou quando o agente químico é retido por se precipitar (prata e mercúrio, em membranas basais) ou por se ligar a moléculas do tecido (depósitos de arsênio em pelos e epiderme por ligação à ceratina etc.).

▶ Biotransformação

Os agentes químicos são metabolizados no organismo antes de serem excretados. O metabolismo pode inativar a substância ou originar produtos com potencial mais lesivo. Na evolução das espécies, os organismos desenvolveram sistemas enzimáticos capazes de metabolizar substâncias exógenas (denominadas genericamente xenobióticos), especialmente as mais lipossolúveis, tornando-as mais polares e, portanto, de mais fácil eliminação. Os sistemas de biotransformação evoluíram possivelmente como mecanismos capazes de livrar os organismos de produtos tóxicos existentes sobretudo na alimentação.

Os sistemas enzimáticos de biotransformação localizam-se no retículo endoplasmático liso (REL), notadamente no fígado. As reações de biotransformação no REL são de dois tipos: (1) reações da fase I, que convertem agentes químicos apolares em metabólitos mais polares por oxidação, redução ou hidrólise. O metabólito originado pode ser inativo (como agente lesivo ou terapêutico) ou mais ativo do que o produto original; (2) reações da fase II, que conjugam as substâncias com outra molécula e formam um complexo geralmente solúvel em água e de fácil excreção. A conjugação se faz sobretudo com ácido glicurônico, acetato, sulfato ou aminoácidos.

As *reações de fase I* se fazem por mono-oxigenases que exigem NADPH (agente redutor) e oxigênio molecular (agente oxidante). Essas mono-oxigenases pertencem à família de isoenzimas conhecidas como citocromo P450 (cit P450) e se localizam na membrana do REL. Na presença de O_2, a oxidorredução gera radical superóxido, que é rapidamente transformado em H_2O_2. Em humanos, existem 57 genes que codificam as oxidases de função mista, representadas pela sigla CYP acrescida de dois números intercalados com uma letra. O primeiro número indica a família, a letra indica a subfamília e o outro número indica o membro da subfamília (CYP2E1 = CYP da família 2, subfamília E, membro número 1). Além do citocromo P450, existem outras oxidases que atuam em processos de biotransformação, como hemeperoxidases, xantina-oxidases, álcool-desidrogenase e aldeído-desidrogenase etc.

A capacidade de biotransformação é variável e influenciada por: (1) idade – em fetos e recém-nascidos, o sistema de biotransformação é imaturo; a maturidade ocorre no primeiro

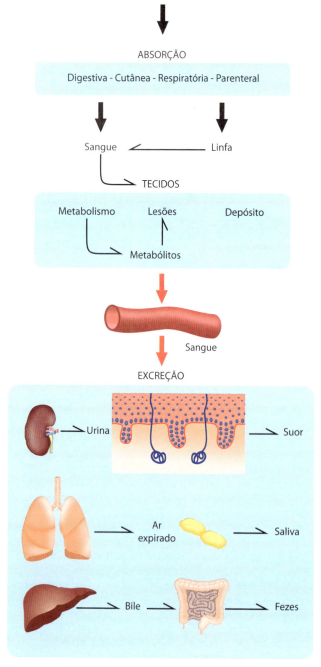

Figura 3.5 Eventos que podem ocorrer com um agente químico (tóxico, fármaco ou poluente) após entrar em contato com o organismo.

ano de vida; (2) fatores genéticos – as isoenzimas do sistema cit P450 são codificadas por sistema multigênico, responsável pelo polimorfismo das moléculas; o polimorfismo explica as diferenças na capacidade de biotransformação de substâncias exógenas (é possível que o comportamento variável dos indivíduos frente à ingestão crônica de etanol deva-se à atividade distinta do sistema cit P450); (3) as isoenzimas do sistema P450 podem ser induzidas; algumas substâncias são indutoras inespecíficas, agindo sobre grande parte do sistema (hidrocarbonetos aromáticos e fenobarbital); outras induzem especificamente um sistema (geralmente aquele que as metaboliza), como acontece com etanol, rifampicina e clorfibrato.

Nas *reações de fase II*, as enzimas de conjugação são também induzidas quando há estimulação do sistema de mono-oxigenases, efeito bem evidente pelo uso de fenobarbital. IL-1, IFN-γ, TNF-α e IL-6 inibem genes do sistema cit P450 em hepatócitos, reduzindo a capacidade biotransformadora do sistema (em algumas doenças parasitárias que comprometem o fígado, como a esquistossomose, ocorre alteração na capacidade de metabolizar substâncias).

Após a biotransformação, o agente químico tem sua atividade reduzida ou aumentada. Muitas substâncias carcinogênicas adquirem efeito cancerígeno somente após transformações no organismo. Alguns medicamentos também exercem seus efeitos terapêuticos através dos metabólitos. Como o sistema de biotransformação do REL pode ser induzido, a ação de um agente químico pode ser modificada pela ação concomitante de outro: indivíduos que tomam fenobarbital metabolizam o etanol mais rapidamente.

▸ *Excreção*

A excreção de uma substância ocorre na forma nativa ou após biotransformação. A excreção se faz pelos rins (na urina), pelo sistema digestório, pelo sistema biliar (fezes), pela via respiratória e através da pele. Muitas substâncias se depositam nos locais em que são eliminadas (p. ex., nitrocompostos [anilinas] na bexiga, onde induzem neoplasias).

▸ **Fatores individuais e ação lesiva de agentes químicos**

Os efeitos lesivos dependem também da constituição genética (que condiciona o padrão de enzimas) e do estado funcional do organismo. Deficiência da enzima glicose-6-fosfato desidrogenase (G6PD), por exemplo, torna o indivíduo muito suscetível à intoxicação com a fava-do-mediterrâneo (que tem inibidores da enzima) ou com antimaláricos, como quinacrina e primaquina.

Há indivíduos que têm menor capacidade de acetilar compostos, o que os torna mais suscetíveis à ação tóxica de muitos agentes químicos, como a isoniazida. Manifestações alérgicas são facilitadas em indivíduos geneticamente predispostos a desenvolver alergia (os alérgicos ou atópicos têm alterações nos mecanismos de imunorregulação que favorecem a síntese de IgE, facilitando reações anafiláticas).

A idade é fator importante. Indivíduos mais jovens (lactentes e crianças) são mais suscetíveis porque: (1) têm maior conteúdo de água corporal em relação ao peso, o que aumenta a quantidade do agente químico nos tecidos; (2) em recém-nascidos, o sistema de biotransformação é imaturo. Os idosos têm em geral menor atividade enzimática, o que os torna mais sensíveis a qualquer tipo de agressão. Fetos e embriões são particularmente sensíveis à ação de agentes químicos que interferem nos mecanismos de proliferação e diferenciação celulares.

Mulheres no período reprodutivo estão sob a influência de estrógenos, que interferem na atividade funcional dos hepatócitos, inclusive nos processos de biotransformação; assim como as crianças, também apresentam maior quantidade de água corporal em relação ao peso. Os efeitos tóxicos da ingestão crônica de etanol são mais graves em mulheres (possuem menor atividade da álcool-desidrogenase gástrica), as quais desenvolvem cirrose hepática após tempo de uso significativamente menor do que homens. Na gravidez, a toxicidade se altera não só pela maior concentração de progestágenos, mas também pela maior retenção de água durante a gestação.

A ação simultânea de outros agentes químicos pode alterar a toxicidade de alguns deles. Ao induzir as enzimas do REL, o fenobarbital aumenta o metabolismo de muitas substâncias exógenas, o que pode aumentar ou diminuir a toxicidade delas. O risco de efeitos tóxicos da isoniazida é muito aumentado em associação com a rifampicina (isoniazida e rifampicina são usados no tratamento da tuberculose), indutora de enzimas no REL; nesse caso, aumenta a concentração do metabólito hidrazina responsável por manifestações semelhantes às do lúpus eritematoso.

Doenças preexistentes no momento da exposição ao agente químico também influenciam na toxicidade. Doenças hepáticas geralmente reduzem a capacidade de biotransformação, enquanto afecções renais dificultam a excreção de muitos agentes químicos, o que favorece o aumento da sua concentração nos tecidos.

Poluentes ambientais

A poluição do ambiente tornou-se importante causa de doenças na atualidade por causa da industrialização, da urbanização e da introdução de defensivos na agricultura. Os contaminantes ambientais têm natureza química muito diversa e efeitos biológicos variáveis. Serão feitos aqui comentários gerais sobre os mecanismos de lesão dos agentes químicos que contaminam o ar (gases e poeiras, poluições industrial e urbana, solventes e vapores, poluição industrial no ambiente de trabalho), poluentes do solo e da água originados de efluentes industriais (metais pesados) ou da agricultura (defensivos agrícolas) e de contaminantes de alimentos.

Poluentes do ar

Os poluentes do ar têm efeitos nocivos especialmente no sistema respiratório. Para se protegerem, as vias respiratórias têm grande capacidade de defesa contra poluentes do ar mediante um sistema eficiente de remoção de partículas que penetram pela inspiração.

O primeiro mecanismo de retenção de partículas no ar são as vibrissas (pelos do vestíbulo nasal), que retêm partículas grosseiras (Figura 3.6). Os cornetos nasais, com suas projeções na cavidade nasal, delineiam uma fenda estreita para a passagem do ar, de modo que a maioria das partículas em suspensão colide com a mucosa e fica retida na camada de muco que as reveste. O movimento dos cílios em direção ao meio externo favorece a remoção do material retido.

A mucosa respiratória possui células ciliadas e caliciformes. Glândulas na submucosa da traqueia e dos brônquios são as principais produtoras de muco. Nos bronquíolos existem ainda células epiteliais não ciliadas (células claviformes), que são prismáticas baixas e apresentam REL desenvolvido, rico em enzimas de biotransformação.

O muco é formado de água, mucina e outras glicoproteínas. Em condições normais, um adulto produz cerca de 10 mℓ de muco por dia, valor que pode chegar a 200 ou 300 mℓ na bronquite crônica. A secreção mucosa forma uma delgada camada com 5 a 10 μm de espessura sobre os cílios. Pelos batimentos ciliares, o muco é deslocado em direção à faringe juntamente

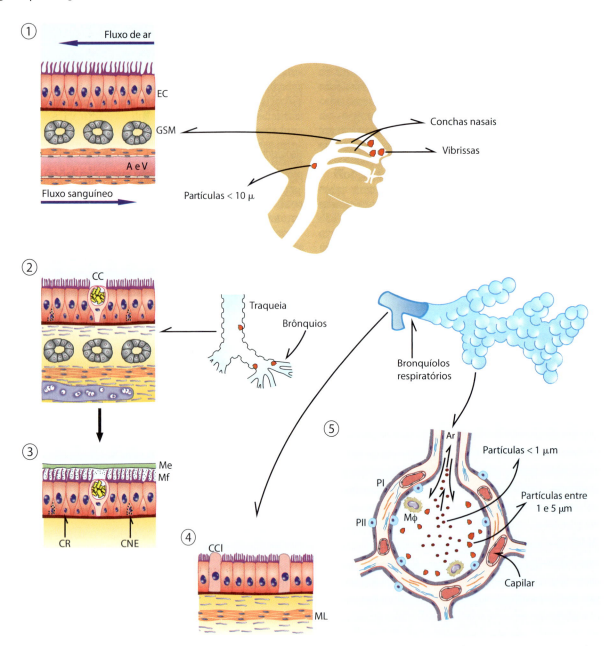

Figura 3.6 Vias respiratórias com as principais estruturas e os locais em que as partículas contidas no ar inspirado ficam retidas: (1) mucosa das fossas nasais (GSM: glândula seromucosa; A: artéria; V: veia; EC: epitélio ciliado). As *setas* indicam a contracorrente de ar em relação ao fluxo de sangue (mecanismo de aquecimento do ar); (2) mucosa da traqueia e dos brônquios (EC: epitélio ciliado; CC: célula caliciforme); (3) mucosa respiratória mostrando células ciliada (EC), caliciforme (CC), de reserva (CR) e neuroendócrina (CNE). Os cílios tocam a camada espessa do muco (Me) e deslocam-se na sua parte mais fluida (Mf); (4) mucosa bronquiolar, com célula claviforme (CCl) e músculo liso (ML); (5) detalhe de um alvéolo (MΦ: macrófago; PI e PII: pneumócitos dos tipos I e II).

com o material aderido (poeiras, bactérias, aerossóis etc.), sendo então deglutido.

A secreção de muco depende da síntese de glicoproteínas e da secreção de eletrólitos, com excreção de cloro e absorção de sódio, criando um gradiente de concentração necessário ao fluxo de água para o exterior da célula. Na doença fibrose cística, existe mutação em um gene que codifica uma das proteínas da bomba de cloro nas células epiteliais; com isso, o muco fica mais espesso (dificulta a sua eliminação e o batimento ciliar), obstrui os canais excretores das glândulas exócrinas e facilita infecções bacterianas pulmonares.

Poluentes do ar, especialmente a fumaça do cigarro, agridem o aparelho mucociliar. No início, a irritação aumenta a secreção de muco e a velocidade dos batimentos ciliares. Em seguida, induz a proliferação das células basais e sua diferenciação em células mucosas, que passam a ocupar o lugar das células ciliadas, prejudicando a eliminação de muco e de partículas retidas. Mais tarde, surge metaplasia escamosa do epitélio brônquico. Tudo isso reduz a capacidade de eliminação de contaminantes do ar, favorecendo infecções respiratórias, que são as doenças mais frequentes em decorrência da exposição prolongada ao ar poluído. Estudos experimentais em animais expostos ao ar poluído de grandes cidades confirmam essa sequência de eventos.

Poluentes do ar atmosférico

A poluição do ar em ambientes abertos ocorre, sobretudo, pela emissão de gases e poeiras originados da queima de combustíveis fósseis (petróleo e carvão de pedra) nos veículos (58%) e na indústria (18%). Os principais poluentes originados da queima dos combustíveis fósseis são: monóxido de carbono (52%), dióxido de enxofre (18%), hidrocarbonetos e aldeídos deles originados (12%), material particulado (10%) e óxido nitroso (8%).

O efeito lesivo da poluição resulta da ação sinérgica dos vários poluentes do ar. A poluição associa-se a muitas doenças, agudas ou crônicas, especialmente nos sistemas respiratório, circulatório e reprodutivo, sobretudo no primeiro. A agressão por esses poluentes também agrava outras doenças (p. ex., asma) ou pode provocar diretamente enfermidades variadas, sendo responsável pelo aumento do número de atendimentos nos serviços de saúde, de internações hospitalares ou mesmo de óbitos.

O **monóxido de carbono** (CO) existe na atmosfera na concentração de 1 ppm (uma parte por milhão de partes do ar). No tráfego pesado de veículos, pode atingir 115 ppm nas áreas centrais das cidades, 75 ppm nas vias expressas e 23 ppm nas áreas residenciais; em garagens subterrâneas e túneis, a concentração de CO pode atingir 100 ppm. A eliminação de CO da atmosfera se faz por reação com radicais hidroxila do ambiente, originando CO_2. A toxicidade do CO deve-se a sua alta afinidade pela hemoglobina, com a qual forma a carboxi-hemoglobina, que é incapaz de transportar O_2 às células. A hipóxia tecidual resultante provoca lesões degenerativas, edema e hemorragias por lesão endotelial, mais intensas e frequentes em órgãos mais sensíveis à hipóxia, como cérebro e coração; cefaleia, sintoma comum na intoxicação aguda, está relacionada com edema cerebral. Exposição crônica a baixas concentrações de CO lesa predominantemente o coração. Fetos são particularmente sensíveis aos efeitos do CO que atravessa a barreira placentária, podendo sofrer lesões cerebrais graves nas intoxicações agudas da mãe. Em grávidas fumantes, as taxas de CO parecem ser suficientes para produzir alterações no desenvolvimento do sistema nervoso central do feto.

O **dióxido de enxofre** (SO_2) produz broncoconstrição, reduzindo a função respiratória. Pacientes asmáticos são mais sensíveis, respondendo com broncoconstrição em concentrações em torno de 0,25 ppm. Na atmosfera, parte do SO_2 é convertida em ácido sulfúrico e sulfatos, os quais são também irritantes para a mucosa respiratória e produzem broncoconstrição.

O **ozônio** (O_3) origina-se da ação de raios ultravioleta sobre o oxigênio nas camadas mais altas da atmosfera. Nas porções mais baixas da atmosfera, o óxido nitroso da poluição absorve raios ultravioleta e é oxidado a óxido nítrico e oxigênio ativado, que reage com o O_2 e também origina ozônio. Este, por sua vez, reage com o óxido nítrico e produz óxido nitroso. Desse modo, no ar poluído aumentam as concentrações de ozônio e de óxido nitroso. Exposição aguda em humanos a concentrações entre 0,25 e 0,75 ppm de ozônio produz taquipneia, tosse, secura na garganta e sensação de opressão torácica. As lesões produzidas pelo ozônio devem-se a sua capacidade de gerar radicais livres.

O **óxido nitroso** (NO_2) tem efeitos semelhantes aos do ozônio. É irritante e pode produzir edema pulmonar quando inalado em grandes concentrações. Fazendeiros e trabalhadores que armazenam forragens podem inalar grandes quantidades de NO_2 (gerado pela atividade de bactérias) no momento de descarregar silos, quando apresentam manifestações respiratórias graves.

Os **hidrocarbonetos** e **aldeídos** originados por ação oxidante da luz solar são irritantes potentes contidos no ar poluído, sobretudo o formaldeído e a acroleína. O formaldeído na concentração de 3 ppm produz tosse, cefaleia e irritação dos olhos e das mucosas bucal e respiratória; concentrações acima de 4 ppm são insuportáveis para a maioria das pessoas. Exposição crônica (2 anos, 6 a 15 ppm) produz câncer na mucosa nasal em camundongos e ratos, enquanto exposição ocupacional pode causar asma e bronquite crônica. A acroleína é ainda mais irritante, existindo também na fumaça do cigarro.

As **poeiras** que contaminam o ar são de natureza mineral ou orgânica; quando inaladas, produzem lesões pulmonares que resultam em doenças chamadas *pneumoconioses*, que são mais prevalentes em determinados ambientes de trabalho. As principais doenças neste grupo são antracose, silicose, beriliose e asbestose.

Lesão pulmonar por poeiras depende de: (1) quantidade de pó retido nas vias respiratórias e nos alvéolos; (2) tamanho, densidade e forma das partículas de poeira; (3) efeito concomitante de outros poluentes do ar.

A quantidade de partículas que chegam aos alvéolos depende da concentração de partículas no ar, da duração da exposição e da eficiência do aparelho mucociliar em eliminá-las (Figura 3.6). As partículas com mais de 10 μm são retidas nas fossas nasais e na nasofaringe; partículas entre 5 e 10 μm aderem à superfície do epitélio da traqueia e dos brônquios; só partículas entre 1 e 5 μm chegam aos alvéolos e neles podem permanecer, pois as menores que 1 mm geralmente são exaladas.

As partículas que ficam aderidas ao epitélio bronquioloalveolar são fagocitadas por macrófagos alveolares, cujo número aumenta à medida que aumenta a concentração de partículas no ar inspirado. Os macrófagos podem digerir ou não as partículas fagocitadas; podem também migrar para os septos alveolares e alcançar os linfonodos do hilo; quando carregados de partículas de carvão, tais macrófagos podem ser vistos ao microscópio.

A densidade das partículas e a sua capacidade de sedimentação (relação entre forma e massa) também influenciam a sua chegada aos alvéolos. As partículas leves, pouco densas, ficam no centro da corrente de ar inspirado e alcançam facilmente os alvéolos, escapando de ficar aderidas ao muco das vias respiratórias: é o que ocorre com fibras de asbesto, que são finas e leves. A solubilidade das partículas é também importante: partículas pequenas e solúveis podem produzir lesões irritativas agudas, enquanto partículas maiores, insolúveis, tendem a provocar lesões crônicas.

Outros poluentes do ar, especialmente gases irritantes da fumaça do cigarro ou da poluição atmosférica, ao produzirem lesão do aparelho mucociliar, facilitam o acúmulo de mais partículas inaladas. Se as partículas inaladas são inertes, como a poeira de carvão vegetal, pode haver depósitos no interstício septal ou na pleura, sem reação inflamatória nem fibrose (antracose). Algumas poeiras têm efeito carcinogênico (p. ex., asbesto).

Poeiras orgânicas causam lesões pulmonares agudas (crises asmatiformes ou alveolites alérgicas) ou, mais raramente, pneumopatias crônicas fibrosantes. As poeiras que contêm fibras de algodão, cânhamo ou linho produzem manifestações respiratórias frequentes em operários de indústrias de fiação, caracterizadas por desconforto respiratório e sensação de opressão torácica, condição denominada *bissinose*. Tais manifestações, provavelmente ligadas à liberação de histamina, são mais comuns no primeiro dia de trabalho da semana (segunda-feira, para os que folgam aos domingos).

Poeiras orgânicas contendo material proteico ou polissacarídico podem sensibilizar o indivíduo (principalmente os geneticamente predispostos) e induzir *alveolite alérgica extrínseca*, que se caracteriza por inflamação nos septos alveolares, broncoconstrição, aumento da secreção de muco, febre e eosinofilia circulante. Sua patogênese está ligada à resposta imunitária a antígenos da poeira orgânica, que ativa linfócitos Th2; com isso, há liberação de citocinas ativadoras de linfócitos B produtores de IgE e de linfocinas eosinotáticas. Tais alveolites recebem o nome de pulmão do profissional: *pulmão do fazendeiro*, que ocorre em trabalhadores que inalam poeira de feno contendo fungos alergênicos (também conhecida como *febre do feno*), *pulmão dos tratadores de passarinho*, que inalam poeira de gaiolas rica em antígenos originados dos excrementos dos pássaros etc. Algumas poeiras contêm alérgenos que induzem crises asmáticas, como acontece com carpinteiros que trabalham o cedro-vermelho, cujo pó é alergênico.

Fumaça de cigarro

A fumaça de cigarro inalada por fumantes ou por não fumantes que estão em ambiente fechado com pessoas que fumam representa uma das mais importantes causas evitáveis de doenças na espécie humana. Aliás, o tabagismo constitui uma das principais causas de doença e de óbito no mundo todo. Estima-se que cerca de 4 milhões de pessoas morrem por ano em consequência de doenças associadas ao fumo. Além disso, a expectativa de vida global de fumantes é menor do que a de não fumantes. No Brasil, cerca de 15% da população é tabagista. O tabagismo está relacionado diretamente ao aumento de risco para carcinoma broncopulmonar e para cânceres de laringe, faringe, esôfago, boca e, em menor intensidade, bexiga e pâncreas. Ao lado disso, o tabagismo é a principal causa de doença pulmonar obstrutiva crônica e um dos mais importantes fatores de risco de aterosclerose e cardiopatia isquêmica. Na gravidez, o tabagismo associa-se ao aumento do risco de aborto, de prematuridade e de nascimento de crianças com baixo peso. A influência da fumaça do cigarro na etiologia dessas doenças relaciona-se com a intensidade e a duração do hábito.

A fumaça do cigarro contém, entre centenas de produtos, radicais livres, CO, nicotina, acroleína, metais variados, nitrosamidas e vários hidrocarbonetos policíclicos aromáticos considerados carcinogênicos. O calor da fumaça, a acroleína e a nicotina estão entre os principais agressores para o aparelho mucociliar no fumante, pois os dois primeiros são irritantes e a nicotina inibe os movimentos ciliares. Disso resultam aumento na secreção mucosa (a nicotina estimula essa secreção) e redução na eliminação do muco, que se acumula e produz nos fumantes crônicos a chamada descarga brônquica matinal, geralmente acompanhada de tosse. Além disso, pode haver metaplasia escamosa do epitélio brônquico, com perda de células ciliadas e caliciformes. Ao lado disso, produtos da fumaça do cigarro reduzem a atividade microbicida e fagocitária de macrófagos alveolares. Por causa de todas essas alterações, aumenta o risco de infecções pulmonares. Outra consequência é a doença pulmonar obstrutiva crônica, por causa do aumento do número de leucócitos nos pulmões e liberação de suas enzimas proteolíticas que destroem o parênquima pulmonar. A carcinogenicidade da fumaça do cigarro está ligada principalmente aos hidrocarbonetos policíclicos aromáticos e às nitrosamidas, que causam alterações em oncogenes e genes supressores de tumor.

Poluentes da água e do solo

Metais pesados atingem o ambiente através de efluentes industriais, podendo contaminar água e alimentos; são também contaminantes comuns em certos ambientes industriais e de trabalho de alguns profissionais, tendo grande importância em Saúde Ocupacional. Os principais metais pesados são chumbo, mercúrio, arsênio e cádmio; seus principais efeitos no organismo estão descritos no Quadro 3.3.

Contaminantes alimentares

Sobretudo em países tropicais, os alimentos estão sujeitos a contaminação, durante o armazenamento, por diversos fungos, alguns dos quais liberam toxinas capazes de produzir lesões. Várias doenças e lesões têm sido associadas à ação de micotoxinas, especialmente aflatoxinas, ocratoxinas, tricotecenos, zearalenonas e ergolinas. A contaminação de alimentos por fungos é facilitada por condições especiais de umidade e temperatura, que influenciam também a produção de toxinas.

▶ **Aflatoxinas**

São derivados *bis*-furano cumarínicos produzidos por fungos do gênero *Aspergillus* (*A. flavus* e *A. parasiticus*). Os alimentos mais contaminados com aflatoxinas são cereais e sementes de leguminosas, sobretudo amendoim. As aflatoxinas são encontradas nos alimentos *in natura* e em seus derivados, como fubá, pasta de amendoim, farinha de soja e de semente de algodão. As rações para animais, se não armazenadas adequadamente, contaminam-se com facilidade. O tratamento com calor pode inativar grande parte das aflatoxinas, bem como a alcalinização que se faz na farinha de milho para produzir tortilhas. O carcinoma hepatocelular (CHC) é mais frequente em populações africanas que ingerem grande quantidade de aflatoxinas com alimentos, havendo relação direta entre a ingestão e a incidência do tumor. Nessas populações, a infecção pelo vírus B da hepatite também é prevalente. Crianças com desnutrição proteica grave (*kwashiorkor*) mostram

Quadro 3.3 Metais pesados: ocorrência, mecanismos de ação e lesões.

Metais	Efeitos
Chumbo (tintas, soldas, baterias)	Reage com proteínas, alterando sua função; SNC: encefalopatia saturnínica; SNP: neuropatia periférica desmielinizante; medula óssea: anemia com inclusões basofílicas nos eritrócitos; rins: nefropatia tubular
Mercúrio (defensivos agrícolas, efluentes da indústria de eletrônicos, mineração de ouro e celulose)	Reage com grupos SH de proteínas alterando a função; SNC: síndrome neurastênica (bócio, gengivite e sialorreia); síndrome de acrodinia (eritema de extremidades, tórax e face, fotofobia, anorexia, taquicardia e diarreia ou constipação intestinal); síndrome neurológica progressiva (paresias, paralisias, perda de visão e audição e deterioração mental progressiva)
Arsênico (efluentes de indústrias de eletrônicos, de mineração de mercúrio, cobre e zinco e de pesticidas)	Reage com grupo SH de proteínas. Deposita-se na ceratina (pelos, unhas e epiderme). Intoxicação aguda: vasodilatação e edema generalizados; degeneração e necrose no fígado e túbulos renais. Intoxicação crônica: aumento de risco para câncer de pele, pulmão e fígado
Cádmio (indústria de plásticos, tintas, baterias e ligas metálicas e em processos de galvanização)	Sistema respiratório: intoxicação aguda com pó ou vapores (edema pulmonar). Intoxicação crônica: fibrose peribrônquica e enfisema pulmonar. Carcinogenicidade questionada

SH: sulfidrila; SNC: sistema nervoso central; SNP: sistema nervoso periférico.

níveis elevados de aflatoxinas e ocratoxinas no plasma e na urina, admitindo-se sua participação na patogênese de lesões viscerais nesses pacientes.

▶ *Ocratoxinas*

Produzidas por fungos dos gêneros *Aspergillus* e *Penicillium*, as ocratoxinas são absorvidas pela via digestiva, caem na circulação, ligam-se à albumina e passam aos tecidos, onde se armazenam principalmente nos rins, no fígado e nos músculos. Em humanos, as ocratoxinas têm sido associadas à nefropatia crônica dos Bálcãs (encontrada em zonas rurais da Romênia, Bulgária e antiga Iugoslávia), a qual tem as mesmas características da nefropatia vista experimentalmente após intoxicação com ocratoxinas. A doença é mais comum em mulheres, tem distribuição regional e associa-se frequentemente a carcinomas da pelve renal e do ureter.

Aditivos alimentares

O armazenamento de alimentos impõe a necessidade do uso de conservantes de natureza variada. Ao lado disso, o processamento industrial inclui tratamento com diversos compostos químicos que deixam resíduos no produto final. Portanto, é necessário que se conheçam bem os produtos utilizados, o seu potencial tóxico e, especialmente, as doses máximas permitidas de ingestão diária, para que se possa prevenir danos à saúde dos consumidores. A Organização Mundial da Saúde (OMS) reúne periodicamente especialistas em química, toxicologia, nutrição e medicina, com a finalidade de analisar os aditivos alimentares e de elaborar as recomendações de seu uso com segurança. Como foge aos objetivos deste texto a descrição dos diferentes e numerosos aditivos alimentares e seus possíveis efeitos, recomenda-se ao leitor interessado no assunto a leitura dessas publicações.

▪ Substâncias de uso abusivo

O uso abusivo de drogas ilícitas com efeito psicotrópico, ao lado dos efeitos de poluentes ambientais, é o que mais tem preocupado as autoridades de saúde do mundo todo nos últimos anos. O uso abusivo de drogas pode produzir lesões relacionadas tanto com o efeito farmacológico da substância e de contaminantes utilizados como diluentes quanto com a introdução de agentes infecciosos, especialmente vírus de transmissão parenteral (vírus das hepatites B, C e D, HIV, HTLV, entre outros).

Uso abusivo de drogas é a expressão que indica o uso, por autoadministração, de substâncias fora de seu emprego médico e de padrões socioculturais da sociedade. *Vício* é a condição na qual o uso da substância é compulsivo; é um estado de dependência, não necessariamente física, pois pode significar apenas dependência psicológica. *Tolerância* a uma substância significa que, após uso repetido, doses maiores são necessárias para se atingirem os efeitos da dose original; tolerância está relacionada com a adaptação ao metabolismo da droga (aumento da atividade de enzimas que a metabolizam, por indução das mesmas). *Dependência* a uma droga refere-se a uma síndrome na qual o uso da substância é colocado como prioritário em relação a comportamentos que já foram de alto valor para o indivíduo. *Dependência física* é a expressão utilizada para indicar alterações fisiológicas que resultam em manifestações clínicas (síndrome da retirada), quando há suspensão do uso da droga (termo melhor seria neuroadaptação).

Dependência a uma droga é definida pela Sociedade Americana de Psiquiatria pela presença de três ou mais dos seguintes elementos: (1) uso da substância em número de vezes maior do que o pretendido; (2) insucesso nas tentativas de reduzir ou abolir o consumo da substância; (3) gasto de tempo na aquisição (o indivíduo gasta tempo considerável para obter a droga) e no uso da droga e na recuperação de seus efeitos; (4) sintomas frequentes de intoxicação; (5) abandono de atividades sociais e do trabalho em decorrência do uso da droga; (6) uso continuado, apesar dos efeitos físicos e psíquicos adversos; (7) desenvolvimento de tolerância à droga; (8) uso frequente de medicamentos que impedem as manifestações da droga.

Etanol

O álcool etílico ou etanol é a droga mais utilizada por seres humanos; seu consumo moderado é aceito pela sociedade, embora se condene seu uso abusivo. A intoxicação alcoólica aguda ou crônica é causa de numerosas doenças, muitas delas graves e que, se não levam à morte, são muitas vezes incapacitantes para o trabalho.

O etanol é bem absorvido pelas vias digestiva e respiratória, distribuindo-se rapidamente por todos os tecidos; é metabolizado principalmente no fígado e no trato gastrintestinal pelas vias resumidas na Figura 3.7. O principal produto do metabolismo do etanol é o acetaldeído, gerado sobretudo na via da álcool desidrogenase (ADH). Por ação da acetaldeído desidrogenase (ALDH), o acetaldeído é transformado em acetato (acetilCoa). A atividade de ADH e ADLH varia em diferentes indivíduos, pois depende do patrimônio genético, o que explica as variações individuais nos efeitos do álcool.

O metabolismo do etanol no sistema digestório, sobretudo no estômago, é responsável pela oxidação de 20% da quantidade ingerida, diminuindo sua disponibilidade para os demais órgãos e tecidos. A capacidade de metabolizar etanol no estômago é menor em mulheres (possuem menos ADH gástrica do que homens), o que explica, em parte, a maior suscetibilidade delas aos efeitos lesivos do etanol. A ação lesiva do álcool depende sobretudo de seus metabólitos:

- Na formação do acetaldeído (pela ADH) e sua oxidação pela ADLH, é consumido NADP e gerado NADPH (aumento da relação NADPH/NADP). NADP é necessário para a oxidação de ácidos graxos e para a conversão do lactado em piruvato. Com diminuição do NADP, surgem esteatose (acúmulo de lipídeos) e acidose lática
- Na via microssomal e por ação da CYP2E1, são gerados radicais livres, que causam peroxidação de lipídeos de membranas e desestruturação destas, com vários efeitos
- O acetaldeído pode formar adutos com proteínas ou DNA, causando anormalidades proteicas variadas e, possivelmente, neoplasias.

No fígado, que é um dos órgãos mais lesados no alcoolismo, os radicais livres reagem com lipídeos de membranas e geram malondialdeído e hidroxinonenal, que, juntamente com o acetaldeído, se ligam a proteínas e formam adutos, alterando a sua conformação ou funções. Tais produtos podem ligar-se também ao DNA. Alterações na membrana mitocondrial reduzem a oxidação de lipídeos, contribuindo para o seu acúmulo nos hepatócitos (esteatose). Alterações mitocondriais favorecem a saída de citocromo C, contribuindo para apoptose, além de reduzir a produção de ATP, que leva a degenerações ou necrose de hepatócitos. As principais alterações hepáticas no alcoolismo são esteatose, apoptose, necrose, reação inflamatória e fibrose. As principais formas anatomoclínicas da hepatopatia alcoólica são esteatose, hepatite alcoólica e cirrose.

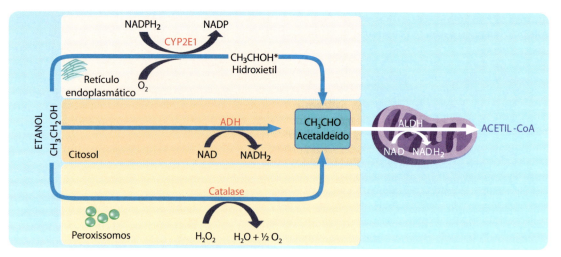

Figura 3.7 Metabolismo oxidativo do etanol em hepatócitos. No citosol e nos peroxissomos, o etanol é metabolizado a acetaldeído por ação das enzimas álcool desidrogenase (ADH) e catalase, respectivamente. No retículo endoplasmático liso e pela via MEOS (sistema microssomal de oxidação do etanol), por ação do CYP2E1 e utilizando oxigênio molecular, é gerado o radical hidroxietil (radical livre), que, ao transferir o elétron desemparelhado, transforma-se também em acetaldeído. Portanto, o produto dessas três vias é o acetaldeído. Este, produzido no citosol, é transferido para as mitocôndrias, onde é oxidado pela enzima acetaldeído desidrogenase (ALDH), gerando acetil-CoA, que entra no ciclo de Krebs ou é utilizado na síntese de ácidos graxos.

A Figura 3.8 resume os mecanismos envolvidos nas lesões hepáticas no etilismo.

Além de lesões hepáticas, o consumo de etanol provoca lesões no sistema nervoso (intoxicação alcoólica crônica, podendo associar-se a atrofia cerebral ou cerebelar, neuropatia periférica etc.), no coração (cardiopatia alcoólica), no sistema digestório (pancreatites aguda e crônica, gastrite, úlceras), transtornos nutricionais (desnutrição, deficiência de tiamina), síndrome alcoólica fetal (anormalidades variadas no desenvolvimento fetal) e aumento do risco de alguns cânceres (cavidade oral, laringe, esôfago, fígado e, possivelmente, outros) (Figura 3.9).

Os efeitos agudos do etanol (embriaguez) devem-se a alterações que o álcool induz na membrana de neurônios (modificações da fluidez, alterando a posição das moléculas que atuam no transporte iônico) e a um possível aumento do poder inibidor do GABA (ácido gama-aminobutírico) nas sinapses.

Substâncias estimulantes do sistema nervoso central

As mais usadas são a cocaína, as anfetaminas e os seus derivados. A *cocaína* é uma das drogas ilícitas de uso abusivo mais consumida. É um alcaloide extraído de folhas de coca, na forma de cloridrato, um pó branco solúvel. As preparações habitualmente vendidas encontram-se contaminadas com talco, lactose e outros pós brancos utilizados como "diluentes". A alcalinização da cocaína e a sua extração com solventes orgânicos originam um preparado na forma de grânulos denominado *crack*, com efeitos farmacológicos mais potentes (o termo *crack* – estalo, em inglês – se refere ao barulho que os grânulos produzem quando são aquecidos). Cocaína é utilizada por inalação (aspiração tipo rapé), por injeção subcutânea ou intravenosa, por aspiração junto com a fumaça de cigarro ou por ingestão.

Os efeitos da cocaína relacionam-se com sua ação simpaticomimética: dilatação pupilar, vasoconstrição arteriolar, taquicardia, arritmias e hipertensão arterial. Vasoconstrição arteriolar pode produzir lesões degenerativas e necrose, especialmente na mucosa nasal e no coração. Pode também induzir arritmias cardíacas e infarto agudo do miocárdio, por aumento da demanda e redução na oferta de sangue (pela vasoconstrição). Os usuários de cocaína (como os de outras drogas ilícitas injetáveis) apresentam frequentemente lesões cutâneas nos sítios habituais da injeção: cicatrizes, áreas de hiperpigmentação, trombose venosa, flebólitos, abscessos, ulcerações e linfadenite regional; granulomas do tipo corpo estranho são encontrados em linfonodos regionais e nos pulmões (talco, trigo ou outro contaminante da droga). Além disso, tais usuários têm maior risco de desenvolver endocardite infecciosa. Infecções secundárias por vírus de transmissão parenteral são comuns (são pessoas de alto risco para infecção por vírus de transmissão parenteral, como o HIV). Na gravidez, pode causar hipóxia fetal e aborto.

As *anfetaminas* (utilizadas comumente como anorexígenos) têm efeitos similares aos da cocaína (euforia) e as mesmas manifestações de intoxicação. As anfetaminas podem produzir alterações em neurônios dopaminérgicos, nos quais induz a síntese de 6-hidroxidopamina.

Opioides (heroína, morfina) são largamente utilizados por usuários de drogas ilícitas, muitos dos quais se tornam dependentes em decorrência do uso terapêutico de algum derivado (tratamento de dor) ou porque têm facilidade de contato com eles (médicos e pessoal paramédico). Os preparados vendidos habitualmente são de heroína e, em geral, contêm contaminantes, como no caso da cocaína. Os efeitos da heroína e dos outros opioides são euforia, alucinações, sonolência e sedação. Superdose pode produzir *morte súbita* devido a arritmias cardíacas, edema pulmonar ou depressão respiratória aguda. Superdose é frequente porque o conteúdo em heroína dos preparados vendidos varia de 2 a 90%, sendo difícil para o usuário calcular a dose suportável. Como para a cocaína, os usuários podem apresentar lesões sistêmicas ou nos locais de injeção devidas aos contaminantes e à introdução de agentes infecciosos (p. ex., endocardite infecciosa). Um contaminante comum dos preparados de heroína é a *quinina*, que pode causar lesões renais e neurológicas, com perda de audição. Os opioides induzem baixo grau de tolerância e dependência física, mas as manifestações da síndrome de retirada são exuberantes. A síndrome de abstinência de opioides começa 8 a 12 h depois da última dose, com lacrimejamento, rinorreia, bocejos e sudorese; em seguida, aparece um período de cansaço e sonolência (o indivíduo dorme mais do que o normal e acorda com a mesma sensação de cansaço); as pupilas dilatam-se e aparecem crises

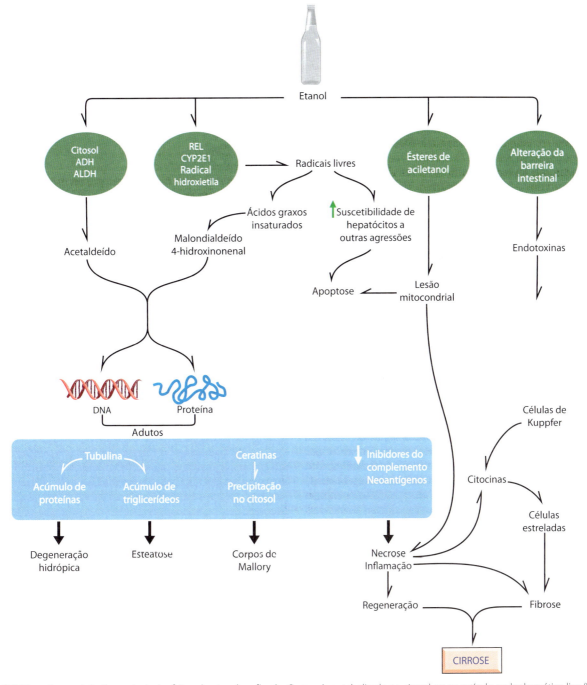

Figura 3.8 Mecanismos de lesão e principais efeitos do etanol no fígado. O etanol, metabolizado no citosol ou no retículo endoplasmático liso (REL) dos hepatócitos, gera acetaldeído e radicais livres. O acetaldeído e os aldeídos gerados por ação de radicais livres formam adutos com proteínas, alterando a função destas. No retângulo inferior estão indicadas as proteínas modificadas e as consequências dessas alterações. O etanol também reage com ácidos graxos, formando ésteres de aciletanol, os quais lesam mitocôndrias e induzem apoptose ou necrose, ambas facilitadas pela ação de radicais livres. Necrose focal de hepatócitos é seguida de exsudação de neutrófilos e macrófagos, que liberam citocinas ativadoras de fibrogênese. Alterações na barreira intestinal favorecem a absorção de endotoxinas que ativam células de Kupffer; estas liberam citocinas que, junto com as produzidas nos focos de inflamação, induzem as células estreladas a produzir MEC, resultando em fibrose.

de piloereção, irritabilidade, tremores, náuseas e vômito. Manifestações psicológicas tardias são comuns.

A *maconha*, utilizada na forma de cigarros feitos com folhas secas de *Cannabis sativa*, está entre as drogas ilícitas de uso mais popular. A fumaça das folhas contém numerosas substâncias, das quais as mais importantes são as conhecidas como canabinóis, que são responsáveis por seus efeitos psicotrópicos e por outros efeitos periféricos da droga. Existem oito classes de canabinóis (canbigeróis, ácido canabinomênico, canabidióis, delta-8 e delta-9-tetra-hidrocanabinóis (THC), canabiciclóis, canabielsoinas, canabinotrióis). O *haxixe*, resina extraída de folhas da maconha, é 5 a 10 vezes mais rico em THC do que as folhas secas. Os canabinóis do grupo THC são os mais importantes na indução dos efeitos psicotrópicos da maconha.

Os canabinóis têm efeitos biológicos variáveis, dependendo dos tipos e da quantidade de receptores existentes nas células. Existem dois grupos de receptores: (1) CB1, abundante no sistema nervoso central e nos tecidos periféricos; (2) CB2, mais abundante nos tecidos periféricos. Trata-se de

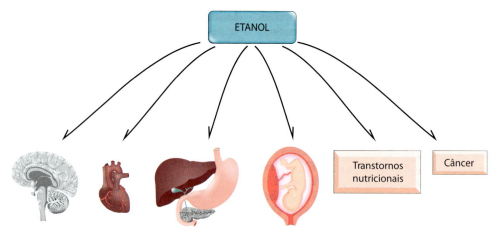

Figura 3.9 Efeitos do etanol no organismo.

receptores de sete voltas na membrana acoplados a proteína G inibidora da adenilato ciclase (reduzem o cAMP nas células), mas podem, por meio da unidade βγ da proteína G, ativar outras vias intracelularaes, como a da PI3K (fosfatidilinositol-3-cinase), o que pode interferir em várias rotas de transdução dos sinais responsáveis pelos efeitos da maconha não só no SNC (efeitos psicotrópicos) como também alterações metabólicas, cardiovasculares, do apetite e da resposta imunitária.

O uso crônico da maconha leva a alterações funcionais no SNC, especialmente no sistema límbico, que se traduzem por erros de julgamento temporal e espacial, instabilidade emocional, impulsão incontrolável, ilusões e, às vezes, alucinações. Há ainda redução na atividade psicomotora, de memória e cognitiva. De modo geral, tais efeitos parecem estar relacionados com a ação dos canabinóis (especialmente THC) nos receptores CB1, que, localizados na região pré-sináptica, modulam a liberação de neurotransmissores. Em diferentes modelos experimentais, demonstrou-se que os THC, através de receptores CB1, reduzem a liberação de glutamato, GABA, norepinefrina, DOPA, serotonina e acetilcolina. Sua ação no hipotálamo aumenta o apetite e reduz a secreção de FSH, LH e prolactina. Entre os efeitos periféricos, são importantes: (1) vasodilatação e taquicardia; (2) redução da insulina em obesos e aumento da liberação de adiponectina pelo tecido adiposo; (3) efeitos anti-inflamatórios e analgésicos.

A descoberta de efeitos periféricos da maconha, especialmente analgésicos e anti-inflamatórios, e de alguns efeitos centrais (p. ex., ação antiemética), levou os pesquisadores a investigar mais profundamente a ação de diferentes canabinóis para identificar aqueles que possam ter algum efeito terapêutico, sem apresentar efeitos psicotrópicos (alguns canabinodióis têm efeito analgésico e anti-inflamatório sem apresentar os efeitos dos THC). A descoberta dos endocanabinóis, substâncias geradas no organismo que atuam como agonistas de CB1 e CB2, mostra que esses receptores devem ter papel importante na manutenção da homeostase. A descoberta de um inibidor de CB1 (*remnabant*) evidenciou que esse receptor tem papel no controle do metabolismo: estudos experimentais revelaram que o *remnabant* controla o apetite e reduz a obesidade em animais de laboratório, sugerindo uma possível aplicação futura em terapêutica da obesidade humana. O efeito antiemético da maconha tem levado pesquisadores a investigarem sua utilização para reduzir os efeitos gastrintestinais indesejáveis em pacientes portadores de neoplasias malignas submetidos a quimioterapia.

Barbitúricos e *hipnossedativos* (benzodiazepínicos e derivados) são mais utilizados de modo abusivo do que os opioides. É comum que usuários de opioides e alcoólatras usem hipnossedativos para diminuir os efeitos psicológicos e as manifestações de abstinência. Tais substâncias induzem tolerância e dependência física, cuja síndrome de abstinência é caracterizada por agitação, irritabilidade, insônia, ansiedade e, às vezes, delírio e convulsões. O uso crônico abusivo pode ser assintomático por longo tempo. As manifestações são semelhantes às do alcoolismo crônico (fraqueza, alterações no humor e no julgamento, fala arrastada, redução da memória e da compreensão, labilidade emocional, entre outros).

Substâncias psicodélicas são as que têm efeito alucinogênico, psicotomimético ou psicotogênico, mas que tipicamente produzem alteração na percepção sensorial e sensações só experimentadas em estados de sonho ou de exaltação. *Mescalina* (de um cacto mexicano) e *psilocina* (extraída de cogumelos) foram muito usadas pelos índios mexicanos. Nos tempos modernos, o *ácido lisérgico* (LSD) tem sido muito utilizado, inclusive por estudantes universitários (que têm acesso aos processos de síntese em laboratórios de química). O uso de LSD geralmente não induz manifestações físicas sérias. Quando aparecem, se devem ao efeito simpaticomimético: dilatação das pupilas, taquicardia, hipertensão, tremores, piloereção, aumento da temperatura corporal e fraqueza muscular. As consequências mais graves do uso de LSD são manifestações psicológicas como: (1) síndrome de pânico após efeitos alucinogênicos; (2) manifestações esquizofrênicas, que podem progredir como esquizofrenia instalada. No caso da psilocina, usuários do chá de cogumelo estão sujeitos a se intoxicar com toxinas de fungos, principalmente amanitina (do *Amanitas phalloides*). Essa substância inibe a RNA polimerase e induz graves lesões no sistema nervoso central, manifestadas por dor de cabeça e convulsões seguidas de coma e morte. Necrose hepática centrolobular, necrose tubular aguda nos rins e mionecrose são outras lesões produzidas pela amanitina. A muscarina é outra toxina produzida por fungos do gênero *Amanita*; seus efeitos são parassimpaticomiméticos: contração pupilar, sudorese, bradicardia e diarreia.

▶ Leitura complementar

AGNIR (Advisory Group on Non Ionising Radiation). Health effects from radiofrequency electromagnetic fields. London, UK: Health Protection Agency, 2012.

ELSOHLY, MA (ed). Marijuana and canabinoids. New Jersey, Human Press, 2003.

ELTZSCHIG, HK, ECKLE, T. Ischemia and reperfusion – from mechanism to translation. *Nat Med*, 17(11):1391, 2011.

FRANK, A et al. Myocardial ischemia reperfusion injury: From basic science to clinical bedside. *Semin Cardiothorac Vasc Anesth*, 16:123-32, 2012.

HALLIDAY, GM et al. Ultraviolet A radiation: its role in immunosuppression and carcinogenesis. *Semin Cutan Med Surg*, 30:214-21, 2011.

IARC (International Agency for Research on Cancer). Non-ionizing radiation, Part II: Radiofrequency electromagnetic fields. IARC Monographs on the evaluation of carcinogenic risks to humans, volume 102. Lyon, France: IARC Press, 2013.

IOANNOU, A. Immunopathogenesis of ischemia/reperfusion-associated tissue damage. *Clin Immunol*, 141:3, 2011.

KENSLER, TW. Aflatoxin: a 50-year odyssey of mechanistic and translational toxicology. *Toxicol Sci*, 120 (Suppl 1):S28-48, 2011.

KIANG, JG, TSEN, KT. Biology of hypoxia. *Chin J Physiol*, 49:223-33, 2006.

LAGORIO, S, ROOSLI, M. Mobile phone use and risk of intracranial tumors: a consistency analysis. *Bioelectromagnetics*, 35(2):79-90, 2014.

LIU, SZ. Biological effects of low level exposures to ionizing radiation: theory and practice. *Hum Exp Toxicol*, 29:275, 2010.

NATKINS, JB, KLAASSEN, CD (eds). Cssarett & Doulls Essentials of Toxicology. 2nd ed. New York, McGraw-Hill Medical, 2010.

OTANI, H. Ischemic preconditioning: from molecular mechanisms to therapeutic opportunities. *Antioxid Redox Signal*, 10:207-47, 2008.

PATERSON, RR, LIMA, N. Toxicology of mycotoxins. *EXS*, 100:31, 2010.

PEREIRA, FEL. Radicais livres e antioxidantes: mitos e realidades. In: Castro, LP, Savassi-Rocha, PR, Carvalho, EB. (eds). *Tópicos em Gastroenterologia 6*. Rio de Janeiro, Medsi, 1996, pp. 13-30.

PRYOR, WA. Free radicals biology and medicine: it's a gas, man! *Am J Physiol Regul Integr Comp Physiol*, 291:R491, 2006.

TAKAHASHI, A, OHNISHI, T. Molecular mechanisms involved in adaptive responses to radiation, UV light, and heat. *J Radiat Res*, 50:385, 2009.

WALSHE, TE, D'AMORE, PA. The role of hypoxia in vascular injury and repair. *Annu Rev Pathol*, 3:615-43, 2008.

WANG WZ, BAYNOSA RC, ZAMBONI WA. Update on ischemia-reperfusion injury for the plastic surgeon: 2011. *Plast Reconstr Surg*, 128:685, 2011.

WULF, D. Free radicals in the physiological control of cell function. *Physiol Rev*, 82:47-95. 2002.

YAKYMENKO, I. Long-term exposure to microwave radiation provokes cancer growth: evidences from radars and mobile communication systems. *Exp Oncol*, 33:62, 2011.

4
Inflamações

Fausto Edmundo Lima Pereira

Inflamação ou *flogose* (do latim *inflamare* e do grego *phlogos*, que significam "pegar fogo") *é uma reação dos tecidos a um agente agressor caracterizada morfologicamente pela saída de líquidos e de células do sangue para o interstício.* Como tal, a reação inflamatória é um dos componentes mais importantes da execução da resposta imunitária e, embora faça parte dos mecanismos defensivos contra grande número de agressões, em muitos casos ela própria pode também causar danos ao organismo.

Inflamação pode ser causada por grande número de estímulos, infecciosos ou não. Agressões variadas, exógenas (físicas, químicas ou biológicas) ou endógenas (estresse metabólico), constituem os chamados *agentes inflamatórios*.

A inflamação é um processo regulado: algumas moléculas induzem mediadores pró-inflamatórios, enquanto outras estimulam mediadores responsáveis por limitar e terminar o processo (mediadores anti-inflamatórios e pró-resolução). Como os efeitos lesivos de uma inflamação dependem do balanço entre mecanismos pró-inflamatórios e anti-inflamatórios, o conhecimento deles é essencial para a introdução de medicamentos mais eficazes para tratar as doenças de natureza inflamatória.

A reação inflamatória é conhecida há muito tempo. Na Antiguidade, os gregos a definiam pelos seus sinais e sintomas típicos, considerados sinais cardinais: *calor, rubor, tumor* e *dor* (Figura 4.1), aos quais os médicos romanos acrescentaram as *alterações funcionais*. A caracterização do processo por seus sinais cardinais baseou-se apenas em inflamações agudas em órgãos passíveis de visualização a olho nu (pele, cavidade bucal, garganta etc.). A preocupação de conhecer melhor a reação inflamatória só se iniciou depois da descoberta da circulação sanguínea e da tentativa de produzir o fenômeno experimentalmente.

Uma das primeiras observações científicas sobre inflamação foi feita em 1794 por John Hunter, que descreveu o processo e sugeriu sua relação com fenômenos circulatórios. Contudo, foi Cohnheim, no século 19, quem fez estudos clássicos de inflamação experimental na membrana interdigital da rã, tendo mostrado alterações vasculares e exsudação celular após irritação direta da pele. No início do século 20, os estudos experimentais progrediram bastante e aceleraram-se ainda mais após a descoberta do primeiro mediador da inflamação – a histamina (Barger e Dale, 1910, e Lewis, 1927). Daí em diante, os procedimentos experimentais se multiplicaram, possibilitando não só melhor compreensão do processo, como também investigação de substâncias anti-inflamatórias muito úteis no tratamento de inflamações. Nos primeiros 60 anos do século 20, os conhecimentos sobre inflamação ainda eram dissociados da Imunologia, que até então era eminentemente humoral, baseada quase exclusivamente na ação de anticorpos. Apesar de Elie Metchnikoff ter demonstrado nas últimas décadas do século 19 que as células – os fagócitos – eram os grandes responsáveis pela defesa do organismo, os imunologistas demoraram quase 50 anos para reconhecer a importância de células, especialmente fagócitos, na resposta imunitária. Na verdade, a inflamação é a manifestação das respostas imunitárias inata e adaptativa.

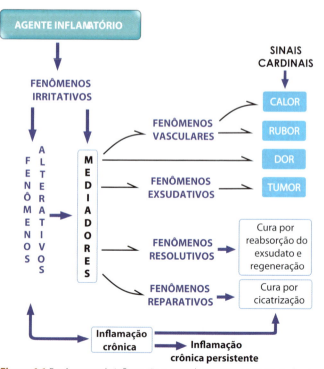

Figura 4.1 Fenômenos da inflamação e sua relação com os sinais cardinais.

A reação inflamatória envolve uma série de eventos que se iniciam com o reconhecimento da agressão (o *agente inflamatório*), seguido da liberação de *mediadores inflamatórios*, que induzem modificações na microcirculação para a saída de plasma e de leucócitos dos vasos e estímulos para reparar os danos produzidos. A reação inflamatória representa um fenômeno ao mesmo tempo defensivo e reparador, sendo indissociáveis esses dois efeitos.

▶ Reconhecimento de agressões

Agressões são reconhecidas por meio de moléculas trazidas com o agente agressor ou geradas por ação deste em componentes do organismo. As moléculas existentes em patógenos que podem ser reconhecidas pelo organismo recebem o nome genérico de **PAMP** (*pathogen associated molecular pattern*), enquanto as resultantes de alterações em moléculas do organismo ou de estresse metabólico por agressões diversas são denominadas **DAMP** (*damage associated molecular pattern*). O conjunto de PAMP e DAMP é denominado *alarminas, moléculas de alarme* ou *moléculas sinalizadoras de agressão*. DAMP e PAMP são reconhecidos em receptores celulares (PRR, receptores reconhecedores de padrão molecular), que podem estar na membrana citoplasmática (TLR), em endossomos (TLR) ou no citosol (NOD). Microrganismos, células mortas e dano tecidual de qualquer origem são as principais fontes de alarminas. O Quadro 4.1 e a Figura 4.11 resumem as principais alarminas e os seus principais receptores; algumas das DAMP liberadas por tecidos lesados estão descritas a seguir.

Alguns componentes nucleares podem atuar como DAMP: (a) HMGB1 (*high mobility group box 1*), proteína nuclear não histona reconhecida em receptores RAGE e TLR que ativa fatores de transcrição de genes pró-inflamatórios (interferons alfa e beta, COX2 e citocinas pró-inflamatórias) e de sobrevivência (antiapoptóticos e de proteínas do choque térmico). Macrófagos ativados podem excretar HMGB1; (b) histonas, que podem ativar TLR2, com ação pró-inflamatória ou ter efeito citotóxico, pela ativação da entrada de Ca^{++} nas células; (c) fragmentos de DNA de dupla-hélice endocitados são reconhecidos em TLR9.

ATP, **ADP** e **adenosina** são eliminados por células agredidas e, atuando nos respectivos receptores purinérgicos, ativam vias pró-inflamatórias (ATP) ou anti-inflamatórias (ADP e adenosina). **Uratos** e **pirofosfatos** acumulam-se em células agredidas e são liberados após morte celular; são reconhecidos em receptores da família NOD, com efeitos pró-inflamatórios.

Mitocôndrias de células lesadas ou mortas têm efeito pró-inflamatório por liberarem **DNA mitocondrial**, que possui sequências CpG não metiladas estimuladoras de TLR9, ou **peptídeos formilados** reconhecíveis em receptores FPR1.

Algumas moléculas citoplasmáticas também comportam-se como DAMP: (a) **defensinas** e **catelicidinas**, proteínas de baixo peso molecular com ação microbicida, produzidas constitutivamente em neutrófilos e células de Paneth; quando excretadas, atuam em receptores TLR2 e FPR2 (FPRL), com efeito pró-inflamatório; (b) **proteínas S100** ou **calgranulinas** são uma família de 20 proteínas citosólicas ligadoras de cálcio, expressas em células mesenquimais e em células derivadas da crista neural; quando liberadas, são reconhecidas em receptores TLR e RAGE, com efeitos pró-inflamatórios; (c) **HDGF** (*hepatoma derived growth factor*), proteína expressa em neurônios, é secretada e liberada após a morte por necrose (mas não por apoptose) e tem efeito neurotrófico, ativando a regeneração de prolongamentos neuronais; (d) **proteínas do choque térmico** (HSP) pertencem a cinco grupos ou famílias: HSP100, 90, 70, 60 e um grupo de HSP de baixo peso molecular (HSP70 e HSP27), induzidas quando as células são agredidas, representam as HSP conhecidas como *proteínas do estresse*; têm efeito antiapoptótico, estabilizam o citoesqueleto e favorecem a ativação de NFκB, por induzirem a degradação do IκB (inibidor do NFκB, ver Figura 4.3). Além de atuarem dentro das células, as HSP de baixo peso molecular podem ser secretadas e atuar em receptores RAGE ou TLR, ativando rotas de sobrevivência e pró-inflamatórias (via NFκB); (d) **anexina A1 (lipocortina A1)** atuam na ação inibidora de glicocorticoides sobre a fosfolipase A2 e, consequentemente, sobre a síntese de prostaglandinas e de leucotrienos. A proteína é expressa constitutivamente em macrófagos e na micróglia e tem efeitos anti-inflamatórios não só porque inibe a fosfolipase A2, mas também porque impede a saída de monócitos e neutrófilos dos vasos. Parece que esse efeito se faz pela interação da anexina A1 com receptores FPR2 (antes denominado FPRL, de *formyl peptide like receptors*), os quais são também receptores para lipoxina A4; isso explica o sinergismo da ação anti-inflamatória

Quadro 4.1 Principais alarminas originadas de patógenos (PAMP) ou resultantes de dano tecidual (DAMP) e alguns receptores capazes de reconhecê-las.

Alarmina	Receptor
PAMP (moléculas-padrão associadas a patógenos)	
Vírus	
dsRNA	TLR 3, RLR
ssRNA	TLR 7, TLR 8, RLR
RNA polifosforilado	RLR
CpG DNA	TLR 9
Bactérias	
Lipopeptídeos, porinas, peptidoglicanos, glicolipídeos	TLR 1, TLR 2, TLR 6
Lipopolissacarídeos (LPS)	TLR 4
Flagelina	TLR 5
Fungos	
Poliglicanos, β-glicana	TLR?, dectina 1 e 2
Protozoários	
Glicoproteínas de membrana	Dectina 1 e 2
Larvas de helmintos	
Proteases	Receptores para proteases
Ácaros	
Alergênios	Dectina 2
DAMP (moléculas-padrão associadas a dano tecidual)	
HMGB1	TLR 2, TLR 4, RAGE
AGE	RAGE, TLR 4
ATP	Receptor purinérgico Y
ADP, adenosina	Receptor purinérgico A
Uratos e fosfatos	NLR
Estresse oxidativo	NLR
Proteínas de choque térmico	TLR 2, TLR 4
Proteína S-100	TLR 4, RAGE
β-amiloide	RAGE
Fragmentos de ácido hialurônico ou sulfato de heparano	TLR 4

entre a anexina e a lipoxina A4. Em outras células, a anexina A1 tem efeito antiproliferativo e induz apoptose, inclusive em macrófagos e neutrófilos, o que também contribui para o efeito anti-inflamatório da proteína.

Diversas agressões ativam sistemas proteolíticos (coagulação, fibrinólise etc.), cujas proteases ativadas (trombina, plasmina e outras liberadas de células ativadas ou mortas) atuam em receptores de sete voltas na membrana acoplados a proteínas G, denominados PAR (Figura 4.2). Tal ativação induz vias que favorecem a sobrevivência de células e a liberação de mediadores pró-inflamatórios. Em terminações nervosas, ativação de PAR induz dor em tecidos agredidos.

Agressão tecidual pode também gerar produtos de *quebra* ou *despolimerização de macromoléculas da matriz* ou liberar *mediadores associados a moléculas da matriz*. Fragmentos de ácido hialurônico, sulfato de dermatano, sulfato de heparano, fibronectina, fibrinogênio e biglicano podem ser reconhecidos em receptores TLR e iniciar uma resposta inflamatória. Algumas citocinas (p. ex., TGF-β) ficam ligadas a componentes da matriz e são liberadas após uma agressão.

Células agredidas produzem *derivados lipídicos* a partir de ácidos graxos poli-insaturados, os quais participam da resposta imediata a agressões. Dentre esses, os mais importantes são: (1) fator ativador de plaquetas (PAF), que ativa leucócitos e favorece a sua adesão e a quimiotaxia; (2) prostaglandinas e leucotrienos, pró-inflamatórios; (3) lipoxinas e resolvinas são moléculas anti-inflamatórias.

Agressões endógenas (*estresse metabólico*) também geram alarminas: moléculas modificadas por radicais livres, proteínas β-amiloide e moléculas resultantes de hiperglicação são alguns exemplos.

⚠ Mecanismos de defesa

Ao lado de atitudes (reflexas ou adquiridas) que permitem fugir ou evitar agressões, o organismo humano e os demais vertebrados têm dois mecanismos básicos de defesa: (1) barreiras mecânicas e químicas no revestimento do corpo e de suas cavidades (pele e mucosas); (2) resposta imunitária, que é o mecanismo de defesa mais importante do organismo.

▶ Pele e mucosas

A *pele* protege contra a invasão de microrganismos, variações de temperatura e umidade e substâncias tóxicas exógenas.

O epitélio da epiderme é ceratinizado, resistente e impermeável; a secreção sebácea gera aldeídos microbicidas, enquanto a secreção sudorípara contém peptídeos microbicidas do grupo das catelicidinas; a microbiota residente normal compete com patógenos, impedindo a colonização destes. A pele possui ainda componentes do sistema imunitário, como células dendríticas na derme e no epitélio (células de Langerhans) e linfócitos T na derme.

As *mucosas* são uma barreira mecânica mais frágil, mas suas secreções contêm substâncias microbicidas, como lisozima (destrói bactérias), peptídeos microbicidas (defensinas e catelicidinas) e imunoglobulina A (IgA). A principal secreção é o muco, que forma uma camada viscosa na superfície de epitélios que promove a aglutinação ou a aderência de bactérias e favorece a sua eliminação para o exterior.

Nas mucosas existe também o tecido linfoide associado a mucosas (em inglês, MALT, de *mucosa-associated lymphoid tissue*). No trato digestivo, o MALT é bem evidente na região orofaríngea (amígdalas palatinas, linguais e faríngeas), na submucosa do íleo (placas de Peyer) e na submucosa do apêndice. Nas demais regiões, existe tecido linfoide difuso, mais desenvolvido nas mucosas gástrica e intestinal. Na mucosa respiratória, o tecido linfoide é encontrado na rinofaringe (tonsila faríngea) e na mucosa da traqueia e dos brônquios.

A microbiota residente em mucosas também tem ação defensiva contra invasores, por competição com patógenos e por estimulação persistente do sistema imunitário residente nas mucosas. Pele e mucosas, portanto, são estruturas intimamente associadas ao sistema imunitário, sendo difícil separar o papel defensivo exercido pelas barreiras mecânica e química daquele representado pela resposta local do tecido linfoide associado.

▶ Resposta imunitária

A resposta imunitária, que pode ser inata ou adaptativa, é o mecanismo de defesa mais eficaz que o organismo possui. As duas formas de resposta se intercalam e utilizam células e sistemas humorais comuns, além de a resposta adaptativa ter raízes na resposta inata. Aqui será estudada somente a resposta inata; a resposta adaptativa está descrita no Capítulo 11.

• Resposta imunitária inata

É assim chamada porque seus mecanismos de reconhecimento dependem de genes cuja expressão é definida já na vida embrionária (linhagem germinativa), razão pela qual eles já se expressam ao nascimento (portanto, são inatos, de uso imediato). Trata-se do mecanismo de defesa mais antigo na natureza, sendo o único entre os invertebrados. A grande vantagem é a resposta ser acionada imediatamente, com amplo espectro de ação. Por essa razão, tal resposta é inespecífica, porque desencadeia respostas semelhantes para enfrentar agressões muito diversas. Embora inata e com pouca especificidade, essa resposta está ligada à resposta adaptativa, interferindo na qualidade e na intensidade desta.

Para reconhecer agressões e iniciar a resposta, o sistema imunitário utiliza receptores que, na *resposta inata*, embora poucos, reconhecem agressões muito diversas. Tais receptores reconhecem grupos de agressões, mas não uma agressão particular: reconhecem PAMP e DAMP, que sinalizam que houve agressão por um patógeno ou que surgiu uma lesão tecidual, sem especificação do patógeno ou do tipo de lesão. A imunidade

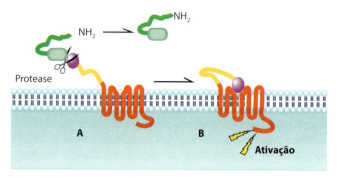

Figura 4.2 Receptores ativados por proteases. **A.** A protease cliva o receptor. **B.** A nova extremidade N interage com um sítio no próprio receptor, ativando-o.

inata é inespecífica porque o sistema, ao reconhecer PAMP, cria uma resposta que possa eliminar o patógeno, enquanto ao identificar DAMP cria condições para remover e reparar a estrutura lesada, independentemente da natureza do patógeno ou da lesão tecidual. A *resposta adaptativa* dispõe de um conjunto de receptores (gerados por recombinação genética) que permite reconhecer, de modo específico, todas as moléculas existentes em um patógeno ou aquelas modificadas por lesão tecidual (denominadas genericamente antígenos), constituindo um repertório de receptores que pode ser considerado completo para o reconhecimento de agressões. Por essa razão, fala-se que a resposta adaptativa é específica, ou seja, dirigida especificamente a uma agressão.

A resposta imunitária inata tem duas estratégias de reconhecimento de agressões: (1) receptores que reconhecem PAMP e DAMP (agressões exógenas ou endógenas); (2) receptores que reconhecem moléculas próprias, constitutivas, sem alteração, que impedem ativação da resposta (receptores inibidores). Tais receptores encontram-se na membrana citoplasmática ou no interior das células.

Receptores de membrana

- *Receptores TLR* (em inglês, *toll-like receptors*) formam uma família de 10 membros (TLR1 a TLR10). Os TLR localizam-se na membrana citoplasmática (TLR 1, 2, 4, 6 e 10) ou em vesículas intracitoplasmáticas (TLR 3, 7, 8, 9). Quando ativados pelo agonista, os TLR recrutam proteínas de adaptação; a partir daí, são ativados vários fatores de transcrição, dos quais os mais importantes são o NFκB (*nuclear transcription fator κ*) e o IRF (*interferon regulatory fator*). O NFκB ativa genes pró-inflamatórios e de sobrevivência. O IRF ativa genes que codificam os interferons alfa e beta (interferons do grupo 1, envolvidos no combate a vírus e a outros patógenos) e genes pró-inflamatórios e de sobrevivência. Os mecanismos de ativação do NFκB estão resumidos na Figura 4.3
- *Receptores com domínios de lectina do tipo C* (CLR = *C lectin receptors*), importantes no reconhecimento de PAMP com resíduos de carboidratos em células dendríticas. Muitos vírus e fungos são reconhecidos por tais receptores
- *Receptores FPR* (*formyl peptide receptors*) em células do sistema imunitário que reconhecem peptídeos N-formil originados de bactérias ou da proteólise de tecidos
- *Receptores de membrana que reconhecem moléculas endógenas* podem ser: (1) *receptores purinérgicos* em leucócitos, que reconhecem nucleotídeos (ATP, ADP) e nucleosídeos (adenosina); (2) *receptores ativáveis por proteases* (PAR), que existem em muitas células do sistema imunitário e são alvos de: (a) proteases liberadas por células lesadas ou não; (b) proteases originadas da ativação dos sistemas proteolíticos de contato. Os PAR são importantes porque proteases geradas, por exemplo, na coagulação sanguínea podem regular células da resposta inata; (3) *receptores RAGE* (*receptor for advanced glycation end products*), que se ligam a vários agonistas, como AGE (*advanced glycation end products*), moléculas hiperglicadas por ação não enzimática, muito comuns em diabéticos) e outras alarminas endógenas, como proteína HMGB1, peptídeos β-amiloide e outros peptídeos β-pregueados. RAGE ativado ativa o NFκB, induzindo genes pró-inflamatórios. RAGE são importantes na manutenção de inflamações crônicas, como artrite reumatoide, colite ulcerativa, diabetes melito e aterosclerose; (4) *receptores de remoção* (SR, *scavenger receptors*), numerosos em macrófagos, são proteínas transmembranosas que reconhecem várias moléculas, como LDL oxidada (importante na aterosclerose), hemoglobina, haptoglobina e macroglobulina alfa 2
- *Receptores de células citotóxicas naturais* (*KIR, killer cell Ig-like receptors*), que permitem às células NK (*natural killer*) reconhecer MHC I, existentes nas células em geral. Quando há reconhecimento, as células NK não exercem seu efeito citotóxico; se não ocorre o reconhecimento de MHC I, o receptor dispara mecanismos de citotoxicidade e a célula-alvo é morta
- *Receptores para o complemento* são importantes nos mecanismos inatos de defesa, pois regulam a endocitose de partículas opsonizadas por C3b e a modulação da resposta de linfócitos T e B, atuando, portanto, na resposta imunitária adaptativa
- *Receptores inibidores* são aqueles que, ao reconhecerem o agonista, liberam sinais inibidores da resposta imunitária (são anti-inflamatórios). Tais receptores são importantes na modulação da inflamação, que é regulada, entre outros, por mediadores anti-inflamatórios. Nesse grupo existem os *receptores imunoglobulina simile que reconhecem ácido siálico* (*sialic acid binding immunoglobulin simile receptor, SIGLEC*) em células e em patógenos, os quais são importantes na indução de tolerância aos constituintes dos tecidos próprios, inibindo autoagressão.

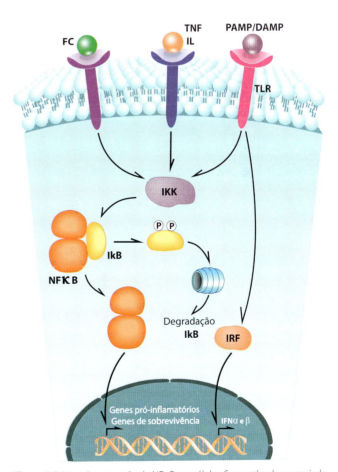

Figura 4.3 Ativação e atuação do NFκB nas células. Sem estímulo apropriado, o NFκB fica normalmente inibido por um inibidor natural (IκB). Por ativação de TLR (*toll-like receptor*), por PAMP ou DAMP, ou de receptores de fatores de crescimento ou de citocinas, o IKK fosforila o IκB, que é, então, degradado em proteassomos. Livre no citosol, o NFκB dirige-se ao núcleo e ativa genes pró-inflamatórios e de sobrevivência. Receptores TLR também ativam fatores de transcrição (IRF) para genes de interferons alfa e beta.

Receptores intracelulares

Os receptores intracelulares mais importantes são das famílias NLR (do inglês *NOD like receptors*), AIM (do inglês *absent in melanoma*) e RLR (do inglês *RIG like receptors*).

Muitos membros das famílias de receptores NLR e AIM são capazes de montar plataformas chamadas *inflamassomos*, responsáveis por ativar a caspase 1, que cliva a pró-IL-1β e a pró-IL-18, originando as formas ativas dessas citocinas (ver Figura 13.8). A ativação dos receptores NLR e AIM pode se dar por produtos bacterianos (flagelina), de vírus (dsRNA), contaminantes ambientais (asbesto, sílica, alume), uratos e estresse oxidativo. Tais receptores são ativados em diversas doenças inflamatórias crônicas, infecciosas ou não, representando uma forma de resposta imediata a agressões. Mutações nas suas moléculas são responsáveis por doenças inflamatórias crônicas sem causa aparente, denominadas autoinflamatórias, discutidas no Capítulo 11. Os receptores RLR são especializados em reconhecer vírus; quando acionados, ativam NFkB, IRF ou apoptose, mecanismos importantes na defesa contra esses agressores.

Componentes celulares da resposta imunitária inata

Os *componentes celulares* são representados por: (1) células circulantes (neutrófilos, eosinófilos, basófilos, monócitos, linfócitos (que incluem as células NK [*natural killer*], NKT [células *natural killer* originadas no timo] e células linfoides da imunidade inata) e células dendríticas); (2) células imunitárias residentes em tecidos (macrófagos residentes, mastócitos); (3) demais células dos tecidos, como células epiteliais, células endoteliais, fibroblastos, células da glia, osteócitos, condrócitos, células musculares e terminações nervosas aferentes. Todas essas células têm receptores para reconhecer agressões e são capazes de gerar mediadores da resposta inata.

Leucócitos

Os leucócitos são os executores mais importantes da resposta imunitária inata e adaptativa. No entanto, como são capazes de eliminar microrganismos invasores, são também potencialmente lesivos para os tecidos. Os leucócitos e suas ações serão descritos adiante (células do exsudato inflamatório); a descrição dos linfócitos envolvidos na imunidade adaptativa será feita no Capítulo 11.

Plaquetas

As plaquetas são fonte importante de mediadores da resposta imunitária inata, além de atuarem na coagulação sanguínea. Embora não saiam ativamente da circulação, as plaquetas aderem ao endotélio e podem cooperar com estas células e com leucócitos aderidos na síntese transcelular de mediadores (ver adiante). Assim, além de sua ação no processo de hemostasia, as plaquetas são fonte de prostaglandinas e leucotrienos (mediadores pró-inflamatórios) e de lipoxinas (anti-inflamatórias). A Figura 4.4 resume os principais produtos de plaquetas.

Mastócitos

Mastócitos possuem receptores para IgE, além de receptores para C3a, C5a, receptores beta-adrenérgicos, receptores colinérgicos e receptores H1 e H2 para histamina. Receptores beta-adrenérgicos e H2 são antagonistas da desgranulação de mastócitos, enquanto receptores colinérgicos e alfa-adrenérgicos são agonistas de desgranulação. Seus grânulos contêm histamina, heparina, proteases e outros produtos. Os mastócitos sintetizam e excretam ainda citocinas, quimiocinas, leucotrienos e prostaglandinas (Figura 4.5).

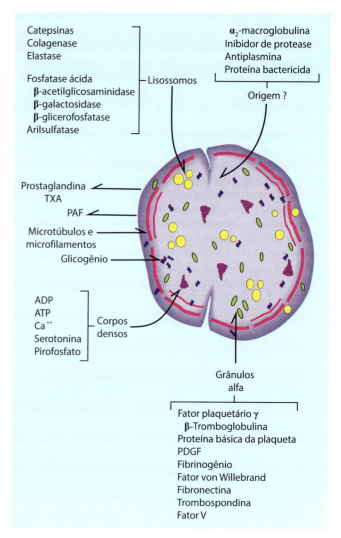

Figura 4.4 Esquema de uma plaqueta e seus produtos.

Células dendríticas

Células dendríticas existem em todos os tecidos e têm a propriedade de endocitar substâncias estranhas e componentes teciduais lesados. Digerem parcialmente antígenos proteicos e associam os peptídeos resultantes com MHC I ou II. Em seguida, deslocam-se para órgãos linfoides, onde apresentam os peptídeos (antígenos) aos linfócitos T CD4+ ou T CD8+ para a montagem da resposta imunitária adaptativa.

Células residentes em tecidos

Todas as células participam da resposta imunitária inata porque possuem receptores para reconhecer alarminas. Células epiteliais, células da glia e fibroblastos produzem citocinas e quimiocinas pró-inflamatórias (TNF-α, IL-1 e IL-6). Células musculares esqueléticas sintetizam citocinas pró- e anti-inflamatórias (exercício físico intenso tem efeito pró-inflamatório, enquanto exercício aeróbio moderado exerce ação anti-inflamatória). O tecido adiposo produz citocinas pró-inflamatórias, importantes no quadro inflamatório sistêmico na obesidade, como será visto no Capítulo 13.

Terminações nervosas

Terminações nervosas aferentes armazenam peptídeos chamados *taquicininas*, das quais as mais conhecidas são a substância P e a CGRP (*calcitonin gene related peptide*).

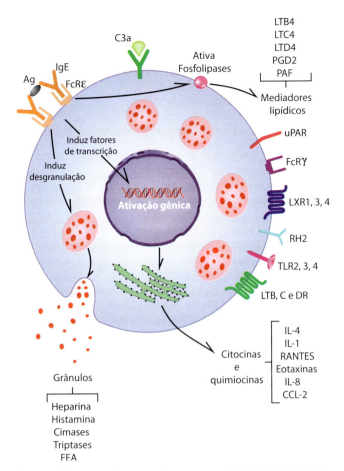

Figura 4.5 Representação esquemática de um mastócito, seus principais produtos e receptores.

A substância P tem efeito pró-inflamatório, enquanto a CGRP é anti-inflamatória.

Endotélio

As células endoteliais desempenham papel importante em diversos momentos das respostas às agressões. De um lado, controlam a permeabilidade vascular e a saída de leucócitos dos vasos; de outro, participam da vasomotricidade e interferem na coagulação sanguínea. Antes de saírem dos vasos, os leucócitos aderem ao endotélio, processo que envolve moléculas de adesão, principalmente selectinas e integrinas. Estas é que indicam onde os leucócitos devem sair dos vasos. Por isso, tais moléculas são conhecidas como *moléculas endereçadoras*. A diapedese (saída de leucócitos dos vasos) depende de agentes quimiotáticos (ver adiante). Os ativadores mais potentes de células endoteliais são alarminas e citocinas pró-inflamatórias, especialmente IL-1, TNF-α, IL-17, IL-18 e IFN-γ.

O endotélio participa na coagulação do sangue, pois sintetiza: (1) substâncias *pró-coagulantes*: (a) fator von Willebrand, que favorece a ativação e a agregação de plaquetas; (b) fator tecidual (TF), que ativa os fatores VII e X; (c) fator inibidor do ativador do plasminogênio (PAI), que age como pró-coagulante por inibir a ativação do plasminogênio em plasmina; (2) fatores *anticoagulantes*: (a) prostaciclina (PGI$_2$) e óxido nítrico (NO), inibidores da ativação e da agregação de plaquetas; (b) ecto-ADPase, enzima que cliva o ADP (poderoso agregador plaquetário), transformando-o em AMP, inativo; (c) trombomodulina (TM), proteína da membrana plasmática que se liga à trombina (impedindo a ação desta) e ao fator Xa.

O complexo trombina-trombomodulina favorece a ação da proteína C, que se liga à proteína S e inativa os fatores Va e VIIIa (ver Figura 9.13). Sulfato de heparano, proteoglicano presente na membrana endotelial e na matriz extracelular subendotelial, é cofator da antitrombina III, que é o principal fator anticoagulante existente no plasma. O fator ativador do plasminogênio (tPA, *tissue plasminogen activator*) é sintetizado principalmente no endotélio. Trombina e estresse por fluxo e pressão aumentados (*shear stress*, força de cisalhamento) induzem sua síntese; aumento da pressão venosa, acidose e hipóxia provocam sua liberação. A molécula de tPA fica presa à membrana endotelial e é inibida por um inibidor natural (PAI).

Componentes humorais da resposta imunitária inata

O plasma contém sistemas proteolíticos que reagem em cascata e produzem efeitos próprios ou geram peptídeos que atuam em células fagocitárias ou na regulação da microcirculação. Entre esses sistemas, denominados *sistemas proteolíticos de contato* porque são ativados pelo contato com superfícies eletronegativas, os mais importantes são o da coagulação sanguínea, o da fibrinólise, o do complemento e o gerador de cininas.

Coagulação sanguínea e fibrinólise

A coagulação do sangue é o fenômeno de gelificação de um suspensoide (plasma e células), no qual uma cascata de ativação sequencial de pré-proteases induz a polimerização do fibrinogênio, resultando em uma proteína fibrilar e insolúvel, a *fibrina*, que forma uma rede molecular que aprisiona hemácias, leucócitos e plaquetas (ver Figura 9.12), originando o *coágulo*. A retração do coágulo, por ação de plaquetas, separa o sangue após a coagulação *in vitro* em duas fases: soro (plasma sem fibrinogênio) e coágulo.

A coagulação se faz pelo arranjo de complexos moleculares que incluem pré-proteases, cofatores e substratos, reunidos em uma superfície sólida que sustenta o arranjo. O processo é altamente controlado por fatores pró- e anticoagulantes que atuam para que a coagulação sanguínea seja feita nos estreitos limites da homeostase: falta de coagulação predispõe a hemorragias; coagulação aumentada resulta em trombose.

A polimerização do fibrinogênio em fibrina é feita pela *trombina*. A geração desta se faz por dois caminhos: via intrínseca e via extrínseca. A *via extrínseca*, que é a mais importante, inicia-se após lesão vascular, o que leva à exposição do chamado *fator tecidual* (fator III ou tromboplastina, uma glicoproteína existente na superfície de células agredidas), o qual ativa o fator VII. O fator VII ativado (VIIa) é capaz de ativar o fator X. A *via intrínseca* é desencadeada pela formação do *complexo ativável pelo contato*, o que acontece após contato do sangue com uma superfície alterada ou diferente (p. ex., colágeno). O processo envolve vários componentes, como calicreína (ativada a partir da pré-calicreína), cininogênio de alto peso molecular e fator XII (fator Hageman). A calicreína ativa o fator XII, o qual, ativado (XIIa), ativa o fator XI; fator XI ativado (XIa) ativa o fator IX. O fator IXa junto com o fator VIIIa ativam o fator X. Essa distinção em duas vias, no entanto, é algo artificial, pois é bem documentada apenas *in vitro*; *in vivo*, ambas as vias atuam de forma integrada. *In vivo*, a coagulação inicia-se pela via tecidual, gerando trombina; a trombina formada ativa o fator IX e amplifica a ativação do fator X.

A ativação do fator X, portanto, pode ocorrer pelas duas vias. A partir daí, segue-se uma via comum de ativação, na qual o fator Xa, junto com o fator Va (complexo protrombinase), atua sobre a protrombina, transformando-a em trombina.

Esta atua sobre o fibrinogênio, promovendo sua polimerização e formação de fibrina. Por ação do fator XIIIa, formam-se ligações cruzadas entre as moléculas de fibrina, tornando-a estável (ver Figura 9.13A). Íons Ca^{++} são necessários em vários pontos da cascata de reações. Existe interação entre os componentes das vias intrínseca e extrínseca: trombina formada na via extrínseca, por exemplo, pode ativar a pré-calicreína e os fatores V, VII e VIII; pré-calicreína pode ser ativada também pelo fator XII ativado.

A ativação da coagulação sanguínea é um processo rápido e explosivo que precisa ser limitado ao local em que a lesão ocorreu. Por essa razão, deve ser bem controlado, o que é feito por meio de: (1) diluição dos pró-coagulantes no fluxo sanguíneo; (2) remoção dos fatores pró-coagulantes pelo sistema fagocitário mononuclear; (3) mecanismos anticoagulantes naturais, constituídos por: (a) antitrombina, inibidora de proteases, inibe a trombina e os fatores Xa, IXa, XIIa e XIa, com eles formando complexos irreversíveis; (b) heparina e sulfato de heparano na superfície endotelial removem rapidamente a trombina (ver Figura 9.13B); (c) complexo da proteína S, que é um complexo formado por trombomodulina, trombina (protease) e proteína S (substrato). A proteína S, ativada pela trombina, ativa a proteína C, a qual tem ação proteolítica sobre os fatores Va e VIIIa (ver Figura 9.13C); (d) fator inibidor do fator tecidual (TFPI, *tissue factor pathway inhibitor*), que fica na superfície endotelial e inibe o fator Xa e o complexo FT/VIIa; (e) prostaciclina e NO são potentes antiagregadores plaquetários, inibindo a ação de plaquetas na progressão da coagulação.

A coagulação sanguínea associa-se à inflamação por meio de: (1) agregação plaquetária libera serotonina e histamina, que são importantes mediadores inflamatórios; (2) o fator Hageman atua sobre a pré-calicreína e produz calicreína, a qual gera bradicinina, também um mediador inflamatório. A trombina é reconhecida em receptores PAR e ativa genes pró-inflamatórios.

Em condições fisiológicas, o coágulo formado deve ser eliminado tão logo cumpra sua função, o que é feito pela digestão da fibrina pela plasmina (*sistema fibrinolítico*), esta formada a partir do plasminogênio. A plasmina cliva a fibrina em fibrinopeptídeos. Existem dois ativadores naturais do plasminogênio: (1) tPA, produzido no endotélio. Na circulação, o tPA associa-se ao inibidor natural (PAI, *plasminogen activator inhibitor*), sendo o complexo endocitado no fígado; (2) uPA (*urokinase plasminogen activator*), sintetizado em muitas células e presente em grande quantidade na urina, é o principal responsável pela fibrinólise extravascular. O sistema fibrinolítico é controlado por PAI, α2-antiplasmina e TAFI (*thrombin-activable fibrinolysis inhibitor*), que se associa ao complexo trombomodulina-trombina e cliva resíduos de lisina da fibrina parcialmente digerida, resíduos esses importantes na associação do plasminogênio ao seu ativador, o que protege a fibrina da ação rápida da plasmina. Os principais mecanismos anticoagulantes naturais estão resumidos na Figura 9.13.

Sistema complemento

O sistema complemento é um conjunto de proenzimas que se ativam em cascata, formando sobre a célula onde o sistema foi ativado um complexo macromolecular que resulta em morte da mesma (citólise mediada pelo complemento). Para controle do sistema, existem proteínas inativadoras que impedem a ação indiscriminada do complemento. As proteínas que fazem parte do sistema complemento têm nomenclatura complexa: algumas são numeradas em ordem de sua descoberta (C1, C2, ..., C9), outras são referenciadas por nomes indicativos de seus efeitos (fator B, fator D, properdina); os inibidores recebem nomes diversos, dependendo da sua localização (C1INH, C4bp, MCP etc.). Durante sua ativação, são gerados outros produtos que atuam em mastócitos, atraem e ativam fagócitos e têm atividade opsonizadora.

O complemento pode ser ativado de três maneiras: (1) via clássica, ativada por complexos Ag-Ac; (2) via alternativa, desencadeada por ativação do C3 na superfície de patógenos; (3) via de lectinas. A via alternativa e a ativação pela via das lectinas constituem importante papel do sistema complemento como mecanismo imediato de defesa contra agentes infecciosos (Figura 4.6).

▶ **Ativação do complemento por complexos Ag-Ac.** Começa pela exposição de um sítio no Fc do anticorpo (IgG ou IgM) que interage com o componente C1q do complexo C1q(rs) (o C1 é formado pela associação das moléculas q.r.s. unidas por íons Ca^{++}). Em seguida, o C1r sofre alteração conformacional, adquire ação proteolítica e ativa o C1s. O C1s cliva o C4, originando dois fragmentos: C4a, menor, que sai para a fase fluida, e o C4b, maior, liga-se à membrana celular ou a proteínas solúveis, sendo hidrolisado. Uma fração do C4b liga-se ao C2, permitindo que o C2 seja exposto à ação do C1s, sendo clivado em dois fragmentos: C2b, que sai para a fase fluida, e C2a, que forma um complexo com o C4b (C4b2a). Nesse complexo, o C2b expõe um sítio de atividade proteolítica que pode clivar o C3 ou o C5, razão pela qual o complexo C4b.2b é denominado *C3/C5 convertase*. Por ação do C4b.2b, o C3 é clivado em dois fragmentos: C3a, que sai para a fase fluida, e o C3b, que se liga à C3 convertase e induzi a atividade de C5 convertase, que cliva o C5 em dois fragmentos: C5a, que sai para a fase fluida, e C5b, que possui um sítio que se liga à membrana e outro que o liga ao C6. O complexo C5b.6 liga-se ao C7, formando o complexo C5b.6.7, estável, ao qual se liga o C8, gerando um complexo que induz a polimerização do C9. Esse complexo forma conjuntos de 12 a 16 unidades que penetram na camada lipídica da membrana citoplasmática, criando um canal por onde a célula perde água e eletrólitos e morre. O complexo C5b6789 é conhecido como *complexo de ataque à membrana*, responsável pela morte da célula (ou microrganismo) sobre a qual o complemento foi ativado. O complemento não causa lise da membrana, mas cria nela poros pelos quais há perda de eletrólitos e outros componentes citosólicos causando a morte da célula ou do microrganismo.

▶ **Ativação do complemento pela via alternativa.** Envolve a formação de uma C3 convertase a partir do C3 e do fator B presentes na circulação. Em condições normais, o C3 circulante sofre hidrólise espontânea e origina C3bH$_2$O, o qual se prende facilmente a superfícies celulares. O C3bH$_2$O é normalmente inativado pelo C3b/C4bINA, porque as células possuem glicocálice rico em ácido siálico, o qual favorece a ligação de um fator (fator H) ao C3b, tornando-o suscetível à ação do C3b/C4bINA. Por essa razão, o complemento não é ativado em células normais. Muitos microrganismos, no entanto, possuem componentes de membrana que se ligam ao C3, mas possuem pouco ou nenhum ácido siálico na superfície. Deficiência de ácido siálico diminui a ligação do fator H ao C3b, reduzindo a ação do C3b/4bINA. Nessa situação, portanto, o C3b ligado ao microrganismo não é inativado e liga-se ao fator B, que é clivado pelo fator D em fragmentos Ba e Bb, ficando o Bb unido ao C3b. O complexo C3bBb é uma C3 convertase que cliva o C3 em C3a e C3b. Essa C3 convertase é instável e estabiliza-se após união com uma proteína plasmática denominada

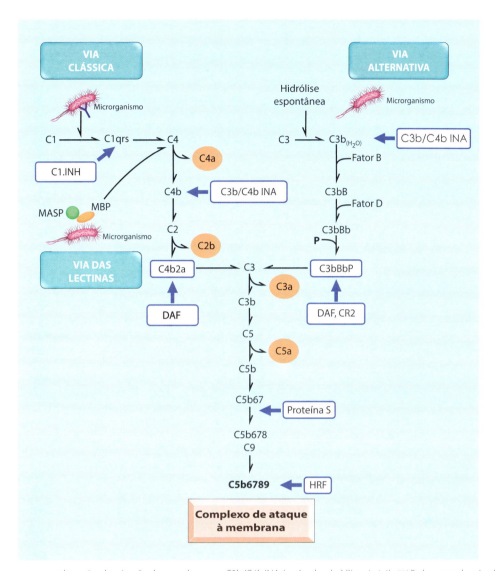

Figura 4.6 Esquema representando as vias de ativação do complemento. C3b/C4b INA: inativador do C3b e do C4b; DAF: *decay accelerating factor*; CR2: receptor para complemento; HRF: fator homólogo de restrição; MASP/MBP: *associated protein/manose binding protein*; P: properdina.

properdina, formando o complexo C3bBbP. A molécula C3bBb recebe uma molécula de C3b (C3bBbC3b) e adquire atividade de C5 convertase; o restante da ativação se faz como na via clássica. Microrganismos (vírus, bactérias, protozoários etc.) que possuem moléculas que dificultam a ação do C3b/C4bINA são capazes de ativar a via alternativa do complemento.

▶ **Ativação do complemento pela via de lectinas.** Inicia-se pela ligação de uma lectina do plasma denominada MBP (*mannose binding protein*) a resíduos de manose existentes na superfície de microrganismos. A MBP liga-se à proteína MASP (*MBP associated protease*), e o complexo formado adquire a propriedade de ativar o C4 e C2 e gera uma C3 convertase que atua como na via clássica.

A ativação do complemento resulta em: (1) lise da célula ou do microrganismo; (2) liberação de mediadores inflamatórios. Vários produtos do complemento aumentam a permeabilidade vascular, atraem e ativam leucócitos para o local em que o complemento é ativado e estimulam a fagocitose (ação pró-inflamatória). C2a é vasodilatador e aumenta a permeabilidade vascular; C3a, C4a e C5a liberam histamina e outros produtos de mastócitos (daí serem denominados anafilatoxinas), além de exercerem efeito quimiotático para neutrófilos e macrófagos, especialmente o C5a. Os produtos de ativação que se ligam à membrana, sobretudo C4b e C3b, são opsonizadores, facilitando a fagocitose.

▶ **Regulação da ativação do complemento**

A ativação do C1 é regulada pelo inibidor do C1 (C1 INH), que se liga ao C1. A formação da C3 convertase é controlada por uma família de proteínas estruturalmente semelhantes, denominadas *proteínas reguladoras do complemento*, representadas por duas proteínas plasmáticas (fator H e proteína de ligação ao C4, ou C4BP) e por quatro proteínas associadas à superfície de células: fator acelerador da desintegração da C3 convertase (DAF ou CD55), receptor para C3b (CR1 ou CD46), receptor para C3 dg (CR2) e proteína cofator de membrana (MCP). As C3 convertases são inibidas de três maneiras: (1) dissociação espontânea; (2) dissociação acelerada pelo DAF; (3) proteólise de C3b ou de C4b pelo fator C3b/C4bINA, após ligação de C4b ao C4BP, de C3 ao fator H ou à MCP. O ácido siálico favorece tais ligações, razão pela qual células ricas em ácido siálico na superfície ficam protegidas da ação do complemento. Existem ainda a proteína S (vitronectina) e o fator homólogo de restrição (HRF ou CD59), que impedem a ligação do C5b6 à membrana (proteína S) ou a polimerização do C9 para formação do complexo de ataque à membrana (HRF). A localização dos diferentes fatores que regulam o complemento e suas funções estão resumidas no Quadro 4.2.

Sistema gerador de cininas

O sistema de cininas está intimamente associado ao sistema da coagulação, já que o fator Hageman ativado por endotoxinas ou superfície eletronegativa ativa a pré-calicreína em calicreína, a qual atua sobre o cininógeno e gera bradicinina. Esta provoca vasodilatação arteriolar e aumenta a permeabilidade vascular, tendo papel como mediador inflamatório. A calicreína é capaz ainda de clivar o fator Hageman em um fragmento que ativa a pré-calicreína associada ao cininógeno de alto peso molecular, amplificando o sistema.

▶ Mediadores inflamatórios

Mediadores inflamatórios são as moléculas envolvidas no início e na evolução de uma inflamação. Os principais mediadores estão descritos a seguir. Mediadores pró-inflamatórios atuam na indução do processo, enquanto os anti-inflamatórios participam na sua inibição e resolução.

Citocinas

Citocinas são proteínas que regulam a resposta imunitária, tanto inata como adaptativa. São características gerais das citocinas: (1) podem ser produzidas por qualquer célula em resposta a uma agressão, fazendo parte da resposta inata e imediata a agressões; (2) são secretadas por um período curto e em quantidade limitada; (3) há grande redundância em suas fontes e em seus efeitos: uma mesma citocina pode ser produzida por células distintas, tendo citocinas diferentes o mesmo efeito; (4) muitas têm efeito pleiotrópico, ou seja, efeitos diversos em células diferentes; (5) muitas vezes uma citocina influencia a síntese de outra, inibindo-a ou estimulando-a; (6) podem ter ação sinérgica ou antagônica; (7) todas as citocinas atuam em receptores celulares, podendo um mesmo receptor ligar-se a citocinas diferentes; (8) seus efeitos manifestam-se geralmente após indução gênica, com síntese de mRNA (efeitos não imediatos) após ligação com o receptor. Algumas, como a IL-18 e a IL-1β, existem pré-formadas e são liberadas após proteólise imediatamente após uma agressão.

Algumas citocinas favorecem a inflamação, sendo denominadas *citocinas pró-inflamatórias*, como IL-1, TNF-α, IL-6 e IL-18, mais universais na resposta inata, e IL-17 e IFN-γ, mais envolvidas na resposta adaptativa; outras reduzem a resposta e são chamadas *citocinas anti-inflamatórias*, como IL-10, TGF-β e IL-4. As principais citocinas e suas funções estão resumidas no Quadro 4.3.

Os receptores para citocinas são distribuídos em famílias de acordo com a sua estrutura e com os seus mecanismos de transdução. Receptores para citocinas podem estar na forma solúvel no plasma. "Receptores" circulantes podem se ligar à citocina, impedindo que ela atue em uma célula.

Quimiocinas

Quimiocinas (*chemokines*, contração de *chemo*tactic cyto*kines*) são peptídeos de baixo peso molecular que orientam a movimentação de células que possuem receptores para elas. As quimiocinas possuem resíduos de cisteína na extremidade N, cujo espaçamento as divide em quatro grupos: (1) quimiocinas CXC (α), com duas cisteínas separadas por um aminoácido qualquer; (2) quimiocinas CC (β), com duas cisteínas contíguas; (3) quimiocinas C (γ) com uma cisteína; (4) quimiocinas C3XC (δ), com duas cisteínas separadas por três outros aminoácidos. Cada grupo tem vários membros, que são numerados como ligantes (L) de um receptor CXC, CC, C ou C3XC (CCL3, por exemplo, indica o ligante número 3 de um receptor CC).

As quimiocinas são reconhecidas em receptores de sete voltas na membrana acoplados a uma proteína G. Os receptores são divididos em quatro grupos de acordo com o grupo de quimiocinas reconhecidas. É comum que um mesmo receptor de cada grupo reconheça mais de uma quimiocina e, às vezes, que a mesma quimiocina possa ser reconhecida por receptores diferentes. A Figura 4.7 indica os receptores para quimiocinas e os respectivos ligantes.

As quimiocinas podem ser induzíveis (inflamatórias) ou constitutivas (homeostáticas). *Quimiocinas induzíveis* regulam o tráfego, a ativação e a diferenciação de leucócitos em inflamações. Em geral, várias quimiocinas de um grupo atuam no mesmo receptor, também do mesmo grupo; há também quimiocinas reconhecidas em mais de um receptor do mesmo grupo, com efeito agonista em um e antagonista em outro. *Quimiocinas homeostáticas* são responsáveis pela migração de células nos órgãos imunitários.

As quimiocinas atuam não só em leucócitos como também na embriogênese (migração e diferenciação de células), na carcinogênese (quimiotaxia e diferenciação de células cancerosas) e na angiogênese (regulação).

Quadro 4.2 Fatores reguladores da atividade do complemento.

Fator	Ligante	Localização	Ação
C1. INH	C1 (r. s)₂	Plasma	Desloca C1q do C1
Fator I (inibidor do C3b e do C4b [C3b/C4bINa])	C3b e C4b	Plasma	Hidrólise do C3b e do C4b
C4bBP (proteína que se liga ao C4b)	C4b	Plasma	Facilita a ação do fator I
Fator H (proteína beta-1-H)	C3b	Plasma	Facilita a ação do fator I
DAF (CD56)	C3b, C4b	Superfície das células	Dissocia C4b2b e C3Bb
MCP (CD46)	C3b, C4b e C3bi	Superfície de leucócitos e plaquetas	Facilita a ação do fator I
CR1 (CD35) (receptor do C3b/C4b)	C3b, C4b e C3bi	Células do sangue, células dendríticas, podócitos	Inibe ligação do fator B ao C3D e de C2 ao C4b
			Acelera a dissociação do C3Bb e C4b2
			Favorece a ação do fator I
CR2 (CD21)	C3d, C3dg, C3bi, EBV	Linfócitos B, epitélio orofaríngeo, células dendríticas	Regula a atividade mitótica de células B

Quadro 4.3 Principais citocinas, suas fontes e ações.

Citocina	Células produtoras	Principais ações
TNF-α	MF, CD, epitélio, endotélio, fibroblastos	Pró-inflamatória
IL-1	MF, CD, epitélio, endotélio, fibroblastos	Pró-inflamatória
IL-2	LT CD4+	Ativa LT CD4+ e CD8+
IL-3	LT (Th2)	Diferenciação de mastócitos e basófilos
IL-4	LT (Th2), basófilos, mastócitos, NKT, CD	IgE, IgG4, anti-inflamatória
IL-5	LT (Th2)	Diferenciação de eosinófilos
IL-6	MF, endotélio, LB	Pró-inflamatória, ativa síntese de PFA
IL-7	Epitélio, células do estroma do timo	Manutenção da ativação de LT
IL-9	LT (Th2)	Anafilaxia e produção de IgE
IL-10	LT (Th2 e Treg), MF, mastócitos	Anti-inflamatória, fibrose, angiogênese
IL-11	LT (Th2)	Proliferação e diferenciação LB
IL-12	CD, NKT, MF	Ativação da diferenciação de LTh1
IL-13	LT (Th2), mastócitos, basófilos	Induz IgE. Fibrose
IL-15	LT CD4+	Proliferação de LT CD4+ e CD8+
IL-16	LT (Th1), MF	Pró-inflamatória
IL-17	LT (Th1)	Pró-inflamatória
IL-18	NKC, NKT, MF, endotélio	Pró-inflamatória
IL-19	CD, MF	Semelhante a IL-10
IL-20	Ceratinócitos	Semelhante a IL-10
IL-21	LT	Ativa proliferação LB
IL-22	LT, mastócitos	Semelhante a IL-10
IL-23	CD, MF, NKT	Semelhante a IL-12
IL-25	LT (Th1), MF	Semelhante a IL-17
IL-26	MF, LTreg	Semelhante a IL-10
IL-27	CD, monócitos	Semelhante a IL-12
CSF-M, CSF-GM	LT ativados, MF, CD, endotélio	Diferenciação e sobrevivência de MF e granulócitos
TGF-β	LTreg, MF, mastócitos, fibroblastos	Anti-inflamatório, fibrose
IFN-γ	LTh1, NKC, NKT	Ativação de macrófagos e LT citotóxicos

CD: célula dendrítica; LB: linfócito B; LT: linfócito T; MF: macrófago; NKC: célula *natural killer*; NKT: NKC do timo; PFA: proteínas de fase aguda.

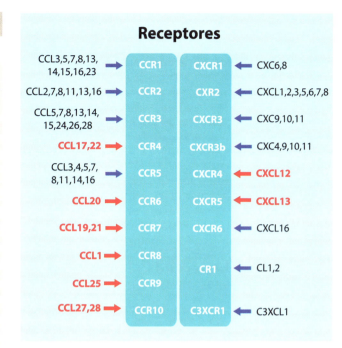

Figura 4.7 Principais receptores de quimiocinas e seus ligantes. As quimiocinas constitutivas estão representadas *em letras vermelhas*.

Mediadores lipídicos

Fosfolipídeos e esfingomielina são as principais fontes de mediadores lipídicos. As enzimas-chave para a síntese desses mediadores são fosfolipases e esfingomielinases, situadas na membrana plasmática. *Fosfolipases* (A, C, D) hidrolisam fosfolipídeos da membrana e liberam ácido araquidônico, que origina: (1) prostaglandinas; (2) leucotrienos; (3) lipoxinas; (4) precursores do fator ativador de plaquetas. *Esfingomielinases* liberam ceramida e fosforilcolina.

Ciclo-oxigenases (COX) do citosol (Figura 4.8) atuam sobre o ácido araquidônico e dão origem a uma série de *prostaglandinas* (PG), das quais as mais importantes são as que têm duas duplas ligações (PG_2); as principais são PGD_2, PGI_2 (prostaciclina), PGE_2, PGF_2 e TXA_2 (tromboxano). As prostaglandinas atuam em várias células e produzem uma vasta gama de efeitos: PGI_2, secretada no endotélio, é antiagregadora plaquetária e vasodilatadora; TXA_2, produzido em plaquetas, é agregante plaquetário e potente vasoconstritor; PGE_2, sintetizada em muitas células e especialmente em macrófagos, é vasodilatadora, controla a atividade de linfócitos (efeito imunossupressor), tem efeito citoprotetor e é algigênica; PGF_{2a} é vasoconstritora e aumenta a permeabilidade vascular. As ciclopentenonas (PGJ_2) têm efeito anti-inflamatório.

Um grupo de prostaglandinas importantes são as ciclopentenonas ou PGJ_2 (15-desoxi-PGJ_2), que possuem efeito anti-inflamatório e cuja síntese se faz por desidratação de PGD_2. Outras ciclopentenonas (isoprostanos) formam-se por ação de radicais livres sobre o ácido araquidônico e também têm efeitos anti-inflamatórios e citoprotetores.

Existem duas isoformas de COX: uma constitutiva, de distribuição universal (COX-1), e outra induzível (COX-2), expressa em macrófagos e células endoteliais. COX-1 e COX-2 são inibidas pelos chamados anti-inflamatórios não esteroides (p. ex., ácido acetilsalicílico, indometacina). Como essas substâncias reduzem também a ação da COX-1, podem tornar-se danosas ao organismo, por diminuírem, por exemplo, a proteção de prostaglandinas na mucosa gástrica. Para contornar tal situação, hoje estão disponíveis inibidores específicos da COX-2.

Leucotrienos originam-se da ação de lipo-oxigenases (LO) sobre o ácido araquidônico (Figura 4.9). Leucotrienos são quimiotáticos potentes, aumentam a permeabilidade vascular, causam vasodilatação e contraem a musculatura lisa do intestino e dos brônquios.

As *lipoxinas* (LX) originam-se também do ácido araquidônico e são produzidas pela associação de duas células (síntese transcelular); essa via envolve duas lipoxigenações: pelas 15 e 5-lipoxigenases (LO-5 e LO-15) ou pelas 5 e 12-lipoxigenases (LO-5 e LO-12). Lipoxinas têm efeito anti-inflamatório e inibem a síntese de leucotrienos e PAF em fagócitos, inibindo também a aderência e a migração de leucócitos.

Ácidos graxos ômega-3, especialmente o ácido eicosapentaenoico (EPA) e o docosa-hexaenoico (DHEA), podem sofrer ação de ciclo- e de lipo-oxigenases e gerar mediadores

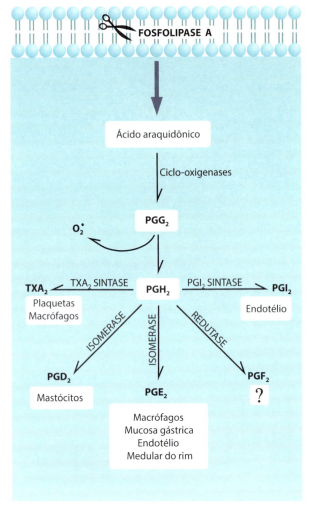

Figura 4.8 Síntese de prostaglandinas (PG).

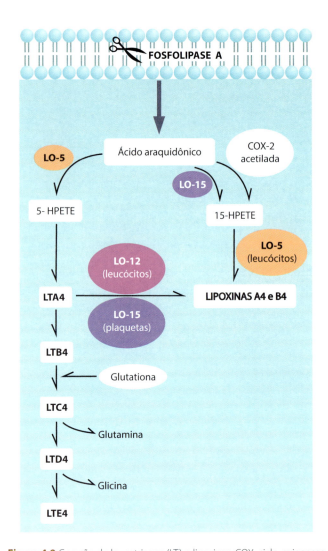

Figura 4.9 Geração de leucotrienos (LT) e lipoxinas. COX: ciclo-oxigenase; LO: lipo-oxigenase.

inflamatórios. Por ação de COX e LOX, o EPA forma prostaglandinas (PG_3) e leucotrienos (LT5) de pequeno efeito pró-inflamatório e pró-coagulante; sob ação de LOX 12 e 15 e de COX acetilada pelo ácido acetilsalicílico, pode gerar potentes anti-inflamatórios semelhantes às lipoxinas, denominados *resolvinas*. Tais compostos explicam o efeito anti-inflamatório dos ácidos graxos ômega-3.

O *fator ativador de plaquetas* (PAF) origina-se de uma lisolecitina da membrana citoplasmática. PAF pode ficar na célula que o gerou (plaquetas, leucócitos, mastócitos, endotélio etc.) ou ser excretado e atuar em outras células, especialmente na parede vascular. Além de atuar em plaquetas, PAF é vasodilatador arteriolar, aumenta a permeabilidade vascular e induz contração da musculatura lisa do intestino e dos brônquios.

A esfingomielinase atua sobre a *esfingomielina*, quebrando-a em ceramida e fosforilcolina. Ativação da esfingomielinase ocorre por estímulos diversos, como vitamina D2, IL-1β, TNF-α, radiações ionizantes e radicais livres. *Ceramida* atua como mensageiro intracelular que: (1) inibe a proliferação celular e estimula a diferenciação das células; (2) induz proteases, apoptose e necrose (ver Capítulo 5).

Aminas vasoativas

Histamina e serotonina são as principais aminas com papel na reação inflamatória. Histamina é encontrada sobretudo em mastócitos e, em menor quantidade, em plaquetas e basófilos.

A liberação de histamina se dá por agentes físicos (p. ex., frio, calor, traumatismos), pela ligação de anticorpos IgE na superfície celular (reações alérgicas; ver Capítulo 11), por componentes do complemento (C3a e C5a, anafilatoxinas), por neuropeptídeos (p. ex., substância P) ou por citocinas (p. ex., IL-1). Histamina causa dilatação arterial e aumenta a permeabilidade vascular, sendo o principal mediador da resposta inflamatória imediata.

Serotonina, que também causa vasodilatação e aumento da permeabilidade vascular, é encontrada em plaquetas e em algumas células neuroendócrinas do trato digestivo. Agregação plaquetária libera serotonina e histamina, o que explica em parte a associação entre coagulação sanguínea e inflamação.

Cininas

A calicreína atua no cininógeno de baixo peso molecular e origina *bradicinina* e *calidina*, ambas com ação vasodilatadora e de aumento da permeabilidade vascular, além de serem mediadoras da dor (efeito algigênico). A bradicinina ativa a fosfolipase C, induzindo a síntese e a liberação de prostaglandinas. A enzima conversora da angiotensina (ECA, abundante nos pulmões) inativa a bradicinina e a calidina (a enzima que inativa a bradicinina é a mesma que converte a angiotensina I em angiotensina II, que é vasoconstritora). A α_2-macroglobulina e a α_1-antitripsina são inibidores naturais de cininas.

Componentes do sistema complemento

Produtos gerados pela ativação do complemento têm ação importante na reação inflamatória. C3a e C5a (anafilatoxinas) estimulam a liberação de histamina por mastócitos. C5a é também quimiotático para neutrófilos, monócitos, eosinófilos e basófilos, além de estimular a lipo-oxigenase de leucócitos a produzir leucotrienos. C3a é opsonizador de bactérias, favorecendo a fagocitose destas.

Componentes do sistema de coagulação sanguínea e fibrinólise

O *fator Hageman* (fator XII) ativa a pré-calicreína em calicreína, a qual atua no cininógeno de baixo peso molecular e gera bradicinina, que é pró-inflamatória. A *trombina* estimula receptores celulares ativáveis por proteases (PAR), que leva a aumento de: (1) selectinas, citocinas e quimiocinas; (2) moléculas de adesão em células endoteliais; (3) prostaglandinas, por estimulação de COX-2; (4) síntese de PAF e NO. *Agregação plaquetária* libera serotonina e histamina, que são mediadores inflamatórios. Produtos gerados da degradação de fibrina (fibrinólise) aumentam a permeabilidade vascular e são pró-inflamatórios. A plasmina é capaz também de ativar o fator Hageman, amplificando as respostas. Por tudo isso, inflamação, coagulação sanguínea e fibrinólise encontram-se intimamente associadas.

Neuropeptídeos

A substância P tem ação pró-inflamatória (é vasodilatadora e aumenta a permeabilidade vascular), enquanto o CGRP (*calcitonin gene related peptide*) é anti-inflamatório, por inibir os efeitos vasculares da substância P e da histamina, além de induzir mastócitos a produzir IL-10.

A Figura 4.10 resume os principais mediadores de uma inflamação aguda, as suas origens e alguns de seus efeitos.

▸ Fenômenos ou momentos da inflamação

A reação inflamatória desenvolve-se em diversas etapas ou momentos, aqui denominados fenômenos da inflamação: (1) fenômenos irritativos, que correspondem à irritação pelo agente agressor, seguida da liberação de alarminas, do reconhecimento destas e da liberação de mediadores; (2)

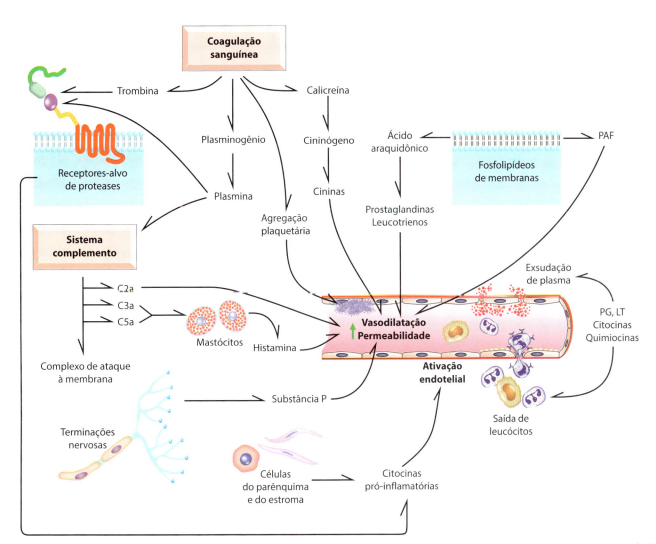

Figura 4.10 Associação entre coagulação sanguínea, sistema complemento e inflamação. Os principais mediadores da inflamação aguda originam-se de: (1) sistema proteolítico de contato (sistemas de coagulação sanguínea, fibrinólise, gerador de cininas e complemento); (2) lipídeos de membranas celulares; (3) células sentinelas (mastócitos e terminações nervosas); (4) células do parênquima e do estroma. Iniciado o processo, os leucócitos exsudados passam a ser a principal fonte de mediadores. LT: leucotrienos; PAF: fator ativador de plaquetas; PG: prostaglandinas.

fenômenos vasculares, caracterizados por modificações na microcirculação; (3) fenômenos exsudativos, com exsudação plasmática e celular; (4) fenômenos alterativos, que incluem lesões degenerativas e necróticas; (5) fenômenos resolutivos; (6) fenômenos reparativos, com regeneração ou cicatrização.

▪ Fenômenos irritativos

As *alarminas* (PAMP ou DAMP) atuam em vários receptores celulares, cuja ligação libera mediadores inflamatórios, que podem ser tanto pró- como anti-inflamatórios (Figura 4.11). Se a agressão gera mediadores anti-inflamatórios, a inflamação é suprimida logo no início (o organismo fica mais suscetível aos efeitos da agressão).

Alguns mediadores inflamatórios são mais universais. Frente a estímulos mecânicos ou térmicos, mastócitos liberam histamina, enquanto terminações nervosas liberam substância P e CGRP. Se a agressão causa hemorragia, há coagulação do sangue e geração de outros mediadores (plasmina e fragmentos de fibrina estimulam a síntese de cininas e de componentes do complemento). Células epiteliais ou mesenquimais respondem às alarminas com a produção de citocinas inflamatórias (TNF-α, IL-1 e IL-18). Os primeiros leucócitos exsudados passam a produzir mais citocinas, quimiocinas e mediadores lipídicos que amplificam o processo. À medida que a inflamação progride, são liberados mediadores anti-inflamatórios, a maioria produzida também por leucócitos.

As células do exsudato são as fontes mais importantes de mediadores pró- e anti-inflamatórios. Leucócitos exsudados interagem uns com os outros e com células epiteliais e endoteliais na produção de mediadores (síntese transcelular). Neutrófilos e macrófagos, por exemplo, interagem com plaquetas e células endoteliais ou epiteliais para produzir lipoxinas e resolvinas, mediadores anti-inflamatórios e pró-resolução.

Em resumo: (1) o fenômeno irritativo inicia a liberação de mediadores inflamatórios; (2) a inflamação se inicia e progride porque os mediadores pró-inflamatórios sobrepujam os mediadores anti-inflamatórios; (3) os leucócitos exsudados são as principais fontes de mediadores de progressão e de resolução da inflamação; (4) predominância de mediadores anti-inflamatórios

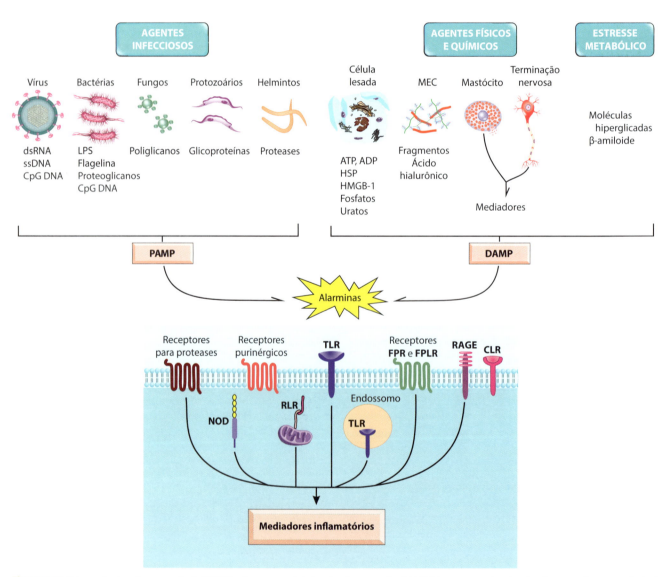

Figura 4.11 Origem de alarminas, a partir de PAMP (*pathogen associated molecular pattern*) e DAMP (*damage associated molecular pattern*), e seus principais receptores. AGE: *advanced glication end products*; FPR/FPLR: *formil peptide receptor/FP like receptors*; HSP: proteínas do choque térmico; LPS: lipopolissacarídeo; MEC: matriz extracelular; NOD: *nucleotide oligomerization containing receptor*; RAGE: *receptor for AGE*; RLR: *RIG like receptor* (RIG: *retinoic inducible gene*); TLR: *toll-like receptors*.

é importante na resolução do processo; (5) alguns mediadores de resolução participam também no processo de reparo.

- ## Fenômenos vasculares

As principais modificações na microcirculação são: (1) vasodilatação arteriolar, produzida inicialmente por histamina e substância P e mantida por prostaglandinas, leucotrienos e PAF. Em consequência, há aumento do fluxo de sangue, gerando hiperemia ativa e fluxo sanguíneo rápido; (2) as vênulas menores dilatam-se, mas as maiores sofrem pequena constrição, aumentando a pressão hidrostática na microcirculação. Ao lado disso, os mediadores aumentam a permeabilidade vascular, iniciando a saída de plasma para o interstício. Com isso, surge hemoconcentração local, e as hemácias tendem a empilhar-se e a formar aglomerados, tornando o sangue mais viscoso e a circulação mais lenta. Logo depois, a hiperemia ativa torna-se hiperemia passiva de fluxo lento. Por causa disso, ocorrem hipóxia e aumento da excreção de catabólitos, como ADP e H^+, o que intensifica a vasodilatação e a abertura de capilares, aumentando a hiperemia. Ativação endotelial por citocinas ou lesão endotelial por hipóxia ou por redução do fluxo sanguíneo favorece a formação de trombos na microcirculação, o que agrava o quadro. Os fenômenos vasculares são reconhecidos por hiperemia: vermelhidão inicial (hiperemia ativa), que progressivamente se torna mais escura (hiperemia passiva).

- ## Fenômenos exsudativos

Os fenômenos exsudativos consistem na saída de plasma e células dos vasos para o interstício (do latim *exsudare*, exsudar significa *passar através de*). A exsudação de leucócitos é o elemento morfológico mais característico das inflamações.

Exsudação plasmática

O exsudato líquido pode ser rico ou pobre em proteínas, e sua quantidade varia bastante. A saída de plasma resulta da formação de poros interendoteliais induzida por histamina, substância P, prostaglandinas e leucotrienos; em agressões mais graves, a exsudação é causada também por lesão direta no endotélio. A passagem de plasma através de poros nas células endoteliais e por aumento da transcitose também contribui para a exsudação plasmática.

As proteínas plasmáticas exsudadas aumentam a pressão oncótica intersticial, favorecendo a retenção de água fora dos vasos. Enzimas plasmáticas ativadas no interstício ou enzimas de células exsudadas atuam sobre a substância fundamental e quebram moléculas de proteoglicanos, aumentando a hidrofilia local. A circulação linfática torna-se sobrecarregada, e seus vasos, comprimidos pelo exsudato, não conseguem drenar todo o líquido extravasado. Tudo isso contribui para formar o *edema inflamatório*, que é geralmente rico em proteínas.

A exsudação plasmática é também um componente importante da imunidade inata: (1) possibilita a saída de anticorpos e de complemento, que tem ações inibidora, lítica e opsonizadora sobre microrganismos; (2) o fibrinogênio exsudado polimeriza-se e forma fibrina, que favorece a migração de leucócitos e representa uma barreira à invasão de microrganismos; (3) permite a saída de proteínas inibidoras de proteases (antiproteases) e removedoras de radicais livres, reduzindo o potencial lesivo da inflamação. A saída de plasma independe da exsudação celular: há inflamações com grande edema (exsudação plasmática) e pouco exsudato celular, e vice-versa.

Exsudação celular

O primeiro evento na exsudação celular é a *marginação leucocitária*, em que os leucócitos passam a ocupar a periferia do vaso (Figura 4.12). Em seguida, são capturados e aderem frouxamente ao endotélio, deslocando-se sobre a superfície endotelial (captura e rolamento); logo depois, são ativados, aderem firmemente ao endotélio e se espraiam (adesão e espraiamento); finalmente, migram através da parede de vênulas, passando entre as células endoteliais (migração ou diapedese, Figura 4.13).

A captura, o rolamento e a adesão de leucócitos são mediados por moléculas de adesão na superfície do endotélio e dos leucócitos. No endotélio, as moléculas de adesão são representados por: (a) moléculas da superfamília das imunoglobulinas (ICAM-1 e 2, VCAM-1, CD-31, JAM-3); (b) selectinas P e E; (c) resíduos de carboidratos em glicoproteínas do glicocálice (CD34, Mad-CAM, Gly-CAM). Os leucócitos possuem selectinas L e integrinas, além de glicoproteínas com resíduos de carboidratos (ESL-1, PSGL-1). No endotélio, ICAM-2, selectinas P e glicoproteínas são constitutivas, da mesma forma que selectinas L, integrinas e glicoproteínas em leucócitos. ICAM-1, VECAM, JAM-3 e selectina E são induzidas no endotélio por citocinas inflamatórias (IL-1, TNF-α, IFN-γ, IL-17 e IL-18)

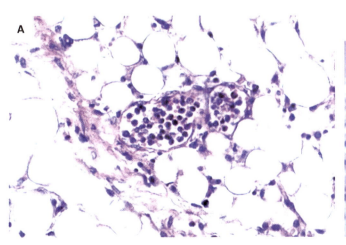
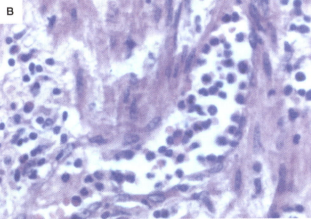

Figura 4.12 Leucocitose intravascular e marginação leucocitária em caso de inflamação aguda. **A.** Vênulas repletas de leucócitos em área de peritonite aguda. **B.** Leucocitose intravascular e marginação leucocitária em vênula da camada muscular em caso de apendicite aguda.

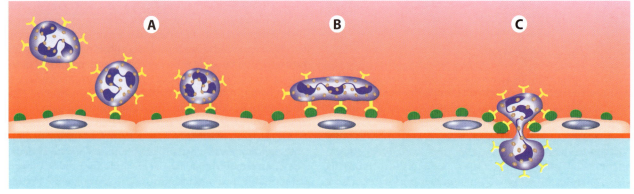

Figura 4.13 Fases da adesão de leucócitos ao endotélio e início de diapedese. **A.** Aderência inicial frouxa que permite o rolamento de leucócitos sobre o endotélio. **B.** Adesão mais forte, com espraiamento sobre a célula endotelial. **C.** Após adesão firme, inicia-se a diapedese.

Selectina P e ICAM-2 são responsáveis pela aderência frouxa que "segura" o leucócito próximo ao endotélio mas permite seu deslocamento (captura e rolamento). A selectina P liga-se a resíduos de carboidratos de leucócitos (grupos sialil Lewis X), enquanto a selectina L de leucócitos liga-se a resíduos de carboidratos do endotélio. Durante a adesão frouxa e o rolamento, o leucócito tem chance de entrar em contato com as quimiocinas que, liberadas na matriz extracelular, deslocaram-se até a superfície luminal do endotélio, onde ficam expostas. Se possui receptor para a quimiocina, o leucócito é ativado, reorienta o citoesqueleto e polariza as integrinas, que agora aderem firmemente às ICAM e VECAM do endotélio; por último, o leucócito forma pseudópodes em direção à parede vascular, iniciando a migração ou *diapedese*. Os pseudópodes penetram entre as células endoteliais, mas os leucócitos permanecem ligados ao endotélio. O leucócito atravessa o espaço interendotelial aderido às células endoteliais por meio da ligação de suas integrinas com as moléculas CD31 e JAM-3 do endotélio de modo semelhante a uma cremalheira; quando termina de atravessar a barreira endotelial, as CD31 e JAM vão se unindo atrás como um "zíper" que se fecha logo após a passagem do leucócito, conforme ilustra a Figura 4.14. Com isso, só os leucócitos saem do vaso, sem saída concomitante de plasma. No interstício, os leucócitos deslocam-se com facilidade porque aderem à fibrina exsudada, que serve como trilhos de orientação.

Na fase inicial da maioria das inflamações, os leucócitos predominantes são *polimorfonucleares neutrófilos* (PMN). A rapidez na mobilização é importante porque PMN têm grande capacidade de matar microrganismos por meio de produtos microbicidas e habilidade de produzir radicais livres. Embora muito eficazes na defesa, são potencialmente perigosos; por isso, não podem residir nos tecidos, sendo mantidos dentro dos vasos e na medula óssea. *Macrófagos* são fagócitos com menor poder microbicida imediato, podendo migrar e residir nos tecidos sem grande ameaça à integridade do organismo. Macrófagos e neutrófilos são fagócitos profissionais (fagocitam e matam microrganismos) e atuam em cooperação para garantir a defesa rápida contra patógenos invasores.

Macrófagos e *células dendríticas* residentes nos tecidos reconhecem rapidamente agressões e liberam moléculas que induzem o afluxo inicial de neutrófilos e de *monócitos patrulhadores*. Fora dos vasos, estes monócitos são ativados e liberam citocinas e quimiocinas que atraem PMN, que agora exsudam em grande quantidade. PMN exsudados liberam quimiocinas que atraem *monócitos clássicos* (*monócitos inflamatórios*). Monócitos clássicos ou inflamatórios são ativados para macrófagos M1, que são ativos em matar microrganismos. Monócitos inflamatórios passam a ser as células dominantes depois de 48 h. *Linfócitos*, *células NK* (*natural killer*) e *células linfoides da imunidade inata* também migram precocemente, mas em geral em pequeno número, razão pela qual não são facilmente notados no exsudato nas primeiras horas. Embora sejam células de vida muito curta, PMN e monócitos têm sua vida média aumentada por ação de citocinas (CSF-G e CSF-GM), que ativam vias antiapoptóticas. Nas inflamações crônicas, as células mais numerosas são mononucleares (macrófagos, linfócitos e plasmócitos).

O padrão do exsudato celular depende de dois fatores: (1) moléculas de adesão (em leucócitos e no endotélio); (2) receptores em leucócitos para o agente quimiotático que o endotélio expõe. As moléculas de adesão variam bastante e são um elemento importante na seleção do leucócito que deve migrar. O tipo de leucócitos que exsudam depende fundamentalmente de quimiocinas. Em inflamações causadas por ovos ou larvas de helmintos, há grande exsudação de eosinófilos, em virtude da produção de quimiocinas CC com efeito eosinotático. Em inflamações agudas virais, há exsudação precoce de grande quantidade de linfócitos T e células NK porque há indução de quimiocinas CXCL 9 e 10, para as quais essas células possuem receptores. A mudança progressiva do tipo de células do exsudato deve-se à modificação nos tipos de quimiocinas liberadas durante o processo.

A migração de leucócitos para fora dos vasos depende de substâncias quimiotáticas, que orientam o movimento de células até o foco inflamatório (quimiotaxia). As substâncias quimiotáticas podem ser *exógenas*, trazidas pelo próprio agente inflamatório, ou *endógenas*, geradas no foco inflamatório. Os quimiotáticos endógenos são produtos do complemento, substância P, leucotrienos, citocinas e, sobretudo, quimiocinas.

Células do exsudato inflamatório

Todos os tipos de leucócitos podem ser encontrados em uma inflamação (Figura 4.15 e 4.16). Em preparações de rotina, nem sempre é possível identificar cada tipo celular, sobretudo a diferenciação entre linfócitos e macrófagos, que são reconhecidos em conjunto como células mononucleadas. A imuno-histoquímica permite a identificação precisa dos leucócitos (Figura 4.17). Adiante, serão descritos os diferentes tipos de leucócitos.

Fagócitos são células capazes de matar microrganismos e de processar e apresentar antígenos. São de dois tipos: (1) fa-

Capítulo 4 | Inflamações

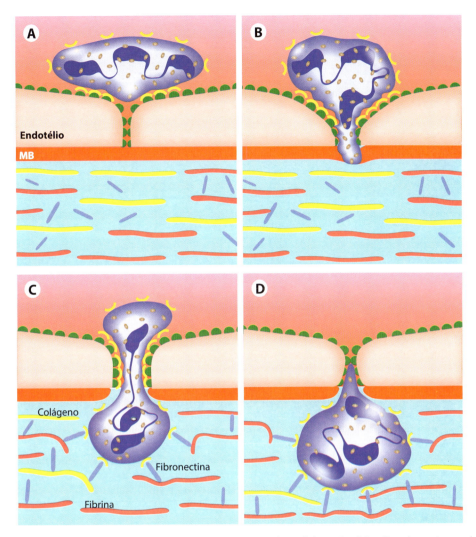

Figura 4.14 Detalhes sobre a diapedese. **A** a **C**. O leucócito atravessa o espaço entre duas células endoteliais utilizando um sistema de cremalheira formado por moléculas de adesão (integrinas no leucócito e ICAM no endotélio), que fecha o espaço interendotelial logo após a passagem do leucócito (**D**), impedindo o extravasamento de plasma. MB: membrana basal.

gócitos *polimorfonucleares* (por terem núcleo segmentado), representados por neutrófilos e eosinófilos; (2) fagócitos *mononucleares* ou macrófagos (Quadro 4.4). Alguns macrófagos têm nomes especiais: células de Kupffer (fígado), osteoclastos (tecido ósseo), micróglia (sistema nervoso) etc. As células dendríticas originam-se na medula óssea e migram para os tecidos nas primeiras fases da inflamação, onde promovem endocitose, processamento e apresentação de antígenos.

▶ *Macrófagos | Sistema fagocitário mononuclear (SFM)*

O SFM é formado por macrófagos livres e fixos em tecidos, os quais têm as seguintes propriedades: (1) são células de núcleo único e reniforme; (2) são ricos em lisossomos,

Figura 4.15 Inflamação com abundante exsudato de neutrófilos (N) e fibrina (F) na serosa do apêndice cecal. Observar o núcleo segmentado dos neutrófilos e o núcleo ligeiramente reniforme de um macrófago (MΦ).

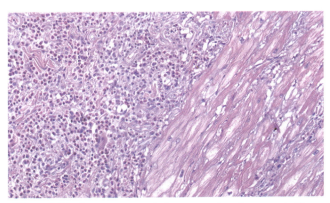

Figura 4.16 Inflamação no miocárdio com exsudato rico em eosinófilos.

61

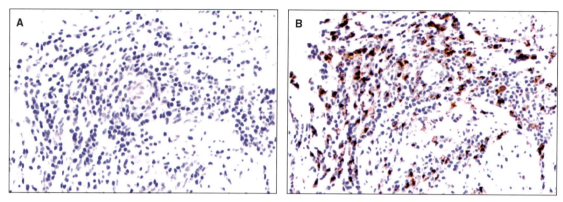

Figura 4.17 A. Ganglionite no plexo mioentérico do esôfago na doença de Chagas crônica. Inflamação com exsudato predominantemente de mononucleares. Nessa coloração (hematoxilina e eosina), não é possível diferenciar os diferentes tipos de leucócitos mononucleados. **B.** Imuno-histoquímica do mesmo local mostrando macrófagos marcados pelo anticorpo monoclonal anti-CD68. (Cortesia da Profª Elenice Moreira Lemos, CCS, UFES, Vitória-ES.)

mitocôndrias e retículo endoplasmático granular; têm atividade de peroxidase em grânulos azurófilos e de esterase difusa no citoplasma; (3) *in vitro*, aderem ao vidro, propriedade muito utilizada para obter populações puras dessas células; (4) fagocitam intensamente; (5) possuem marcadores na membrana que possibilitam sua identificação imuno-histoquímica (CD68, CD14); (6) possuem moléculas MHC II, importantes na apresentação de antígenos a linfócitos T.

Estimulados por citocinas pró-inflamatórias, sobretudo IFN-γ, os macrófagos exsudados tornam-se ativados: aumentam o tamanho, o número de grânulos, a quantidade de retículo endoplasmático granular, a capacidade de se espraiar, de aderir ao vidro, de fagocitar, de pinocitar, de digerir, de liberar óxido nítrico e radicais derivados do O_2 e de secretar enzimas, especialmente metaloproteinases. A ativação também aumenta seu poder defensivo, como capacidade de fagocitar e de matar microrganismos e células cancerosas e de produzir citocinas pró-inflamatórias. Tais macrófagos são denominados *macrófagos ativados do tipo M1*. Durante a resolução da inflamação, os macrófagos exsudados sofrem ação de outras citocinas (IL-10, IL-13 e IL-21), corticosteroides, PGE_2, lipoxinas e resolvinas, que induzem a síntese de fatores envolvidos na resolução da inflamação e na remoção e no reparo dos tecidos lesados; são os *macrófagos ativados do tipo M2*, que produzem citocinas anti-inflamatórias, fatores de crescimento, quimiocinas e citocinas envolvidos nos mecanismos de reparo. Muitas neoplasias induzem ativação de macrófagos M2, o que torna a resposta inflamatória pouco eficaz na eliminação de células cancerosas. A Figura 4.18 mostra os ativadores de diferenciação de macrófagos M1 e M2 e as principais propriedades decorrentes da sua ativação.

Muitos agentes infecciosos são potentes ativadores de macrófagos M1: (1) bactérias e protozoários intracelulares (*Mycobacterium tuberculosis*, *Listeria monocytogenes*, *Trypanosoma cruzi*, *Toxoplasma gondii* etc.); (2) bactérias Gram-negativas ou produtos originados desses microrganismos, como lipopolissacarídeos; (3) fungos. Essa propriedade de microrganismos ativarem macrófagos tem sido usada no tratamento adjuvante do câncer, já que macrófagos M1 ativados matam células malignas.

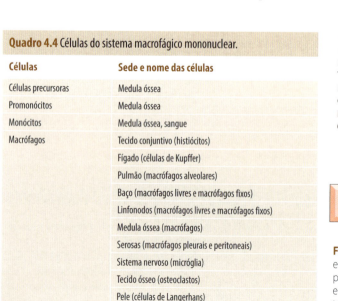

Quadro 4.4 Células do sistema macrofágico mononuclear.

Células	Sede e nome das células
Células precursoras	Medula óssea
Promonócitos	Medula óssea
Monócitos	Medula óssea, sangue
Macrófagos	Tecido conjuntivo (histiócitos)
	Fígado (células de Kupffer)
	Pulmão (macrófagos alveolares)
	Baço (macrófagos livres e macrófagos fixos)
	Linfonodos (macrófagos livres e macrófagos fixos)
	Medula óssea (macrófagos)
	Serosas (macrófagos pleurais e peritoneais)
	Sistema nervoso (micróglia)
	Tecido ósseo (osteoclastos)
	Pele (células de Langerhans)

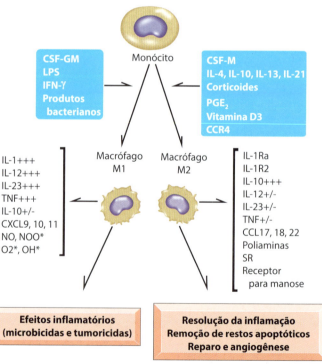

Figura 4.18 Modos de ativação de macrófagos em inflamações. À esquerda, estão indicados os ativadores de diferenciação de macrófagos M1 (macrófagos pró-inflamatórios), com os principais produtos por eles produzidos. À direita, encontram-se os ativadores de diferenciação de macrófagos M2 (anti-inflamatórios e pró-resolução), com seus principais produtos.

Os macrófagos são encontrados em todo o corpo, sendo mais numerosos em alguns órgãos, como fígado, baço e linfonodos. São também abundantes nos alvéolos, nas serosas e na lâmina própria de mucosas; existem ainda na epiderme e no tecido nervoso.

▶ *Células dendríticas*

Células dendríticas assemelham-se a monócitos, mas sua identificação no exsudato inflamatório é difícil. A capacidade fagocitária de células dendríticas é semelhante à de macrófagos, mas a atividade de proteases é menor, o que resulta em digestão apenas parcial de proteínas necessária para a geração de peptídeos para serem apresentados aos linfócitos. Células dendríticas processam antígenos e deslocam-se para o linfonodo regional ou para o baço, onde apresentam os epítopos aos linfócitos T.

▶ *Neutrófilos*

Os polimorfonucleares neutrófilos (PMN) possuem: (1) grânulos azurófilos, que contêm mieloperoxidase, elastase, lisozima e defensinas; (2) grânulos específicos, contendo gelatinase, lactoferrina, oxidase dependente de NADPH, oxidase e lisozima; (3) vesículas secretoras com integrinas e receptores diversos. PMN são muito importantes na fagocitose e na destruição de microrganismos, sobretudo bactérias. Indivíduos com número de neutrófilos circulantes abaixo de 1.000 células/mm^3 têm quadros graves de septicemia.

IL-1 e TNF-α estimulam a granulocitopoese na medula óssea. Mieloblastos originam mielócitos, que se diferenciam nas formas maduras. Na circulação, os PMN permanecem por cerca de 8 h, após o que migram aleatoriamente para os tecidos. Metade dos PMN na circulação fica aderida à parede vascular. Adrenalina, exercício físico e corticoides aumentam o número de PMN circulantes por removê-los da parede vascular; lipopolissacarídeos aumentam a adesividade dos PMN à parede dos vasos, por estimularem a expressão de moléculas de adesão ao endotélio.

Os PMN circulantes somam 3 a 5×10^3/mm^3 de sangue; a reserva medular de PMN é grande. Em infecções agudas, ocorrem mobilização rápida de células em maturação e seu lançamento na circulação ainda jovens, quadro conhecido como *desvio à esquerda*. Como são ricos em receptores para quimiocinas CXCL 1 a 8 e inúmeros quimiotáticos gerados a partir do complemento, da fibrinólise e de ácidos graxos, os PMN são as células mais numerosas na fase inicial de inflamações.

▶ *Eosinófilos*

Eosinófilos possuem: (1) grânulos específicos, eosinófilos, que mostram ao microscópio eletrônico um cristaloide; tais grânulos contêm: proteína básica principal, proteína catiônica de eosinófilo, peroxidase, neurotoxina, histaminase e algumas hidrolases ácidas; (2) grânulos pequenos contendo arilsulfatase B, fosfatase ácida, catalase, esterases inespecíficas e hexosaminidases. Os eosinófilos produzem ainda PAF e derivados do ácido araquidônico, especialmente leucotrieno C$_4$, PGE$_1$, PGE$_2$ e TXB$_2$. Os eosinófilos possuem vários receptores de superfície: (1) moléculas de adesão; (2) receptores para agentes quimiotáticos; (3) receptores para Fc de IgG, IgE, C4b e C3b.

Os eosinófilos são formados na medula óssea por estímulo de fatores de crescimento produzidos por linfócitos T estimulados por antígenos, sobretudo IL-3, IL-5 e CSF-GM. Formados na medula óssea (2 a 6 semanas de maturação), os eosinófilos são lançados na circulação, onde têm vida média de 6 a 8 h. Nos tecidos, sobrevivem vários dias. Para cada eosinófilo circulante, existem cerca de 300 na medula óssea e 100 a 300 nos tecidos (principalmente na mucosa gastrintestinal e na derme). Redução do número de eosinófilos circulantes é provocada por corticoides, por agonistas de receptores beta-adrenérgicos e por um fator eosinopênico produzido em focos de inflamação (o que explica em parte a eosinopenia em muitas infecções). A saída de eosinófilos dos vasos depende principalmente de quimiocinas do grupo CC, cuja produção é estimulada por IL-4, IL-5 e IL-13. Outros quimiotáticos são fator eosinotático da anafilaxia, oligopeptídeos eosinotáticos liberados por mastócitos, leucotrieno B4, PAF, IL-5 e IL-3, estas duas últimas produzidas por linfócitos T ativados por antígenos que induzem eosinofilia (p. ex., helmintos).

Os eosinófilos têm pequena atividade fagocitária, endocitam imunocomplexos, bactérias, fungos, micoplasmas e partículas inertes, mas são menos eficazes do que PMN na ingestão e no poder de matar microrganismos englobados. Eosinófilos realizam exocitose e fazem a explosão respiratória quando ativados; por isso, são muito eficientes para realizar ADCC (ver adiante).

Eosinófilos têm papel importante na defesa contra helmintos. Eosinófilos aderem a parasitos (esquistossômulos, larvas de triquinela, filária etc.) por meio de Fc de IgG ou de IgE dirigidas contra o parasito ou de componentes do complemento ativados na superfície do verme. Aderidos, os eosinófilos desgranulam sobre o parasito; proteína básica principal (MBP), proteínas catiônicas, neurotoxina e radicais de O_2 exercem poderoso efeito helmintocida. Em animais de laboratório, diminuição de eosinófilos circulantes por soro antieosinofílico reduz a resistência a helmintíases.

Como os eosinófilos lesam helmintos, matando-os, acredita-se que possam também lesar células do hospedeiro. A MBP lesa células epiteliais da traqueia em cultura e pode ser responsável, *in vivo*, pela lesão epitelial que ocorre na árvore respiratória de asmáticos. MBP é encontrada no fluido de bolhas do penfigoide bolhoso e em lesões da urticária crônica, podendo estar implicada na patogênese dessas doenças.

Em reações anafiláticas, há acúmulo de eosinófilos no local da reação e eosinofilia sistêmica. Em inflamações respiratórias alérgicas, os eosinófilos liberam leucotrienos C4 e D4, que são vasoconstritores e espasmogênicos para a musculatura lisa, e de MBP, que altera receptores muscarínicos de células musculares lisas, tornando-as hiper-reativas a outros estímulos.

Fagocitose

Endocitose é uma propriedade comum às células. *Pinocitose* significa captação de pequenas partículas ou macromoléculas; *fagocitose* é a ingestão de partículas maiores feita pela emissão de pseudópodes e pela formação de um fagossomo ou vacúolo fagocitário (Figura 4.19). A fagocitose é realizada nas fases descritas a seguir.

▶ *Aproximação*

Por quimiotaxia, os fagócitos aproximam-se de corpos estranhos.

▶ *Aderência (reconhecimento)*

A aderência do fagócito à partícula leva à ingestão desta. A aderência se dá por meio de receptores específicos ou inespecíficos que prendem moléculas da superfície das partículas. Entre os *receptores inespecíficos* estão: (1) receptores de remoção (SR = *scavenger receptors*). Os SR ligam-se a lipoproteína de baixa densidade oxidada, fosfolipídeos e poliglicanos ácidos, encontrados na superfície de microrganismos, células mortas e células apoptóticas; (2) TLR (*toll-like receptors*), descritos anteriormente (ver Figura 4.3), envolvidos na ativação de fagócitos por microrganismos. *Receptores específicos* são receptores para Fc de IgG e para componentes do complemento,

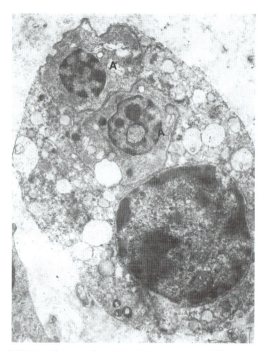

Figura 4.19 Macrófago que fagocitou dois amastigotos de *Trypanosoma cruzi* (*A*). (Cortesia do Prof. W. L. Tafuri, Belo Horizonte-MG.)

especialmente C3b, que favorecem a adesão e induzem a ingestão. Receptores para Fc de IgM favorecem a adesão, mas não desencadeiam a ingestão. A ingestão via receptores para Fc e C3b é seguida de explosão respiratória (ver adiante), razão pela qual o efeito microbicida é muito maior.

▸ **Englobamento**

A partícula é envolvida por lamelipódios até ser incluída dentro de um *vacúolo fagocitário* ou *fagossomo*. Durante a emissão de lamelipódios, os lisossomos aproximam-se do fagossomo ainda em formação e nele despejam seu conteúdo; como ainda não ocorreu o fechamento da vesícula do fagossomo, parte das enzimas pode escapar para o meio extracelular. Esse fato explica por que lesões teciduais são frequentes nos locais em que os fagócitos, em grande número, realizam fagocitose.

▸ **Desgranulação**

Fagossomo e lisossomos se fundem, formando o *fagolisossomo* ou *lisossomo secundário*. A fusão do lisossomo com o fagossomo pode ser inibida por produtos de microrganismos (o *M. tuberculosis* impede a fusão fagolisossômica e consegue sobreviver no interior de fagócitos).

▸ **Morte e digestão da partícula englobada**

Os fagócitos profissionais possuem mecanismos microbicidas capazes de matar microrganismos. Os mecanismos microbicidas mais importantes são: (1) radicais originados de O_2 durante a explosão respiratória; (2) proteínas microbicidas dos grânulos; (3) óxido nítrico. Tais ações microbicidas envolvem o fenômeno conhecido como explosão respiratória.

A *explosão respiratória* consiste em grande consumo de O_2, que é utilizado para gerar radicais livres e H_2O_2. A enzima que ativa o O_2 é uma oxidase dependente de NADPH (NOX) que catalisa a transformação de O_2 em superóxido ($^\bullet O_2$), gerando NADP. Por ação da superóxido dismutase (SOD), o $^\bullet O_2$ origina H_2O_2, que tem ação microbicida. No fagossomo, a H_2O_2 interage com o $^\bullet O_2$ e gera outros radicais livres ($^\bullet OH$) e serve como substrato para a mieloperoxidase, que oxida halogênios (cloro e iodo), produzindo derivados halogenados com forte poder microbicida. A ativação de NOX é amplificada porque o NADP estimula a glicólise pela via das pentoses, cuja enzima-chave é a glicose-6-fosfato-desidrogenase (G-6-PD). Excesso de H_2O_2 no citoplasma do fagócito é catabolisado pela catalase e por uma peroxidase dependente de glutationa também geradora de NADPH que favorece a ativação da NOX.

Os efeitos microbicidas da explosão respiratória dependem de: (1) superóxido, que promove a peroxidação de membranas de microrganismos; (2) H_2O_2, que pode matar bactérias diretamente na presença de ácido ascórbico; (3) H_2O_2 e mieloperoxidase (MPO). Presente nos grânulos azurófilos de PMN e macrófagos, a MPO catalisa a oxidação de um halogênio na presença de H_2O_2 e origina hipoclorito, que desnatura proteínas bacterianas e destrói o microrganismo. Essa reação gera *cloraminas*, que matam microrganismos e são capazes também de causar dano tecidual; (4) radicais hidroxila ($^\bullet OH$), gerados da reação da H_2O_2 com o $O_2^\bullet$ na presença de ferro, têm alto poder microbicida *in vitro*; (5) oxigênio ativado (oxigênio singlete). A explosão respiratória é muito importante como elemento defensivo. Crianças com deficiência de G-6-PD, de glutationa peroxidase ou de mieloperoxidase, por exemplo, são muito suscetíveis a infecções bacterianas.

Os grânulos de PMN e de macrófagos contêm várias proteínas com atividade microbicida direta: (1) lisozima, bacteriolítica; (2) lactoferrina, que tem ação microbicida (é encontrada em grande quantidade no colostro); (3) proteínas catiônicas microbicidas, com atividades fungicida e bactericida. O poder microbicida dessas proteínas relaciona-se com a capacidade que têm de alterar a permeabilidade da membrana do microrganismo; (4) defensinas e catelicidinas, peptídeos de baixo peso molecular que atuam sobre diferentes microrganismos, de modo semelhante às proteínas catiônicas microbicidas; (5) hidrolases ácidas (proteases, DNAses etc.) também têm ação microbicida, o que é favorecido pela redução do pH no fagolisossomo pelo bombeamento de prótons no citosol.

Os macrófagos geram ainda óxido nítrico (NO), que tem efeitos citotóxico e citostático sobre parasitos e sobre células normais e células cancerosas. O poder microbicida e citotóxico do NO depende de radicais livres por ele gerados e da inibição de enzimas da cadeia respiratória.

Além da explosão respiratória, os neutrófilos ativados são capazes de formar *armadilhas extracelulares* conhecidas como NET (*neutrophil extracelular traps*) após exocitose de componentes do núcleo (DNA e histonas) que formam a rede que aprisiona os microrganismos e de grânulos contendo as substâncias microbicidas que os matam. Os neutrófilos morrem por um tipo de morte celular chamado *netose* (diferente de apoptose).

Efeitos lesivos dos fagócitos

Os fagócitos podem também lesar tecidos. Durante a fagocitose, os fagócitos liberam hidrolases, como metaloproteinases e glicosidases, que lesam fibras colágenas, elásticas e glicosaminoglicanos da MEC. Radicais livres de O_2 podem escapar dos fagócitos e também lesar células vizinhas; juntamente com proteases, hipoclorito e cloraminas, produzem lesões teciduais, especialmente no interstício. Por tudo isso, em locais inflamados pode haver destruição celular ou tecidual. Em inflamações causadas por bactérias que liberam leucocidinas, a morte de grande quantidade de leucócitos produz necrose lítica do tecido, originando o *pus*.

As proteases liberadas de PMN são normalmente inibidas por antiproteases, sobretudo a α_1-antitripsina. Hipoclorito e cloraminas inibem antiproteases. Elastase cliva a α_2-macroglobulina, que é também inibidor de proteases. Colagenase e gelatinase são secretadas em forma inativa, sendo ativadas por hipoclorito e cloraminas. Desse modo, ao conjugarem os efeitos de radicais livres de O_2 com a atividade das proteases que liberam, os PMN são capazes de produzir graves lesões teciduais (Figura 4.20), como acontece no enfisema pulmonar.

▶ **Células citotóxicas naturais**

Células NK (NKC = *natural killer cells*) são uma variedade de linfócitos que têm efeito citotóxico natural, independentemente de sensibilização e ativação prévias. Morfologicamente, são grandes linfócitos granulares. As NKC têm atividade citotóxica contra células cancerosas e células infectadas por vírus ou parasitos intracelulares. O receptor NKR (*NK receptor*) é inativo se a célula NK reconhece o MHC I na célula na qual aderiu. Se a MHC I estiver alterada, não há inibição e o NKR dispara os mecanismos citotóxicos, mediante liberação do conteúdo dos grânulos citoplasmáticos. Células NK não têm efeito citotóxico em células normais por causa do receptor KIR (*killing inhibitor receptor*). KIR reconhece MHC I da célula-alvo e a ele se liga, inibindo o NKR e, assim, o efeito citotóxico. Células cancerosas são um alvo fácil das NKC porque não expressam MHC I, deixando livre a ação do NKR. Vírus e parasitos intracelulares podem inibir a expressão e/ou a síntese de MHC I, tornando as células infectadas sujeitas à ação de NKC. A citotoxicidade das NKC é semelhante à de linfócitos T citotóxicos, dependendo de perfurinas e granzimas existentes nos grânulos. As perfurinas se polimerizam sobre a membrana da célula-alvo e formam poros semelhantes aos originados na ativação do complemento, por onde a célula perde eletrólitos e por onde penetram as granzimas, induzindo apoptose.

▶ **Linfócitos**

Linfócitos da imunidade inata (ILC, *innate lymphoid cells*) migram precocemente na inflamação. Originados de precursores da medula óssea, não apresentam receptores para epítopos como os LT e LB, mas possuem receptores da imunidade inata, para PAMP e DAMP. Migram para os tecidos onde existem como linfócitos residentes. São importantes na imunidade inata porque, quando ativados, produzem citocinas que direcionam a resposta adaptativa, agindo como verdadeiros linfócitos auxiliares na imunidade inata. Um grupo produz IFN-γ (ILC1), outro produz IL-5, IL-9 e IL-13 (ILC2) e um terceiro produz IL-22, capaz de ativar a síntese de IL-17 (ILC3). Além dos ILC, *linfócitos T*, CD4+ ou CD8+, migram precocemente em número geralmente menor do que o de neutrófilos e monócitos, exceto em inflamações produzidas por vírus e por microrganismos intracelulares, nas quais são as células predominantes. Uma vez exsudados, os linfócitos T são ativados, proliferam e passam a produzir citocinas. Linfócitos T reguladores (LTreg, CD4+, CD25+ e CD8+) também migram para o foco inflamatório, onde atuam na resolução do processo. *Linfócitos B* também exsudam em inflamações, nas quais podem proliferar e diferenciar-se em plasmócitos, responsáveis pela produção de imunoglobulinas. Em inflamações crônicas, os linfócitos são as células predominantes. Os linfócitos B e T serão descritos detalhadamente no Capítulo 11.

▶ **Basófilos | Mastócitos | Plaquetas**

Os *basófilos* são pouco numerosos no sangue (0,1 a 1% dos leucócitos; 50 a 80/mm^3) e possuem grânulos elétron-densos. A desgranulação pode ser rápida, do tipo anafilático, ou lenta. Como são poucos na circulação, basófilos só se acumulam em tecidos quando recebem estímulos quimiotáticos de linfócitos Th2. Nos tecidos, os basófilos são de difícil observação nas preparações rotineiras. Em sítios de picada de carrapatos, o exsudato é rico em basófilos. Em inflamações alérgicas, como asma brônquica, rinite alérgica e dermatite atópica, e em inflamações produzidas por helmintos, há também grande exsudação de basófilos. Basófilos armazenam e liberam histamina e moduladores de linfócitos T CD4, que favorecem sua diferenciação em linfócitos Th2. Antígenos de helmintos e alergênios induzem migração de basófilos para os órgãos linfoides, onde estimulam e amplificam a resposta adaptativa do tipo Th2. Basófilos capturam antígenos drenados para linfonodos, processam-nos e os apresentam a linfócitos T CD4+, induzindo resposta do tipo Th2. Este pode ser um mecanismo na montagem da resposta imunitária contra helmintos.

Os *mastócitos* também exsudam em inflamações alérgicas e em inflamações induzidas por parasitos, ou seja, em inflamações associadas com a resposta imunitária adaptativa do tipo Th2.

As *plaquetas* são fonte de mediadores inflamatórios, que ficam armazenados em grânulos; sintetizam ainda TXA$_2$ e lipoxinas, estas últimas a partir de leucotrienos liberados por PMN e macrófagos aos quais aderiram (síntese transcelular). Em geral, as plaquetas ficam aderidas ao endotélio nas vênulas do tecido inflamado, onde encontram leucócitos com os quais cooperam na síntese de lipoxinas, importantes mediadores anti-inflamatórios.

▶ **Modificações das células do exsudato**

O exsudato celular modifica-se durante o processo inflamatório. Leucócitos são células de vida curta, mas em inflamações sobrevivem mais tempo. Linfócitos T ativados sofrem aumento do citoplasma. Linfócitos B ativados diferenciam-se em plasmócitos. Em algumas inflamações crônicas (p. ex., artrite reumatoide), os linfócitos B organizam-se em folículos linfoides, inclusive com centros germinativos; nas áreas interfoliculares encontram-se linfócitos T e plasmócitos. Em inflamações

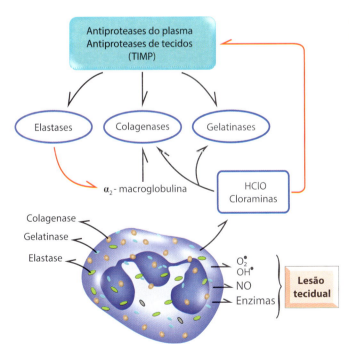

Figura 4.20 Potencial lesivo de neutrófilos. Além de gerar proteases, que clivam diversas proteínas celulares e teciduais, neutrófilos liberam hipoclorito e cloraminas, que inibem antiproteases existentes no plasma e em tecidos, aumentando a ação de diversas proteases. Elastase inibe a α$_2$-macroglobulina (com isso, bloqueia colagenases); desse modo, fica aumentada a disponibilidade destas. Exsudação de neutrófilos, portanto, muitas vezes associa-se à destruição tecidual. *Setas vermelhas* indicam inibição.

crônicas, portanto, o tecido linfoide tenta transferir-se para o sítio da agressão (o sistema linfoide organiza-se no exsudato para executar a resposta adaptativa no local da agressão).

Macrófagos também sofrem transformações. Se a inflamação é causada por corpos estranhos, os macrófagos se fundem e originam células gigantes multinucleadas. Em inflamações purulentas, os macrófagos que removem o pus apresentam-se vacuolizados e com aspecto espumoso pelo acúmulo de restos lipídicos de membranas nos fagolisossomos; às vezes, acumulam colesterol e seus ésteres, sendo chamados macrófagos xantomizados. Sob efeito de citocinas, especialmente TNF-α, IFN-γ e IL-6, macrófagos transformam-se em células epitelioides, que tendem a ficar justapostas, semelhantes a células epiteliais. Células epitelioides organizam-se em torno de partículas, imunogênicas ou não. A organização de macrófagos, a sua transformação epitelioide e a formação de células gigantes formam um *granuloma* (ver adiante).

- **Fenômenos alterativos**

Degenerações e necrose são causados por ação direta ou indireta do agente inflamatório. Algumas vezes, são o efeito imediato do agente agressor, como ocorre na agressão no esôfago pela soda cáustica: o agente tóxico causa necrose imediata na parede do órgão, a partir da qual surgem alarminas que induzem os mediadores dos fenômenos vasculares e exsudativos. Na maioria dos casos, no entanto, degenerações e/ou necrose em inflamações resultam de produtos das células do exsudato, de trombose na microcirculação ou de fenômenos imunitários. Em algumas inflamações, necrose é componente frequente e muito importante na doença (p. ex., tuberculose).

- **Fenômenos resolutivos | Mecanismos anti-inflamatórios naturais**

Na evolução de uma inflamação, muitos mecanismos anti-inflamatórios entram em ação, neutralizam o efeito dos fatores pró-inflamatórios e promovem a resolução do processo. Mecanismos anti-inflamatórios são conhecidos há muito tempo. Em um animal no qual se produz inflamação estéril em uma pata (p. ex., talco estéril), ocorre, nas 24 h subsequentes, inibição parcial da inflamação se o talco é injetado na pata contralateral. Foi a partir de experimentos desse tipo que, analisando-se o sangue de veias de drenagem de áreas inflamadas, demonstrou-se a existência de substâncias anti-inflamatórias no plasma.

Os fenômenos de resolução começam já na fase inicial da inflamação e deles depende sua progressão, com cura ou cronificação. O tempo de cura de inflamações agudas, que se instalam e terminam em até 12 semanas, relaciona-se com a eficácia dos processos de eliminação da causa e dos mecanismos de resolução. Inflamações crônicas, caracterizadas por duração acima de 12 semanas, evoluem por muito tempo porque os mecanismos de eliminação da causa fracassam ou porque surgem fenômenos de autoagressão imunitária; ou seja, os mecanismos de resolução são ineficientes. Uma inflamação crônica, principalmente de natureza infecciosa, não se cura porque: (1) os mecanismos pró-inflamatórios estão parcialmente inibidos pelos mecanismos anti-inflamatórios, diminuindo a eficácia na eliminação do agente; (2) os mecanismos anti-inflamatórios estão ineficientes, permitindo ação exagerada dos mediadores pró-inflamatórios, o que favorece a eliminação do agressor, mas também aumenta a probabilidade de autoagressão imunitária. Falha nos mecanismos anti-inflamatórios naturais está na origem de doenças por autoagressão (Capítulo 11). Os mecanismos de resolução de inflamações podem ser locais ou sistêmicos.

Mecanismos locais de resolução de inflamações

Vários são os mecanismos locais de resolução da inflamação.

▶ **Mudança em receptores para mediadores inflamatórios**

Nas fases iniciais da inflamação, alguns mediadores pró-inflamatórios induzem, nos leucócitos e nas células residentes, mudança na expressão de seus receptores (p. ex., receptores de histamina). Com isso, ocorrem redução de mediadores pró-inflamatórios e inibição da adesão celular e da quimiotaxia. No caso, a histamina passa a ter efeito anti-inflamatório ao atuar em receptores H_2 em leucócitos (inibe a migração) e em mastócitos (reduz a liberação de histamina). Aumento na expressão de receptores anti-inflamatórios acompanha-se da redução na expressão de receptores para moléculas pró-inflamatórias.

▶ **Mediadores anti-inflamatórios**

Ácidos graxos geram mediadores tanto pró- como anti-inflamatórios. Prostaglandinas e leucotrienos são produzidos e liberados em grande quantidade nas fases iniciais da inflamação, com efeitos pró-inflamatórios. No entanto, PGE_2 aumenta a expressão das lipo-oxigenases 12 e 15, importantes na síntese de *lipoxinas* e de *resolvinas*, que são anti-inflamatórias. A mudança no perfil de utilização de ácidos graxos poli-insaturados em inflamações modifica a síntese de mediadores pró- e anti-inflamatórios. Ácidos graxos ômega-6 (ácido araquidônico, AA), mais consumidos nas fases iniciais da inflamação, geram prostaglandinas e leucotrienos, pró-inflamatórios. Já os ácidos graxos ômega-3 (eicosapentaenoico = EPA, e docosa-hexaenoico = DHA), geradores de resolvinas e neuroprotetinas, são mais utilizados nas fases tardias, quando a inflamação está se resolvendo.

A síntese de *lipoxinas* é transcelular, envolvendo neutrófilos, macrófagos, endotélio, plaquetas e células epiteliais. Plaquetas aderidas a leucócitos ainda nos vasos sintetizam lipoxinas a partir de leucotrienos produzidos em neutrófilos. Neutrófilos exsudados em contato com células epiteliais sintetizam lipoxinas a partir do ácido 15-hidroxiperoxidotetraenoico. Atuando em receptores na membrana citoplasmática, lipoxinas inibem a quimiotaxia de neutrófilos e eosinófilos, reduzem a síntese de CXCL8, a liberação de histamina, a produção de TNF-α e a atividade de seus receptores, favorecem a migração de monócitos e a sua diferenciação em macrófagos M2 e estimulam a produção de TGF-β em macrófagos. Em células endoteliais e macrófagos, as lipoxinas induzem a hemioxigenase 1, enzima que degrada o heme e libera ferro, monóxido de carbono, bilirrubina e biliverdina; estas removem radicais livres, reduzindo seus efeitos lesivos (efeito citoprotetor de lipoxinas).

As *resolvinas* (Rv) são tri ou di-hidróxidos derivados do EPA e do DHA. Sua síntese é também transcelular (células endoteliais ou epiteliais e neutrófilos ou macrófagos). As resolvinas inibem a captura e a adesão de leucócitos; além disso, favorecem a sobrevivência e reduzem a apoptose de células agredidas.

Protetinas e *neuroprotetinas* são produzidas a partir do DHA no sistema nervoso por interação da micróglia e neurônios ou por macrófagos em cooperação com células endoteliais ou epiteliais. Além do efeito anti-inflamatório semelhante ao de resolvinas, as protetinas têm ação neuroprotetora.

As PGJ_2 inibem a captura e a diapedese de fagócitos, reduzem a síntese de NO e induzem a síntese de hemioxigenase 1, que aumenta a produção de bilirrubina e biliverdina (removedoras de radicais livres).

Armazenada em neutrófilos e macrófagos, *anexina* é liberada após exsudação e ativação dessas células. A anexina inibe a migração e induz a apoptose de neutrófilos.

▸ *Ação de neutrófilos, macrófagos e linfócitos na resolução da inflamação*

Os neutrófilos são células importantes para iniciar o processo de resolução: antes de entrar em apoptose e durante esse processo, liberam produtos que inibem a migração de macrófagos inflamatórios e favorecem a migração de monócitos que se diferenciam em macrófagos pró-resolução. Tal diferenciação é aumentada por PGE_2, lipoxinas e resolvinas, que reduzem a expressão de receptores para citocinas pró-inflamatórias e aumentam a de receptores para citocinas anti-inflamatórias, originando macrófagos com capacidade de fagocitar sobretudo corpos apoptóticos de células do exsudato que sofreram apoptose; estes são os macrófagos M2. Ao contrário dos M1, M2 produzem TGF-β e IL-10, que inibem a atividade pró-inflamatória de linfócitos T e de macrófagos M1, reduzindo a síntese de mediadores pró-inflamatórios; além disso, liberam o inibidor do receptor de IL-1 e aumentam a expressão de um receptor falso para IL-1 (IL-1R2), que não transduz o sinal e remove a citocina do ambiente, reduzindo seus efeitos. Linfócitos T CD4+ podem diferenciar-se em linfócitos supressores ou reguladores, os quais produzem citocinas anti-inflamatórias (TGF-β e IL-10).

Mecanismos sistêmicos de resolução de inflamações

A resposta sistêmica a uma agressão tem componentes aferente e eferente, tanto nervoso como humoral. Estimulação de terminações nervosas aferentes por certos mediadores (p. ex., bradicinina, PGE_2 e substância P) geram estímulos para o sistema nervoso central, onde provocam sensação de dor e geram estímulos eferentes antiálgicos, especialmente endorfinas, que também têm efeito anti-inflamatório.

IL-1, TNF-α, IL-6 e IFN-γ, embora com ação pró-inflamatória por seus efeitos locais, são as substâncias que induzem as principais respostas anti-inflamatórias sistêmicas. No fígado, induzem a síntese de proteínas de fase aguda (antiproteases, ceruloplasmina e proteína C reativa), que atuam na resolução de inflamações. As antiproteases inibem os sistemas proteolíticos e reduzem a geração de mediadores originados da coagulação sanguínea, fibrinólise, complemento e sistema gerador de cininas. A ceruloplasmina é antioxidante (captura cobre), reduzindo a ação lesiva de radicais livres. A proteína C reativa inibe a ativação de linfócitos. No entanto e como será descrito adiante, a reação de fase aguda contribui com muitas proteínas que favorecem a geração de mediadores inflamatórios.

No sistema nervoso central, citocinas induzem febre, perda de apetite e mudanças no humor e ativam núcleos hipotalâmicos que induzem respostas eferentes nervosa (nervos simpáticos e parassimpáticos) e humoral (via ACTH, que estimula a cortical da suprarrenal a produzir glicocorticoides). Glicocorticoides atuam na resolução de inflamações: (1) diminuem a permeabilidade vascular, a quimiotaxia e a ativação de fagócitos e de linfócitos T CD4+; (2) reduzem a síntese de matriz extracelular. Melanocortinas, MSH, endorfinas e ACTH também têm efeitos anti-inflamatórios.

O sistema nervoso autônomo é importante modulador na resolução de inflamações. A noradrenalina, em receptores beta, tem efeitos anti-inflamatórios por reduzir a síntese de citocinas pró-inflamatórias e a atividade fagocitária; em receptores alfa, ativa macrófagos a produzir citocinas pró-inflamatórias. A acetilcolina tem ação anti-inflamatória, pois inibe a síntese do TNF-α em macrófagos e a liberação da proteína HMGB-1 (*high mobility group B*).

• Fenômenos reparativos

Inflamação pode causar degenerações e necrose, que são reparadas por regeneração ou por cicatrização (Capítulo 8). Quimiocinas, citocinas e fatores de crescimento liberados sobretudo por leucócitos orquestram os fenômenos de reparação, em paralelo com os fenômenos resolutivos, de tal modo que a resolução e a reparação se processem de maneira simultânea e coordenada.

• Resposta inflamatória sistêmica

A reação inflamatória foi vista como um processo localizado. Em alguns casos, contudo, a inflamação adquire caráter generalizado e afeta diversos órgãos, especialmente pulmões, fígado, rins e coração, levando a sua insuficiência funcional.

Os efeitos de uma inflamação em todo o organismo devem-se à disseminação do agente inflamatório ou geração de PAMP e DAMP (alarminas) produzidos no local agredido. Por isso mesmo, agentes infecciosos que se disseminam por via sanguínea são os principais causadores de respostas inflamatórias sistêmicas. Além dessa situação, outras agressões (p. ex., traumatismos graves, queimaduras extensas, pancreatite necro-hemorrágica etc.) também geram grande quantidade de alarminas. Nos dois casos, o processo tem características semelhantes e recebe a denominação *síndrome da resposta inflamatória sistêmica* (SIRS, de *systemic inflammatory response syndrome*).

A SIRS pode ser causada por microrganismos (sobretudo bactérias) e por agentes físicos ou químicos. O American College of Physicians e a Society for Critical Care Medicine dos EUA propuseram algumas definições úteis na prática de saúde. *Bacteriemia* significa a presença de bactérias viáveis no sangue circulante; *síndrome da resposta inflamatória sistêmica* (SIRS) é definida pela existência de duas das seguintes manifestações: (a) hipertermia (> 38°C) ou hipotermia (< 36°C); (b) frequência cardíaca > 90 bpm; (c) frequência respiratória > 20 movimentos/min ou $paCO_2$ < 32 torr; (d) leucócitos > 12.000 ou < 4.000/mm^3; *sepse* é a associação de SIRS com uma infecção (não é necessário demonstrar a infecção, mas é indispensável definir o foco infeccioso que iniciou o processo); *sepse grave* é a SIRS de qualquer natureza associada a sinais de hipoperfusão (acidose, oligúria ou alteração aguda do estado mental); *choque séptico* é a sepse grave associada a hipotensão (PA sistólica < 90 mmHg ou redução de 40 mmHg na pressão sistólica de base ou PA média < 60 mmHg ou 80 mmHg em hipertensos) e à falência de múltiplos órgãos.

▸ *Patogênese*

A agressão inicial por microrganismos ou por agentes físicos ou químicos libera alarminas. Bactérias carregam PAMP; traumatismos graves, queimadura extensa ou digestão enzimática de tecidos liberam DAMP. Alarminas ligam-se a receptores celulares, como TLR; muitas também ativam o sistema proteolítico de contato, liberando mediadores inflamatórios. Com isso, são ativados múltiplos sistemas capazes de produzir mediadores pró-inflamatórios, de forma generalizada. Em resposta, surge ativação sistêmica de células endoteliais, aumentando sua adesividade e a capacidade de capturar leucócitos. No início, não há exsudação celular; mais tarde, encontra-se pequeno número de neutrófilos e macrófagos em diversos órgãos. Ocorrem também vasodilatação, aumento da permeabilidade vascular e tendência a edema generalizado. A vasodilatação sistêmica reduz a perfusão tecidual e causa hipóxia, iniciando lesões degenerativas e necróticas em diversos órgãos, o que contribui progressivamente para sepse grave (hipoperfusão) e choque (hipotensão e falência de múltiplos órgãos) (ver Figura 9.35). Tais lesões são agravadas pela produção de radicais livres e pela liberação de enzimas por fagócitos aderidos ao endotélio, sobretudo nos pulmões, no fígado, nos rins e no sistema nervoso central. Em consequência, surgem acidose (aumento do ácido lático por incremento da glicólise anaeróbica), oligúria e alterações no estado de consciência. TNF-α, IL-1 e componentes do complemento causam vasodilatação, abertura de capilares e insuficiência contrátil do miocárdio, que também contribuem para o estado de choque. Nos pulmões, os neutrófilos acumulam-se nos capilares e nas vênulas; liberam elastase, que lesa os septos alveolares; por aumento da permeabilidade, há edema intenso e deposição de material hialino na parede alveolar (membranas hialinas), o que compromete ainda mais a hematose e agrava a hipóxia iniciada pela hipoperfusão. Tal quadro é conhecido como *dano alveolar difuso* (DAD), que é o substrato morfológico da chamada *síndrome da angústia* (ou *desconforto*) *respiratória aguda* (SARA). Há também ativação do sistema de coagulação sanguínea, o que pode levar a coagulação intravascular disseminada e coagulopatia de consumo.

Na SIRS também há síntese de mediadores anti-inflamatórios, que tentam reduzir os efeitos da inflamação sistêmica. TGF-β, IL-10, IL-4 e corticoides endógenos, opioides, lipocortinas e certos metabólitos (p. ex., ADP e adenosina) conduzem a um estado de imunossupressão, com drástica redução da resposta imunitária. Por isso, choque séptico por agentes não microbianos muitas vezes acaba se complicando com infecções resultantes da invasão de microrganismos da microbiota ou adquiridos no ambiente hospitalar.

A SIRS e sua evolução para sepse grave e choque séptico dependem não só da agressão como também da resposta do organismo. Fatores genéticos são importantes nas variações individuais da resposta a traumatismos e a infecções graves. Polimorfismos em genes de TLR e de citocinas pró-inflamatórias e anti-inflamatórias associam-se a prognósticos diferentes na sepse grave e no choque séptico.

▶ *Resposta inflamatória sistêmica crônica*

Admite-se que doenças degenerativas crônicas, como aterosclerose, diabetes melito do tipo 2, osteoartrose e doenças neurodegenerativas acompanham-se ou são precedidas de um estado inflamatório crônico sistêmico. A persistência dessa resposta inflamatória crônica deve-se a: (1) aumento na produção de moléculas hiperglicadas (AGE) e de radicais livres; (2) dislipidemia, que favorece modificações na relação entre ácidos graxos pró- e anti-inflamatórios; (3) alterações na resposta do eixo hipotálamo-hipófise e do sistema nervoso autônomo após agressões. Indivíduos com perfil pró-inflamatório, definido por maior número de leucócitos circulantes e níveis elevados de proteína C reativa, teriam maior risco para aterosclerose e hipertensão arterial. Pessoas obesas e/ou com dislipidemia teriam perfil semelhante, expresso pela produção aumentada de citocinas pró-inflamatórias no tecido adiposo visceral. No entanto, faltam elementos para que se possam estabelecer com segurança a conceituação e os mecanismos de instalação e de progressão do que se denomina *resposta inflamatória crônica sistêmica* e sua relação com doenças crônicas degenerativas. Na obesidade e na aterosclerose, esse estado inflamatório crônico é mais conhecido; na doença de Alzheimer, na doença de Parkinson e no diabetes melito do tipo 2, as evidências são tênues.

▪ Modelos experimentais de inflamação

Inflamação experimental pode ser induzida por vários procedimentos, em geral por agentes simples (calor, irritantes químicos, produtos de microrganismos, corpos inertes estéreis, agentes imunogênicos etc.).

▶ **Inflamação por calor ou por irritante químico.** Com injeção de carragenina na pata, pode-se avaliar o edema inflamatório, o qual pode ser quantificado em diferentes tempos após o início do processo. Como a artéria e a veia femorais podem ser facilmente canuladas, há possibilidade não só de inocular substâncias diretamente, como também de coletar sangue venoso para avaliação dos mediadores liberados. O estudo histológico da pata fornece dados sobre o exsudato e outras alterações morfológicas.

▶ **Inflamação por irritante químico em cavidade natural ou artificialmente produzida.** A introdução de uma substância irritante na cavidade pleural ou peritoneal permite que se estude qualitativa e quantitativamente o exsudato líquido e celular, o qual pode ser coletado diretamente da cavidade. Uma variante é a introdução do agente irritante (p. ex., terebintina) em cavidade formada após injeção repetida de ar no tecido subcutâneo de ratos. Esse modelo permite o estudo *in vivo* do fenômeno de quimiotaxia de leucócitos e a coleta do exsudato para avaliações quantitativas e qualitativas das moléculas envolvidas.

▶ **Inflamação por agente inerte.** O agente (p. ex., bloco de parafina ou talco esterilizado) é introduzido por injeção intradérmica ou subcutânea. Trata-se de um bom modelo para estudo do exsudato celular, pois sofre pouca interferência da resposta imunitária adaptativa, já que a parafina e o talco não são imunogênicos.

▶ **Inflamação por lamínulas de vidro.** Consiste na implantação de lamínulas de vidro no subcutâneo de camundongos. O método é excelente para se estudar a inflamação crônica granulomatosa, já que os macrófagos aderem à lamínula, a qual permite análise direta do exsudato. As lamínulas podem ainda ser colocadas em meio de cultura, e os produtos secretados pelas células do exsudato facilmente isolados, identificados e quantificados.

▶ **Inflamação por estruturas embebidas com substâncias químicas.** Em geral, usam-se esponjas ou filtros de nitrocelulose embebidos com a substância que se quer estudar. Podem ser testados vários produtos, como os que induzem quimiotaxia de leucócitos ou os que provocam proliferação fibroblástica ou endotelial. Podem ser usadas também partículas de sephadex, que se embebem da substância e a eliminam lentamente, induzindo reação em torno da partícula.

▶ **Inflamação granulomatosa por injeção intravenosa de partículas.** Podem ser empregadas partículas de sephadex ou similares embebidas em substâncias imunogênicas ou não imunogênicas, ou ainda a injeção de componentes biológicos, como ovos de *Schistosoma mansoni*. Nesses casos, forma-se um granuloma cujo desenvolvimento pode ser acompanhado e modulado pela introdução de fatores ativadores ou inibidores da resposta imunitária.

▶ **Inflamação por mecanismo autoimunitário.** Trata-se de modelo com grande interesse prático, pois várias doenças inflamatórias resultam de autoagressão imunitária. Muito utilizados são os modelos de artrite reumatoide por adjuvante e de encefalite alérgica experimental em ratos. A primeira é produzida por inoculação do adjuvante completo de Freund na pata de ratos; 2 semanas depois, aparece reação inflamatória em algumas articulações. A encefalite alérgica experimental é induzida por injeção subcutânea da proteína básica da mielina com adjuvante de Freund. A partir da segunda semana, o animal desenvolve lesões inflamatórias no sistema nervoso central acompanhadas de paresias e paralisias.

▶ **Inflamação por agentes infecciosos.** Esses modelos são bastante interessantes, mas muito mais complicados devido à inter-relação complexa que existe entre o parasito e o hospedeiro. Podem ser empregados bactérias, fungos, vírus, protozoários ou outros microrganismos. Nos modelos de doenças infecciosas e em vários outros descritos anteriormente, o animal pode ser sensibilizado previamente com antígenos apropriados, o que possibilita avaliar a influência de inúmeros fatores.

Vários componentes da inflamação podem ser compreendidos nesses e em outros modelos experimentais. A *permeabilidade vascular* é estudada mediante a injeção de certos corantes, como o azul de tripano. Este se liga à albumina e normalmente não atravessa a parede capilar, só o fazendo se a permeabilidade vascular estiver aumentada. O aumento da permeabilidade é denunciado pela presença do corante extravasado. Mais precisas são as observações sobre a permeabilidade quando se utiliza albumina marcada com ^{131}I, que pode ser rastreada no interstício por medida da irradiação emitida pelo isótopo. Para marcar o local da microcirculação em que ocorre o aumento de permeabilidade, usam-se partículas que migram entre as células endoteliais, mas que ficam retidas na membrana basal. É o caso do carvão coloidal ou do azul de Monastral. Os vasos em que as partículas são retidas ficam facilmente visíveis em preparações integrais do órgão após diafanização. O estudo dos vasos ao microscópio eletrônico mostra com detalhes os pontos de saída dessas partículas.

A *neoformação vascular* pode ser estudada pela implantação no subcutâneo de um disco de nitrocelulose embebido em um agente angiogênico. Os vasos neoformados crescem de modo centrípeto em relação ao estímulo.

Alguns aspectos da inflamação podem ser avaliados *in vitro*. A *quimiotaxia* de leucócitos pode ser estudada em câmaras especiais com dois compartimentos separados por um filtro de nitrocelulose contendo poros suficientes para deixar passar apenas leucócitos com movimentos ativos. Os leucócitos são colocados no compartimento superior, em meio de cultura, e a substância que se admite ser quimiotática, no compartimento inferior. Após incubação por certo período, conta-se o número de leucócitos no líquido da câmara inferior ou dos que estão penetrando nos poros do filtro. Estudo semelhante pode ser feito sobre lâminas cobertas com agarose (substância gelatinosa), na qual se fazem dois orifícios próximos um do outro. Em um coloca-se a suspensão de leucócitos e, no outro, a substância em estudo. Como esta se difunde na agarose, os leucócitos, sob influência do gradiente de concentração, deslocam-se em direção ao agente quimiotático (Figura 4.21).

Muito útil no estudo de inflamações granulomatosas é o procedimento de isolamento de granulomas induzidos em animais por ovos de *Schistosoma mansoni*, que depois são mantidos *in vitro*. Tais granulomas podem ser dissociados, e suas células, estudadas separadamente em cultura. Desse modo, é possível avaliar a participação de diferentes substâncias na formação dos granulomas e compreender melhor a sua patogênese.

Recursos tecnológicos mais avançados permitem melhor compreensão do processo inflamatório. A imuno-histoquí-

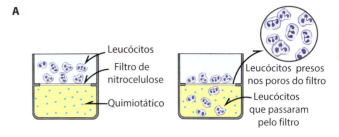

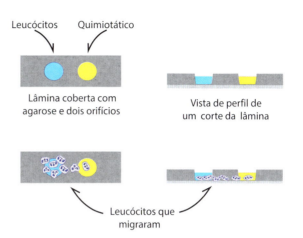

Figura 4.21 A. Representação esquemática de uma câmara para estudo da quimiotaxia de leucócitos. **B.** Esquema de avaliação de quimiotaxia em lâmina com camada de agarose.

mica possibilita estudo detalhado do fenótipo das células do exsudato, bem como a expressão de moléculas de adesão no endotélio e nos leucócitos. A capilaroscopia *in vivo* (observação de capilares em tecidos muito finos ou transparentes) possibilita a visualização do movimento de leucócitos na corrente circulatória, sua aderência ao endotélio e sua migração para o interstício. Por meio de procedimentos de biologia molecular, é possível conhecer a expressão de genes que codificam mediadores químicos, especialmente citocinas e quimiocinas.

A utilização de animais transgênicos ou animais com genes inativados (*knock out*) muito tem contribuído para o estudo da participação de diferentes moléculas no processo inflamatório. Nesses animais pode-se estudar com certa precisão a participação de uma citocina não produzida (animal *knock out*) ou produzida em excesso.

Outra abordagem promissora é o estudo de tecidos *in vitro*, em culturas tridimensionais, sobretudo para análise de células endoteliais. Nessas culturas, que simulam a parede de um vaso, é possível estudar em detalhes o comportamento do endotélio.

Estudos genômicos, feitos com *microarrays*, proteômicos, por meio de métodos eletroforéticos especiais com interpretação informatizada, e lipidômicos, mediante cromatografia gasosa associada a espectrometria de massas, muito têm contribuído para o aprofundamento dos conhecimentos sobre inflamação. O estudo dos componentes lipídicos no exsudato inflamatório possibilitou, por exemplo, a identificação de mediadores essenciais na resolução do processo inflamatório originados de ácidos graxos poli-insaturados.

Para dar uma visão abrangente dos aspectos morfológicos das inflamações, a seguir serão descritos os achados em inflamações experimentais, que são bastante superponíveis ao que acontece em condições espontâneas.

Aspectos morfológicos de inflamações experimentais

Será feita a descrição em quatro modelos: (1) inflamação aguda que evolui para cura; (2) inflamação granulomatosa produzida por elemento imunogênico; (3) inflamação granulomatosa induzida por partícula não imunogênica; (4) inflamação crônica experimental.

▶ **Inflamação causada pelo calor.** É uma inflamação aguda produzida na pele de ratos pelo contato com uma placa quente. É um modelo de fácil interpretação, pois o agente inflamatório é simples (calor) e sua intensidade e seu tempo de ação podem ser facilmente controlados. Logo após a retirada da placa aquecida, a pele está avermelhada, tumefeita (edemaciada), mais quente e dolorida. O aumento da temperatura é detectado com o auxílio de um termômetro eletrônico; a sensibilidade dolorosa é evidenciada pela reação do animal ao toque da área com um bastão. Algumas horas depois (6 a 8, dependendo da intensidade do calor), surgem bolhas na epiderme, seguidas de úlcera por destruição tecidual na superfície da pele. Nas 24 a 48 h seguintes, as bolhas tendem a regredir e a ulceração reduz de tamanho e desaparece. Em cerca de 4 dias, o processo está curado. Nesse modelo, portanto, podem ser documentados os sinais cardinais da inflamação (rubor, calor, dor e tumor) e alterações degenerativas e necróticas (bolhas e úlceras).

Microscopicamente, observam-se: (1) nos primeiros minutos, os vasos da derme estão dilatados e cheios de sangue. É a dilatação vascular responsável pelo aumento do fluxo sanguíneo (hiperemia ativa), causa do aspecto avermelhado (rubor) e do aumento da temperatura local (calor). Esses são os **fenômenos vasculares**; (2) dissociação das fibras colágenas da derme, especialmente na região perivascular. É o sinal morfológico da saída de líquido do leito vascular para o interstício (edema), que aumenta o volume do líquido tecidual e amplia a distância entre os componentes estruturados do interstício (tumor); (3) logo nos primeiros instantes, observa-se maior número de leucócitos nos vasos, que passam a ocupar a margem dos mesmos, junto ao endotélio; são a leucocitose local e a marginação leucocitária; (4) depois de cerca de 4 horas, os leucócitos estão aderidos à parede das vênulas e muitos outros encontram-se fora dos vasos, indicando o início da exsudação celular. No princípio, predominam polimorfonucleares neutrófilos (PMN), mas progressivamente aumenta o número de monócitos que saem dos vasos e se transformam em macrófagos. O edema e o exsudato celular representam os **fenômenos exsudativos**; (5) desde o início, a epiderme mostra degeneração hidrópica e necrose de suas células, havendo agravamento dessas lesões nas horas seguintes, após o que surgem bolhas e ulceração; são os **fenômenos alterativos**. Antecedendo o aparecimento das bolhas e da ulceração, encontram-se trombos em pequenos vasos por lesão direta do calor. A exsudação celular aumenta e os leucócitos são vistos em grande quantidade junto à epiderme, especialmente na superfície da úlcera, onde se veem restos de células necrosadas; (6) após 48 h, encontra-se redução da hiperemia e do exsudato celular. Notam-se agora apoptose de leucócitos e corpos apoptóticos endocitados por macrófagos. São os **fenômenos resolutivos** ou **terminativos**. No epitélio, veem-se mitoses na camada basal das margens da úlcera. Na derme, observa-se inicialmente grande número de fibroblastos com núcleos de cromatina frouxa e nucléolos evidentes, indicando atividade sintetizadora intensa. São encontrados pequenos cordões de células endoteliais proliferadas a partir de capilares preexistentes, alguns deles com a luz cheia de sangue. Após 72 h, tem-se neoformação de tecido conjuntivo vascularizado que ocupa o lugar daquele que foi destruído. A epiderme prolifera e reveste a área ulcerada, completando a reparação do processo. A regeneração tecidual e a neoformação conjuntivovascular representam os **fenômenos reparativos**.

A dosagem do azul de tripano injetado em diferentes tempos após a aplicação do calor mostra que há aumento rápido da permeabilidade vascular nos primeiros minutos; logo após, ela se reduz, começando novamente 20 a 30 min depois e mantendo-se por várias horas, quando se reduz outra vez. Isso demonstra que há aumento imediato e fugaz da permeabilidade vascular, seguido de um intervalo após o qual há aumento tardio e sustentado dessa permeabilidade. A injeção de carvão coloidal e o exame da pele fixada, desidratada e diafanizada permitem verificar que as vênulas e os capilares estão pretos, indicando que esses foram os locais em que ocorreu o aumento de permeabilidade. O estudo de fragmentos da lesão ao ME mostra que os espaços interendoteliais estão aumentados e contêm partículas de carvão, o que demonstra ter sido esse o caminho de passagem das macromoléculas que deixaram o plasma.

A partir da descrição dos aspectos macro e microscópicos da inflamação produzida pelo calor, fica evidente que os fenômenos vasculares, exsudativos, alterativos, resolutivos e reparativos são de fácil observação. Já os fenômenos irritativos não podem ser documentados morfologicamente. A irritação produzida pelo agente inflamatório libera mediadores, mas não deixa modificações estruturais de fácil evidenciação. Os fenômenos irritativos podem ser comprovados por outros meios, como a inoculação, antes do agente agressor, de antagonistas dos mediadores, por exemplo inibidores da histamina. A hiperemia inicial e o edema são inibidos, mostrando que os fenômenos vasculares imediatos resultam da liberação de histamina. Da mesma forma, os fenômenos resolutivos dependem do aparecimento de outros mediadores (anti-inflamatórios), os quais também podem ser demonstrados indiretamente pela ação de seus inibidores, que induzem ampliação do processo e retardo na cura da inflamação.

▶ **Inflamação granulomatosa por ovos de *S. mansoni*.** Na reação a um agente imunogênico, as células do exsudato sofrem modificações acentuadas, caracterizando o **fenômeno produtivo** da inflamação. A reação provocada por ovos de *S. mansoni* em camundongos é um bom exemplo. O efeito da resposta imunitária pode ser avaliado por injeção prévia de antígenos do ovo (sensibilização) ou por redução da reação imunitária por timectomia neonatal, soro antilinfócitos T ou corticoterapia.

Ovos injetados na veia da cauda são retidos nos pulmões. Por os ovos serem pouco irritantes, os fenômenos vasculares são inexpressivos. Nos três primeiros dias, a exsudação celular é discreta e formada de PMN e macrófagos. Após 4 dias, o exsudato celular aumenta e passa a ser constituído por grande número de eosinófilos e macrófagos em torno do ovo. Os eosinófilos aderem à casca do ovo, e material de seus grânulos pode ser detectado nesses locais. Mais tarde, os macrófagos organizam-se em torno do ovo e ficam justapostos. Tais macrófagos perdem a capacidade de fagocitar, desenvolvem o complexo de Golgi e o citoesqueleto e mantêm um fluxo de transporte de vesículas em direção ao ovo. Ao microscópio de luz, esses macrófagos com citoplasma abundante lembram células epiteliais, razão pela qual são denominados *células epitelioides*. A transformação epitelioide é bem evidente na segunda semana após a injeção dos ovos. Simultaneamente, os macrófagos em torno do ovo fundem-se e originam *células gigantes multinucleadas*. Essa reação em torno do ovo com organização dos macrófagos e sua transformação em células epitelioides e células gigantes caracteriza uma *reação inflamatória granulomatosa*. Um *granuloma* consiste em um agrupamento organizado de macrófagos que podem originar células epitelioides e células gigantes multinucleadas. Além de

(continua)

Aspectos morfológicos de inflamações experimentais (continuação)

macrófagos e células epitelioides, os granulomas podem conter ainda eosinófilos e linfócitos.

Mais tarde, inicia-se a proliferação de fibroblastos a partir da periferia do granuloma, com deposição de colágeno e de outros componentes da matriz extracelular. Algumas semanas depois, as células do granuloma desaparecem, ficando apenas uma cicatriz esférica que pode conter no centro restos da casca do ovo. Em seguida, a cicatriz é remodelada, podendo desaparecer no todo ou em parte.

A inflamação granulomatosa é modulada pela resposta imunitária adaptativa do hospedeiro. Em animais com timectomia neonatal ou tratados com soro antilinfocitário, a inoculação de ovos de *S. mansoni* é seguida de uma reação inflamatória com exsudato de PMN, alguns macrófagos e eosinófilos, mas sem formar granulomas epitelioides. Ao lado disso, na infecção experimental de camundongos os granulomas formados após a oviposição são maiores do que aqueles que se formam quando a infecção alcançou 120 dias ou mais, indicando que o sistema imunitário modulou a resposta aos antígenos do ovo e, com isso, os granulomas.

▶ *Inflamação granulomatosa por partículas não imunogênicas.* Quando se injeta na veia da cauda de camundongos suspensão de sephadex G 200 (partículas com tamanho semelhante ao dos ovos de *S. mansoni*), as esferas do gel param nos capilares pulmonares e induzem uma reação inflamatória que, nos primeiros 4 dias, é muito parecida à que ocorre em torno de ovos de *S. mansoni*. A partir do quarto dia, os macrófagos são as células predominantes; agrupam-se em torno de cada partícula, fundem-se em torno dela e formam células gigantes multinucleadas, mas sem originar células epitelioides. Comparados aos granulomas formados em torno de ovos de *S. mansoni*, esses granulomas são muito menores; além disso, evoluem com menos fibrose. Tudo isso confirma que a resposta imunitária celular é fator importante na gênese e na modulação de granulomas epitelioides.

▶ *Inflamação crônica experimental.* É difícil de ser produzida, pois depende de autoagressão ou da persistência do agente inflamatório. Os melhores modelos experimentais são de doenças infecciosas com microrganismos que não são eliminados (p. ex., *Trypanosoma cruzi* em roedores ou cães) ou de doenças por autoagressão imunitária (p. ex., artrite experimental por adjuvante em ratos). Na miocardite crônica induzida pelo *T. cruzi* em cães, observam-se áreas com exsudato de mononucleares, degeneração e necrose de cardiócitos e fenômenos de reparo, especialmente fibrose, em diferentes estágios evolutivos.

A descrição dos aspectos morfológicos nesses modelos de inflamação dá ideia das características gerais de uma inflamação aguda que evolui para cura com regeneração, uma inflamação granulomatosa que evolui para cura por fibrose e uma inflamação crônica persistente com manutenção de todos os fenômenos inflamatórios.

• Cura de inflamações

Várias são as formas de cura espontânea de inflamações. Os profissionais de saúde devem conhecê-las, porque eles nada mais podem fazer do que favorecer, estimular, auxiliar, provocar ou corrigir esses processos naturais e espontâneos para apressar ou tornar mais eficiente a cura.

▶ Cura com restituição da integridade anatômica e funcional

É a forma mais favorável de cura. Ocorre quando a destruição é discreta, a absorção do exsudato e dos tecidos destruídos é completa e a regeneração não ultrapassa os limites esperados. Assim, em uma pneumonia que evolui normalmente, sem complicações, o epitélio de revestimento dos alvéolos regenera-se rapidamente, e 15 a 20 dias após o seu início o pulmão readquire a integridade anatômica e funcional. Contudo, se não for digerido pelas enzimas de neutrófilos e macrófagos, o exsudato intra-alveolar não é absorvido nem drenado para os vasos linfáticos; permanecendo nos alvéolos, estimula a neoformação conjuntiva e sofre organização, obliterando permanentemente os espaços aéreos.

Inflamações purulentas pouco extensas e em tecidos com alto poder regenerativo podem curar-se com restituição da integridade. É o que acontece em pequenos furúnculos na pele e em inflamações da mucosa gastrintestinal, como em gastrites e enterocolites com erosões superficiais; se a perda tecidual atingir a camada muscular, a cura se dá por cicatrização. Restituição da integridade ocorre também na medula óssea, se a destruição for discreta. No fígado, é possível a cura com reconstituição anatômica e funcional, pois os hepatócitos podem se reproduzir, como acontece em muitos casos de hepatite.

Em alguns órgãos, essa modalidade de cura é mais difícil. Em inflamações destrutivas do tecido nervoso, sempre fica alguma sequela. Em inflamações de músculos esqueléticos e do miocárdio, não há recuperação de suas miocélulas. Em inflamações dos rins, essa forma de cura é rara; é possível apenas em lesões discretas que atingem somente o conjuntivo intertubular e os túbulos, cujo epitélio pode regenerar-se. Os glomérulos não se regeneram; nas glomerulonefrites com destruição glomerular, a cura se dá por cicatrização.

▶ Cura por fibrose ou cicatrização

Cicatrização (Capítulo 8) é uma forma comum de cura de muitas inflamações. Uma cicatriz pode provocar alterações secundárias e causar, por sua vez, uma outra doença. Cicatrização no pulmão que afeta um brônquio, ao se retrair, traciona a parede deste e provoca a doença chamada bronquiectasia. Em certas pneumonias, o exsudato nos alvéolos não é completamente reabsorvido e é substituído por tecido fibroso, que impede o fluxo aéreo. A cura por cicatrização de enterocolites (p. ex., tuberculose) causa estenose e obstrução intestinal.

Em serosas, a organização da fibrina leva ao espessamento delas ou à aderência dos dois folhetos. Fibrina e fibrinopeptídeos estimulam fibroblastos, que formam tecido conjuntivo denso. Bridas fibrosas que unem o omento maior ao peritônio parietal formam pontes que podem estrangular alças intestinais. Sinequias na pleura dificultam os movimentos respiratórios. Aderência dos folhetos pericárdicos prejudica a movimentação cardíaca e pode resultar em insuficiência contrátil do órgão.

▶ Cura por encistamento

Quando a destruição tecidual é extensa, os restos celulares misturam-se com as células do exsudato, podendo ser reabsorvido ou eliminado por vias naturais (brônquios, intestinos etc.) ou neoformadas (fístulas). Algumas vezes, a eliminação não ocorre e o processo inflamatório se cura com cicatrização na periferia, originando uma cápsula fibrosa; forma-se assim um cisto. Algumas vezes, a parte líquida do exsudato é reabsorvida, transformando-o em uma massa semelhante a creta ou a argamassa (cistos cretáceos do pulmão, rim em argamassa etc.).

▶ *Cura por calcificação*

A calcificação inicia-se na periferia e progride para o centro, podendo ser parcial ou total. Quando parcial, podem persistir microrganismos vivos, capazes de reativar a inflamação (p. ex., tuberculose). Um nódulo calcificado pode ossificar-se total ou parcialmente.

▶ *Cura anatômica | Cura clínica*

Nem sempre há coincidência entre cura anatômica e cura clínica de inflamações. Uma endocardite curada anatomicamente por cicatrização evolui muitas vezes para um defeito funcional da valva (estenose e/ou insuficiência valvar); uma hepatite crônica não raro caminha para cirrose hepática; uma peribronquite cicatrizada pode resultar em bronquiectasia, e assim por diante.

Modulação da reação inflamatória

Muitos fatores interferem na instalação e na progressão da resposta inflamatória, como comentado a seguir:

- A resposta imunitária tem papel óbvio, uma vez que inflamação é parte dos mecanismos efetuadores dessa resposta. As células do exsudato inflamatório, as citocinas e as quimiocinas na inflamação são as mesmas que atuam na resposta imunitária. No seu início, é a inflamação que determina, por meio das células exsudadas e dos mediadores liberados, o comportamento das células dendríticas na apresentação de antígenos: a inflamação inicial influencia na montagem da resposta adaptativa, a qual modula a resposta inflamatória iniciada
- Expressão gênica. A inflamação sofre influência de numerosos genes que codificam mediadores inflamatórios, seus receptores e moléculas envolvidas na transdução de sinais, como demonstrado em camundongos nocauteados ou transgênicos para genes que interferem na síntese de mediadores pró- ou anti-inflamatórios
- Doenças inflamatórias crônicas prevalentes, como doença inflamatória intestinal (doença de Crohn e colite ulcerativa) e artrite reumatoide, associam-se a certos polimorfismos no promotor do gene de TNF-α associados a aumento de produção dessa citocina. Polimorfismos associados com redução de função do promotor de IL-10 também são mais comuns em indivíduos com doença inflamatória intestinal. Polimorfismos em certos genes de citocinas e de receptores de alarminas ou citocinas associam-se a hiperatividade da resposta imunitária inata, que resulta em estados inflamatórios sem causa aparente (não há autoanticorpos nem autoagressão celular), denominados doenças autoinflamatórias (ver Capítulo 11)
- Fatores neuroendócrinos. Animais com o eixo hipotálamo-hipófise-suprarrenal mais estimulável são menos suscetíveis a inflamações crônicas; animais que têm esse eixo mais lento nas suas respostas são mais predispostos a doenças inflamatórias crônicas, especialmente autoimunes. Tal observação mostra a importância do sistema neuroendócrino na regulação de inflamações e da resposta imunitária. Estresse de qualquer natureza tem efeito anti-inflamatório, devido às respostas humorais (eixo hipotálamo-hipófise-suprarrenal) e autonômicas (via simpático e parassimpático)
- Estado nutricional. Dietas hipercalóricas podem levar a aumento do tecido adiposo, que tem função endócrina e impacto na resposta inflamatória (ver Capítulo 13). Indivíduos com obesidade visceral são mais propensos a desenvolver inflamações por causa da maior produção de citocinas pró-inflamatórias, como IL-1, TNF-α e IL-6 no tecido adiposo (tais pessoas são mais suscetíveis a inflamações crônicas, como osteoartrose e aterosclerose). Leptina é pró-inflamatória, pois ativa linfócitos Th1. A adiponectina, outro hormônio sintetizado por adipócitos, cuja produção está diminuída em obesos, tem efeitos anti-inflamatórios. Desnutrição proteica acentuada reduz a reação imunitária inata e adaptativa, com diminuição da defesa contra patógenos. Dietas ricas em ácidos graxos saturados e em ácido linoleico, este precursor de ácidos graxos ômega-6 (ácido araquidônico), são consideradas pró-inflamatórias; dietas ricas em ácidos graxos ômega-3 (EPA e DHA) ou seu precursor, o ácido linolênico, têm efeito anti-inflamatório, pois favorecem a síntese de resolvinas e protetinas.

Medicamentos anti-inflamatórios

Como grande número de doenças humanas e de outros animais é de natureza inflamatória, os médicos, os dentistas e os veterinários empregam substâncias anti-inflamatórias no seu tratamento. Há duas categorias de medicamentos anti-inflamatórios: esteroides (corticosteroides) e não esteroides. Os *corticosteroides*: (1) estabilizam membranas, diminuindo a fagocitose e a exocitose dos fagócitos; (2) reduzem a permeabilidade vascular e a ativação de células endoteliais, reduzindo a expressão de moléculas de adesão; (3) têm ação antifibrogênica. Os *não esteroides* interferem na síntese de prostaglandinas e leucotrienos e são excelentes bloqueadores da dor e do edema inflamatório. Existem: (1) inibidores de ciclo-oxigenases (COX-1 e 2). Inibidores da COX-2 são muito potentes por inibirem a COX-2 induzida em macrófagos; (2) inibidores de lipo-oxigenases (LO). Inibidores da síntese de leucotrienos são administrados como anti-inflamatórios em inflamações alérgicas, principalmente na asma.

Novas substâncias anti-inflamatórias a surgir no futuro deverão ter a propriedade de bloquear seletivamente a adesão e a migração de leucócitos, interferindo na expressão de moléculas de adesão, ou de modular a síntese, a liberação e os efeitos das citocinas pró-inflamatórias, sobretudo TNF-α e IL-1. Como a maioria dessas citocinas ativa o NFκB, envolvido na ativação de genes de numerosos fatores pró-inflamatórios, inibidores da ativação desse fator podem ter efeito anti-inflamatório de largo espectro.

O melhor conhecimento da resolução das inflamações abriu novas perspectivas para o tratamento das doenças inflamatórias. Os pesquisadores buscam desenvolver medicamentos que, em vez de inibirem os mecanismos indutores da inflamação, atuem como promotores de mecanismos anti-inflamatórios; no lugar de medicamentos anti-inflamatórios, serão medicamentos pró-resolução das inflamações. O ácido acetilsalicílico, anti-inflamatório por inibir a COX-1, tem efeito também como gerador de mediadores de resolução de inflamações (lipoxinas e resolvinas).

Nomenclatura | Classificação | Formas e tipos de inflamações

As inflamações recebem o nome do tecido ou do órgão acometido acrescido do sufixo *ite*: apendicite, gastrite, meningite; muitas vezes, são adjetivadas de acordo com alguma particularidade morfológica: apendicite purulenta (formação de pus), pleurite fibrinosa (exsudação de muita fibrina) etc.

A classificação de inflamações aplicável na prática leva em conta particularidades morfológicas e a predominância dos fenômenos inflamatórios.

Inflamações podem ter evolução aguda ou crônica. São *agudas* as inflamações que duram até 6 meses (três meses para alguns, sendo consideradas subagudas as que duram entre três e 6 meses) e *crônicas* as que persistem por mais tempo.

Inflamações agudas

Nas inflamações agudas, os sinais inflamatórios são em geral bem evidentes: eritema, edema e dor. No exsudato, em geral predominam neutrófilos e macrófagos. Quando predomina a exsudação plasmática, são denominadas *inflamações exsudativas*; ocorrem sobretudo em serosas, podendo ter exsudato fluido (*inflamação serosa*) ou rico em fibrina (*inflamação fibrinosa*) ou mistura deles (*inflamação serofibrinosa*). Se há hemorragia, trata-se de inflamção *sero-hemorrágica* ou *serofibrino-hemorrágica*. Inflamações serosas também ocorrem em mucosas, sendo um bom exemplo a rinite serosa (geralmente alérgica), com abundante exsudato fluido e incolor, eliminado pelas narinas.

Em mucosas, as inflamações agudas têm algumas características. *Inflamações catarrais* apresentam exsudação de leucócitos na superfície com descamação do epitélio e secreção de muco, que formam o catarro (daí o nome catarral). Faringites e laringites, tão comuns em gripes e resfriados, assumem esse aspecto. *Inflamação pseudomembranosa* é aquela em que o agente produz toxinas que causam necrose do epitélio e formação de fibrina. Células necróticas e fibrina formam uma camada espessa e esbranquiçada sobre a mucosa (pseudomembrana) que, se arrancada, deixa uma superfície cruenta. Esta inflamação ocorre na difteria e na colite pseudomembranosa. *Inflamações necrosantes* apresentam necrose extensa, como na enterocolite necrosante de recém-nascidos.

As *inflamações purulentas (supurativas)*, agudas ou crônicas, caracterizam-se pela formação de pus. Tais inflamações são causadas por bactérias (geralmente estafilococos e estreptococos, bactérias piogênicas) que induzem exsudação abundante de fagócitos e fibrina. Os fagócitos são mortos por toxinas bacterianas e liberam proteases que causam necrose dos tecidos. Exsudato inflamatório misturado com restos necróticos forma o *pus*, que tem aspecto viscoso e coloração variável. Ao microscópio, o pus contém fibrina, restos de células e numerosos fagócitos cheios de vacúolos que representam fagolisossomos com material fagocitado não completamente digerido (piócitos).

Pústula é uma inflamação purulenta circunscrita da pele ou mucosas em que o pus forma pequena elevação amarelada. Piodermites por estafilococos ou estreptococos formam pústulas. Na varicela (catapora), a inflamação serosa viral se complica com a colonização de bactérias, originando pústulas.

Abscesso é uma inflamação purulenta circunscrita, com coleção de pus em uma cavidade formada pela própria inflamação e circundada por uma membrana de tecido inflamado (*membrana piogênica*), de onde o pus é gerado. O abscesso é formado de: (1) cavidade contendo o pus; (2) camada interna, constituída por tecido infiltrado por leucócitos e em destruição. É a membrana piogênica, que deve ser eliminada para que possa ocorrer a cura do abscesso; (3) camada externa, de onde partem os tecidos de granulação e conjuntivo para a cicatrização.

O pus e a membrana piogênica são eliminados por drenagem cirúrgica ou naturalmente, esta por meio de fístulas ou de canais naturais (abscesso do pulmão pode abrir-se em brônquios e o pus ser eliminado). O médico, o dentista e o veterinário, ao fazerem a drenagem, promovem essa forma de cura. Se a absorção ou a eliminação do pus for incompleta, o abscesso é encapsulado por tecido conjuntivo; o pus pode sofrer liquefação, originando cistos (cura por encistamento). Certas osteomielites drenam o pus para o exterior, mas não se curam devido à permanência do microrganismo causador.

Furúnculo é um abscesso na derme ou no subcutâneo, causado geralmente por estafilococos que penetram nos folículos pilosos e nas glândulas sebáceas. Em pequenos furúnculos, a cura se faz com restituição da integridade; nas formas extensas e graves, com cicatrização.

Fleimão é a inflamação purulenta difusa na qual o pus se infiltra no tecido conjuntivo, sem formar a membrana piogênica. O fleimão pútrido é produzido por associações bacterianas (com germes da putrefação); fleimão enfisematoso, por germes gasógenos. Fleimão duro é inflamação purulenta difusa em que o exsudato se infiltra nos tecidos e os torna duros. O fleimão é conhecido também como antraz, que não deve ser confundido com *anthrax*, que é a infecção pelo *Bacillus anthracis*, o qual, na pele, produz uma pústula especial denominada carbúnculo, contendo uma crosta negra (daí o nome, derivado do latim: *carbunculum* = carvão pequeno).

Coleção de pus em cavidades naturais recebe nomes diversos: *empiema*, quando se refere à cavidade pleural; *pioperitônio*, para o acúmulo de pus na cavidade peritoneal; *piartro*, a coleção purulenta nas cavidades articulares; *piocele*, a inflamação purulenta na túnica vaginal do testículo com coleção de pus na cavidade vaginal; *piossalpinge*, a coleção de pus na tuba uterina, e assim por diante.

Inflamações crônicas

Inflamação crônica, que dura mais de 6 meses, é aquela na qual, devido a persistência do agente inflamatório (p. ex., um microrganismo), a exposição prolongada a agentes tóxicos (p. ex., tabagismo) ou a fenômenos autoimunitários, o processo mantém-se por tempo prolongado. Inflamação crônica pode surgir de uma inflamação aguda ou aparecer de forma insidiosa, sem as manifestações clínicas de uma forma aguda. Em uma inflamação crônica, predominam os fenômenos tardios da resposta inflamatória; os sinais iniciais típicos de inflamação (eritema e edema) podem não ser aparentes. Em algumas inflamações prolongadas, há edema e dor com pouca exsudação celular, como ocorre em tendinites, fasciites, osteartrose e fibromialgia. Ao microscópio, inflamação crônica caracteriza-se por exsudato celular predominantemente de mononucleares (macrófagos, linfócitos e plasmócitos) e sinais de regeneração e/ou de cicatrização (Figura 4.22).

Em uma inflamação crônica, além do aumento da matriz extracelular (conjuntivização), pode haver grande produção de fatores de crescimento, que induzem hiperplasia do parênquima ou formação excessiva de tecido conjuntivo, originando inflamações hipertróficas e pseudotumorais.

Não existem modelos experimentais simples que reproduzam adequadamente inflamações crônicas. A falta de modelos ideais de inflamações persistentes limita o conhecimento dos fatores envolvidos e dos medicamentos capazes de interferir no processo.

Inflamações granulomatosas

A característica principal desse tipo de inflamação são os *granulomas*, que consistem em uma forma particular de organização das células do exsudato. Macrófagos estão presentes em todos os granulomas. Os granulomas podem ser: (1)

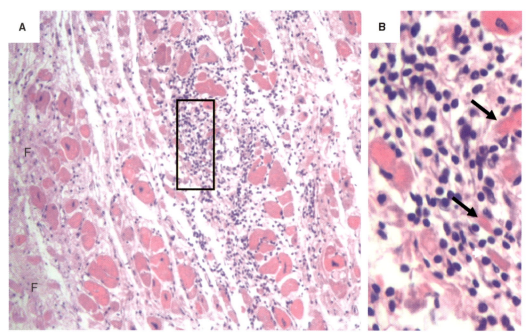

Figura 4.22 Miocardite crônica na doença de Chagas. **A.** Observar área de atividade inflamatória, com exsudato predominante de mononucleares associado a destruição de miocélulas cardíacas, e áreas de fibrose cicatricial (F). **B.** Detalhe de **A**, mostrando exsudato predominante de mononucleares e restos de fibras cardíacas destruídas (setas).

granuloma epitelioide (imunogênico); (2) granuloma do tipo corpo estranho.

Em muitos granulomas, os macrófagos agrupam-se e ficam próximos entre si, como as células epiteliais; por isso, são chamados *células epitelioides;* estas não fagocitam, mas conservam a capacidade de pinocitar e transportar vesículas endocíticas no citoplasma. As células epitelioides organizam-se em camadas concêntricas em torno do agente inflamatório, com disposição em paliçada.

Outra característica dos granulomas são as *células gigantes multinucleadas* (Figura 4.23), que resultam da fusão de macrófagos. As células gigantes podem ter núcleos organizados na periferia ou distribuídos irregularmente no citoplasma. Células gigantes com núcleos na periferia (*células de Langhans*) são vistas tipicamente na tuberculose; células gigantes com núcleos distribuídos irregularmente no citoplasma são chamadas *células gigantes do tipo corpo estranho*.

Além de macrófagos, células epitelioides e células gigantes, os granulomas podem conter outras células. Uma coroa periférica de linfócitos, macrófagos e outras células é componente comum em granulomas epitelioides. Eosinófilos, macrófagos e linfócitos são vistos em granulomas esquistossomóticos; linfócitos e macrófagos em volta das células epitelioides são encontrados em granulomas da tuberculose e de outras parasitoses; linfócitos, macrófagos e grande número de PMN acompanham granulomas da paracoccidioidomicose e de outras micoses profundas. Na sífilis, os granulomas contêm macrófagos, poucas células epitelioides, células gigantes e grande número de plasmócitos. Na hanseníase tuberculoide, o granuloma epitelioide é circundado por um halo denso de linfócitos.

Os granulomas podem sofrer necrose. A necrose é caseosa nos granulomas da tuberculose, gomosa nos granulomas da sífilis e tem aspecto granular e acidófilo nos granulomas esquistossomóticos na fase aguda. A origem da necrose não é bem conhecida. Necrose caseosa deve-se à apoptose de macrófagos epitelioides e à ação de linfotoxinas (TNF-α) e de produtos excretados por macrófagos (enzimas, radicais livres etc.). Assim, a necrose caseosa tem um componente de apoptose e um componente necrótico. Na esquistossomose, a necrose parece dever-se a substâncias eliminadas dos grânulos de eosinófilos e de macrófagos. Na paracoccidioidomicose, os granulomas podem sofrer necrose semelhante à caseosa, além de necrose lítica com grande exsudato de PMN (fusão purulenta).

Há casos em que os macrófagos se agrupam mas não se organizam nem mostram sinais de ativação. Tal acontece em algumas doenças por parasitos intracelulares, como *Mycobacterium leprae* (Figura 4.24) e *Leishmania brasiliensis*, em que o hospedeiro não desenvolve imunidade celular contra o agente, ficando os macrófagos incapazes de matar o parasito. Na forma virchowiana da hanseníase, a inflamação é representada por agrupamentos frouxos de macrófagos volumosos, vacuolizados e abarrotados de bacilos (células de Virchow). Aspecto semelhante é visto na leishmaniose tegumentar anérgica, na qual se veem macrófagos agrupados repletos de parasitos.

- **Granuloma epitelioide (imunogênico)** é causado por agentes inflamatórios imunogênicos, particulados ou insolúveis, como ovo de *Schistosoma mansoni*, *M. tuberculosis*, *Paracoccidioides brasiliensis* etc.

Os granulomas epitelioides evoluem para cura por fibrose. Há deposição de colágeno e demais componentes da matriz extracelular de forma centrípeta, produzindo cicatrizes com aspecto de bulbo de cebola (Figura 4.25). Se o agente inflamatório e a necrose não são completamente reabsorvidos, a fibrose se estabiliza, encapsulando-os. Se ocorre reabsorção completa do agente indutor, a fibrose é removida por colagenases, e a cicatriz pode desaparecer.

Os mecanismos envolvidos na patogênese dos granulomas epitelioides estão ligados à imunidade celular, com participação de linfócitos T CD4+, ora com diferenciação Th1 (granulomas do tipo Th1), ora com diferenciação Th2 (granulomas do tipo Th2). Em granulomas Th1, as citocinas

Capítulo 4 | Inflamações

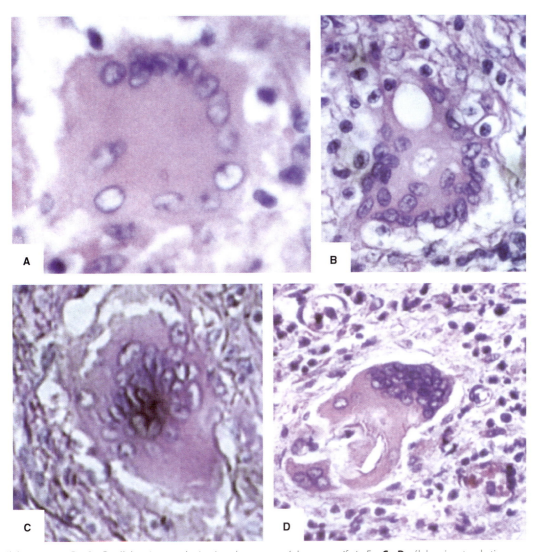

Figura 4.23 Células gigantes. Em **A** e **B**, células gigantes do tipo Langhans, com núcleos na periferia. Em **C** e **D**, células gigantes do tipo corpo estranho, com núcleos distribuídos irregularmente no citoplasma.

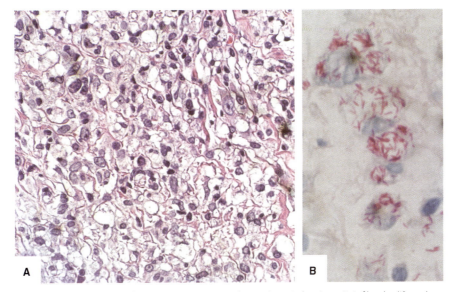

Figura 4.24 Inflamação causada pelo *Mycobacterium leprae*, em paciente com hanseníase virchowiana. **A.** Infiltrado difuso de macrófagos com citoplasma vacuolado. Notar ausência de linfócitos. **B.** Os macrófagos estão repletos de bacilos, como mostra a coloração de Ziehl-Neelsen.

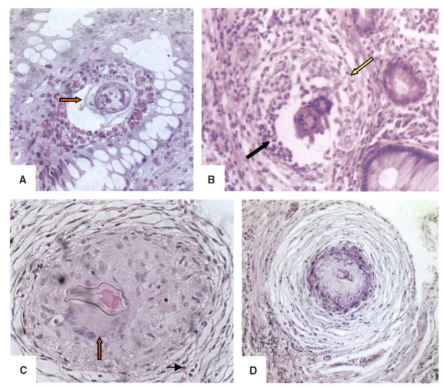

Figura 4.25 Granulomas esquistossomóticos em diferentes fases evolutivas. **A.** Fase precoce, com ovo (*seta*) envolvido por eosinófilos. **B.** Fase mais avançada, em que já existem macrófagos epitelioides (*seta amarela*) junto com eosinófilos (*seta preta*) organizando-se em torno do ovo. **C.** Granuloma epitelioide bem constituído, com ovo no interior de uma célula gigante (*seta*) e halo de células epitelioides. Notar início de fibrose na periferia. **D.** Granuloma com fibrose concêntrica. No centro, há resto de ovo.

IFN-γ e IL-12 e as quimiocinas CXC comandam o processo, enquanto em granulomas Th2 as citocinas IL-4, IL-10, IL-13 e as quimiocinas do grupo CC são as mais importantes. A Figura 4.26 resume a participação de citocinas e de quimiocinas na formação de granulomas na tuberculose (tipo Th1) e na esquistossomose (tipo Th2).

- **Granulomas do tipo corpo estranho** formam-se em torno de partículas não imunogênicas (fios de sutura ou partículas de talco, estas em intervenções cirúrgicas [talco de luvas] ou misturado a drogas ilícitas de uso intravenoso). Como são partículas geralmente insolúveis e de difícil degradação, os macrófagos tendem a envolvê-las, formando células gigantes do tipo corpo estranho. Granulomas do tipo corpo estranho são geralmente menores, mais frouxos e com menor número de linfócitos; os macrófagos sofrem pouca transformação epitelioide. Tais granulomas curam-se por fibrose; a cicatriz tende a encarcerar o corpo estranho caso este não possa ser digerido.

Quanto mais inerte é o corpo estranho, menor é a indução de inflamação granulomatosa. As próteses valvares ou vasculares e outros dispositivos mecânicos são fabricados com materiais cada vez mais inertes, exatamente para evitar que induzam inflamação e fibrose.

A formação e o desenvolvimento de granulomas imunogênico (ovo de *S. mansoni*) e não imunogênico (partículas de sephadex) foram descritos no tópico Modelos experimentais de inflamação.

Inflamações hipertrofiantes ou hiperplásicas

Certas inflamações crônicas acompanham-se de acentuada neoformação conjuntiva ou de hiperplasia do parênquima do órgão. Tais inflamações ocorrem sobretudo em mucosas, que se tornam mais espessas; papilas ou dobras normalmente presentes tornam-se mais salientes. Algumas vezes, as glândulas e os componentes da lâmina própria formam elevações na superfície (pólipos), constituindo uma inflamação poliposa (p. ex., retite, colite, cistite poliposas). A esquistossomose intestinal pode induzir inflamação hiperplásica, resultando nas formas poliposa e pseudotumoral da doença.

Inflamações esclerosantes

Inflamações crônicas podem ter aspecto esclerótico, em que o tecido fibroso e a sua retração modificam profundamente a arquitetura do órgão e as suas funções, causando outra doença (fibrose do órgão), independente da inflamação primária (p. ex., fibrose pulmonar secundária a pneumonias intersticiais induzidas por radiação ou por autoagressão imunitária).

Manifestações regionais e sistêmicas de inflamações

Muitas inflamações agudas ou crônicas dão manifestações ou respostas além daquelas no órgão afetado. A *manifestação regional* mais comum de inflamações é o aumento dos linfonodos que drenam uma área inflamada (vulgarmente chamado íngua). Essa linfonodomegalia deve-se a dois fenômenos: (1) o agente inflamatório libera antígenos que são levados aos linfonodos regionais, onde provocam reação imunitária com proliferação celular, aumentando o tamanho deles. É o *estado reacional* do linfonodo, com proliferação maior no compartimento B-dependente, no compartimento T-dependente ou em ambos; (2) se o agente causador é um microrganismo e chega ao linfonodo, produz uma reação inflamatória (*linfadenite*) (Figura 4.27).

A *resposta sistêmica* inclui alterações metabólicas, da temperatura corporal, do apetite e do comportamento, que são

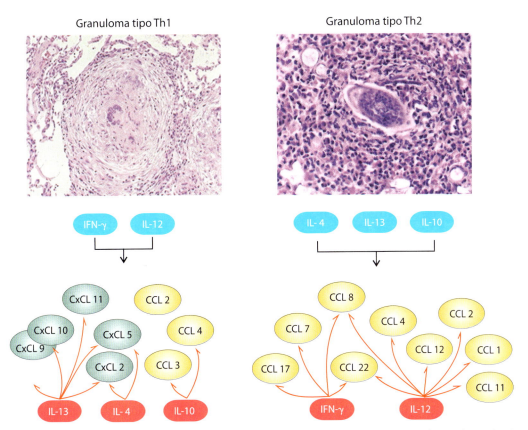

Figura 4.26 Representação esquemática resumida das principais citocinas e quimiocinas envolvidas na patogênese de granulomas dos tipos Th1 e Th2. As setas vermelhas indicam inibição da produção de quimiocinas em cada granuloma. As citocinas que induzem granulomas Th1 inibem a formação de granulomas Th2, e vice-versa.

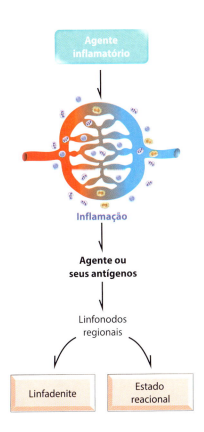

Figura 4.27 Principais manifestações regionais de inflamações.

inespecíficas e semelhantes em diferentes agressões; por isso, recebe o nome de *reação de fase aguda*, também conhecida como *estresse*. O termo estresse significa o conjunto de respostas desencadeadas após agressões e, portanto, não deve ser empregado como sinônimo de ato de agredir; este é causado por um agente estressor ou produtor de estresse. A reação de fase aguda tem vários componentes, que estão descritos adiante. As Figuras 4.28 e 4.29 ilustram algumas manifestações sistêmicas das inflamações.

▸ Reflexo anti-inflamatório

Na reação de fase aguda, a resposta sistêmica após uma agressão tem um componente estimulador (ou aferente) neural e humoral e um componente efetuador (ou eferente) também neural e humoral, com respostas que ampliam ou que reduzem a resposta local. Embora tenham componentes pró e anti-inflamatórios, estes predominam, razão pela qual o processo é descrito como reflexo anti-inflamatório. Uma agressão estimula terminações nervosas aferentes que levam o estímulo ao sistema nervoso central (componente aferente nervoso); a agressão induz também a liberação de citocinas que caem na circulação e chegam ao sistema nervoso central (componente aferente humoral), onde encontram receptores em vários núcleos de neurônios. Estímulos integrados no hipotálamo e em centros autonômicos desencadeiam uma resposta via sistema nervoso simpático e parassimpático (componente eferente neural) e via eixo hipotálamo-hipófise-suprarrenal (componente eferente humoral). A Figura 4.28 ilustra o reflexo anti-inflamatório.

A via autonômica libera acetilcolina em terminações parassimpáticas, a qual é anti-inflamatória, com efeitos inibidores em macrófagos e linfócitos. Em terminações simpáticas e na medular da suprarrenal, é liberada adrenalina, que, em receptores

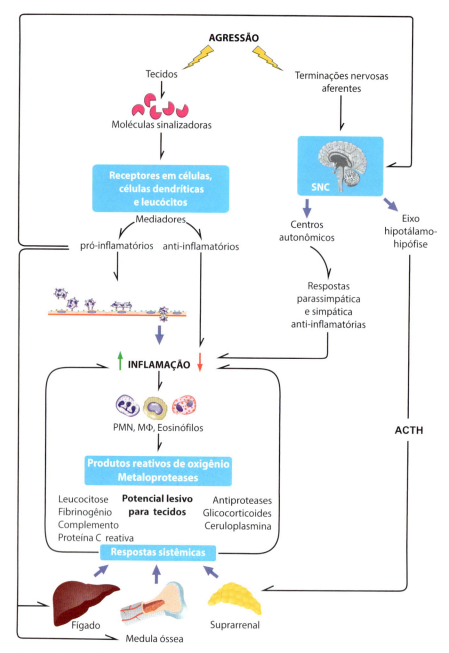

Figura 4.28 Respostas sistêmicas após agressões e seus efeitos moduladores sobre a resposta inflamatória. No lado esquerdo da figura estão indicados os estímulos que resultam em efeitos pró-inflamatórios. Notar que existe um reflexo anti-inflamatório com um braço aferente nervoso (via terminações nervosas aferentes) e um humoral (mediadores pró-inflamatórios). Há também um braço eferente nervoso (respostas simpática e parassimpática) e um humoral (via eixo hipotálamo-hipófise-suprarrenal. Os mediadores pró-inflamatórios atuam no fígado e na medula óssea, induzindo respostas pró-inflamatória (leucocitose e aumento de proteína C reativa, de componentes do complemento e da coagulação sanguínea) e anti-inflamatória (antiproteases, glicocorticoides, ceruloplasmina).

beta em macrófagos e linfócitos, tem efeito anti-inflamatório; via receptores alfa em macrófagos, ativa o poder microbicida destes, atuando como pró-inflamatório (via eferente neural). A ativação do eixo hipotálamo-hipófise-suprarrenal induz a liberação de ACTH (efeito anti-inflamatório), que é o componente eferente humoral.

Citocinas liberadas por leucócitos, especialmente IL-1, TNF-α e IL-6, chegam ao sistema nervoso central (via aferente humoral indutora) e encontram receptores em várias áreas do encéfalo, especialmente no hipotálamo, podendo atuar em centros autonômicos, em núcleos que controlam a atividade da hipófise, a temperatura corporal, o apetite e o sono, e em outras áreas que controlam o comportamento. A ativação de centros autonômicos resulta em estímulos simpático e parassimpático, gerando uma resposta eferente anti-inflamatória. Ação no hipotálamo ativa o córtex da suprarrenal (via ACTH), com liberação de glicocorticoides (via eferente humoral), que tem efeito anti-inflamatório por bloquear desde a captura e a adesão de leucócitos até a sua ativação.

▶ *Proteínas de fase aguda*

Citocinas pró-inflamatórias (IL-1, TNF-α e IL-6) atuam em hepatócitos e induzem: (1) redução na síntese de albumina e ferritina; (2) aumento na produção de proteína C reativa, proteína precursora de amiloide (SAA), ceruloplasmina, α_1-antitripsina, α_2-macroglobulina, fibrinogênio, haptoglobina e componentes do complemento, podendo os níveis circulantes desses produtos se elevar até 50 vezes. Tais proteínas são

Capítulo 4 | Inflamações

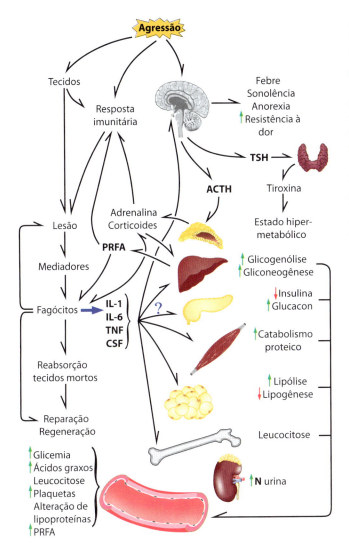

Figura 4.29 Principais respostas sistêmicas após agressões, incluindo as alterações endócrinas e metabólicas mais importantes. ACTH: hormônio adrenocorticotrófico; N: nitrogênio; PRFA: proteínas reacionais de fase aguda; TSH: hormônio tireotrófico.

conhecidas como *proteínas reacionais de fase aguda*, embora as alterações possam persistir em agressões crônicas. *Proteínas inibidoras de proteases* (antiproteases), como a α_1-antitripsina, são importantes para modular a ação de proteases de fagócitos liberadas no local inflamado. A *ceruloplasmina* remove radicais livres extravasados de células fagocitárias. Baixos níveis de *ferritina* reduzem o ferro sérico e sua disponibilidade, diminuindo a formação de radicais livres. Redução de Fe^{++} diminui também a possibilidade de proliferação de muitos tipos de bactérias que dele necessitam. A *proteína C reativa* tem função pouco conhecida, apesar de ser a proteína de fase aguda mais abundante, sendo sua dosagem utilizada inclusive no diagnóstico de inflamações. Ela pode aderir a microrganismos e favorecer a ativação do complemento; pode também atuar no endotélio de artérias, facilitando a sua ativação e a passagem de lipoproteínas para a íntima, contribuindo na gênese da aterosclerose. *Haptoglobina* é proteína opsonizante, atuando na remoção de restos celulares e de hemoglobina livre na circulação. A *albumina* plasmática se reduz sobretudo por causa de sua passagem para o interstício (edema) e por aumento do seu catabolismo.

Em agressões crônicas, as proteínas de fase aguda permanecem elevadas, razão pela qual são marcadores de inflamação crônica. Níveis séricos elevados de proteína C reativa indicam inflamação crônica persistente e têm relação direta com o risco de complicações da aterosclerose coronariana.

▸ Alterações no metabolismo de carboidratos, lipídeos e proteínas

A ativação do eixo hipotálamo-hipófise-suprarrenal libera corticosteroides, enquanto a estimulação de centros autonômicos libera adrenalina, ambos indutores de alterações no metabolismo de carboidratos, lipídeos e proteínas. A adrenalina estimula a glicogenólise, inicialmente no fígado e depois nos músculos esqueléticos; com isso, aumenta a glicemia. A adrenalina também inibe a liberação de insulina e aumenta a de glucagon, que mantêm a glicemia elevada; no tecido adiposo, favorece a lipólise, o que aumenta ácidos graxos circulantes. A adrenalina também incrementa o trabalho cardíaco e produz vasodilatação arteriolar nos músculos esqueléticos, propiciando condições para a fuga física do indivíduo (o interessante é que essas alterações ocorrem mesmo se a fuga não é possível). Aumento na captação de ácidos graxos pelo fígado aumenta a utilização deles como fonte de energia e aumenta a síntese de corpos cetônicos, importante matéria-prima na produção de energia no sistema nervoso central.

Glicocorticoides ativam o catabolismo proteico e a síntese de glicose a partir de aminoácidos (gliconeogênese), que aumentam a glicemia para que a atividade do tecido nervoso, que não armazena glicose, se mantenha normal, coordenando as diversas funções do organismo agredido. O catabolismo proteico aumenta especialmente nos músculos esqueléticos. A proteólise muscular acelerada deve-se à ativação da proteólise mediada por proteassomos, após ubiquitinação de proteínas citoplasmáticas. Glicocorticoides, TNF-α, IL-1 e IL-6 aumentam a síntese de ubiquitinas e sua ligação com proteínas celulares, favorecendo a degradação destas nos proteassomos.

Em resumo, os mediadores principais das modificações metabólicas são os hormônios do córtex da suprarrenal, adrenalina, tiroxina (com aumento da atividade metabólica e maior demanda energética), hormônio do crescimento e glucagon. Embora os corticosteroides sejam os agentes mais importantes do estado hipercatabólico na reação de fase aguda e nos estados de choque, a IL-1 e o TNF-α também desempenham papel relevante, especialmente aumentando o catabolismo nos músculos.

▸ Alterações do apetite e do sono

IL-1 e TNF-α atuam no sistema nervoso central inibindo o apetite. A queda na ingestão de alimentos, a redução da captação de ácidos graxos em adipócitos e o estado hipercatabólico provocam rápida perda de peso. É o que se observa em pacientes em estado de choque ou com doença inflamatória crônica. Além de anorexia, os indivíduos apresentam insônia e irritabilidade, também secundárias à ação dessas citocinas no sistema nervoso central.

Após agressões, especialmente de natureza infecciosa, o organismo apresenta uma série de manifestações inespecíficas, maldefinidas, caracterizadas por fraqueza, mal-estar, cansaço, depressão e letargia, que, ao lado de febre, perda de apetite, dores musculares e articulares, constituem sinais inespecíficos de doenças infecciosas e inflamatórias. Parece que tais manifestações resultam de citocinas (IL-1, TNF-α, IL-6 e interferons) no sistema nervoso central. Estudos experimentais mostram ainda que alterações psicológicas em doenças infecciosas e inflamatórias (o comportamento doente, em que o indivíduo só se preocupa com seu corpo e sua doença) devem-se à ação de citocinas no sistema nervoso central, o que reforça o conceito de uma nova área do conhecimento, a Psiconeuroimunologia.

▸ Febre

Febre é outra manifestação comum na reação de fase aguda, sobretudo quando o agressor é um agente infeccioso. Trata-se de uma síndrome clínica caracterizada por sensação de frio, tremores, hipertermia e taquicardia, seguidos de sudorese e diurese no período de resolução. No início, aumenta a produção de calor e reduzem-se os mecanismos de perda térmica; o indivíduo apresenta hiperalgesia, excitação, elevação da pressão arterial e insônia. Mais tarde, os mecanismos de adaptação à sensação de frio diminuem, e o organismo passa a perder calor; inicia-se o declínio do processo e o indivíduo apresenta sudorese, hipoalgesia, redução da atividade motora, sonolência e hipotensão.

A febre resulta de modificações nos centros termorreguladores, que ficam com seu termostato (neurônios termossensíveis) regulado para cima. A partir daí, tais neurônios emitem sinais a outros neurônios e ao organismo para que haja maior produção de calor (o indivíduo sente frio), aumento na liberação de tiroxina (que promove desacoplamento da fosforilação na cadeia respiratória) e estímulo à contração muscular (tremores). A temperatura corporal eleva-se e, quando atinge o nível de regulação dos neurônios, estabiliza-se (mantém-se a hipertermia). Cessada a ação do agressor, os neurônios termossensíveis voltam ao estado normal de regulação (para a temperatura corporal normal em torno de 37°C), e o organismo recebe sinais para reduzir a produção e aumentar a perda de calor – daí a sudorese, sinal de que a febre está em queda. A taquicardia induz aumento transitório da pressão sistólica, o que aumenta a filtração glomerular, motivo do aumento da diurese que o paciente apresenta na fase de resolução da febre.

Todas as alterações que ocorrem na febre são mediadas por substâncias denominadas **pirógenos**, endógenos ou exógenos. Os *pirógenos endógenos* mais importantes são IL-1, TNF-α, IL-2, IL-6 e IFN-γ. Liberados por macrófagos, IL-1 e outros pirógenos endógenos caem na circulação e atuam no endotélio do órgão vascular circunventricular (OVCV), que libera PGE_2; esta atua em neurônios termorreguladores, desregulando-os e induzindo-os a emitir sinais para aumentar a produção e para diminuir a perda de calor. Em modelos experimentais, *pirógenos exógenos* (lipopolissacarídeos e proteoglicanos de bactérias, RNA de dupla fita de vírus, manan e glucan da parede celular de fungos etc.) induzem febre por meio de mecanismos periféricos e centrais. São mecanismos *centrais*: (1) ação direta de pirógenos exógenos sobre as células endoteliais do OVCV, que liberam citocinas que atuam sobre astrócitos e micróglia, que produzem PGE_2, responsável pela desregulação de neurônios termorreguladores; (2) alguns pirógenos exógenos atravessam a barreira hematencefálica no OVCV e induzem células da glia a produzir citocinas e PGE_2. São mecanismos *periféricos*: (1) PGE_2 e citocinas liberadas por macrófagos ativados, as quais atuam em terminações aferentes vagais (especialmente no fígado) que estimulam o OVCV, onde neurônios adrenérgicos liberam adrenalina, que atua no endotélio, induzindo liberação de PGE_2; (2) citocinas liberadas por células fagocitárias circulantes atuam diretamente no OVCV e induzem a síntese de PGE_2. Seja por mecanismos periféricos ou por mecanismos centrais, a febre depende da produção de PGE_2, que é o mediador final em neurônios termorreguladores. As ciclo-oxigenases (COX), enzimas-chave na síntese de prostaglandinas, são importantes no processo febril, razão pela qual muitos antitérmicos são inibidores dessas enzimas. Como existem duas isoformas de COX (COX-1, universal, e COX-2, no endotélio do OVCV, há grande interesse por saber qual das isoformas é mais importante na síntese de PGE_2 durante a febre. O paracetamol inibe as duas isoformas da enzima, razão do seu potente efeito antitérmico. A Figura 4.30 resume os possíveis mecanismos envolvidos na instalação da febre.

Os pirógenos estimulam também a liberação de substâncias que desencadeiam efeitos antitérmicos, ou seja, que inibem a febre. Tais substâncias, denominadas **criógenos** ou **antipiréticos endógenos**, têm sua existência bem demonstrada: o plasma de animais na fase de resolução da febre inibe a hipertermia produzida pela injeção de pirógeno em outro animal. Algumas substâncias são apontadas como criógenos endógenos: (1) glicocorticoides, que atuam em nível periférico reduzindo a produção de citocinas (pirógenos endógenos); além disso, há evidências experimentais de que atuam também no sistema nervoso central, no OVCV e em neurônios termorreguladores, possivelmente inibindo a síntese de PGE_2; (2) arginina-vasopressina, produzida pela neuro-hipófise e

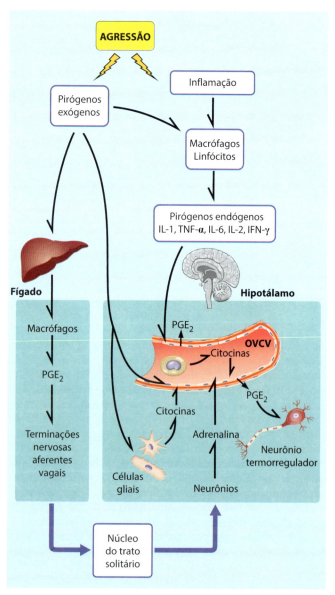

Figura 4.30 Mecanismos da febre. Os pirógenos exógenos atuam: (a) no fígado, causando estímulo vagal, por meio de prostaglandinas (PG); (b) no hipotálamo, atuam em células endoteliais do órgão vascular circunventricular (OVCV), em astrócitos e na micróglia. Leucócitos circulantes produzem pirógenos endógenos que atuam diretamente no OVCV.

cuja liberação aumenta na fase inicial de redução da febre; (3) melanocortinas (ACTH, α e γ-MSH), derivadas da pró-opiomelanocortina, são produzidas na adeno-hipófise e em alguns neurônios do sistema nervoso central. As melanocortinas, especialmente α e γ-MSH, atuam em receptores para opioides em neurônios termorreguladores, facilitando a regulação de sua sensibilidade térmica; (4) algumas citocinas têm efeito antipirético, como a IL-10, que inibe a produção de citocinas inflamatórias, como IL-1 e IFN-γ. Há evidências de ação direta da IL-10 no sistema nervoso, em neurônios termorreguladores; (5) lipocortina 1, proteína anti-inflamatória produzida no tecido mieloide, pulmões e sistema nervoso central. A lipocortina 1 inibe a síntese de PGE_2, inclusive por inibição da COX-2; (6) uma proteína isolada da urina de animais na fase pós-febril e da urina de gestantes nas últimas semanas de gravidez (no período periparto, a mulher é refratária à febre); é possível que essas proteínas antitérmicas sejam peptídeos da família de lipocortinas. Como certas agressões induzem hipotermia, é possível que esta seja devida à produção exagerada de criógenos endógenos logo após a agressão.

Febre tem papel na defesa contra infecções: temperaturas elevadas impedem o crescimento de muitos microrganismos e induzem aumento na atividade do complemento. Por outro lado, a febre é responsável, em parte, pelo estado hipermetabólico no organismo agredido. Por essa razão, seus efeitos prejudiciais devem ser levados em conta, devendo ela ser combatida em muitas circunstâncias. Pacientes com problemas respiratórios e cardiocirculatórios são particularmente afetados na síndrome febril por causa do estado hipercatabólico e do aumento do tônus simpático que a acompanha.

▸ Resistência à dor

Mudança na sensibilidade dolorosa deve-se à produção de endorfinas, que aumentam o limiar para a sensação dolorosa. Diminuição da dor é evidente em estados de agressão grave (grandes queimados, traumatismos múltiplos etc.).

▸ Atividade de fagócitos | Alterações numéricas de leucócitos

Alguns tipos de linfócitos B e T e de células fagocitárias diminuem por ação de glicocorticoides e de mediadores adrenérgicos e colinérgicos. Corticoides atuam diretamente em fagócitos aumentando a estabilidade de membranas e dificultando a fusão de fagossomos com lisossomos, além de inibirem o NFκB, principal fator de transcrição de mediadores pró-inflamatórios. Corticoides facilitam a produção de citocinas anti-inflamatórias (TGF-β e IL-10) por macrófagos e, especialmente, induzem a diferenciação de linfócitos T reguladores.

Outro componente da reação de fase aguda é o aumento da produção de leucócitos na medula óssea (leucocitose), fenômeno mediado por IL-1 e por fatores de crescimento liberados por células fagocitárias e por linfócitos, como o fator estimulador de colônias para granulócitos e para monócitos (CSF-GM). Em infecções agudas, pode haver *desvio à esquerda* (aumento do número de neutrófilos jovens na circulação). Redução do número de eosinófilos ocorre em resposta a níveis elevados de corticoides liberados pela suprarrenal.

▸ Leitura complementar

BEVILACQUA, MP. Endothelial-leukocyte adhesion molecules. *Annu Rev Immunol*, 11:767-804, 1993.

BIANCHI, ME. DAMPs, PAMPs and alarmins: all we need to know about danger. *J Leukoc Biol*, 81:1, 2007.
BRINKMANN, V et al. Neutrophil extracellular traps kill bacteria. *Science*, 303:1532-35, 2004.
CARNEIRO, LA et al. Nod-like proteins in inflammation and disease. *J Pathol*, 214:136-48, 2008.
DENNIS, EA, NORRIS, PC. Eicosanoid storm in infection and inflammation. *Nat Rev Immunol*, 15(8):511-23, 2015.
EVANS, SS, REPASKY, EA, FISHER, DT. Fever and the thermal regulation of immunity: the immune system feels the heat. *Nat Rev Immunol*, 15:335-4, 2015.
GABAY, C et al. Acute-phase proteins and other systemic responses to inflammation. *N Engl J Med*, 340:448-57, 1999.
HÄGER, M et al. Neutrophil granules in health and disease. *J Intern Med*, 268:25-34, 2010.
HANIFFA, M, BIGLEY, V, COLLIN, M. Human mononuclear phagocyte system reunited. *Semin Cell Dev Biol*, 41:59-69, 2015.
HART, J. Inflammation: its role in the healing of acute wounds. *J Wound Care*, 11:205-9, 2002.
HIETBRINK, F et al. Trauma: the role of innate immune system. *W J Emerg Surg.*, 1:1-11, 2006.
HOGAN, SP et al. Eosinophils: biological properties and role in health and disease. *Clin Exp Allergy*, 38:709-50, 2008.
HORNEF, MW et al. The function and biological role of toll-like receptors in infectious diseases: an update. *Curr Opin Infect Dis*, 21:304-12, 2008.
JOURNAL OF CLINICAL INVESTIGATION, vol. 115, 2005 (plaquetas).
MAAZI, H, AKBARI, O. Type two innate lymphoid cells: the Janus cells in health and disease. *Immunol Rev*, 278(1):192-206, 2017.
MASON, DR, BECK, PL, MURUVE, DA. Nucleotide-binding oligomerization domain-like receptors and inflammasomes in the pathogenesis of non-microbial inflammation and diseases. *J Innate Immun*, 4:16-30, 2012.
MEDZHITOV, R. Inflammation 2010: new adventures of an old flame. *Cell*, 140:771-6, 2010.
MERLE, NS, CHURCH, SE, FREMEAUX-BACCHI, V, ROUMENINA, LT. Complement System Part I and II. *Front Immunol*, 6:262, 2015.
MIN, B, LE GROS, G, PAUL, WE. Basophils: a potential liaison between innate and adaptive immunity. *Allergol Int.*, 55:99-104, 2006.
MINAI-FLEMINGER, Y, LEVI-SCHAFFER, F. Mast cells and eosinophils: the two key effector cells in allergic inflammation. *Inflamm Res*, 58:631-8, 2009.
MOTWANI, MP, GILROY, DW. Macrophage development and polarization in chronic inflammation. *Semin Immunol*, 27:61-5, 2015.
MUNFORD, RJ. Severe sepsis and septic shock. *Annu Rev Pathol*, 1:467-96, 2006.
ONTIVEROS, F, KONO, H. The sterile inflammatory response. *Annu Rev Immuno.*, 28:321-42, 2010.
ONUFFER, JJ, HORUK, R. Chemokines, chemokine receptors and small-molecule antagonists: recent developments. *Trends Pharmacol Sci*, 23:459-67, 2002.
SCHIMID-SCHONHEI, GW. Analysis of inflammation. *Annu Rev Biomed Eng*, 8:93-131, 2006.
SEMINARS IN IMMUNOLOGY, vol. 14(2), 2002 (adesão e migração de leucócitos).
SERHAN, CN. Novel lipid mediators and resolution mechanisms in acute inflammation: to resolve or not? *Am J Pathol*, 177:1577-91, 2010.
SERHAN, CN, CHIANG, N, DALLI, J. The resolution code of acute inflammation: Novel pro-resolving lipid mediators in resolution. *Semin Immunol*, 27:200-15, 2015.
SHIN, S, BRODSKY, IE. The inflammasome: Learning from bacterial evasion strategies. *Semin Immunol*, 27:102-110, 2015.
SHINOHARA, M, SERHAN, CN. Novel endogenous proresolving molecules: essential fatty acid-derived and gaseous mediators in the resolution of inflammation. *J Atheroscler Thromb*, 23(6):655-64, 2016.
SILVA, MT. When two is better than one: macrophagesand neutrophils work in concert in innate immunity as complementary and cooperative partners of a myeloid phagocyte system. *J Leuk Biol*, 87:93, 2010.
YONA, S, GORDON, S. From the Reticuloendothelial to Mononuclear Phagocyte System – The Unaccounted Years. *Front Immunol*, 6:328, 2015.
WALKER, JA, BARLOW, JL, MCKENZIE, AN. Innate lymphoid cells--how did we miss them? *Nat Rev Immunol*, 13:75-87, 2013.
WORTHYLAKE, RA, BURRIDGE, K. Leukocyte transendothelial migration: orchestrating the underlying molecular machinery. *Curr Opin Cell Biol*, 13:569-77, 2001.
ZABEL, BA, ROTT, A, BUTCHER, EC. Leukocyte chemoattractant receptors in human disease pathogenesis. *Annu Rev Pathol*, 10:51-81, 2015.

5
Degenerações | Morte Celular

Fausto Edmundo Lima Pereira

Qualquer componente tecidual (células, matriz extracelular, microcirculação sanguínea, vasos linfáticos e terminações nervosas – ver Figura 1.5) pode ser alvo de agressões. Neste capítulo, serão estudadas somente as lesões celulares representadas por degenerações e morte celular. As demais alterações celulares serão abordadas em outros capítulos.

▶ Lesões celulares

Os agentes agressores causam modificações moleculares que se somam e, muitas vezes, resultam em alterações morfológicas. As lesões morfológicas aparecem nas células, no interstício ou em ambos. As lesões celulares podem ser reversíveis ou irreversíveis (as células podem sobreviver ou morrer) e podem ser identificadas a olho nu, por microscopia de luz (ML) ou por microscopia eletrônica (ME). Nem toda agressão resulta em alteração morfológica; esta só aparece quando os distúrbios moleculares e metabólicos são suficientemente intensos para modificar a estrutura de células e tecidos. O emprego de toda a tecnologia disponível, conforme descrito no Capítulo 2, tem contribuído sobremaneira para melhor conhecimento e maior compreensão das lesões em seus diferentes níveis. Neste capítulo, serão descritos os aspectos etiopatogenéticos e os achados ultraestruturais, microscópicos e macroscópicos das lesões de interesse prático, tentando-se, sempre que possível, correlacionar os componentes morfológicos com as alterações moleculares e as suas repercussões funcionais. Antes, porém, serão discutidas brevemente as formas como as células respondem quando agredidas.

Respostas das células a agressões | Estresse celular

As células dão respostas gerais às agressões por meio de mecanismos semelhantes. Quando agredidas, as células respondem mediante: (1) ativação de vias de sobrevivência; (2) morte celular. Sobreviver ou morrer após agressões depende de uma rede complexa de respostas. O conjunto de modificações celulares após agressões constitui o que se denomina *estresse celular*, em analogia às respostas sistêmicas que o organismo monta quando é agredido (*estresse*).

Os agentes lesivos podem: (1) reduzir a oferta de O_2 e nutrientes; (2) alterar vias metabólicas que produzem energia; (3) gerar radicais livres; (4) agredir diretamente macromoléculas, em especial DNA. Nas membranas, no citoplasma e no núcleo, existem sensores capazes de reconhecer tais agressões, tendo como resposta indução de maior capacidade de sobreviver, de resistir, de reparar lesões moleculares ou, se essa adaptação não for possível, de levar a célula à morte.

Como a homeostase do organismo depende do trabalho cooperativo das diferentes células, inicialmente será feito breve comentário sobre aspectos básicos da fisiologia celular e as principais alterações que surgem nos diversos compartimentos e organelas celulares (síntese proteica, oxidações biológicas, geração de energia etc.), com a finalidade de dar ao leitor uma visão abrangente, ainda que resumida, dos modos gerais de reação das células frente aos diversos estímulos.

Membrana citoplasmática | Transporte de moléculas e de íons

A membrana citoplasmática é permeável a pequenas moléculas apolares (difusão simples, Figura 5.1), tem permeabilidade parcial (difusão simples limitada) para água e outras moléculas polares sem carga elétrica (p. ex., etanol, ureia), mas é impermeável a íons e pequenas moléculas polares (p. ex., aminoácidos, carboidratos simples) e macromoléculas. O trânsito de moléculas para as quais a membrana é impermeável faz-se por proteínas transportadoras, sem gasto de energia

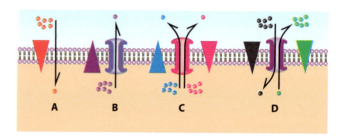

Figura 5.1 Representação esquemática do processo de difusão simples (**A**) e de difusão facilitada (**B** a **D**). **B** é unitransportador unidirecional; **C** é cotransportador unidirecional; **D** é cotransportador em direções opostas. Os triângulos mostram a direção dos gradientes de concentração de cada substância transportada. O transporte facilitado contra gradiente é possível se existe cotransporte em que um transportado migra em direção ao gradiente, o que fornece energia para levar o outro contra o gradiente.

(transporte facilitado ou difusão facilitada, Figura 5.2) ou utilizando energia (transporte ativo). Macromoléculas penetram nas células por endocitose.

O *transporte ativo* é feito por bombas que utilizam energia do ATP para transportar moléculas contra gradiente de concentração. O *transporte de íons* se faz por meio de canais iônicos que formam um poro pelo qual o íon transita. Esses canais podem ficar abertos (como muitos canais para K$^+$) ou ter um portão (canais para K$^+$, Na$^+$, Cl$^-$, Ca^{++}, Mg^{++}), controlado por diferença de potencial.

A diferença de potencial entre os lados externo (+) e interno (–) da membrana (*potencial de repouso*) é mantida por canais abertos de K$^+$, que transportam o cátion do citoplasma para o meio externo. Um estímulo na membrana induz a abertura de canais para cátions (Ca^{++}, Na$^+$), que entram no citoplasma e aumentam as cargas positivas, promovendo a *despolarização da membrana*. A onda de despolarização desloca-se na membrana e cria diferença de potencial (voltagem) que controla outros canais ou receptores. Por meio de bombas eletrolíticas e de canais de K$^+$ com portão que são abertos e lançam cátions do citosol para o meio externo, a membrana repolariza-se e volta ao estado de potencial de repouso. A Figura 5.3 mostra a geração de potencial de ação na membrana.

O trânsito de eletrólitos através da membrana cria gradientes osmóticos associados a movimentos de água por difusão simples e por um processo facilitado por *aquaporinas*. As aquaporinas são uma família de 13 proteínas existentes nas membranas citoplasmática e de organelas de todas as células, as quais modulam a passagem de água e alguns solutos. Quando em ambiente hipo-osmótico ou hiperosmótico, sensores transmitem os sinais para a célula acionar os mecanismos de redução ou aumento de volume, o que é feito pela regulação de canais de eletrólitos e pela expressão de aquaporinas.

- ## Reconhecimento de estímulos | Receptores de membrana | Vias de transmissão de sinais

O reconhecimento de estímulos exógenos (físicos, químicos ou biológicos) ou endógenos (estresse metabólico) envolve a interação de *ligantes ou agonistas* e seus receptores. Estímulos físicos, que não possuem moléculas que atuam como ligantes, transferem energia ou induzem alterações conformacionais em moléculas intra ou extracelulares que, modificadas pela agressão, passam a constituir os ligantes capazes de interagir com os receptores. *Receptores celulares* podem estar na

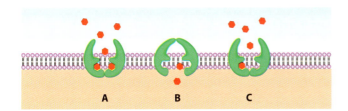

Figura 5.2 Representação de transporte facilitado (no caso, transportador de glicose, GLUT4). A glicose liga-se ao transportador no lado externo da membrana (**A**), que sofre alteração conformacional (**B**) e libera o carboidrato no citosol. O desligamento da glicose faz com que o transportador adquira a conformação inicial (**C**), podendo realizar novo transporte. Quando se trata de cotransportador unidirecional, o mecanismo é o mesmo: as duas moléculas ligam-se em um lado e são liberadas no outro. Se se trata de cotransportador com direções opostas, um elemento é transportado contra gradiente, utilizando a energia gerada pelo transporte do outro a favor do seu gradiente.

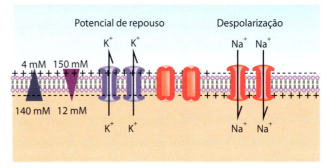

Figura 5.3 Esquema mostrando o mecanismo de despolarização da membrana após estímulo. O potencial de repouso (–70 mV) é mantido pelo efluxo constante de K pelos canais de K sem portão, que ficam abertos permanentemente. O estímulo abre portões para cátions (no caso, representado pelo Na$^+$), e a entrada destes no citoplasma muda as cargas elétricas da membrana, invertendo-as (despolarização), o que cria um potencial de ação capaz de estimular um receptor, abrir um canal etc.; cessado o estímulo, os canais de cátions se fecham e o efluxo de K$^+$ faz retornar a diferença de potencial aos valores iniciais do potencial de repouso. A despolarização pode propagar-se na membrana, levando o potencial de ação por longas distâncias, como ocorre nos axônios de neurônios.

membrana, no citoplasma (no citosol ou nas membranas das organelas) ou no núcleo.

Os **receptores de membrana** (proteínas transmembranosas) interagem com o ligante no domínio extracitoplasmático e induzem alteração conformacional no domínio intracitoplasmático, a qual induz o recrutamento de moléculas acessórias (proteínas de adaptação) para que o sinal seja transmitido para o interior da célula. Tais receptores são agrupados nos seguintes tipos: (a) receptores de sete voltas na membrana acoplados a proteína G trimérica (GPCR, *G protein coupled receptor*); (b) receptores com ação catalítica (atividade de proteinocinase, proteína fosfatase ou guanilato ciclase); (c) receptores que utilizam proteinocinases do citosol; (d) receptores que ativam proteases intramembranosas; (e) receptores que são canais iônicos.

A ligação do agonista a um *receptor transmembranoso* pode induzir respostas muito diferentes, dependendo das proteínas de adaptação acionadas. O receptor para insulina, por exemplo, pode agregar cinco proteínas de adaptação, cada uma podendo ativar uma ou mais cinases. Em diferentes células, os efeitos da insulina dependem dessas proteínas de adaptação. Outro bom exemplo é o receptor para TNF-α (Figura 5.4); sua ativação pode formar diferentes complexos moleculares que ativam a via do NFκB, da apoptose ou da necroptose (ver adiante).

Nos *receptores associados a proteína G trimérica* (GPCR), a natureza da proteína G condiciona a resposta: proteínas Gs ativam a adenilato ciclase, as Gi inibem a adenilato ciclase e as Gp ativam a fosfolipase C gama, que induzem, respectivamente, a geração ou a inibição do cAMP ou a liberação de diacilglicerol e trifosfato de inositol a partir do fosfatidil inositol da membrana. Há ainda proteínas G que ativam a guanilato ciclase e geram GMPc. A Figura 5.5 ilustra as vias de ativação de um receptor GPCR (receptor beta da adrenalina), mostrando os principais alvos dos mensageiros gerados. cAMP, GMPc e Ca^{++}, gerados por estímulo de GPCR, ativam cinases (PKA, PKG, PK-cálcio-calmodulina dependentes) ou fosfatases.

Outros receptores associam-se às proteínas G monoméricas (família RAS). Tais proteínas existem no citosol ou presas à membrana citoplasmática e atuam como interruptores para ativar ou desativar proteínas envolvidas em diversos processos

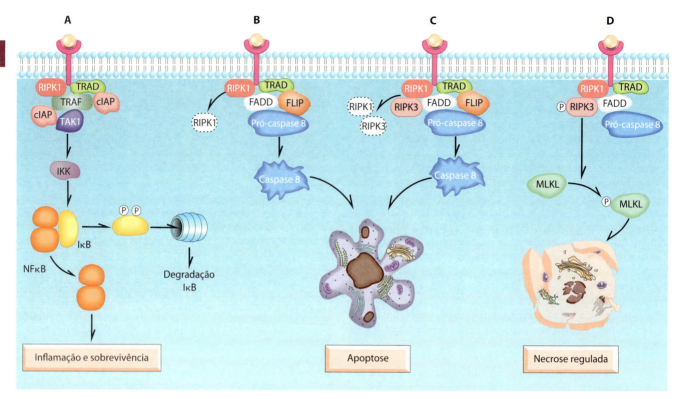

Figura 5.4 Esquema mostrando como um mesmo receptor pode acionar diferentes vias de sinalização, conforme a plataforma molecular formada após ligação com o agonista. Na figura, está representado o receptor do TNF, que, quando se liga ao agonista, pode ativar o NFκB, formar um complexo ativador da caspase 8 (induzindo apoptose) ou formar um necrossomo a partir de RIPK1 e RIPk3, o que resulta em necrose regulada. **A.** A formação da plataforma ativadora de IKK (*IKB kinase*) depende de proteínas que recrutam e mantém ativos inibidores da caspase 8 (cIAP). **B** e **C.** A formação de complexos ativadores da caspase 8 depende do recrutamento de proteínas que inibem os inibidores de caspases 8 (FLIP, *flice inhibitory protein*), o que ocorre pela redução da disponibilidade de RIPK1 e/ou RIPK3 (RIPK, *receptor interacting protein kinase*). **D.** A formação de necrossomo ocorre quando a caspase 8 é inibida e RIPK1 é ativada, acionando a RIPK3, que fosfoforila a pseudocinase MLKL (*mixed lineage kinase domain-like*). MLKL induz uma forma de necrose regulada.

celulares (o Quadro 5.1 mostra os principais representantes da família). Quando o receptor é acionado pelo ligante, a proteína GEF (*guanine nucleotide exchanging factor* (também conhecida como GNRP – *guanine nucleotide releasing protein*) atua sobre o complexo RAS-GDP e libera o GDP; logo em seguida, a proteína RAS se liga ao GTP (abundante no citosol), formando o complexo ativo (RAS-GTP), que ativa outras moléculas. Para evitar ativação constante do RAS-GTP, a proteína GAP (*GTPase activating protein*), que tem atividade de GTPase, remove um fosfato da molécula, retornando o complexo à forma inativa (RAS-GDP) (Figura 5.6).

Quando ativados pelos seus agonistas, os *receptores que ativam proteases intramembranosas* sofrem clivagem do segmento intracitoplasmático, liberando um peptídeo que se comporta como um fator de transcrição. A Figura 5.7 resume as vias de ativação do receptor *Notch*, importante na embriogênese e nos processos de diferenciação celular pós-natal.

Os *receptores que são canais iônicos* são ativados por ligantes ou por ação mecânica (mecanorreceptores). Receptores para acetilcolina são canais de Ca^{++} que, após interação com o ligante, são abertos e deixam o eletrólito passar. Os mecanorreceptores são canais iônicos que, sob efeito da força mecânica, se abrem ou se fecham, fazendo variar o gradiente de eletrólitos, o que possibilita a abertura ou o fechamento de canais de Ca^{++}; estes promovem a transdução do sinal por meio da ativação de cinases dependentes de Ca^{++}-calmodulina.

Os **receptores intracelulares** reconhecem ligantes que: (1) atravessam a membrana citoplasmática por serem lipossolúveis (p. ex., vitaminas A e D, hormônios esteroides), por serem muito pequenos (NO, CO) ou por serem catapultados ou inoculados diretamente no citosol (toxinas bacterianas, flagelina); (2) gerados no interior da célula, como antígenos virais, moléculas alteradas por radicais livres e alguns metabólitos, como uratos e pirofosfato. Tais receptores têm estrutura muito diversa e transmitem os sinais por meio de: (a) formação de um complexo com o ligante, que é levado ao núcleo e interage com o DNA, regulando genes (p. ex., receptores nucleares que reconhecem esteroides, vitaminas A e D); a Figura 5.8 mostra a ativação do receptor para estrogênio, um tipo de receptor intracelular); (b) ativação de proteases, incluindo caspases, cinases e fosfatases; neste grupo estão os receptores das famílias NOD e RLR, importantes na resposta imunitária inata (Capítulo 4).

Homeostase proteica

Síntese proteica e proteólise são indispensáveis para a homeostase celular. As proteínas têm vida útil limitada, e a célula necessita sintetizar continuamente muitas delas, para substituir aquelas envelhecidas ou defeituosas.

As etapas da síntese proteica estão resumidas na Figura 5.9. Inicialmente, o gene é transcrito e o RNA resultante é processado, gerando mRNA (Figura 12.1); este é transportado ao citoplasma, onde é traduzido em proteína, de duas maneiras: (a) nos polirribossomos do retículo endoplasmático liso (REL), são sintetizadas proteínas que permanecem no interior da célula; (b) no retículo endoplasmático granuloso (REG), são produzidas proteínas de exportação.

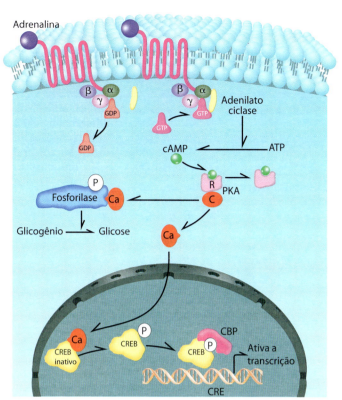

Figura 5.5 Representação esquemática de receptor de sete voltas na membrana ligado a proteína G trimérica (GPCR). No esquema está representada a ativação de receptor beta da adrenalina no fígado. Quando o receptor liga-se à adrenalina, a proteína G trimérica dissocia-se, e a unidade alfa libera o GDP e liga-se ao GTP. Esta ativa a adenilato ciclase, que transforma o ATP em cAMP (monofosfato de adenosina cíclico). Este ativa a proteinocinase A (PKA), cuja unidade catalíca (C) está ligada ao peptídeo regulador (R); ao ligar-se ao cAMP, o complexo dissocia-se e a PKA ativa (unidade catalítica Ca) pode: (a) ativar enzimas no citosol, no caso a fosforilase, que cliva o glicogênio e libera glicose; (b) no núcleo, fosforilar a proteína CREB, que se liga ao ativador CBP (*CREB binding protein*), que atua nos elementos de resposta ao cAMP (CRE, *cAMP response element*) em promotores de diversos genes, ativando-os.

Quadro 5.1 Proteínas G monoméricas (pequenas GTPases) e suas principais funções.

Família	Atividade	Exemplos
RAS (36 membros)	Transdução de sinais de proliferação	RAS, K-RAS, H-RAS,TAP, RAI
RHO (20 membros)	Dinâmica do citoesqueleto	RHO-A, RAC-1, CDC-42
RAB (61 membros)	Tráfego de vesículas	RAB 17, RAB 21, RAB 31
ARF (31 membros)	Tráfego de vesículas	ARF, ARL, TRIM
RAN	Transporte nuclear	RAN
RHEB	Ativação de mTOR por fatores de crescimento	
RAG (4 membros)	Ativação de mTOR por aminoácidos	RAG-A, RAG-B, RAG-C, RAG-D

ARF: *ADPribosilation factor*; RAB: *Ras related in brain*; RAG: *Ras related GTP binding protein*; RAN: *Ras like nuclear*; RAS: *Rat sarcoma*; RHEB: *Ras homolog enriched in brain*; RHO: *Ras homologue*.

Ainda no interior do retículo endoplasmático, ocorrem várias modificações na proteína nascente: glicosilação, formação de pontes de dissulfeto e dobramento. O *dobramento* das moléculas, que consiste nos movimentos conformacionais que originam a estrutura terciária da proteína, é comandado sobretudo por *chaperonas* (proteínas do grupo das proteínas do choque térmico; HSP, *heat shock protein*), que se ligam à cadeia polipeptídica e orientam seu dobramento adequado. Proteínas mal dobradas (p. ex., por mutação ou por ação de radicais livres) são destruídas em proteassomos (ver adiante, Figura 5.14). A estrutura quaternária também é adquirida no RE: as unidades monoméricas (p. ex., cadeias leves e pesadas de imunoglobulinas) são associadas na luz do RE. Em seguida, a proteína sintetizada e adequadamente dobrada é transportada em vesículas para o complexo de Golgi.

A regulação da tradução de proteínas depende de mecanismo complexo no qual a proteinocinase mTOR desempenha papel central (mTOR, *mammalian target of rapamycin*; rapamicina é um antibiótico com atividade imunossupressora isolado de *Streptomyces hygroscopicus*, originado na ilha da Páscoa ou Rapanui, de onde se origina o nome rapamicina). mTOR existe em dois complexos: (1) TORC1, associada à proteína Raptor (*regulatory associated protein of mTOR*), alvo do efeito inibidor da rapamicina; (2) TORC2, relacionada com a proteína Rictor (*rapamycin-insensitive companion of mTOR*), que impede o efeito inibidor da rapamicina. No complexo TORC1, mTOR é controlada por proteínas G da família Rheb. Quando na forma Rheb-GTP, há ativação de mTOR. As proteínas TSC (*tuberous sclerosis complex*) promovem a hidrólise de Rheb-GTP em Rheb-GDP, tornando a mTOR inativa. Estímulos que inativam as proteínas TSC ativam mTOR, deixando ativas as proteínas Rheb na forma Rheb-GTP. mTORC1 ativado: (1) estimula fatores de iniciação e de alongamento (eIF, *eukaryotic initiaton factor*, e eEF, *eukaryotic elongation factor*), que iniciam o processo de tradução de proteína; (2) induz a síntese de ribossomos; (3) inibe a autofagia. A Figura 5.10 mostra os principais ativadores do complexo mTORC1 e os efeitos da sua ativação. A ativação de TORC2 é pouco conhecida, e os seus efeitos são exercidos sobre componentes do citoesqueleto, com interferência na organização espacial da célula.

Microvesículas | Exossomos e micropartículas

Microvesículas originadas nas células, que podem conter várias moléculas (miRNA, fragmentos de mRNA, lipídeos, proteínas diversas, incluindo receptores membranosos), são eliminadas na MEC, nas secreções ou na corrente circulatória. Tais microvesículas são representadas por exossomos, micropartículas e vesículas apoptóticas. Os *exosossomos* originam-se de corpos multivesiculares formados a partir de endossomos; seu conteúdo é variável. As *micropartículas* formam-se por evaginação da membrana citoplasmática e podem conter miRNA, proteínas citosólicas, moléculas MHC e receptores celulares. As *vesículas apoptóticas* (parte dos corpos apoptóticos) são formadas durante a apoptose (ver adiante). Exossomos e micropartículas fundem-se com membranas de células vizinhas ou distantes, tendo papel importante na comunicação entre células, tecidos e órgãos. Por carrearem miRNA, receptores e diferentes agonistas, permitem que uma célula tenha efeito regulador sobre outra, mesmo distante. No câncer, as microvesículas são importantes, entre outras ações, no preparo do nicho pré-metastático e na eliminação de medicamentos citostáticos.

Eliminação de proteínas e organelas envelhecidas ou alteradas

As células fazem continuamente reciclagem ou renovação dos seus componentes por meio da degradação controlada de proteínas e organelas envelhecidas. Há dois mecanismos: degradação proteica em proteassomos e autofagia. Ambos são importantes durante o desenvolvimento embrionário e na diferenciação dos tecidos.

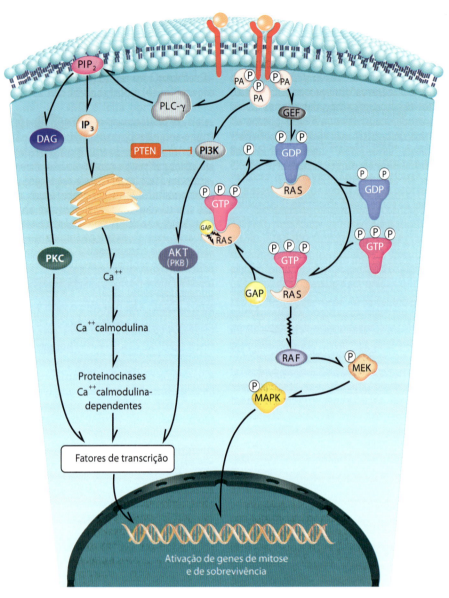

Figura 5.6 Esquema resumindo a ativação de receptor transmembranoso com atividade de cinase em tirosina. Ativação de receptor de fator de crescimento ativa a via das MAPK, a PI3K (fosfatidil inositol-3-cinase) e a PLC (fosfolipase C). Ligado ao agonista, o receptor dimeriza-se, autofosforila e recruta proteínas de adaptação (PA) nos sítios de fosforilação. Cada proteína de adaptação ativa uma via de transdução do sinal. Uma via ativa o fator trocador de nucleotídeo (GEF), que atua sobre uma proteína G monomérica da família RAS, induzindo-a a liberar o GDP e ligar-se ao GTP. RAS-GTP é a forma que ativa a proteinocinase RAF, que inicia a ativação em cascata de outras proteinocinases, culminando em ativação de fatores de transcrição que, no núcleo, induzem genes da mitose. A ativação sequencial das proteinocinases RAF, ERK e MAPK é possível porque elas estão ligadas a uma proteína de ancoragem que as mantém próximas uma da outra. A inativação de RAS-GTP faz-se por ação de uma proteína ativadora com atividade GTPase (GAP) que hidrolisa o GTP, retornando a proteína RAS à condição de RAS-GDP, inativa. Este ciclo de ativação e inativação de RAS é semelhante para a ativação de todas as proteínas G monoméricas pertencentes à família RAS e listadas no Quadro 5.1. Outra proteína de adaptação ativa a PI3K (fosfatidil inositol-3-cinase), a qual ativa a AKT (PKB), que induz fatores de transcrição para genes de sobrevivência e de mitose. A PI3K é inibida pela proteína PTEN. Uma terceira PA ativa a PLC-γ (fosfolipase C-gama), que atua no fosfatidilinositol-2-fosfato (PIP$_2$) e libera trifosfato de inositol (IP$_3$) e diacilglicerol (DAG). O IP$_3$ libera Ca^{++} do retículo endoplasmático, que, associado à calmodulina, ativa cinases Ca^{++} calmodulina-dependentes. O DAG ativa a proteinocinase C (PKC), que também ativa genes de sobrevivência e de mitose.

Os *proteassomos* são agregados macromoleculares em forma de barril que contêm proteases capazes de clivar várias proteínas. Para ser degradada nos proteassomos, a proteína precisa estar ligada à ubiquitina. Ubiquitinação é uma via muito utilizada para controlar a atividade de proteínas constitutivas que, normalmente, ficam inativas por uma proteína inibidora (destruição do inibidor torna uma proteína ativa). Os proteassomos degradam proteínas alteradas também por outros motivos que, se não forem eliminadas, acumulam-se no citoplasma e causam lesões. A Figura 5.11 esquematiza os mecanismos de proteólise em proteasssomos.

A *autofagia*, que significa alimentar-se de si mesmo, é um processo ativo no qual a célula envolve partes de estruturas lesadas ou envelhecidas ou agregados de proteínas alteradas e forma um vacúolo autofágico (autofagossomo), que se funde a lisossomos (autofagolisossomo) para digestão dos componentes sequestrados. Existem três formas: macroautofagia, microautofagia e autofagia mediada por chaperonas (HSP). Na *microautofagia*, a membrana de lisossomos engloba diretamente os agregados proteicos ou fragmentos de organelas a serem digeridos. Na *macroautofagia*, forma-se uma vesícula que envolve o componente a ser digerido; com isso, surge um

Capítulo 5 | Degenerações | Morte Celular

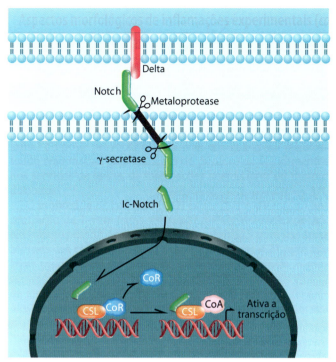

Figura 5.7 Ativação do receptor Notch, cujo agonista delta está preso à célula vizinha. Após ligação do Notch com o delta, são ativadas proteases da membrana (uma metaloproteinase que cliva a parte extracitoplasmática), o que ativa uma secretase-gama que cliva o segmento intracitoplasmático, liberando um fragmento (Ic-Notch). O Ic-Notch é translocado ao núcleo, onde se liga a uma proteína (CSL) que fica ligada a um repressor (CoR), o que impede a ativação da sequência de resposta ao Notch. Após a ligação, o CoR é liberado, o coativador (CoA) associa-se e o complexo Notch-CSL-CoA inicia a transcrição dos genes regulados pelo elemento de resposta ao Notch (ERN). Receptores Notch são importantes na embriogênese e na carcinogênese, por regular o destino de células quando uma está em contato com outra.

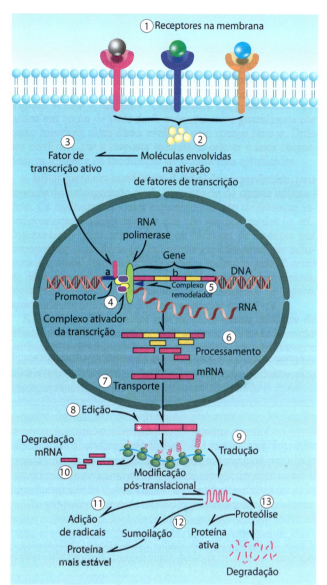

Figura 5.9 Etapas da síntese de uma proteína, indicadas desde a ativação de um receptor pelo agonista. O receptor ativado (1) aciona mecanismos de transdução de sinais que ativam fatores reguladores da transcrição (2 e 3), que vão ao núcleo e regulam o complexo ativador da transcrição (4) no promotor do gene, favorecendo iniciação da transcrição de RNA, cuja progressão depende da ativação do complexo remodelador (5). O RNA transcrito primário é processado (6) e o mRNA resultante é transportado ao citoplasma (7), no qual é editado, com troca de uma ou algumas bases (8). Em seguida, ocorre a tradução em ribossomos (9), que é regulada pela velocidade de degradação do mRNA e pela ação dos fatores de iniciação e de elongamento (10). A proteína sintetizada pode sofrer modificações pós-translacionais representadas por: adição de radicais (especialmente de carboidratos – 11); ligação com ubiquitina de baixo peso molecular, que torna a proteína mais estável (12), processo conhecido como sumoilação (*small ubiquitin related modifier*); e proteólise parcial ou total (13).

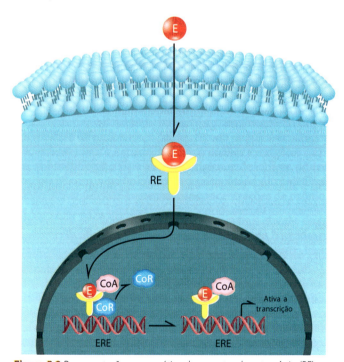

Figura 5.8 Representação esquemática do receptor de estrogênio (RE), um receptor intracelular. O receptor associa-se ao estrogênio no citosol e é transportado ao núcleo, onde desloca o correpressor (CoR) que fica ligado à sequência de resposta ao estrogênio (ERE, *estrogen response element*) e associa-se ao coativaor (CoA), o que possibilita a ligação do complexo ao ERE, iniciando a ativação de genes que possuem elemento de resposta no promotor.

vacúolo autofágico, que se funde com lisossomos. Na *autofagia mediada por chaperonas*, as proteínas alteradas do citosol associam-se a HSP e são dirigidas aos lisossomos. A Figura 5.12 resume os mecanismos dos três tipos de autofagia.

A autofagia é importante na fisiologia de células, como mecanismo de adaptação frente à privação de alimentos (a célula promove canibalismo) ou de renovação de suas estruturas (processo antienvelhecimento); pode acontecer, também, em situações patológicas, como será comentado nos capítulos seguintes.

Bogliolo | Patologia Geral

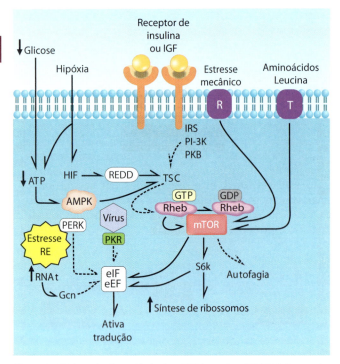

Figura 5.10 Controle da atividade de mTOR (complexo TORC-1). O complexo mTORC-1 regula: (a) a síntese proteica por integrar os sinais de receptores de fatores de crescimento com a disponibilidade de nutrientes; (b) a síntese proteica após agressões que reduzem a produção de proteínas (p. ex., hipóxia, hipoglicemia) ou aumentam a sua necessidade (p. ex., estresse mecânico que induz hipertrofia). mTORC-1 é ativado por RHEB-GTP, que é regulada constitutivamente pela proteína do complexo esclerose tuberosa (TSC), a qual tem atividade GTPase (inativa RHEB-GTP, originando RHEB-GDP), mantendo mTORC-1 inativo. Sinais originados do receptor de insulina (AKT) ou de fator de crescimento (PI3K) na presença de nutrientes suficientes (aminoácidos) ativam mTORC-1 porque fosforilam e inativam a TSC. Estresse mecânico que induz hipertrofia ativa diretamente mTORC-1. mTORC-1 ativado induz a síntese proteica por aumentar a tradução via S6k, que aumenta a produção de ribossomos e a ativação dos fatores de iniciação (eIF) e de elongamento (eEF) da proteína nascente. Hipóxia ou hipoglicemia reduz a disponibilidade de ATP, o que ativa a adenosina monofosfato cinase ativadora de TSC, que inibe mTOR, com redução da tradução. No estresse do retículo endoplasmático (RE), há inibição da tradução por dois mecanismos: aumento da concentração de RNA transportador (tRNA) e ativação de PERK, que inibe eIF e eEF. Vírus inibem a tradução de proteínas por ativarem cinases que inativam eIF e eEF. Gcn: *general control of aminoacid synthesis*.

Citoesqueleto | Movimentos celulares

O *citoesqueleto* é essencial para os movimentos celulares, especialmente para o tráfego de vesículas, para o deslocamento das células e para a manutenção da forma celular. Seus principais constituintes são microfilamentos (actina e miosina), filamentos intermediários e microtúbulos.

Os *microfilamentos* são formados por actina, proteína que se polimeriza e forma uma estrutura filamentosa. A polimerização forma redes associadas com outras proteínas que sustentam a membrana citoplasmática, mantêm as microvilosidades e formam pseudópodes.

Os *filamentos intermediários* são estruturados por proteínas responsáveis por manter a forma das células e a posição das estruturas intracelulares (laminas nucleares, ceratinas e outras).

Os *microtúbulos* são constituídos pela polimerização da proteína tubulina, que forma estruturas capazes de serem montadas e desmontadas com facilidade. A polimerização dos microtúbulos se faz a partir de uma estrutura estável

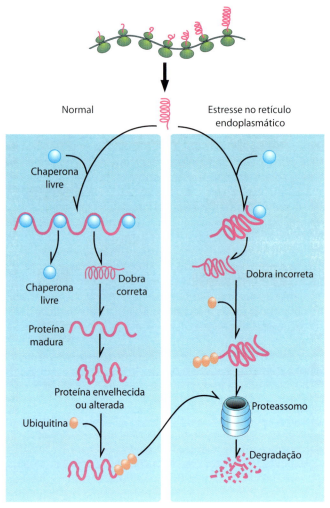

Figura 5.11 Degradação de proteínas em proteassomos. Em condições normais, proteínas nascentes no retículo endoplasmático sofrem dobramento, com participação de chaperonas. Quando se torna envelhecida, a proteína liga-se à ubiquitina e sofre degradação em proteassomos, sendo eliminada. Quando ocorre estresse no retículo endoplasmático, por inúmeros agentes agressores, as proteínas alteradas (mal dobradas) são ubiquitinizadas e também degradadas em proteassomos.

denominada centrossomo. Os microtúbulos orientam a direção dos movimentos dentro do citoplasma; no movimento ameboide, por exemplo, a polimerização dos microtúbulos direciona o fluxo de citoplasma que forma o pseudópode. O deslocamento das células por emissão de pseudópodes foi descrito no Capítulo 4.

Produção de energia | Homeostase mitocondrial

A síntese de ATP faz-se predominantemente pela oxidação de carboidratos (glicose) e ácidos graxos. No citosol, a glicose é oxidada até ácido pirúvico (gerando 4 moléculas de ATP) e nas mitocôndrias, onde a acetil CoA, originada do ácido pirúvico e dos ácidos graxos que sofreram a β-oxidação, completa a oxidação, gerando CO_2.

A permeabilidade da membrana mitocondrial externa (MME) é controlada por canais VDAC (*voltage dependent anions channels*), além de numerosos transportadores de cátions e moléculas simples. Tais canais permitem a passagem de moléculas pequenas, de até 5 kD; moléculas maiores, como fatores apoptogênicos (ver adiante), ficam isoladas do citosol. A membrana mitocondrial interna (MMI) é pouco permeável;

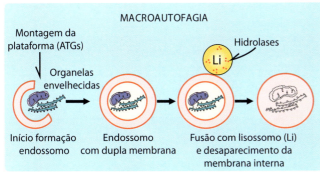

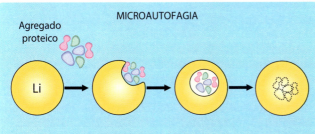

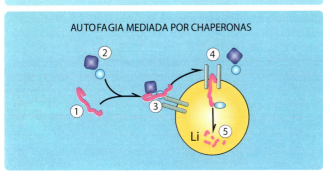

Figura 5.12 Tipos de autofagia. Na macroautofagia, formam-se vacúolos (endossomos) montados a partir de uma plataforma de proteínas especiais (ATG: *autophagic proteins*). O endossomo funde-se com os lisossomos, ocorrendo degradação do seu conteúdo. Na microautofagia, agregados proteicos são englobados diretamente por lisossomos, nos quais são degradados. Na autofagia mediada por chaperonas, a proteína alterada é capturada diretamente em lisossomos (Li), nos quais sofre proteólise. A captura faz-se por ligação da proteína alterada (1) ao complexo chaperona-proteína acessória (2). O conjunto desloca-se até a membrana lisossômica, na qual se prende a uma proteína receptora (3). Em seguida, a proteína atravessa a membrana (4), liga-se a uma chaperona intralisossômica e é liberada no interior da organela (5), onde é digerida.

o controle de entrada e saída é feito por transportadores como os canais ANT (transportadores do nucleotídeo adenosina) e transportadores de pirofosfato. Os canais da MME e da MMI estão muito próximos e ficam sob regulação por moléculas do citosol (GSK3β, *glycogen sinthase kinase*) e da matriz mitocondrial (ciclofilina D). Proteínas da família BCL também se associam aos canais VDAC. Nos pontos de associação dos canais, as membranas mitocondriais estão muito próximas uma da outra (Figura 5.13). Esse complexo molecular de canais e outras moléculas associadas muito próximos da ATPsintase mantém um rigoroso controle do que deve sair ou entrar na mitocôndria. A perturbação desse complexo forma um poro transitório que gera permeabilidade mitocondrial transitória desastrosa para a célula (ver Apoptose).

As proteínas da família BCL (*B cell lymphoma*), que têm domínios do tipo BH (*baculovir homologue domain*), são os mais importantes controladores da permeabilidade da membrana mitocondrial externa. As proteínas BCL-2 e BCL-XL (BH4, quatro domínios BH) estabilizam membranas, enquanto as BAX e BAK (BH3, três domínios BH) e as com um único domínio BH (BID, BAD, BOD, BIM, PUMA e BCLBH1) desestabilizam a membrana mitocondrial, aumentam sua permeabilidade e favorecem a saída de moléculas pró-apoptóticas. As proteínas BCL-2, BCL-XL e BAK localizam-se junto aos poros VDAC. A proteína BAK fica no citosol, mas, quando ativada, desloca-se até a membrana externa da mitocôndria, interage com a BCL-2 e induz aumento da permeabilidade mitocondrial (ver Figura 5.33). Quando o aumento da permeabilidade é transitório e afeta mais a permeabailidade da membrana externa, surge apoptose; se é mais duradouro, forma poro que compromete também a membrana interna, o que reduz o gradiente químio-osmótico na mitocôndria e reduz a síntese de ATP, podendo causar necrose.

- **Estresse oxidativo**

Radicais livres derivados de O_2 ou N são agressores potentes. Para neutralizar ou minimizar seus efeitos, as células dispõem de vários mecanismos antioxidantes (ver Figura 3.2). Quando as células não conseguem neutralizar os radicais livres, o excesso deles induz uma resposta adaptativa, condição que se chama *estresse oxidativo*. As lesões resultantes dependem da magnitude da alteração: quando baixa, são ativados genes favorecedores de sobrevivência celular, como os que codificam substâncias antioxidantes, HSP (*heat shock proteins*) e moléculas antiapoptóticas; se intensa, são acionadas vias que levam à morte celular. No estresse oxidativo, as células ativam a transdução de sinais por diversas vias, sendo as mais importantes: (a) NFκB (*nuclear transcription factor κ in B cells*), via pró-inflamatória; (b) MAPK (*mitogen activated protein kinases*), especialmente JNK e p38, que ativam genes antioxidantes ou pró-apoptóticos; (c) HIF-1 (*heat shock induced transcription factor*), fator de transcrição inativo existente no citosol que, após ativação por radicais livres, desloca-se ao núcleo e ativa genes de sobrevivência, especialmente de HSP, de proteínas antioxidantes e de proteínas antiapoptóticas.

Instalado o estresse oxidativo, podem ocorrer: (1) manutenção da homeostase celular, quando as respostas são eficazes e suficientes; (2) lesões diversas causadas sobretudo pela peroxidação de proteínas, lipídeos e ácidos nucleicos. Aldeídos gerados da peroxidação de lipídeos favorecem a formação de adutos deles com proteínas, modificando suas funções; proteínas do citoesqueleto podem se agrupar e precipitar, formando corpos hialinos; proteínas mal dobradas formam agregados que se precipitam. Adutos de proteínas e proteínas mal dobradas desencadeiam uma resposta conhecida como *estresse do retículo endoplasmático*, que pode resultar em morte celular.

Resposta ao mal dobramento de proteínas | Estresse do retículo endoplasmático

Proteínas nascentes no retículo endoplasmático (RE) podem ficar mal dobradas, sobretudo por redução de ATP, agressão de radicais livres ou baixa disponibilidade de carboidratos para o processo de glicação. Proteínas mal dobradas acumulam-se no RE e se associam a chaperonas, que tentam repará-las (uma resposta imediata a qualquer tipo de agressão é o aumento da expressão de HSP, às quais pertencem as chaperonas). Ao mesmo tempo, proteínas transmembranosas do RE (p. ex., PERK, IRE-1 e ATF-6), que também se ligam a chaperonas, são ativadas e induzem: (1) inibição da tradução de novas proteínas, exceto para HSP e proteínas necessárias ao transporte e à proteólise de proteínas mal dobradas; (2) proteólise de proteínas mal

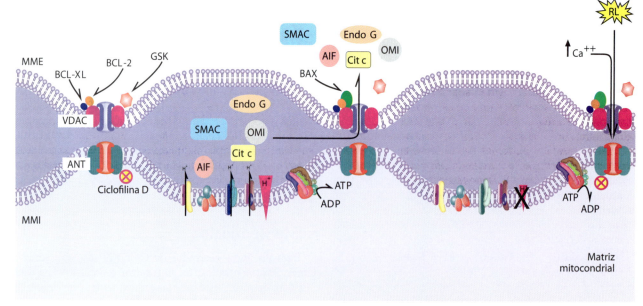

Figura 5.13 Representação esquemática da formação do poro de permeabilidade transitória da mitocôndria. Os principais controladores da permeabilidade mitocondrial são os canais voltagem-dependentes (VDAC) na membrana mitocondrial externa (MME) e os canais ANT (cotransportadores bidirecionais de ATP e ADP) na MMI (membrana mitocondrial interna). As proteínas BCL-2, BCL-XL estão associadas aos canais VDAC e mantêm a sua integridade. Proteínas pró-apoptóticas, como BID ou outras do grupo BAX, inativam BCL-2 e induzem aumento da permeabilidade da MME, favorecendo a liberação de fatores pró-apoptóticos contidos na câmara mitocondrial externa. Nos locais em que a MMI e a MME estão próximas, os canais VDAC e ANT também estão próximos e o conjunto fica junto da F-ATPsintase. Estresse metabólico acentuado e especialmente aumento do Ca^{++} no citosol acompanha-se de rearranjo das moléculas dos canais ANT com a F-ATPsintase, com participação da ciclofilina D, criando um poro que altera o trânsito entre a matriz mitocondrial e a câmara mitocondrial externa que anula a força protomotriz ($\Delta\psi$), inibindo a ATPsintase; com isso, inverte-se a ação enzimática, passando a consumir ATP, na tentativa de restabelecer a força protomotriz, o que resulta em necrose.

dobradas em proteassomos; (3) ativação de genes de chaperonas e de outras proteínas necessárias no processo de proteólise (autofagia). Além de atuarem no dobramento de proteínas, as HSP também ativam rotas de sobrevivência e inibem vias que levam à apoptose, como resumido na Figura 5.14. Esse conjunto de respostas ao mal dobramento de proteínas é denominado *resposta ao mal dobramento de proteínas* (UPR, *unfolding protein response*) ou *estresse do retículo endoplasmático*. Acúmulo de proteínas mal dobradas nas células, por diferentes causas (envelhecimento, defeitos genômicos etc.) é encontrado em doenças neurodegenerativas (doença de Alzheimer, doença de Parkinson), na fibrose cística e, possivelmente, no diabetes melito e em outras enfermidades.

Proteínas mal dobradas, se não reparadas ou eliminadas por microautofagia ou digestão em proteassomos, formam agregados capazes de provocar degeneração ou morte celular; *proteotoxicidade* é o termo cunhado para indicar tal fenômeno. Proteotoxicidade parece ser um mecanismo comum na patogênese de algumas doenças degenerativas, como doença de Alzheimer (acúmulo de β-amiloide), coreia de Huntington (agregados de huntingtina), doença de Parkinson (aglomerados de α-sinucleína associados a ubiquitina) e diabetes melito tipo 2 (proteínas hiperglicadas). Em modelos experimentais, o uso de moléculas exógenas capazes de reduzir o mal dobramento ou facilitar a eliminação de proteínas mal dobradas reduz a evolução e a gravidade dessas doenças. O efeito benéfico do exercício físico nesses mesmos modelos está relacionado à indução de enzimas que facilitam a eliminação de proteínas mal dobradas.

Mitocôndrias e estresse celular

Muitas agressões (p. ex., hipóxia e radicais livres) atuam sobre as mitocôndrias. Respostas a proteínas mal dobradas, hipóxia e radicais livres aumentam o Ca^{++} no citosol, o que induz a formação de poros de permeabilidade nas mitocôndrias capazes de levar a morte celular. Tais poros não existem como estruturas funcionais, mas se formam após agressões nos locais em que as membranas mitocondriais interna (MMI) e externa (MME) se aproximam, onde se localizam os canais VDAC, ANT e Pi. No lado do citosol, existe a proteína GSK3β (que parece impedir a formação do poro) e, no lado da matriz, a ciclofilina D, que ativa a formação do poro. Todo esse conjunto está associado à ATPsintase, formando um complexo que mantém regulada a permeabilidade mitocondrial (a Figura 5.13 resume a formação do poro de permeabilidade transitória da mitocôndria). A sobrecarga de Ca^{++} e o excesso de radicais livres parecem desativar a GSK e ativar a ciclofilina D; com isso, ocorre entrada de Ca^{++} na matriz mitocondrial, o que leva a retenção de água e tumefação da organela, com redução drástica no gradiente químio-osmótico na MMI, anulando a produção de ATP e resultando em necrose. Inibidores da ciclofilina D reduzem ou impedem a necrose por sobrecarga de Ca^{++} no citosol (há grande interesse no desenvolvimento de fármacos que possam ser usados durante o fenômeno de isquemia-reperfusão – ver adiante). Como a permeabilidade aumenta predominantemente na MME, há saída de citocromo c, AIF, endonuclease G e SMAC para o citosol, o que induz apoptose (ver adiante).

Na resposta a proteínas mal dobradas e no estresse oxidativo acentuado, as mitocôndrias sofrem alterações morfológicas, originando megamitocôndrias ou mitocôndrias deformadas, frequentes na esteato-hepatite alcoólica ou não alcoólica. A Figura 5.15 mostra como as agressões induzem estresse celular e como as mitocôndrias são afetadas, podendo resultar em apoptose ou em necrose.

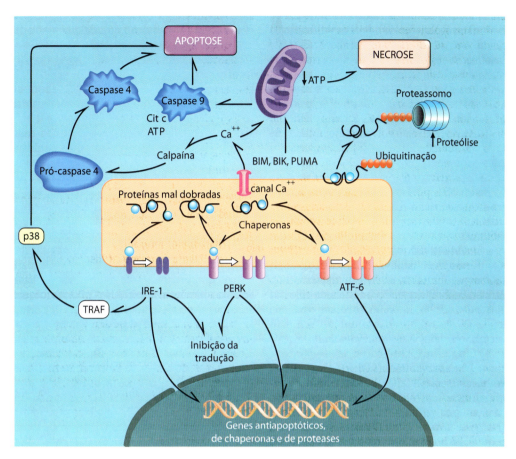

Figura 5.14 Estresse no retículo endoplasmático (RE) e suas consequências. O estresse inicia-se por proteínas mal dobradas na luz do RE. Chaperonas (HSP), que se encontram associadas a proteínas transmembranosas (IRE-1, PERK e ATF-6), deslocam-se para associar-se às proteínas mal dobradas e conduzi-las aos proteassomos, nos quais são degradadas. Livres de chaperonas, as proteínas IRE, PERK e ATF são ativadas, dimerizam-se e ativam a transcrição de genes de sobrevivência (antiapoptóticos, de chaperonas e de proteassomos). A permeabilidade da membrana do RE alterada favorece a liberação de Ca^{++} no citosol, o qual ativa a calpaína, ativando a caspase 4, que, por sua vez, induz apoptose. Há, também, liberação de proteínas pró-apoptóticas aderidas às cisternas do RE (BIM, BIK, PUMA), que atuam em mitocôndrias, induzindo apoptose. Se a agressão provoca redução acentuada da síntese de ATP, a célula entra em necrose. A apoptose pode ser induzida também pela p38.

Estresse celular e lisossomos

Além de atuarem na autólise, os lisossomos participam ativamente na morte celular por apoptose ou por necrose. Muitas agressões desestabilizam a membrana lisossômica e favorecem a saída de proteases envolvidas na apoptose. A saída de catepsinas induz apoptose por ativação de BAX e de BID, que aumentam a permeabilidade mitocondrial (ver adiante). A catepsina B ativa inflamassomos, o que libera IL-1β e IL-18 e citocinas pró-inflamatórias. Desestabilização da membrana lisossômica ocorre por: (1) ativação de esfingomielinase, que gera ceramida e esfingosina. Ceramida causa apoptose ou impede a síntese de ATP, podendo levar à necrose; esfingosina interage com a membrana lisossômica e aumenta sua permeabilidade; (2) radicais livres. A Figura 5.15 resume o estresse celular em mitocôndrias e lisossomos.

▪ Agressões ao DNA

O DNA está constantemente sujeito a modificações na sua estrutura por diferentes agressões, como radiações, radicais livres, substâncias químicas e infecções virais, além de erros no pareamento de bases nucleotídicas durante sua replicação. Muitas são as formas de lesão no DNA: (1) alterações em bases nitrogenadas; (2) mudança de nucleotídeos; (3) formação de dímeros; (4) quebra em uma ou ambas as fitas; (5) pareamento errado durante a replicação. Tais modificações são reconhecidas por proteínas especializadas, que geram uma resposta que leva ao reparo da lesão ou, se isto não é possível, induzem morte da célula por apoptose (Figura 5.16).

O reconhecimento de lesão no DNA e as respostas de reparo ou de apoptose são feitos por proteínas codificadas por: (1) genes de reparo de erros de pareamento (*mismatch repair genes, MMR*). Em humanos, o reparo de pareamento incorreto de nucleotídeos é feito por produtos dos genes hMSH 2 a 6, MLH 1 e 2 e PMS 1 e 2 (Figura 5.17). Defeitos nesses genes predispõem ao câncer; mutações herdadas nesses genes ocorrem na síndrome de Lynch, associada com o carcinoma colorretal hereditário sem polipose; (2) genes de reparo por excisão de nucleotídeos (NER). Os raios ultravioleta provenientes da luz solar são causa frequente de formação de dímeros de timina. O reparo dessa lesão é feito por proteínas codificadas por tais genes, sobretudo a XPC (*xeroderma pigmentosum C protein*) (Figura 5.18). Na doença xeroderma pigmentoso, os pacientes têm anormalidades no gene *XPC* e desenvolvem vários tipos de câncer na pele, muitas vezes em idade jovem; (3) genes que atuam no reparo de DNA lesado por radiações ionizantes; os genes *BRCA* 1 e 2 (de *breast cancer*) são exemplos bem conhecidos.

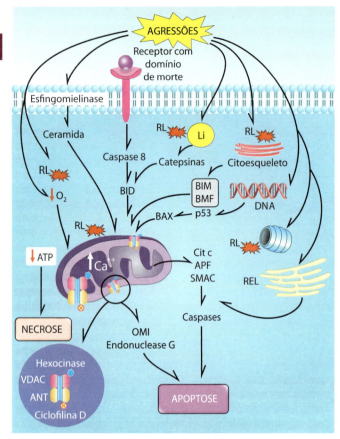

Figura 5.15 Representação esquemática da ação de agressões em diferentes estruturas celulares, convergindo para mitocôndrias e lisossomos, que podem induzir apoptose ou necrose. Li: lisossomo; REL: retículo endoplasmático liso; RL: radicais livres.

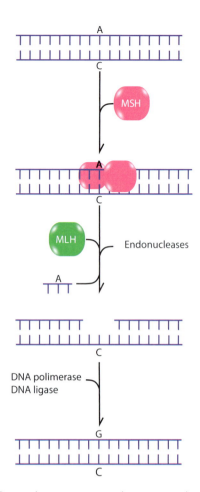

Figura 5.17 Reparo de pareamento errado que ocorre durante a duplicação do DNA, feito pelo complexo MMR. O pareamento errado é reconhecido por proteínas MSH, que acionam proteínas MLH, as quais têm atividade de endonuclease e retiram a sequência com a base errada. Em seguida, um complexo DNA polimerase/DNA ligase sintetiza e liga a nova sequência para o pareamento correto.

Lesões no DNA e ciclo celular

Modificações pouco extensas no DNA não se acompanham de retardo no ciclo celular. Lesões mais extensas, como as que resultam em quebras de fita, disparam sinais para que haja retardo ou parada do ciclo celular. O fenômeno, denominado *checkpoint* do DNA lesado (ponto de avaliação ou de checagem), refere-se aos momentos do ciclo celular em que ocorre avaliação da integridade do DNA – o ciclo celular só avança se não existe dano no DNA (ver Figura 8.3).

Os sensores, transdutores de sinais e efetuadores de respostas a danos no DNA constituem o que se denominam *moléculas guardadoras do genoma*, formadas por proteínas responsáveis pela estabilidade do DNA. Os genes que as codificam são conhecidos como *genes guardiães do genoma*, e mutações neles são fatores importantes na carcinogênese, especialmente nas formas hereditárias de câncer, como será visto no Capítulo 10. Na Figura 5.19, estão indicadas as principais moléculas que participam no mecanismo de reconhecimento de lesões, de parada do ciclo celular e de reparo do DNA.

Muitas vezes, a resposta a agressões ao DNA é a parada permanente do ciclo celular. É o que ocorre, por exemplo, na chamada senescência replicativa, quando as células duplicaram várias vezes o DNA sem ativação da telomerase,

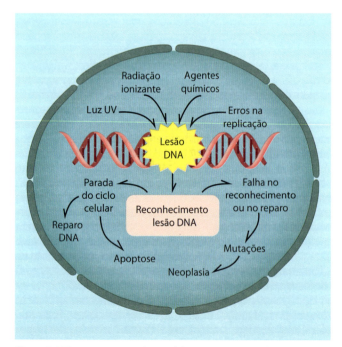

Figura 5.16 Principais consequências de lesão no DNA. Quando o DNA é agredido, podem ocorrer: (1) reconhecimento da lesão por moléculas próprias; (2) parada do ciclo celular; (3) ativação dos mecanismos de reparo da lesão – se o defeito é corrigido, a célula continua no seu ciclo vital; (4) se o reparo não é possível, a célula é estimulada a entrar em apoptose; (5) quando há falha no reconhecimento da lesão ou impossibilidade de corrigir o defeito no DNA, a mutação resultante pode levar a célula a sofrer transformação neoplásica.

o que leva ao encurtamento dos telômeros. Quando estes atingem um tamanho crítico, proteínas semelhantes às que reconhecem lesões no DNA ativam a síntese de inibidores do ciclo celular. Na senescência replicativa, são ativados genes que codificam inibidores do ciclo celular (p16 e p21, inibidores de CDK), além de haver inibição parcial da atividade da p53. As células senescentes ficam resistentes à apoptose. O fenômeno de senescência celular é facilmente identificado em células em cultura e existe também *in vivo*. A p53 é importante no processo de reparo de danos ao DNA, pois determina a parada do ciclo celular, de modo a possibilitar o reparo. Se este não é possível, a p53 induz apoptose (ver Figura 10.27).

▶ Degenerações

Degeneração é a *lesão reversível secundária a alterações bioquímicas que resultam em acúmulo de substâncias no interior de células*. Morfologicamente, uma degeneração aparece como deposição (ou acúmulo) de substâncias em células. Quando a substância acumulada é um pigmento, a lesão é estudada à parte, entre as pigmentações (Capítulo 7).

As degenerações são agrupadas de acordo com a natureza da substância acumulada e são classificadas em: (1) degenerações por acúmulo de água e eletrólitos – o exemplo clássico é o da degeneração hidrópica; (2) degenerações por acúmulo de proteínas – as mais importantes são as degenerações hialina e mucoide; (3) degenerações por acúmulo de lipídeos – as de maior interesse são a esteatose e as lipidoses; (4) degenerações por acúmulo de carboidratos. Na maioria dos casos, o acúmulo de carboidratos em células deve-se a deficiências de enzimas responsáveis por sua metabolização – glicogenoses e mucopolissacaridoses são os exemplos principais.

Degeneração hidrópica

Trata-se de lesão celular reversível caracterizada por acúmulo de água e eletrólitos nas células. Degeneração hidrópica, que é a lesão não letal mais frequente, é causada por agentes físicos, químicos ou biológicos que alteram o equilíbrio hidreletrolítico e levam a retenção de eletrólitos e água.

O transporte de Na^+ para o meio extracelular é feito por bombas eletrolíticas que dependem de energia, via ATP. Retenção desse íon no citosol resulta em acúmulo de água nas células e é a principal causa dessa degeneração. Tal situação ocorre por: (1) hipóxia, desacopladores da fosforilação mitocondrial (p. ex., tiroxina), inibidores da cadeia respiratória e agentes tóxicos que lesam a membrana mitocondrial, pois reduzem a produção de ATP; (2) hipertermia exógena ou endógena (febre), por aumento no consumo de ATP; (3) agressões geradoras de radicais livres, que lesam membranas; (4) inibidores da ATPase Na^+/K^+ dependente (ouabaína, para tratamento da insuficiência cardíaca). Em todas essas situações, diferentes causas conduzem a um fenômeno comum: retenção de Na^+, acúmulo de água no citoplasma e expansão da célula.

Como se trata de lesão reversível, eliminada a causa as células voltam ao aspecto normal. Quase sempre, sozinha a degeneração hidrópica não leva a consequências funcionais. Em hepatócitos, a degeneração baloniforme pode reduzir a função celular, mas insuficiência hepática é muito rara.

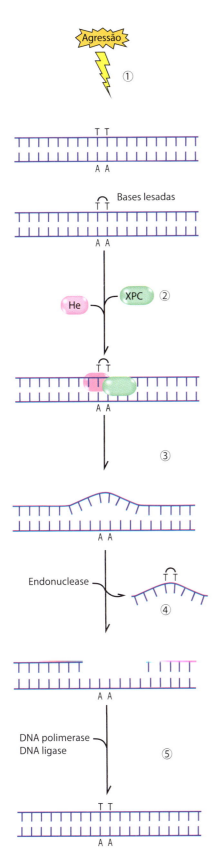

Figura 5.18 Reparo no DNA por excisão de nucleotídeos (NER). Os nucleotídeos lesados, representados por dímero de timina induzido por raios ultravioleta (1), são reconhecidos pelo complexo do qual faz parte a proteína XPC (*xeroderma pigmentosum C protein*). O complexo recruta uma helicase (He), que abre a dupla fita (2 e 3). Em seguida, a proteína XPC, que tem atividade de endonuclease, corta a sequência que contém os nucleotídeos lesados (4). A DNA polimerase sintetiza e a DNA ligase liga uma nova sequência, substituindo a que foi eliminada com as bases lesadas (5).

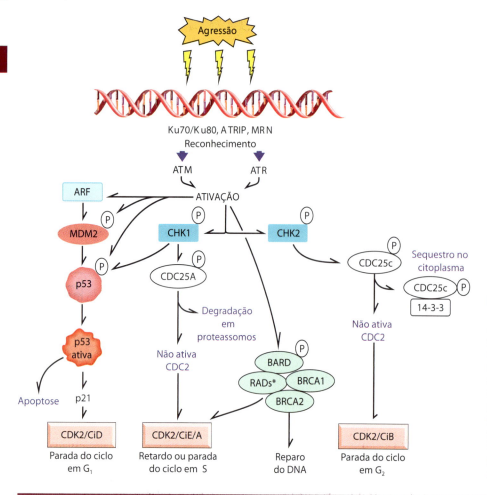

Figura 5.19 Reconhecimento de lesão no DNA e eventos subsequentes. A Ku70/Ku80, a ATRIP e a MRN são proteínas que reconhecem lesões no DNA. A ATM e a ATR são cinases que transduzem o sinal das proteínas reconhecedoras e ativam: (1) proteína ARF, que ativa a proteína p53, a qual induz parada do ciclo celular em G_1 ou ativa a apoptose; (2) CHK (*checkpoint kinases*), que inibem fosfatases (CDC25) indispensáveis para ativar o complexo ciclina/CDK, parando o ciclo celular em S ou G_2; (3) ativação dos complexos proteicos (BARD, RAD, BRCA) responsáveis por reparar o DNA.

Aspectos morfológicos

Macroscopicamente, os órgãos aumentam de peso e volume e a coloração fica mais pálida, porque as células aumentam de volume e comprimem os capilares. Ao microscópio de luz (ML), as células são tumefeitas e o citoplasma torna-se menos basófilo (Figura 5.20), podendo apresentar vacúolos de água no citoplasma (podem ser confundidos com esteatose microvesicular, mas a pesquisa de lipídeos desfaz a dúvida). Em hepatócitos, podem formar-se grandes vacúolos caracterizando a degeneração baloniforme. Ao microscópio eletrônico (ME), aparecem redução de vilosidades, bolhas na membrana citoplasmática, dilatação do retículo endoplasmático, contração da matriz mitocondrial, expansão da câmara mitocondrial externa e condensação da cromatina.

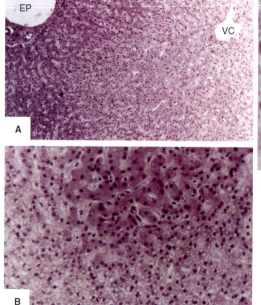
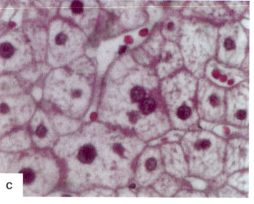

Figura 5.20 Degeneração hidrópica de hepatócitos. **A.** Os hepatócitos da região centrolobular são mais claros do que os demais (EP: espaço porta; VC: veia centrolobular). **B.** Detalhe de **A**, mostrando hepatócitos centrolobulares contendo pequenos vacúolos claros (comparar com hepatócitos sem vacuolização na parte superior da figura). **C.** Hepatócitos muito tumefeitos e claros.

Degeneração hialina

Consiste no acúmulo de material proteico e acidófilo nas células, o qual resulta da condensação de filamentos intermediários ou do acúmulo de material viral; outras vezes, o material hialino depositado é constituído por proteínas endocitadas. O *corpúsculo hialino de Mallory-Denk* (Figura 5.21), encontrado tipicamente em hepatócitos de alcoólatras crônicos, é formado por aglomerados de proteínas do citoesqueleto que sofreram agressão por radicais livres. Os *corpúsculos de Councilman-Rocha Lima* (hepatócitos em apoptose) são vistos em hepatócitos em hepatites virais, especialmente na febre amarela.

A degeneração hialina de células musculares esqueléticas e cardíacas (Figura 5.22) resulta de endotoxinas bacterianas e de agressão por linfócitos T e macrófagos. O aspecto homogêneo e hialino (acidófilo) deve-se à desintegração de microfilamentos. Se a agressão é intensa, a célula morre (necrose hialina). O acúmulo de imunoglobulinas em plasmócitos forma os *corpúsculos de Russell*, frequentes em algumas inflamações agudas (p. ex., salmoneloses) ou crônicas (p. ex., leishmaniose tegumentar e osteomielites).

Esteatose

Esteatose é o acúmulo de gorduras neutras no citoplasma de células que não as armazenam. A lesão é comum no fígado, mas pode ser vista também outros locais (miocárdio, túbulos renais, músculos esqueléticos etc.).

A esteatose pode ser causada por várias agressões: agentes tóxicos, hipóxia, alterações na dieta e distúrbios metabólicos. A lesão aparece quando o agente aumenta a captação ou a síntese de ácidos graxos ou dificulta sua utilização, seu transporte ou sua excreção. A lesão é mais conhecida no fígado.

Os hepatócitos normalmente retiram da circulação ácidos graxos e triglicerídeos provenientes da absorção intestinal e da lipólise no tecido adiposo. No fígado, ácidos graxos são utilizados para: (1) produção de colesterol e seus ésteres; (2) síntese de fosfolipídeos, esfingolipídeos ou glicerídeos; (3) geração de energia por meio da β-oxidação até acetil-CoA e da formação de corpos cetônicos. Os triglicerídeos, os fosfolipídios e o colesterol associam-se a apoproteínas para formar lipoproteínas, que são excretadas no espaço de Disse, processo que depende de transporte intracitoplasmático de vesículas do qual participam microtúbulos e microfilamentos (Figura 5.23).

Esteatose resulta de: (1) maior aporte de ácidos graxos por ingestão excessiva ou lipólise aumentada; (2) síntese de ácidos graxos a partir do excesso de acetil-CoA não oxidada no ciclo de Krebs; (3) redução na utilização de triglicerídeos ou de ácidos graxos para a síntese de lipídeos complexos, por carência de fatores nitrogenados e de ATP; (4) menor formação de lipoproteínas por deficiência na síntese de apoproteínas; (5) distúrbios no transporte de lipoproteínas por alterações no citoesqueleto. Ingestão abusiva de etanol e síndrome metabólica são as causas mais comuns de esteatose hepática.

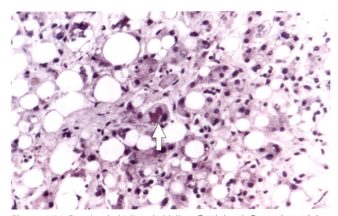

Figura 5.21 Corpúsculo hialino de Mallory-Denk (*seta*). Outros hepatócitos mostram esteatose macrovesicular.

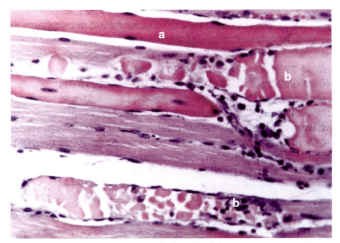

Figura 5.22 Degeneração e necrose hialina de células musculares esqueléticas de camundongo infectado com *Trypanosoma cruzi*. Note a célula com sarcoplasma homogêneo e muito acidófilo (a) e outras fragmentadas (b).

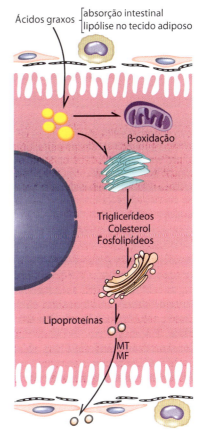

Figura 5.23 Captação e destino de ácidos graxos em hepatócitos. Os ácidos graxos circulantes penetram nos hepatócitos e são utilizados para a produção de energia (β-oxidação) nas mitocôndrias e para a síntese de colesterol, triglicerídeos e fosfolipídeos no retículo endoplasmático liso. No complexo de Golgi, estes lipídeos complexos associam-se a proteínas e formam lipoproteínas. Contidas em vesículas, as lipoproteínas são transportadas no citoplasma por microtúbulos (MT) e microfilamentos (MF) e excretadas nos sinusoides.

O *etanol* é a principal causa de esteatose hepática. No fígado, o álcool é metabolizado por três vias (ver Figura 3.7): (1) sistema microssomal (MEOS), via citocromo P-450, sobretudo CYP2E1 – ingestão alcoólica induz maior atividade do CYP2E1, o que explica a tolerância ao etanol vista em alcoolistas crônicos; (2) via da álcool-desidrogenase (ADH), no citosol, em que um íon hidrogênio é transferido para o NAD e gera NADH; (3) via da catalase, em peroxissomos. Nessas três vias, o produto final é o acetaldeído, que, por ação da aldeído-desidrogenase (ALDH) em mitocôndrias, é convertido a ácido acético e acetil-CoA.

No etilismo, a esteatose resulta de: (1) menor disponibilidade de NAD – como o NAD é necessário para a oxidação de lipídeos via ADH, sua redução contribui para o acúmulo de gorduras; (2) maior disponibilidade de acetil-CoA – excesso de acetil-CoA induz síntese de ácidos graxos, que, somados aos provenientes da circulação, originam triglicerídeos que se acumulam nas células; (3) redução no transporte de lipoproteínas porque o acetaldeído e os radicais livres alteram microtúbulos e microfilamentos. Esteatose pode ser agravada por desnutrição (ver adiante), especialmente em crianças; muitas vezes, desnutrição acompanha o etilismo. A Figura 5.24 resume os principais mecanismos envolvidos na esteatose causada pelo etanol.

Nos estados de *hipóxia* (anemia, insuficiência cardíaca ou respiratória etc.), há menor disponibilidade de O_2 no ciclo de Krebs e, portanto, menor utilização de acetil-CoA, que favorece a síntese de ácidos graxos. Redução de ATP também dificulta a síntese de lipídeos complexos e diminui a utilização de ácidos graxos e triglicerídeos.

Na *desnutrição proteico-energética*: (1) a carência de proteínas diminui a síntese lipoproteínas e a excreção de triglicerídeos; (2) a ingestão calórica deficiente mobiliza lipídeos do tecido adiposo e aumenta o aporte de ácidos graxos para o fígado.

Agentes tóxicos (p. ex., CCl_4) lesam o retículo endoplasmático granuloso e reduzem a síntese de lipoproteínas. Em adultos, desnutrição proteica não induz esteatose como na infância, além de inibidores da síntese proteica nem sempre induzirem esteatose hepática. Por outro lado, inibidores da síntese proteica (p. ex., ácido orótico e puromicina) podem provocar esteatose mediante bloqueio na utilização de triglicerídeos sem que a síntese proteica tenha sido reduzida. Como nem sempre a deficiência proteica leva a acúmulo de lipídeos nas células, é possível que a esteatose na desnutrição ou por agentes tóxicos tenha mecanismos mais complexos.

Esteatose é frequente na *obesidade*, hoje um dos mais importantes problemas de saúde pública: em todos os continentes, há mais pessoas com peso acima do normal, com frequência associado a aumento do risco para doenças cardiovasculares e diabetes melito do tipo 2. Essa epidemia de obesidade deve-se, sobretudo, à associação de ingestão excessiva de energia (carboidratos e lipídeos) e sedentarismo. Frente à ingestão excessiva de energia, o organismo pode adaptar-se mediante aumento do gasto energético e armazenamento de gordura no tecido adiposo, além de diminuição do apetite. Tal adaptação, porém, é limitada e depende do perfil genético do indivíduo, razão pela qual uma dieta rica em calorias leva a obesidade em frequência e graus variáveis em diferentes pessoas.

A obesidade associa-se comumente a uma nova entidade clínica, conhecida como *síndrome metabólica* (ver também Capítulo 13), cujos componentes são: (1) obesidade central (aumento da circunferência abdominal ou da relação cintura-quadril); (2) dislipidemia (aumento de triglicerídeos e redução de HDL); (3) intolerância à glicose, geralmente acompanhada de resistência à insulina; (4) hipertensão arterial sistêmica; (5) esteatose visceral; (6) aumento do risco para doença cardiovascular aterosclerótica e diabetes melito do tipo 2. Na síndrome metabólica, ocorre *esteatose visceral* no fígado, nas ilhotas de Langerhans, nos músculos esqueléticos e no miocárdio. No fígado, o excesso de ácidos graxos induz aumento da oxidação de ácidos graxos no REL e em peroxissomos. Com isso, ocorre aumento de radicais livres, que alteram proteínas do citoesqueleto e dificultam o transporte de lipoproteínas, favorecendo o acúmulo de triglicerídeos no citosol, os quais estão com síntese aumentada. A esteatose pode evoluir para a esteato-hepatite, que, além do acúmulo de gorduras nos hepatócitos, apresenta corpúsculos de Mallory-Denk, degeneração hidrópica, inflamação e fibrose, podendo evoluir para cirrose hepática. A inflamação é secundária à necrose focal de hepatócitos, também por ação de radicais livres. A fibrose resulta da ativação de células estreladas por citocinas liberadas nos focos de inflamação e por aldeídos originados da peroxidação lipídica.

A *esteatose aguda da gravidez* e a que aparece na *síndrome de Reye* têm patogênese em parte desconhecida e devem-se a defeito mitocondrial na oxidação de lipídeos. A *tetraciclina* causa esteatose em hepatócitos possivelmente por alterar a excreção de lipoproteínas.

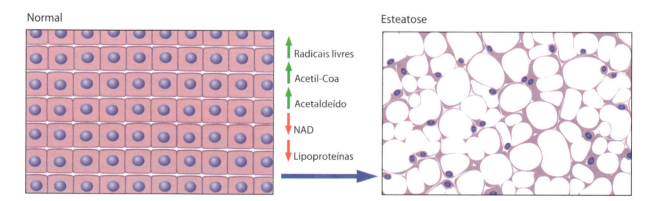

Figura 5.24 Mecanismos patogenéticos da esteatose hepática no alcoolismo. No etilismo, há aumento de radicais livres, acetaldeído e acetil-CoA e redução de NAD. Radicais livres causam lesão mitocondrial, reduzindo a β-oxidação de gorduras. Radicais livres e acetaldeído interferem no transporte de lipoproteínas no citosol, por afetarem microtúbulos e microfilamentos. O excesso de acetil-CoA induz a síntese de ácidos graxos, que se acumulam na célula. NAD é necessário para a oxidação de lipídeos; na sua carência, ocorre acúmulo de lipídeos. Se há desnutrição concomitante ao alcoolismo, a menor disponibilidade de proteínas diminui a formação de lipoproteínas, prejudicando a eliminação de gorduras dos hepatócitos.

Aspectos morfológicos

Os órgãos apresentam aspectos variados. O fígado aumenta de volume e peso e apresenta coloração amarelada. No coração, a esteatose pode ser difusa ou em faixas amareladas (coração tigroide). Nos rins, há aumento de volume e peso, e o órgão fica amarelado.

Ao ML, a esteatose é característica (Figura 5.25): os hepatócitos mostram vacúolos claros de tamanhos variados no citoplasma. Na forma *macrovacuolar*, os hepatócitos apresentam um grande vacúolo de gordura no citoplasma que desloca o núcleo para a periferia. Na forma *microvacuolar*, a gordura acumula-se em pequenas gotículas geralmente na periferia da célula, permanecendo o núcleo em posição central; é o que ocorre na esteatose aguda da gravidez, na síndrome de Reye, na intoxicação pela tetraciclina e em algumas formas de hepatite fulminante em crianças. No coração, os triglicerídeos depositam-se em pequenos glóbulos dispostos ao longo das miocélulas. Nos rins, os lipídeos aparecem em pequenos glóbulos nas células tubulares.

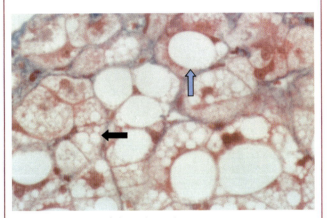

Figura 5.25 Esteatose de hepatócitos. A *seta preta* mostra numerosos pequenos vacúolos citoplasmáticos de gordura (esteatose microvesicular). A *seta azul* indica grande vacúolo citoplasmático (esteatose macrovesicular).

Apesar de reversível, em agressões graves a esteatose pode evoluir para morte celular. O excesso de ácidos graxos pode gerar ceramida, que induz apoptose (ver adiante). No fígado, os hepatócitos repletos de gordura podem se romper e formar lagos de gordura (cistos gordurosos). Pode ocorrer também embolia gordurosa por ruptura de cistos gordurosos na circulação, que é facilitada por traumatismos. Na esteatose difusa e grave (p. ex., esteatose aguda da gravidez), pode haver insuficiência hepática. No etilismo crônico, a esteatose hepática muitas vezes se acompanha de fibrose pericelular, especialmente centrolobular, que pode evoluir para cirrose. Fibrose e cirrose hepáticas podem surgir, também, na evolução de esteato-hepatite não alcoólica, indicando que a esteatose pode associar-se diretamente com mecanismos fibrogênicos. No coração, a esteatose difusa pode agravar a insuficiência funcional do órgão. Como a lesão é reversível, em etilistas crônicos ela se reduz ou desaparece em pouco tempo após abstinência.

Lipidoses

Lipidoses são acúmulos intracelulares de outros lipídeos que não triglicerídeos. Em geral, trata-se de depósitos de colesterol e seus ésteres. Depósitos de esfingolipídeos e gangliosídeos ocorrem em doenças metabólicas. As lipidoses são localizadas ou sistêmicas.

Depósitos de colesterol

Depósitos de colesterol e seus ésteres podem ser formados em artérias (aterosclerose), na pele (xantomas) e em locais com inflamações crônicas.

▶ Aterosclerose

A aterosclerose é doença caracterizada por depósitos sobretudo de colesterol e ésteres de colesterol na íntima de artérias de médio e grande calibres. Depósitos lipídicos em artérias podem ser encontrados já nos primeiros anos de vida, mas tornam-se mais frequentes e com maior potencial para evoluir com complicações em adultos e, sobretudo, em idosos. A doença é multifatorial, com participação de fatores genéticos e ambientais. Dislipidemia, com aumento de triglicerídeos e colesterol no plasma, é o principal fator de risco; hipertensão arterial, tabagismo, diabetes melito, estresse e sedentarismo são outros fatores envolvidos na doença.

▶ Patogênese

A aterosclerose é uma doença complexa de natureza inflamatória. Em modelos experimentais (em coelhos, por dietas ricas em colesterol, e em camundongos geneticamente modificados, por mutações ou nocauteamento de genes), as lesões podem ser acompanhadas desde o seu início. O processo envolve vários fatores, sobretudo a quantidade e a qualidade de lipídeos circulantes (que atravessam a barreira endotelial e se acumulam na íntima) e a agressão às células endoteliais por agentes físicos, químicos ou biológicos, inclusive hipercolesterolemia. A lesão endotelial iniciada pela ação de lipoproteínas de baixa densidade (LDL) oxidadas resulta em: (1) aumento dos espaços interendoteliais, que favorecem a penetração de lipídeos na íntima; (2) adesão e agregação plaquetárias; (3) maior expressão de moléculas de adesão no endotélio e captura de monócitos circulantes. A LDL oxidada agride o endotélio e induz a síntese de TNF-α e de IL-1, os quais, por ação autócrina, ativam células endoteliais a expor mais moléculas de adesão e a produzir outras citocinas e quimiocinas, responsáveis pela diapedese de monócitos para a íntima. O acúmulo de LDL oxidada precede a captura e a migração de leucócitos para a íntima. O ambiente da íntima favorece a oxidação progressiva de LDL, por ser pobre em agentes antioxidantes e por acumular macrófagos; estes têm efeitos pró-oxidantes, por meio de lipo-oxigenases, radicais livres, água oxigenada, hipoclorito e peroxinitrito (ver também Capítulo 13).

Na íntima, os macrófagos capturam LDL por meio de receptores de remoção (*scavengers receptors*), sem controle de incorporação de lipídeos; com isso, os macrófagos lotam-se de lipídeos e adquirem o aspecto de *células espumosas*. Os macrófagos ativados produzem mais citocinas e quimiocinas que favorecem maior ativação endotelial e exsudação de mais monócitos para a íntima. Macrófagos morrem por apoptose ou por necrose, e seus restos misturam-se aos depósitos lipídicos extracelulares.

Macrófagos e plaquetas aderidas ao endotélio liberam fatores de crescimento, como PDGF, FGF e VEGF, os quais induzem neoformação de vasos e migração de células musculares lisas para a íntima e a multiplicação destas. As células musculares lisas também endocitam LDL e originam células espumosas; ao lado disso, transformam-se em miofibroblastos e passam a sintetizar matriz extracelular, contribuindo para formar a capa fibrosa que envolve o núcleo lipídico.

As complicações da placa, particularmente fissuras e erosões, parecem relacionadas à maior intensidade do processo inflamatório na íntima. Quanto maior o número de leucócitos,

Aspectos morfológicos

Nos primeiros anos da vida, os depósitos lipídicos são representados por: (1) acúmulo de macrófagos vacuolizados contendo colesterol (células espumosas ou vacuolizadas); (2) estrias lipídicas visíveis macroscopicamente. Com o passar dos anos, surgem os *ateromas* ou *placas ateromatosas* (Figura 5.26), que se apresentam como: placa mole, placa dura, placa complicada (erosão, trombose ou hemorragia) e placa calcificada.

O **ateroma** é uma lesão na íntima do vaso, excêntrica, em forma de placa, que faz saliência na luz arterial. Microscopicamente, a lesão tem dois componentes: (1) núcleo lipídico, na região central, onde se encontra grande quantidade de lipídeos, sobretudo cristais de colesterol misturados a restos celulares, tendo em volta células espumosas (macrófagos e células musculares repletas de colesterol), macrófagos e células musculares lisas sem colesterol e linfócitos. Nas margens da lesão, há vasos neoformados e deposição de matriz extracelular rica em proteoglicanos mas com poucas fibras colágenas; (2) capa fibrosa, formada por grande quantidade de células musculares lisas (miofibroblastos) na região subendotelial, as quais depositam matriz extracelular e maior quantidade de fibras colágenas. De acordo com a predominância desses dois componentes, as placas podem ser: (a) moles, ou instáveis, pelo maior risco de complicações, nas quais predomina o núcleo lipídico; (b) duras, ou estáveis, com menor risco de complicações, em que predomina a capa fibrosa.

As **placas complicadas** são as que sofrem hemorragia ou erosões, fissuras ou rachaduras na superfície, estas favorecedoras de trombose. Hemorragias na placa podem resultar da ruptura de vasos neoformados ou da entrada de sangue em erosões ou fissuras. Fissuras ou ruptura na placa são provocadas, sobretudo, por metaloproteinases liberadas por células inflamatórias, especialmente macrófagos ativados.

A instabilidade da placa que favorece as complicações está relacionada, sobretudo, com a intensidade da inflamação, especialmente o número e o estado de ativação de macrófagos, os quais liberam metaloproteinases (degradam a matriz) e citocinas que ativam o endotélio e o tornam pró-coagulante. Complicações na placa são os responsáveis principais pela isquemia que ocorre em órgãos com aterosclerose, especialmente coração e encéfalo. Por essa razão, os pesquisadores têm procurado métodos de imagem ou marcadores bioquímicos que possam indicar se uma placa em uma coronária ou em carótidas é estável ou instável, para prever o risco de isquemia aguda.

Os ateromas podem apresentar, ainda, **calcificação**, que pode ser extensa ou sob a forma de focos pequenos e múltiplos.

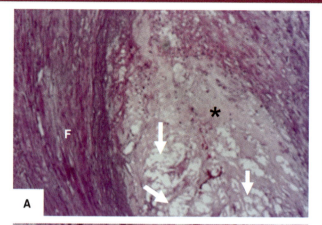
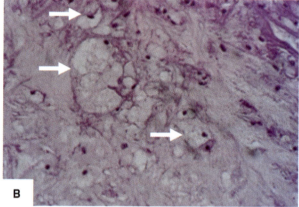
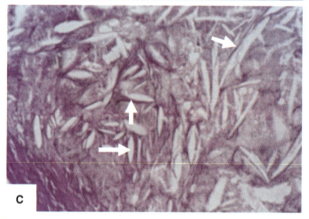

Figura 5.26 Aterosclerose. Aspectos microscópicos de uma placa ateromatosa. **A.** Núcleo de ateroma com numerosas células espumosas (*setas*), envolto por cápsula fibrosa (F); (*) indica área de matriz amorfa no núcleo da placa. **B.** Detalhe de **A**, evidenciando as células espumosas (*setas*). **C.** Detalhe de núcleo de ateroma recente, com abundante colesterol extracelular, depositado em forma de cristais romboides (*setas*).

maior a produção de metaloproteinases, cuja ação favorece a ruptura da placa, especialmente nas margens, onde o número de células inflamatórias é maior.

▶ Xantomas

São lesões na pele sob a forma de nódulos ou placas que, quando superficiais, têm coloração amarelada (ver Figura 13.12). Microscopicamente, são formados por aglomerados de macrófagos espumosos, carregados de colesterol. Os xantomas surgem geralmente em pessoas com aumento do colesterol sérico, embora possam ser encontrados sem hipercolesterolemia.

Em algumas inflamações crônicas ou em áreas de necrose em processo de reabsorção, são encontrados macrófagos espumosos, carregados de colesterol e fosfolipídeos, originados de restos celulares fagocitados. Um bom exemplo é a pielonefrite xantogranulomatosa.

Esfingolipidoses

São doenças de armazenamento de esfingolipídeos e seus produtos, por falta ou deficiência de enzimas lisossômicas. No Quadro 5.2, estão indicadas as principais doenças e as enzimas deficientes. As esfingolipidoses são doenças genéticas, algumas mais frequentes em determinados grupos raciais (p. ex., judeus); outras, sem preferência por grupo étnico. Os depósitos são encontrados em lisossomos, que, ao ME, apresentam estrutura em impressão digital ou linhas em espiral concêntrica. O diagnóstico é confirmado a partir da cultura de células do paciente (p. ex., da pele), nas quais pode ser feita a pesquisa de enzimas lisossômicas. Embora as lesões possam ser sistêmicas, são mais graves em alguns órgãos: em neurônios do sistema nervoso central na doença de Fabry, na doença de Niemann-Pick e na doença de Tay-Sachs; em macrófagos do fígado e do baço, na doença de Gaucher.

Glicogenoses

Glicogenoses são doenças genéticas caracterizadas pelo acúmulo de glicogênio em células do fígado, rins, músculos esqueléticos e coração e que têm como causa deficiência de enzimas envolvidos na sua degradação. As principais doenças e os órgãos mais afetados estão resumidos no Quadro 5.3. Acúmulo de glicogênio pode ocorrer também por alterações no seu metabolismo.

Quadro 5.2 Principais doenças por armazenamento de glicoesfingolipídeos.

Denominação	Distúrbio enzimático	Lipídeos acumulados	Estruturas afetadas	Evolução
Doença de Niemann-Pick	Esfingomielinase	Esfingomielina e lecitina (Chln-P-Cer)	Macrófagos do fígado, baço, medula óssea e linfonodos; neurônios do SNC	Morte, em média, aos 3 anos de idade
Doença de Gaucher	β-d-glicosidase	Cerebrosídeos (Glc-Cer)	Macrófagos do baço, fígado, medula óssea (forma adulta); neurônios do SNC (forma infantil)	*Forma adulta*: sobrevida longa. *Forma infantil*: morte na 1ª ou 2ª infância
Doença de Tay-Sachs ou idiotia amaurótica familial	Hexosaminidase A	Gangliosídeo GM2 (Gal/Nac-Gal-Glc-Cer)	Neurônios do SNC e SNA	Morte aos 2 a 4 anos de idade
Doença de Sandhoff	Ausência quase total de hexosaminidase A	Gangliosídeo GM2 (100 a 300 vezes o valor normal)	Neurônios do SNC e SNA	Morte aos 2 a 4 anos de idade
Gangliosidose juvenil GM2	Deficiência parcial de hexosaminidase A	Gangliosídeo GM2 (40 a 90 vezes o valor normal)	Neurônios do SNC e SNA	Morte dos 5 aos 15 anos de idade
Gangliosidose generalizada	Ausência quase total de β-galactosidase A, B, C	Gangliosídeo GM1 (10 vezes o valor normal)	Geral, predominando no cérebro, fígado, baço, medula óssea	Morte dos 6 meses até 2 anos de idade
Gangliosidose juvenil GM1	Ausência quase total de β-galactosidase B e C	Gangliosídeo GM1 (10 vezes o valor normal)	Neurônios do SNC e SNA	Morte dos 3 aos 10 anos de idade
Doença de Fabry ou *angioceratoma corporis difusum universale*	β-d-galactosidase	Triaexosídeo de ceramida (Gal-Gal-Glc-Cer)	Predominantemente na parede dos vasos sanguíneos, SNC, SNA, miocárdio, córnea, rins, pele	Morte na meia-idade
Leucodistrofias metacromáticas	Sulfatidase	Galactoesfingosídeos sulfatados	Neurônios do SNC	*Forma infantil*: morte nos primeiros anos. *Forma juvenil e adulta*: sobrevida longa
Doença ou leucodistrofia de Krabbe	β-d-galactosidase	Ceratinina (Gal-Cer)	Neurônios do SNC	Morte dos 5 aos 8 anos de idade

Cer: ceramida; Chln: colina; Gal: galactose; Gal/Nac: N-acetil-galactosamina; Glc: glicose; SNA: sistema nervoso autônomo; SNC: sistema nervoso central.

Quadro 5.3 Glicogenoses.

Tipo	Denominação	Distúrbio enzimático	Glicogênio	Estrutura afetada
I	Doença de von Gierke	Glicose-6-fosfatase	Normal	Fígado, rim, intestino (?)
II	Doença de Pompe (glicogenose por deficiência generalizada de α-1,4-glicosidase)	α-1,4-glicosidase	Normal	Generalizada
III	Doença de Cori (dextrinose-limite por deficiência de desramificante)	Amilo-1,6-glicosidase	Subnormal: cadeias externas ausentes ou muito curtas	Fígado, coração, músculos, leucócitos
IV	Doença de Andersen (amilopectinose por deficiência de ramificante)	Amilo-(1,4 S1,6) transglicosidase	Subnormal: cadeias desramificadas internas e externas muito longas	Fígado e, provavelmente, outros órgãos
V	Doença de McArdle-Schmid-Pearson (glicogenose por deficiência de miofosforilase)	Fosforilase do glicogênio do músculo	Normal	Músculo esquelético
VI	Doença de Hers (glicogenose por deficiência de hepatofosforilase)	Fosforilase do glicogênio do fígado	Normal	Fígado e leucócitos
VII	Doença por deficiência de fosfofrutocinase do músculo	Fosfofrutoquinase do músculo	Normal	Músculo esquelético (clinicamente semelhante ao tipo V)
VIII	Doença por deficiência de fosforilase-cinase hepática	Fosforilase-cinase do fígado	Normal	Fígado
IX	Hipoglicogenose por deficiência de sintetase hepática	Glicogênio-sintetase do fígado	Quantidade limitada	Fígado
?	Glicogenose cardíaca de Antopol*	?	?	Musculatura cardíaca e esquelética

*A classificação desse tipo em separado é ainda duvidosa.

Mucopolissacaridoses

Depósitos anormais de poliglicanos e/ou proteoglicanos ocorrem em doenças metabólicas denominadas genericamente *mucopolissacaridoses*, que resultam de deficiências enzimáticas e se caracterizam por acúmulo intralisossômico dessas moléculas e/ou de seus catabólitos. Embora tenham alguns aspectos em comum, as mucopolissacaridoses apresentam manifestações diferentes, de acordo com a enzima lisossômica deficiente; no entanto, anormalidades no esqueleto, em artérias e em valvas cardíacas, retardo mental e opacificação da córnea existem em todas elas. No Quadro 5.4, estão indicados os principais tipos de mucopolissacaridoses e suas características anatomoclínicas mais importantes.

▶ Morte celular

Os agentes agressores causam lesões reversíveis ou morte celular. Produzir lesões reversíveis ou não depende da natureza do agente agressor, da intensidade e da duração da agressão e da capacidade do organismo de reagir. Morte celular é um processo e, como tal, uma sucessão de eventos, sendo às vezes difícil estabelecer qual é o fator que determina a irreversibilidade da lesão, ou seja, o chamado *ponto de não retorno*. Este nem sempre pode ser estabelecido por critérios apenas morfológicos, embora certas alterações ultraestruturais (grande tumefação mitocondrial, perda de cristas, bolhas e solução de continuidade na membrana, sejam indicativas de lesão irreversível). Por outro lado, nem sempre a morte celular é precedida de lesões degenerativas, pois o agente agressor pode causar morte rapidamente, não havendo lesões degenerativas que a precedam.

A morte celular é dividida em três categorias. **Morte celular programada** é um tipo de morte celular fisiológica que ocorre como forma de manter a homeostase (como na ativação de linfócitos) ou para favorecer a diferenciação (como na embriogênese). *Apoptose* é a forma mais conhecida de morte celular programada (p. ex., apoptose de linfócitos T após a sua ativação; neste caso, a morte celular faz parte do processo fisiológico de eliminação da célula após cumprir o seu papel fisiológico). **Morte celular regulada** significa a morte celular causada pela ativação de vias que podem ser reguladas por fármacos ou por manipulação genética, sem fazer parte de um contexto fisiológico. Em infecções virais, o vírus pode inibir a apoptose, mas ativa cinases que induzem necrose regulada, possibilitando a eliminação do agente. Ou seja, a célula decidiu morrer por necrose para eliminar o vírus, já que a apoptose foi inibida pelo invasor. Morte regulada não tem o mesmo significado de morte programada: toda morte programada é regulada, mas nem toda morte regulada é programada. **Morte celular acidental** ocorre por agressões que induzem necrose ou apoptose: (a) anóxia no miocárdio causa necrose de miócitos; (b) intoxicação etílica crônica aumenta a expressão do receptor Fas e de ligantes do Fas em hepatócitos, o que resulta em apoptose nessas células. Nesses dois casos, tanto a necrose como a apoptose são eventos acidentais. A distinção dos tipos de morte celular (acidental, regulada ou programada) é feita pelos achados morfológicos e pela identificação dos aspectos moleculares envolvidos.

Morte celular não pode ser usada sempre como sinônimo de necrose, já que esta é a morte celular seguida de autólise. Também não se pode utilizar o termo necrose para indicar a morte celular que acompanha a morte do indivíduo (*morte somática*). Serão aqui descritos inicialmente a necrose e a apoptose, que são as formas de morte celular mais bem caracterizadas morfologicamente. Em seguida, serão descritos outros tipos de morte celular segundo a nomenclatura e a classificação propostas mais recentemente.

▪ Necrose

Necrose significa morte celular em organismo vivo e seguida de autólise. Quando a agressão interrompe a produção de energia, os lisossomos perdem a capacidade de conter as hidrolases e estas saem para o citosol e iniciam a autólise; as hidrolases lisossômicas digerem todos os substratos celulares. Com a necrose, são liberadas alarminas (HMGB1, uratos e fosfatos) que são reconhecidas em receptores celulares e induzem uma reação inflamatória.

Quadro 5.4 Principais mucopolissacaridoses.

Tipo	Denominação	Distúrbio enzimático	Achados bioquímicos Urina	Fibroblastos	Características anatomoclínicas
I	Síndrome de Hurler (MPS 1H ou gargoilismo)	α-l-iduronidase	c DS c HS	c DS	Grave retardo mental; deformidades esqueléticas, particularmente dos ossos da face; opacificação da córnea; alterações somáticas; morte antes dos 10 anos
II	Síndrome de Hunter grave	L-iduronossulfato sulfatase	c DS c HS	c DS	Retardo mental moderado; graves deformidades esqueléticas; surdez prematura; marcantes alterações somáticas; morte geralmente antes dos 15 anos
	Síndrome de Hunter leve	L-iduronossulfato sulfatase	c DS c HS	c DS	Discretas alterações clínicas; boa inteligência; sobrevivência até a 3ª à 5ª década
III	Síndrome A de Sanfilippo	Heparano-sulfato sulfatase	c HS	c HS	Retardo mental grave; anomalias ósseas moderadas; opacificação de córnea questionável
	Síndrome B de Sanfilippo	N-acetil-α-d-glicosaminidase	c HS	c HS c DS	Retardo mental grave; anomalias ósseas moderadas; opacificação questionável da córnea
IV	Síndrome de Morquio	Desconhecido	Ceratossulfato e condroitinsulfatos	–	Deformidades graves do esqueleto, com acentuada displasia espondiloepifisiana; insuficiência aórtica; córneas turvas
	Síndrome de Maroteaux-Lamy	?	c DS	–	Deformidades ósseas graves; opacificação corneana
V	Síndrome de Scheie (MPS 1S)	α-l-iduronidase	c DS c HS	–	Articulações rígidas; córneas turvas; insuficiência aórtica; inteligência normal; sobrevivência normal (?)

c DS: dermatano-sulfato em excesso; c HS: heparano-sulfato em excesso.

Aspectos morfológicos

A digestão dos componentes celulares pelas enzimas liberadas resulta nos achados morfológicos. Macroscopicamente, a necrose tem aspectos variados. A região de necrose isquêmica em órgãos com circulação terminal adquire coloração esbranquiçada e torna-se tumefeita. Na necrose anóxica de órgãos com circulação dupla, há extravasamento de sangue, adquirindo a área comprometida aspecto hemorrágico (avermelhado). Na necrose que ocorre na tuberculose, a região necrosada assume aspecto de massa de queijo, esbranquiçada e quebradiça (*necrose caseosa*). Na sífilis, as lesões têm aspecto de goma (*necrose gomosa*). Quando o tecido é digerido até a liquefação, com aspecto semifluido, fala-se em *necrose por liquefação* ou *coliquativa*, comum no encéfalo.

Ao ML, as alterações morfológicas só podem ser observadas algum tempo após a morte celular. Por isso, se a necrose ocorre rapidamente e o tecido é fixado logo em seguida, pode não haver sinais morfológicos de que a morte celular tenha ocorrido no indivíduo vivo (se uma pessoa sofre infarto agudo do miocárdio e morre minutos depois, o exame morfológico do coração ao ML não mostra alterações de necrose).

Os principais achados microscópicos são: (1) alterações nucleares: (a) contração e condensação da cromatina, tornando o núcleo mais basófilo, homogêneo e menor do que o normal: é a *picnose nuclear*; (b) digestão da cromatina e desaparecimento dos núcleos: é a *cariólise*; (c) fragmentação do núcleo, constituindo a *cariorrexe*. Picnose, cariólise e cariorrexe resultam do abaixamento do pH na célula morta (que condensa a cromatina) e da ação de desoxirribonucleases e outras proteases que digerem a cromatina e fragmentam a membrana nuclear; (2) alterações citoplasmáticas. No início, há aumento da acidofilia; mais tarde, o citoplasma torna-se granuloso e forma massas amorfas.

Ao ME encontram-se várias alterações. No início, aparecem vacuolização de mitocôndrias, retículo endoplasmático e complexo de Golgi. Na sequência, as organelas perdem a individualidade e não são mais reconhecidas. Depósitos cristalinos de sais de Ca^{++} são frequentemente encontrados. Às vezes, observam-se restos de complexos juncionais.

Causas e tipos

Muitos agentes lesivos podem produzir necrose, pelos seguintes mecanismos: (1) redução de energia, por obstrução vascular (isquemia, anóxia) ou por inibição dos processos respiratórios da célula; (2) geração de radicais livres; (3) ação de enzimas líticas; (4) ação direta sobre enzimas, inibindo processos vitais da célula (p. ex., agentes químicos e toxinas); (5) agressão direta à membrana citoplasmática, como ocorre na ativação do complemento ou de linfócitos T citotóxicos. Os principais tipos de necrose e suas causas são indicados a seguir.

▶ *Necrose por coagulação*

Sua causa mais frequente é isquemia. Macroscopicamente, a área atingida é esbranquiçada e fica circundada por um halo avermelhado (hiperemia que tenta compensar a isquemia). Microscopicamente, além de alterações nucleares, especialmente cariólise, as células necrosadas apresentam citoplasma com aspecto de substância coagulada (o citoplasma torna-se acidófilo e granuloso, gelificado (Figuras 5.27 e 5.28).

▶ *Necrose por liquefação*

É a necrose em que a região adquire consistência mole, semifluida ou liquefeita. A liquefação é causada por enzimas lisossômicas. Tal necrose é comum no tecido nervoso, na

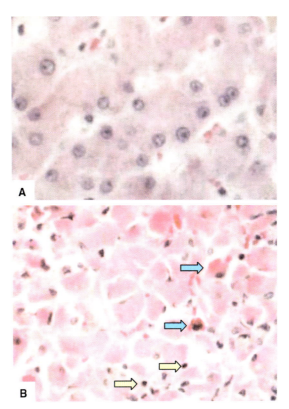

Figura 5.27 Necrose por coagulação (necrose isquêmica) de hepatócitos, em indivíduo que faleceu por choque hipovolêmico. **A.** Hepatócitos íntegros, para comparação, os quais têm núcleos com cromatina frouxa e citoplasma discretamente basofílico. **B.** Área de necrose, na qual os hepatócitos apresentam citoplasma acidófilo e homogêneo, sem núcleos (cariólise). As *setas amarelas* mostram núcleos picnóticos. As *setas azuis* indicam hepatócitos contraídos e intensamente acidófilos, com núcleo picnótico (hepatócitos em apoptose, também denominados corpos hialinos, semelhantes aos corpúsculos de Councilman-Rocha Lima).

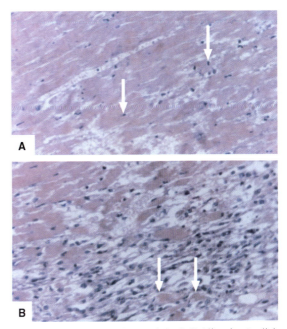

Figura 5.28 Necrose isquêmica do miocárdio. **A.** Cariólise de miocélulas, que mostram citoplasma homogêneo e muito acidófilo (necrose por coagulação). As *setas* indicam núcleos picnóticos, sobretudo em células do estroma. **B.** Infiltração de células fagocitárias e de linfócitos, iniciando a remoção de cardiomiócitos mortos e a reparação (cicatrização). As *setas* mostram restos de cardiomiócitos mortos entre os fagócitos.

suprarrenal ou na mucosa gástrica. Em inflamações purulentas, a liquefação deve-se à ação de enzimas lisossômicas liberadas por leucócitos exsudados.

▸ *Necrose lítica*

É a denominação que se dá à necrose de hepatócitos em hepatites virais, os quais sofrem lise ou esfacelo (necrose por esfacelo).

▸ *Necrose caseosa*

A área necrosada adquire aspecto macroscópico de massa de queijo (do latim *caseum*). Microscopicamente, as células necróticas formam uma massa homogênea, acidófila, contendo núcleos picnóticos e, principalmente na periferia, núcleos fragmentados (cariorrexe); as células perdem totalmente os seus contornos e os detalhes estruturais (Figura 5.29). Necrose caseosa é comum na tuberculose. A lesão parece resultar de agressão imunitária, por liberação de linfotoxinas (p. ex., TNF-α) e produtos citotóxicos de macrófagos. Como os granulomas são hipovasculares, a necrose pode dever-se também a hipóxia. Na doença, há também apoptose maciça de células inflamatórias (na periferia da necrose há cariorrexe evidente, que é um achado frequente na apoptose). Na parte central da lesão, encontra-se cariólise extensa. Admite-se que, na tuberculose, muitas células iniciam a apoptose e a concluem, enquanto outras iniciam a apoptose, mas evoluem para necrose, evidenciada por cariólise.

▸ *Necrose gomosa*

Variedade de necrose por coagulação na qual o tecido necrosado assume aspecto compacto e elástico como borracha (goma), ou fluido e viscoso como a goma-arábica; é encontrada na sífilis tardia (goma sifilítica).

▸ *Esteatonecrose*

Também denominada necrose enzimática do tecido adiposo, é encontrada tipicamente na pancreatite aguda necro-hemorrágica, que resulta do extravasamento de enzimas pancreáticas. Por ação de lipases sobre os triglicerídeos, os ácidos graxos liberados sofrem saponificação e originam depósitos esbranquiçados ou manchas com aspecto macroscópico de *pingo de vela*.

Evolução

As células mortas e autolisadas são um corpo estranho que desencadeia resposta do organismo para sua reabsorção e posterior reparo. Os restos celulares são fagocitados pelas células

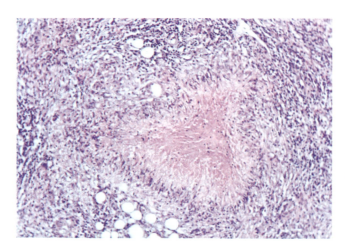

Figura 5.29 Necrose caseosa em granuloma da tuberculose. A área de necrose, com aspecto acidófilo e homogêneo, apresenta núcleos picnóticos na periferia.

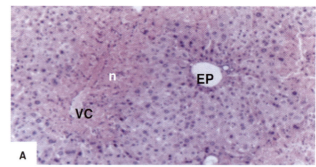

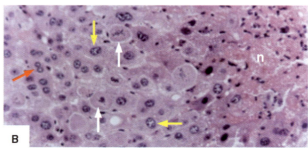

Figura 5.30 Necrose seguida de regeneração. Necrose de hepatócitos centrolobulares em rato sacrificado 24 h após receber dose subletal de CCl$_4$. **A.** A região de necrose (n), mais acidófila e já infiltrada por células fagocitárias, apresenta picnose e cariólise de hepatócitos. EP: espaço porta. VC: veia centrolobular; **B.** Detalhe de **A**, mostrando hepatócitos em mitose (*setas brancas*), outros com cariomegalia, devido a poliploidia (*setas amarelas*), e outro binucleado (*seta vermelha*), indicando fenômenos de regeneração.

inflamatórias e, no local, surgem os processos de reparo descritos adiante.

▸ *Regeneração*

Quando o tecido tem capacidade regenerativa, fatores de crescimento liberados por células vizinhas e por leucócitos induzem multiplicação das células parenquimatosas. Se a destruição é pequena e o estroma é pouco alterado, há regeneração completa, como ocorre no fígado após hepatites discretas (Figura 5.30). Se a necrose é extensa, a trama reticular sofre colapso, e os hepatócitos não conseguem organizar-se no lóbulo hepático e formam nódulos.

▸ *Cicatrização*

Processo em que o tecido necrosado é substituído por tecido conjuntivo cicatricial (Figura 5.31). A cicatrização ocorre tipicamente quando a lesão é extensa e, sobretudo, se as células afetadas não têm capacidade regenerativa. Com a destruição tecidual, DAMP liberados (ver Figura 4.11) induzem a liberação de mediadores inflamatórios. Os leucócitos migrados digerem os restos teciduais e liberam fatores de crescimento que induzem proliferação de vasos e de tecido conjuntivo para formar a cicatriz. Em poucos dias, a área de necrose fica cicatrizada (três semanas no miocárdio, se a necrose é pouco extensa). Pela contração dos miofibroblastos, a cicatriz tende a se retrair e a reduzir o volume da área comprometida (ver, também, Cicatrização, no Capítulo 8).

▸ *Encistamento*

Quando o material necrótico não é absorvido, por ser volumoso ou por falta de migração de leucócitos, a reação inflamatória desenvolve-se somente na periferia da lesão, o que forma uma cápsula conjuntiva que encista o material necrótico. Com o tempo, os restos teciduais destruídos são reabsorvidos, ficando somente conteúdo líquido.

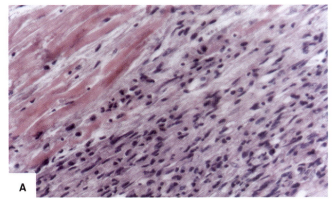
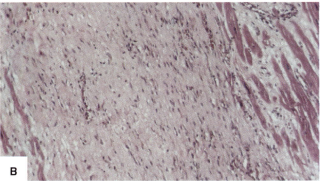

Figura 5.31 Aspectos de reparação em caso de necrose isquêmica do miocárdio. **A.** Área de neoformação de tecido conjuntivo cicatricial. Notar a grande celularidade na região, em que células inflamatórias misturam-se a fibroblastos e células endoteliais. No canto superior esquerdo, existem cardiomiócitos mortos, mas ainda não fagocitados. **B.** Cicatriz completa, recente, substituindo área de necrose isquêmica.

▶ *Eliminação*

Se a área de necrose alcança um canal que se comunica com o meio externo, o material necrosado é eliminado, originando uma cavidade. Esse fenômeno é comum na tuberculose pulmonar, em que o material caseoso é eliminado pelos brônquios, o que forma as *cavernas tuberculosas*.

▶ *Calcificação*

A área de necrose, especialmente a caseosa, pode também calcificar-se. Embora os níveis de Ca^{++} se elevem em tecidos mortos, os mecanismos de calcificação nessas lesões não são ainda totalmente conhecidos.

Gangrena

A gangrena é uma forma de evolução de necrose secundária à ação de agentes externos. A desidratação da região atingida, especialmente quando em contato com o ar, origina a *gangrena seca*, ficando a área lesada com aspecto de pergaminho, semelhante aos tecidos de múmias (*mumificação*). A gangrena seca tem cor escura, azulada ou negra, por impregnação por pigmentos de hemoglobina, com uma linha nítida (reação inflamatória) no limite entre o tecido morto e o não lesado. A gangrena seca ocorre, sobretudo, nas extremidades de dedos, de artelhos e da ponta do nariz, geralmente por lesões vasculares como as que ocorrem no diabetes melito. *Gangrena úmida* ou *pútrida* resulta de invasão por microrganismos anaeróbios produtores de enzimas que liquefazem os tecidos mortos e produzem gases fétidos que se acumulam em bolhas juntamente com o material liquefeito. Essa gangrena é comum em necroses do trato digestivo, dos pulmões e da pele, nos quais a umidade a favorece. A absorção de produtos tóxicos da gangrena pode provocar reações sistêmicas fatais, induzindo choque do tipo séptico. A *gangrena gasosa* é secundária à contaminação com microrganismos do gênero *Clostridium* que liberam enzimas proteolíticas e lipolíticas e grande quantidade de gás, formando bolhas. A gangrena gasosa é comum em feridas infectadas e foi muito frequente na Primeira Guerra Mundial, quando, geralmente, era fatal.

▪ Apoptose

A apoptose (do grego *apo* = de, e *ptose* = cair) é a lesão em que a célula é estimulada a acionar mecanismos que culminam com a sua morte. Diferentemente da necrose, a célula em apoptose não sofre autólise nem ruptura da membrana citoplasmática; a célula morta é fragmentada, e os seus fragmentos ficam envolvidos pela membrana citoplasmática e são endocitados por células vizinhas, sem provocar quimiotaxia nem ativar células fagocitárias (a apoptose não induz inflamação).

A apoptose tem enorme importância em momentos funcionais e em inúmeras doenças. Além de ser lesão frequente em muitas enfermidades, a apoptose (ou a sua falta) está na base de alguns processos patológicos: (1) apoptose tem sido considerada a lesão básica de algumas doenças neurodegenerativas (p. ex., doença de Alzheimer, doença de Parkinson), pois é responsável pela perda de células suficiente para provocar danos funcionais; (2) redução da apoptose parece importante na progressão de neoplasias; em algumas, como o linfoma de células B, o mecanismo patogenético mais provável para o aumento da população celular é a falta de apoptose em células linfoides; (3) apoptose pode estar na base de doenças autoimunes.

Apoptose é uma forma de morte celular muito frequente, tanto em estados fisiológicos (morte programada) quanto patológicos (morte acidental ou regulada). Como morte programada, ela é importante na remodelação de órgãos durante a embriogênese e na vida pós-natal. Um bom exemplo é o das glândulas mamárias: terminada a fase de lactação, as células dos ácinos que proliferaram e secretaram leite entram em apoptose, ficando apenas as células dos ductos mamários. No caso, a cessação dos estímulos hormonais que mantinham a secreção do leite desencadeia sinais para ativar a apoptose. De modo semelhante, os linfócitos que proliferam após estimulação antigênica tendem a entrar em apoptose cessado o estímulo ou quando o estímulo é inadequado.

A apoptose que ocorre em condições patológicas é causada por inúmeros agentes, como vírus, hipóxia, radicais livres, substâncias químicas, agressão imunitária e radiações ionizantes. Além desses, a apoptose ocorre em muitas condições sem que se saiba ao certo o agente indutor. As principais condições em que acontece apoptose são: (1) falta de fatores de crescimento, como ocorre em células dependentes de hormônios quando estes não estão disponíveis ou em linfócitos que não recebem estímulo de citocinas; (2) lesão no DNA, por radiações, medicamentos antineoplásicos, radicais livres etc.; (3) estresse no retículo endoplasmático, por defeitos no dobramento de proteínas; (4) ação de linfócitos T citotóxicos; (5) ativação de receptores que têm o domínio de morte, como acontece na eliminação de linfócitos autorreatores. Redução da apoptose, por outro lado, pode estar envolvida no aparecimento de alguns cânceres (ver Capítulo 10).

Aspectos morfológicos

Como afeta células individualmente, a apoptose não é facilmente reconhecida em exames microscópicos rotineiros. A célula *encolhe-se* e o *citoplasma fica mais denso*; a *cromatina torna-se condensada* e forma grumos junto à membrana nuclear (núcleos em meia-lua, em pata de cavalo e em lança). Em seguida, o *núcleo se fragmenta* (cariorrexe) e a membrana citoplasmática forma brotamentos que contêm fragmentos do núcleo. Os múltiplos brotos constituem os *corpos apoptóticos*, que geralmente são endocitados por células vizinhas (Figura 5.32). Algumas vezes, a célula apoptótica sofre apenas encolhimento e condensação do citoplasma e do núcleo, sem fragmentar-se.

Os corpos apoptóticos aparecem como pequenos corpúsculos basófilos, quando contêm grande fragmento nuclear, ou acidófilos, quando formados apenas por fragmento de citoplasma condensado. Em preparações de rotina, em geral não é fácil identificá-los; são facilmente vistos nos centros germinativos de linfonodos, onde são endocitados por macrófagos (*macrófagos com corpos corados*; TBM, de *tingible-body macrophages*). Em hepatites virais, são vistos hepatócitos encarquilhados, com citoplasma muito condensado e acidófilo, conhecidos como *corpúsculos de Councilman-Rocha Lima*.

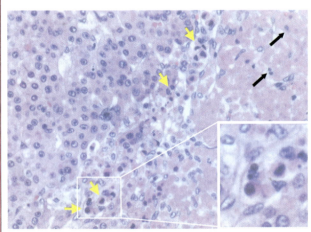

Figura 5.32 Necrose e apoptose em carcinoma hepatocelular. Observa-se área de necrose por anóxia (por causa da vascularização inadequada do tumor) à direita na figura. As células tumorais apresentam cariólise e citoplasma acidófilo; algumas têm núcleos picnóticos (*setas pretas*). As *setas amarelas* indicam células tumorais em apoptose, formando corpos apoptóticos com fragmentos de núcleos e citoplasma acidófilo (a área ampliada mostra em detalhes a morfologia dos corpos apoptóticos).

Patogênese

A apoptose resulta da ativação sequencial de proteases (sobretudo, caspases), que são responsáveis pelas alterações morfológicas características da lesão. Caspases (*cysteine aspartic acid specific proteases*) são enzimas que possuem cisteína no sítio ativo e que clivam proteínas em sítios com resíduos de ácido aspártico. Caspases são produzidas como pró-caspases e ativadas pelo desligamento de uma molécula inibidora ou por clivagem proteolítica em sítios com ácido aspártico. Em humanos, são conhecidas 12 caspases, nem todas associadas a apoptose: as caspases 1, 4 e 5, por exemplo, clivam a pró-IL-1 e a pró-IL-18 e são importantes na reação inflamatória. As caspases envolvidas na apoptose podem ser *ativadoras* (caspases 8, 9 e 10) ou *efetuadoras* (caspases 3, 6 e 7). As caspases ativadoras ativam as caspases 3, 6 e 7, que, por sua vez, ativam outras proteases que degradam diferentes substratos da célula, como DNA, laminas nucleares, PARP (*poly [ADP-ribose] polymerase*) e proteínas do citoesqueleto.

A ativação de caspases, que é o evento-chave no processo, pode ocorrer por: (a) mecanismos extrínsecos, dependentes de estímulos externos que são reconhecidos e propagados por receptores da membrana citoplasmática que possuem domínios de morte (*apoptose extrínseca*); (b) mecanismos intrínsecos, que aumentam a permeabilidade mitocondrial, com liberação no citosol de moléculas que induzem o processo (*apoptose intrínseca*); (c) agentes que atuam diretamente na membrana citoplasmática, mas sem envolver receptores com domínio de morte.

As *mitocôndrias* têm papel essencial na apoptose. Quando agredidas por inúmeros agentes (lesões no DNA, radicais livres, estresse no RE), ocorre aumento da permeabilidade da membrana mitocondrial externa, com liberação de moléculas pró-apoptóticas no citosol (Figura 5.33): (1) citocromo c, que

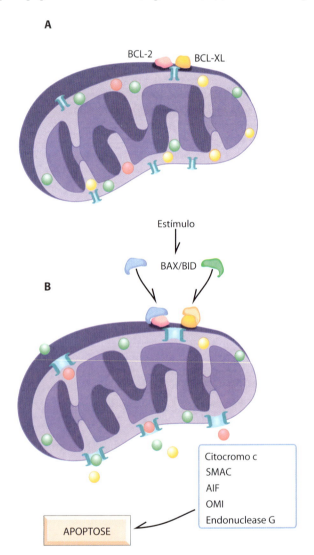

Figura 5.33 Permeabilidade mitocondrial e apoptose. **A.** A permeabilidade da membrana mitocondrial é regulada por várias moléculas, entre elas a BCL-2 e a BCL-XL. Em condições normais, os poros de permeabilidade não permitem a saída de várias moléculas contidas na matriz mitocondrial. **B.** Várias agressões estimulam proteínas BAX, que interagem com as moléculas BCL-2 e BCL-XL, promovendo abertura dos poros de permeabilidade mitocondrial. Com isso, ocorre a saída de citocromo c, SMAC, AIF, OMI e endonuclease G, que induzem apoptose (ver, também, Figura 5.34). AIF: *apoptosis inducing factor*; SMAC: *second mitochondrial activator of caspases*; OMI: serina protease.

se associa no citosol à APAF 1 (*apoptosis protease activating factor 1*), formando o complexo denominado *apoptossomo* (este ativa a caspase 9, iniciando a apoptose); (2) proteína SMAC (*second mitochondrial activator of caspases*, também chamada Diablo). No citosol, existem inibidores naturais da apoptose da família IAP (ver adiante). No citosol, a SMAC inibe a IAP, permitindo a ativação de caspases; (3) AIF (*apoptopsis inducing factor*), que ativa a caspase 9 e algumas endonucleases; (4) OMI/HTRA2 (*high temperature requirement protein A2*), protease que induz apoptose por inibir a IAP; (5) endonuclease G, que ativa endonucleases e pode induzir apoptose independentemente da ativação de caspases (apoptose intrínseca independente de caspases) (Figura 5.34).

Muitas *proteínas citosólicas* atuam estimulando ou inibindo a apoptose:

- A família BCL (*B cell lymphoma*) inclui 23 proteínas, inibidoras (antiapoptóticas) ou ativadoras (pró-apoptóticas) da apoptose. As *proteínas antiapoptóticas*, como BCL-2 e BCL-XL, localizam-se especialmente na membrana mitocondrial externa, onde fazem parte dos poros de permeabilidade transicional (Figura 5.13); normalmente, tais poros são impermeáveis. As *proteínas pró-apoptóticas*, conhecidas em conjunto como proteínas *BAX* (BIM, BAD, BID, NOXA, entre outras), têm um domínio de dimerização BH3 que as liga a proteínas antiapoptóticas (BCL-2 e BCL-XL). Quando ocorre tal ligação, os poros da membrana mitocondrial externa se abrem, permitindo a saída de citocromo c, SMAC e AIF, que ativam caspases no citosol
- As proteínas IAP (*inhibitor of apoptosis proteins*) inibem as caspases 3, 7 e 9. A caspase 9 fica normalmente inibida pela IAP; sem esta, a caspase é ativa e desencadeia os passos seguintes do processo. Algumas IAP são expressas em grande quantidade em células cancerosas, sendo esse um dos motivos que facilitam a sobrevivência dessas células
- As proteínas BAD, BIM, BID, Puma e Noxa atuam como sensores de agressão celular; quando estimuladas, regulam a ação das proteínas pró ou antiapoptóticas
- A proteína p53 atua na manutenção da integridade do genoma e na sobrevivência das células, esta mediante ação pró-apoptótica. Quando o genoma é agredido por agentes diversos, a célula aumenta a síntese de p53, a qual induz parada do ciclo celular (ver Figura 10.27). Se o defeito no DNA é reparado, a célula permanece viável; se não é corrigido, a p53 induz apoptose por meio de: (1) ativação de genes cujos produtos são pró-apoptóticos (p. ex., BAX); (2) inibição da expressão de proteínas antiapoptóticas (p. ex., BCL-2); (3) inibição de IAP. A p53, portanto, cumpre papel essencial na manutenção da integridade celular, mediante indução de mecanismos de reparo ou, quando necessário, de morte celular (a p53 será descrita em detalhes no Capítulo 10).

As principais proteínas reguladoras da apoptose estão listadas no Quadro 5.5. Os principais tipos e causas de apoptose encontram-se descritos a seguir.

▶ Apoptose extrínseca por estímulos em receptores com domínios de morte

Os receptores com domínio de morte pertencem à família do receptor do TNF (TNFR). Os mais conhecidos são o TNFR1 e a proteína Fas (*first apoptotic signal*). Quando ativados pelos agonistas (o do Fas é o FasL = ligante do Fas), tais receptores sofrem dimerização ou trimerização e alterações conformacionais nos domínios intracitoplasmáticos, o que expõe domínios de morte que recrutam proteínas para formar uma plataforma molecular que ativa a caspase 8 ou 10 (FasL existe em linfócitos T que reconhecem autoantígenos e em linfócitos T citotóxicos que matam células tumorais ou infectadas por vírus). A caspase 8 ativa induz apoptose por duas vias: (1) ativa diretamente as caspases efetuadoras 3, 6 e 7, responsáveis pelo aumento da atividade das proteases que completam o processo, independentemente da participação de mitocôndrias (isso ocorre frequentemente em linfócitos); (2) cliva a BID, originando um fragmento (tBID, *truncated BID*), que se liga às proteínas BCL-2 e BCL-XL, resultando em aumento da permeabilidade mitocondrial que favorece a saída de citocromo c, AIF, SMAC, EndoG e OMI. O citocromo c associa-se ao APAF-1 (*apoptotic protease activation factor 1*, proteína nativa do citosol), na presença de ATP, e forma o *apoptossomo*, ativador da caspase 9, que ativa as caspases efetuadoras 3, 6 e 7 (Figura 5.35). Portanto, a ativação da caspase 8 aciona, também, o mecanismo mitocondrial de indução de apoptose, o que ocorre com frequência em células epiteliais. Apoptose por esse mecanismo está envolvida na eliminação de linfócitos que reconhecem autoantígenos, podendo estar deficiente em doenças autoimunes.

O receptor para o TNF-α tem comportamento intrigante; dependendo da proteína de adaptação e das proteínas disponíveis no citosol para formar a plataforma molecular, pode induzir apoptose, estimular rotas pró-inflamatórias, de proliferação

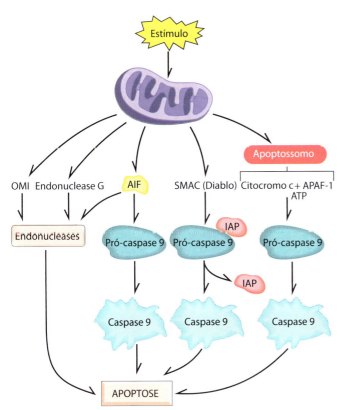

Figura 5.34 Papel de mitocôndrias na apoptose. Diversas agressões aumentam a permeabilidade mitocondrial, o que permite a saída para o citosol de moléculas pró-apoptóticas (citocromo c, SMAC, OMI, endonuclease G e AIF). Junto com APAF-1 e ATP, o citocromo c forma o apoptossomo, capaz de ativar caspases. A SMAC inibe a IAP, também permitindo a ativação de caspases. A AIF ativa caspases e endonucleases. A OMI e a endonuclease G ativam endonucleases, induzindo apoptose diretamente, sem ativar caspases. AIF: *apoptosis inducing factor*; APAF: *apoptosis protease activating factor*; IAP: *inhibitor of apoptosis proteins*; SMAC: *second mitochondrial activator of caspases*.

Quadro 5.5 Proteínas que regulam a apoptose.

Receptores com domínio da morte (DD, de *death domain*)

TNFR-1 (de *TNF receptor 1*)

NGFR (de *nerve growth factor receptor*)

Fas (de *first apoptosis signal*)

DR3, 4, 5 e 6 (de *death receptors*) ou TRAILR (de *TNF receptor apoptosis inducing ligand receptors*)

Proteínas de adaptação com o DD

TRADD (de *TNF receptor adaptor with death domain*)

FADD (de *Fas adaptor with DD*)

RAIDD ou CRADD (de *RIP IL-1 adaptor DD* ou *caspase and RIP adaptor with DD*)

DAPCinase (de *death associated protein kinase*) Anquirina 1 e 3

RIP* (de *receptor interacting serine/threonine protein kinase*)

IRAK* (de *IL-1 receptor associated cinase*)

MyD88* (de *myeloid differentiation response gene 88*)

Proteínas com domínios efetuadores da morte (DED, de *death effector domain*)

FADD (tem DD e DED)

FLIP, FLICE, FLASH (pseudocaspases, que se unem às caspases, impedindo-as de se ativarem)

Proteínas com CARD (de *caspase recruitment domain*)

APAF-1 (de *apoptosis protease activating fator*)

Cardiak (de *cARD containing iCE-associated kinase*)

Proteínas com domínio BIR (de *baculoviral inhibitor of apoptosis repeats*)

XIAP (de *X-linked inhibitor of apoptosis*)

IAP 1,2,3

NAIP (de *neuronal apoptosis inhibitory protein*)

Survivina (BIRC5, de *BIR containing protein 5*)

Appolon

Proteínas mitocondriais indutoras de apoptose

SMAC (de *second mitochondrial activator of caspases*, ou DIABLO, de *direct IAP binding protein with low pI*)

AIF (de *apoptosis inducing factor*, ou PDCD8, de *programmed cell death*)

OMI/HTRA2

Endonuclease G

Proteínas com domínio BH (de *B cell homolog*)

Antiapoptóticas (BH4, com 4 domínios BH)

BCL-2, BCL-XL, BCL-W, BCL-2 L(Like)10** (de *B cell lymphoma*)

MCL-1** (de *myeloid cell leukemia*)

Pró-apoptóticas

   BH3 (com 3 domínios BH)

      BAX*** (de *BCL-2 associated X protein*)

      BAL*** (de *BCL-2 associated killer*)

   BH (com um domínio BH)

      BOK*** (de *BCL-2 related ovarian killer*)

      BAD*** (de *BCL-2 antagonist of cell death*)

      BID*** (de *BH3 interacting death domain*)

      BIM*** (de *BCL-2 interacting and modifying protein*)

      BIK (de *BCL-2 interacting killer*)

      Hrk Harakiri

      BCL-Xs (de *BCL-X [short form]*)

      APR (Noxa) (Noxa, de *noxious 5 damage*)

      BCL-g (de *BCL-like obtido de gonad*)

      NIP 3 tem domínio de *Nitro Phenilphosphatase*

      NIX (BNP) (de *BCL-2 adenovirus interacting protein*)

*Intermediários de ativação NFκB que induzem genes de sobrevivência, antiapoptóticos. **Localizam-se em membranas. ***Localizam-se no citosol.

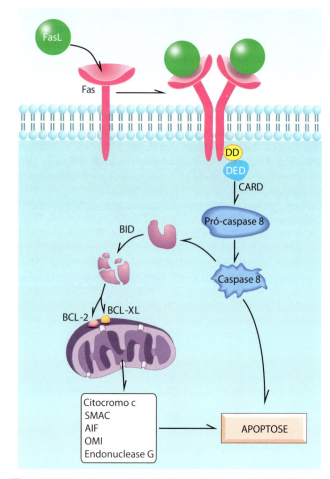

Figura 5.35 Apoptose por ativação de receptores com domínio de morte. Quando a molécula FasL liga-se ao seu receptor (Fas = *first apoptosis signal*), este dimeriza-se e sofre alteração conformacional que expõe o domínio de morte (DD). O DD liga-se a uma proteína efetuadora (DED), que se liga por meio de domínios CARD a caspases, ativando-as. Caspases ativadas induzem apoptose diretamente, além de ativarem a molécula BID, originando um fragmento que se liga às proteínas BCL-2 e BCL-XL, aumentando a permeabilidade mitocondrial que permite a saída de moléculas pró-apoptóticas. BID: *BH3 interacting death domain*; CARD: *caspase recruitment domain*; DED: *death effector domain*.

celular e de sobrevivência das células (antiapoptose) ou causar necrose regulada (ver Figura 5.4). Isso coloca o TNFR como um receptor crucial para determinar, após uma agressão, se a célula vai caminhar para a sobrevivência ou para a morte (apoptose ou necrose regulada).

▶ **Apoptose extrínseca por falta de estímulo de receptores de dependência**

    Quando estimulados por seus agonistas, tais receptores (p. ex., receptor Patched, DCC) induzem vias de sobrevivência; na falta do agonista, os receptores ativam vias que induzem apoptose: recrutam proteínas que formam plataformas ativadoras da caspase 9. A apoptose induzida pela perda de ancoragem (**anoiquia**), descrita a seguir, pode ser incluída neste grupo. As moléculas que ligam as células à MEC (integrinas) ou a outras células (caderinas) associam-se a proteínas do citoesqueleto e a outras proteínas do citosol para formar os focos de adesão celular. Nesses focos, existem cinases (FAK, *focal adhesion kinases*) que ativam vias de sobrevivência. Algumas proteínas associadas a integrinas nos focos de adesão, como a anquirina, têm domínio de morte. Quando a integrina se solta de moléculas da matriz extracelular: (1) a proteína do citoesqueleto com domínio de morte torna-se ativada e inicia a ativação de caspases; (2) as FAK tornam-se desativadas, reduzindo os estímulos antiapoptóticos. Esse tipo de apoptose, induzida pela perda de ligação de células à matriz extracelular ou a outra célula é denominada, em inglês, *anoikis*, palavra cujo radical grego significa *sem casa, sem localização*.

▸ *Apoptose intrínseca por agressão à membrana mitocondrial*

Em inúmeras situações, a membrana mitocondrial torna-se permeável a moléculas pró-apoptóticas existentes no espaço intermembranoso, permitindo sua saída para o citosol (Figura 5.33). Tal ocorre por: (1) ação de substâncias que interferem na integridade da camada lipídica (p. ex., hipóxia, radicais livres, aumento de Ca^{++}, ácidos biliares apolares, ésteres de etanol com ácidos graxos e alguns medicamentos quimioterápicos); (2) agressão ao DNA (p. ex., radiações ionizantes, luz ultravioleta, radicais livres, agentes genotóxicos etc.); (3) estresse do retículo endoplasmático.

▸ *Apoptose intrínseca independente de caspase*

Alteração na permeabilidade da membrana mitocondrial externa libera OMI, EndoG e AIF. AIF induz condensação da cromatina, enquanto EndoG promove fragmentação do DNA, mas sem fragmentação do núcleo. A célula morre, com volume reduzido, núcleo condensado e cromatina agrupada na membrana nuclear, mas sem cariorrexe; trata-se de morte celular em parte semelhante a apoptose, mas feita sem ativação de caspases. Tal processo ocorre em algumas infecções virais em que os vírus inibem as caspases.

▸ *Apoptose por outros estímulos na membrana citoplasmática*

Radicais livres e radiações também provocam apoptose quando atuam na membrana citoplasmática e ativam a esfingomielinase, liberando ceramida. Esta induz apoptose por: (a) inativação de inibidores das caspases 8 e 9, ativando-as; (b) ativação de p38 e JNK, que ativam fatores de transcrição de genes *BCL* pró-apoptóticos.

▸ *Apoptose induzida por granzimas de linfócitos citotóxicos*

Linfócitos T citotóxicos (que reconhecem antígenos na superfície de células infectadas) matam-nas mediante liberação de perforinas e granzimas; perforinas permeabilizam a membrana da célula-alvo, o que permite a entrada de granzimas. As granzimas B induzem apoptose porque: (a) ativam a caspase 10; (b) clivam a molécula BID, que promove permeabilização de mitocôndrias e liberação de fatores apoptóticos; (c) ativam diretamente a caspase 3.

Como descrito nas diferentes vias patogenéticas da apoptose, muitas vezes elas estão inter-relacionadas e atuam simultaneamente. O aumento da permeabilidade mitocondrial, por exemplo, com a saída de moléculas que iniciam a apoptose, é evento frequente após agressões muito distintas.

Mecanismos das alterações morfológicas

Na apoptose, ocorrem alterações em membranas, no citoplasma e no núcleo. A formação de brotamentos na membrana citoplasmática depende de alterações no citoesqueleto e em proteínas que formam a sustentação da face interna da membrana citoplasmática (espectrinas e anquirinas). O descolamento da célula da matriz extracelular ou de células vizinhas deve-se em parte à desorganização do citoesqueleto, com desarranjo nos pontos de adesão. A retração do citoplasma, que se torna mais denso, deve-se à eliminação de água e à reorganização do citoesqueleto.

As alterações nucleares, incluindo picnose e cariorrexe, dependem das caspases 3 e 7, que ativam proteases que degradam proteínas nucleares. A atividade proteolítica no núcleo leva a: (1) degradação de proteínas que formam o citoesqueleto nuclear; (2) fosforilação e acetilação de histonas, favorecendo a desorganização da cromatina, que se desloca para a periferia e sofre condensação (picnose); (3) proteólise parcial de laminas, que desorganiza a sustentação do envelope, favorecendo a fragmentação do núcleo (cariorrexe); (4) proteólise de proteínas inibidoras de DNAses (ICAD), que resulta na ativação de endonucleases que clivam o DNA internucleossomal (CAD, *caspase activated DNAses*), gerando fragmentos com 200 pares de bases ou seus múltiplos. Com base nesse fenômeno, um método muito eficaz de reconhecimento de apoptose consiste na análise por eletroforese em gel do DNA extraído de células ou tecidos em apoptose, a qual revela bandas com diferença de 200 pares de bases (Figura 5.36). Outra maneira de detectar apoptose é a incorporação de nucleotídeos marcados nas extremidades dos fragmentos internucleossômicos do DNA (técnica de TUNEL, *terminal deoxynucleotidyl transferase mediated digoxigenin-UTP nick-end-label*), que podem ser depois identificados *in situ*. O método consiste na inserção de um nucleotídeo marcado no ponto de clivagem, o qual é, posteriormente, identificado por imuno-histoquímica.

Apoptose e autoimunidade

Uma hipótese de autoimunidade admite que material intracelular liberado por células mortas comporta-se como autoantígenos. Como na apoptose a morte celular ocorre sem autólise (sem desintegração molecular), os potenciais autoantígenos ficam mais preservados, podendo os corpos apoptóticos livres ser fonte de sensibilização. Redução na endocitose de corpos

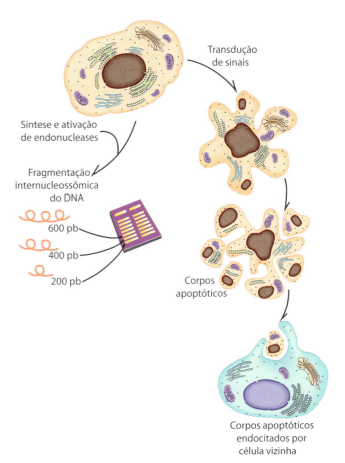

Figura 5.36 Representação esquemática das principais alterações que ocorrem na apoptose. pb: pares de bases.

apoptóticos é descrita no lúpus eritematoso sistêmico, admitindo-se ser esse um mecanismo que favorece maior exposição de autoantígenos. Além disso, corpos apoptóticos endocitados por células dendríticas são processados e apresentados via MHC II, o que libera citocinas pró-inflamatórias (p. ex., IL-1 e TNF-α) capazes de ativar linfócitos T CD4+. Ademais, algumas proteínas nucleares antigênicas (p. ex., SNURP) sofrem modificações na apoptose, o que poderia facilitar a exposição de antígenos crípticos e a quebra de tolerância. Por outro lado, deficiência de apoptose pode reduzir a eliminação de linfócitos autorreatores. Por tudo isso, anormalidades na apoptose podem estar associadas a doenças autoimunes: pela possibilidade de expor autoantígenos ou por defeito na eliminação de linfócitos autorreatores.

Apoptose e necrose

Apoptose e necrose são duas lesões com margens que se tocam e se confundem. Muitas agressões podem induzir tanto apoptose quanto necrose, e, muitas vezes, os dois processos coexistem. Após uma agressão, a decisão da célula de entrar em apoptose ou de sobreviver depende da intensidade e da qualidade da agressão e dos receptores acionados. A produção de mensageiros a partir de lipídeos de membrana parece ser um fator crucial na determinação de rotas de ativação de sobrevivência ou de apoptose: a ativação de esfingomielinase gera ceramida, que induz apoptose. A ativação de outras fosfolipases (p. ex., fosfolipase C) gera diacilglicerol, ativador da proteinocinase C, grande indutora de rotas de sobrevivência.

Como a apoptose depende de ATP, as agressões que a provocam não podem bloquear completamente a produção de energia. Se o ATP se reduz muito, surge necrose. Nesta, há aumento da permeabilidade de lisossomos, elemento fundamental na autólise. Admite-se que uma agressão pode, inicialmente, induzir apoptose; se esta é interrompida ou não se completa, pode evoluir para necrose. Na necrose caseosa da tuberculose, esse fato é bem evidente: há aumento da expressão de proteínas pró-apoptóticas, e, morfologicamente, a cariorrexe é fenômeno dominante (poeira nuclear na periferia da necrose). Por outro lado, na necrose caseosa também existe cariólise abundante (típico fenômeno de autólise, portanto de necrose). É possível que a "necrose" caseosa compacta das lesões ainda fechadas seja, predominantemente, um processo de apoptose que depois evolui para liquefação, com os achados típicos de necrose (autólise).

• Outras formas de morte celular

Outras formas de morte celular além de necrose e apoptose merecem consideração. São eles:

- **Necrose regulada (necroptose).** É uma forma de morte celular que tem características tanto de necrose como de apoptose: tem aspecto morfológico de necrose, mas não se associa a ativação de caspases e pode ser bloqueada por fármacos ou por inibição gênica. Necroptose ocorre em situações fisiológicas ou patológicas; nestas, em esteato-hepatites, pancreatite aguda e doenças neurodegenerativas. A lesão é encontrada em certas infecções virais, por ativação de receptores com domínio da morte (família TNFR), após agressão por radicais livres, substâncias tóxicas, hipóxia ou por sobrecarga de Ca^{++}. Necroptose pode ser induzida ainda por vias que ativam a ciclofilina D, proteína que atua na formação de poro de permeabilidade mitocondrial que leva a necrose (essa necrose pode ser inibida por fármacos, como a ciclofilina A, que inibem a ciclofilina D). Necroptose associa-se também a ativação de receptores com domínio de morte, mas sem ativar caspases. Nesses casos, há ativação de RIPK (*receptor-interacting kinase 1*), a qual ativa a proteína MLKL (*mixed lineage kinase domain-like*), que se associa à membrana citoplasmática e a outras membranas, alterando a estrutura delas e a permeabilidade seletiva, induzindo necrose

- **Piroptose.** É a morte celular inicialmente descrita em macrófagos infectados com salmonelas, mas encontrada também em infecções por diferentes bactérias. Caracteriza-se por vacuolização mitocondrial e do retículo endoplasmático e formação de bolhas e rupturas na membrana citoplasmática. Piroptose associa-se à ativação da caspase 1 por inflamassomos, embora os mecanismos de morte celular sejam pouco conhecidos

- **Autofagia.** Estudos *in vitro* mostram que células em autofagia podem morrer, sem ativar caspases e sem sofrer autólise. Os aspectos morfológicos são diferentes da apoptose e da necrose, não havendo condensação nem fragmentação da cromatina. Autofagia é encontrada em neurônios e pode associar-se à progressão de doenças neurodegenerativas

- **Catástrofe mitótica.** Células em mitose podem ser induzidas a morrer se há grande alteração na organização dos cromossomos. Esse tipo de morte celular independe da p53 e da ativação de caspases, embora seja acompanhada de permeabilização da membrana mitocondrial

- **Degeneração walleriana.** É um tipo de morte celular que compromete apenas um segmento dos axônios, sendo interrompida no primeiro estrangulamento de Ranvier proximal ao ponto em que a fibra nervosa foi seccionada (ver também Reparo de fibras nervosas, Capítulo 8)

- **Corneificação de ceratinócitos.** É outra forma de morte celular programada diferente da apoptose, em que ocorre lise da cromatina e de organelas. A ceratinização resulta da organização de proteínas e lipídeos na membrana, tornando a escama (células anucleadas) resistente, flexível e impermeável

- **Entose.** Consiste na morte celular que se segue à endocitose de uma célula por outra. No processo, há fusão da célula endocitada com lisossomos, sendo ela morta e degradada. Curiosamente, uma célula pode ser endocitada e exocitada posteriormente, intacta e viva. A entose foi observada inicialmente em células cancerosas *in vitro*, mas é encontrada também *in vivo* (p. ex., carcinomas da mama e do pulmão)

- **Morte excitotóxica.** Pode ocorrer por apoptose (por aumento da permeabilidade da membrana mitocondrial externa) ou por necrose regulada. Neste caso, há liberação excessiva de mediadores, como glutamato, que abre canais de Ca^{++} e aumenta este íon no citosol. A célula morre, mesmo que as caspases tenham sido inibidas (morrem por necrose regulada)

- **Eriptose.** Trata-se de uma forma de morte de eritrócitos antes do aparecimento dos sinais de senescência dessas células. É, portanto, uma morte acidental de hemácias induzida por várias agressões: radicais livres, hiperosmolaridade, agentes infecciosos, alterações metabólicas etc. A morte do eritrócito ocorre por ativação de canais de Ca^{++} que ativam calpaínas que alteram o citoesqueleto, favorecendo a translocação da fosfatidil serina para a face externa da membrana, o que facilita a fagocitose de hemácias pelos macrófagos do fígado e do baço. Parece que a eriptose seja um tipo de morte programada que evita a lise do eritrócito na circulação, reduzindo o risco de liberação de hemoglobina no plasma. A eriptose está aumentada na hipertermia, no choque séptico, no diabetes melito e em algumas infecções (malária, micoplasmas), podendo até estar envolvida nas complicações dessas doenças.

- **Netose.** Morte celular que ocorre em neutrófilos quando montam as chamadas armadilhas extracelulares. O núcleo sofre desintegração, e a cromatina é eliminada e forma uma rede em torno do microrganismo invasor. Este tipo de morte celular independe de caspases.

▶ Leitura complementar

ANDERSEN, JL, KORNBLUTH, S. The tangled circuitry metabolism and apoptosis. *Mol Cell*, 49:399-410, 2013.

BORGES, HL, LINDEN, R, WANG, JY. DNA damage-induced cell death: lessons from the central nervous system. *Cell Res*, 18:17-26, 2008.

BRANZEI, D, FOIANI, M. Regulation of DNA repair throughout the cell cycle. *Nat Rev Mol Cell Biol*, 9:297-308, 2008.

BROKER, L et al. Cell death independent of caspases: a review. *Clin Cancer Res*, 11:3155-62, 2005.

CHALAH, A, KHOSRAVI-FAR, R. The mitochondrial death pathway. *Adv Exp Med Biol*, 615:2545, 2008.

DE FERRANTI, S, MOZAFFARIAN, D. The perfect storm: obesity, adipocyte dysfunction, and metabolic consequences. *Clin Chem*, 54:945-55, 2008.

DONG, Z et al. Calcium in cell injury and death. *Annu Rev Pathol*, 1:405-34, 2006.

GALUZZI, L et al. Mitochondrial control of cellular life, stress, and death. *Circ Res*, 111:1198-207, 2012.

GARCÍA-SÁEZ, AJ. The secrets of the Bcl-2 family. *Cell Death Differ*, 19:1733-40, 2012.

KACZMAREK, A. Necroptosis: the release of damage-associated molecular patterns and its physiological relevance. *Immunity*, 38:209-23, 2013.

KROEMER, G et al. Classification of cell death: recommendations of the nomenclature committee on cell death. *Cell Death Differ*, 16:3-11, 2009.

KUNDU, M, THOMPSON, CB. Autophagy: basic principles and relevance to disease. *Annu Rev Pathol.*, 3:427-55, 2008.

LANG F, LANG E, FÖLLER M. Physiology and pathophysiology of eryptosis. *Transfus Med Hemother*. 39:308-14, 2012.

LIN, JH, WALTER, P, YEN, TS. Endoplasmic reticulum stress in disease pathogenesis. *Annu Rev Pathol*, 3:399-425, 2008.

LUZIO, JP, PRYOR, PR, BRIGHT, NA. Lysosomes: fusion and function. *Nat Rev Mol Cell Biol*, 8:622-32, 2007.

PRETORIUS, E et al. A Comprehensive Review on Eryptosis. *Physiol Biochem*, 39:1977-2000, 2016.

SCHREUDER, TC et al. Nonalcoholic fatty liver disease: an overview of current insights in pathogenesis, diagnosis and treatment. *World J Gastroenterol*, 14:2474-85, 2008.

SCHRÖDER, M. Endoplasmic reticulum stress responses. *Cell Mol Life Sci.*, 65:862-94, 2008.

STEPHEN, WG et al. Die another way – non-apoptotic mechanisms of cell death. *Journal of Cell Science*, 127:2135-2144, 2014.

STOLL, G, BENDSZUS, M. Inflammation and atherosclerosis: novel insights into plaque formation and destabilization. *Stroke*, 37:1923-32, 2006.

VANDENABEELE, P. Molecular mechanisms of necroptosis: an ordered cellular explosion. *Nat Rev Mol Cell Biol*, 11:708-14, 2010.

WILLIS, MS, PATTERSIN, C. Proteotoxicity and cardiac dysfunction – Alzheimer's disease of the heart? *N Engl J Med*, 368(5):455-64, 2013.

6
Alterações do Interstício

Fausto Edmundo Lima Pereira

A matriz extracelular (MEC), ou interstício, é constituída por uma rede tridimensional de macromoléculas que preenche os espaços intercelulares, define os limites dos tecidos, contribui para as propriedades biomecânicas destes e serve como substrato para adesão e migração celular e como sítio de ligação para fatores de crescimento e hormônios, criando o microambiente adequado e indispensável para a organização dos tecidos e a estruturação dos órgãos.

As macromoléculas da MEC são estruturadas em *fibras* (colágenas, reticulares e elásticas) e em um complexo amorfo, associado às fibras, denominado *substância fundamental amorfa*. Tais macromoléculas são: (1) proteínas fibrosas (colágeno e elastina), que formam as fibras colágenas e reticulares (colágeno) e elásticas (elastina); (2) proteínas não fibrosas, de adesão (laminina e fibronectina), que aderem as células à MEC, e proteínas organizadoras também com função de aderência, como tenascina, entactina e ondulina; (3) glicosaminoglicanos e proteoglicanos, que formam um gel altamente hidratado, a substância fundamental, na qual as proteínas fibrosas ficam imersas.

Os componentes da MEC são sintetizados e excretados por fibroblastos, condroblastos, osteoblastos e odontoblastos nos tecidos conjuntivos, cartilaginoso e ósseo. Células epiteliais e musculares lisas também podem produzi-los, especialmente os constituintes das lâminas basais.

Alterações da MEC são encontradas em diversas doenças. Em algumas, as modificações no interstício constituem a lesão principal, como na amiloidose.

▶ Aspectos da normalidade

Colágeno | Fibras colágenas e reticulares

O colágeno é a proteína mais abundante do interstício (25% das proteínas do organismo). Sua molécula é formada por três cadeias polipeptídicas, do tipo cadeia alfa, enroladas de modo semelhante a uma corda torcida. Existem cerca de 20 tipos de cadeias alfa (20 genes distintos) capazes de formar até 1.000 diferentes tipos de colágeno, dos quais 11 são bem caracterizados. Os mais bem definidos são os tipos I, II, III e IV. Os colágenos dos tipos I, II e III formam fibrilas (de 20 a 300 nm de diâmetro) que formam fibras visíveis ao microscópio de luz (ML). O colágeno do tipo IV não forma fibrilas, mas se organiza como uma rede nas membranas basais. O colágeno do tipo VII forma fibrilas que ligam a membrana basal ao tecido conjuntivo subjacente (fibras de ancoragem). Os colágenos dos tipos VIII, IX, X e XI são encontrados em cartilagens. No Quadro 6.1, estão resumidas as principais características dos diferentes tipos de colágeno.

Quadro 6.1 Principais tipos de colágeno.

	Tipo	Fórmula	Forma polimerizada	Distribuição nos tecidos
Colágeno fibrilar	I	{α1(I)₂ α2(II)}	Fibras largas	Pele, ossos, córnea, útero
	II	{α1(II)}₃	Fibras finas	Cartilagem, disco intervertebral, humor vítreo
	III	{α2(III)}₂	Fibras finas	Pele, vasos sanguíneos, submucosas
	V	{α1(V)₂ α2(V)}	Fibrilas associadas ao tipo I	Colágeno pericelular
	VI	----?----	Fibrilas associadas aos tipos I e III	Igual aos tipos I e III
	XI	(α1)₂ e α3(XI)	Fibrilas associadas ao tipo II	Igual ao tipo II
Colágeno associado a fibrilas	IX	α1, α2 e α3(IX)	Associa-se a fibrilas do tipo II	Cartilagem
	XII	α1 (XII)₃	Associa-se a fibrilas do tipo I	Tendões, ligamentos e fáscias
Colágeno em rede	VII	α1(VII)₃	Estruturas de ancoragem	Abaixo de epitélios escamosos
	IV	{α1(IV)₂ α2(IV)}	Associação em bandas	Membranas basais

A síntese do colágeno pode ser resumida nas seguintes etapas (Figura 6.1): (1) ativação de genes das cadeias alfa e com síntese de mRNA. A expressão desses genes é controlada especialmente por fatores de crescimento, que atuam em receptores específicos (FGF-a, TGF-β, IL-1, entre outros); (2) síntese das cadeias alfa e penetração dos polipeptídeos nas cisternas do retículo endoplasmático granuloso (REG) – as cadeias alfa (procadeias α) contêm a sequência sinalizadora e os peptídeos terminais nas extremidades NH_2 e COOH; (3) nas cisternas do REG, ocorre hidroxilação da prolina e da lisina por ação da prolina-hidroxilase e da lisina-hidroxilase, na presença de O_2 molecular e vitamina C; (4) associação das três cadeias a partir dos peptídeos terminais e formação do pró-colágeno; (5) no complexo de Golgi, as moléculas de pró-colágeno são glicosiladas por ação da galactosiltransferase e da glicosil-galactosiltransferase; (6) as moléculas de pró-colágeno são levadas até a membrana citoplasmática e excretadas; (7) no meio extracelular, as moléculas de pró-colágeno sofrem ação de peptidases, que clivam os peptídeos terminais; (8) livres dos peptídeos terminais, as moléculas de colágeno associam-se espontaneamente para formar as fibrilas colágenas; (9) as moléculas de colágeno nas fibrilas formam ligações cruzadas, transversais, entre resíduos de lisina, por ação da lisil oxidase; (10) organização de fibrilas em fibras colágenas.

Elastina | Fibras elásticas

O principal componente das fibras elásticas é a *elastina*, que é excretada nos espaços intercelulares e forma filamentos e bainhas, em que as moléculas se ligam umas às outras por ligações cruzadas semelhantes às do colágeno. Em repouso, as moléculas permanecem como novelos frouxos; quando submetidas a estiramento, as moléculas enoveladas se distendem, mantendo-se unidas por ligações cruzadas. Cessada a força de estiramento, as moléculas voltam à posição enovelada inicial (Figura 6.2). As fibras elásticas contêm, ainda, a glicoproteína *fibrilina*, que forma um arcabouço para a elastina e fica na superfície das fibras. A fibrilina é importante na associação das moléculas de elastina para formar as fibras e bainhas elásticas.

Glicosaminoglicanos e proteoglicanos | Substância fundamental

Glicosaminoglicanos são polissacarídeos não ramificados, fortemente hidrofílicos, pouco flexíveis, razão pela qual se enovelam ao acaso e formam aglomerados frouxos que ocupam grande volume em relação à massa e retêm grande quantidade de água na molécula. Tal estrutura molecular (novelo frouxo com retenção de água) cria um estado de turgência na substância fundamental que a torna capaz de suportar grande força de compressão.

Proteoglicanos são formados por proteínas ligadas a glicosaminoglicanos. O ácido hialurônico é o principal componente dos proteoglicanos. Abundante em tecidos embrionários, confere maior fluidez à substância fundamental, favorecendo a migração celular. Em cartilagens, formam-se macromoléculas de ácido hialurônico associado a várias moléculas de proteoglicanos. A estrutura dos proteoglicanos varia de acordo com a qualidade da proteína central e com o número e o tipo de glicosaminoglicanos associados (Figura 6.3).

Proteínas não fibrosas da matriz

Além de colágeno e elastina, a MEC contém outras proteínas, como fibronectina, laminina e um grupo de proteínas denominadas *proteínas matricocelulares* (*matricellular proteins*), que inclui trombospondinas 1 e 2, SPARC, tenascina,

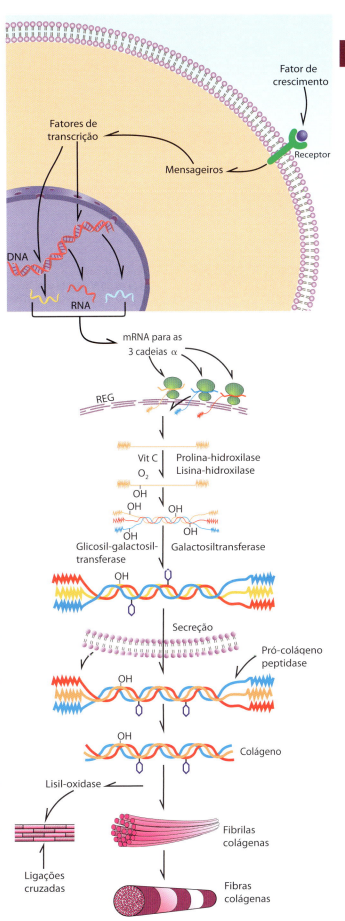

Figura 6.1 Esquema geral das etapas da síntese de colágeno. REG: retículo endoplasmático granuloso.

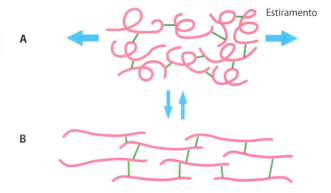

Figura 6.2 As moléculas de elastina formam novelos frouxos que ficam ligados entre si por ligações transversais. A figura representa o elástico em repouso (**A**) e após estiramento (**B**).

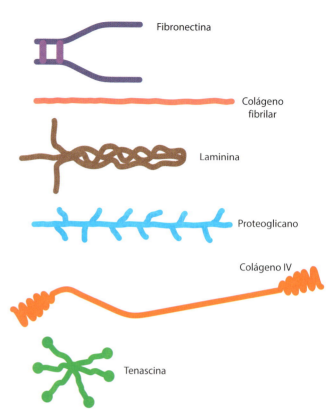

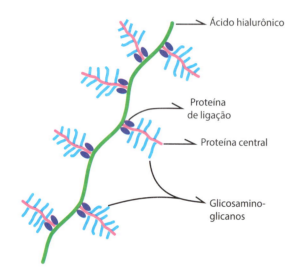

Figura 6.3 Representação esquemática da arquitetura molecular de um proteoglicano complexo da substância fundamental amorfa.

Figura 6.4 Representação esquemática de proteínas da matriz extracelular em escala comparativa de tamanho.

Relações da matriz extracelular com as células

A MEC e as células mantêm íntimo contato por meio de integrinas da superfície celular e de sua ligação às proteínas não fibrosas e ao colágeno. Como o citoesqueleto também forma ligações com as integrinas, pode-se dizer que ele se continua com a MEC. Todas as proteínas transmembranosas capazes de se ligarem a moléculas da matriz estão ligadas a proteínas do citoesqueleto que podem controlar a ativação de cinases indutoras de rotas de ativação de fatores de transcrição. Assim, a chamada inibição por contato (ver Capítulo 8) é induzida por essas rotas, as quais inibem a expressão de genes que favorecem a entrada da célula em G_1. Modificação na ligação da molécula de adesão com a matriz pode alterar a ativação da molécula que a liga ao citoesqueleto, ativando vias que estimulam genes necessários para a célula entrar em G_1 e iniciar o ciclo celular. As proteínas FAK (*focal adhesion activated kinases*) são controladas por estímulos da matriz ao citoesqueleto, nos chamados focos de adesão. Ativação de FAK induz proliferação celular por meio de MAPK (*mitogen activated protein kinases* – ver Capítulo 8). Perda de ancoragem das células na MEC induz apoptose (ver Capítulo 5).

Os componentes da matriz extracelular podem também associar-se a várias substâncias, como hormônios, citocinas e fatores de crescimento, que, armazenados na MEC, podem ser facilmente liberados em resposta a agressões. A Figura 6.5 indica algumas dessas substâncias e as moléculas que as retém na MEC.

Sob ação de proteases, as proteínas da MEC não só liberam as moléculas que estavam retendo como também geram fragmentos que interferem em células do tecido conjuntivo, em leucócitos exsudados ou em células parenquimatosas. A proteólise de *laminina*, fibronectina, colágenos IV, VI e XIII e

entactina, osteopontina, osteonectina e periostina. A *fibronectina*, proteína de adesão sob a forma de um dímero com duas cadeias (Figura 6.4), existe sob as formas dimérica (fibronectina solúvel no plasma), oligomérica (fibronectina da superfície de células) e polimérica insolúvel (fibronectina da matriz extracelular). A fibronectina tem sítios de ligação para receptores celulares (integrinas), colágeno, fibrina e heparina, e é importante na organização da matriz e no deslocamento de células no interstício.

A *laminina*, produzida por células epiteliais, é componente essencial das lâminas basais; sua molécula tem quatro unidades distribuídas em três braços curtos e um longo (Figura 6.4). A laminina tem sítios que se ligam a colágeno IV, sulfato de heparano, integrinas, toxinas bacterianas e lipopolissacarídeos.

As proteínas matricocelulares têm algumas propriedades funcionais: (1) são inibidoras da adesão, o que favorece a migração celular; (2) ligam-se a fatores de crescimento, modulando o seu efeito; (3) podem ser reconhecidas em diversos receptores, modulando a atividade celular; (4) são solúveis, podendo ser avaliadas no plasma e em outros líquidos corpóreos. Tais proteínas desempenham papel importante na organização espacial das proteínas fibrosas e proteoglicanos, além de atuarem como citocinas.

Capítulo 6 | Alterações do Interstício

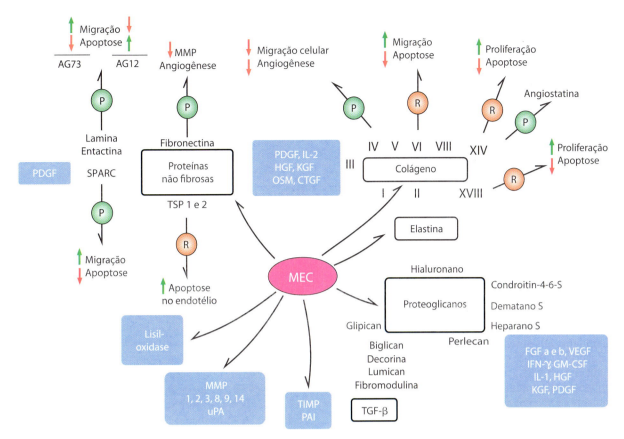

Figura 6.5 Componentes da matriz extracelular (MEC), citocinas e outras moléculas a eles adsorvidas (*retângulos azuis*) e alguns dos produtos deles derivados após proteólise parcial, com seus efeitos na proliferação, na migração e na sobrevivência das células. R indica a ação da molécula em receptores (integrinas) e seus efeitos. P significa o produto de proteólise. AG73 e AG12: peptídeos originados da proteólise de laminina; CTGF: *connective tissue growth factor*; HGF: *hepatocyte growth factor* ou *scatter factor* ou *plasmynogen related growth factor*; KGF: *keratinocyte growth factor*; MMP: metaloproteinases da matriz; OSM: oncostatina M (inibidora de proliferação); PAI: inibidor do ativador do plasminogênio; SPARC: *secreted protein acidic and rich in cysteine*; S: sulfato; TIMP: inibidores de MMP; TSP 1 e 2: trombospondinas 1 e 2; uPA: ativador do plasminogênio dependente de urocinase.

SPARC libera peptídeos que se ligam a receptores que podem ativar ou inibir a proliferação, a migração e a sobrevivência de células (leucócitos e células mesenquimais) e a angiogênese. A MEC, portanto, é muito importante na regulação de muitos processos biológicos nos tecidos. Em circunstâncias especiais, como em inflamações e neoplasias, modificações da MEC são fundamentais para a evolução do processo: a migração, a atividade e a sobrevivência de leucócitos após exsudação, por exemplo, estão na dependência da MEC. A carcinogênese (ver Capítulo 10) depende, entre outros, da expressão de genes ligados à síntese e à degradação da MEC.

Degradação e renovação

Os componentes da MEC são renovados continuamente. A degradação depende, sobretudo, de *metaloproteinases* (MMP, de *matrix metalloproteinases*). Existem cerca de 20 MMP, separadas em cinco grupos: colagenases, estromelisinas, gelatinases, matrilisinas e metaloproteinases ligadas à membrana citoplasmática. Cada metaloproteinase é indicada por um número (p. ex., as MMP-1, 3, 8 e 14 têm atividade de colagenase; o Quadro 6.2 indica as principais MMP). As MMP clivam também outras proteases e seus inibidores, quimiocinas, citocinas, fatores de crescimento e moléculas de adesão – ou seja, têm papel biológico muito variado.

A atividade das MMP está sob o controle de citocinas, de produtos secretados por fagócitos, de inibidores enzimáticos naturais do plasma (proteínas de fase aguda) e de inibidores naturais produzidos em tecidos (TIMP, de *tissue inhibitors of MMP*). As MMP são sintetizadas por células fagocitárias e por todas as células do tecido conjuntivo. Além das MMP, outras proteases também degradam a MEC, como as catepsinas e as

Quadro 6.2 Metaloproteinases da matriz extracelular (MMP).

Nomenclatura padronizada	Nomenclatura comum	Principais substratos
MMP-1	Colagenase 2	Colágenos I e III
MMP-2	Gelatinase 1	Colágeno IV
MMP-3	Estromelisina	Proteoglicanos, fibronectina, laminina, colágeno tipo IV
MMP-7	Matrilisina	Fibronectina, laminina, colágeno tipo IV
MMP-8	Colagenase I (PMN)	Colágeno tipo I
MMP-9	Colagenase IV	Colágeno tipo IV
MMP-10	Estromelisina 2	Proteoglicanos, fibronectina
MMP-11	Estromelisina 3	Proteoglicanos, fibronectina, colágeno tipo IV
MMP-12	Metaloproteinase de macrófagos (elastase)	Elastina
MMP-13	Colagenase 3	Colágeno tipo II
MMP-14	MT1-MMP	Ligada à membrana, atua sobre outras MMP, ativando-as
MMP-15	MT2-MMP	Idem
MMP-16	MT3-MMP	Idem
MMP-17	MT4-MMP	Idem

proteínas de ação tríptica, que clivam peptídeos originados da ação de MMP. A renovação normal da MEC depende, portanto, do balanceamento entre a sua produção e a ação de MMP e de seus inibidores.

Principais alterações da matriz celular

Alterações de fibras colágenas e reticulares

Modificações em fibras colágenas e reticulares podem ocorrer por: (1) defeitos genéticos que comprometem a estrutura, a síntese ou a degradação do colágeno; (2) alterações adquiridas que interferem na sua síntese ou na sua degradação. Alterações do colágeno por *defeitos genéticos* são pouco frequentes, como mutações em genes que codificam as cadeias alfa ou em genes que controlam as modificações pós-translacionais da molécula e sua degradação. As doenças são complexas e manifestam-se na pele (elasticidade e resistência alteradas), nos vasos sanguíneos (aneurismas, pois alguns defeitos são comuns às fibras elásticas), no intestino, no globo ocular (a esclerótica é rica em colágeno) e nos ossos (onde o colágeno é constituinte importante da matriz) (Quadro 6.3).

Os *defeitos adquiridos* do colágeno resultam de alterações pós-transcricionais, como:

- A carência de vitamina C leva à hidroxilação deficiente do colágeno, o que compromete também a glicosilação e a formação de ligações cruzadas. É o que ocorre no escorbuto, em que há alterações da membrana basal por modificações no colágeno do tipo IV, levando a fragilidade capilar e hemorragias. Além disso, há comprometimento dos alvéolos dentários e da dentina, podendo aparecer deformidades ósseas
- A semente da ervilha-de-cheiro (*Latyrus odoratus*) contém inibidores da lisil oxidase. A ingestão dessa semente causa a doença latirismo, que se manifesta por deformidades ósseas e aneurismas, pois nela a elastina também está alterada
- Existem substâncias que inibem a prolina-hidroxilase (hidralazina) ou impedem a formação de ligações cruzadas (penicilamina). Durante a gravidez, essas substâncias podem provocar alterações graves em fibras colágenas do feto
- A carência de cobre provoca diminuição na atividade da lisil oxidase; em porcos, essa condição é acompanhada de alterações em fibras colágenas e elásticas

- Algumas doenças metabólicas podem induzir acúmulo de metabólitos inibidores da síntese de colágeno. Na alcaptonúria e na homocistinúria, há acúmulo de ácido homogentísico e de homocistina, ambos bloqueadores da atividade da lisil oxidase
- Degradação excessiva de colágeno ocorre por ação de colagenases liberadas por células fagocitárias em locais inflamados
- A deposição anormal de colágeno e de outros componentes da matriz extracelular acontece em doenças fibrosantes denominadas *fibroses*, descritas no Capítulo 8.

Alterações de fibras elásticas

Podem ser congênitas ou adquiridas. As *congênitas* devem-se a alterações gênicas, especialmente no gene da lisil oxidase. As *adquiridas* estão associadas a defeito na síntese, por inibição da lisil oxidase (p. ex., latirismo), ou a distúrbios malconhecidos sobre as fibras já formadas. Um exemplo é a elastose de vasos e do endocárdio por aumento de sua síntese por fibras musculares estimuladas por maior distensão do vaso (hipertensão arterial) ou do endocárdio (cardiopatias com alterações hemodinâmicas). Outro exemplo é a fragmentação de fibras elásticas na derme (impropriamente chamada degeneração basófila do colágeno – Figura 6.6) e na parede de vasos sanguíneos por exposição prolongada à luz solar e na senilidade (na senilidade, a pele de áreas expostas à luz perde a elasticidade por diminuição das fibras elásticas). A elastólise deve-se ao aumento da atividade de elastases, por redução da atividade de antiproteases. Os pulmões de pessoas idosas, principalmente em indivíduos com enfisema, apresentam redução de fibras elásticas por aumento de elastases e/ou diminuição de antiproteases.

Na *síndrome de Marfan*, que resulta de anormalidades na proteína fibrilina, os defeitos mais evidentes são fraqueza e deformidades em tecidos ricos em fibras elásticas. Os pacientes têm lesões, sobretudo, no esqueleto (dolicocéfalo e alongamento dos dedos das mãos – aracnodactilia), nos olhos (mais comumente deslocamento do cristalino) e no sistema circulatório (prolapso da valva mitral, dissecção da aorta etc.). Em cerca de 80% dos casos, a doença é hereditária e transmitida por herança autossômica dominante; nos restantes, resulta de mutações esporádicas no gene.

Quadro 6.3 Doenças congênitas do colágeno relacionadas a alterações genéticas.

Alteração básica	Doença
Mutação nos genes das cadeias alfa	Osteogênese imperfeita (I, II IV)
	Síndrome de Ehlers-Danlos (VII)
Deficiência de lisina-hidroxilase	Síndrome de Ehlers-Danlos (VI)
Deficiência de glicosiltransferase	Epidermólise bolhosa congênita
Deficiência de pró-colágeno peptidase	Dermatopráxis
Deficiência de lisil-oxidase	Cútis flácida (*cutis laxa*)
	Síndrome de Menkes
	Síndrome de Ehlers-Danlos (V)
Desconhecida	Síndrome de Ehlers-Danlos (III, VIII)
	Osteogênese imperfeita (III)

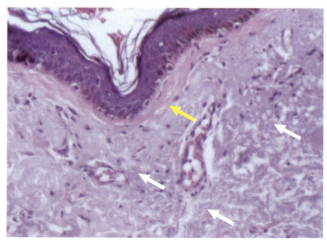

Figura 6.6 Transformação de fibras elásticas na derme, por ação da luz solar (impropriamente chamada degeneração basófila do colágeno). Notar o aspecto basófílico da matriz na derme profunda (comparar com o aspecto acidófilico na região superficial, indicado pela *seta amarela*). O padrão é irregular, com áreas tendendo a formar massas homogêneas basófilas (*setas brancas*).

Alterações de membranas basais

A integridade das membranas basais é importante para manter a atividade funcional dos epitélios, além de indispensável para a filtração de macromoléculas e de agregados moleculares.

Várias substâncias podem se depositar nas membranas basais: (1) imunoglobulinas e imunocomplexos na membrana basal de glomérulos, produzindo espessamento irregular e alteração na sua permeabilidade; (2) na amiloidose, a substância amiloide pode se depositar em membranas basais; (3) metais pesados, como mercúrio e bismuto, em forma de albuminato. O espessamento de membranas basais na microcirculação ocorre caracteristicamente em diabéticos, fazendo parte da chamada microangiopatia diabética. Nesta, o espessamento da membrana basal deve-se a alteração na síntese e a glicosilação deficiente do colágeno produzido pelo endotélio, o que, associado à hiperglicação de outras moléculas da MEC, altera as macromoléculas das unidades estruturais da membrana basal.

Alterações da substância fundamental

A *transformação hialina* ou *hialinose* caracteriza-se por depósitos acidófilos de proteínas do plasma que exsudam e se depositam na MEC, como ocorre na íntima de pequenas artérias e arteríolas de indivíduos com hipertensão arterial ou diabetes melito (Figura 6.7). A *hialinização do interstício* é uma alteração na qual as fibras colágenas e a substância fundamental tornam-se intensamente acidófilas. As fibras colágenas ficam tumefeitas e mais espessas, sem o aspecto fibrilar normal. Tal hialinização é encontrada no queloide, em cicatrizes hipertróficas, na esclerose sistêmica e em muitos tipos de fibrose. A palavra "hialina(o)" vem do grego *hialos*, que significa vidro e foi utilizada por Virchow para indicar depósitos transparentes no citoplasma, em cortes sem coloração; posteriormente, com o uso de corantes, foi verificado que os depósitos hialinos citados por Virchow eram acidófilos e os patologistas passaram a utilizar a palavra hialina(o) para indicar qualquer alteração celular ou da MEC que se manifestasse por depósitos intensamente acidófilos.

A *transformação mucoide* consiste no aumento da substância fundamental. Com isso, há dissociação das fibras colágenas, que ficam dispersas em fibrilas finas, dando aspecto de tecido mucoso. Na doença reumática, a transformação mucoide do interstício é a lesão mais precoce (Figura 6.8). No hipotireoidismo (mixedema), o tecido conjuntivo da derme apresenta transformação mucoide por motivos inexplicados.

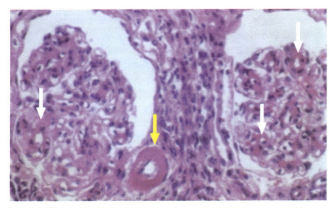

Figura 6.7 Depósito hialino na íntima de arteríola renal (*seta amarela*) e em capilares glomerulares (*setas brancas*) em paciente com diabetes melito.

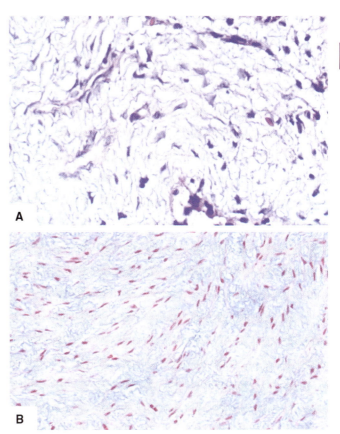

Figura 6.8 Transformação mucoide da matriz extracelular em valva cardíaca de paciente com doença reumática. **A.** A parte amorfa da matriz está expandida e afasta as fibras colágenas e as células, conferindo aspecto de tecido edemaciado. A matriz tem aspecto discretamente basofílico. **B.** Coloração da mesma região com azul de alcião, para mostrar aumento da parte amorfa da matriz, representada por poliglicanos e proteoglicanos corados em azul (os núcleos estão contracorados com vermelho neutro).

A *transformação fibrinoide* caracteriza-se pela deposição de material acidófilo semelhante à fibrina. Em doenças por imunocomplexos, a lesão é comum na parede de vasos e se forma pela deposição de imunocomplexos que ativam o sistema do complemento, o que atrai neutrófilos e aumenta a permeabilidade vascular. Além da exsudação de fibrina, os neutrófilos fagocitam imunocomplexos e exocitam material dos grânulos contendo proteases e glicosidases que digerem o interstício. Componentes do interstício e fibras colágenas parcialmente digeridos misturam-se à fibrina exsudada e formam material com aspecto fibrinoide. Na hipertensão arterial maligna, ocorre transformação fibrinoide da parede de pequenos vasos (Figura 6.9). Na úlcera péptica, há necrose das células epiteliais por ação da secreção cloridopéptica; os restos necróticos misturam-se com a fibrina e passam a constituir o material fibrinoide.

▶ Amiloidose

Amiloidose constitui um grupo de doenças que têm em comum a deposição no interstício de material proteico fibrilar, a *substância amiloide*, que apresenta características físico-químicas e tintoriais particulares. A substância amiloide, que é constituída por material amorfo e acidófilo que se deposita no interstício e comprime as células, é identificada por colorações especiais, como: (1) vermelho congo, que não só cora os

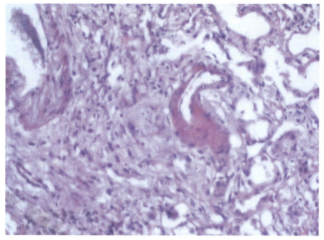

Figura 6.9 Transformação fibrinoide (necrose fibrinoide) da matriz extracelular na parede de pequena artéria do rim, em paciente com hipertensão arterial.

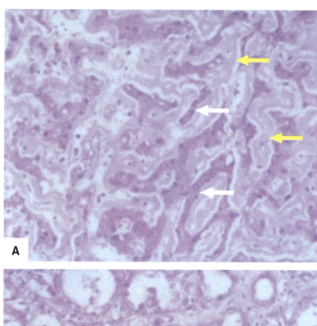
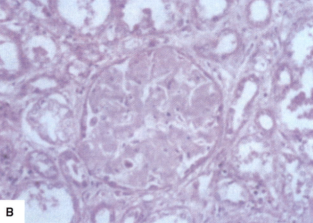

Figura 6.10 Amiloidose. **A.** Depósito de material amiloide no fígado (*setas amarelas*), hipotrofiando os hepatócitos (*setas brancas*). **B.** Massas de material amiloide, acidófilo e homogêneo, depositado em glomérulo.

depósitos amiloides em vermelho-alaranjado como também lhes confere birrefringência à luz polarizada; (2) tioflavinas T e S, que induzem fluorescência na substância amiloide; (3) cristal violeta, que causa metacromasia no material amiloide (coloração rosa ou violeta). Ao microscópio eletrônico (ME), o material amiloide é constituído por fibrilas de comprimento variado e com espessura entre 7 e 10 nm. Associado às fibrilas existe um componente glicoproteico em forma de estruturas poligonais com um orifício central semelhante a um bolo furado, com diâmetro externo de 9 nm e interno de 4 nm, chamado componente P da amiloide.

O material amiloide é constituído pela proteína amiloide (90%) e pela glicoproteína do componente P (10%). A proteína amiloide, fibrilar, forma bainhas pregueadas, o que lhe confere birrefringência após coloração com vermelho congo.

Os principais tipos de amiloide são: (1) proteína amiloide AL derivada de cadeias leves de imunoglobulinas (encontrada na amiloidose associada à proliferação de plasmócitos e em amiloidoses idiopáticas, localizadas ou sistêmicas); (2) proteína amiloide AA, produzida a partir de um precursor sintetizado no fígado, denominado precursor sérico da amiloide ou proteína sérica associada à amiloide (SAA). A proteína amiloide AA é encontrada na amiloidose secundária a inflamações crônicas; (3) proteína amiloide formada por ou derivada da proteína transportadora de tiroxina e retinol (chamada transtirretina), encontrada na amiloidose familial polineuropática e em algumas amiloidoses senis; (4) proteína amiloide formada por β_2-microglobulina, que, normalmente, se associa às moléculas MHC I (vista em pacientes em hemodiálise por período prolongado); (5) proteína β-amiloide encontrada na doença de Alzheimer, que se origina da clivagem de uma proteína existente na membrana citoplasmática de neurônios; (6) proteína amiloide derivada de pró-hormônios ou de ceratina, vista na amiloidose associada a tumores de células neuroendócrinas.

A substância amiloide forma depósitos de dimensão variada. No fígado, os depósitos começam nos espaços de Disse, comprimindo e destruindo as lâminas de hepatócitos (Figura 6.10). Nos rins, os depósitos são frequentes nos glomérulos e nos espaços intertubulares, levando a hipotrofia e desaparecimento de túbulos. No baço, os depósitos localizam-se em folículos (formam nódulos brancos visíveis macroscopicamente, dando aspecto de baço em sagu) ou na polpa vermelha.

No coração, os depósitos iniciam-se, geralmente, na região subendocárdica, comprometendo o sistema de condução. Na doença de Alzheimer, os depósitos amiloides fazem parte das placas senis ou neuríticas e podem ser encontrados na parede de artérias cerebrais.

Quando a deposição é muito intensa, os órgãos atingidos podem apresentar alterações macroscópicas. O fígado aumenta de volume, fica com consistência aumentada e, ao corte, apresenta aspecto homogêneo e superfície untuosa, semelhante a toucinho. Nos rins, há aumento de volume, peso e consistência. No baço, observam-se aumento de volume e peso e aspecto micronodular ou homogêneo na superfície de corte.

As consequências clínicas da amiloidose dependem da sua intensidade e da localização. Em geral, a deposição é lenta e assintomática, só dando manifestações após acúmulo considerável. Os principais órgãos afetados são rins, fígado, baço e coração; podem ser acometidos também sistema digestório, sistema nervoso e articulações. No coração, a lesão pode gerar arritmias cardíacas, pois muitas vezes os depósitos comprometem o sistema de condução.

Nomenclatura e classificação

As amiloidoses podem ser classificadas em: sistêmica ou localizada; primária (idiopática, quando não tem causa conhecida) ou secundária (provocada por uma doença). Pode, ainda, ser hereditária, quando condicionada por um fator genético conhecido. A seguir, será feita uma descrição sucinta dos principais tipos de amiloidose.

▶ *Amiloidose reacional ou secundária a inflamações crônicas*

É sistêmica, e a amiloide depositada é do tipo AA. Acompanha inflamações crônicas, como tuberculose, sífilis, artrite reumatoide, colite ulcerativa e doença de Crohn. É encontrada, também, em usuários de heroína por via subcutânea. Raramente, associa-se a tumores, como linfoma de Hodgkin e carcinoma de células renais.

▶ *Amiloidose sistêmica secundária a proliferação de plasmócitos*

É sistêmica, mas a amiloide é do tipo AL. Ocorre em proliferações monoclonais de linfócitos B, das quais a mais frequente é o plasmocitoma (mieloma múltiplo). Aparece também em outras gamopatias monoclonais, como macroglobulinemia de Waldenström, doença da cadeia pesada, plasmocitoma solitário e em alguns linfomas nodulares de células B. Plasmócitos neoplásicos produzem, além de imunoglobulinas completas, grande quantidade de cadeias leves ou pesada. Cadeias leves são moléculas pequenas e filtráveis pelos glomérulos; quando em grande quantidade, como acontece nessas doenças, podem ser detectadas na urina, sendo chamadas de *proteínas de Bence-Jones*. Apenas 15% dos pacientes com mieloma desenvolvem amiloidose generalizada, apesar de a maioria deles apresentar a proteína de Bence-Jones na circulação. Isso indica que a amiloidose depende também de algum defeito na degradação das cadeias leves produzidas em excesso por plasmócitos neoplásicos, e não somente de sua produção exagerada.

▶ *Amiloidose sistêmica de amiloide tipo AL não associada a proliferação de plasmócitos*

A maioria dos indivíduos com amiloidose sistêmica com depósito da proteína amiloide AL não tem proliferação anormal de plasmócitos; muitos apresentam imunoglobulinas ou cadeias leves monoclonais na circulação e aumento do número de plasmócitos na medula óssea, mas sem caráter neoplásico. É possível que representem uma gamopatia monoclonal que se manifesta por amiloidose sem evidência de proliferação neoplásica de plasmócitos.

▶ *Amiloidose na doença de Alzheimer*

A substância origina-se de uma proteína transmembranosa existente em neurônios (APP, *amyloid precursor protein*), por ação de proteases intramembranosas (β e γ-secretases). Mutações em genes da APP e da pré-senilina (componente da γ-secretase) e outra alterações não conhecidas clivam a APP em certos locais, resultando em dois peptídeos β-pregueados (40 a 42 kD) que formam agregados que se depositam na matriz extracelular do tecido nervoso, fazendo parte das placas senis. Os agregados podem depositar-se também na parede dos vasos cerebrais.

▶ *Amiloidose sistêmica familial da febre do Mediterrâneo*

Trata-se de doença genética caracterizada por surtos febris recorrentes, acompanhados de inflamação em serosas e articulações. A enfermidade é comum em descendentes de árabes, armênios e judeus (sefarditas). Os depósitos são múltiplos, e a amiloide é do tipo AA.

▶ *Amiloidose secundária a hemodiálise prolongada*

É encontrada em tecidos periarticulares, bainhas de tendões, cápsula articular e sinóvia. A proteína depositada tem características da β_2-microglobulina.

▶ *Amiloidose familial hereditária polineuropática*

Doença hereditária, de herança autossômica dominante, caracteriza-se por depósitos amiloides em nervos periféricos e gânglios do sistema nervoso autônomo. Os depósitos são formados pela proteína amiloide derivada da transtirretina.

▶ *Amiloidose localizada idiopática*

Caracteriza-se por depósitos de proteína amiloide do tipo AL restritos a um órgão, às vezes formando tumores visíveis macroscopicamente. Os depósitos são encontrados em pulmões, laringe, bexiga, língua e pele.

▶ *Amiloidose associada a neoplasias endócrinas*

Carcinoma medular da tireoide, tumores de células das ilhotas de Langerhans, feocromocitoma e carcinoma indiferenciado do estômago podem apresentar depósitos amiloides. A proteína depositada é originada de pró-hormônios, especialmente pró-calcitonina e proinsulina.

▶ *Amiloidose senil*

Pode ocorrer em: (1) coração, no qual os depósitos amiloides aparecem depois da sétima década de vida e são formados por substância amiloide originada da transtirretina; (2) cérebro, em que os depósitos são constituídos de β-amiloide e ocorrem em placas senis, semelhantes às da doença de Alzheimer.

Patogênese

A patogênese da amiloidose é complexa e ainda pouco conhecida. Tudo indica que a lesão resulta de modificação na conformação normal das proteínas precursoras da amiloide, o que resulta em sua agregação e deposição em vários órgãos. Em condições normais, proteínas com alterações conformacionais (mal dobramento) são degradadas dentro das próprias células (pelo sistema ubiquitina-proteassomos) ou em macrófagos quando liberadas no interstício. Como visto na discussão da natureza das proteínas amiloides, cada uma delas origina-se de um precursor que sofre modificações. Não parece que o fator principal seja a produção excessiva do precursor, já que, em inflamações crônicas, normalmente existe produção de grande quantidade de SAA, mas apenas uma pequena porcentagem de pacientes desenvolve amiloidose. Tudo isso sugere que deve haver algum distúrbio nos mecanismos de demolição normal da SAA, o que é feito normalmente por macrófagos. Em amiloidoses secundárias à proliferação de plasmócitos, há produção de grande quantidade de cadeia leve monoclonal, mas só alguns indivíduos desenvolvem amiloidose. É possível que estes tenham também defeitos nos mecanismos normais de demolição dessas cadeias leves. Em amiloidoses familiares, há produção de transtirretina anormal (codificada por um gene mutado), a qual origina a amiloide. Esse conjunto de dados indica que, por motivos variados, surgem estímulos para a produção de um precursor proteico que sofre alterações conformacionais. Não sendo este degradado de modo eficaz, acumula-se em um órgão (amiloidose localizada) ou vai para a circulação e, através dela, deposita-se em diversos locais (amiloidose sistêmica). Em síntese, portanto, a amiloidose resulta de: (1) produção excessiva de proteínas precursoras capazes de formar agregados; (2) mutações em certos genes, que codificam proteínas mais suscetíveis de se agregar; (3) incapacidade de degradar as proteínas alteradas.

▶ **Leitura complementar**

AUMAILLEY, M, GIRAUD, B. Structure and biology of ECM. *J Mol Med.*, 76:253-78, 1998.
BUXBAUM, JN, LINKE, RP. A molecular history of amyloidosis. *J Mol Biol.*, 421:142-59, 2012.
FEBS, J. (Proteoglicanos da matriz extracellular) 277:3864-75, 2010.
HYNES, RO, NABA, A. Overview of the matrisome an inventory of extracellular matrix constituents and functions. *Cold Spring Harb Perspect Biol.*, 4(1);a004903, 2012.
KARSDAL, MA et al. Extracellular matrix remodeling: the commom denominator in connective tissue diseases. Possibilities for evaluation and current understanding of the matrix as more than a passive architecture, but a key player in tissue failure. *Assay Drug Dev Technol*, 11:231-39, 2012.
MURPHY-ULLRICH JE, SAGE EH. Revisiting the matricellular concept. *Matrix Biol*, 37:1-14, 2014.
NAIKI, H. Molecular pathogenesis of human amyloidosis: Lessons from β2-microglobulin-related amyloidosis. *Pathol Int.,* 66(4):193-201, 2016.
ORGELL, JP et al. Molecular and structural mapping of collagen fibrils interactions. *Connect Tissue Res*, 52(1):2-17, 2011.
PINNEY, JH, HAWKINS, PN. Amyloidosis. *Ann Clin Biochem.*, 49:229-41, 2012.
ROBLES, DT. Keloids: pathophysiology and management. *Dermatol Online J*, 13:9-19, 2007.
ZITKA, O et al. Matrix metalloproteinases. *Curr Med Chem.*, 17:3751-68, 2010.

7
Pigmentações | Calcificações

José Eymard Homem Pittella e Gil Patrus Pena

▶ Pigmentações

Os pigmentos, que são substâncias com cor própria, acham-se distribuídos amplamente na natureza e são encontrados em células vegetais e animais, nas quais desempenham importantes funções (p. ex., clorofila, citocromos, melanina). **Pigmentação** é o processo de formação e/ou acúmulo, normal ou patológico, de pigmentos no organismo. Pigmentação patológica pode ser sinal de alterações bioquímicas pronunciadas, sendo o acúmulo ou a redução de certos pigmentos aspecto importante em várias doenças. Grande número de pigmentos origina-se de substâncias sintetizadas pelo próprio organismo (*pigmentos endógenos*), enquanto outros são formados no exterior e, por via respiratória, digestiva ou parenteral, penetram e depositam-se em diversos órgãos (*pigmentos exógenos*).

▶ Pigmentações endógenas

Podem ser: (1) derivadas da hemoglobina (pigmentos biliares, hematoidina, hemossiderina, pigmento malárico, pigmento esquistossomótico); (2) melanina; (3) ácido homogentísico; (4) lipofuscina.

• Pigmentos de hemoglobina

Pigmentos biliares

O principal pigmento biliar é a **bilirrubina** (Bb), que é um pigmento amarelo e produto final do catabolismo da fração heme da hemoglobina e de outras hemoproteínas. O conhecimento da Bb tem grande interesse para os profissionais de saúde. De um lado, aumento da Bb não conjugada no sangue, particularmente em recém-nascidos, pode causar *kernicterus* (do alemão *Kern* = núcleo lesão), lesão que pode causar morte ou sequelas neurológicas. De outro, o conhecimento do metabolismo da Bb é essencial para o diagnóstico de grande número de doenças, hereditárias ou adquiridas, do fígado e do sangue. Aumento na produção ou defeito hepático na remoção da Bb da circulação resulta na elevação de seu nível no sangue (*hiperbilirrubinemia*) e em um sinal clínico muito importante, a *icterícia*, que se caracteriza pela deposição do pigmento na pele, esclera e mucosas. Além disso, aumento na excreção de Bb na bile favorece a formação de cálculos de bilirrubinato de cálcio. A produção e a excreção da Bb podem ser divididas em: (1) formação da Bb; (2) transporte no sangue; (3) captação e transporte nos hepatócitos; (4) conjugação com o ácido glicurônico; (5) excreção nas vias biliares.

▶ *Formação da bilirrubina*

Cerca de 80% da Bb provêm da hemoglobina resultante da hemocaterese, que é a destruição fisiológica das hemácias com cerca de 120 dias de vida, por macrófagos no baço, fígado e medula óssea. O restante origina-se de hemoproteínas hepáticas e do *pool* de heme livre. No processo de liberação da hemoglobina, inicialmente a fração heme é separada da globina; em seguida, abre-se o anel porfirínico do heme pela enzima heme oxigenase, resultando na liberação de ferro e do monóxido de carbono e na formação de *biliverdina* (pigmento verde), que é rapidamente reduzida para Bb por ação da biliverdina redutase.

▶ *Transporte no sangue*

A Bb lançada na circulação (bilirrubina não conjugada) é insolúvel em solução aquosa e é transportada em sua maior parte ligada à albumina. No fígado, a Bb é conjugada com o ácido glicurônico.

▶ *Captação e transporte pelos hepatócitos*

A captação da Bb pelos hepatócitos é feita sobretudo por proteínas transportadoras situadas na membrana citoplasmática dos hepatócitos. No citosol, a Bb liga-se a duas proteínas (ligandina ou proteína Y e proteína Z) e é transferida ao retículo endoplasmático liso.

▶ *Conjugação com o ácido glicurônico*

A conjugação da Bb com o ácido glicurônico, que resulta na *bilirrubina conjugada*, se faz no retículo endoplasmático liso por ação da enzima uridina difosfato (UDP) glicuroniltransferase-1A1 (UGT-1A1). A Bb conjugada com duas moléculas de ácido glicurônico (diglicuronato de Bb) é inócua, hidrofílica, solúvel na água e frouxamente ligada à albumina; quando seus níveis plasmáticos se elevam, ela é excretada na urina.

▶ *Excreção nos canalículos biliares*

A excreção da Bb conjugada para os canalículos biliares depende de transporte ativo da Bb na membrana canalicular do hepatócito pela proteína associada à resistência a múltiplas drogas-2 (MRP2). A partir dos canalículos biliares, a Bb conjugada flui pelos ductos biliares até o duodeno. No intestino, sofre ação da microbiota residente e transforma-se em *urobilinogênio*, que é, em parte, reabsorvido no íleo terminal e reexcretado pelo fígado e, em menor grau, pelos rins, constituindo o ciclo êntero-hepático da Bb. Ainda no intestino, a Bb sofre ação redutora por bactérias, formando-se inúmeros compostos intermediários antes da formação do L-estercobilinogênio (L-urobilinogênio). O L-estercobilinogênio, por auto-oxidação, transforma-se em *estercobilina*, pigmento responsável pela cor característica das fezes.

A Bb conjugada reage rápida e diretamente com o ácido sulfanílico diazotado (diazorreativo), razão pela qual é chamada de *Bb direta*; a Bb não conjugada só reage rapidamente com o diazorreativo após adição de um solvente orgânico, sendo denominada *Bb indireta*. A formação da Bb em macrófagos e sua captação, transporte, conjugação e excreção por hepatócitos está resumida na Figura 7.1.

Hiperbilirrubinemia e icterícia podem ser originadas, portanto, por inúmeras causas e mecanismos. De forma resumida, isso acontece em: (1) aumento da produção de Bb, como ocorre em anemias hemolíticas; (2) redução na captação e no transporte de Bb nos hepatócitos, que se dá por defeitos genéticos; (3) diminuição na conjugação da Bb, por carência de enzimas envolvidas no processo, como ocorre em algumas doenças genéticas; (4) baixa excreção celular de Bb, por doenças genéticas; (5) obstrução biliar, intra ou extra-hepática, sobretudo por cálculos ou tumores; (6) combinação de lesões, como acontece em hepatites e na cirrose hepática.

Hematoidina

É constituída pela mistura de lipídeos e um pigmento semelhante à Bb, sem ferro, que se forma em focos hemorrágicos, após a degradação das hemácias por macrófagos. Hematoidina aparece a partir do final da segunda ou terceira semana após o sangramento, sob a forma de cristais de cor que varia do amarelo-ouro, amarelo-alaranjado ou vermelho-alaranjado até marrom dourado, constituídos de agulhas dispostas radialmente ou formando pequeninas placas romboidais, esferoidais ou irregulares, com dimensões entre 2 e 200 μm (Figura 7.2). A hematoidina não tem repercussões para o organismo.

Hemossiderina

Hemossiderina e ferritina são as duas principais formas de armazenamento intracelular de ferro. A quantidade de ferro no corpo de um homem adulto é de aproximadamente 4 a 5 g, dos quais 65 a 70% estão presentes na hemoglobina; outros 10% estão contidos em mioglobinas, citocromos e enzimas que contêm ferro; os 20 a 25% restantes são armazenados como ferritina e hemossiderina nos hepatócitos (cerca de 40% do ferro armazenado) e em macrófagos do fígado, baço, medula óssea e linfonodos. O ferro é vital para todos os seres vivos, pois participa de diversos processos metabólicos, como transporte de oxigênio e de elétrons (hemoproteínas) e síntese de DNA (enzima ribonucleotídeo redutase). Como o ferro é potencialmente tóxico, é necessário um constante equilíbrio entre absorção intestinal, transporte plasmático, armazenamento em hepatócitos e macrófagos e utilização pelas células.

A **ferritina** é constituída por apoferritina e ferro. A apoferritina é formada por duas subunidades (cadeias H [*heavy* = pesado] e L [*light* = leve]), que formam um envoltório que circunda uma cavidade capaz de armazenar até 4.500 moléculas de ferro. A cadeia H tem atividade ferroxidase, que converte o ferro do estado ferroso (Fe^{2+}) para o estado férrico (Fe^{3+}),

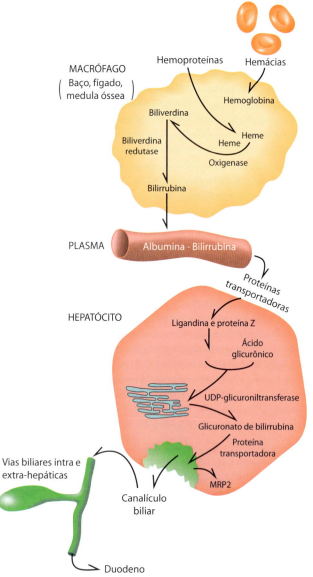

Figura 7.1 Formação da bilirrubina em macrófagos, indicando sua captação, transporte, conjugação e excreção por hepatócitos.

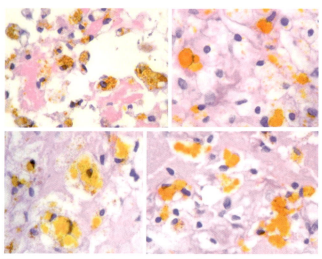

Figura 7.2 Pigmento de hematoidina com diferentes formas, dimensões e cores, em área de hemorragia.

menos tóxico. Além de armazenar ferro, a ferritina o mantém na forma oxidada, controlando sua atividade pró-oxidante formadora de radicais livres de oxigênio (ver Reação de Fenton, no Capítulo 3). A ferritina distribui-se no citoplasma formando agregados de moléculas em suspensão (micelas). A degradação da ferritina no citosol libera ferro. Quando há excesso de ferro, micelas de ferritina se agregam e formam a **hemossiderina**. A formação de hemossiderina envolve as seguintes etapas: (1) agregados de ferritina formam vacúolos autofágicos; (2) fusão destes com lisossomos (siderossomos); (3) degradação enzimática da apoferritina; (4) persistência de agregados maciços e insolúveis de ferro, constituindo a hemossiderina. A hemossiderina aparece à microscopia de luz como grânulos intracitoplasmáticos grosseiros, castanho-escuros ou amarelo-dourados; pela coloração de Perls, que utiliza ferrocianato de potássio, é vista como grânulos azulados.

A deposição excessiva de hemossiderina nos tecidos (hemossiderose) pode ser localizada ou sistêmica. *Hemossiderose localizada* é encontrada em hemorragias (Figura 7.3), em que a hemossiderina é vista no interior de macrófagos 24 a 48 h após o início do sangramento. A transformação progressiva das hemácias em hemossiderina na área de hemorragia pode ser evidenciada nas contusões cutâneas. Logo após um traumatismo, a hemorragia aparece como uma área vermelho-azulada ou negro-azulada, devido à hemoglobina desoxigenada. Com o início da degradação da hemoglobina e a formação de biliverdina e Bb, a pele adquire tonalidade verde-azulada a amarelada e, finalmente, com a formação de hemossiderina, cor ferruginosa ou amarelo-dourada. A cor ferruginosa ou amarelo-dourada da hemossiderina pode ser vista também em hemorragias em outros órgãos (Figura 7.4). *Hemossiderose sistêmica* ocorre por aumento da absorção intestinal de ferro, em anemias hemolíticas e após transfusões de sangue repetidas. O pigmento acumula-se, sobretudo, nos macrófagos do fígado, baço e medula óssea e em linfonodos, mas pode ocorrer também no fígado, pâncreas, coração e glândulas endócrinas (Figuras 7.5 e 7.6). Na maioria dos pacientes, não há distúrbio funcional dos órgãos afetados.

Hemocromatose

Trata-se de hemossiderose sistêmica em que há aumento da absorção intestinal do ferro por defeito genético. Devido à limitada capacidade de excreção, exceto quando ocorre hemorragia, e à falta de um mecanismo fisiológico de excreção

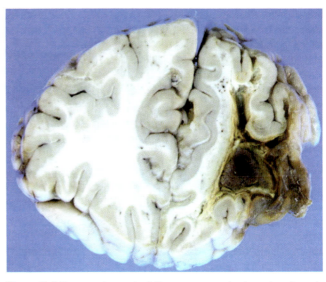

Figura 7.4 Hemorragia cerebral. Notar cor amarelo-dourada e ferruginosa nas bordas da hemorragia pela deposição de hemossiderina e hematoidina.

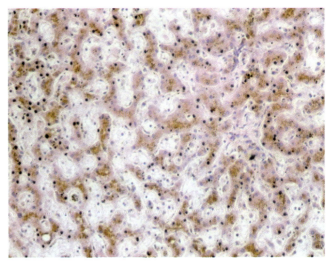

Figura 7.5 Hemossiderose hepática. Deposição de hemossiderina nos hepatócitos.

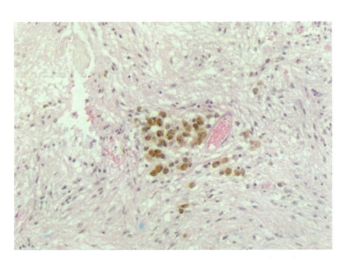

Figura 7.3 Hemossiderina no citoplasma de macrófagos em foco de hemorragia antiga.

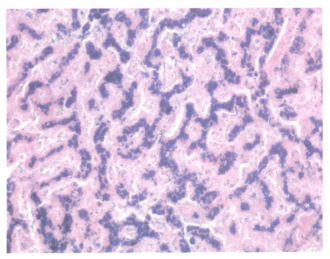

Figura 7.6 Hemossiderose hepática. Deposição de ferro evidenciada como grânulos azulados na coloração de Perls.

do excesso do metal, aumento da absorção de ferro resulta no acúmulo do metal em vários órgãos. Excesso de ferro lesa as células por meio da formação de radicais livres e/ou da liberação de enzimas hidrolíticas e de ferro acumulado nos lisossomos. Com isso, surgem lesões em vários órgãos (Figura 7.7), sobretudo cirrose hepática e hipotrofia do pâncreas exócrino e endócrino, que provoca diabetes (conhecido como *diabetes bronzeado*, devido à pigmentação bronzeada da pele), hipogonadismo, insuficiência cardíaca e artropatia.

A absorção de ferro, feita no duodeno, inicia-se pela captação de ferro inorgânico, em estado ferroso (Fe^{2+}), após redução pela enzima redutase férrica (citocromo b redutase 1) presente na borda em escova dos enterócitos. A absorção de heme, que contém o metal em estado ferroso, proveniente de carne ingerida, ocorre mais rapidamente, sendo realizada por ação da proteína transportadora de heme 1 (HCP1), também localizada na borda em escova do enterócito; a seguir, sob ação da heme oxigenase o ferro é liberado no citosol. O ferro inorgânico corresponde a 90% do ferro presente na dieta padrão, enquanto o heme é responsável pelos 10% restantes. Diversas proteínas são envolvidas na absorção do ferro. O produto do gene *HFE* (localizado no cromossomo 6p21.3) é uma glicoproteína transmembranosa similar a moléculas MHC I situada na face basolateral de enterócitos que, juntamente com o receptor de transferrina 1 e a transferrina (proteína que transporta o ferro no plasma), controla a endocitose de ferro sanguíneo, mantendo um *pool* de ferro no citoplasma de enterócitos. O *pool* de ferro no citosol modula a expressão da proteína transmembranosa transportadora de metal divalente 1 (DMT1) na superfície apical de enterócitos, a qual é responsável pela absorção de ferro da dieta. Aumento do *pool* citoplasmático diminui a expressão de DMT1 e, assim, reduz a absorção de ferro. O fígado também participa nesse processo, de duas formas: (1) é o principal órgão de armazenamento de ferro; (2) sintetiza transferrina e hepcidina, esta, produto do gene *HAMP*. A síntese de *hepcidina* aumenta quando há aumento da taxa sérica de ferro e diminui quando há deficiência de ferro ou aumento da demanda do metal (p. ex., gravidez). A hepcidina induz a internalização e a degradação lisossômica da *ferroportina* (proteína transmembranosa presente em enterócitos, hepatócitos e macrófagos que promove a passagem do ferro intracelular para o plasma); com isso, inibe a liberação de ferro intracelular para o sangue, causando aumento do *pool* citoplasmático do metal e diminuição da expressão de DMT1 (Figura 7.8).

A hemocromatose hereditária é causada por defeitos em vários genes. Na grande maioria dos pacientes, a anormalidade está no gene *HFE*, e a doença é transmitida por herança autossômica recessiva (hemocromatose tipo 1). A mutação mais comum nesse gene, responsável por mais de 90% dos casos de hemocromatose na população de ascendência norte-europeia ocidental, é a C282Y, que consiste na substituição de cisteína por tirosina na posição 282 da molécula da proteína. Outra mutação, a H63D, em que histidina é substituída por aspartato na posição 63 da molécula, associa-se a pequeno número de casos. Perda de função da proteína HFE resulta em menor captação de ferro circulante e, portanto, menor disponibilidade intracelular; com isso, ocorrem aumento de atividade da DMT1 e maior absorção de ferro da dieta pelos enterócitos e seu acúmulo em vários órgãos. A proteína HFE anômala impede sua associação com o receptor de transferrina 1, comprometendo a endocitose de ferro transportado pela transferrina. Outra possibilidade patogenética baseia-se no encontro de baixa expressão de hepcidina em pessoas com defeitos no gene *HFE*, provavelmente devida à modulação da hepcidina pelas proteínas HFE e receptor de transferrina 2. Com menor atividade de hepcidina, aumenta a expressão do DMT1, que promove maior absorção intestinal de ferro, além de aumento da função da ferroportina, resultando em maior liberação de ferro intracelular para o sangue. Existem outras quatro formas de hemocromatose hereditária, com defeitos em outros genes: (a) tipo 2A (gene hemojuvelina, situado no cromossomo 1q21.1); (b) tipo 2B (gene hepcidina, localizado no cromossomo 19q13.12); ambas têm herança autossômica recessiva e início na segunda e terceira décadas de vida, sendo por isso conhecidas como hemocromatose juvenil; (c) tipo 3 (gene receptor de transferrina 2, localizado no cromossomo 7q22.1), de herança autossômica recessiva; (d) tipo 4 (gene ferroportina, mapeado no cromossomo 2q32.2), de herança autossômica dominante. O receptor de transferrina 2 representa uma segunda via de captação de ferro da transferrina por hepatócitos.

Pigmento malárico

Hemozoína, ou pigmento malárico, resulta da degradação da hemoglobina ingerida pelo plasmódio durante o seu ciclo de vida nas hemácias. A hemoglobina ingerida pelo plasmódio sofre proteólise em vacúolos digestivos. O heme liberado é potencialmente tóxico, podendo resultar em inibição de proteases no vacúolo digestivo, peroxidação de lipídeos, geração de radicais livres e morte do parasito. O heme é sequestrado sob a forma de matriz cristalina insolúvel (hemozoína), após sofrer polimerização das subunidades de dímeros de ferriprotoporfirina, processo conhecido como biomineralização. Medicamentos utilizados no tratamento da malária, como a cloroquina, ligam-se ao heme durante a biomineralização, impedindo a continuação do processo e o sequestro de novas moléculas de heme; o acúmulo do heme não sequestrado leva à morte do parasito.

O pigmento forma grânulos castanho-escuros e acumula-se em macrófagos do fígado, baço, medula óssea, linfonodos e de outros locais, onde permanece por muitos anos. Hemozoína

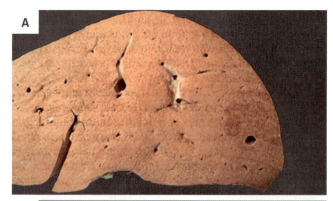
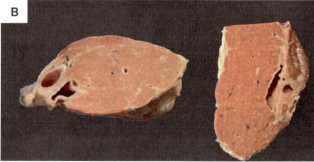

Figura 7.7 Hemocromatose. Aspecto macroscópico. Notar coloração ferruginosa difusa no parênquima do fígado (**A**) e do pâncreas (**B**).

Capítulo 7 | Pigmentações | Calcificações

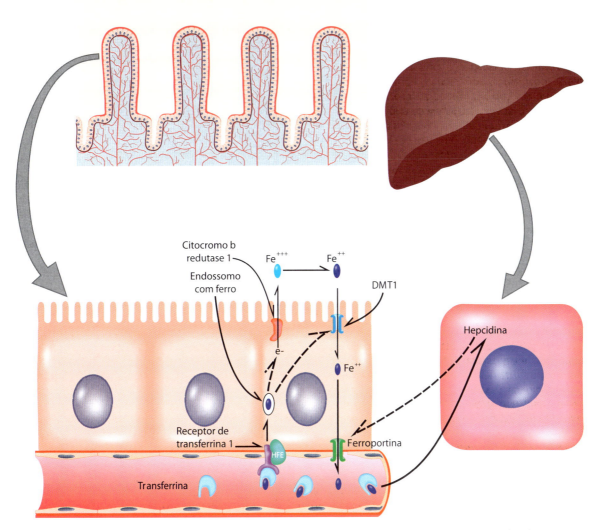

Figura 7.8 Absorção e transporte de ferro. Na borda em escova de enterócitos, o Fe^{+++} é transformado em Fe^{++} pela citocromo b redutase 1. O Fe^{++} é absorvido por ação do transportador de metal divalente 1 (DMT1). Do enterócito, o ferro absorvido é lançado no sangue, por meio da ferroportina. Na circulação, o ferro é transportado pela transferrina. Na face basolateral do enterócito, por ação do receptor de transferrina 1 e do produto do gene *HFE*, o ferro circulante é internalizado no enterócito, passando a formar o *pool* intracelular do metal. Aumento do *pool* citosólico reduz a atividade da citocromo b redutase 1; portanto, diminui a absorção intestinal de ferro. Aumento da saturação de transferrina no sangue estimula a produção de hepcidina por hepatócitos. Aumento de hepcidina diminui a disponibilidade de ferro sanguíneo porque induz a internalização e a degradação da ferroportina, impedindo sua ação transportadora de ferro do enterócito para o sangue. Pequena quantidade de heme, que contém o metal em estado ferroso, é absorvida por ação da proteína transportadora do heme 1 (HCP1), não representada na figura. *Setas tracejadas* indicam inibição.

é inerte e não tóxica, mas sua retenção maciça em grande número de monócitos circulantes e macrófagos pode afetar a fagocitose, contribuindo para a redução da resposta imunitária observada em muitos pacientes com a doença, além de inibir a eritropoese pelo acúmulo do pigmento na medula óssea.

Pigmento esquistossomótico

O pigmento esquistossomótico origina-se no trato digestivo do *Schistosoma* a partir do sangue do hospedeiro, que é ingerido pelo verme. Proteases do intestino do parasito degradam a hemoglobina em peptídeos, aminoácidos e heme. Este forma um cristal de heme estruturalmente idêntico à hemozoína na luz do intestino do verme, sob a forma de agregados de cristais. O pigmento é regurgitado pelo verme na circulação sanguínea do hospedeiro e se acumula como grânulos castanho-escuros ou negros nas células de Kupffer, nos macrófagos do baço e nos espaços portais. A deposição do pigmento não traz repercussões para o organismo.

- **Melanina**

A melanina (do grego *melas* = negro), pigmento cuja cor varia do castanho ao negro, é amplamente encontrada em insetos, peixes, anfíbios, répteis, aves e mamíferos, bem como em plantas. A diversidade da cor observada na pele, cabelos e olhos dos seres humanos e da plumagem das aves resulta em grande parte da distribuição de melanina. As impressões visuais da cor da pele e do cabelo são muito importantes nas interações individuais; além disso, a cor da pele é tradicionalmente utilizada para definir as diferentes etnias humanas.

As funções da pigmentação melânica cutânea são proteção contra a radiação ultravioleta B (fotoproteção), ação antioxidante, absorção de calor, cosmética, comunicação social, camuflagem em várias espécies animais (p. ex., peixes e anfíbios) e reforço da cutícula de insetos e parede de células vegetais. A ação fotoprotetora da melanina deve-se à sua eficiência em absorver e dispersar fótons, convertendo rapidamente sua energia em calor. Existem dois tipos de melanina: a *eumelanina*, insolúvel, de cor castanha a negra, com ação fotoprotetora e antioxidante, e a *feomelanina*, solúvel em solução alcalina, de cor amarela a vermelha, também com efeito antioxidante. A cor do cabelo depende da proporção entre eumelanina e feomelanina. O cabelo de cor negra contém 99% de eumelanina e 1% de feomelanina; o de cor castanha e loura contém 95% de eumelanina e 5% de feomelanina; e o de cor vermelha contém 67% de eumelanina e 33% de feomelanina.

A melanina é sintetizada em melanócitos (originados de células precursoras da crista neural que migram para várias partes do corpo), especialmente na pele, globo ocular e leptomeninge. Na pele, os melanócitos ficam junto à camada basal da epiderme (10% das células nessa camada) e na matriz do folículo piloso. A síntese da melanina inicia-se a partir da *tirosina*, originada da hidroxilação da fenilalanina. A enzima tirosinase hidroxila a tirosina em *di-hidroxifenilalanina (dopa)* e a oxida em *dopaquinona*, que é o precursor comum da eumelanina e feomelanina. A tirosinase, sintetizada no retículo endoplasmático granular dos melanócitos, é empacotada no complexo de Golgi e, a seguir, incorporada em pequenas vesículas que se fundem com proteínas estruturais, formando-se o *melanossomo*, em um processo de maturação que passa por quatro estágios e onde ocorre a síntese gradual da melanina.

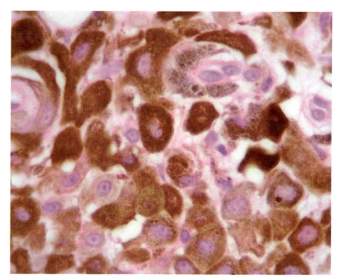

Figura 7.9 Pigmento melânico em melanócitos de lesão cutânea hiperpigmentada (nevo azul).

Na epiderme humana, cada melanócito distribui a melanina para cerca de 30 a 40 ceratinócitos, nos quais os grânulos de melanina ficam na região acima do núcleo e absorvem os raios ultravioleta, impedindo que atinjam o núcleo e lesem o DNA. A transferência de melanina para os ceratinócitos da epiderme e do folículo piloso é uma etapa fundamental, pois a pigmentação da pele e do cabelo depende da quantidade de pigmento transferido aos ceratinócitos.

Em pessoas de cor branca, não expostas ao sol, melanossomos são encontrados quase exclusivamente na camada basal da epiderme. Em indivíduos de cor negra, quantidades moderadas de melanossomos são observadas em toda a espessura da epiderme, inclusive na camada córnea. Além disso, nos indivíduos negros: (1) há maior produção de melanossomos pelos melanócitos; (2) os melanossomos apresentam maior grau de melanização; (3) os melanossomos são maiores; (4) há dispersão maior dos melanossomos nos ceratinócitos; (5) a degradação dessas organelas é menor.

Atuam na formação da melanina: (1) produtos de múltiplos genes, dos quais pelo menos 15 têm papel predominante, que: (a) interferem no desenvolvimento e na migração de melanócitos; (b) controlam a proliferação e a diferenciação celular; (c) regulam as proteínas estruturais dos melanossomos, as enzimas envolvidas nas diversas etapas do processo e as proteínas associadas ao transporte dos melanossomos; (2) hormônios, como hormônio estimulante do melanócito-α (α-MSH), ACTH, estrógenos e progesterona; (3) luz solar (raios ultravioleta B), que é o principal estímulo para a produção de melanina. A luz solar aumenta o número de melanócitos e de melanossomos, promove maior melanização dos melanossomos e transferência de melanossomos para os ceratinócitos e aumenta a produção de α-MSH e ACTH.

Hiperpigmentação e hipopigmentação melânicas

A produção excessiva e a redução na síntese de melanina (hiper e hipopigmentação melânicas), denominadas melanodermias e leucodermias, são frequentes e associam-se a numerosas doenças. As lesões hiperpigmentadas mais comuns são as efélides (sardas), as manchas senis, os nevos (Figura 7.9) e os melanomas. Ao lado disso, muitas substâncias podem causar hiperpigmentação melânica, como medicamentos (sulfonamidas, hidantoína, cloroquina, levodopa), anticoncepcionais orais, metais pesados (arsênico, bismuto, ouro, prata) e agentes quimioterápicos (ciclofosfamida, 5-fluoruracila, doxorrubicina, bleomicina). A hipopigmentação pode ser congênita (p. ex., albinismo) ou adquirida (p. ex., vitiligo).

Durante o envelhecimento, há perda progressiva da pigmentação melânica dos pelos, resultando em cabelos grisalhos e brancos. Parece que cabelos brancos resultam de apoptose de melanócitos, provavelmente por lesão do DNA mitocondrial pelo estresse oxidativo, com redução do número dessas células no folículo piloso. Cabelos grisalhos parecem resultar da mistura de cabelos pigmentados e brancos, além da diminuição do tamanho e do número de grânulos de pigmento melânico e de melanossomos em folículos pilosos isolados. A cor branca dos cabelos deve-se à reflexão da luz pela ceratina do pelo.

• Ácido homogentísico

Trata-se de pigmento de cor castanho-avermelhada ou amarelada, ocre (de argila, amarelo-pardacenta), que se forma em pessoas com *alcaptonúria* (*ocronose*). Essa rara doença, de herança autossômica recessiva, deve-se a mutações no gene que codifica a enzima ácido homogentísico 1,2-dioxigenase, que degrada o ácido homogentísico (ácido 2,5-di-hidroxifenilacético), produto do catabolismo da tirosina. Na falta da enzima, o ácido homogentísico acumula-se no plasma, nas cartilagens, na pele e no tecido conjuntivo e é excretado em grande quantidade na urina, podendo formar cálculos renais. Quando exposta ao ar, a urina adquire cor castanho-escura (alcaptonúria), pela oxidação do ácido homogentísico em benzoquinona. Alteração na cor da urina é sinal precoce da doença. O ácido homogentísico depositado nos tecidos é igualmente oxidado em benzoquinona, que forma polímero semelhante à melanina (pigmento ocronótico). A ligação química do pigmento ocronótico com macromoléculas do tecido conjuntivo altera suas propriedades mecânicas, produzindo lesão. A deposição de pigmento ocronótico nas cartilagens da orelha e do nariz resulta em cor negro-azulada. Mais tarde, pelo acúmulo em outros tecidos, podem aparecer artropatia degenerativa e valvopatia cardíaca.

Lipofuscina

Também chamada lipocromo, pigmento de desgaste, pigmento do envelhecimento e ceroide, a lipofuscina (do latim *fuscus* = marrom) é marcador de envelhecimento celular. A lipofuscina aparece como grânulos intracitoplasmáticos, pardo-amarelados e PAS-positivos (Figura 7.10). Cora-se com alguns corantes de lipídeos (Sudão e azul do Nilo), reduz sais de prata e é autofluorescente. A lipofuscina contém principalmente proteínas e lipídeos na proporção de 30 a 70% e 20 a 50%, respectivamente, que formam polímeros não degradáveis originados da degradação oxidativa de várias macromoléculas (proteínas glicadas, com ligações cruzadas entre as moléculas, fosfolipídeos, ácidos graxos, colesterol e metais).

A maioria das células renova suas macromoléculas e organelas lesadas ou que não são mais necessárias. A degradação desses componentes se faz por meio de calpaínas, proteassomos ou autofagia. Parece que a lipofuscina resulta da peroxidação de material autofagocitado e acumulado em lisossomos; ferro nesse material favorece a formação de radicais livres, o que causa peroxidação do conteúdo intralisossômico e contribui para a formação de lisossomos secundários, alguns dos quais se transformam em *corpos residuais* (lipofuscina). A formação de corpos residuais resulta, portanto, do desequilíbrio entre o processo de autofagocitose contínua e a incapacidade da célula de eliminar os resíduos da autodigestão. Lesão celular por radicais livres constitui a teoria do envelhecimento pelo estresse oxidativo. Segundo essa teoria, a lesão celular e a formação de lipofuscina seriam resultantes de radicais livres produzidos no metabolismo normal a partir do oxigênio molecular. Lipofuscina acumula-se com o tempo, em razão de os processos responsáveis por sua formação e acúmulo (autofagia e produção de moléculas de oxigênio reativas) ocorrerem ao longo da vida. A Figura 7.11 resume os principais mecanismos celulares envolvidos na formação da lipofuscina.

Com o avançar da idade, a lipofuscina deposita-se especialmente em células pós-mitóticas como neurônios, células musculares cardíacas e esqueléticas e epitélio pigmentar da retina. Células diferenciadas de vida curta, como ceratinócitos, enterócitos e hemácias, são logo substituídas e, portanto, não acumulam corpos residuais. Os órgãos afetados pelo acúmulo de lipofuscina sofrem redução volumétrica e ponderal e adquirem coloração parda (*hipotrofia parda*). O acúmulo de lipofuscina no epitélio pigmentar da retina associa-se à *degeneração macular relacionada com a idade*, que é a principal causa de cegueira ou distúrbio visual grave nos países desenvolvidos, afetando 10 a 20% dos indivíduos acima de 65 anos. A retina é particularmente suscetível a estresse oxidativo pelo seu alto consumo de oxigênio, elevada proporção de ácidos graxos poli-insaturados e exposição contínua à luz. O pigmento acumula-se também no miocárdio e no fígado de indivíduos desnutridos, particularmente aqueles com caquexia. É possível que a lipofuscina tenha efeito citotóxico, pela formação de espécies reativas derivadas do oxigênio, inibição da degradação proteica em proteassomos e formação de substâncias derivadas de glicação e peroxidação capazes de promover ligações cruzadas entre macromoléculas.

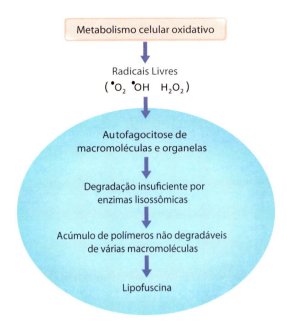

Figura 7.11 Principais mecanismos celulares envolvidos na formação de lipofuscina em lisossomos. (Adaptada de Terman e Brunk, 1998.)

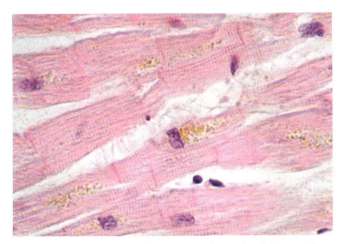

Figura 7.10 Pigmento de lipofuscina no citoplasma de células musculares cardíacas.

▶ Pigmentações exógenas

Pigmentos diversos penetram no organismo com o ar inspirado e com os alimentos ingeridos, ou são introduzidos por via parenteral, como ocorre com as injeções e as tatuagens. As partículas depositam-se nos pontos do primeiro contato com as mucosas ou a pele; aí podem ficar retidas ou ser eliminadas ou transportadas para outros locais pela circulação linfática ou sanguínea, ou por macrófagos.

Dos pigmentos inalados, o mais comum é o carvão. Sua deposição causa a **antracose**, encontrada em trabalhadores de minas de carvão e em praticamente todo indivíduo adulto morador em grandes ou médias cidades onde exista certo grau de poluição atmosférica. Antracose ocorre também por inalação de fumaça liberada da queima de combustível sólido derivado da biomassa (p. ex., lenha, esterco) utilizado no preparo dos alimentos nas casas em áreas rurais (*poluição de ar doméstica*). Uma vez inalado, o pigmento de carvão é fagocitado por macrófagos alveolares e transportado por vasos linfáticos aos linfonodos regionais. Acúmulo progressivo do pigmento produz coloração negra nas partes afetadas, em forma de manchas irregulares no parênquima dos pulmões (Figura 7.12), na pleura e nos linfonodos do hilo pulmonar. Em trabalhadores de minas de carvão, o grande acúmulo de pigmento nos pulmões pode acompanhar-se de fibrose e levar a diminuição da capacidade respiratória. Antracose é uma das pigmentações

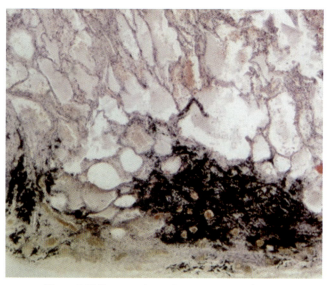

Figura 7.12 Pigmento de carvão na antracose pulmonar.

exógenas mais antigas na espécie humana, tendo sido identificada em múmias egípcias.

A **argiria** (do grego *argyros* = prata) é a deposição de sais de prata em tecidos. Compostos de prata orgânica ou solúvel são mais facilmente absorvidos do que a prata metálica. A causa mais comum de *argiria localizada* é impregnação mecânica da pele por partículas de prata em trabalhadores que lidam com esse metal (minas de prata, manufatura de joias, utensílios de prata, processamento de material fotográfico etc.) e, raramente, em pessoas que usam brincos. Outras fontes de argiria são tratamento odontológico com amálgama (mistura de mercúrio e prata), uso prolongado de medicamentos tópicos que contêm nitrato de prata ou implantação cutânea de agulhas de acupuntura. A *argiria sistêmica* resulta da ingestão ou inalação crônica de compostos de prata solúveis; grânulos de prata são encontrados na pele, em unhas, em macrófagos dos linfonodos, células de Kupffer, na membrana basal dos glomérulos renais e no globo ocular (conjuntiva, córnea e retina).

As partículas de prata aparecem como grânulos arredondados negros à microscopia de luz, grânulos brancos refringentes à microscopia de campo escuro e grânulos elétron-densos (30 a 100 nm) à microscopia eletrônica. Tais partículas são encontradas na membrana basal de glândulas sudoríparas, em torno das unidades pilossebáceas, na parede de vasos sanguíneos, em fibras elásticas, ao redor de fibras nervosas mielínicas e amielínicas e em macrófagos da derme. A pele adquire cor cinza-azulada, mais intensa em áreas expostas ao sol. A luz solar reduz a prata e forma prata metálica, que é oxidada e forma complexos de proteína-sulfeto de prata que estimulam a produção de melanina.

A deposição de ouro nos tecidos, rara, chamada **crisíase** (do grego *krysós* = ouro, derivado de *krysanthemon* = flor dourada), é causada pela administração terapêutica de sais de ouro, como na artrite reumatoide, ou por implantação de agulhas de acupuntura. As partículas de ouro são encontradas no tecido conjuntivo e em macrófagos da derme e aparecem como grânulos negros densos e irregulares. À microscopia eletrônica, os depósitos de ouro são elétron-densos e têm forma estrelada. Sob luz polarizada cruzada, apresentam birrefringência vermelho-alaranjada intensa. A pele adquire cor cinza-azulada permanente em áreas expostas ao sol, além de hiperpigmentação melânica. As lesões acometem inicialmente a região periorbital, mas depois estendem-se à face, ao pescoço e aos membros superiores.

Tatuagem é a pigmentação resultante da introdução de pigmentos insolúveis na derme, acidental (p. ex., em mineiros) ou propositalmente. No último caso, os pigmentos são inoculados com agulhas para formar gravuras ou inscrições, representando uma das formas de modificação da imagem corporal mais conhecidas e cultuadas do mundo. A tatuagem pode ser também cosmética (p. ex., na face) ou usada para camuflar cicatrizes em que houve perda do pigmento melânico. As tatuagens são permanentes ou transitórias, conforme o pigmento seja introduzido, respectivamente, na derme ou na camada córnea da epiderme. A modalidade de tatuagem transitória mais conhecida é a que utiliza hena natural ou mistura de hena com parafenilenodiamina, resorcinol e/ou m-aminofenol. Contudo, tais misturas podem causar dermatite de contato.

Os compostos utilizados na tatuagem incluem corantes orgânicos (tinta da china, negro de fumo ou fuligem, carmim), sais de metais e solventes à base de água e álcool. O pigmento é fagocitado por macrófagos da derme, mas pode ser visto também na matriz extracelular. Pequena quantidade é transportada pelos vasos linfáticos aos linfonodos regionais; em indivíduos com tatuagens extensas, pode haver linfonodomegalia. As principais complicações das tatuagens são reações inflamatórias crônicas de natureza alérgica e do tipo corpo estranho relacionadas com a deposição do pigmento. Sem cuidados de esterilização das agulhas, o procedimento pode transmitir agentes infecciosos virais e bacterianos. O risco de transmissão de doenças infecciosas (p. ex., hepatites virais B e C e sífilis) é maior em pessoas com tatuagens. Tatuagem pode causar estresse psicológico, social e financeiro em indivíduos submetidos ao procedimento e que, posteriormente, desejam sua remoção, com a finalidade de melhorar a própria imagem ou devido a estigma social.

▶ Calcificações

Calcificação patológica consiste na deposição de sais de cálcio em locais normalmente não calcificados. Calcificação é lesão muito frequente, embora geralmente não traga consequências graves.

No organismo, os níveis plasmáticos de cálcio estão em um balanço delicado, no sentido de que pequenos desequilíbrios podem ocasionar precipitação de sais de cálcio. Tanto no tecido ósseo quanto em focos de calcificação patológica, forma-se hidroxiapatita – $(Ca_{10}(PO_4)_6(OH)_2$. A diferença básica é que, no tecido ósseo mineralizado, a calcificação se dá sobre o colágeno, formando a matriz osteoide. Em calcificações patológicas, os depósitos minerais ocorrem sobre outros substratos celulares (viáveis ou necróticos) e extracelulares (tecido conjuntivo ou secreções). Apesar das diferenças entre os processos de calcificação fisiológica e patológica, há semelhanças no nível químico, tendo sido identificadas proteínas específicas, como a osteopontina, a osteocalcina e a osteonectina em focos de calcificação patológica. Além disso, alterações celulares parecem estar envolvidas na formação de calcificações patológicas, mostrando que pode haver participação ativa do organismo em alguns desses processos mais do que simplesmente deposição passiva de sais de cálcio.

As calcificações patológicas podem ser (1) distrófica, quando predominam fatores locais, como necrose; (2) metastática, em casos de hipercalcemia. Há ainda calcificações idiopáticas, em que nenhum desses fatores está presente.

Neste capítulo, a discussão será dirigida à formação de depósitos patológicos de cálcio em tecidos normalmente não mineralizados. Inicialmente, será discutida a formação de sais de cálcio. Em seguida, serão comentadas as características dos depósitos distróficos e dos depósitos metastáticos. Mais adiante, serão abordados alguns aspectos celulares e moleculares que parecem envolvidos na calcificação, seguidos de breves comentários sobre algumas implicações e repercussões clínicas dessas lesões. Por último, serão feitas considerações gerais sobre cálculos.

- ## Cálcio sérico e calcificação

Os estoques de cálcio e de fosfato no organismo estão em constante mobilização, por meio de deposição, reabsorção e remodelação ósseas, absorção intestinal e excreção urinária. Os níveis séricos de cálcio são mantidos em 10 ± 1 mg/dℓ, e os de fosfato, em $3,5 \pm 0,5$ mg/dℓ. Apenas parte do cálcio sérico está na forma iônica, fisiologicamente ativa; ainda assim, trata-se de concentração elevada, próxima da saturação. A precipitação de sais de fosfato de cálcio é facilitada em meio alcalino (um dos processos para descalcificar tecidos – ossos ou dentes, por exemplo – é mantê-los em solução ácida). Os tecidos calcificados (ossos e dentes) armazenam mais de 99% do cálcio presente no organismo. Embora aparentemente estático, o tecido ósseo é metabolicamente muito ativo, em constante reabsorção e remodelação; reabsorção ou lise óssea pode aumentar bastante a calcemia.

Diferentes estruturas podem favorecer a precipitação, funcionando como *núcleo primário*. A precipitação de sais de cálcio inicia-se com a formação de cristais de hidroxiapatita, os quais favorecem a formação e a precipitação de novos cristais – *núcleo secundário*. Uma vez iniciada a precipitação, a própria concentração de cálcio nos líquidos orgânicos é capaz de mantê-la. Isso significa que mecanismos inibidores fisiológicos devem estar em constante operação, para evitar precipitação.

Em tecidos não mineralizados, a calcificação é reconhecida por sua basofilia, com forte coloração pela hematoxilina. Células mortas calcificadas são vistas em muitas condições. Após necrose, pode haver precipitação de cristais. Calcificação pode iniciar-se também em células vivas, podendo ser causa de morte celular. Neste caso, a calcificação inicia-se em mitocôndrias. A concentração fisiológica de cálcio intracelular é mantida em níveis muito inferiores (1.000 vezes menor) à do meio extracelular, por meio de bombas de cálcio na membrana citoplasmática. Degenerações celulares ou concentrações anormais de cálcio extracelular resultam em aumento na concentração de cálcio intracelular. Como a concentração de cálcio é maior nas mitocôndrias do que no restante do citosol, elas tendem a acumular mais cálcio quando este está aumentado no interior das células. A calcificação de mitocôndrias resulta em perda de função; quando muitas mitocôndrias se calcificam, a célula morre.

Nem toda calcificação é constituída por fosfato de cálcio. Nos pulmões e nos rins, algumas vezes os depósitos são formados por carbonato de cálcio; nas mamas e nos rins, às vezes são encontrados depósitos de oxalato de cálcio. Depósitos de oxalato de cálcio não se coram na coloração por hematoxilina e eosina, mas podem ser demonstrados sob luz polarizada.

Calcificação distrófica

Calcificação distrófica é a que resulta de modificação local nos tecidos (distrofia significa alteração tecidual prévia). Restos necróticos são particularmente suscetíveis de deposição de cálcio, que ocorre, especialmente, em locais com necrose caseosa, necrose por coagulação ou necrose gordurosa. A calcificação associada a esteatonecrose encontrada na pancreatite aguda resulta da combinação de cálcio com ácidos graxos liberados pela ação da lipase pancreática sobre triglicerídeos. Infartos (necrose isquêmica) de vários órgãos também podem calcificar-se. Áreas de necrose caseosa na tuberculose frequentemente se calcificam. Em tecidos necróticos, a deposição de cálcio se faz da periferia para o centro da lesão. Calcificação aparece também em cicatrizes, ateromas e cartilagens. Trombos venosos podem se calcificar, formando flebólitos. Secreções em ductos de certos órgãos (p. ex., pâncreas e glândulas salivares) podem calcificar-se, por vezes causando obstrução ductal. A calcificação de fetos mortos retidos produz litopédio. Muitos tumores são propensos a uma forma peculiar de calcificação – psamomas – (Figura 7.13), comuns no carcinoma papilar da tireoide, no adenocarcinoma seroso papilífero do ovário e em meningiomas.

Calcificação metastática

Calcificação metastática é assim denominada para indicar que o cálcio reabsorvido do tecido ósseo em condições patológicas ocasiona, se não houver excreção adequada pelos rins, depósitos em outros locais. Tal calcificação ocorre caracteristicamente quando há hipercalcemia e, mais raramente, hiperfosfatemia. Em geral, quando o produto das concentrações séricas de cálcio e de fosfato fica acima de 35 ou 40 em adultos, ocorre calcificação metastática.

Hipercalcemia resulta de várias causas, sendo a principal delas a hipersecreção de paratormônio. O paratormônio eleva a calcemia porque estimula a atividade osteoclástica e a reabsorção óssea. Tumores (geralmente adenoma) ou hiperplasia de paratireoides são causa de hiperparatireoidismo primário. Nos indivíduos com insuficiência renal crônica, pode haver hiperparatireoidismo secundário por causa de hiperplasia das paratireoides secundária à redução de cálcio sérico (com a insuficiência renal, ocorre retenção de fosfatos e queda de cálcio). Outra causa de aumento de paratormônio (ou de moléculas afins) é a sua produção ectópica por neoplasias; nesses casos, a hipercalcemia faz parte da síndrome paraneoplásica (ver Capítulo 10).

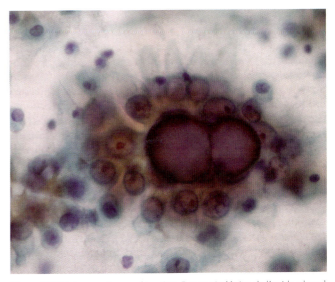

Figura 7.13 Adenocarcinoma do ovário. Exame citológico de líquido pleural corado pelo método de Papanicolaou mostra células atípicas em arranjo papilar, em torno de concreções calcificadas (psamoma). (Cortesia do Prof. Carlos Alberto Ribeiro, Belo Horizonte-MG.)

Muitas doenças ósseas também podem causar hipercalcemia. Acometimento extenso por neoplasias, como mieloma ou metástases disseminadas, pode provocar rápida destruição óssea, com aumento da calcemia. A doença de Paget, por aumento da remodelação óssea, também leva a hipercalcemia. Além dessas, imobilização prolongada remove estímulos para formação de tecido ósseo, enquanto continua ocorrendo reabsorção.

Os depósitos de cálcio metastáticos podem formar-se em qualquer local, mas especialmente em pulmões, rins, córnea, artérias sistêmicas e veias pulmonares. Esses órgãos e estruturas têm em comum o fato de secretarem ácidos, criando um compartimento interno alcalinizado. Os pulmões eliminam CO_2; a córnea perde CO_2 por difusão. Os depósitos em vasos com sangue oxigenado (artérias sistêmicas e veias pulmonares) explicam-se pelo mesmo princípio, já que o sangue venoso é mais ácido que o arterial.

Em calcificações metastáticas, a precipitação de cálcio inicia-se nas mitocôndrias. O próprio paratormônio favorece a entrada de cálcio nas células. Quando há morte celular, as células acabam envolvidas pela calcificação. A deposição de sais de cálcio também ocorre no compartimento extracelular, sendo as membranas basais dos pulmões e dos rins sítios particularmente suscetíveis.

Os órgãos com calcificação apresentam-se endurecidos e calcários e rangem ao corte com faca. O pulmão fica como esponja de banho (a comparação refere-se a esponjas marinhas, que são finamente calcárias). Nos rins, a deposição de cálcio nos túbulos produz nefrocalcinose, que pode reduzir a função renal, com retenção de fosfatos e hiperparatireoidismo secundário, o que agrava a hipercalcemia.

Calcificações metastáticas na insuficiência renal associadas primariamente a hiperfosfatemia têm algumas características. Aparecem calcificações em vários locais, às vezes com aspecto tumoral, principalmente em torno do quadril, no tronco e em articulações, além de calcificações extensas no subcutâneo. Se a função renal é restabelecida, por exemplo, por meio de transplante, tais depósitos podem ser reabsorvidos.

Calcinose idiopática

A calcinose idiopática consiste em depósitos de calcificação geralmente cutâneos e frequentemente múltiplos, sem lesão prévia e com níveis séricos normais de cálcio e de fosfato. As lesões podem ulcerar-se, permitindo drenagem do material calcário.

A calcinose escrotal caracteriza-se por múltiplos nódulos duros que se formam na pele do escroto. Considerada idiopática, essa forma de calcificação parece relacionada, em certos casos, com cistos epidermoides que se rompem e se inflamam, com posterior calcificação do conteúdo. Os depósitos calcificados ficam circundados por macrófagos e reação gigantocelular.

Patogênese

A calcificação patológica é mais estudada em artérias e valvas cardíacas. Os mecanismos propostos para explicar a calcificação patológica incluem: (1) exposição de núcleos primários; (2) aumento local na concentração de fosfato e/ou de cálcio; (3) alterações em proteínas envolvidas na diferenciação celular. Fosfolipídeos de membranas celulares podem comportar-se como núcleos primários, uma vez que o cálcio pode ligar-se a eles; ao cálcio, ligam-se, sobretudo, fosfatos, formando cristais inicialmente apoiados sobre elementos da própria membrana celular. Em tecidos necróticos e em placas ateromatosas, fosfolipídeos são abundantes, por vezes formando microvesículas; estas podem fornecer um paralelo entre a calcificação distrófica e a calcificação fisiológica, em que o processo iniciador ocorre em vesículas da matriz, presentes em cartilagens de placas de crescimento ósseo. Fibras elásticas, fibras colágenas, proteínas desnaturadas, fosfoproteínas, ácidos graxos e bactérias também parecem atuar como núcleos primários iniciadores de calcificação. Nanopartículas calcificantes (nanobactérias, partículas nanobactéria-símiles, nanóbios) são estruturas submicroscópicas de natureza ainda obscura encontradas em algumas condições patológicas, como nefrolitíase e calcificações vascular, de valvas cardíacas e placentária.

Células musculares arteriais *in vitro* expressam proteínas da matriz óssea: proteína morfogenética do osso (BMP – *bone morphogenetic protein*), proteína GLA da matriz e osteopontina. Proteínas GLA da matriz são as que possuem ácido gamacarboxiglutâmico (GLA) na sua estrutura; GLA é formado a partir da carboxilação do ácido glutâmico; grupos carboxílicos na molécula constituem sítio para ligação com cálcio e com fosfato de cálcio. Proteínas GLA da matriz parecem inibir a diferenciação celular em direção à linhagem osteogênica, por bloquear a ação de BMP, que induzem miofibroblastos a se diferenciar em osteoblastos. Sem a inibição, as células mesenquimais dos vasos "diferenciam-se" em células ósseas, propiciando a calcificação vascular. Camundongos nocauteados para proteínas GLA da matriz apresentam calcificações vasculares múltiplas e morrem por ruptura dos vasos afetados.

Aspectos clínicos

Na maioria dos casos, calcificações patológicas não têm repercussões clínicas. Às vezes, a calcificação em vasos pode alterar a pressão de pulso e aumentar o risco de ruptura e de tromboembolia (Figura 7.14). A calcificação em valvas cardíacas forma-se especialmente em indivíduos idosos (Figura 7.15) e em endocardites, sobretudo a reumática. Depósitos de cálcio podem ocorrer também em bioproteses valvares, resultando em sua disfunção.

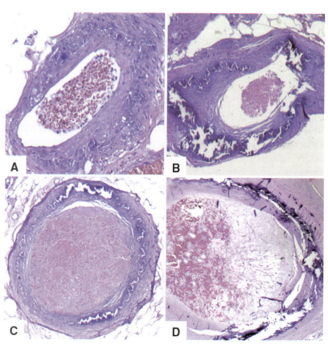

Figura 7.14 Calcificação arterial. **A.** Pequenos focos de calcificação na camada média da artéria. **B.** Calcificação extensa na camada média. Em **A** e **B** a luz do vaso permanece inalterada. **C.** Calcificação da parede e trombose recente, oclusiva. **D.** Calcificação associada a aterosclerose e trombo em organização.

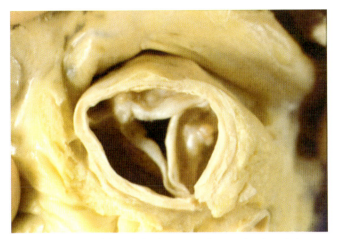

Figura 7.15 Nódulos calcificados nas semilunares da valva aórtica.

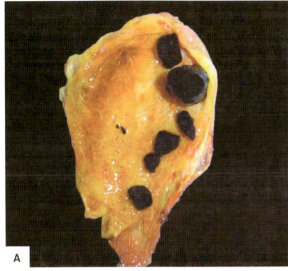

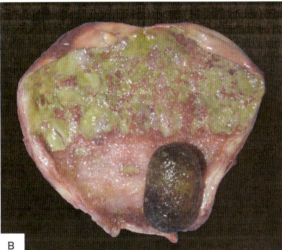

Figura 7.16 Colelitíase. **A.** Cálculos pigmentares (bilirrubinato) de tamanhos variados, na luz da vesícula biliar. **B.** Cálculo misto, único, volumoso, associado a colecistite aguda (notar material purulento recobrindo a superfície interna da vesícula biliar). (Cortesia do Prof. Tarcizo Afonso Nunes, Belo Horizonte-MG.)

Os depósitos de cálcio são radiopacos e passíveis de detecção em exames radiográficos. A calcificação "fisiológica" da glândula pineal define a linha média do cérebro em radiografias simples, possibilitando a detecção de desvios. Mamografia permite a identificação de microcalcificações mamárias, que são importante sinal de alerta para a detecção precoce de neoplasias. Quando extensa, calcificação na parede arterial pode ser sinal de aterosclerose. Certos tumores são mais propensos a apresentar calcificações que, por serem detectáveis em exames radiográficos e ao estudo histológico, podem auxiliar no diagnóstico; no sistema nervoso, por exemplo, microcalcificações são frequentes em oligodendrogliomas, ganglioneuromas e neurocitomas.

▪ Cálculos

O termo cálculo é usado para designar massas sólidas, esféricas, ovais ou facetadas, compactas, de consistência argilosa a pétrea, que se formam particularmente na vesícula biliar e nos rins. A origem da palavra é latina, significando "seixo" ou "pedra", que, antigamente, era usada para fazer cálculos aritméticos. A designação popular "pedra" na vesícula ou nos rins tem o mesmo significado. Litíase, também sinônimo, como sufixo ao nome do órgão afetado serve para indicar condições específicas: nefrolitíase (rim), colelitíase (vesícula biliar), coledocolitíase (colédoco) e sialolitíase (glândula salivar).

A composição dos cálculos varia de acordo com o órgão. Na **vesícula biliar**, formam-se a partir de modificações na composição da bile, sobretudo saturação de um de seus componentes, o que possibilita a precipitação de frações insolúveis, em geral em torno de um núcleo orgânico (células descamadas, bactérias ou o próprio muco). Os cálculos biliares podem ser únicos ou múltiplos, puros ou mistos, com proporções variáveis de colesterol, bilirrubinato, sais orgânicos e inorgânicos de cálcio e sais biliares (Figura 7.16). Em geral, são radiolúcidos; a ultrassonografia é o método de escolha para sua detecção. Quando se impactam no colo da vesícula biliar ou em outro ponto das vias biliares, os cálculos podem causar obstrução e cólica biliar. Se a obstrução ocorrer abaixo da união com o ducto pancreático, pode causar pancreatite aguda por obstrução da drenagem pancreática e extravasamento de suco pancreático no órgão.

Nos **rins**, outra sede frequente de cálculos, a composição destes é variável. A maioria dos cálculos renais é formada por cálcio, estando o oxalato de cálcio e o fosfato de cálcio envolvidos em cerca de 80% deles. Em geral, como os cálculos são radiopacos, a radiografia simples possibilita sua detecção. Em menor número de casos, os cálculos renais são formados por ácido úrico ou por fosfato de amônio e magnésio. Raramente, os cálculos são formados por cistina (cistinúria), fármacos ou urato de amônio. Quando preenchem ou se amoldam aos cálices maiores e menores, os cálculos são chamados coraliformes. Os cálculos não coraliformes localizam-se nos cálices, na pelve renal, no ureter ou na bexiga (cálculo vesical). Dependendo do tamanho, é possível a passagem do cálculo pelas vias urinárias e, portanto, sua eliminação. A cólica renal, dor típica da nefrolitíase, deve-se à impactação do cálculo no trajeto urinário.

A formação de *cálculos renais* depende, sobretudo, do aumento da concentração dos seus constituintes (supersaturação). Nos cálculos contendo *cálcio*, os pacientes geralmente têm hipercalcemia e hipercalciúria (esta pode existir sem hipercalcemia). Cálculos de *fosfato de amônia e magnésio* formam-se sobretudo quando há infecções por bactérias que possuem urease (p. ex., *Proteus*), que libera amônia. Alcalinização da urina favorece a precipitação de sais de fosfato de amônia. Nos cálculos de *cistina*, os pacientes têm defeito genético que resulta em cistinúria. Cálculos renais são frequentes em indivíduos com hiperuricemia (gota).

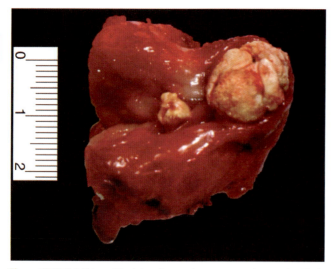

Figura 7.17 Sialolitíase. Glândula salivar maior apresentando grande cálculo (sialólito) ocupando o ducto. (Cortesia do Prof. José de Souza Andrade Filho, Belo Horizonte-MG.)

Na *sialolitíase*, concreções sólidas formam-se nos ductos de glândulas salivares. A estagnação de secreções ricas em cálcio causa precipitação luminal, possivelmente em torno de partículas de muco ou de células degeneradas, formando sialólitos (Figura 7.17). Além de cálculos, depósitos ou concreções microscópicos de cálcio podem surgir em certos órgãos, em forma dos chamados corpos psamomatosos, muito comuns na próstata e em alguns tumores.

▶ Leitura complementar

▪ Pigmentações

AINGER, SA, JAGIRDAR, K, LEE, KJ et al. Skin pigmentation genetics for the clinic. *Dermatology*, May 3, 2017. doi: 10.1159/000468538.

BARTON, JC. Hemochromatosis and iron overload: from bench to clinic. *Am J Med Sci*, 346(5):403-12, 2013. doi: 10.1097/MAJ.0000000000000192.

BENYAMIN, B, ESKO, T, RIED, JS et al. Novel *loci* affecting iron homeostasis and their effects in individuals at risk for hemochromatosis. *Nat Commun*, 5:4926, 2014. doi: 10.1038/ncomms5926.

CALOGIURI, G, DI LEO, E, BUTANI, L et al. Hypersensitivity reactions due to black henna tattoos and their components: are the clinical pictures related to the immune pathomechanism? *Clin Mol Allergy*, 15:8, 2017. doi: 10.1186/s12948-017-0063-6.

CORRÊA SOARES, JB, MAYA-MONTEIRO, CM, BITTENCOURT-CUNHA, PR et al. Extracellular lipid droplets promote hemozoin crystallization in the gut of the blood fluke Schistosoma mansoni. *FEBS Lett*, 581:1742-50, 2007.

D'MELLO, SA, FINLAY GJ, BAGULEY, BC et al. Signaling Pathways in Melanogenesis. *Int J Mol Sci*, 17(7):1144, 2016.

DRAKE, PL, HAZELWOOD, KJ. Exposure-related health effects of silver and silver compounds: a review. *Ann Occup Hyg*, 49:575-85, 2005.

FABRIS, L, CADAMURO, M, OKOLICSANYI, L. The patient presenting with isolated hyperbilirubinemia. *Dig Liver Dis*, 41:375-81, 2009.

FUEYO-CASADO, A, PEDRAZ-MUÑOZ, J, CAMPOS-MUÑOZ, L et al. Chrysiasis. *Arthritis Rheumatol*, 68(5):1271, 2016.

KLUGER, N, PLANTIER, F, MOGUELET, P et al. Les tatouages: histoire naturelle et histopathologie des reactions cutanées. *Ann Dermatol Venereol*, 138:146-54, 2011.

MCCLAIN, CM, KANTROW, SM, ABRAHAM, JL et al. Localized cutaneous argyria: two case reports and clinicopathologic review. *Am J Dermatopathol*, 35(7):e115-8 2013. doi: 10.1097/DAD.0b013e318284e37b.

MIRSADRAEE, M. Anthracosis of the lungs: etiology, clinical manifestations and diagnosis. A review. *Tanaffos*, 13(4): 1-13, 2014.

NOWOTNY, K, JUNG, T, GRUNE, T et al. Accumulation of modified proteins and aggregate formation in aging. *Exp Gerontol*, 57:122-31, 2014. doi: 10.1016/j.exger.2014.05.016.

ORTIZ, AE, ALSTER, TS. Rising concern over cosmetic tattoos. *Dermatol Surg*, 38:424-9, 2012.

PARK, HY, KOSMADAKI, M, YAAR, M et al. Cellular mechanisms regulating human melanogenesis. *Cell Mol Life Sci*, 66:1493-506, 2009.

RAJAWAT, YS, HILIOTI, S, BOSSIS, I. Aging: Central role for autophagy and the lysosomal degradative system. *Ageing Res Rev*, 8:199-213, 2009.

RANGANATH LR, JARVIS JC, GALLAGHER JA. Recent advances in management of alkaptonuria. *J Clin Pathol*, 66(5):367-73, 2013.

SERUP, J, SEPEHRI, M, HUTTON CARLSEN, K et al. Classification of tattoo complications in a hospital material of 493 adverse events. *Dermatology*, 232(6):668-78, 2016.

SHINOHARA, MM, NGUYEN, J, GARDNER, J et al. The histopathologic spectrum of decorative tattoo complications. *J Cutan Pathol*, 39:1110-8, 2012. doi: 10.1111/cup. 12023. SIGALA, PA, GOLDBERG, DE. The peculiarities and paradoxes of Plasmodium heme metabolism. *Annu Rev Microbiol*, 68:259-78, 2014.

SMITH, RW, LEPPARD, B, BARNETT, NL et al. Chrysiasis revisited: a clinical and pathological study. *Br J Dermatol*, 133:671-8, 1995.

STICOVA, E, JIRSA, M. New insights in bilirubin metabolism and their clinical implications. *World J Gastroenterol*, 19(38):6398-407, 2013. doi: 10.3748/wjg.v19.i38.6398.

TERMAN, A, BRUNK, UT. Lipofuscin: mechanisms of formation and increase with age. *APMIS*, 106:265-76, 1998.

VIDEIRA, IF, MOURA, DF, MAGINA, S. Mechanisms regulating melanogenesis. *An Bras Dermatol*, 88:76-83, 2013.

WINTER, WE, BAZYDLO, LAL, HARRIS, NS. The molecular biology of human iron metabolism. *Lab Med*, 45(2):92-102, 2014.

WUNDERLICH, J, ROHRBACH, P, DALTON, JP. The malaria digestive vacuole. *Front Biosci (Schol Ed)*, 4:1424-48, 2012.

XIAO, SH, SUN, J. Schistosoma hemozoin and its possible roles. *Int J Parasitol*, 47(4):171-83, 2017.

YAMAGUCHI, Y, HEARING, VJ. Melanocytes and their diseases. *Cold Spring Harb Perspect Med*, 4(5). pii: a017046, 2014. doi: 10.1101/cshperspect.a017046.

▪ Calcificações

ABEDIN, M, TINTUT, Y, DEMER, LL. Vascular calcification: mechanisms and clinical ramifications. *Arterioscle. Thromb Vasc Biol*, 24(7):1161-70, 2004.

ANDERSON, HC. Calcific diseases. A concept. *Arch Pathol Lab Med*, 107(7):341-48, 1983.

BAKHIREVA, LN, LAUGHLIN, GA, BETTENCOURT, R et al. Does osteoprotegerin or receptor activator of nuclear factor-kappa B ligand mediate the association between bone and coronary artery calcification? *J Clin Endocrinol Metab*, 93:2009-12, 2008.

DANILEVICIUS, DF, LOPES, JB, PEREIRA, RMR. Bone metabolism and vascular calcification. *Brazilian Journal of Medical and Biological Research*, 40:435-42, 2007.

DAS, DK. Psammoma body: a product of dystrophic calcification or of a biologically active process that aims at limiting the growth and spread of tumor? *Diagn Cytopathol*, 37(7):534-41, 2009.

DUBEY, S, SHARMA, R, MAHESHWARI, V. Scrotal calcinosis: idiopathic or dystrophic? *Dermatol Online J*, 16(2):5, 2010.

EVAN, AP. Physiopathology and etiology of stone formation in the kidney and the urinary tract. *Pediatr Nephrol*, 25(5):831-41, 2010.

EWENCE, AE, BOOTMAN, M, RODERICK, HL et al. Calcium phosphate crystals induce cell death in human vascular smooth muscle cells: a potential mechanism in atherosclerotic plaque destabilization. *Circ Res*, 103; e28-e34, 2008.

GIACHELLI, CM. Ectopic calcification. Gathering hard facts about soft tissue mineralization. *Am J Pathol*, 154:671-75, 1999.

GIACHELLI, CM. The emerging role of phosphate in vascular calcification. *Kidney Int*, 75(9):890-97, 2009.

KIM, KM, HERRERA, GA, BATTARBEE, HD. Role of glutaraldehyde in calcification of porcine aortic valve fibroblasts. *Am J Pathol*, 154(3):843-52, 1999.

MALHOTRA, R, HERREGA, GA, BATTARBEE, HD. Inhibition of bone morphogenetic protein signal transduction prevents the medial vascular calcification associated with matrix Gla protein deficiency. *PLoS One*, Jan 20;10(1):e0117098, 2015.

STEITZ, SA, SPEER, MY, MCKEE, MD et al. Osteopontin inhibits mineral deposition and promotes regression of ectopic calcification. *Am J Pathol*, 161(6):2035-46, 2002.

TSE, GM, TAN, P-H, CHEUNG, HS et al. Intermediate to highly suspicious calcification in breast lesions: a radiopathologic correlation. *Breast Cancer Res Treat*, 110(1):1-7, 2008.

VATTIKUTI, R, TOWLER, DA. Osteogenic regulation of vascular calcification: an early perspective. *Am J Physiol Endocrinol Metab*, 286(5):E686-E696, 2004.

WALLIN, R SCHURGERS, L, WAJIH, N. Effects of the blood coagulation vitamin K as an inhibitor of arterial calcification. *Thromb Res*, 122(3):411-7, 2008.

8
Reparo de Lesões

Fausto Edmundo Lima Pereira

As lesões que se acompanham de morte celular e/ou de destruição da matriz extracelular sofrem um processo de cura que se dá por regeneração ou por cicatrização. Na regeneração, o tecido morto é substituído por outro morfofuncionalmente idêntico; na cicatrização, um tecido neoformado, originado do estroma (conjuntivo ou glia), substitui o tecido perdido. Como no reparo de lesões sempre há proliferação de células, são úteis alguns breves comentários sobre o processo normal de multiplicação celular e sua regulação.

▶ Controle da proliferação celular

Proliferação e diferenciação celulares são essenciais para os seres vivos. A multiplicação celular é indispensável durante o desenvolvimento normal dos organismos e necessária para repor as células que morrem após seu período de vida ou por processos patológicos. A diferenciação refere-se à especialização morfológica e funcional das células que permite o desenvolvimento do organismo como um todo integrado. Existe correlação inversa entre proliferação e diferenciação celulares: quanto maior o estágio de diferenciação de uma célula, menor a capacidade de ela se multiplicar.

As células encontram-se em duas fases: (1) mitose, em que ocorre a divisão celular; (2) interfase, período entre duas divisões celulares. Essas fases constituem o *ciclo celular* (Figura 8.1). Algumas células ciclam continuamente (p. ex., epitélios de revestimento, medula óssea). Outras, após a mitose (fase M) se diferenciam e deixam o ciclo por período variável (fase G_0); se estimuladas, retornam ao ciclo na fase G_1 (p. ex., hepatócitos). Existem também células que, após a diferenciação, não mais se dividem (p. ex., neurônios, miocélulas cardíacas).

Em tecidos com renovação celular contínua (*células lábeis*), encontram-se células em mitose, células nas fases G_1, S e G_2 e células que estão se diferenciando. *Células estáveis* se diferenciam e deixam o ciclo (fase G_0), mantendo, no entanto, a capacidade de entrar em G_1 se forem devidamente estimuladas (células quiescentes). As *células perenes* atingem a diferenciação terminal e não mais se dividem.

Controle do ciclo celular

A regulação do ciclo celular é feita por: (1) sinais externos, chamados *fatores de crescimento*; (2) moléculas da própria célula capazes de: (a) promover o início e a progressão da divisão celular (*ciclinas* e *CDK*); (b) perceber ameaças para a estabilidade do genoma (*moléculas guardiãs do genoma*) e, ao encontrá-las, interromper o processo.

Iniciado o ciclo celular, o fenômeno não progride automaticamente, pois existem pontos estratégicos (de restrição ou de checagem) nos quais há uma "parada" para checagem. O primeiro ponto de restrição está em G_1; o segundo encontra-se em G_2 (G_2/M). O organismo é capaz de perceber quando existe lesão no DNA; reconhecido o dano, moléculas especiais param o ciclo celular. Em seguida, outras moléculas promovem o reparo do DNA ou, quando este não é possível, induzem apoptose (ver Figuras 5.19 e 10.27).

A regulação do ciclo celular é feita, sobretudo, por: (1) ciclinas, que são proteínas produzidas e degradadas de maneira cíclica em diferentes etapas do ciclo celular; (2) CDK (*cyclin dependent kinases*), cinases que são ativadas quando se ligam a ciclinas. Após a ativação do complexo ciclina/CDK, a ciclina é degradada no sistema ubiquitina-proteassomos. Cada complexo ciclina com CDK regula determinada fase do ciclo. As CDK têm inibidores (CDKI), que pertencem a dois grupos: (1) proteínas p15, p16, p18 e p19, conhecidas como INK4; (2) proteínas p21, p27 e p57. As moléculas guardiãs serão descritas no Capítulo 10 (produtos de genes supressores de tumor e de genes de reparo do DNA).

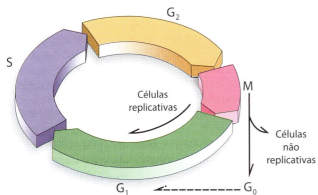

Figura 8.1 Representação esquemática do ciclo celular.

Quando uma célula é estimulada por fatores de crescimento, ocorre um pulso de produção de ciclinas D, e a célula inicia a fase G1 do ciclo celular. O complexo ciclina D/CDK fosforila a proteína pRB (proteína do retinoblastoma – ver Capítulo 10). Na sua forma hipofosforilada, a pRB liga-se ao fator de transcrição E2F. O complexo pRB/E2F recruta a histona desacetilase, que promove compactação da cromatina, impedindo a transcrição gênica. Quando fosforilada, a pRB dissocia-se do complexo pRB/E2F e libera a histona desacetilase, permitindo que o E2F se ligue ao DNA e estimule numerosos genes cujos produtos promovem a replicação do DNA, ou seja, a entrada da célula na fase S do ciclo celular (Figura 8.2). A Figura 8.3 resume a participação das ciclinas e das CDK no ciclo celular, além de indicar os inibidores de CDK.

As moléculas que detectam lesões do DNA ativam outras moléculas mediadoras que acionam as que param o ciclo celular; duas dessas moléculas são importantes: (1) a proteína p53 que, ativada, aciona a p21, que é capaz de inibir a ativação dos diferentes complexos ciclina/CDK; (2) uma proteinocinase denominada Chek (*check point kinase*), que inibe a fase final da ativação das CDK.

A proliferação celular resulta da ação coordenada de agentes estimuladores e inibidores da divisão celular. Entre eles estão produtos das próprias células, de células vizinhas ou de células situadas a distância, além de componentes do microambiente extracelular. O balanceamento dessas forças opostas em diferentes momentos é que permite manter a população celular normal. Os elementos mais importantes nesse processo são fatores de crescimento e sinais gerados na matriz extracelular (MEC).

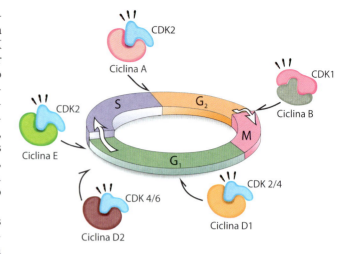

CDK	Inibidores de CDK
CDK1	p21, p27, p57
CDK2	p21, p27, p57
CDK4	p15, p16, p18, p19
CDK6	p16, p21, p27, p57

Figura 8.3 Ciclo celular e sua regulação. As ciclinas são responsáveis por ativar as CDK, as quais ativam genes cujos produtos iniciam e fazem progredir o ciclo celular. Os complexos ciclinas-D/CDK (2, 4, 6) iniciam e fazem progredir a fase G_1. O complexo ciclina-E/CDK2 ativa a síntese de DNA (fase S). O complexo ciclina A/CDK2 atua na terminação na fase S e no início de G_2. O complexo ciclina-B/CDK1 termina G_2 e induz o início da mitose (reorganização dos cromossomos, do citoesqueleto etc.). Os principais pontos de restrição estão na transição G_1/S e na transição G_2/M. Na figura, estão indicados também os inibidores de CDK.

Fatores de crescimento

As moléculas mais importantes no controle da divisão celular são os *fatores de crescimento* (FC), que estimulam ou inibem a multiplicação celular. Para atuarem, os FC ligam-se a receptores celulares. Após a ligação, são ativadas diversas moléculas que transmitem o sinal recebido até os *fatores de transcrição* (FT), os quais atuam em genes de proliferação e sobrevivência das células, sobretudo genes de ciclinas. Os fatores de crescimento atuam por mecanismo *autócrino* (uma mesma célula produz e responde ao FC), *parácrino* (uma célula recebe a ação do FC produzido por uma célula vizinha) ou *endócrino* (o FC secretado por uma célula age em células distantes). Os FC mais importantes estão listados no Quadro 8.1.

Os receptores de FC são de três tipos: (1) receptores transmembranosos com atividade de proteinocinase (ver Figura 5.6). Cinases de proteínas fosforilam outras proteínas; em muitas vias metabólicas, a fosforilação de uma proteína, sobretudo no aminoácido tirosina, é que a torna ativa. Ativação desses receptores leva, entre outras, a ativação de MAPK (cinase de proteína ativada por mitógeno), que ativa genes de mitose. A desfosforilação de proteínas é feita por proteínas fosfatases; (2) receptores transmembranosos sem

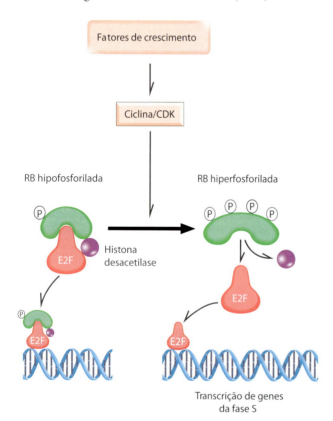

Figura 8.2 Proteína RB e controle da divisão celular. Em células não estimuladas, a pRB fica hipofosforilada e liga-se ao fator de transcrição E2F e à histona desacetilase; esta promove compactação da cromatina. Quando ocorre estímulo por fator de crescimento, ocorre ativação da ciclina D/CDK, que fosforila a pRB, a qual, hiperfosforilada, libera a histona desacetilase e o E2F. Este dirige-se ao núcleo, liga-se ao DNA (a cromatina agora fica descompactada) e estimula genes cujos produtos induzem duplicação do DNA.

Quadro 8.1 Origem e sítios de ação de alguns fatores de crescimento.

Fator de crescimento	Fonte	Células-alvo
EGF	Macrófagos e várias células epiteliais	Células epiteliais, mesenquimais e gliais
TGF-α	Placenta, embrião, células transformadas	As mesmas do EGF
TGF-β	Plaquetas, placenta, endotélio, macrófagos	Fibroblastos, ceratinócitos, epitélio da mama
PDGF	Plaquetas, células endoteliais, placenta, macrófagos	Células mesenquimais, trofoblasto, células musculares lisas
IGF-I	Fígado adulto, células musculares lisas	Epitélios, células mesenquimais
IGF-II	Fígado fetal, placenta	Epitélios, células mesenquimais
IL-2	Linfócitos T auxiliares	Linfócitos T citotóxico e supressor
FGF	Cérebro, hipófise, macrófagos	Fibroblastos, células endoteliais
CSF-M	Fibroblastos, endotélio	Progenitores de monócitos
CSF-GM	Linfócitos T, endotélio, fibroblastos	Progenitores de granulócitos e monócitos
CSF-G	Macrófagos, fibroblastos, endotélio	Progenitores de granulócitos
IL-3 ou multi-CSF	Linfócitos T	Progenitores de eosinófilos, mastócitos e monócitos
HGF ou SF ou PRGF	Clivagem do plasminogênio	Células epiteliais (sobretudo hepatócitos e endotélio) e mesenquimais
VEGF	Linfócitos, macrófagos, células cancerosas	Endotélio vascular e linfático
Hedgehog	Linfócitos, macrófagos, células embrionárias, células cancerosas	Células mesenquimais, células cancerosas
WNT	Células embrionárias e cancerosas	Células mesenquimais e cancerosas

atividade de proteinocinase; (3) receptores de sete voltas na membrana, associados a uma proteína G trimérica.

O controle da atividade dos receptores de FC é feito por proteínas fosfatases que desfosforilam os próprios receptores ativados por fosforilação, as proteinocinases ativadas por fosforilação ou os fatores de transcrição por elas fosforilados. Algumas proteínas fosfatases, como PTEN, regulam a atividade de receptores de FC, como o EGFR (ver Figura 5.6). Mutação de *PTEN* é um mecanismo importante no descontrole da proliferação em vários cânceres humanos. Receptores de sete voltas na membrana são regulados por endocitose (ver Capítulo 5).

O controle da proliferação celular por fatores de crescimento, portanto, envolve várias moléculas e vias de sinalização. Nesse processo, a proliferação celular é comandada por: (1) ligação do FC ao seu receptor; (2) ativação do receptor do FC, que ativa proteínas transdutoras de sinais; (3) geração de fatores de transcrição que induzem genes que codificam as proteínas necessárias para a célula entrar em G₁ e progredir no ciclo celular. A regulação de tudo isso é bastante complexa e depende da expressão de vários genes. Os principais são os que codificam FC, receptores de FC, proteínas envolvidas nos eventos intracelulares desencadeados por estimulação dos receptores, fatores de transcrição e produtos que regulam a ativação destes, seu transporte para o núcleo e sua interação com o DNA.

Adesão celular e controle da multiplicação celular

Células normais em cultura multiplicam-se e locomovem-se em uma superfície até formarem uma monocamada; quando atingem a confluência, cessam a proliferação e a movimentação celular. Tal fenômeno, conhecido como *inibição por contato*, depende da interação de várias moléculas do citoesqueleto, da membrana citoplasmática e da MEC (moléculas de adesão e outras). As principais moléculas de adesão envolvidas neste processo são caderinas e integrinas.

As *caderinas* são proteínas transmembranosas que fazem adesão com molécula homóloga de outra célula. Na sua porção intracitoplasmática, as caderinas associam-se a outras proteínas, sobretudo a β-catenina. Em células não estimuladas por mitógenos, a β-catenina fica ligada a caderinas ou forma um complexo com as proteínas APC (de adenomatose poliposa do cólon; ver *genes supressores de tumor*, Capítulo 10), GSK e axina. Esse complexo promove a ubiquitinação da β-catenina e sua destruição em proteassomos. A proteína APC faz parte do sistema de sinalização comandada pelo WNT (um fator de crescimento), que atua por meio de ligação a um receptor de sete voltas da membrana chamado *frizzled*. Quando a célula é estimulada pelo WNT, seu receptor induz sinais que impedem a formação do complexo de degradação da β-catenina. Quando está livre no citoplasma, a β-catenina dirige-se ao núcleo e se liga ao TCF, fator de transcrição que estimula a divisão celular por ativar genes de proliferação (*MYC*, ciclina D1) (Figura 8.4).

As *integrinas* são moléculas de adesão que se associam a proteínas do citoesqueleto e ligam as células a proteínas da MEC (colágenos, laminina). As proteínas associadas a integrinas são: (1) proteinocinase denominada FAK (*focal adhesion protein kinase*), que, ativada por integrinas, atua no citoesqueleto e ativa a proliferação celular; (2) proteinocinase ILK (*integrin linked protein kinase*), que ativa o fator de transcrição AP-1, o qual induz a transcrição de genes de metaloproteinases; (3) proteínas GEF (GNRP), que regulam a atividade de proteínas RAS. A Figura 8.4 mostra a inter-relação entre as rotas intracelulares ativadas por integrinas, caderinas e fatores de crescimento.

▪ Células-tronco e renovação de tecidos

Células-tronco (CT) são células indiferenciadas capazes de proliferar, autorrenovar e produzir descendentes (células progenitoras) que se diferenciam e renovam células de diferentes tecidos (plasticidade das células tronco). Além da autorrenovação e da plasticidade, as células-tronco podem permanecer quiescentes nos seus nichos por períodos variáveis, entrando em proliferação quando estimuladas. As CT podem ainda interagir com o meio onde estão (o nicho) e modificar suas propriedades. O interesse pelas CT deve-se ao fato de que o conhecimento sobre elas trouxe formidável impulso nas ciências biológicas e da saúde, uma vez que a sua manipulação cria

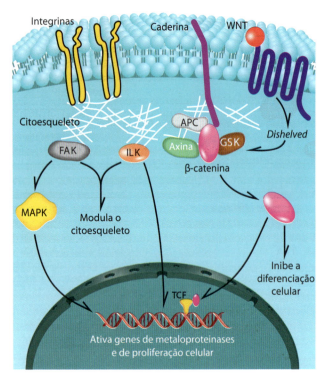

Figura 8.4 Relação entre adesão celular via integrinas e caderinas e controle da proliferação e da diferenciação celulares. O citoesqueleto fica ligado a integrinas e caderinas, às quais estão associadas algumas cinases e proteínas ativadoras de proteínas G. O estímulo vindo de integrinas (p. ex., desligamento de ancoragem ou falta de ancoragem à matriz) ativa as FAK (*focal adhesion kinases*) e as ILK (*integrin linked protein kinases*), que modulam o citoesqueleto, ativam as MAPK e induzem a síntese de metaloproteinases. A β-catenina fica normalmente presa ao citoesqueleto e a caderinas, além de formar complexo com a axina e a GSK. A β-catenina solta-se por perda de adesão a caderina, por ativação do receptor do fator de crescimento WNT ou por defeitos na proteína APC. A β-catenina livre ativa o fator de transcrição TCF, que estimula a divisão celular. Axina, GSK e APC: proteínas que se ligam à β-catenina; FAK: cinase de adesão focal; ILK: cinase ligada a integrina; MAPK: cinases ativadas por mitógenos; WNT: fator de crescimento que atua em receptor de sete voltas na membrana e ativa a proteína *dishelved*, a qual promove a liberação de β-catenina.

a possibilidade de repovoar tecidos cujas células até há bem pouco tempo eram consideradas não renováveis. Com isso, abre-se a perspectiva de que células nervosas ou cardíacas destruídas possam ser substituídas.

As CT podem ser embrionárias, adultas ou induzidas a partir de células já diferenciadas (iSC, de *induced stem cells*). Quanto à capacidade de originar descendentes, podem ser totipotentes, pluripotentes e multipotentes. As CT embrionárias podem estar incluídas em uma dessas três variedades. A célula ovo e os primeiros blastômeros (mórula) são *totipotentes*, pois podem originar o embrião e os tecidos extraembrionários. Os blastômeros da massa celular interna são *CT pluripotentes*, capazes de gerar células dos três folhetos embrionários. As células que se diferenciam nos folhetos embrionários são *CT multipotentes* e originam apenas as linhagens celulares derivadas do folheto ao qual pertencem. As *CT adultas* são multipotentes e dão origem a células progenitoras nos órgãos em que residem. As *CT induzidas* podem ser pluri ou multipotentes.

Em adultos, existem CT em tecidos diferenciados, mesmo naqueles considerados até recentemente como perenes, sem capacidade de regeneração. O exemplo mais conhecido é o da medula óssea, onde CT são abundantes e podem originar progenitores das várias linhagens sanguíneas (CT multipotentes hematopoéticas) e células que originam os componentes do estroma (CT multipotentes mesenquimais). As *CT hematopoéticas* originam as células progenitoras das linhagens sanguíneas (mieloblástica, eritrocítica e megacariocítica). As *CT mesenquimais* originam os progenitores de fibroblastos, de adipócitos e de osteoblastos que formam o estroma da medula óssea. As células progenitoras têm capacidade limitada de renovação (não se perpetuam) e precisam ser repostas a partir de CT. Em outros órgãos diferenciados, encontram-se CT multipotentes e células progenitoras. No fígado, ao lado de CT multipotentes são encontradas as chamadas células ovais, progenitoras de hepatócitos e de células biliares.

As CT são encontradas também em músculos esqueléticos, coração e sistema nervoso central. Em músculos esqueléticos, existem células redondas entre os miócitos que se diferenciam em mioblastos quando há morte de células musculares. No coração, células redondas esparsas são encontradas entre os miocardiócitos, cujo número aumenta após necrose. Alguns estudos sugerem que os pericitos podem representar CT multipotentes em muitos tecidos. No sistema nervoso central, CT foram encontradas em estudos de involução e regeneração dos núcleos de neurônios responsáveis pelo canto em canarinhos. Nestes, os neurônios do núcleo do canto desaparecem na muda (por apoptose) e reaparecem posteriormente, a partir de células que migram do epitélio ependimário e se diferenciam em neuroblastos e neurônios. Numerosos estudos experimentais posteriores demonstraram, em vários animais de laboratório, a existência de CT no tecido nervoso capazes de regenerar neurônios e células da glia. No encéfalo de adultos humanos, CT foram identificadas junto ao epitélio ependimário.

Células adultas, diferenciadas, podem ser reprogramadas para células com propriedades de CT (*CT induzidas* – ver adiante), capazes de originar células dos três folhetos embrionários. Tal fato representa uma verdadeira mudança de paradigma na biologia celular e abre perspectivas formidáveis nas ciências da saúde, pela possibilidade de repopular tecidos perenes destruídos por lesões variadas.

▶ ***Células-tronco no câncer***

Como será discutido no Capítulo 10, existem também as chamadas CT do câncer, que correspondem a uma fração variada de células de uma neoplasia (desde muito raras até cerca de 25%). Identificadas em leucemias e em alguns tumores sólidos, as CT tumorais são os alvos da transformação celular que dá origem à neoplasia. Como as demais CT, elas têm baixo ritmo de proliferação. Com isso, o tratamento do câncer dirigido a destruir células em replicação pode não eliminar as CT, o que poderia ser uma das razões para recorrência do tumor após tratamentos convencionais.

▶ ***Plasticidade das células-tronco***

As CT têm grande plasticidade, não ficando comprometidas com a diferenciação do sítio em que estão localizadas. Se transferidas para outros locais, podem originar progenitores que se diferenciam em células do novo órgão. Assim, CT da medula óssea injetadas na circulação localizam-se no fígado, no coração e no sistema nervoso, nos quais podem se diferenciar em células hepáticas, cardíacas etc. Mais ainda, CT de todos os órgãos caem na circulação e chegam a órgãos diferentes, nos quais podem participar do processo de regeneração. As CT, portanto, são dotadas de grande plasticidade em relação não só ao órgão em que se encontram como também ao organismo como um todo. Não se sabe ainda se existe uma CT universal que, em diferentes ambientes, assume o fenótipo de CT de determinado tecido ou se em diferentes órgãos há células-tronco das distintas linhagens teciduais que os formam. Os estudos sobre terapia celular utilizando vários tipos de CT mostram resultados muito variados e, às vezes, de difícil interpretação. O conhecimento dos mecanismos que regulam as CT poderá possibilitar, no futuro, sua utilização na indução de regeneração celular, como método terapêutico de lesões em que há perda de células que, normalmente, não se multiplicam, como no infarto do miocárdio e em lesões com destruição neuronal.

▸ Células-tronco induzidas

A diferenciação celular é um processo dinâmico, tendo participação de diferentes fatores genéticos e epigenéticos que, de modo orquestrado, conferem às células o fenótipo adequado ao tecido em que se situa. Uma vez completada a diferenciação, o estado de diferenciação é mantido também de modo ativo, ou seja, os fatores responsáveis pela diferenciação são mantidos de maneira regulada. A falta dessa regulação permite que as células percam o estado de diferenciação e retornem a estados indiferenciados (*desdiferenciação celular*). Tal fenômeno havia sido demonstrado parcialmente em transplante de núcleos de células somáticas para citoplastos de oócitos, realizados há mais de 50 anos em anfíbios. Mais recentemente, foi reproduzido em mamíferos (clonagem da ovelha Dolly), dando origem a CT totipotentes. Na última década, a obtenção de CT totipotentes ou pluripotentes a partir de células diferenciadas vem sendo conseguida em alguns laboratórios. A introdução de genes codificadores de fatores de transcrição (4 fatores de transcrição de Yamanaka: MYC, Oct-4, Sox-2 e Klf-4) em fibroblastos de camundongos induziu neles perda de diferenciação e regressão ao estado de CT. Essa observação foi repetida, tendo sido possível criar as chamadas *células-tronco pluripotentes induzidas* (iPS, *induced pluripotent stem cell*), a partir de diferentes células diferenciadas; partindo de fibroblastos, por exemplo, foi possível obter neurônios. Essa estratégia foi aplicada também em células humanas, com resultados animadores. Tais observações mostram que as células diferenciadas podem ser reprogramadas e adquirir propriedades de CT com grande plasticidade, sendo potencialmente capazes de originar progenitores dos três folhetos embrionários. Esses resultados aumentam a esperança de utilização de iPS na regeneração tecidual pelo fato de poderem ser geradas a partir do próprio indivíduo, não incorrendo em rejeição imunitária.

▸ Células-tronco e medicina regenerativa

Com o avanço do conhecimento sobre as CT, existe grande e natural interesse na aplicação dessa estratégia para facilitar a regeneração ou a reparação de órgãos lesados, o que é conhecido como *terapia celular*. Em modelos experimentais, a terapia celular tem se mostrado eficiente no reparo de lesões isquêmicas do miocárdio, de necrose hepática aguda e de lesões isquêmicas ou traumáticas do sistema nervoso central e de músculos esqueléticos. Em humanos, estudos clínicos estão avaliando a terapia celular no infarto do miocárdio, na cirrose hepática, na reação enxerto *versus* hospedeiro e no acidente vascular cerebral isquêmico, com resultados ainda controversos. As CT mais utilizadas em terapia celular em humanos são as CT adultas ou somáticas autólogas, obtidas sobretudo da medula óssea. Células-tronco mesenquimais (CTM) são facilmente obtidas, expandem-se rapidamente *in vitro* e podem ser manipuladas para melhorar seu desempenho.

▸ Formação de órgãos e tecidos in vitro

Os avanços nos conhecimentos sobre a biologia dos tecidos abriram a possibilidade de construir tecidos (ou órgãos) *in vitro* utilizando CT do próprio indivíduo que vai receber o tecido implantado, com isso abolindo a necessidade de imunossupressores para manter o transplante. Esse campo da biologia é conhecido como *engenharia de órgãos* ou *engenharia de tecidos*.

Estudos em animais e em humanos mostram que é possível a substituição de ossos, traqueia e músculo esquelético. A maior dificuldade na construção de órgãos *in vitro* é a obtenção de um suporte ou estrutura (armação) para possibilitar que as células possam se desenvolver de modo a dar ao órgão construído a sua arquitetura original. O processo envolve: (1) materiais sintéticos (biomateriais) que permitem construir armações ou, o que parece mais promissor, obter tal armação do órgão de um doador alogênico (cadáver) ou xenogênico, após a retirada de suas células. O órgão descelularizado tem agora a armação formada pela sua MEC; (2) recelularização, feita pela introdução, na armação obtida, de CT ou células progenitoras do órgão, obtidas do organismo que receberá o órgão, para que elas se aninhem na armação de MEC.

Além dessas estratégias, para os tecidos ósseo e cartilaginoso alguns biomateriais sintéticos têm sido produzidos para formar armações que podem ser introduzidas na estrutura lesada e facilitar a regeneração. Nesses casos, é necessária a inoculação de CT e de fatores de crescimento especiais para permitir a reconstrução tecidual.

A engenharia tecidual e de órgãos, *in vitro* ou *in vivo*, é muito promissora, mas implica, entre outras, considerações éticas na condução de pesquisas e aplicações dos métodos, que precisam ser regulamentadas pelas autoridades competentes para evitar a comercialização imprópria e, mesmo, a esperança exagerada no tratamento de doenças até então incuráveis.

▸ Regeneração

Regeneração de tecidos adultos ocorre facilmente em órgãos com células que se renovam continuamente, como os epitélios de revestimento e a medula óssea. Em órgãos com células estáveis, a regeneração se faz a partir de células diferenciadas estacionadas em G_0, de células-tronco ou de células progenitoras residentes. No fígado, a regeneração completa, a partir de hepatócitos ou do epitélio biliar, é a regra após pequenas lesões destrutivas, desde que haja preservação do estroma reticular. Após *agressões agudas*, a regeneração de hepatócitos depende de fatores de crescimento liberados por células inflamatórias que migram para o local onde as células morreram ou por células vizinhas estimuladas por diferentes citocinas geradas na inflamação – TNF-α e IL-6 são fundamentais para iniciar o processo. Os receptores dessas citocinas ativados nos hepatócitos vizinhos ativam fatores de transcrição que estimulam genes para receptores de EGF, IGF e HGF. Ativados por seus agonistas, tais receptores estimulam os hepatócitos a entrar em G_1 e a progredir no ciclo celular. Em *agressões crônicas*, em que muitos hepatócitos estão sem condições de entrar em mitose, são acionadas células progenitoras e células-tronco residentes ou vindas da circulação, que entram em proliferação e se diferenciam em hepatócitos. Se a destruição celular atinge pequeno número de hepatócitos, as células vizinhas são estimuladas e entram em mitose, recompondo a população celular. Se a necrose é mais extensa, o estroma reticular sofre colapso. O colapso da trama reticular impede a reorganização da arquitetura lobular, resultando na formação de nódulos regenerativos, com trabéculas espessas, com mais de dois hepatócitos, e com arquitetura vascular alterada.

Em tecidos com células perenes, a regeneração é muito mais difícil, mas pode ocorrer em algumas circunstâncias. Nos músculos esquelético e cardíaco, nos quais existem células-tronco, há tentativa de regeneração, mas, geralmente, sem sucesso: a destruição de miocélulas é seguida de cicatrização conjuntiva e aparecimento de mioblastos sem diferenciação em miócitos. No tecido nervoso periférico, a regeneração de fibras nervosas ocorre com facilidade, mas é difícil no sistema nervoso central, como será visto adiante.

▶ Cicatrização

Cicatrização é o processo no qual um tecido lesado é substituído por tecido conjuntivo. O primeiro passo é a instalação de uma *reação inflamatória* (fase inflamatória), cujas células fagocitárias reabsorvem o sangue extravasado e os produtos da destruição tecidual. Em seguida, há proliferação fibroblástica e endotelial que forma o *tecido conjuntivo cicatricial* (fase proliferativa). Posteriormente, o tecido cicatricial sofre *remodelação* (fase de remodelação), que resulta em diminuição de volume da cicatriz. Para exemplificar, será descrita a cicatrização de uma ferida na pele em duas circunstâncias: (1) ferida cujas bordas foram aproximadas por sutura e que não tenha sido infectada; (2) ferida mais ampla, com bordas afastadas ou que tenha sido infectada. No primeiro caso, a cicatrização é denominada *primária* ou *por primeira intenção*; no segundo, *secundária* ou *por segunda intenção*.

▶ Cicatrização por primeira intenção

O exemplo clássico é o de feridas cirúrgicas, em que o sangue extravasado pelo corte forma um coágulo que ocupa o espaço entre as margens da ferida (Figura 8.5). A fase inflamatória inicia-se pela liberação de mediadores originados da fibrina, de leucócitos e de células nas bordas da lesão. Citocinas (p. ex., IL-1 e TNF-α) liberadas por macrófagos do coágulo e por ceratinócitos da margem da lesão ativam as células endoteliais, que expõem moléculas de adesão (ICAM, VCAM, selectinas), favorecendo a adesão de leucócitos.

A migração de leucócitos para a área ocupada pelo coágulo e para a MEC nas bordas da ferida depende da liberação de agentes quimiotáticos: nas primeiras horas, há migração maciça de neutrófilos pela ação de fatores quimiotáticos gerados da fibrina (fibrinopeptídeos) e do complemento e da liberação de quimiocinas do grupo CXC. A partir de 18 h, há grande produção de quimiocinas CC, que atraem monócitos, e quimiocinas CXC, que recrutam linfócitos, os quais predominam no exsudato após 1 semana (Figura 8.6). Os leucócitos fagocitam o coágulo, seguindo-se a fase proliferativa, com a formação do *tecido conjuntivo cicatricial* e a *regeneração* do epitélio. Essa fase também depende de citocinas, quimiocinas e fatores de crescimento. Nas bordas da lesão, os ceratinócitos proliferados deslocam-se e prendem-se à matriz provisória de fibrina e, em seguida, sintetizam membrana basal, restabelecendo sua relação normal com a MEC.

A proliferação de fibroblastos e a ativação de componentes da MEC são feitas por FGFa e b, TGF-β e PDGF. Os fibroblastos proliferam, deslocam-se e depositam componentes da matriz, inicialmente com grande quantidade de poliglicanos (ácido hialurônico) e de colágeno do tipo III, com fibras finas. Ao mesmo tempo, formam-se novos capilares, a partir do endotélio de capilares vizinhos, por estímulo do VEGF. Células endoteliais proliferadas produzem metaloproteinases (que digerem a membrana basal) e deslocam-se, atraídas por estímulos quimiotáticos de produtos de degradação da matriz e de quimiocinas. A proteólise de um precursor do plasminogênio existente na membrana de células endoteliais e de fibroblastos gera o PRGF (*plasminogen related growth factor*, também conhecido como HGF ou SF), que é mitogênico para endotélio e induz o fenótipo de célula móvel, facilitando seu deslocamento. As células endoteliais que se deslocam formam um broto celular que cresce em direção ao coágulo, no qual está ocorrendo a deposição da MEC neoformada. As células endoteliais começam a sintetizar membrana basal, e, a partir daí, o broto se reorganiza, formando a luz do novo capilar, em comunicação com o capilar de origem. Com isso, forma-se uma rede capilar que acompanha a nova matriz, originando um tecido conjuntivo bem vascularizado. Esse tecido conjuntivo frouxo, rico em capilares sanguíneos e contendo leucócitos e matriz extracelular formada por fibras colágenas finas (colágeno do tipo III), ácido hialurônico e quantidade moderada de proteoglicanos, recebe o nome de *tecido de granulação*. Macroscopicamente, este tecido tem coloração rósea e aspecto granuloso. O tecido de granulação é edemaciado porque o endotélio capilar não tem estruturas juncionais completas e permite a saída de líquidos para o interstício. Cerca de 5 dias após a sutura, o tecido de granulação preenche todo o espaço da ferida e o epitélio da epiderme adquire sua espessura normal, inclusive com início de ceratinização.

Ainda durante sua formação, começa a fase de *remodelação* do tecido cicatricial. A quantidade de colágeno aumenta e, por volta de 2 semanas, suas fibras passam a predominar na matriz extracelular. Ao mesmo tempo, começa a haver redução na síntese de glicosaminoglicanos. O colágeno do tipo I passa a predominar em relação ao tipo III, e as fibras colágenas tornam-se mais grossas e compactas, comprimindo os capilares e reduzindo seu número. As células fagocitárias vão desaparecendo (por apoptose), e o tecido de granulação passa a ser constituído por um tecido conjuntivo cada vez mais denso e menos vascularizado. Progressivamente, aumentam as ligações transversais nas moléculas de colágeno, tornando-o mais resistente e estável. Citocinas, quimiocinas e produtos de degradação da MEC atuam em receptores de fibroblastos, induzindo modificação no perfil de expressão gênica: há repressão de genes necessários à síntese de proteínas e poliglicanos da MEC e aumento da expressão de genes que induzem a síntese de proteínas contráteis. Com isso, os fibroblastos sintetizam actina, tornam-se contráteis e adquirem o fenótipo de miofibroblastos, importantes no processo de retração da cicatriz e de aproximação das bordas da ferida. A Figura 8.7 resume a sequência de aparecimento e remoção de proteínas da MEC durante a cicatrização. A Figura 8.8 mostra o aspecto histológico de uma cicatriz recente.

Apesar de estar consolidada por volta de 10 dias, a cicatriz leva algumas semanas para completar sua remodelação e adquirir resistência máxima. A substituição de colágeno do tipo III por colágeno do tipo I deve-se ao controle na síntese e na degradação desses componentes. Metaloproteinases e glicosidases produzidas ao longo do processo garantem que haja degradação de componentes que vão sendo substituídos por outros.

O controle do volume de tecido cicatricial depende de estímulos que regulam a atividade das células responsáveis pela síntese da MEC. A oxigenação é importante, já que o O_2 é indispensável para a síntese de colágeno. A deposição rápida de MEC comprime os capilares neoformados, diminuindo a sua luz e reduzindo progressivamente a perfusão do tecido cicatricial, que controla o seu crescimento. A atividade de metalo-

Capítulo 8 | Reparo de Lesões

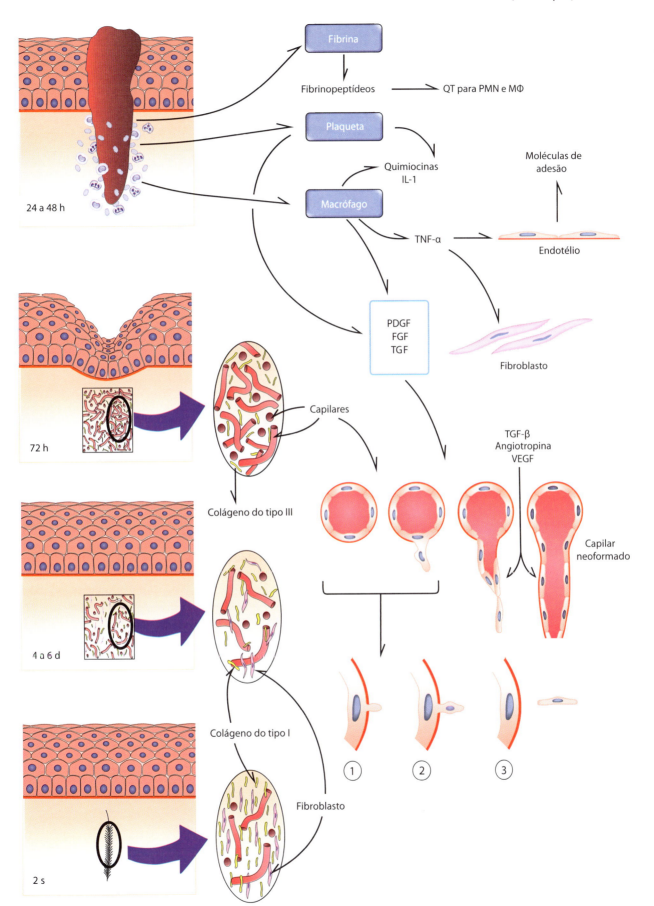

Figura 8.5 Representação esquemática do processo de cicatrização por primeira intenção. As elipses representam o tecido de granulação em diferentes fases. À direita, estão indicados os fatores que induzem o processo. d: dias; FGF: fator de crescimento de fibroblastos; h: horas; MΦ: macrófago; PMN: polimorfonuclear neutrófilo; PDGF: fator de crescimento derivado de plaquetas; QT: quimiotático; s: semanas; TGF: fator de crescimento transformante; VEGF: fator de crescimento do endotélio vascular.

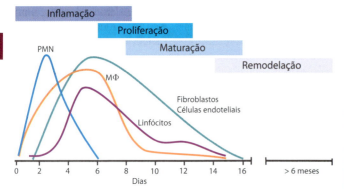

Figura 8.6 Evolução de uma cicatriz e número de leucócitos em função do tempo em diferentes fases da cicatrização. MΦ: macrófago; PMN: polimorfonuclear neutrófilo.

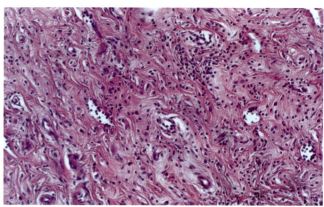

Figura 8.8 Cicatriz recente. Fibras colágenas abundantes em meio a numerosos vasos sanguíneos e infiltrado inflamatório.

proteinases na remodelação libera peptídeos antiproliferativos que dificultam a migração celular e induzem apoptose, o que limita a neoformação vascular e a proliferação fibroblástica.

Na segunda semana, a resistência da cicatriz corresponde a cerca de 10 a 20% da resistência da pele não lesada, aumentando progressivamente até atingir cerca de 80% da resistência original. O aumento de resistência da cicatriz resulta da remodelação do colágeno, especialmente pela maior quantidade de colágeno do tipo I e pelo aumento de ligações transversais entre as suas moléculas. A velocidade de cicatrização, o tamanho da cicatriz e a sua retração dependem da quantidade e da qualidade de citocinas e de fatores de crescimento produzidos durante o processo. O equilíbrio entre síntese e degradação da MEC é fundamental para uma cicatrização normal. A degradação depende da produção de metaloproteinases e de seus inibidores.

▶ *Cicatrização por segunda intenção*

Quando a ferida é extensa e tem margens afastadas, forma-se um grande coágulo. Se ocorre infecção, surge reação inflamatória exuberante. Nos dois casos, a exsudação de fagócitos é muito intensa e forma-se abundante tecido de granulação. Como as bordas da ferida são distantes, a regeneração da epiderme é mais lenta e demora mais tempo para se completar. Nas fases iniciais, o tecido de granulação faz saliência na superfície da ferida. Com o passar do tempo, surge a remodelação, com as mesmas transformações descritas na cicatrização por primeira intenção, sendo muito mais intenso e evidenciável o fenômeno de retração da cicatriz por miofibroblastos (a transformação de fibroblastos em miofibroblastos é muito

mais frequente nesse tipo de cicatrização). A retração é tão pronunciada que pode, em alguns meses, reduzir a superfície da cicatriz em 90% da dimensão inicial. Como na cicatrização por primeira intenção, a resistência da cicatriz aumenta com o passar do tempo, mas não atinge os níveis da pele íntegra. Os fatores de crescimento envolvidos nessa cicatrização são os mesmos descritos para a cicatrização por primeira intenção.

Lesões destrutivas (necrose, inflamação, traumatismos etc.) de qualquer órgão podem ter cicatrização pelos mesmos mecanismos descritos para a pele. Se a lesão é extensa e/ou há infecção, o processo é mais intenso e maior é a quantidade de tecido de granulação produzido.

Fatores que influenciam a cicatrização

A cicatrização sofre influência de fatores locais e sistêmicos, que podem reduzir, retardar ou impedir o processo.

▶ *Fatores locais*

Isquemia local, além de diminuir o aporte de nutrientes para a produção de matriz extracelular, reduz a síntese de colágeno (baixa tensão de O_2) e o pH, aumentando a quantidade de catabólitos (ADP e adenosina), que têm efeitos anti-inflamatórios. Baixa perfusão tecidual por *lesões vasculares* (p. ex., aterosclerose) ou por perturbações hemodinâmicas (estase venosa, como em varizes) retarda ou impede a cicatrização, pois reduz o fornecimento de O_2 e nutrientes. Úlceras crônicas nos membros inferiores em pacientes varicosos ou com aterosclerose não cicatrizam ou o fazem de maneira lenta. Úlceras de decúbito que se formam em pacientes acamados (calcanhares, nádegas, região sacrococcígea) resultam de baixa perfusão por compressão do corpo sobre o leito. Nesses casos, em geral, a cicatrização é dificultada também pelo mau *estado nutricional* do paciente. *Infecção* e *corpos estranhos* induzem resposta inflamatória mais acentuada e, por isso, aumentam a liberação de metaloproteinases, o que desequilibra a relação entre a síntese e a lise de componentes da MEC. A *temperatura* local influencia a cicatrização por modificar o fluxo sanguíneo. Por interferir em mitoses, a *irradiação* tem efeito anticicatricial, podendo até originar úlceras crônicas.

▶ *Fatores sistêmicos*

Indivíduos com *diabetes melito* têm cicatrização deficiente por causa de lesões vasculares (hipóxia) e de alterações em células fagocitárias que favorecem infecções. No diabetes, há aumento da glicosilação de proteínas, formando produtos de glicação (AGE, de *advanced glycation end products*). Células endoteliais, fibroblastos e macrófagos têm receptores RAGE

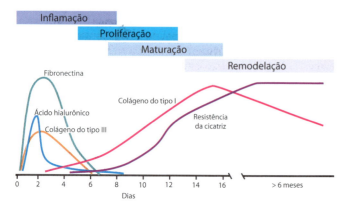

Figura 8.7 Concentração de diferentes proteínas da MEC e resistência da cicatriz, em função do tempo, em diferentes fases da cicatrização.

para glicoproteínas hiperglicadas (AGE). Ativação desses receptores induz citocinas pró-inflamatórias e proteases e diminui a expressão de moléculas anti-inflamatórias e antiproteases naturais, favorecendo a lesão inflamatória, o que dificulta a cicatrização.

No *hipotireoidismo*, há redução na síntese de poliglicanos da MEC, o que retarda a cicatrização. *Desnutrição*, especialmente a deficiência de proteínas, de vitamina C ou de zinco, retarda a cicatrização por interferir na síntese do colágeno. O zinco é componente de muitas enzimas (metaloenzimas), inclusive as que participam na síntese de DNA. *Neutropenia, neutropatias* (defeitos intrínsecos de neutrófilos) e *deficiência na síntese de moléculas de adesão* no endotélio ou em fagócitos acompanham-se de retardo na cicatrização também por facilitar infecções. A cicatrização é mais difícil em *idosos* com outras condições associadas ao envelhecimento (comorbidades), mas é pouco alterada em idosos saudáveis.

Os *corticosteroides* inibem a cicatrização porque reduzem a resposta inflamatória, a síntese e a remodelação da matriz extracelular. No entanto, seu efeito em retardar cicatrizes cirúrgicas é controvertido. *Anti-inflamatórios não esteroides*, inibidores da COX-1 ou 2, influenciam pouco a cicatrização. *Agentes quimioterápicos* prejudicam a cicatrização por reduzirem a fase inflamatória, a proliferação de fibroblastos e a síntese de MEC. A *resposta inflamatória sistêmica* que acompanha traumatismos extensos, infecções e queimaduras (Capítulo 4) reduz a cicatrização pela baixa perfusão do tecido cicatricial.

O *tabagismo* prejudica a cicatrização pela vasoconstrição provocada pela nicotina e pelos efeitos anti-inflamatórios do monóxido de carbono.

Manipulações e procedimentos para facilitar a cicatrização

Os profissionais da saúde vêm tentando vários procedimentos para facilitar e acelerar a cicatrização, especialmente em feridas crônicas. Os equivalentes biológicos de pele, formados por ceratinócitos proliferados *in vitro* e associados a componentes da MEC, estão sendo testados para acelerar a reparação de feridas extensas ou de úlceras crônicas.

Alguns *métodos físicos* vêm sendo testados em animais de laboratório, mas ainda com resultados discutíveis em humanos. Eletroestimulação com corrente alternada de baixa frequência ou de alta voltagem aumenta a exsudação de leucócitos e acelera a síntese de MEC e o fluxo de sangue. A utilização de oxigênio hiperbárico é útil no tratamento de feridas infectadas, especialmente por microrganismos anaeróbicos ou com necrose óssea. O método aumenta a oxigenação do sangue e a síntese de óxido nítrico, o que parece estimular a formação de tecido cicatricial. *Raios laser* de baixa energia e *ultrassom* facilitam a cicatrização em modelos experimentais. Apesar de bons resultados experimentais, em humanos os benefícios desses métodos físicos são questionáveis.

▶ Cicatrização hipertrófica | Queloide

Cicatrização hipertrófica e queloide são duas condições em que há formação excessiva de tecido conjuntivo em cicatriz cutânea. A cicatriz hipertrófica tende a regredir parcialmente com o tempo. O queloide forma tumorações (Figura 8.9) nas áreas de cicatrização, mesmo em feridas pequenas, podendo não regredir ou sofrer regressão muito lenta. O aspecto microscópico de ambas as lesões é semelhante: as fibras colágenas são irregulares, grossas, e formam feixes contendo capilares e fibroblastos em maior número do que uma cicatriz normal. Essas lesões são mais frequentes em jovens negros ou amarelos.

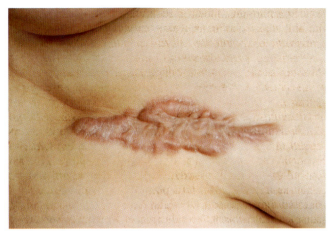

Figura 8.9 Aspecto macroscópico de queloide.

Reparo de fraturas ósseas

Como na cicatrização de tecidos moles, há dois tipos de reparo de fraturas: primário ou por primeira intenção e secundário ou por segunda intenção.

O *reparo primário* ocorre quando as extremidades fraturadas ficam justapostas. No início, há aumento do número de osteoclastos, que removem as superfícies das extremidades fraturadas; depois, ocorre neoformação de tecido ósseo cortical ligando as duas extremidades. Esse modo de reparo raramente ocorre espontaneamente, pois só acontece se o espaço entre as extremidades do osso fraturado é muito pequeno e a imobilização, adequada.

O *reparo secundário* ocorre quando existe um espaço maior entre as extremidades e se forma um coágulo. O processo tem cinco fases: (1) formação de coágulo no espaço intercortical, que induz reação inflamatória e angiogênese; (2) neoformação de cartilagem (calo mole); (3) início da formação de calo duro; (4) formação de osso membranoso a partir do periósteo, completando a formação do calo duro; (5) remodelação do tecido ósseo neoformado.

O coágulo formado no local da fratura é a principal fonte de mediadores inflamatórios (citocinas e quimiocinas liberadas por plaquetas e leucócitos) que iniciam o processo do reparo. Monócitos migrados originam osteoclastos que removem o tecido ósseo necrótico nas extremidades fraturadas. Fatores de crescimento mesenquimais (PDGF, TGF-β, FGF, VEGF e BMP) estimulam a proliferação e a diferenciação de precursores existentes no canal medular, no periósteo ou vindos da circulação (células-tronco e progenitores de células endoteliais), que originam vasos sanguíneos, condroblastos e osteoblastos envolvidos na neoformação do tecido ósseo reparador. Muitas BMP (*bone morphogenetic proteins*) estão envolvidas na morfogênese dos tecidos ósseo e cartilaginoso.

No canal medular e no espaço intercortical onde o coágulo se forma, os fatores de crescimento induzem diferenciação de células mesenquimais em fibroblastos (PDGF, FGF, TGF-β), vasos sanguíneos (VEGF) e condroblastos (BMP). Forma-se, assim, o *calo mole*. O *calo duro* origina-se da ossificação endocondral do calo mole e da formação de osso membranoso iniciada no periósteo (Figura 8.10). Os vasos neoformados invadem a cartilagem, os condrócitos sofrem apoptose, a matriz cartilaginosa é reabsorvida (por metaloproteinases) e os osteoblastos produzem colágeno do tipo I e proteínas acessórias da mineralização (osteocalcina, osteopontina). Simultaneamente, do periósteo originam-se vasos sanguíneos, fibroblastos e osteoblastos,

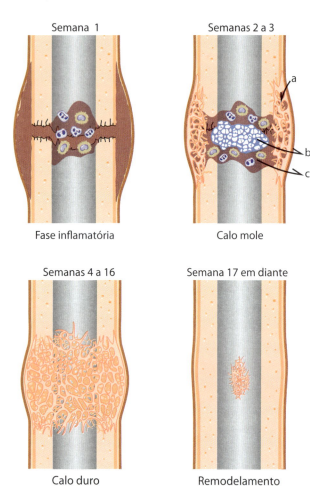

Figura 8.10 Representação esquemática do processo de cura de uma fratura em osso longo. Na primeira semana, o coágulo é reabsorvido. Entre a 2ª e a 3ª semanas, forma-se o calo mole. A partir da 4ª semana, é formado o calo duro, que sofre remodelação a partir da 17ª semana: (a) formação de osso membranoso a partir do periósteo; (b) tecido cartilaginoso neoformado; (c) tecido de granulação na área em que houve reabsorção do coágulo.

que iniciam a ossificação intramembranosa e formam um calo de osso esponjoso que encontra o osso endocondral, com o qual se funde. Em seguida, surge a remodelação, sendo o osso trabecular progressivamente transformado em osso lamelar.

Fatores mecânicos influenciam a formação do calo ósseo. Se a fratura é bem imobilizada, geralmente se cura por formação do calo mole com ossificação endocondral e por neoformação óssea diretamente do osso cortical justaposto. Se a fratura é apenas parcialmente imobilizada, permitindo algum movimento, há estímulo para osteogênese no periósteo e formação de calo periósteo ou calo externo, com osso de origem membranosa. Se o movimento na fratura é grande, forma-se calo mole a partir do endósteo e do coágulo, com pouca ossificação da cartilagem, sendo o calo do periósteo inibido ou retardado. Nesses casos, pode não haver união das extremidades do osso fraturado, resultando em uma *pseudoartrose*.

Reparo no tecido cartilaginoso

Lesões em cartilagens podem ser reparadas por cicatrização ou por regeneração. Esta ocorre em fraturas pequenas; em lesões extensas, a reparação se faz por cicatrização.

Um bom exemplo de doença em que existem alterações na renovação da matriz cartilaginosa é a osteoartrose (doença degenerativa crônica de cartilagens articulares). A doença caracteriza-se por alterações degenerativas da MEC e dos condrócitos que resultam em adelgaçamento progressivo da cartilagem articular e na formação de fissuras ou úlceras que comprometem o osso subjacente e os tecidos periarticulares, provocando dor, limitação de movimentos e enrijecimento da articulação. Além do componente genético, a doença associa-se ao envelhecimento e pode iniciar-se ou agravar-se por aumento do peso corporal.

As lesões devem-se ao desequilíbrio entre destruição e reparação da matriz cartilaginosa. Excesso de estímulo mecânico (p. ex., aumento de peso), redução da capacidade funcional de condroblastos (envelhecimento) ou influência genética fazem com que as metaloproteinases sejam mais abundantes, mais ativas e menos inibidas por seus inibidores (TIMP), com maior destruição do componente amorfo da matriz, sem reparação adequada. A cartilagem torna-se mais fina e sofre fraturas lineares ou ulcerações, eliminando fragmentos para a cavidade articular vistos à artroscopia. Tais fragmentos geram estímulos para os sinoviócitos, que liberam citocinas que aumentam a liberação de metaloproteinases, as quais agridem a superfície articular. Ocorre, também, aumento na síntese de prostaglandinas, resultando, na membrana sinovial e adjacências, em inflamação com edema, dor e pouco exsudato celular, diferentemente de inflamação com rico exsudato celular vista em artrites infecciosas ou de natureza imunitária. Mais tarde, surge fibrose progressiva da cápsula articular, enquanto os vasos neoformados a partir da cápsula invadem a cartilagem, promovendo sua calcificação. Fissuras e ulcerações na superfície articular levam a exposição do osso subcondral, que reage com neoformação de espículas ósseas irregulares (osteófitos), responsáveis pelo aumento da dor articular por irritação do periósteo e de tendões.

Reparo no tecido nervoso

A regeneração e o reparo no tecido nervoso têm características diferentes no sistema nervoso central (SNC) e no sistema nervoso periférico (SNP).

▶ Reparo no sistema nervoso periférico

Em animais de laboratório, são comumente estudados três tipos de lesão de nervos periféricos: (1) compressão ou esmagamento; (2) ligadura com fio, sem seccionar o nervo; (3) secção transversal do nervo.

Após esmagamento ou ligadura seguida de afrouxamento, ocorre degeneração das fibras nervosas seguida de regeneração dos axônios guiada pelas células de Schwann que proliferam no local. Desse modo, há recuperação morfológica e funcional do nervo. Quando o nervo é seccionado e as extremidades são apostas e suturadas, há regeneração de axônios. O sucesso da recuperação funcional depende da disposição correta das células de Schwann proliferadas na área de secção, que formam os condutos para os axônios regenerados chegarem ao seu destino no coto distal, onde reencontram os túneis nos quais existiam as fibras nervosas antes da secção do nervo. Por isso mesmo, após um traumatismo com secção de nervo, quanto mais rápida a intervenção e mais adequada a sutura, melhor é o prognóstico.

Em 1850, Augustus Waller descreveu a chamada *degeneração walleriana*, que é um processo ativo envolvendo moléculas sinalizadoras, mediadores e receptores diversos. Após secção de fibras nervosas ocorrem: (1) fechamento das extremidades do axônio, acompanhado de degeneração rápida de alguns micrômetros de extensão no coto seccionado proximal; (2) entre 8 e 24 h, inicia-se a degeneração da membrana do axônio, que se torna tumefeita e com bolhas; nesse período, observa-se cromatólise no pericário, seguida de reorganização para sintetizar os componentes para a regeneração do axônio; (3) fragmentação da bainha de mielina (degeneração walleriana) em todo o coto distal e no coto proximal, até o primeiro estrangulamento de Ranvier; (4) remoção da mielina degenerada e dos restos do axônio por macrófagos; (5) proliferação das células de Schwann, que formam bandas que orientam o crescimento dos axônios; (6) remielinização progressiva, na medida em que o axônio cresce.

A recuperação funcional do nervo depende do alinhamento das células de Schwann onde as extremidades ficam justapostas. Se o espaço entre as extremidades é considerável, forma-se coágulo que induz neoformação de tecido conjuntivo; as células de Schwann formam cordões desorganizados, e os axônios regenerados não são orientados para atingirem os túneis nos segmentos distais e, assim, chegarem corretamente ao seu destino. Os axônios dispõem-se em estruturas plexiformes, formando às vezes pequena tumoração, geralmente dolorosa, conhecida como *neuroma de amputação*.

▸ Reparo no sistema nervoso central

A existência de células-tronco abaixo do epêndima, na região do hipocampo e no bulbo olfatório, capazes de proliferar e de originar novos neurônios, veio quebrar o dogma de que neurônios mortos não podem ser repostos. O conhecimento sobre a biologia das células-tronco no SNC, o seu potencial regenerativo e os fatores que podem influenciar este processo permitem vislumbrar a possibilidade de intervenções que visem regenerar neurônios.

Em roedores, existe neoformação de neurônios a partir de células-tronco residentes ou originadas da circulação. A formação de novos neurônios a partir de células-tronco hipocampais e subependimárias foi observada também em humanos em algumas afecções degenerativas (p. ex., doença de Huntington), embora não se conheça o seu real impacto na evolução da doença. Existe, naturalmente, grande expectativa sobre o assunto.

Em lesões isquêmicas do SNC, os neurônios destruídos são reabsorvidos por macrófagos e pela micróglia, que endocitam e digerem os restos do tecido necrótico, o que é seguido de proliferação de astrócitos, que envolvem os vasos sanguíneos e restabelecem a barreira hematencefálica. Assim, o tecido morto é substituído por um foco de gliose, no qual predominam astrócitos e micróglia. A recuperação funcional das deficiências que se seguem à necrose deve-se em parte à hipertrofia de neurônios vizinhos, que aumentam seus prolongamentos e fazem novas conexões. Em humanos, não há evidências de regeneração de neurônios nesse processo.

Experimentalmente, a injeção de células-tronco no sítio de lesões recentes em ratos resulta em recuperação maior e mais rápida das deficiências funcionais decorrentes da lesão. Tal fato tem levado os pesquisadores a tentar a terapia com células-tronco em lesões traumáticas e isquêmicas em humanos.

▸ Regeneração de fibras nervosas no SNC

Após secção de fibras nervosas no SNC e em lesões da medula espinal, ocorre degeneração walleriana de modo muito lento, com regeneração mínima, diferentemente do que acontece nos nervos periféricos. A razão disso está nas células envolvidas: oligodendrócitos têm comportamento diferente do das células de Schwann. Após secção de fibras nervosas no SNC, os oligodendrócitos associados aos axônios degenerados sofrem apoptose ou hipotrofia, não contribuindo com a degeneração walleriana nem com a remielinização. A remoção da mielina no SNC é mais difícil porque a barreira hematencefálica dificulta a passagem de anticorpos naturais antimielina e a migração de monócitos. Desse modo, degeneração walleriana acontece, mas a remoção dos fragmentos é muito lenta, levando meses ou anos para se completar. A persistência de mielina e de subprodutos inibidores do crescimento de axônios impede a regeneração adequada. Por tudo isso, lesões da medula com secção de fibras nervosas geralmente têm baixo índice de recuperação, o mesmo acontecendo com doenças que causam desmielinização em outras áreas do SNC.

▪ Fibroses

Fibroses são condições em que existe aumento do estroma conjuntivo de um órgão resultante de cicatrização ou de um processo reacional em que a produção de MEC não está relacionada com o reparo de lesões. Algumas vezes, a fibrose altera a estrutura do órgão e resulta em distúrbios funcionais, caracterizando uma nova doença.

Fibroses em processos cicatriciais por lesões traumáticas ou inflamatórias são frequentes, mas ficam circunscritas à área lesada. Em um pulmão com tuberculose que se cura por fibrose, a área fibrosada restringe-se à região acometida pela inflamação; no fígado, um abscesso pode resultar em cicatriz fibrosa. Fibroses por agressões sistêmicas tendem a ser difusas e a comprometer todo o órgão, não sendo somente substituição das partes perdidas. Nesses casos, há produção excessiva de MEC em regiões menos afetadas pela lesão – a fibrose altera a arquitetura do órgão e pode ser responsável por alterações funcionais. É o que acontece na cirrose hepática após a esteato-hepatite alcoólica ou não alcoólica, que se inicia por aumento da MEC e de fibras colágenas no espaço subsinusoidal, não representando uma fibrose de substituição de hepatócitos mortos.

Mecanismos gerais de fibrose

A primeira fase de uma fibrose é a resposta inflamatória, na qual são liberados citocinas e fatores de crescimento que desencadeiam a formação excessiva de MEC. Nem sempre a inflamação é bem evidente, como em agressões difusas por agentes infecciosos (vírus, em hepatites virais crônicas; parasitos, como na esquistossomose mansônica) ou por autoagressão (pneumonite intersticial autoimune). Agressão física (pneumonia actínica) ou química (etanol ou distúrbio metabólico no fígado) gera radicais livres, que agridem células e estroma e induzem a liberação de citocinas e de fatores de crescimento, com pouco exsudato inflamatório. Outras vezes, não se identifica o fator indutor de fibrose (p. ex., fibrose pulmonar idiopática).

Nas fibroses, as células que sintetizam MEC podem ter diferentes origens: (1) fibroblastos residentes; (2) células estreladas ou pericitos, que podem diferenciar-se em miofibroblastos (células semelhantes às células estreladas do fígado têm sido descritas nos pulmões, nos rins e no pâncreas, nos quais podem gerar fibrose); (3) precursores vindos da circulação, como células-tronco multipotentes, células mesenquimais indiferenciadas ou células com marcadores mieloides (CD44+); (4) miofibroblastos podem originar-se por transdiferenciação epiteliomesenquimal, a partir de células tubulares renais e de pneumócitos do tipo I do pulmão; este processo é ainda questionável.

Algumas citocinas (IL-1, TNF-α, IL-6, PDGF, IL-4 e IL-13) e quimiocinas (CCL2, CCL4) são importantes na indução de receptores para fatores de crescimento que induzem a proliferação e o deslocamento de miofibroblastos (ou seus precursores). O TGF-β e a IL-13 são os fatores de crescimento mais envolvidos na proliferação e na ativação de miofibroblastos. O TGF-β é o mais universal, participando em fibroses de diferentes órgãos. A IL-13 e a IL-4 têm papel em fibroses associadas a inflamações granulomatosas com ativação de linfócitos Th2, como a esquistossomose mansônica. Além de citocinas, a aldosterona e a angiotensina II podem estimular miofibroblastos.

Um fator importante na evolução de uma fibrose é o balanço entre estímulos fibrogênicos (descritos anteriormente) e fibrolíticos, estes representados sobretudo por metaloproteinases, que são liberadas por leucócitos em inflamações, células residentes, células parenquimatosas e endotélio. A capacidade de produzir citocinas e quimiocinas ativadoras da síntese de MEC, metaloproteinases e seus inibidores varia em diferentes indivíduos, dependendo, entre outros, de fatores genéticos. Isso explica em parte por que só uma pequena porcentagem de pessoas infectadas pelo *S. mansoni*, com a mesma carga parasitária, desenvolve fibrose hepática.

Regressão de fibroses

Durante muito tempo consideradas irreversíveis, as fibroses podem involuir ou mesmo desaparecer caso se elimine o estímulo que as induziu. A quantidade de MEC em qualquer local é dinâmica, dependendo do balanceamento entre fatores que aumentam sua produção e os que promovem sua degradação. A involução de fibroses depende de agentes fibrolíticos, sobretudo metaloproteinases e seus inibidores. Se o estímulo fibrogênico deixa de existir, é possível que metaloproteinases ativadas e/ou TIMP inibidos promovam degradação da matriz. Essa situação foi demonstrada na fibrose miocárdica de hipertensos após controle da hipertensão arterial (especialmente com inibidores de aldosterona e angiotensina II), na fibrose esquistossomótica após eliminação do parasito e na fibrose alcoólica após abstinência prolongada. No entanto, o fenômeno não ocorre em todos os indivíduos, dependendo de fatores individuais (genéticos): há indivíduos bons fibrogênicos, por exacerbação dos fatores envolvidos na síntese da matriz, ou maus fibrolíticos, por redução na capacidade de produzir metaloproteinases ou por exacerbação na atividade de TIMP. No fígado, foi descrita regressão de cirrose secundária a hepatite viral, após erradicação do vírus, e de cirrose biliar por obstrução biliar, após desobstrução. No entanto, a maioria das cirroses não regride. Quando em estágio muito avançado, a fibrose associa-se a poucas células, inclusive as responsáveis pela produção de metaloproteinases, o que dificulta a sua remodelação.

Fibroses hepáticas

A MEC do fígado tem características diferentes nos espaços portais, nos lóbulos e em torno da veia centrolobular. Nos espaços portais, predominam os colágenos dos tipos I e III, existindo, ainda, colágeno IV nas membranas basais dos canais biliares e vasos; em menor quantidade, existem colágenos dos tipos V e VI. De permeio, há proteoglicanos e proteínas não fibrosas, como laminina, fibronectina, entactina e ondulina. Nos espaços perissinusoidais de Disse, predomina o colágeno do tipo IV, que, juntamente com proteoglicanos, laminina, fibronectina e entactina, forma uma estrutura correspondente à membrana basal, que representa o retículo estromático do fígado. Em torno das veias centrolobulares, existem fibras delgadas formadas por colágeno dos tipos I e III associadas aos colágenos V e VI, além dos outros constituintes da membrana basal (Figura 8.11).

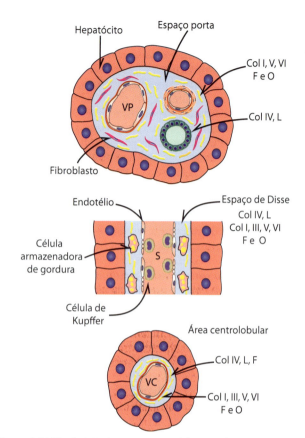

Figura 8.11 Distribuição da matriz extracelular em diferentes regiões do fígado. Col: colágeno; F: fibronectina; L: laminina; O: ondulina; S: sinusoide; VC: veia centrolobular; VP: veia porta.

Os componentes da matriz extracelular são sintetizados por fibroblastos portais, por células perissinusoidais e por células endoteliais dos sinusoides nos espaços de Disse e em torno da veia centrolobular. Nas fibroses hepáticas, a síntese de MEC é feita sobretudo por células estreladas.

Após necrose hepática focal, a MEC permanece intacta e os hepatócitos regenerados ocupam a mesma posição dos destruídos. Em necrose extensa, o estroma reticular colaba-se, e os hepatócitos regenerados não encontram o retículo que orienta seu alinhamento adequado e formam nódulos que ficam envoltos por MEC colabada. Nesta, ocorre deposição de mais moléculas de colágeno dos tipos I e III, que formam septos fibrosos envolvendo os nódulos de regeneração. Esse tipo de fibrose, em que há neoformação conjuntiva, regeneração nodular de hepatócitos e subversão da arquitetura do órgão, é denominado *cirrose hepática*. A expressão *fibrose hepática* refere-se a condições em que a conjuntivização não se acompanha de subversão da arquitetura lobular. No etilismo crônico, desenvolve-se fibrose hepática (Figura 8.12) que, em cerca de 15% dos casos, evolui para cirrose. A fibrose começa em torno da veia centrolobular, avança para os espaços de Disse e chega à região periportal. Desse modo, formam-se septos centroportais, centrocentrais e septos irregulares no interior dos lóbulos, especialmente se há necrose de hepatócitos. Se a regeneração hepatocitária é nodular, o processo evolui para subversão da arquitetura do órgão, ou seja, para cirrose. No etilismo, a fibrose depende da ativação das células estreladas, que é feita pelo acetaldeído, por radicais livres originados do etanol, por produtos de lipoperoxidação e por citocinas do processo inflamatório.

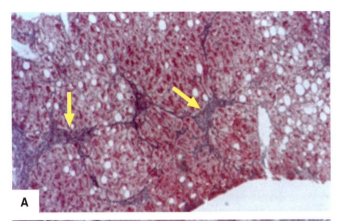

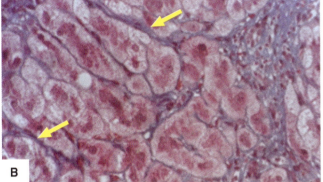

Figura 8.12 Fibrose hepática em alcoolista crônico. **A.** Septos fibrosos vistos na coloração pelo tricrômico de Masson (*setas*). **B.** Detalhe do mesmo caso, para mostrar fibrose pericelular ou subsinusoidal (*setas*).

Na esquistossomose mansônica, a fibrose hepática é a lesão mais grave e mais importante. Os ovos do parasito localizam-se sobretudo nos espaços portais, onde induzem inflamação granulomatosa. Na maioria dos casos, os granulomas curam-se por fibrose discreta ou moderada que não deixa consequências importantes. Em poucas pessoas, porém, a neoformação conjuntiva é excessiva e estende-se a todo o espaço portal, o qual se torna alargado. Essa fibrose exuberante, associada a intensa neoformação vascular, fica restrita aos espaços portais. A angiogênese induzida pelos granulomas contribui para a fibrose, pois os miofibroblastos podem originar-se também de pericitos.

Fibroses cardíacas

Neoformação conjuntiva no miocárdio é condição frequente, especialmente cicatrizes que se formam em áreas de infarto. Mais importante é a fibrose que se desenvolve em miocardites crônicas, como a chagásica, nas quais a neoformação conjuntiva contribui para diminuir a capacidade contrátil do coração. Na aterosclerose das coronárias, há hipóxia variável do miocárdio, o que leva a necrose focal e, possivelmente, a apoptose. Em consequência, surgem múltiplos focos de fibrose. Fibrose reacional, não cicatricial e não inflamatória, ocorre de modo difuso em alguns tipos de hipertrofia cardíaca, sendo fator importante no aparecimento de modificações na arquitetura do miocárdio e de alterações contráteis. A síntese de MEC no coração é feita por fibroblastos, por células endoteliais e por células musculares lisas dos vasos.

▸ Fibrose do miocárdio na hipertrofia cardíaca

Quando há hipertrofia de miocardiócitos, ocorre, também, aumento dos componentes da MEC. Na sobrecarga cardíaca por exercício físico, por fístulas arteriovenosas ou por anemia crônica, há aumento do estroma proporcional à hipertrofia (a relação entre massa de fibrocélulas, massa vascular e massa de matriz extracelular fica mantida). Cessada a causa, a hipertrofia regride, diminuindo, também, o estroma. Nesses casos, a fibrose reacional depende dos mesmos estímulos que induzem hipertrofia dos miocardiócitos.

Na hipertrofia da hipertensão arterial, coarctação da aorta ou defeitos valvares, a fibrose reacional é intensa e desproporcional à hipertrofia. O aumento da quantidade de fibras colágenas no estroma é maior do que a hipertrofia das miocélulas, de modo que a relação entre massa de estroma e massa de cardiócitos aumenta. Tal fibrose tem algumas características: (1) é uma fibrose intersticial difusa, com aumento do colágeno no endomísio (Figura 8.13); (2) é também perivascular, na adventícia de vasos; (3) associa-se com áreas de fibrose reparativa representadas por cicatrizes microscópicas secundárias à morte de miocardiócitos.

Observações experimentais mostram que a fibrose miocárdica desproporcional independe de hipertrofia. A irradiação do miocárdio de ratos, por exemplo, induz fibrose endomisial difusa sem relação com hipertrofia de miocélulas. Na hipertensão arterial renovascular experimental em ratos, ocorre fibrose reacional do ventrículo direito sem que essa câmara tenha sofrido hipertrofia. Nesse caso, a fibrose relaciona-se com fatores sistêmicos que atuam no ventrículo direito, como aldosterona e angiotensina II. Inibição da aldosterona por espironolactona em doses que não reduzem a hipertensão arterial impede o aparecimento dessa fibrose. Estudos *in vitro* mostram que a aldosterona pode se ligar a receptores de fibroblastos e estimular a fibrilogênese.

A miocardite crônica da doença de Chagas acompanha-se de fibrose difusa e intensa nos pacientes com insuficiência cardíaca e discreta na forma indeterminada da doença. Fatores genéticos e mecanismos imunitários envolvidos na patogênese da inflamação estão relacionados com a hiperprodução de fatores de crescimento por células do exsudato inflamatório.

▪ Fibromatoses

São doenças de etiologia desconhecida caracterizadas por proliferação exagerada de tecido conjuntivo e produção de

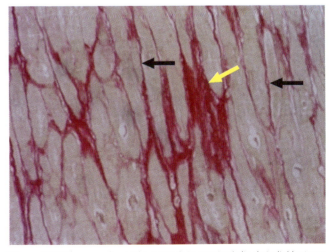

Figura 8.13 Fibrose endomisial e reparadora no miocárdio de indivíduo com hipertensão arterial (coloração por picrossírio, que cora o colágeno em vermelho e as fibras cardíacas em amarelo). Notar colágeno no endomísio (*setas pretas*) e área de fibrose cicatricial focal ocupando o espaço de miocardiócitos (*seta amarela*).

grande quantidade de fibras colágenas espessas que formam massas irregulares ou nódulos. Nas *fibromatoses palmar e plantar*, as células proliferadas são miofibroblastos, razão pela qual a lesão tende a se contrair e a provocar deformidades nas mãos ou nos pés. Na *doença de Dupuytren* (fibromatose palmar), que pode ser uni ou bilateral, a fibrose na fáscia resulta em contratura dos dedos. Na *fibromatose peniana* (doença de Peyronie), a fibrose no dorso do pênis forma uma massa que altera a conformação do órgão. As fibromatoses plantar, palmar e peniana podem estacionar ou mesmo regredir espontaneamente, mas, em muitos casos, necessitam de intervenção cirúrgica.

O *tumor desmoide* caracteriza-se pela proliferação de tecido conjuntivo que se infiltra lentamente nas estruturas vizinhas, especialmente fáscias e músculos. A lesão é muito celular na parte periférica, mas, na região central, é constituída por feixes grossos de colágeno hialinizado. O tumor desmoide origina-se em fáscias dos músculos do ombro, das coxas, do tórax e do abdome; na parede abdominal, é encontrado geralmente em mulheres após o parto. Tumores intra-abdominais formam-se na parede pélvica ou no mesentério. A etiologia do tumor desmoide é desconhecida, mas suspeita-se da existência de fator genético, por causa de sua associação frequente com outras doenças hereditárias. Receptores para estrogênio têm sido descritos em fibroblastos do tumor desmoide abdominal.

A *fasciite nodular* é uma proliferação de tecido conjuntivo no subcutâneo ou junto de aponeuroses. No início, o tecido conjuntivo apresenta aspecto frouxo. Mais tarde, a lesão torna-se mais celular, surgindo fibroblastos dispostos em feixes e esparsas células inflamatórias e hemácias; macrófagos espumosos e células gigantes podem ser encontrados. Na fase tardia, há deposição de colágeno em feixes espessos, dispostos irregularmente. A lesão assemelha-se a uma neoplasia pela proliferação celular e pelo aspecto infiltrativo.

▶ Leitura complementar

BADYLAK, SF *et al.* Engineered whole organs and complex tissues. *Lancet, 379*:943-52, 2012.
BANYARD, DA *et al.* Regenerative biomaterials: a review. *Plast Reconstr Surg, 135*:1740-8, 2015.
BENIGNI, A *et al.* Kidney regeneration. *Lancet, 375*:1310-7, 2010.
BERTRAND, J *et al.* Molecular mechanisms of cartilage remodelling in osteoarthritis. *Int J Biochem Cell Biol., 42*:1594-601, 2010.
BROUGHTON, G *et al.* Wound healing: an overview. *Plast Reconstr Surg., 117(S1)*:S1-S32, 2006.
CHEN, Z *et al.* Peripheral nerve regeneration. *Ann Rev Neurosc., 30*:209-33, 2007.
DIPIETRO, LA. Angiogenesis and scar formation in healing wounds. *Curr Opin Rheumatol., 25*:87-91, 2013.
FEBS, J. Proteoglicanos da matriz extracelular. *277*:3864-923, 2010.
GHIEH, F *et al.* The use of stem cells in burn wound healing: a review. *Biomed Res Int,* 2015.
HUANG, G *et al.* Molecular basis of embryonic stem cell self-renewal: from signaling pathways to pluripotency network. *Cell Mol Life Sci, 72*:1741-57, 2015.
JOURNAL OF CLINICAL INVESTIGATION, volume 117:524-86 (revisões sobre fibroses), 2007.
KWON, YJ, LEE, KG, CHOI, D. Clinical implications of advances in liver regeneration. *Clin Mol Hepatol, 21*:7-13, 2015.
LEE, YA, WALLACE, MC, FRIEDMAN, S Pathobiology of liver fibrosis: a translational success story. *Gut, 64*:830-41, 2015.
MARTELLO, G, SMITH, A. The nature of embryonic stem cells. *Annu Rev Cell Dev Biol, 30*:647-75, 2014.
PATEL, M, YANG, S. Advances in reprogramming somatic cells to induced pluripotent stem cells. *Stem Cell Rev., 6*:367-80, 2010.
PHILIPS, AM. Overview of the fracture healing cascade. *Injury, 36(S3)*:5-7, 2005.
PTASZEK, LM *et al.* Towards regenerative therapy for cardiac disease. *Lancet, 379*:933-42, 2012.
ROBLES, DT. Keloids: pathophysiology and management. *Dermatol Online J., 13*:9-19, 2007.
SEMINARS LIVER DISEASES. (Fibrose hepática) *30*:215-57, 2010.
SHERRATT, JA, DALLON, JC. Theoretical models of wound healing: past successes and future challenges. *C R Biol., 325*:557-64, 2002.
VARGAS, ME, BARRES, BA. Why is wallerian degeneration in the CNS so slow? *Ann Rev Neurosc, 30*:153-79, 2007.
ZHANG, Y, MIGNONE, J, MACLELLAN, WR. Cardiac regeneration and stem cells. *Physiol Rev, 95*:1189-204, 2015.

9
Alterações da Circulação

Carlos Musso e Fausto Edmundo Lima Pereira

▸ Aspectos da normalidade

O sistema circulatório é um conjunto fechado de tubos interligados que conduz o sangue impulsionado por um mecanismo de bombas. De modo resumido, tal sistema é formado por uma bomba (coração), por tubos de distribuição e coletores (artérias, veias e vasos linfáticos) e por uma grande rede de tubos de paredes finas, denominada microcirculação (arteríolas, vênulas e capilares), que permite a troca de substâncias entre o sangue, o interstício e as células.

Estrutura do sistema circulatório

O sistema circulatório possui estrutura comum nos seus diferentes territórios, representada por três camadas que se adelgaçam progressivamente ao se afastarem do coração.

A *camada interna*, em contato com o sangue, é revestida pelo endotélio; no coração, nas artérias e nas veias, o endotélio está apoiado em tecido fibroelástico que constitui, respectivamente, o endocárdio e a íntima. Nas arteríolas e em vênulas maiores, o endotélio está separado da camada média por uma lâmina de tecido elástico que se adelgaça progressivamente até desaparecer nas arteríolas pré-capilares e vênulas pós-capilares. Nos capilares, o endotélio e sua membrana basal estão em contato direto com a matriz extracelular (MEC). A *camada média* é formada, no coração, por músculo estriado cardíaco, nas artérias e veias por músculo liso e fibras elásticas e, em alguns capilares, por pericitos. A *camada externa* no coração é o epicárdio; nas artérias e veias, constitui a adventícia; na microcirculação, ela confunde-se com o tecido conjuntivo adjacente.

A espessura da parede e as forças de tração e compressão extrínsecas interferem na distensibilidade e na elasticidade do sistema, que comporta um volume de fluido mais ou menos constante. A resistência periférica ao fluxo sanguíneo é controlada especialmente pelas arteríolas, cujas paredes são mais espessas em relação à luz, de modo que contrações ou relaxamentos fazem variar muito o seu diâmetro. Quanto menor é o somatório das secções transversais dos vasos, maior é a resistência periférica. As arteríolas são, portanto, um componente importante no controle da pressão arterial, aumentando-a quando há vasoconstrição e diminuindo-a se existe vasodilatação.

O sistema circulatório tem também capacidade de adaptar-se a variações de volemia, por três mecanismos: (1) a distensibilidade dos vasos acomoda maiores volumes; (2) a constrição vascular reduz o compartimento para menores volumes; (3) alternância dos territórios de perfusão na microcirculação (circulação intermitente nos capilares). A capacidade volumétrica do sistema circulatório é muito maior do que o volume de sangue circulante. O maior compartimento no sistema circulatório é o território venoso (veias e vênulas).

Fluxo sanguíneo

A movimentação do sangue no interior do sistema circulatório depende principalmente da ejeção produzida pela força contrátil do miocárdio. A quantidade de sangue bombeada por cada ventrículo, na unidade de tempo, recebe o nome de *débito cardíaco* (DC), o qual depende da frequência cardíaca (FC) e do volume de sangue ejetado na sístole (DC = FC × volume sistólico). O sangue flui pelo sistema arterial, passa pela rede capilar e retorna aos átrios (*retorno venoso*). Para o equilíbrio entre o débito cardíaco e o retorno venoso, também é necessária a impulsão intermitente do sangue pela ação dos músculos esqueléticos, do movimento respiratório e da pulsação das artérias, que constituem as outras bombas do sistema. Os músculos esqueléticos e a pulsação arterial pressionam o sangue contido nas veias em direção ao coração, como verdadeira ordenha das veias profundas, fazendo o sangue fluir em direção aos átrios. Por acentuarem, de modo intermitente, a pressão negativa intratorácica e no mediastino, os movimentos respiratórios promovem sucção do sangue das veias sistêmicas em direção ao átrio direito. O retorno venoso dos pulmões é favorecido na expiração, já que na inspiração a expansão pulmonar e a dos vasos pulmonares aumenta o volume de sangue nos pulmões. O fluxo unidirecional do sangue é favorecido ainda pela existência de valvas atrioventriculares, ventriculoarteriais e venosas, que impedem o fluxo retrógrado dentro do sistema. A Figura 9.1 mostra de modo esquemático o sistema circulatório e o fluxo do sangue.

O sangue é uma suspensão em que células ficam dispersas em uma parte líquida, o plasma, no qual existem muitas moléculas que, junto com as células, determinam a viscosidade sanguínea e, consequentemente, as suas fluidez e velocidade dentro dos vasos. Variações na quantidade e na forma dos

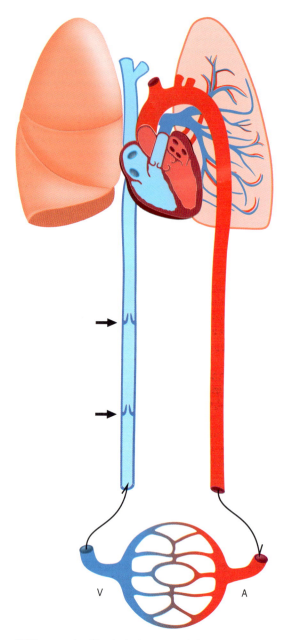

Figura 9.1 Esquema simplificado do sistema circulatório. A existência de valvas nas veias (*setas*), entre os átrios e os ventrículos e na emergência da aorta e da artéria pulmonar mantém a direção do fluxo sanguíneo e impede o seu refluxo. O sangue sai dos ventrículos e retorna aos átrios. A: artéria; V: veia.

o lado venoso reduz exponencialmente com a diminuição da luz, conforme a lei de Poiseuille:

$$F = \frac{\Delta P \pi r^4}{8\eta L}$$

em que "r" representa o raio do vaso, L é o comprimento do vaso e η é a viscosidade do sangue. A velocidade do fluxo cai progressivamente do coração até a microcirculação, já que a área de secção transversa do conjunto de vasos é progressivamente maior até o leito capilar (somatória de todos os capilares), mas o volume de sangue que é ejetado é o mesmo que retorna ao coração.

A viscosidade do sangue e a velocidade do fluxo fazem com que os elementos figurados ocupem o eixo da coluna em movimento, com os elementos maiores deslocando-se em maior velocidade no centro do vaso e os menores, mais próximos do endotélio, em menor velocidade (Figura 9.2). Tal configuração constitui o *fluxo laminar*, já que diferentes estratos (lâminas) concêntricos movimentam-se um dentro do outro de maneira telescópica, evitando o contato dos elementos figurados com o endotélio. Além do movimento linear, existe também um movimento helicoidal da coluna de sangue. A sístole ventricular e a curvatura natural da aorta determinam torção do fluxo sanguíneo e imprimem movimento helicoidal à massa sanguínea, sendo este mais um fator que reduz o atrito com a parede vascular, a chamada *força de cisalhamento* (*shear stress*). Perda do fluxo laminar causa turbilhonamento do sangue, o que favorece a aproximação dos elementos figurados da superfície endotelial.

A regulação do fluxo de sangue para os tecidos se faz na microcirculação, onde as arteríolas são capazes de grandes variações na luz (dilatação ou contração). Vasoconstrição arteriolar aumenta a resistência vascular periférica e a pressão arterial. Vasodilatação arteriolar aumenta o fluxo de sangue para os tecidos, aumentando o aporte de nutrientes e oxigênio. Portanto, a microcirculação reage a estímulos para compensar alterações sistêmicas de pressão e volume e responde a estímulos locais gerados quando aumenta a demanda de sangue.

O controle da microcirculação é feito por mecanismos neurais (inervação), humorais (hormonais), endoteliais e metabólicos. A *regulação nervosa* depende da inervação autonômica; as células musculares lisas das arteríolas têm receptores alfa ou beta em proporções diferentes: os vasos periféricos têm mais receptores alfa-adrenérgicos, enquanto nos viscerais predominam receptores beta-adrenérgicos. A *regulação hormonal ou humoral* é feita por receptores para vasopressina e angiotensinas I e II (vasoconstritores) e receptores para histamina, bradicinina, protaglandinas E_2 e I_2 e opioides endógenos (vasodilatadores). A *regulação endotelial* (ver Capítulo 3) é mediada pela produção, pelas células endoteliais, de substâncias vasodilatadoras (óxido nítrico e PGI_2 ou prostaciclina) e vasoconstritoras (endotelinas e tromboxano). A *regulação metabólica* vem de produtos do metabolismo que atuam no músculo liso arteriolar e nos esfíncteres pré-capilares. ADP e adenosina atuam em receptores purinérgicos do músculo liso arteriolar produzindo vasodilatação; aumento de íons hidrogênio reduz a sensibilidade do músculo liso aos vasoconstritores e favorece a abertura dos esfíncteres pré-capilares. A regulação metabólica é a que mantém, na microcirculação, um fluxo sanguíneo adequado para atender às necessidades dos tecidos nos diferentes momentos funcionais.

Como a rede capilar é um compartimento muito amplo, nela o fluxo do sangue deve ser controlado de modo que somente uma parte do sistema esteja aberta em um determinado

elementos figurados e na composição do plasma podem causar mudanças na viscosidade sanguínea e na perfusão tecidual. A relação entre a viscosidade do sangue e as forças necessárias para o seu deslocamento são os elementos físicos que regulam as pressões intravasculares, o fluxo e a resistência ao fluxo no interior dos vasos. O fluxo (F), que é a passagem do sangue, na unidade de tempo, entre os lados arterial e venoso do sistema circulatório, depende da diferença de pressão (ΔP) entre esses dois compartimentos e da resistência (R) oferecida pelos vasos à passagem do sangue (F = ΔP/R). A resistência periférica, que depende sobretudo do calibre dos vasos e do seu comprimento, sofre também influência do atrito entre os elementos figurados do sangue e entre estes e a superfície interna dos vasos. É fácil perceber a importância do diâmetro vascular no fluxo do sangue, uma vez que o fluxo entre o lado arterial e

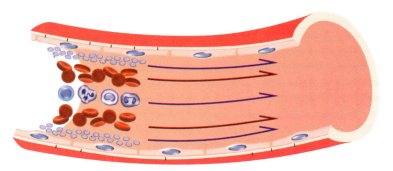

Figura 9.2 Padrão laminar do fluxo sanguíneo. Leucócitos e hemácias circulam em camadas concêntricas na parte central da coluna de sangue, enquanto as plaquetas fluem na periferia, mais próximas do endotélio. Quando o fluxo laminar torna-se turbilhonado, as células chocam-se contra a parede vascular, o que pode favorecer a ativação de plaquetas e iniciar a sua adesão ao endotélio.

momento. Esse controle é feito por meta-arteríolas, na emergência dos capilares, onde o músculo liso forma os esfíncteres pré-capilares: estes podem fechar e abrir de modo que o sangue passa por alguns capilares e não por outros, de modo alternante, permitindo um fluxo em velocidade adequada e em volume suficiente para manter a homeostasia do sistema.

O funcionamento do coração e dos vasos é regulado por centros nervosos no sistema nervoso central (centros cardiorreguladores no tronco cerebral), os quais recebem estímulos aferentes de sensores no sistema circulatório que podem ser estimulados por variações de pressão e volume (presso e volumorreceptores) ou por variações de pH ou na tensão de CO_2 (quimiorreceptores). Tais estímulos chegam aos centros cardiorreguladores, que os integram e enviam estímulos eferentes via sistema nervoso autônomo: inervação simpática e parassimpática no coração e inervação predominantemente simpática nas arteríolas periféricas. As veias recebem inervação simpática e têm, no músculo liso, receptores alfa, venoconstritores. Sensores de pressão e volume existem também nas arteríolas aferentes dos glomérulos; estímulo deles controla a liberação de renina, que atua no angiotensinogênio produzido no fígado e gera angiotensina I. Esta, por ação da enzima conversora da angiotensina (ECA), é convertida em angiotensina II, que é vasoconstritora e também estimula a liberação de aldosterona na cortical da suprarrenal. A Figura 9.3 resume a regulação da função do sistema circulatório por meio de sensores de pressão, de volume e de variações de pH.

O fluxo de substâncias do sangue para a matriz extracelular e daí para as células e destas de volta ao sangue é feito principalmente na rede capilar. A passagem de líquido contendo nutrientes através da parede dos capilares é feita pela pressão de filtração (filtra o plasma) e de reabsorção, cujos detalhes serão discutidos adiante. Os capilares têm estrutura variável em diferentes territórios: (1) capilares contínuos, nos quais as células endoteliais estão presas umas às outras por interdigitações e complexos de adesão; a maioria dos capilares é contínua; (2) capilares fenestrados, em que existem poros nas células endoteliais, túneis que atravessam o citoplasma e se abrem sobre a membrana basal (p. ex., capilares glomerulares e sinusoides hepáticos); (3) capilares descontínuos, com espaços entre as células endoteliais (sinusoides esplênicos). A Figura 9.4 mostra os tipos de capilares sanguíneos em diferentes órgãos.

Os mecanismos de trocas entre o sangue e a matriz extracelular variam em diferentes órgãos, dependendo do tipo de capilar e de acordo com a maior ou menor demanda. A parede capilar é semipermeável, e o líquido que a atravessa é um filtrado. Nos capilares também existe intensa atividade de trânsito de vesículas da face luminal para a abluminal, e vice-versa (transcitose). Em muitas agressões, a permeabilidade capilar fica aumentada; os mecanismos desse aumento foram discutidos no Capítulo 4.

Sistema linfático

O sistema linfático é formado por um conjunto de vasos que se iniciam na matriz extracelular como capilares em fundo cego, cuja parede é muito fina e revestida por células endoteliais com bordas interdigitadas ou parcialmente sobrepostas e ligadas entre si por complexos juncionais descontínuos; tal conformação permite a passagem do líquido tecidual de forma unidirecional e intermitente para o interior do vaso linfático (Figura 9.5). A superfície externa dessas células está fixada às fibras da matriz extracelular que, quando distendidas, fazem tração nas paredes capilares favorecendo o mecanismo de drenagem, já que a sobreposição das células funciona como mecanismo de báscula que só permite a passagem do líquido tecidual para dentro do vaso. Distensão da parede provoca dilatação dos vasos linfáticos iniciais e, consequentemente, sucção do líquido para o interior do vaso. Tal mecanismo é amplificado pelo fato de os vasos linfáticos possuírem válvulas. Quando expandido por linfa, o segmento capilar entre uma válvula e outra sofre bombeamento pelas células ao seu redor (sístole linfática), impulsionando a linfa para os linfonodos regionais ou satélites (cadeia linfática locorregional). Os vasos linfáticos penetram nos linfonodos pela face convexa destes e deságuam no seio subcapsular; a linfa passa através das áreas cortical e paracortical do linfonodo e é lançada nos seios linfáticos da medular, de onde sai pelos vasos linfáticos eferentes; estes confluem para formar o ducto torácico e o ducto linfático direito, que coletam a linfa de todo o corpo e a lançam nas veias braquiocefálicas.

A linfa é formada a partir da reabsorção do líquido intersticial filtrado dos capilares sanguíneos; contém água e moléculas pequenas, mas também macromoléculas e células migradoras. Nos linfonodos, a linfa aferente contém poucas células (células dendríticas e outras células fagocitárias) que são atraídas para entrar nos linfáticos aferentes por quimiocinas liberadas pelo endotélio linfático (ver Capítulo 4); a linfa eferente é rica em células, pois é o meio de transporte de linfócitos dos linfonodos até o sangue, constituindo a maior parcela de linfócitos na circulação periférica.

▶ Hiperemia

Hiperemia (hiper = muito; *haimos* = sangue) é o aumento da quantidade de sangue no interior dos vasos em um órgão ou tecido, especialmente na microcirculação. Maior volume

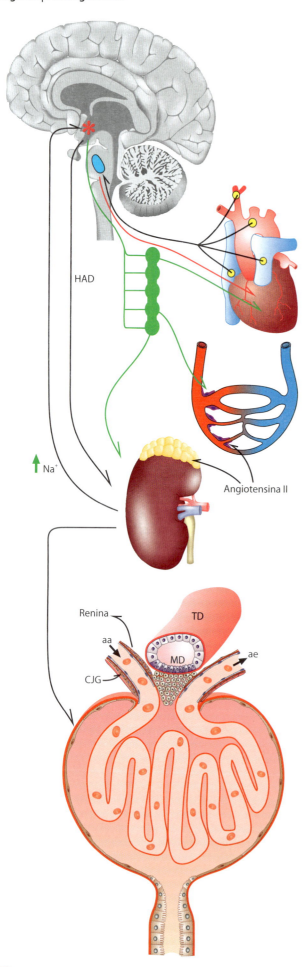

de sangue na microcirculação resulta do aumento da velocidade do fluxo sanguíneo (hiperemia ativa), da redução da drenagem venosa por diminuição da velocidade de fluxo (hiperemia passiva ou congestão) ou desses dois fatores, quando há hiperfluxo associado a dificuldade de retorno venoso, como acontece em inflamações (hiperemia mista).

Hiperemia ativa ocorre por vasodilatação arteriolar, o que aumenta o fluxo de sangue no local, o qual toma coloração avermelhada. São exemplos fáceis de observar a hiperemia facial (rubor facial) de origem neurogênica, o rubor facial que acompanha o exercício físico e a hiperemia nas fases iniciais de uma inflamação aguda (rubor no tecido inflamado). Hiperemia ativa é causada por estímulos vasodilatadores neurogênicos (rubor facial) ou metabólicos (ADP e adenosina no exercício físico) e por mediadores inflamatórios vasodilatadores (ver Capítulo 4). As consequências dessa hiperemia são discretas: a hiperemia neurogênica e a do exercício físico são transitórias; a hiperemia ativa da inflamação é seguida rapidamente por hiperemia passiva, tornando-se hiperemia mista. Na hiperemia neurogênica por desnervação simpática, como acontece em traumatismos raquimedulares, pode haver hipotensão arterial, especialmente postural, por vasodilatação arteriolar.

Hiperemia passiva ou **congestão** ocorre quando a drenagem venosa está dificultada por: (1) diminuição do retorno venoso em consequência de obstrução localizada, como acontece em trombose venosa, obstrução de veias por causas variadas ou aumento da viscosidade sanguínea, por empilhamento de hemácias (hiperemia passiva ou congestão localizada); (2) redução do retorno venoso sistêmico ou pulmonar, como acontece na insuficiência cardíaca (hiperemia passiva pulmonar e hiperemia passiva sistêmica.

Aspectos morfológicos

Com a redução da velocidade circulatória (estase venosa), os órgãos e/ou os locais comprometidos tornam-se avermelhados, com tonalidade violácea ou arroxeada. A cianose da hiperemia passiva deve-se a baixa oxigenação do sangue venoso, rico em carboxi-hemoglobina, de cor vermelho-azulada. Examinados a fresco e seccionados, os órgãos mostram-se tumefeitos, drenam na superfície de corte maior volume de sangue e são mais brilhantes por causa do edema (ver adiante). Microscopicamente, encontra-se dilatação de vênulas e capilares, que estão cheios de sangue. O interstício fica expandido por edema. É frequente também o extravasamento de hemácias, que saem dos vasos por entre as células endoteliais empurradas pelo aumento da pressão hidrostática (hemorragia por diapedese, ver adiante).

Figura 9.3 Esquema resumindo os principais mecanismos de adaptação do sistema circulatório a variações de volume e pressão. Os pressorreceptores e os volumorreceptores (*círculos amarelos*) captam as variações de volume e pressão e enviam estímulos aos centros cardiorreguladores no tronco cerebral (*elipse azul*), onde os estímulos induzem respostas autonômicas, via sistema nervoso simpático (*linhas verdes*) e parassimpático (*linha vermelha*), que modificam a atividade cardíaca e a microcirculação. Variações de pressão e volume são sentidas nas células justaglomerulares (CJG) da arteríola aferente do glomérulo (aa), regulando a produção de renina, protease que gera angiotensina I a partir do angitensinogênio existente no plasma. Por ação da ECA (enzima conversora da angiotensina), a angiotensina I é convertida em angiotensina II, que estimula a produção de aldosterona na cortical da suprarrenal, a qual regula a reabsorção de sódio nos túbulos renais. As variações de sódio no plasma ativam neurônios osmorreceptores no hipotálamo (*), que estimulam a neuro-hipófise a liberar o hormônio antidiurético, regulador da reabsorção de água nos túbulos renais. ae: arteríola eferente; MD: mácula densa; TD: tubo distal.

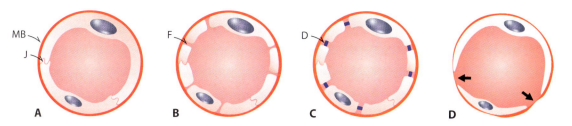

Figura 9.4 Tipos de capilares. **A.** Capilar contínuo, em que as células endoteliais ficam unidas por interdigitações e estruturas juncionais (J), que incluem junções oclusivas (capilares cerebrais). **B.** Capilar contínuo, com junções interendoteliais, no qual as células endoteliais apresentam poros ou fenestras (F). **C.** Capilar contínuo, em que os poros endoteliais podem apresentar um diafragma (indicado por D). **D.** Capilar sinusoide, no qual existem espaços entre as células endoteliais (setas). Nesse tipo de capilar, inexiste membrana basal (p. ex., na medula óssea) ou ela é incompleta (como no baço e no fígado). MB: membrana basal.

▸ Hiperemia passiva na insuficiência cardíaca

Insuficiência cardíaca direita causa hiperemia passiva em todo o organismo. Quando a insuficiência é súbita, o fígado fica tumefeito, doloroso, mais vermelho e com as veias hepáticas dilatadas. A hipóxia pode causar necrose hepatocitária centrolobular, acompanhada de dilatação sinusoidal e edema nos espaços de Disse. No baço, encontram-se acúmulo de sangue nos sinusoides e esplenomegalia discreta. Nos demais órgãos, observa-se aumento discreto de volume e coloração arroxeada. Na insuficiência cardíaca esquerda, ocorre hiperemia passiva nos pulmões, que se acompanha de edema (ver adiante, edema pulmonar).

Na insuficiência cardíaca de longa duração, a hiperemia passiva prolongada tem consequências importantes em muitos órgãos. No *fígado*, encontram-se degeneração hidrópica e esteatose dos hepatócitos, inicialmente nos centrolobulares; estes sofrem hipotrofia por compressão pela dilatação sinusoidal, aumentando o contraste com a periferia do lóbulo, onde os hepatócitos tumefeitos comprimem os sinusoides e reduzem a quantidade de sangue. Em consequência, o centro dos lóbulos fica mais escuro e a periferia mais clara, produzindo o típico aspecto do fígado em *noz-moscada* (Figura 9.6). Crises sucessivas de insuficiência cardíaca podem causar necrose hepatocitária e fibrose centrolobular. No baço, insuficiência cardíaca pode causar esplenomegalia congestiva.

Nos *pulmões*, a hiperemia passiva crônica por insuficiência cardíaca esquerda favorece edema pulmonar e hemorragia por diapedese; as hemácias extravasadas são fagocitadas por macrófagos alveolares, que se tornam carregados de hemossiderina e podem ser encontrados no escarro ou no lavado broncoalveolar (*células cardíacas*).

▸ Hiperemia passiva do baço

Hipertensão portal causa hiperemia passiva esplâncnica crônica. No baço, a retenção de sangue aumenta o volume do órgão (esplenomegalia), que se acompanha de aumento do número de macrófagos, os quais aumentam a hemocaterese e contribuem para citopenia no sangue periférico (plaquetopenia, neutropenia e/ou anemia, o que constitui o *hiperesplenismo*). O parênquima esplênico pode apresentar

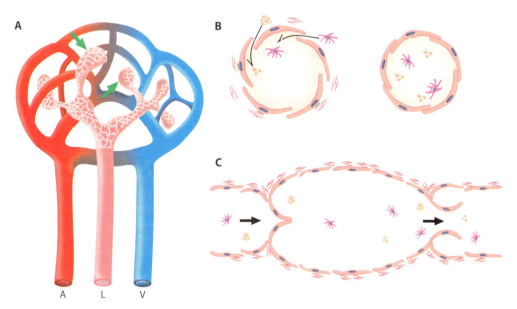

Figura 9.5 Estrutura da microcirculação e mecanismo de drenagem linfática. **A.** A rede de capilares sanguíneos interposta entre o sangue aferente das arteríolas e as vênulas gera o líquido tecidual, que em parte é coletado pelas dilatações bulbares (saculares) dos capilares linfáticos periféricos (*setas verdes*), os quais confluem até os vasos linfáticos coletores. **B.** Fluxo de linfa nos vasos linfáticos periféricos. As células endoteliais linfáticas ficam parcialmente ancoradas à MEC, permitindo que a expansão do líquido tecidual mantenha os linfáticos expandidos pela tração dos filamentos de ancoragem presos à face externa destas células. O endotélio dos linfáticos periféricos tem membrana basal e complexos juncionais descontínuos; as células ficam dispostas de modo a formar válvulas entre si. Tal disposição permite que as interdigitações e as superposições das bordas celulares sejam comprimidas pelo líquido tecidual e formem passagens (p. ex., *flap valves*/válvulas em báscula) com fluxo unidirecional, por onde o líquido penetra no vaso linfático; ao mesmo tempo, essa disposição das células bloqueia a saída de líquido quando a pressão intracapilar aumenta. **C.** Fluxo de linfa nos vasos linfáticos coletores. No endotélio desses vasos, a membrana basal e os complexos juncionais são contínuos, impedindo fluxo transmural. Células musculares lisas e válvulas intraluminais permitem que a linfa seja impulsionada até os linfonodos.

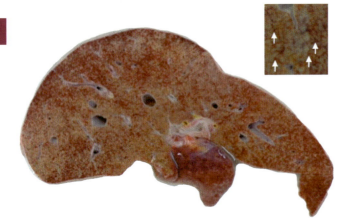

Figura 9.6 Fígado cardíaco. Superfície de corte mostrando veias centrais dilatadas, cheias de sangue e circundadas por parênquima mais claro, onde predomina degeneração hepatocitária (aspecto em "noz-moscada"). No detalhe, veias centrais dilatadas e cheias de sangue (*setas*).

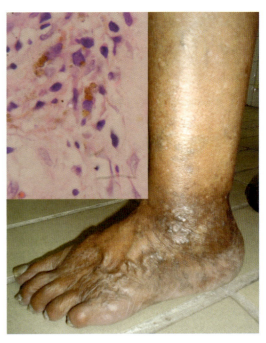

Figura 9.7 Insuficiência venosa de longa duração no membro inferior. Pigmentação castanho-escura da pele e dilatações varicosas das veias no dorso do pé e no tornozelo. Corte histológico da pele mostra macrófagos carregados de hemossiderina na derme profunda.

ainda pequenos nódulos fibróticos, calcificados e contendo hemossiderina, resultantes de hemorragia antiga ou de reabsorção de pequenos infartos (nódulos de Gandy-Gamna). No trato digestivo, a hiperemia passiva crônica causa edema da mucosa e desvio do sangue portal para a circulação sistêmica, o que causa dilatação varicosa nos plexos venosos gástrico, esofágico e hemorroidário (varizes gástricas, esofágicas e retais). O bloqueio no retorno venoso pode ainda dificultar a perfusão da mucosa intestinal, podendo causar lesões isquêmicas.

▶ **Hiperemia passiva crônica nos membros inferiores**

Acontece na insuficiência cardíaca crônica ou quando existe insuficiência venosa por incapacidade valvular das veias e da bomba venosa das pernas para manter o retorno venoso. A estase sanguínea provoca edema, que se acumula durante o dia, enquanto o indivíduo permanece em pé, e é aliviado quando mantém o membro elevado ou está deitado. Ao longo prazo, surge hemorragia por diapedese que resulta em pigmentação hemossiderótica da pele e provoca seu escurecimento, especialmente na metade inferior da perna e do pé (Figura 9.7). As veias superficiais dilatam-se por incompetência das válvulas das veias perfurantes. A dilatação venosa e a lentidão do fluxo favorecem a formação de trombos nas veias profundas, que é a fonte mais importante de tromboembolia pulmonar (ver adiante). Em alguns pacientes, formam-se úlceras cutâneas de difícil tratamento.

▶ Hemorragia

Hemorragia ou sangramento caracteriza-se pela saída de sangue dos vasos ou coração para o meio externo, para o interstício ou para as cavidades pré-formadas. Hemorragias podem ser internas ou externas e recebem nomes particulares.

Hemorragias puntiformes ou *petéquias* são diminutas áreas hemorrágicas (até 3 mm de diâmetro), geralmente múltiplas. Na maioria das vezes, resultam de defeitos qualitativos ou quantitativos de plaquetas.

Púrpura é a lesão superficial um pouco maior do que as petéquias, geralmente na pele, múltipla, plana ou discretamente elevada, podendo atingir até 1 cm de diâmetro.

Equimose é a hemorragia que aparece como mancha azulada ou arroxeada, mais extensa do que a púrpura e que pode provocar aumento discreto de volume local. Equimoses são frequentes em traumatismos.

Hematoma consiste em hemorragia em que o sangue se acumula e forma uma tumoração. Como a equimose, hematoma é frequente após traumatismos. A Figura 9.8 ilustra alguns tipos de hemorragia na pele.

Hemorragias em cavidades pré-formadas são denominadas de acordo com a topografia. *Hemartro* ou *hemartrose* para a cavidade articular, *hemopericárdio* (Figura 9.9), *hemotórax* e *hemoperitônio* para as respectivas cavidades serosas. *Hemossalpinge*, *hematométrio* e *hematocolpo* são coleções sanguíneas na luz da tuba uterina, na cavidade uterina e na cavidade vaginal, respectivamente. *Hemobilia* é a hemorragia no interior da vesícula biliar ou dos ductos biliares.

A exteriorização de hemorragias por orifícios corpóreos recebe nomes específicos. A eliminação de sangue pelas narinas é denominada *epistaxe*. Pela tosse e oriunda do sistema respiratório, é chamada *hemoptise* quando em maior volume e *escarro hemoptoico* quando discreta. *Hematêmese* é a eliminação de sangue pela boca oriundo do sistema digestório e eliminado por vômito. A eliminação de sangue pelo ânus pode ocorrer de duas maneiras: (1) sangue digerido, que confere cor escura às fezes (semelhantes a borra de café), recebe o nome de *melena*; (2) sangue não digerido, de cor vermelha, constitui a *hematoquezia*. *Otorragia* é a perda de sangue pelo meato acústico externo. *Hematúria* é a eliminação de sangue com a urina, podendo ser macroscópica ou microscópica.

Metrorragia é a perda de sangue originado do útero fora da menstruação; a perda excessiva de sangue na menstruação chama-se *menorragia* ou *hipermenorreia*; se a frequência e/ou o tempo de duração da menstruação aumentam, trata-se de *polimenorreia*.

Capítulo 9 | Alterações da Circulação

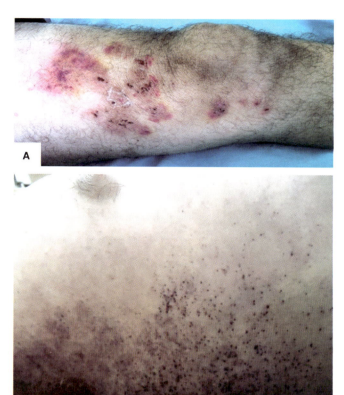

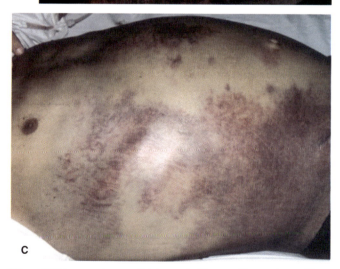

Figura 9.8 Hemorragias superficiais na pele. Púrpuras (**A**) e petéquias (**B**) em paciente com púrpura trombocitopênica idiopática. **C.** Sufusão hemorrágica extensa na parede lateral do tórax e no abdome de paciente com cirrose hepática descompensada. (Cortesia da Profa. Lúcia Diniz e do Prof. Carlos Sandoval Gonçalves, UFES, Vitória-ES.)

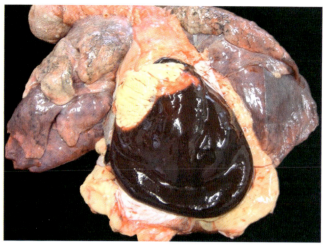

Figura 9.9 Hematoma intrapericárdico (hemopericádio) secundário a ruptura de aneurisma dissecante da aorta torácica que progrediu retrogradamente até a aorta ascendente. O pericárdio parietal foi retirado na face anterior para mostrar que o espaço pericárdico ficou totalmente ocupado por sangue (coagulado após a morte), impedindo a movimentação do coração (tamponamento cardíaco).

Etiopatogênese

Hemorragias podem ser causadas por: (1) perda da integridade da parede vascular; (2) alterações dos mecanismos de coagulação sanguínea; (3) modificações qualitativas ou quantitativas das plaquetas; (4) mecanismos complexos e ainda mal definidos.

▶ Hemorragia por lesão da parede vascular

Sangramento por lesão na parede do vaso ocorre por ruptura ou por diapedese. A causa mais comum de hemorragia por lesão da parede vascular é traumatismo que provoca ruptura do vaso – *hemorragia por rexe*. O agente mecânico pode ser causa isolada, mas em muitos casos associa-se a defeitos na resistência vascular ou na coagulação do sangue. Quando há fragilidade vascular, traumatismos mínimos podem romper os vasos, como na ruptura de aneurismas. Traumatismo mecânico (p. ex., bolo alimentar ou fecal) pode associar-se a ruptura de veias varicosas no esôfago e em hemorroidas. Gengivorragia durante a escovação de dentes pode ser o primeiro sinal de uma trombocitopenia; neste caso, traumatismo pequeno, habitual, é capaz de provocar hemorragia quando associado a redução do número de plaquetas. Em vasculites, o sangramento pode ser atribuído à destruição segmentar da parede vascular pelo exsudato inflamatório. Inflamações parenquimatosas com supuração (necrose liquefativa em inflamação purulenta), granulomatosas ou necrosantes (p. ex., necrose caseosa na tuberculose, inflamação necro-hemorrágica em pancreatite) e infiltração neoplásica podem corroer e perfurar a parede vascular (hemorragia é frequente em cavernas da tuberculose pulmonar). O mesmo acontece na luz de órgãos ocos cujas mucosas podem ter úlceras, como na úlcera péptica do esôfago, do estômago ou do duodeno e em ulcerações do sistema urinário por cálculos ou inflamações ulcerativas; a necrose que provoca úlceras atinge também a parede de vasos e causa seu rompimento. *Hemorragia por diapedese* é a que ocorre pela saída de sangue através de espaços entre as células endoteliais por causa de: (1) alteração nas junções intercelulares (diapedese paracelular); (2) formação de poros nas células endoteliais (diapedese transcelular), possivelmente em locais com citoplasma mais delgado. Hemorragia por diapedese ocorre em vênulas ou capilares nos casos de hiperemia passiva e resulta de aumento da pressão intravascular.

▶ Hemorragia por alterações na coagulação sanguínea

Quase sempre, a hemorragia é causada por traumatismos pequenos, sendo o sangramento desproporcional à intensidade da lesão. Exemplos clássicos são pequenos cortes que sangram por muito tempo, sangramento menstrual prolongado (menorragia), hemorragia excessiva durante extrações dentárias ou grande hematoma após pequeno traumatismo. As principais hemorragias por alterações nos mecanismos da coagulação sanguínea estão relacionadas com: (1) deficiência congênita ou adquirida de fatores da coagulação; (2) excesso de anticoagulantes, endógenos ou exógenos.

As *deficiências congênitas de fatores da coagulação* mais importantes são a hemofilia A (deficiência de fator VIII), a hemofilia B (deficiência de fator IX) e a doença de von Willebrand (deficiência do fator von Willebrand), esta a mais frequente entre as hemorragias hereditárias.

Deficiências adquiridas de fatores de coagulação são mais frequentes do que as congênitas e estão associadas a doenças carenciais (deficiência de vitamina K), a doenças hepáticas (deficiência na síntese dos fatores II, VII, IX e X e das proteínas C e S) ou à depleção desses fatores quando há ativação sistêmica da coagulação (coagulopatia de consumo). A vitamina K é cofator na síntese hepática de fatores da coagulação. Na carência da vitamina e na insuficiência hepática, hemorragias são comuns por redução na síntese de fatores da coagulação.

Coagulopatia de consumo é o quadro hemorrágico associado à redução dos fatores da coagulação consumidos em excesso. O exemplo mais conhecido é o da *coagulação intravascular disseminada* (CID), em que a ativação sistêmica da coagulação sanguínea consome seus fatores. Nesses casos, há redução do fibrinogênio circulante e aumento da quantidade de produtos de degradação de fibrina na circulação, estes últimos potentes inibidores de fatores da coagulação. Na CID, ocorre aumento da atividade fibrinolítica, razão pela qual os produtos de degradação da fibrina aumentam na circulação.

Hemorragias por excesso de anticoagulantes endógenos ou exógenos resultam da ação de inibidores dos fatores da coagulação, de fibrinólise exagerada (ativação excessiva do plasminogênio) ou de inibição de inativadores naturais deste. Hemorragias por ação de anticoagulantes exógenos são comuns em pacientes em tratamento com anticoagulante (heparinização) ou em intoxicações com substâncias com ação anticoagulante (p. ex., varfarina, usado como medicamento ou raticida). Tratamento trombolítico com ativadores do plasminogênio (rt-PA ou estreptoquinases; ver adiante – trombose) pode ter como complicação hemorragias variadas, às vezes graves.

▶ Hemorragia por alterações quantitativas ou qualitativas de plaquetas

Redução do número (trombocitopenia) e alterações funcionais de plaquetas (trombastenia) acompanham-se de hemorragia, especialmente como petéquias ou púrpuras. O tempo de sangramento começa a ficar alterado quando as plaquetas caem abaixo de 100.000 por mm^3 de sangue, embora hemorragias espontâneas tornem-se evidentes quando o número de plaquetas é inferior a 20.000/mm^3; hemorragias graves acontecem quando esse número está abaixo de 10.000 plaquetas/mm^3.

As causas mais comuns de trombocitopenia são aplasia e infiltração neoplásica da medula óssea, síndrome mielodisplásica, hiperesplenismo, medicamentos (α-metildopa, sulfadiazínicos) e autoanticorpos, estes especialmente na púrpura trombocitopênica idiopática. Próteses valvares podem aumentar a destruição de plaquetas (por lise mecânica), reduzindo o seu número na circulação. Na trombocitopenia causada por medicamentos, a substância fica adsorvida à plaqueta e induz a síntese de anticorpos, os quais causam lise plaquetária por ativação do complemento.

Alterações funcionais de plaquetas por medicamentos são frequentes. Ácido acetilsalicílico e anti-inflamatórios não esteroides inibem a ciclo-oxigenase (COX), diminuindo a produção de tromboxano, o que reduz a agregação e a ativação de plaquetas. Usuários desses medicamentos apresentam micro-hemorragias (hematúria microscópica, sangue oculto nas fezes), mas podem também apresentar episódios mais graves de hemorragia digestiva. Hemorragia digestiva associada a inibidores da COX é mais grave porque associa-se a redução na síntese de prostaglandina E2 (esta é protetora da mucosa gástrica).

Disfunção plaquetária é encontrada na uremia, na cirrose hepática e em pacientes submetidos a circulação extracorpórea. Nessas condições, o número de plaquetas circulantes é pouco reduzido, mas o tempo de sangramento é alterado por causa de defeitos mal conhecidos nos mecanismos de ativação de plaquetas. Causa menos frequente de disfunção plaquetária é a adsorção de substâncias sobre as plaquetas, como no uso de penicilina.

▶ Hemorragia por mecanismos complexos

A dengue hemorrágica pode ser muito grave e levar ao estado de choque. Os mecanismos da hemorragia e do choque na dengue são complexos e ainda mal esclarecidos. Além da trombocitopenia que acompanha a doença, existem alterações funcionais na parede vascular induzidas por anticorpos contra antígenos do vírus que dão reação cruzada com células endoteliais. A disfunção endotelial na dengue é responsável não só pela fuga de plasma para o interstício como também por hemorragias.

Consequências

Perda sanguínea por hemorragia tem consequências variadas, dependendo do volume de sangue perdido, do local do sangramento e da velocidade da perda. Perdas pequenas mas contínuas podem causar espoliação de ferro e, consequentemente, anemia; sangramentos digestivos crônicos por úlceras benignas ou por neoplasias manifestam-se por anemia. Perdas volumosas de sangue causam anemia aguda e, nos casos mais graves, choque hipovolêmico (ver adiante). Hemorragia nos ventrículos cerebrais ou hemorragia no tecido nervoso encefálico aumenta a pressão intracraniana e pode levar ao óbito. Durante reabsorção e reparo, hemorragia subaracnóidea pode bloquear a reabsorção liquórica e resultar em hidrocefalia. Sangue no espaço subaracnóideo pode também induzir espasmos arteriais e causar isquemia do tecido nervoso. Hemorragia cerebral pode deixar sequelas motoras e/ou sensitivas. Quando ocorre em centros nervosos vitais (p. ex., centro cardiorrespiratório), hemorragia mesmo pequena pode ser fatal. Quando súbito, sangramento no espaço pericárdico (hemopericárdio) impede a movimentação cardíaca (tamponamento cardíaco) por compressão extrínseca do coração, enquanto hematoma paratraqueal causa asfixia por obstrução da via respiratória, podendo levar ao óbito. Hemorragia intraocular pode produzir cegueira por turvação do corpo vítreo, descolamento da retina ou glaucoma.

● Hemostasia

Hemostasia, que é a parada ou a cessação de um sangramento, pode ser feita naturalmente (hemostasia espontânea) ou artificialmente (p. ex., ligadura ou cauterização de vasos lesados). A hemostasia espontânea envolve a parede vascular, as plaquetas e o sistema de coagulação sanguínea. Nesse processo, ocorrem os fenômenos descritos a seguir.

▶ Vasoconstrição arteriolar

Trata-se de reação reflexa e imediata após agressão de um vaso, especialmente por agente mecânico. A vasoconstrição é mediada sobretudo por endotelinas liberadas pelo endotélio agredido.

▶ Tampão plaquetário

Quando ocorre lesão endotelial, o fator von Willebrand, que existe normalmente na matriz subendotelial ou vem do plasma e é fixado na matriz extracelular, fica exposto na região afetada. Plaquetas, que possuem receptores para várias moléculas (Figura 9.10), aderem ao local lesado por meio de ligação ao colágeno e, sobretudo, ao fator von Willebrand (*adesão plaquetária*), formando o *tampão plaquetário*. Adesão de plaquetas e estímulos mecânicos por aceleração do seu movimento na região lesada e pelo choque delas contra as arestas da lesão vascular promovem *ativação plaquetária* (Figura 9.11).

Ativação plaquetária é reforçada pela trombina gerada no processo de coagulação sanguínea, ADP originado no endotélio e tromboxano A_2 (TXA_2) produzido nas próprias plaquetas, fortalecendo a adesividade delas. Logo a seguir, ocorre *desgranulação* das plaquetas e liberação dos produtos dos seus grânulos (ADP, TXA_2, Ca^{++}, fosfolipídeos etc.), que são importantes no processo de coagulação sanguínea. Plaquetas ativadas alteram a sua forma. Seu citoesqueleto sofre rearranjos, e a superfície delas ganha projeções filamentares que ampliam a área de contato entre elas mesmas e com a superfície tecidual exposta. Por meio desses prolongamentos e de fibrinogênio

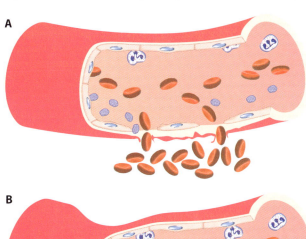

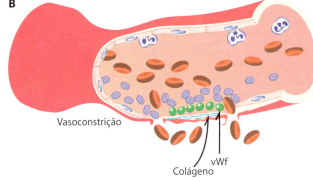

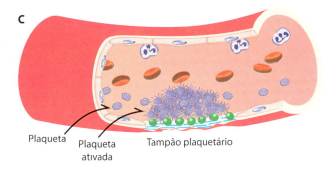

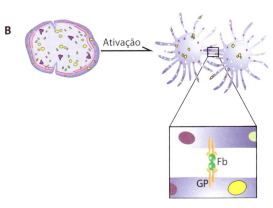

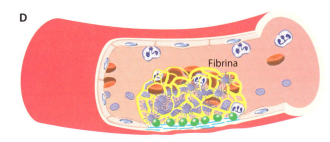

Figura 9.10 A. Esquema de uma plaqueta mostrando os principais receptores que atuam nos processos de ativação e de adesão. **B.** Plaquetas ativadas modificam a sua morfologia e emitem numerosos pseudópodes, ao longo dos quais os grânulos se deslocam para sofrer exocitose. A adesão de plaquetas umas às outras (agregação) faz-se por meio de integrinas (glicoproteínas plaquetárias), utilizando fibrinogênio (detalhe no retângulo). Fb: fibrinogênio; PGI_2: prostaglandina I_2 ou prostaciclina; TAX_2: tromboxano A_2.

Figura 9.11 Formação de tampão plaquetário para cessar hemorragia após lesão da parede vascular (hemostasia). O mecanismo é semelhante ao que ocorre na formação de um trombo por lesão endotelial. **A.** Havendo lesão vascular, ocorre hemorragia. **B.** Logo em seguida, surgem vasoconstrição reflexa localizada a montante da lesão e exposição de colágeno e do fator von Willebrand (vWf). **C.** As plaquetas ligam-se ao vWf, são ativadas e se agregam, iniciando a formação do tampão plaquetário, que cresce e se estabiliza (**D**) após a formação de fibrina por ativação dos braços plasmático (favorecido pela ativação plaquetária) e tecidual da coagulação (ativado pela liberação do fator tecidual no local da lesão da parede do vaso).

(Figura 9.12), ocorre *agregação plaquetária*, mediada em grande parte por ADP. A agregação de plaquetas promove a contração delas e as torna mais aderidas entre si, formando uma massa mais sólida e mais resistente. A estabilização do tampão plaquetário completa-se com a deposição de fibrina gerada pela coagulação sanguínea. Em resumo, existem quatro fases na ativação de plaquetas e na formação do tampão plaquetário: (1) adesão de plaquetas ao estroma subendotelial, por meio da ligação ao colágeno e ao fator von Willebrand; (2) deformação mecânica induz as plaquetas a emitirem pseudópodes finos, o que aumenta a superfície de contato e favorece a agregação delas; (3) amplificação do tampão plaquetário; (4) estabilização do tampão plaquetário por fibrina.

▶ **Coagulação do sangue**

A coagulação sanguínea completa a hemostasia. Conforme descrito no Capítulo 4, a coagulação sanguínea resulta de: (1) ativação da via intrínseca, por exposição de colágeno subendotelial; (2) ativação da via extrínseca pelo fator tecidual (tromboplastina tecidual) liberado de células lesadas (Figura 9.12). Ao lado disso, o endotélio lesado deixa de liberar NO e PGI$_2$, que são agentes anticoagulantes. Além das próprias plaquetas, a rede de fibrina aprisiona também leucócitos e hemácias, formando um coágulo, estrutura sólida capaz de tamponar a lesão vascular. Uma vez formado, o coágulo é estabilizado mediante a formação de ligações cruzadas entre as moléculas de fibrina.

Cessada a hemorragia, ocorrem lise e absorção do coágulo por ação do sistema fibrinolítico (Figura 9.13) e de células inflamatórias. Em seguida, surgem os mecanismos de reparo de lesões teciduais, como descrito no Capítulo 8 ou na resolução de trombos (ver adiante).

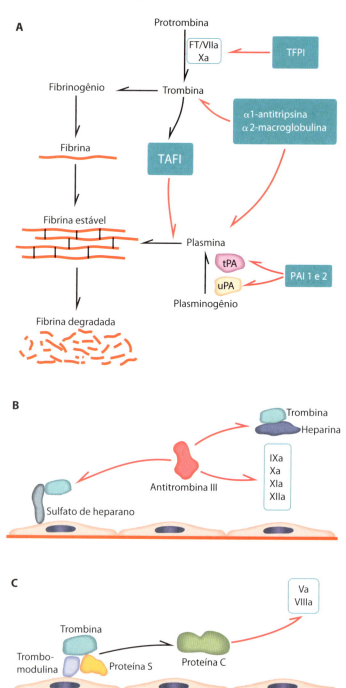

Figura 9.12 Sistema da coagulação sanguínea. CAPM: cininógeno de alto peso molecular (a forma ativa de cada fator da coagulação está indicada pela letra "a" adiante do algarismo romano).

Figura 9.13 Esquema sobre os principais mecanismos reguladores da coagulação e da fibrinólise. Os inibidores estão indicados em *retângulos azuis*; seus alvos, com *setas vermelhas*. **A.** Sistema fibrinolítico. **B.** Mecanismo anticoagulante mediado pelas proteínas S e C. A proteína S acelera a inativação dos fatores VIIa pela proteína C. **C.** A antitrombina III inibe a trombina e os fatores IXa, Xa, XIa e XIIa. A heparina e o sulfato de heparano aderem à trombina, facilitando a ação da antitrombina. PAI 1 e 2: inibidor do ativador do plasminogênio; TAFI: inibidor da fibrinólise ativado por trombina; TFPI: inibidor da via ativada por fator tecidual; tPA: ativador tecidual do plasminogênio; uPA: ativador do plasminogênio relacionado com urocinase.

▶ Trombose

Trombose é a solidificação do sangue no leito vascular ou no interior das câmaras cardíacas, em um indivíduo vivo. *Trombo*, que é a massa sólida de sangue que fica presa à superfície onde se originou, pode formar-se em qualquer território do sistema cardiovascular: cavidades cardíacas (na parede do órgão ou nas válvulas), artérias, veias e microcirculação. Após a morte do indivíduo e por causa da parada da circulação sanguínea, o sangue forma coágulos. *Coágulos* são moldes completos da estrutura interna onde se originaram e geralmente são contraídos, descolando-se facilmente da superfície interna dos vasos ou do coração quando manipulados (coágulos podem formar-se também após hemorragias, como em hematomas). Trombos recentes e coágulos *post-mortem* podem ser muito semelhantes, podendo ambos dissolver-se espontaneamente, dificultando sua identificação. De modo geral, trombos são foscos, friáveis e aderentes à parede do vaso ou do coração; coágulos são elásticos, brilhantes e não aderentes.

A fluidez do sangue é indispensável para que o sistema circulatório transporte o oxigênio e os nutrientes para as células e recolha e conduza os catabólitos até a sua via de eliminação. A circulação dos cerca de cinco litros de sangue no interior de tubos com pressão hidrostática positiva, que têm segmentos com paredes finas e passíveis de ruptura por traumatismos mínimos, fez surgir um mecanismo de proteção, o sistema de coagulação sanguínea, que tem por finalidade tamponar eventuais sítios de fuga do sangue do interior dos vasos. Apesar de muito eficiente na prevenção de perda sanguínea, a coagulação é uma ameaça ao organismo, pois a solidificação do sangue pode dificultar ou mesmo impedir a circulação. Para evitar coagulação excessiva e potencialmente lesiva, a natureza desenvolveu um sistema regulador da coagulação, representado por fatores anticoagulantes capazes de inibir ou limitar todas as fases do processo (Figura 9.13) ou de dissolver trombos após sua formação (sistema fibrinolítico). O estado de fluidez ideal do sangue resulta do equilíbrio entre coagulação e fatores anticoagulantes. Aumento da atividade coagulante ou redução da atividade anticoagulante favorece a formação de trombos.

Etiopatogênese

A formação de trombos envolve o processo de coagulação sanguínea e a atividade plaquetária, estando associada a três componentes (clássica tríade de Virchow): (1) lesão endotelial; (2) alteração do fluxo sanguíneo; (3) modificação na coagulabilidade do sangue. Na maioria dos casos, dois ou os três fatores atuam na formação de trombos.

▶ Lesão endotelial

Como descrito no Capítulo 4, o endotélio tem ações pró- e anticoagulante. Agressões variadas (físicas, químicas ou biológicas) podem tornar o endotélio pró-coagulante por aumento na síntese de fatores da coagulação (fator VII) e de fatores ativadores de plaquetas (TXA$_2$ e ADP), por redução na sua capacidade anticoagulante (p. ex., diminuição na expressão de antitrombina no glicocálice) ou por perda do revestimento contínuo dos vasos. Isso se dá por alterações estruturais ou funcionais do endotélio.

Lesão estrutural do endotélio com solução de continuidade ocorre em traumatismos (p. ex., cateterismo), por agressões químicas, em inflamações e em ateromas. Perda de células endoteliais expõe a membrana basal (conjuntivo subendotelial), sobre a qual as plaquetas aderem e são ativadas, iniciando a formação do trombo. Trata-se de processo em tudo semelhante ao que ocorre na formação do tampão plaquetário, descrita anteriormente (Figura 9.11). Ao mesmo tempo, é ativada a cascata da coagulação sanguínea. Lesão endotelial é também o fator primário de trombose na parede ventricular em infartos subendocárdicos, em áreas de endocardite de qualquer natureza, em arterites, em flebites e na coagulação intravascular disseminada.

Nem sempre é necessária a perda de células endoteliais para se formarem trombos. *Alterações funcionais*, mesmo sem destruição endotelial, são capazes de modificar o balanço entre fatores pró e anticoagulantes, favorecendo a trombose. Hipóxia de qualquer origem, por exemplo, agride o endotélio e o torna pró-coagulante. Disfunção endotelial ocorre em várias condições, como hipertensão arterial, diabetes melito, hipercolesterolemia, tabagismo e ateromas.

▶ Alterações no fluxo sanguíneo

Modificações na velocidade do sangue (aumento ou redução) e turbulência no fluxo sanguíneo (formação de redemoinhos ou movimento não linear/laminar) são importantes na gênese de trombos. Retorno venoso diminuído (estase sanguínea) pode dever-se a fatores sistêmicos (insuficiência cardíaca, imobilidade no leito – a contração muscular favorece o retorno venoso) ou locais (compressão de vasos); trombose venosa profunda nos membros inferiores é frequente em pacientes acamados, principalmente após cirurgias.

A partir do coração, o sangue é lançado em um sistema de tubos em que, a cada ramificação, são gerados vasos de menor calibre. Com isso, haveria tendência a aceleração do fluxo não fosse o fato de a somatória dos diâmetros das ramificações ser maior do que o diâmetro da artéria-tronco. Assim, a velocidade do fluxo torna-se progressivamente menor até o leito capilar, sendo as ondas pulsáteis cada vez menos intensas. Qualquer alteração no fluxo laminar por estreitamentos ou dilatações anormais do sistema circulatório (p. ex., estenoses, aneurismas e ateromas salientes na íntima) favorecem a formação de trombos, principalmente por indução mecânica das plaquetas ao atravessarem as zonas de aceleração e/ou desaceleração abruptas que se formam ao longo da lesão.

Quando há turbulência ou se há modificação na velocidade do fluxo sanguíneo, o endotélio torna-se ativado e desaparece o fluxo laminar, situação em que plaquetas e outras células passam a circular próximas do endotélio; turbulência também lesa diretamente o endotélio. Exemplos dessas situações são aneurismas, dilatação de câmaras cardíacas, arritmias cardíacas (especialmente atriais), insuficiência ou estenose valvar ou anomalias congênitas do coração. Com átrios dilatados e fibrilação atrial, há redução do fluxo (estase) pronunciada nas aurículas, local onde os trombos se formam preferencialmente. Além da estase sanguínea, que produz hipóxia e lesão endotelial, a formação de trombos é favorecida também por alteração no fluxo, que promove ativação plaquetária. Trombos auriculares crescem durante episódios de arritmia e representam risco constante de tromboembolismo devido ao fato de a atividade contrátil do coração favorecer sua fragmentação ou desprendimento. Em aneurismas arteriais, além das alterações no fluxo do sangue e da ativação plaquetária, as lesões na íntima que contribuíram para a formação do aneurisma também participam na gênese do trombo. A Figura 9.14 mostra a formação de um trombo em um aneurisma.

A regurgitação de sangue que ocorre na insuficiência valvar e em comunicações anômalas no coração produz um jato de sangue em direção ao endocárdio das câmaras de menor pressão. O impacto do sangue tem dois efeitos: sobre o endotélio, é

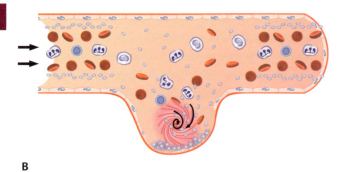

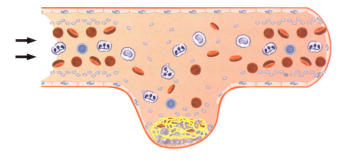

Figura 9.14 Formação de trombo em aneurisma. **A.** O fluxo turbilhonado no aneurisma favorece o choque de plaquetas contra o endotélio, o que as ativa e inicia a sua agregação. **B.** Sobre as plaquetas agregadas é ativada a coagulação (vias plasmática e tecidual), produzindo o crescimento do trombo; novas plaquetas precipitam-se e o processo se repete (**C**), conferindo aspecto estriado (lamelado) ao trombo.

capaz de causar desnudamento da íntima; sobre as plaquetas, inicia a sua ativação.

▶ Aumento da coagulabilidade do sangue

Aumento da coagulabilidade sanguínea, por defeitos genéticos ou por condições adquiridas, resulta de: (1) aumento do número de plaquetas; (2) maior disponibilidade de fatores pró-coagulantes; (3) redução de inibidores da coagulação. Aumento do número de plaquetas e da síntese de fatores da coagulação, especialmente fibrinogênio, acompanha inflamações localizadas ou generalizadas (citocinas estimulam o endotélio e o tornam pró-coagulante) e a resposta sistêmica ao parto, como um componente de defesa para facilitar a hemostasia. Aumento da coagulabilidade sanguínea e redução na velocidade circulatória nessas duas situações favorecem a formação de trombos venosos (trombose em pacientes imobilizados no leito e trombose venosa periparto). Após traumatismos, queimaduras, cirurgias extensas e outras agressões teciduais, há liberação de tromboplastina, que ativa a via extrínseca da coagulação.

Outras situações também acompanham-se de aumento da coagulação sanguínea: (a) em indivíduos com certos tipos de câncer, encontram-se hipercoagulabilidade sanguínea e maior tendência à formação de trombos em vários locais (síndrome de Trousseau, Capítulo 10); (b) anticoncepcionais orais associam-se a maior risco de trombose, assim como gravidez e período pós-parto; (c) síndrome de anticorpos antifosfolipídeos deve-se à formação de autoanticorpos contra componentes lipídicos (p. ex., cardiolipina), os quais podem agredir células endoteliais ou ativar plaquetas. Na maioria desses casos, os pacientes têm alguma doença autoimune (p. ex., lúpus eritematoso); em outros, não há doença associada; (d) condição curiosa e aparentemente paradoxal em que há maior risco de trombose é a síndrome trombocitopênica induzida por heparina, que surge em pequena porcentagem de pacientes em tratamento com heparina (anticoagulante). Parece que o distúrbio resulta da formação de anticorpos que reagem com complexos de heparina e fator plaquetário 4 na superfície de plaquetas e células endoteliais, causando ativação, agregação e consumo de plaquetas e lesão endotelial.

Redução de fatores inibidores da coagulação pode ocorrer por: (1) perda urinária (antitrombina III), como ocorre na síndrome nefrótica; (2) síntese anormal, por defeitos genéticos, como mutações em genes que codificam moléculas reguladoras da coagulação. Pessoas com mutação pontual no fator V da coagulação (fator V de Leiden, em referência à cidade da Holanda em que o defeito foi descrito) têm risco aumentado de trombose venosa, provavelmente porque o fator V mutado torna-se resistente à inativação pela proteína C. Mutação pontual no gene da protrombina também confere maior risco de trombose. Na deficiência genética do ativador do plasminogênio, há tendência a formação de trombos venosos sem causa aparente, em pessoas na primeira ou na segunda década da vida.

É frequente que os três mecanismos da tríade estejam presentes na patogênese da trombose. Um bom exemplo é a trombose venosa profunda nos membros inferiores (Figura 9.15) que se forma em pacientes imobilizados no leito, mais frequentemente após cirurgias ortopédicas ou traumatismo com imobilização. Nesses casos, ocorrem: (1) diminuição da velocidade do fluxo sanguíneo nas veias por falta dos movimentos musculares no retorno venoso; (2) lesão endotelial por hipóxia, devido à redução do fluxo sanguíneo; (3) alteração na coagulabilidade do sangue decorrente da reação de fase aguda após agressões, em que há aumento na produção de fibrinogênio no fígado e de plaquetas na medula óssea.

Evolução | Consequências

O crescimento do trombo pode obstruir total ou parcialmente a luz do vaso ou das câmaras cardíacas, com prejuízo no fluxo sanguíneo. O trombo pode crescer e, após tempo variável, sofrer dissolução ou organização. Trombos recentes muitas vezes sofrem dissolução (trombólise) espontânea pelo sistema fibrinolítico. Trombólise terapêutica é empregada para dissolver trombos recentes com a utilização de ativadores do plasminogênio (estreptoquinase ou ativador tecidual do plasminogênio recombinante, rt-PA) introduzidos na circulação ou diretamente no vaso trombosado. Aspiração via cateter pode auxiliar o processo de remoção por fibrinólise.

Se não são dissolvidos, os trombos sofrem conjuntivização ou calcificação. A organização faz-se por meio de reação inflamatória em que os fagócitos englobam as células do coágulo e digerem a fibrina, ao mesmo tempo em que liberam fatores

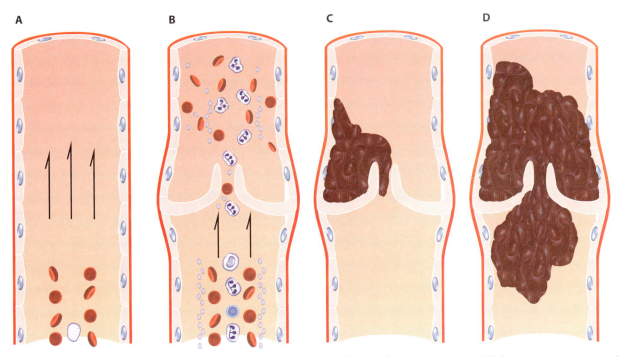

Figura 9.15 Formação de um trombo em veia profunda dos membros inferiores. **A.** Células no fluxo sanguíneo normal. **B.** Como tais veias possuem valvas, no recesso delas o fluxo sanguíneo laminar torna-se turbilhonado. Em condições normais, o turbilhonamento é pequeno, e as plaquetas mantêm-se longe do endotélio. Quando existe hiperemia passiva (p. ex., insuficiência cardíaca), as veias dilatam-se, a velocidade do sangue diminui e o turbilhonamento do sangue aumenta no recesso valvar, aumentando o choque de plaquetas contra o endotélio nesse local. **C.** Ao se chocarem com o endotélio, as plaquetas são ativadas, agregam-se e iniciam a formação de um trombo, por ativação da coagulação sanguínea. **D.** O crescimento do trombo é rápido devido à velocidade reduzida do fluxo sanguíneo. O trombo cresce na direção do fluxo e também de modo retrógrado, devido à redução na velocidade do sangue a montante do local onde o trombo começou a ser formado.

Aspectos morfológicos

Macroscopicamente, os trombos apresentam-se como massas de sangue solidificado, de tamanhos variados, aderidos à superfície onde se formam. Diferentemente de coágulos, que são elásticos e têm superfície brilhante, os trombos são foscos e friáveis. Em consequência dos ciclos de aderência e agregação plaquetária no trombo, com repetidas coberturas pela malha de fibrina e hemácias aprisionadas, formam-se camadas sucessivas de sangue solidificado, denominadas *linhas* ou *estrias de Zahn* (Figuras 9.16 e 9.17). Como o trombo pode conter maior quantidade de plaquetas ou de hemácias, sua cor é variável. Nos locais de fluxo lento e turbilhonado (p. ex., veias), a malha de fibrina aprisiona grande quantidade de hemácias, o que dá ao trombo cor mais avermelhada – *trombos vermelhos*. Trombos constituídos exclusivamente por fibrina e plaquetas (*trombos brancos*) formam-se na microcirculação e não são vistos macroscopicamente. *Trombos mistos* originam-se em vasos com fluxo laminar e com maior velocidade; neles, misturam-se áreas claras com estrias vermelhas. A partir da origem, o trombo pode crescer seguindo a direção do fluxo sanguíneo e produzir massas alongadas no interior dos vasos ou do coração, cuja configuração é de uma estrutura polipoide em que se pode reconhecer uma extremidade fixa (cabeça), uma porção intermediária (corpo) e uma parte livre na outra extremidade (cauda).

Microscopicamente, encontram-se áreas acidófilas com aspecto reticulado ou laminar (estrias de Zahn, Figuras 9.16 e 9.17), nas quais predominam plaquetas e fibrina, e regiões onde a rede de fibrina aprisiona as células do sangue, especialmente hemácias; tal massa está sempre aderida à parede do vaso ou do coração onde se formou. Trombos na microcirculação podem conter apenas plaquetas e fibrina; são acidófilos e denominados *trombos hialinos*. As Figuras 9.16 a 9.18 ilustram os aspectos macro e microscópicos de trombos.

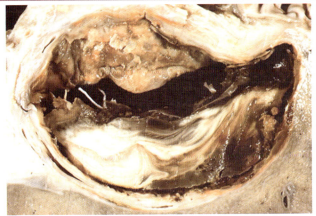

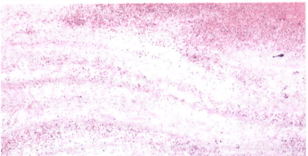

Figura 9.16 Trombo misto em corte transversal de aneurisma da artéria hepática. Observar o aspecto estriado do trombo, macro e microscopicamente. Na coloração por hematoxilina e eosina, plaquetas e fibrina predominam nas estrias contínuas e mais acidófilas, enquanto hemácias predominam nas estrias granulares.

(continua)

Aspectos morfológicos (continuação)

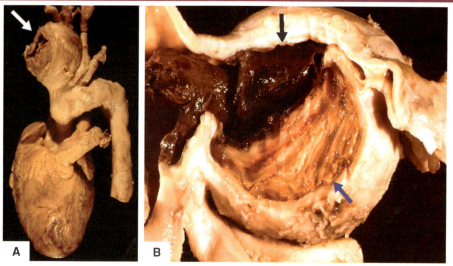

Figura 9.17 A. Aneurisma aterosclerótico no tronco braquiocefálico (*seta*). **B.** Superfície de corte do mesmo aneurisma, mostrando trombo com área clara e mais antiga (*seta azul*), que mostra a típica estriação (estrias de Zahn), e uma parte mais escura, recente e oclusiva (área de trombo vermelho), indicada por *seta preta*.

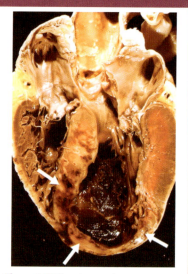

Figura 9.18 Trombo mural recente, vermelho, na ponta do ventrículo esquerdo, em coração com infarto branco comprometendo o septo interventricular e o ápice cardíaco. As *setas* indicam as áreas de infarto.

---

de crescimento e quimiocinas que atraem e ativam células que originam o tecido de granulação, que acaba incorporando o trombo à parede dos vasos ou do coração (conjuntivização). Nos trombos oclusivos, pode haver proliferação endotelial que origina canais que permitem o fluxo de sangue através do trombo, restabelecendo parcialmente a circulação (recanalização do trombo). Calcificação distrófica em trombos forma concreções (flebólitos), mais comumente nas veias dos membros inferiores, podendo ser visíveis em radiografia simples. As Figuras 9.19 e 9.20 mostram a evolução de um trombo.

Os trombos podem também sofrer colonização bacteriana ou fúngica e causar endocardite valvar ou mural, tromboflebite e endarterite (Figura 9.21). Quando se fragmentam, tais trombos originam êmbolos sépticos.

A consequência principal dos trombos é obstrução do vaso no local de sua formação ou a distância, esta quando o trombo se desprende ou se fragmenta e forma êmbolos (ver adiante). Obstrução arterial leva a isquemia (ver adiante); obstrução venosa reduz a drenagem sanguínea, provocando hiperemia passiva (congestão) e edema.

Indução de trombose venosa por lesão endotelial vem sendo usada para obliterar veias varicosas para prevenir hemorragias por ruptura delas ou por motivos estéticos.

- ### Coagulação intravascular disseminada

Coagulação intravascular disseminada (CID), que resulta da ativação sistêmica da coagulação sanguínea, caracteriza-se pela formação de trombos múltiplos especialmente na microcirculação. Os trombos são quase sempre microscópicos (microtrombos), hialinos e constituídos de plaquetas e fibrina (Figura 9.22); são mais comuns em rins, pulmões, encéfalo, coração e glândulas endócrinas. Com a formação generalizada de trombos de fibrina, ocorre ativação difusa do sistema fibrinolítico, o que leva ao consumo de fibrinogênio e de outros fatores da coagulação. Por causa disso, ocorre hemorragia sistêmica, caracterizando a chamada *coagulopatia de consumo*.

A CID tem, portanto, uma fase trombótica e uma fase hemorrágica, que podem acontecer simultaneamente.

O diagnóstico clínico de CID na fase trombótica nem sempre é fácil. Alguns dados laboratoriais ajudam, especialmente queda de fibrinogênio (abaixo de 50%), diminuição do número de plaquetas e aumento de fibrinopeptídeos circulantes. Na fase hemorrágica, o diagnóstico pode ser mais fácil porque surgem sufusões ou púrpuras na pele, às vezes com centro necrótico. Nem sempre é possível identificar morfologicamente os microtrombos, pois eles podem ser lisados rapidamente pelo sistema fibrinolítico.

As principais causas de CID são: (1) condições obstétricas: (a) embolia amniótica; (b) descolamento prematuro da placenta; (c) feto morto retido; (2) traumatismo com destruição tecidual; (3) infecções sistêmicas de qualquer natureza, especialmente bacterianas; (4) neoplasias malignas, sobretudo mieloides, linfoides e carcinomas metastáticos; (5) pancreatite aguda necro-hemorrágia; (6) agressões que se acompanham de resposta inflamatória sistêmica e choque séptico.

Os mecanismos da CID são complexos e não totalmente esclarecidos. Em mulheres com problemas obstétricos, em traumatismos e em neoplasias metastáticas, há liberação de grande quantidade de tromboplastina (fator tecidual da coagulação), que inicia a cascata da coagulação sanguínea. Em agressões com destruição tecidual, em lesões necróticas extensas e em infecções, DAMP e PAMP (ver Capítulo 4) caem na circulação e produzem resposta inflamatória sistêmica; com isso, há ativação do endotélio, que se torna pró-coagulante. Na fase de choque séptico, redução na velocidade sanguínea e modificações endoteliais favorecem a adesão plaquetária e a formação de microtrombos hialinos. Muitos PAMP, sobretudo de bactérias Gram-negativas, são ativadores da coagulação, o que explica a alta frequência de CID no choque séptico de origem bacteriana (p. ex., síndrome de Waterhouse-Friderichsen na meningococcemia). Fatores genéticos ainda não bem conhecidos devem favorecer a instalação de CID, já que ela não acontece em todos os casos em que as causas capazes de produzi-la

Capítulo 9 | Alterações da Circulação

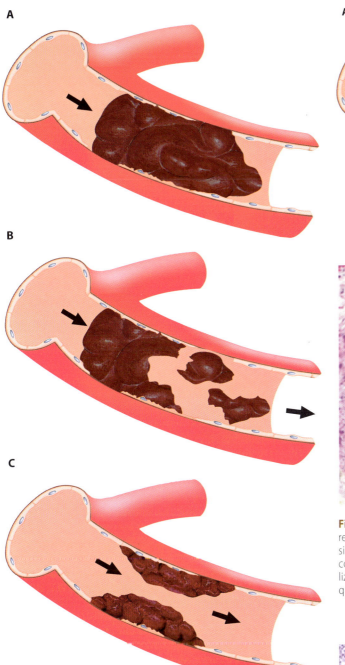

Figura 9.19 Evolução de um trombo arterial. Uma vez formado (**A**), o trombo pode fragmentar-se (**B**) e originar êmbolos (tromboembolismo). O trombo pode também sofrer dissolução (trombólise) parcial, que permite o restabelecimento de parte do fluxo sanguíneo (**C**).

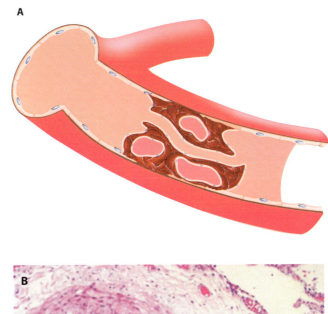

Figura 9.20 A. Esquema mostrando trombo organizado no qual houve recanalização, com formação de túnel revestido por endotélio, que possibilita o restabelecimento parcial do fluxo de sangue. **B.** Aspecto microscópico de trombo organizado em veia profunda da perna, com recanalização (*setas*). No detalhe, vê-se tecido de granulação (tecido cicatricial) que substitui o trombo.

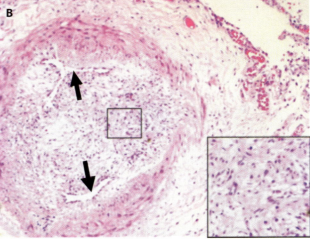

estão presentes. Se o consumo de fatores da coagulação não é muito rápido e é compensado por resposta adaptativa hepática e da medula óssea, a CID pode evoluir de modo crônico e insidioso.

▶ Embolia

Embolia é a obstrução de um vaso sanguíneo ou linfático por um corpo sólido, líquido ou gasoso na circulação que não se mistura com o sangue ou a linfa. O corpo que circula no interior

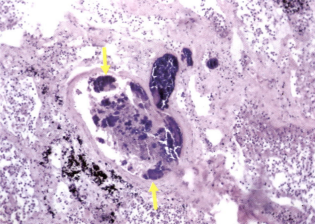

Figura 9.21 Embolia séptica no pulmão. Aspecto microscópico de fragmento de trombo embolizado em ramo de artéria pulmonar com intensa colonização bacteriana (tromboêmbolo séptico), proveniente de tromboflebite no membro inferior em caso de osteomielite aguda. As colônias de bactérias aparecem como massas granulares e basófilas (*setas*).

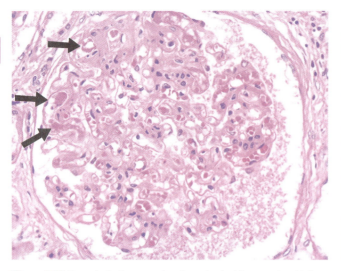

Figura 9.22 Coagulação intravascular disseminada. Microtrombos hialinos em capilares glomerulares (*setas*).

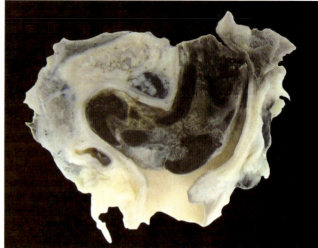

Figura 9.23 Êmbolo a cavaleiro no tronco e na bifurcação da artéria pulmonar.

dos vasos é denominado *êmbolo*. Embolia é causa frequente e importante de morbidade e mortalidade, especialmente a embolia pulmonar, que é o seu principal representante.

Embolia sólida

Êmbolos sólidos correspondem a fragmentos de trombos ou de tecidos. Os mais comuns são os êmbolos trombóticos (tromboêmbolos, tromboembolia), originados da fragmentação ou do desprendimento de trombos em paredes cardíacas, valvas do coração, aorta e veias profundas. Quando se originam de trombos em câmaras cardíacas esquerdas ou em artérias sistêmicas, os êmbolos podem obstruir vasos em qualquer território e causar isquemia. Se oriundos do coração direito ou de veias da grande circulação, provocam obstrução das artérias pulmonares (embolia pulmonar).

Embolia pulmonar

Êmbolos nos pulmões originam-se na maioria dos casos de trombos nas veias profundas dos membros inferiores (trombose venosa profunda). Êmbolos volumosos podem obstruir o tronco da artéria pulmonar ou se alojar na bifurcação do tronco pulmonar (embolia pulmonar maciça com êmbolo a cavaleiro, Figura 9.23), causando morte súbita (parada do fluxo sanguíneo pulmonar e das trocas gasosas nos pulmões). Embolia em ramos menores das artérias pulmonares pode causar dor torácica e desconforto respiratório, por redução da hematose, sobrecarga do ventrículo direito (*cor pulmonale*) e/ou broncoconstrição por difusão de serotonina do interior das plaquetas alojadas no interior dos êmbolos.

A circulação pulmonar é feita pela artéria pulmonar e pelas artérias brônquicas. Em indivíduos sem alteração circulatória prévia, as artérias brônquicas são capazes de suprir o território eventualmente privado de sangue por obstrução da artéria pulmonar por embolia. Por isso mesmo, quando os êmbolos são pequenos e pouco numerosos e chegam a pulmões sem alterações circulatórias, a embolia pulmonar é geralmente discreta e não tem repercussão clínica. Na maioria desses casos, ocorre dissolução espontânea por pulverização do êmbolo ao se chocar com as dicotomizações vasculares, pela força de cisalhamento da circulação e por ação do sistema fibrinolítico. Se retidos na circulação e se não são dissolvidos, os êmbolos podem organizar-se (conjuntivizar), sendo vistos no interior de artérias pulmonares como bandas fibrosas na luz vascular. A repetição da embolia (embolização recorrente) obstrui progressivamente o leito pulmonar e aumenta a pressão arterial pulmonar (hipertensão pulmonar). A conjuntivização ou a organização de êmbolos trombóticos é idêntica à organização de trombos.

Quando êmbolos obstruem ramos médios da artéria pulmonar em pulmões com hiperemia passiva, a consequência é infarto vermelho (ver adiante), pois na insuficiência cardíaca (que causa hiperemia passiva pulmonar), a pressão no ramo da artéria brônquica é insuficiente para movimentar o sangue no território capilar; com isso, há redução drástica na velocidade circulatória (estase sanguínea) e anóxia, que provoca necrose do parênquima e hemorragia. Pacientes com infarto pulmonar apresentam escarros hemoptoicos ou hemoptise em consequência da hemorragia alveolar; apresentam também atrito e dor pleural, por irritação da pleura adjacente ao infarto.

Outras embolias sólidas

Embolia cerebral, a partir de trombos cardíacos ou nas artérias que irrigam o encéfalo (p. ex., bifurcação das carótidas), causa lesões isquêmicas de gravidade variada e é responsável por número considerável dos chamados acidentes vasculares cerebrais. Embolia mesentérica, originada de trombos cardíacos ou da aorta, são causa frequente de isquemia e infarto intestinais, muitas vezes fatais.

Quando existe defeito cardíaco septal que resulta em *shunt* direito-esquerdo, êmbolos originados em veias sistêmicas ou nas câmaras cardíacas direitas podem provocar embolia sistêmica, fenômeno conhecido como *embolia paradoxal*. Esta acontece quando existe forame oval patente com hipertensão pulmonar que permite a abertura da válvula do forame, levando o sangue do átrio direito para o átrio esquerdo.

Êmbolos trombóticos podem ser sépticos, por infecção com fungos ou bactérias no sítio de origem (p. ex., vegetações valvares na endocardite infecciosa, tromboflebite purulenta, trombos em locais de cateterismo arterial prolongado) ou após a embolização (Figura 9.21). A embolia séptica acompanha-se de vasculite e/ou supuração (inflamação purulenta) do vaso embolizado e causa, entre outros efeitos, os chamados (impropriamente) *aneurismas micóticos* (ruptura da parede do vaso por enfraquecimento da parede por causa da vasculite).

Ateroembolia, representada por fragmentos de placas ateromatosas, origina-se sobretudo em ateromas ulcerados. Como geralmente são pequenos e múltiplos, os ateroêmbolos causam obstrução de vasos menores que 200 μm de diâmetro (Figura 9.24). As manifestações embólicas principais ocorrem na pele (livedo reticular, petéquias, cianose de extremidades, gangrena), nos rins (insuficiência renal aguda), nos músculos esqueléticos (rabdomiólise), no sistema nervoso central (ataque isquêmico transitório, amaurose fugaz, confusão mental), nos intestinos (enterocolite isquêmica) e olhos (dor ocular e visão turva).

Outros êmbolos sólidos são formados por fragmentos de medula óssea, de tecido adiposo ou de neoplasias angioinvasivas. Os primeiros são encontrados após traumatismo mecânico suficiente para que a pressão intraóssea no canal medular seja suficiente para ordenhar a medula óssea para as veias. Fragmentos de tecido adiposo podem cair na circulação venosa durante lipoaspiração e lipoescultura (quando há injeção de tecido adiposo). Neoplasias malignas invadem vasos sanguíneos e linfáticos e originam êmbolos tumorais que podem resultar em metástases (ver Capítulo 10). Procedimentos terapêuticos ou propedêuticos por via endovascular, cada vez mais frequentes na prática médica, aumentam a diversidade de êmbolos e as formas de embolia. Ateroembolia é cada vez mais comum por traumatismo mecânico por cateteres arteriais (angioplastia, arteriografia) sobre placas ateromatosas. Por outro lado, embolia é empregada com objetivo terapêutico, como na embolização de artérias que irrigam tumores localizados ou para obstruir aneurismas (embolização terapêutica).

Embolia gasosa

Embolia gasosa consiste em bolhas de gás no sangue circulante que obstruem o fluxo sanguíneo. O exemplo clássico é o da *síndrome de descompressão*, que resulta da formação de bolhas de ar, especialmente nitrogênio, quando um indivíduo submerso em grande profundidade retorna à superfície. Em águas profundas, a pressão atmosférica elevada aumenta a solubilização do nitrogênio do ar inspirado no sangue; se o indivíduo retorna à superfície rapidamente, a pressão atmosférica cai, e o nitrogênio dissolvido volta ao estado gasoso e forma bolhas (êmbolos) que obstruem vasos na microcirculação. Esta forma de embolia gasosa é hoje muito rara em razão do conhecimento que se tem sobre sua patogênese e, portanto, das medidas de proteção disponíveis.

Diversas outras causas de embolia gasosa iatrogênica surgiram com procedimentos invasivos, propedêuticos ou terapêuticos, por meio da inserção de agulhas e cateteres em vasos (Figura 9.25) ou em cavidades. Hoje, as principais causas de embolia gasosa são acidentes iatrogênicos ou traumáticos, sendo o mecanismo semelhante em todas elas. Instrumentos de infusão de líquidos por via parenteral (bombas de infusão) podem ter, nos locais de acesso arterial ou venoso, conexão acidental com equipamentos com ar comprimido, podendo o ar ser acidentalmente injetado na circulação. Desconexão acidental de cateteres para via de acesso em veia profunda ou durante punção para colocação de cateteres e passagem de sondas podem também produzir passagem acidental de ar para a circulação. Ventilação mecânica com pressão positiva e em condições de resistência pulmonar aumentada causa às vezes pneumotórax e enfisema intersticial; tal procedimento pode também forçar o ar do interstício para as veias pulmonares, podendo gerar embolia gasosa. Punção transtorácica, com ou sem manobra de Valsalva, também aumenta o risco de embolia gasosa.

O volume de ar introduzido na circulação é fator determinante na gravidade da embolia. Pequenas quantidades de ar na circulação podem dissolver-se rapidamente e não ter repercussões. Quantidades maiores de ar podem formar bolhas que interferem no fluxo do sangue. Pequenas bolhas de ar em pequenos vasos podem agredir o endotélio e causar microtrombos, que agravam a obstrução causada pelos êmbolos.

As manifestações clínicas principais da embolia gasosa são relacionadas com o sistema nervoso central: paralisias, paresias e quadros diversos de isquemia cerebral são as mais importantes.

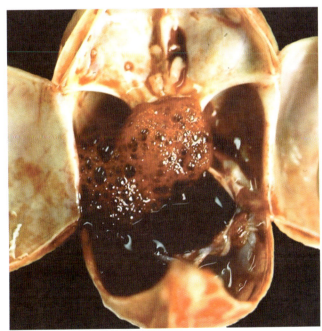

Figura 9.25 Embolia gasosa iatrogênica em recém-nascido com doença das membranas hialinas submetido a ventilação mecânica, complicada com barotrauma. Os altos níveis de pressão do aparelho de ventilação pulmonar para vencer a resistência das vias condutoras de ar causaram enfisema intersticial e penetração de ar no sistema circulatório. Durante a abertura da cavidade craniana, sangue espumoso fluía abundantemente das artérias carótidas internas. O aspecto espumoso do sangue indica a presença de grande quantidade de ar a ele misturado.

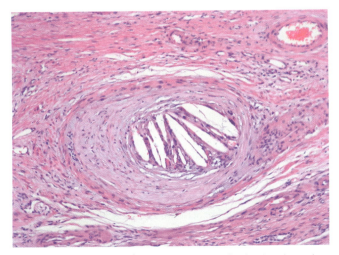

Figura 9.24 Ateroembolia. Êmbolo oclusivo com fendas de colesterol em pequena artéria.

Embolia por líquidos

Os tipos mais comuns dessa forma de embolia são a de líquido amniótico e a gordurosa. *Embolia de líquido amniótico* resulta de contrações uterinas que forçam a passagem do líquido para o interior das veias uterinas durante o trabalho de parto. Complicação rara da gestação (ocorre em cerca de 1 em cada 50.000 partos), embolia de líquido amniótico é grave e tem alta taxa de mortalidade. O líquido amniótico tem atividade pró-coagulante, o que favorece a formação de microtrombos disseminados (coagulação intravascular disseminada) que, juntamente com as lesões pulmonares (dano alveolar difuso), é responsável pela maioria dos óbitos.

Embolia gordurosa pode ser provocada por: (1) infusão inadequada de substâncias oleosas na circulação sanguínea (injeções oleosas intramusculares); (2) esmagamento do tecido adiposo ou da medula óssea amarela em indivíduos politraumatizados; (3) lise de hepatócitos com esteatose acentuada, o que causa migração de gorduras para as veias hepáticas.

A ruptura de próteses de silicone e a injeção intratecidual de silicone líquido com fins cosméticos tem aumentado a frequência de embolia por esse polímero. O risco de embolia relaciona-se à quantidade de silicone e a vascularização do local de injeção; quanto maiores a quantidade de silicone injetada e o número de vasos no local, maior a probabilidade de o silicone ganhar a circulação sanguínea. Os êmbolos localizam-se nos pulmões ou nos linfonodos regionais e causam manifestações proporcionais à intensidade e à extensão da obstrução vascular. O estudo histológico de espécimes de biópsia ou de necrópsia mostra granulomas do tipo corpo estranho, com macrófagos contendo glóbulos de silicone no citoplasma. Lesões semelhantes são vistas nos linfonodos do hilo pulmonar.

Os mecanismos de lesão pulmonar e de outros órgãos por êmbolos líquidos são semelhantes. Componentes lipídicos ou derivados de células contidas no líquido amniótico ativam a coagulação sanguínea, lesam o endotélio e induzem a formação de microtrombos que obstruem a microcirculação (coagulação intravascular disseminada) e causam consumo dos fatores da coagulação (coagulopatia de consumo). Na embolia por líquido amniótico, pelos e células escamosas fetais podem ser vistos na microcirculação pulmonar, inclusive circundados por reação gigantocelular do tipo corpo estranho. Os órgãos afetados apresentam petéquias, edema e, ocasionalmente, microinfartos. Nos pulmões, a hipóxia resultante causa dano alveolar difuso, inclusive com membranas hialinas.

▶ Isquemia

Isquemia (do grego, *ische* = restrição e *haimos* = sangue) é a redução ou a falta de fluxo sanguíneo para um órgão ou território do organismo, ou seja, aporte insuficiente de sangue para manter as necessidades metabólicas dos tecidos. Com isquemia, portanto, surge hipóxia ou anóxia. Embora por definição isquemia seja um processo localizado, há condições em que ela compromete vários órgãos simultaneamente. Na maioria das vezes, isquemia resulta de redução da luz do vaso (p. ex., obstrução arterial ou venosa, parcial ou total); isquemia sem obstrução vascular ocorre nos casos de hipoperfusão sistêmica (vários órgãos são afetados), como nos estados de choque (ver adiante).

Causas

Na grande maioria das vezes, a isquemia é causada por obstrução total ou parcial de artérias, veias ou capilares. As causas da obstrução podem estar na luz do vaso ou fora dela, esta por compressão da parede vascular.

▶ Obstrução arterial

É a principal causa de isquemia, podendo ser provocada por obstáculos intravasculares, por compressão extrínseca ou por espasmos da parede arterial. Obstrução intravascular (parcial ou total) resulta na grande maioria dos casos de aterosclerose, trombose arterial, embolia e arterites. Compressão extrínseca acontece por tumores, compressão de tecidos moles no decúbito prolongado (úlceras de pressão) e na síndrome compartimental; nesta, o aumento volumétrico em um compartimento com espaço restrito ou limitado por uma parede rígida pode comprimir vasos. Exemplo bem conhecido é o que ocorre em músculos esqueléticos que sofrem hemorragia; o sangue extravasado aumenta a pressão no compartimento muscular, limitado por fáscias, diminuindo a perfusão das áreas não comprometidas pela hemorragia. Espasmos arteriais (por desequilíbrio entre agentes vasodilatadores e vasoconstritores) podem causar obstrução parcial ou total da luz de uma artéria, como as coronárias (o que pode provocar angina do peito). Espasmos ocorrem também por vasoconstrição induzida por frio excessivo nas extremidades do corpo.

A existência de circulação colateral entre artérias distintas em um mesmo território pode manter fluxo adequado, como ocorre nos membros inferiores ou superiores após obstrução de ramos arteriais (p. ex., artéria poplítea): o paciente pode recuperar grande parte da circulação dias após uma obstrução, com redução da isquemia, da cianose e da dor.

Em geral, a isquemia é mais acentuada em regiões limítrofes de irrigação por artérias distintas, como ocorre no cérebro (territórios limítrofes que recebem nutrição pelas artérias cerebrais anterior, média e posterior) e no intestino grosso (limite de irrigação das artérias mesentéricas inferior e superior na flexura esquerda do cólon).

▶ Obstrução da microcirculação

Obstrução de capilares com isquemia localizada pode ser causada por: (1) aumento da viscosidade sanguínea (síndrome de hiperviscosidade), como em policitemias e na anemia falciforme); (2) coagulação intravascular disseminada, com microtrombos na microcirculação; (3) compressão extrínseca, como ocorre em pacientes acamados que desenvolvem úlceras de decúbito; (4) embolia gasosa e gordurosa; (5) parasitismo de células endoteliais e de células de Kupffer, com tumefação endotelial acentuada, como ocorre em algumas infecções por microrganismos intracelulares (toxoplasmose, calazar, citomegalovirose etc.) ou que induzem aderência de eritrócitos ao endotélio capilar (malária por *Plasmodium falciparum*).

▶ Obstrução venosa

Obstrução venosa pode resultar de trombose ou de compressão extrínseca. A causa principal de compressão venosa extrínseca é torção do pedículo vascular, mas pode ocorrer também por compressão por tumores ou linfonodos aumentados de volume. Isquemia por obstrução de uma veia depende também da rede de vias colaterais de drenagem. Se a obstrução interrompe o retorno venoso e aumenta a pressão hidrostática na microcirculação, o fluxo sanguíneo fica comprometido e pode até cessar, se a pressão hidrostática iguala-se à arterial (estase circulatória). Com isso, ocorre isquemia associada a hiperemia passiva, que contribui para formar edema local; o território vascular torna-se progressivamente mais congesto, e o edema aumenta a pressão hidrostática intersticial, dificultando mais ainda a perfusão sanguínea e, consequentemente, acentuando a isquemia. São exemplos de isquemia por obstrução venosa a que ocorre na hérnia intestinal estrangulada, em torções do testículo, do ovário ou de tumores pediculados, no vólvulo intestinal, em tromboses nas veias renais e mesentéricas ou nos seios venosos da dura-máter.

Consequências

A principal consequência da isquemia é redução no fornecimento de oxigênio (hipóxia) até ausência do seu suprimento (anóxia), capazes de provocar necrose (infarto). Como diferentes tecidos têm suscetibilidade distinta à hipóxia ou à anóxia, as lesões variam muito segundo o órgão afetado. O tecido nervoso é muito sensível à hipóxia; neurônios podem sofrer necrose após poucos minutos de anóxia. Já o tecido muscular estriado é mais resistente, o mesmo acontecendo com o tecido ósseo. Em transplantes, o órgão a ser transplantado pode permanecer por certo tempo em anóxia sem lesões graves, o que é favorecido pelo emprego de meios de preservação em baixa temperatura; esta reduz a atividade metabólica, diminuindo o risco de necrose. Os efeitos da restrição de fornecimento de O_2 às células, os mecanismos adaptativos envolvidos, as lesões após reperfusão e a ação indutora da isquemia para aumentar a resistência a outro episódio de isquemia estão descritos no Capítulo 3.

As consequências da isquemia dependem de vários fatores: (1) extensão da área isquêmica e sua localização; (2) velocidade de instalação (súbita ou lenta); (3) existência de circulação colateral; (4) sensibilidade dos tecidos atingidos à hipóxia ou à anóxia.

Em geral, quanto mais extensa, mais grave é a isquemia (p. ex., no miocárdio). No entanto, isquemia em pequena área no sistema de condução cardíaco pode levar a arritmias graves e até morte, assim como pequena isquemia cerebral em centros nervosos essenciais pode ser fatal ou deixar sequelas graves. Isquemia extensa em um membro, ao contrário, pode ter lesões mínimas pelo restabelecimento da circulação por meio de anastomoses vasculares.

Isquemia súbita no cérebro pode provocar perda de consciência; se transitória, há recuperação da consciência logo após o restabelecimento do fluxo sanguíneo, como ocorre em arritmias cardíacas que resultam em queda abrupta do débito cardíaco: o paciente perde a consciência, mas se recupera quando a circulação volta ao normal. A perda de consciência deve-se à queda rápida no suprimento de glicose e O_2. Oclusão abrupta de um ramo coronariano provoca isquemia em certa área do miocárdio e pode causar morte súbita, antes mesmo de aparecerem lesões morfológicas. É importante considerar que, mesmo que não haja lesões estruturais durante a isquemia, pode haver alterações moleculares e/ou funcionais.

Quando um órgão ou parte dele é submetido a isquemia de instalação lenta e progressiva, o fornecimento de nutrientes é reduzido e os tecidos procuram adaptar-se à nova situação: aparecem degenerações (degeneração hidrópica), as células tendem a hipotrofiar-se e o número delas se reduz, geralmente por apoptose; há também aumento da produção de matriz extracelular, instalando-se fibrose em graus variáveis. Quando existe aterosclerose nas coronárias, por exemplo, o miocárdio sofre tais alterações, e o órgão torna-se hipotrófico, mostrando aumento da matriz extracelular e hipotrofia das miócelulas (miocardioesclerose).

Na isquemia generalizada, como nos estados de choque, vários órgãos ficam afetados simultaneamente, por causa da falência sistêmica do sistema circulatório em manter a perfusão tecidual. Em consequência, diversos órgãos apresentam lesões que se instalam em tempos diferentes e em localizações distintas, dependendo da maior ou menor resistência à hipóxia e à anóxia dos tecidos comprometidos. Células metabolicamente muito ativas são mais sensíveis (p. ex., neurônios, células do miocárdio, epitélio renal, hepatócitos etc.), enquanto outras (p. ex., células do tecido conjuntivo) são mais resistentes. Na fase avançada do choque, por exemplo, aparece necrose hepática centrolobular, porque a região centrolobular é naturalmente menos oxigenada; no encéfalo, as zonas de necrose surgem sobretudo nas áreas limítrofes dos territórios das artérias cerebrais, onde a perfusão é naturalmente menor.

▶ Infarto

Infarto é uma *área localizada de necrose isquêmica*, por interrupção do fluxo sanguíneo arterial ou venoso. Infarto pode ser branco ou vermelho (hemorrágico).

Infarto branco é aquele em que a região afetada fica mais clara (branca ou amarelada) do que a cor normal do órgão. Infarto branco é causado por obstrução arterial em territórios sem ou com escassa circulação colateral. Em órgãos ou territórios supridos por ramos colaterais, estes podem evitar lesões isquêmicas, especialmente se formados por tecidos que, naturalmente, resistem mais à hipóxia ou à anóxia. Em órgãos com circulação terminal ou com poucos ramos colaterais, obstrução arterial, especialmente em situações de aumento da demanda de oxigênio, queda abrupta da pressão arterial, choque ou anemia, resulta em infarto branco. É o que acontece tipicamente no coração, no encéfalo, nos rins e no baço.

No *infarto vermelho*, a região comprometida adquire coloração vermelha em razão da hemorragia que se forma na área infartada. Infarto vermelho, que pode ser causado por obstrução tanto arterial como venosa, ocorre caracteristicamente em órgãos com estroma frouxo (p. ex., pulmões) e/ou com circulação dupla ou com rica rede de vasos colaterais. Obstrução de uma artéria em órgão cujos ramos colaterais podem manter o suprimento sanguíneo não causa necrose isquêmica. É o que acontece nos pulmões: em pessoas sem problemas prévios, a circulação pelas artérias brônquicas é suficiente para manter a viabilidade do parênquima pulmonar quando há obstrução da artéria pulmonar (quase sempre por embolia). No entanto, se o indivíduo tem insuficiência cardíaca, com hiperemia passiva e aumento da pressão venosa, somente o fluxo sanguíneo pelas artérias brônquicas não é mais suficiente para garantir a irrigação necessária; se há obstrução da artéria pulmonar, surge infarto pulmonar. Como o pulmão é órgão muito frouxo e o sangue continua chegando pelas artérias brônquicas, a área de infarto torna-se hemorrágica. Clinicamente, os pacientes com infarto pulmonar apresentam dificuldade respiratória (dispneia), dor torácica e tosse com expectoração sanguinolenta (escarros hemoptoicos) por causa da necrose hemorrágica no parênquima pulmonar.

Nos intestinos, o infarto também é hemorrágico, tanto por obstrução arterial como venosa. Obstrução de um ramo da artéria mesentérica (por ateroma, trombose ou embolia) leva a isquemia e necrose no território correspondente, a qual continua recebendo sangue por outro ramo das arcadas mesentéricas. Obstrução venosa, por trombose, compressão (como acontece em hérnias estranguladas) ou torção do pedículo vascular (encontrada no vólvulo), também causa infarto intestinal vermelho. Torção do pedículo vascular comprime artérias e veias; por terem parede mais fina, as veias sofrem mais os efeitos da compressão e podem sofrer oclusão da luz, gerando congestão antes da interrupção do fluxo sanguíneo. Torção de pedículo pode acontecer também no ovário, no testículo e em tumores pediculados (p. ex., pólipos), o que causa infarto vermelho. Obstrução arterial em órgão com circulação única também pode resultar em infarto vermelho: se o trombo ou êmbolo que causou o infarto sofre lise (espontânea ou terapêutica), o fluxo sanguíneo é restabelecido e o sangue inunda a região infartada (infarto secundariamente hemorrágico).

Para ilustrar a evolução do infarto, no Quadro 9.1 estão resumidas as alterações microscópicas observadas no infarto do miocárdio, desde a sua instalação até a sua cicatrização.

Consequências | Evolução

As consequências e a gravidade dos infartos dependem da sua extensão e do órgão comprometido. Muitos infartos podem ser fatais, como os infartos do miocárdio, do encéfalo e dos intestinos; podem também passar despercebidos, como acontece em infartos renais ou esplênicos ou até mesmo em pequenos infartos do miocárdio.

No sistema nervoso, infartos no tronco encefálico podem ser fatais por comprometerem áreas vitais, como o centro cardiorrespiratório; mais frequentemente, os infartos cerebrais comprometem a via piramidal e deixam sequelas motoras. Infartos do miocárdio também são potencialmente graves, pois podem levar à morte por insuficiência cardíaca, arritmias e outras complicações. Necrose isquêmica nos membros inferiores causada por aterosclerose grave e complicada,

Aspectos morfológicos

Em geral, os infartos apresentam-se como lesão de forma piramidal (ou em cone), tendo o vértice em correspondência com o local da obstrução vascular e a base na região periférica. Tal configuração é bem característica em infartos de rins, baço e pulmões. Em outros locais, a forma do infarto é irregular.

Infartos brancos têm cor mais clara do que a do órgão não lesado, assumindo coloração branco-amarelada característica (Figura 9.26A e C). Nas margens do infarto, muitas vezes se forma um halo hiperêmico-hemorrágico. Infartos recentes fazem discreta saliência na superfície do órgão. Com a reabsorção dos tecidos necrosados e a cicatrização subsequente, a região de infarto retrai-se; quando totalmente cicatrizada, forma-se uma cicatriz com retração na superfície (Figura 9.26B). No sistema nervoso central, infartos brancos aparecem como áreas de amolecimento pelo caráter liquefativo da necrose. Tais infartos curam-se por reabsorção do material necrótico por macrófagos; a reparação é feita pela proliferação de astrócitos que ocupam o lugar do tecido necrosado (gliose).

Infartos vermelhos nos pulmões têm forma piramidal (Figura 9.27); nos intestinos, a forma é irregular. Em qualquer caso, o material necrótico tem cor vermelho-escura, pela mistura dos restos celulares com o sangue extravasado.

Nem sempre é possível diagnosticar macroscopicamente um infarto muito recente, pois a alterações macroscópicas dependem de certo tempo entre a ocorrência da necrose e o momento da sua observação. Se um indivíduo tem um infarto do miocárdio que o leva a morte em poucas horas, o exame do coração pode não detectar a existência da lesão isquêmica. Tomografia por emissão de pósitrons é capaz de detectar mais cedo defeitos no metabolismo da glicose em áreas isquêmicas do miocárdio e indicar se a lesão é potencialmente reversível ou não.

Microscopicamente, o achado principal dos infartos é a necrose isquêmica, que caracteristicamente é do tipo necrose por coagulação. Novamente aqui, vale o princípio de que o aparecimento das alterações microscópicas da necrose também depende de certo tempo. Minutos ou poucas horas depois do infarto, podem não ser encontradas as alterações que caracterizam a necrose. Nos infartos hemorrágicos, o material necrótico fica misturado com sangue. Se o indivíduo sobrevive ao infarto, nos dias e semanas seguintes surgem os mecanismos de reparo, conforme discutido no Capítulo 8.

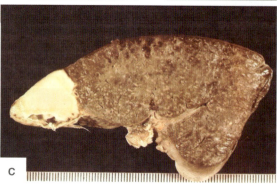

Figura 9.26 A. Infartos brancos, recentes, no rim. Notar halo de hiperemia (setas) delimitando as áreas brancacentas de infarto. **B.** Infartos antigos no rim, representados por cicatrizes retráteis, que formam depressões irregulares (setas). **C.** Infarto branco recente do baço, evidenciado por coloração brancacenta na superfície de corte.

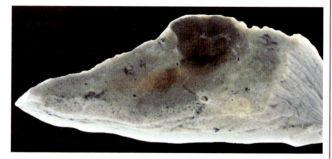

Figura 9.27 Infarto vermelho no pulmão. Lesão triangular com a base voltada para a pleura, de cor vermelho-escura (sangue coagulado misturado com parênquima destruído).

Quadro 9.1 Evolução das alterações microscópicas no infarto do miocárdio.

Tempo após isquemia	Alterações microscópicas
1 a 6 h	Miocélulas cardíacas com bandas de contração; falha na redução do NBT (*nitroblue tetrazolium*); diminuição na coloração com fucsina
6 a 18 h	Necrose por coagulação (cariólise, acidofilia do citoplasma e perda de estriações); bandas de contração na região periférica; focos de hemorragia; início de infiltração de neutrófilos
18 a 24 h	Persistência da necrose por coagulação; bandas de contração são vistas na periferia da lesão
24 a 72 h	A necrose completa-se com extensa cariólise; intensa infiltração de leucócitos, com predomínio de neutrófilos, mas com algumas células mononucleadas
4 a 14 dias	O infiltrado inflamatório passa a ser predominantemente de mononucleares, com numerosos macrófagos e número progressivamente crescente de linfócitos; início de neoformação vascular e de deposição de matriz extracelular (tecido de granulação, início do processo cicatricial)
14 a 21 dias	A neoformação vascular torna-se menos evidente e, junto com a deposição de matriz extracelular e a síntese de colágeno, inicia a formação da cicatriz
4 a 7 semanas	Aumento progressivo da deposição de colágeno tipo I, com redução do número de vasos neoformados; início de remodelação da cicatriz, com retração cicatricial

mais comum em indivíduos diabéticos, evolui para gangrena, que é a principal causa de amputação desses membros em adultos. Infartos esplênicos extensos (autoesplenectomia, como acontece na anemia falciforme) cursam com alterações hematológicas decorrentes da hemocaterese deficiente ou com complicações infecciosas (sepse). Infartos renais podem manifestar-se com dor lombar e hematúria, mas geralmente são pouco extensos para levar a insuficiência renal. Infartos intestinais manifestam-se com quadro de abdome agudo e têm alta letalidade. A gravidade de infarto nos pulmões está relacionada com a embolia pulmonar e foi comentada anteriormente.

Os infartos evoluem para cura com cicatrização (ou gliose, no sistema nervoso central), que pode ser completa, resultando em cicatriz retrátil, ou incompleta, com formação de cistos (mais comuns no SNC). Sendo áreas desvitalizadas, os infartos podem complicar-se com colonização e proliferação de bactérias, originando abscessos ou gangrena. No infarto intestinal, é frequente gangrena por crescimento de microrganismos anaeróbios da microbiota endógena se a lesão não é removida cirurgicamente.

▶ Edema

Edema é o *acúmulo de líquido no interstício ou em cavidades pré-formadas do organismo*. O líquido intersticial (na matriz extracelular, ou MEC), que se origina da filtração do sangue na parte arterial dos capilares, circula entre as células e retorna à circulação sanguínea por reabsorção no lado venoso dos capilares ou pelos vasos linfáticos. A produção, a circulação e a reabsorção do líquido intersticial dependem de forças geradas na microcirculação e na MEC, conhecidas como forças de Starling, resumidas na Figura 9.28. São elas: (1) pressão hidrostática do sangue (PHs), que força a filtração; (2) pressão oncótica do plasma (POp), gerada por macromoléculas circulantes; esta tem sentido oposto à PHs; (3) pressão hidrostática e pressão oncótica da MEC (PHm e POm), ambas muito menores em condições normais, mas que podem aumentar se a quantidade de líquido intersticial aumenta. Considerando tais componentes, a formação e a reabsorção do líquido intersticial dependem de forças definidas pela equação: força de filtração ou força de reabsorção = (PHs−PHm) − (POp−POm). No lado arterial dos capilares, a PHs é maior do que a POp, e as pressões da MEC são muito menores do que as do sangue; a equação mostra uma força positiva, que é a força de filtração do plasma para a MEC. No lado venoso dos capilares, a PHs é menor do que a POp, resultando em uma força de reabsorção que força o líquido a voltar para a circulação sanguínea. A pressão hidrostática no lado arterial da microcirculação é próxima da do lado venoso (mas sempre maior do que a POp), e é influenciada pela intermitência da abertura dos esfíncteres pré-capilares: quando estes se fecham, nos capilares a jusante a PHs se reduz muito, facilitando a reabsorção, enquanto nos capilares cujos esfíncteres estão abertos predomina a filtração (Figura 9.28).

A força de filtração gera um filtrado que contém água, eletrólitos e pequenas moléculas (carboidratos, aminoácidos, ácidos graxos e outras moléculas de baixo peso molecular) que passam junto com a água nos espaços interendoteliais; macromoléculas passam em pequena quantidade através de poros endoteliais e de transcitose, variáveis em diferentes tecidos. As macromoléculas do filtrado, juntamente com outras originadas na MEC, são reabsorvidas pelos vasos linfáticos, que possuem parede fenestrada e poros endoteliais; a pressão negativa nos canais linfáticos e a presença de válvulas nesses vasos

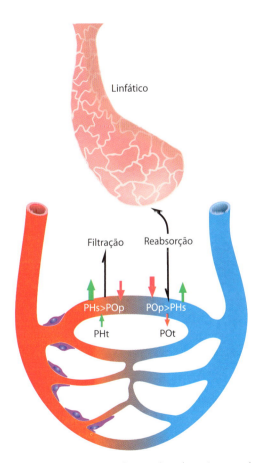

Figura 9.28 Esquema da microcirculação, indicando a origem e o destino do líquido intersticial e as forças de Starling. PHs: pressão hidrostática do sangue; PHt: pressão hidrostática da matriz extracelular; Pop: pressão oncótica do plasma; POt: pressão oncótica da matriz extracelular.

Aspectos morfológicos

Em cavidades, o acúmulo de líquido e suas características são facilmente perceptíveis: trata-se de transudato típico, com aspecto citrino. Na MEC, o edema provoca sua expansão, causando aumento de volume na região edemaciada. Isso é facilmente evidenciado em edemas localizados na pele: após picada de um inseto, forma-se edema e surge uma lesão elevada (pápula). O popular "galo", por ação de traumatismo onde a pele é mais frouxa, é um bom exemplo de expansão de volume de tecidos edemaciados. A consistência do local edemaciado varia com as características do líquido acumulado: se transudato, o tecido fica mais mole, facilmente compressível; se exsudato, a área afetada tem consistência mais firme e é menos compressível. Na pele edemaciada, o acúmulo de líquido pode ser identificado por compressão digital, que resulta em uma depressão que demora a voltar ao normal: é o clássico *sinal do cacifo* (Figura 9.29), utilizado pelos profissionais de saúde para identificar edema na pele.

Ao exame microscópico, no local edemaciado observa-se ampliação da MEC evidenciada pela separação das células e dos componentes fibrosos da matriz (Figura 9.30). Nos pulmões, o líquido acumula-se primeiro nos septos alveolares (edema intersticial); se a causa persiste, o líquido inunda os alvéolos (edema alveolar clássico), nos quais aparece material acidófilo e homogêneo ocupando os espaços aéreos (Figura 9.31).

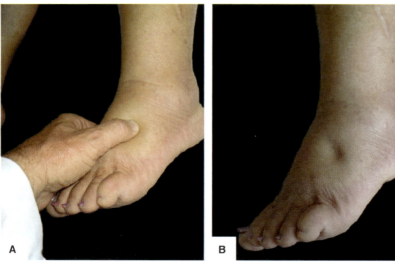

Figura 9.29 Sinal do cacifo para identificar edema. **A.** Compressão rápida com o polegar, que provoca deslocamento do líquido intersticial. **B.** Após a retirada do dedo, permanece uma depressão (sinal do cacifo).

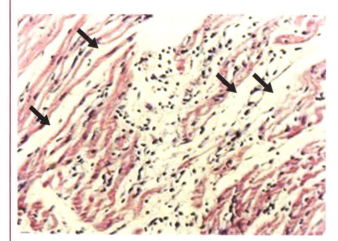

Figura 9.30 Edema no miocárdio em caso de miocardite por meningococo. As *setas* indicam o interstício alargado por edema (exsudato), dissociando as miocélulas.

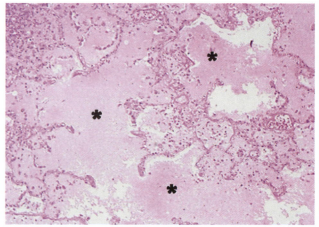

Figura 9.31 Corte histológico de pulmão de paciente falecido com edema pulmonar. Os alvéolos estão preenchidos por transudato, que aparece como material homogêneo e acidófilo (*).

permitem a drenagem do líquido em excesso e o carreamento de macromoléculas livres no líquido intersticial. O trânsito de macromoléculas da MEC para os vasos sanguíneos depende de mecanismos ativos ou facilitados de transporte através da parede capilar ou de poros endoteliais.

O líquido acumulado na MEC ou em cavidades pré-formadas pode ser de dois tipos. *Transudato* é o líquido constituído por água e eletrólitos e pobre em células e proteínas (sua densidade < 1.020 g/mℓ); é encontrado em edemas originados por desequilíbrio nas forças de Starling, com maior filtração do que a capacidade de reabsorção dos capilares sanguíneos e linfáticos. *Exsudato* é o líquido rico em proteínas e/ou células inflamatórias (densidade > 1.020 g/mℓ); é formado quando a permeabilidade vascular está aumentada, como acontece em inflamações, traumatismos na microcirculação e vasos malformados no interior de neoplasias.

O edema pode ser localizado ou generalizado (anasarca). Nomes especiais são utilizados para identificar edemas em cavidades naturais. De modo geral, utiliza-se o prefixo *hidro* seguido da palavra que indica a cavidade. Assim: hidroperitônio (ou ascite), hidropericárdio, hidrotórax, hidrartro, hidrocele (cavidade escrotal) etc.

Etiopatogênese

A patogênese do edema está relacionada com as forças que regulam o transporte de líquidos entre os vasos e o interstício. Edema resulta de quatro mecanismos, que às vezes atuam ao mesmo tempo: (1) aumento da pressão hidrostática vascular; (2) redução da pressão oncótica do plasma; (3) aumento da permeabilidade vascular; (4) bloqueio da circulação linfática. Para facilitar a compreensão desses fatores, serão comentados, separadamente, os edemas localizados e os generalizados.

Edema localizado

Edema localizado resulta de causas locais que alteram as forças de Starling ou que interferem com a drenagem linfática.

▶ Edema por aumento da permeabilidade vascular

O melhor exemplo é o edema em inflamações agudas. O aumento da permeabilidade vascular ocorre predominantemente nas vênulas, pela ação de mediadores inflamatórios. Com isso, há saída de macromoléculas para o interstício, as quais aumentam a pressão oncótica na MEC e favorecem a passagem de mais líquido para o interstício. Edema inflamatório por agressões que liberam substâncias vasodilatadoras, como ocorre em queimaduras, traumatismos físicos, reações alérgicas ou picadas de inseto, surgem rapidamente e são pobres em células, razão pela qual são mais moles e mais compressíveis do que aqueles provocados por agressões que induzem grande exsudação celular e de fibrina; fibrina depositada na MEC aumenta a consistência local. No teste intradérmico para diagnóstico de alergia, a resposta ao alergênio forma uma pápula avermelhada, compressível, mais mole; no teste tuberculínico, a reação positiva manifesta-se como uma pápula também avermelhada, mas tipicamente endurecida (pápula indurada) porque há exsudato celular abundante e exsudação de fibrina.

O *edema angioneurótico* tem caráter hereditário, localiza-se em lábios, pavilhão auricular e glote e caracteriza-se por surgir rapidamente após exposição a um alergênio, embora a reação não seja mediada por IgE. Pacientes com esse tipo de edema têm deficiência congênita no inibidor do C1 do complemento; pequena quantidade de imunocomplexos formados é suficiente para ativar o C1, que, não sendo inibido, ativa o C4 e o C2, com liberação de C2a, o qual produz aumento da permeabilidade vascular.

▶ Edema por aumento da pressão hidrostática sanguínea

Causado por aumento da pressão intravascular em veias e vênulas, pode ser localizado ou generalizado. No primeiro caso, o aumento é causado por obstrução de veias por trombos ou compressão extrínseca, ou por insuficiência de válvulas venosas (como em varizes); no segundo, por aumento da pressão venosa sistêmica por insuficiência cardíaca direita. Com obstrução venosa, o território drenado apresenta hiperemia passiva e edema. O aumento da pressão venosa sobrepõe-se à força de reabsorção da pressão oncótica do plasma; se o aumento do líquido intersticial não é drenado pela circulação linfática, surge edema. Trata-se de transudato típico, que é pobre em proteínas e compressível, com sinal do cacifo bem evidente. O edema de membros inferiores é influenciado pela gravidade: aparece (ou piora) no fim do dia (edema vespertino) porque o paciente permanece por longo período em pé e melhora depois que o indivíduo coloca os membros inferiores em posição horizontal, ao se deitar; ao acordar, o paciente percebe que o edema se reduziu ou mesmo desapareceu. A posição horizontal do corpo favorece o retorno venoso, diminuindo a pressão venosa periférica.

▶ Edema por redução da drenagem linfática

Obstrução de vasos linfáticos causa edema na região drenada pelos vasos obstruídos (edema linfático ou linfedema). O linfedema tem algumas características: (1) é mais duro, pois a falta de drenagem de proteínas do líquido intersticial aumenta a consistência do tecido; (2) linfedema evolui com deposição de matriz extracelular estimulada por proteínas acumuladas, razão pela qual é comum haver fibrose nos territórios com edema linfático crônico. Nos membros inferiores, o linfedema crônico aumenta muito o volume, a espessura e a consistência da pele, que se torna dura e pregueada. O membro espessado, com pele dura, lembra membro de elefante, razão pela qual chama-se *elefantíase* o aumento exagerado dos órgãos acometidos por edema linfático crônico (Figura 9.32).

Muitas são as causas de obstrução de vasos linfáticos: (1) paniculites bacterianas de membros inferiores (erisipela) podem obstruir os vasos linfáticos e provocar linfedema acentuado (elefantíase); (2) infiltração neoplásica ("linfangite" carcinomatosa) é responsável pelo clássico aspecto de linfedema cutâneo (aspecto em "casca de laranja") no carcinoma inflamatório da mama; (3) no tratamento de neoplasias malignas, a retirada de linfonodos regionais (p. ex., tratamento de câncer); linfedema no braço de mulheres após mastectomia por carcinoma da mama com retirada dos linfonodos axilares é relativamente frequente; (4) tratamento radioterápico causa bloqueio linfático por inflamação actínica com fibrose que comprime e atrofia os vasos linfáticos; (5) parasitos no interior de vasos linfáticos (p. ex., filariose – *Wuchereria bancrofti*), em que as filárias obstruem os linfáticos e causam elefantíase nos membros inferiores e no escroto.

Conhecidos os mecanismos gerais de formação de edemas localizados, a seguir serão comentados dois exemplos mais importantes.

▶ Edema pulmonar

Edema pulmonar ocorre quase sempre por aumento da pressão nas veias pulmonares e/ou por aumento na permeabilidade capilar. Aumento súbito de pressão nas veias pulmonares ocorre em casos de falência cardíaca aguda, sobretudo por infarto do miocárdio, lesões valvares e miocardites extensas. Nesses casos, ocorre aumento rápido da pressão nas veias pulmonares, levando a passagem de líquido para os alvéolos. Os pacientes apresentam insuficiência respiratória, com dispneia intensa e eliminação de fluido espumoso e róseo (porque contém sangue), pela boca; tal quadro pode ser fatal. Edema pulmonar crônico acompanha insuficiência cardíaca esquerda e todas as condições que aumentam a pressão nas veias pulmonares (p. ex., estenose ou insuficiência da valva mitral). Edema por aumento da permeabilidade capilar ocorre em inflamações pulmonares agudas ou sistêmicas (choque séptico) e em algumas agressões, como politraumatismo ou aspiração pulmonar (ver adiante, dano alveolar difuso).

▶ Ascite na hipertensão portal

Obstrução do fluxo do sangue na veia porta aumenta a pressão hidrostática a montante, que provoca acúmulo de

Bogliolo | Patologia Geral

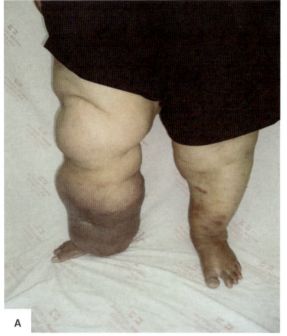
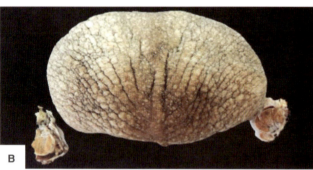
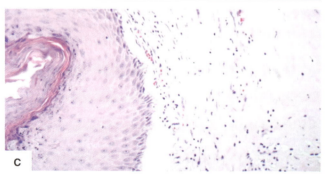

Figura 9.32 Linfedema. **A.** Paciente com obesidade mórbida e erisipela de repetição. Elefantíase assimétrica, com predomínio no membro inferior direito. Pele da perna direita hipertrófica, com aspecto em "casca de laranja". Hiperemia passiva bilateral, com acentuada pigmentação da pele (hemossiderose) das pernas e dos pés. **B.** Escroto. Linfedema secundário a linfadenectomia inguinal. Pele muito espessada, com superfície granulosa (aspecto de "casca de laranja"). De cada lado da bolsa escrotal, estão os testículos retirados. **C.** Ao microscópio, vê-se acentuada hiperplasia da epiderme e fibrose na derme.

líquido na cavidade peritoneal (ascite). Hipertensão portal de qualquer etiologia pode acompanhar-se de ascite e esplenomegalia por causa de hiperemia passiva, que é mais acentuada nos casos de hipertensão mais grave e naqueles que se acompanham de disfunção hepática. Várias causas promovem hipertensão portal: (1) trombose das veias hepáticas (síndrome de Budd-Chiari, hipertensão portal pós-sinusoidal); (2) cirrose hepática, que causa hipertensão sinusoidal e pré-sinusoidal, por causa da fibrose difusa e da formação de nódulos de regeneração que comprimem e obstruem a circulação hepática; (3) fibrose hepática na forma hepatesplênica da esquistossomose, em que existe fibrose portal exuberante acompanhada de neoformação vascular; os mecanismos da hipertensão portal nessa doença não são bem conhecidos, mas são aventados amputação de ramos portais pela inflamação granulomatosa e aumento da pressão por ampliação do leito vascular; (4) obstrução da veia porta por trombose e, mais raramente, por compressão extrínseca ou infiltração de tumores. A ascite na fibrose hepática esquistossomótica é discreta e não acumula grande volume, além de não ser geralmente progressiva, já que a função hepática mantém-se conservada; se o paciente tem sangramento por ruptura de varizes esofágicas, surge lesão hepatocitária por hipovolemia, podendo a ascite agravar-se devido à hipoalbuminemia. Na cirrose hepática, a ascite é mais grave e progressiva; a maior gravidade deve-se à intensidade da hipertensão portal, à hipoalbuminemia causada pela insuficiência hepática e ao acionamento do mecanismo renina-angiotensina-aldosterona (ver adiante). Na obstrução das veias hepáticas, como na síndrome de Budd-Chiari, a ascite tende a ser mais intensa, pois há comprometimento do parênquima hepático.

Edema generalizado

Em algumas situações (p. ex., insuficiência cardíaca, hipoproteinemia etc.), o edema tende a ser generalizado desde o seu início. Em outras, um edema inicialmente localizado pode acionar mecanismos de compensação que acabam por generalizar o processo, provocando redistribuição dos líquidos no corpo e aumento do líquido intersticial na maioria dos órgãos.

▶ Edema na insuficiência cardíaca

Insuficiência cardíaca direita acompanha-se de edema, que no início se localiza nos membros inferiores, mas tende a generalizar-se e a acompanhar-se de hidropericárdio, hidrotórax e ascite, culminando em anasarca. Além do aumento generalizado da pressão hidrostática sanguínea pela dificuldade do retorno venoso sistêmico, a generalização do edema deve-se também à ativação de mecanismos reguladores que tentam restaurar a volemia, diminuída pela saída de líquido para o interstício. A saída de líquido dos vasos reduz o retorno venoso e diminui o débito cardíaco, reduzindo a pressão nas arteríolas aferentes dos glomérulos, onde células produtoras de renina são estimuladas e liberam essa protease na circulação (Figura 9.3). A renina age sobre o angiotensinogênio, originando a angiotensina I; esta sofre ação da enzima conversora da angiotensina (ECA, presente sobretudo no endotélio pulmonar), convertendo-a em angiotensina II. A angiotensina II tem ação vasoconstritora e induz a liberação de aldosterona pelas suprarrenais. A aldosterona atua nos túbulos renais aumentando a reabsorção de sódio, que retém mais água na circulação renal por efeito osmótico e aumenta a osmolaridade plasmática, que é sentida em neurônios osmorreceptores do hipotálamo que estimulam a liberação do hormônio antidiurético. Este atua nos túbulos renais aumentando a reabsorção de água por meio do aumento na síntese e na translocação de aquaporinas para a membrana basolateral do epitélio tubular. Desse modo, ao tentar recuperar a volemia o organismo agrava o edema porque a causa inicial (desequilíbrio das forças de Starling) permanece e o líquido tecidual tende a aumentar. Tal processo entra em um círculo vicioso, e o edema tende a progredir até anasarca. O mecanismo de generalização do edema cardíaco pelo sistema renina-angiotensina-aldosterona ocorre também em todos os edemas generalizados.

▸ *Edema na hipoproteinemia*

Redução acentuada na quantidade de proteínas plasmáticas, em geral por diminuição da albumina, acompanha-se de edema generalizado. Hipoalbuminemia reduz a pressão oncótica do plasma, diminuindo a reabsorção do fluido intersticial, que se acumula de modo sistêmico. Como comentado no edema da insuficiência cardíaca, a retenção de líquido nos tecidos diminui a volemia, o que ativa o sistema renina-angiotensina-aldosterona, contribuindo para agravar o edema. São causas comuns de edema por hipoproteinemia desnutrição proteico-energética grave, hepatopatias que reduzem a síntese de albumina (p. ex., cirrose) e perda excessiva de albumina nas fezes, como acontece nas enteropatias perdedoras de proteínas ou na urina em algumas doenças renais, sobretudo quando existe síndrome nefrótica, em que ocorre aumento da permeabilidade glomerular a macromoléculas.

▸ *Edema renal*

Em muitas doenças renais (p. ex., glomerulonefrites agudas, nefropatias com síndrome nefrótica etc.), edema generalizado é frequente, sendo mais acentuado e mais precoce na face. Na glomerulonefrite aguda, o edema resulta do que se denomina *desequilíbrio glomérulo-tubular*: redução da filtração glomerular com manutenção da reabsorção tubular, promovendo retenção de água e sódio. Por equilíbrio osmótico, o sódio difunde-se na matriz extracelular e aumenta a retenção de água nesse compartimento, agravando o edema. Na síndrome nefrótica, perda intensa de proteínas na urina resulta em hipoproteinemia, o que provoca queda acentuada da pressão oncótica do plasma, desequilibrando as forças de Starling. Iniciado o edema, ele se agrava por ativação do sistema renina-angiotensina-aldosterona, como descrito anteriormente.

Edema por mecanismos complexos e pouco conhecidos

Alguns edemas localizados ou generalizados têm mecanismo de formação que não pode ser explicado totalmente pelas causas até agora descritas. Na *dengue hemorrágica* e na *síndrome do choque da dengue*, existe exsudação considerável de plasma para a MEC, às vezes em tempo muito curto. A participação de substâncias que aumentam a permeabilidade vascular originadas de mastócitos ou da ativação do complemento, admitida até recentemente, parece não ser suficiente ou essencial. Estudos recentes mostram que agressão ao endotélio por anticorpos de reação cruzada poderia induzir aumento de poros endoteliais, facilitando a saída de plasma.

O edema pulmonar das alturas, o edema pulmonar neurogênico e o edema pulmonar que acompanha superdose de narcóticos (heroína, morfina) também têm patogênese obscura. No *edema das alturas*, que ocorre em indivíduos jovens e não adaptados que sobem a grandes altitudes (acima de 3.000 m), parece que a hipóxia causa vasoconstrição em alguns ramos da artéria pulmonar e aumento do fluxo sanguíneo (com aumento da pressão de filtração) em outros capilares não supridos por esses vasos. No entanto, a existência de predisposição genética a esse tipo de edema levanta a hipótese de que outros mecanismos ligados à resposta das células endoteliais e epiteliais à hipóxia possam participar do edema (há aumento na produção do VEGF, que aumenta a permeabilidade vascular). No *edema pulmonar neurogênico* secundário a lesões do sistema nervoso central (principalmente traumatismo mecânico), admite-se haver forte estimulação simpática, o que resulta em aumento do fluxo sanguíneo pulmonar e redução na complacência do ventrículo esquerdo, aumentando a pressão hidrostática na microcirculação pulmonar. O *edema por dose elevada de heroína* parece resultar de aumento da permeabilidade vascular pulmonar por mecanismo ainda desconhecido. Edema pulmonar pode ocorrer também por picada de escorpião. Nesse caso, o edema parece dever-se tanto a componente cardiogênico como a aumento da permeabilidade vascular induzida pelo veneno escorpiônico.

▸ Choque

Choque é o *distúrbio hemodinâmico agudo e sistêmico caracterizado pela incapacidade do sistema circulatório de manter a pressão arterial em nível suficiente para garantir a perfusão sanguínea ao organismo*, o que resulta em *hipóxia generalizada*.

A manutenção da pressão arterial e da pressão de perfusão tecidual depende de três componentes: (1) bomba cardíaca, que impulsiona o sangue nos vasos; (2) volume de sangue circulante; (3) compartimento vascular. Em condições normais, a quantidade de sangue ejetado na circulação ocupa o compartimento vascular de modo a exercer tensão na parede dos vasos suficiente para manter a pressão arterial e a perfusão dos tecidos. Com base nesses elementos, o choque pode ser provocado por: (1) falência da bomba cardíaca (choque cardiogênico); (2) redução da volemia (choque hipovolêmico); (3) aumento do compartimento vascular (choque distributivo); (4) falência no enchimento do ventrículo esquerdo (choque obstrutivo).

Etiopatogênese

O estado de choque pode ser provocado por inúmeras causas, que atuam por mecanismos diversos.

▸ *Choque hipovolêmico*

É causado por redução aguda e intensa do volume circulante, por perda de líquidos, devido a: (a) hemorragia grave, vômitos e diarreia; (b) perda cutânea (p. ex., queimaduras); (c) passagem rápida de líquido do meio intravascular para a MEC (como na dengue, devido à perda de fluidos na microcirculação); (d) causas menos frequentes, como retenção de grande quantidade de líquido na luz intestinal devido a íleo paralítico (Figura 9.33).

▸ *Choque cardiogênico*

Surge por insuficiência cardíaca aguda, especialmente do ventrículo esquerdo, que resulta em incapacidade do coração em bombear o sangue para a circulação sistêmica. Para ocorrer choque cardiogênico, deve haver perda da massa miocárdica de pelo menos 40% e redução da capacidade de ejeção ventricular acima de 80%. As principais causas são infarto agudo do miocárdio e miocardites agudas; menos frequentemente, ruptura de valvas cardíacas (p. ex., endocardite infecciosa) ou de músculo papilar.

▸ *Choque distributivo*

Deve-se a vasodilatação arteriolar periférica que resulta em queda da resistência vascular periférica, inundação de capilares e redução drástica do retorno venoso. Exemplo típico, embora não tão frequente, é o *choque anafilático*, em que há liberação rápida de histamina que provoca vasodilatação arteriolar, queda rápida da pressão arterial, inundação do leito capilar e diminuição do retorno venoso (Figura 9.34). Nesse

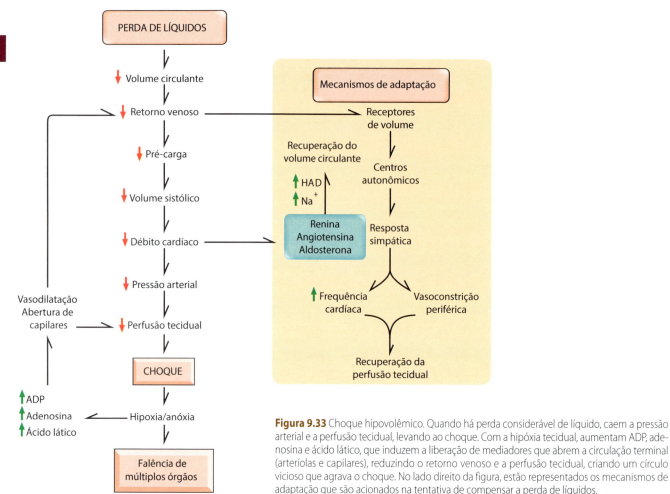

Figura 9.33 Choque hipovolêmico. Quando há perda considerável de líquido, caem a pressão arterial e a perfusão tecidual, levando ao choque. Com a hipóxia tecidual, aumentam ADP, adenosina e ácido lático, que induzem a liberação de mediadores que abrem a circulação terminal (arteríolas e capilares), reduzindo o retorno venoso e a perfusão tecidual, criando um círculo vicioso que agrava o choque. No lado direito da figura, estão representados os mecanismos de adaptação que são acionados na tentativa de compensar a perda de líquidos.

grupo está também o *choque séptico*, causado por resposta sistêmica que o organismo monta contra invasores biológicos (infecções) ou por lesões teciduais causadas por agentes físicos ou químicos, cuja patogênese é complexa e ainda mal compreendida. O choque séptico é incluído como choque distributivo porque ocorre vasodilatação na microcirculação induzida por resposta inflamatória sistêmica que inicia o distúrbio hemodinâmico.

O choque séptico faz parte da *síndrome da resposta inflamatória sistêmica* (ver Capítulo 4) de qualquer natureza, infecciosa ou não, cuja patogênese é a liberação sistêmica de mediadores inflamatórios. Os mediadores inflamatórios (citocinas, produtos da ativação do complemento, cininas, histamina, prostaglandinas e leucotrienos) causam vasodilatação arteriolar (que reduz a resistência periférica) e inundação do leito capilar (que reduz o retorno venoso, agravado pela perda de líquido para a MEC resultante do aumento da permeabilidade vascular). Além desse mecanismo periférico (mecanismo distributivo), as citocinas pró-inflamatórias (IL-1, TNF, IL-6) têm efeito depressor sobre o miocárdio, reduzindo a eficácia do coração em bombear o sangue para a periferia (mecanismo cardiogênico). Por essa razão, o choque séptico é considerado por alguns como *choque misto* (Figura 9.35).

▶ **Choque obstrutivo**

Tem como mecanismo restrição no enchimento das câmaras cardíacas esquerdas de instalação súbita. As principais causas são embolia pulmonar maciça (bloqueio do fluxo sanguíneo nas artérias pulmonares) e hidro ou hemopericárdio

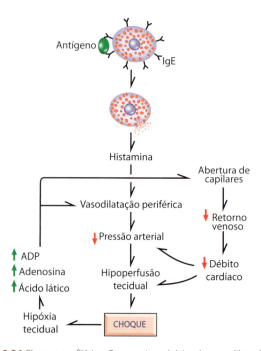

Figura 9.34 Choque anafilático. O mecanismo básico é a vasodilatação periférica que se instala rapidamente, por causa da liberação de histamina quando mastócitos são estimulados por antígenos que se ligam a IgE na superfície deles. Histamina provoca vasodilatação e queda brusca da pressão arterial. Se não há intervenção rápida, o choque pode levar rapidamente à morte por hipoperfusão persistente do sistema nervoso central.

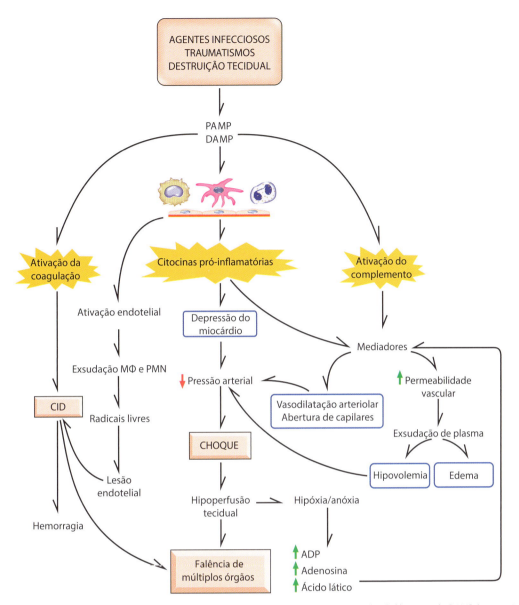

Figura 9.35 Choque séptico, que pode ser provocado por inúmeras agressões (infecciosas ou não), resulta da liberação de DAMP (traumatismos, destruição tecidual) ou PAMP (infecções) (ver Capítulo 4). DAMP e PAMP induzem a liberação de mediadores por ativação da resposta imunitária inata (leucócitos, endotélio, sistemas da coagulação sanguínea e do complemento). Os mediadores induzem aumento da permeabilidade vascular, vasodilatação, abertura de capilares e depressão do miocárdio, que acionam simultaneamente os três mecanismos patogenéticos de choque: cardiogênico, vasogênico e hipovolêmico, indicados nos *retângulos azuis*. CID: coagulação intravascular disseminada.

agudos (levam a restrição diastólica por preenchimento do espaço pericárdico por líquido de edema ou por sangue).

Respostas adaptativas | Progressão do choque

Uma vez iniciado e independentemente da sua etiologia, o choque passa por um estágio inicial, geralmente reversível por intervenções nas causas básicas, mas que pode ser seguido de um estágio progressivo, frequentemente irreversível. No início do choque (*fase de compensação*), a hipotensão arterial induz modificações circulatórias no sentido de reduzir o fluxo sanguíneo esplâncnico e de redistribuí-lo para garantir a perfusão de órgãos vitais, como o coração e o encéfalo (suas células possuem receptores beta-adrenérgicos). Tal mudança hemodinâmica faz-se por aumento da atividade simpática evocada por estimulação de receptores de volume e de pressão e de quimiorreceptores e por estímulo direto de núcleos autonômicos por causa da isquemia cerebral. Tais respostas adaptativas, mediante ativação do sistema nervoso simpático, são responsáveis por algumas das manifestações perceptíveis na fase inicial do choque (fase hiperdinâmica): aumento de frequência cardíaca (taquicardia) e pele úmida pela sudorese. A oligúria (insuficiência renal por redução da taxa de filtração glomerular) resulta de menor perfusão renal pela hipotensão arterial. No choque distributivo, essa fase de compensação é chamada fase "quente", já que existe vasodilatação periférica. A frequência cardíaca aumenta progressivamente, mas a pressão sistólica continua baixa ou se reduz mais ainda.

Além dos mecanismos compensadores nervosos (atividade simpática), há também ação de substâncias vasoconstritoras endógenas: adrenalina da medular da suprarrenal, vasopressina liberada da neuro-hipófise por estímulo aferente vindo de receptores de volume dos átrios e angiotensina I produzida por ação da renina (induzida pela queda da pressão arterial). Retenção de sódio nos rins ocorre por redução na fração de filtração e por ação da aldosterona. A retenção de sódio aumenta a resposta vasoconstritora das arteríolas e induz acúmulo de água porque estimula a liberação do hormônio antidiurético. Com isso, pode-se aumentar a volemia. Outro mecanismo compensador é a reabsorção de líquido do interstício para o compartimento vascular, facilitada pela diminuição da pressão hidrostática nos capilares, reduzida pela hipotensão arterial. A reabsorção de fluido pobre em proteínas reduz um pouco a pressão coloidosmótica do plasma (ocorre hemodiluição). Nessa fase, a reposição de volume pode auxiliar os mecanismos de compensação, revertendo o processo.

Com a progressão do choque, o quadro clínico agrava-se e instala-se a *fase de descompensação*. Os mecanismos de retroalimentação negativa para contrabalançar a hipotensão e a hipovolemia (por perda de líquidos no choque hipovolêmico ou por redução do retorno venoso nos demais tipos de choque) podem induzir retroalimentação positiva, ou seja, podem surgir estímulos que pioram o distúrbio hemodinâmico. A fase de descompensação associa-se sobretudo a redução da função miocárdica e a acidose metabólica; o débito cardíaco agora é incapaz de manter a perfusão tecidual, e a hipóxia dos tecidos mal perfundidos gera, por aumento da glicólise anaeróbia, acidose lática, característica dessa fase. A acidose piora o quadro hemodinâmico porque deprime o miocárdio, reduz a resposta vascular às catecolaminas e aumenta a abertura dos esfíncteres pré-capilares. Além disso, vários mediadores pró-inflamatórios são liberados pelos tecidos hipóxicos, aumentando a permeabilidade vascular (histamina, C3a, C5a e cininas) e a vasodilatação, o que reduz mais ainda o retorno venoso, agravando o choque em um círculo vicioso. No choque séptico, essa fase torna-se ainda mais grave porque alarminas circulantes (PAMP e DAMP) mantêm a produção de citocinas que ativam células endoteliais e leucócitos a elas aderidos a produzir mais e mais substâncias vasodilatadoras. O quadro hemodinâmico agrava-se também porque citocinas pró-inflamatórias, como IL-1 e TNF-α, são depressoras do miocárdio.

Com a vasodilatação progressiva e o sequestro de sangue na microcirculação (vênulas e capilares), a pele passa a ter aspecto cianótico e torna-se fria (*fase final ou hipodinâmica*). Lesão endotelial progressiva, especialmente por hipóxia ou hiperativação endotelial se o choque é séptico, aumenta o risco de trombose por exposição de fatores teciduais da coagulação e/ou por redução na atividade anticoagulante do endotélio. Nessas circunstâncias, pode ocorrer coagulação intravascular disseminada. Com a manutenção da hipoperfusão, ocorrem hipóxia e, consequentemente, lesões degenerativas e necrose em diversos órgãos. Sinais de insuficiência funcional vão se acumulando, e surge o que se denomina *falência de múltiplos órgãos* (FMO), fase final do processo.

Na fase progressiva do choque e com a manutenção do paciente vivo em unidades de tratamento intensivo, por meio de recursos cada vez mais sofisticados de ventilação artificial e medicamentos vasoativos, surgem várias lesões decorrentes da isquemia prolongada que levam à FMO. Nos territórios de menor perfusão, notadamente naqueles mais afastados do coração, é frequente necrose isquêmica. Nos rins, além de *necrose tubular aguda* (Figura 9.36) pode haver *necrose cortical subcapsular*; no coração, aparecem *infartos subendocárdicos em faixa*, circunferenciais; no sistema nervoso central, ocorre *necrose em faixa* nos territórios de interface entre as artérias cerebrais (Figura 9.37); no baço, surge *necrose subcapsular*; no trato digestivo, formam-se *úlceras na mucosa*, especialmente na borda antimesentérica; no fígado, encontra-se *necrose centrolobular*; no pâncreas, aparece *necrose acinar*.

Nos pulmões, as lesões são progressivas e caracterizadas por: (1) liberação de citocinas, que promovem aumento do

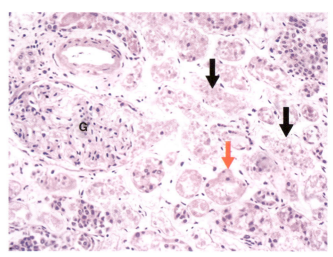

Figura 9.36 Necrose tubular aguda. Corte histológico de rim mostrando necrose por coagulação de túbulos renais. O epitélio tubular mostra-se acidófilo e dissociado da membrana basal, além de exibir cariólise (*setas negras*), contrastando com túbulos em que as células apresentam núcleos picnóticos (*seta vermelha*). O glomérulo, mais resistente à isquemia, mantém-se preservado (G).

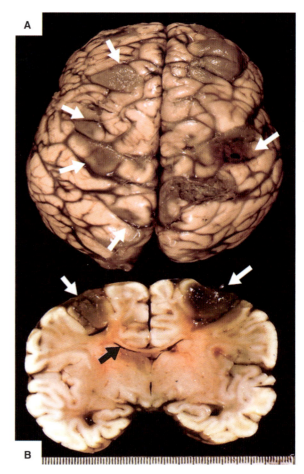

Figura 9.37 Edema encefálico e infartos cerebrais simétricos nos limites entre os territórios de irrigação das artérias cerebrais (artérias cerebrais anterior e média) em caso de isquemia global por choque. **A.** Na superfície externa do cérebro, além de áreas de coloração escura (inundação hemorrágica do tecido necrosado, *setas brancas*), onde o amolecimento do parênquima é mais evidente, notam-se giros cerebrais alargados e achatados, com apagamento dos sulcos, efeito da expansão volumétrica do tecido nervoso por edema e compressão contra a calota craniana. **B.** Na superfície de corte, a expansão volumétrica causada pelo edema também provoca redução dos ventrículos, evidente nos ventrículos laterais (*seta negra*) e no terceiro ventrículo.

número e da adesividade de leucócitos à parede capilar; (2) aumento da permeabilidade capilar, com edema alveolar; (3) agressão ao epitélio alveolar por radicais livres e enzimas liberados por leucócitos intravasculares e pelo exsudato no interstício alveolar, formando membranas hialinas. Tais alterações são seguidas de reparo por síntese de MEC nos septos alveolares e na parede dos bronquíolos, levando a fibrose progressiva do parênquima pulmonar. Os espaços aéreos (alvéolos) reduzem-se pelo aumento da MEC, que pode até comprometer os bronquíolos respiratórios e provocar sua obstrução. Esse é o quadro do chamado *dano alveolar difuso* (DAD), que é o substrato anatômico dos pulmões em pacientes que desenvolvem a chamada *síndrome de angústia (desconforto) respiratória aguda* (SARA). A infusão de líquidos e de outras soluções coloidais na tentativa de manter a perfusão tecidual pode causar, em um indivíduo com aumento da permeabilidade vascular, quadros de anasarca às vezes desfigurantes.

▶ Insuficiência cardíaca

Insuficiência cardíaca (IC) é a incapacidade do coração de bombear sangue em quantidade e pressão necessárias para a perfusão dos órgãos. IC é entidade muito importante na prática clínica, por sua elevada prevalência e gravidade: pelo menos 2% da população mundial apresenta algum grau de insuficiência cardíaca e seu prognóstico é ruim (o índice de mortalidade em 5 anos é de cerca de 50%). Insuficiência cardíaca pode ser aguda ou crônica, sistólica ou diastólica, direita, esquerda ou global.

O trabalho cardíaco necessário para manter o sangue em circulação é determinado pela carga de enchimento ventricular na diástole e de esvaziamento ventricular na sístole. O volume de sangue do retorno venoso que enche os ventrículos durante a diástole representa a *pré-carga*. Os ventrículos cheios e distendidos devem contrair contra a resistência vascular pulmonar e sistêmica para que o sangue seja impulsionado em direção às artérias. O trabalho necessário para abrir as valvas ventriculoarteriais, ejetar o sangue através delas, empurrar o sangue e distender os vasos é denominado *pós-carga*. Quando há maior exigência de sangue, o coração é capaz de aumentar seu trabalho, às vezes muito acima do necessário durante o estado de repouso corporal. A capacidade de resposta a essa maior demanda representa a *reserva cardíaca*, que é tanto maior quanto maior é o condicionamento físico da pessoa. Nessa situação, tanto a pré-carga quanto a pós-carga aumentam simultaneamente para que o débito cardíaco mantenha-se adequado segundo as necessidades metabólicas em determinado momento.

A adaptação miocárdica para responder a uma maior demanda de sangue do organismo está sob controle de mecanismos neuro-humorais que alteram o débito cardíaco dentro de limites compensatórios/adaptativos, como aumento da frequência cardíaca e do volume sistólico. Para tanto, é necessário que o retorno venoso e o enchimento ventricular sejam adequados para que o débito fique mantido.

Na insuficiência cardíaca, os mecanismos compensatórios ou adaptativos são semelhantes àqueles utilizados no recrutamento da reserva cardíaca, mesmo com o indivíduo em repouso. Na fase inicial, a insuficiência cardíaca é compensada por tais mecanismos, e as manifestações clínicas de descompensação só se tornam evidentes em momentos de sobrecarga do coração. Nessa fase, os pacientes apresentam dispneia (cansaço) aos grandes esforços, quando a demanda de maior trabalho fica acima da reserva cardíaca existente.

Os mecanismos adaptativos que permitem compensação da insuficiência cardíaca quando há aumento da exigência incluem: (1) maior enchimento ventricular, que é compensado com maior volume ejetado (princípio de Frank-Starling). Segundo esse princípio, dentro de certos limites a distensibilidade ventricular faz aumentar a força de contração do miocárdio; (2) aumento da frequência e da contratilidade cardíacas (cronotropismo e inotropismo positivos), por estimulação do sistema nervoso simpático, que também aumenta o tônus vascular periférico, privilegiando a perfusão dos rins e do SNC; (3) retenção de sódio e água pelo mecanismo renina-angiotensina-aldosterona, que aumenta a volemia e a pressão arterial, esta responsável por induzir hipertrofia do miocárdio; hipertrofia é a forma mais eficaz de aumentar, de forma duradoura, o trabalho do coração; (4) persistindo a IC, depois de certo tempo surgem: (a) redução da responsividade cardíaca às catecolaminas e disfunção dos barorreceptores, que aumentam mais ainda o tônus simpático; (b) ação diurética do peptídeo natriurético atrial; (c) ação moduladora sobre a hipertrofia miocárdica. A incapacidade progressiva de sustentar esses mecanismos adaptativos leva ao acúmulo de sangue no território venoso sistêmico e/ou pulmonar, caracterizando a congestão pulmonar e/ou sistêmica da insuficiência cardíaca congestiva.

Na IC sistólica (por incapacidade de contração miocárdica), o débito cardíaco pode estar reduzido (IC com baixo débito), normal ou até aumentado (IC com alto débito). Embora inadequado, o termo insuficiência cardíaca de alto débito é usado para designar situações em que o débito cardíaco está normal ou até mesmo aumentado, sem comprometimento do coração (o defeito primário está fora do órgão). Nesses casos, o que existe é queda da resistência vascular periférica, com repercussão hemodinâmica e ativação dos mecanismos de retenção hídrica pelo rim. Os exemplos mais comuns dessa condição são aumento da atividade cardíaca, como acontece na tireotoxicose, em anemias graves e em situações de *shunt* arteriovenoso. Na IC com baixo débito, o distúrbio hemodinâmico está relacionado a falência do miocárdio.

Quanto à disfunção no ciclo cardíaco, a IC pode ser predominantemente sistólica ou diastólica. *A IC sistólica* ocorre quando a contração ventricular é inadequada, o que reduz a fração de ejeção (porcentagem de sangue ejetada do ventrículo a cada sístole, normalmente em torno de 65%) mensurada pelo ecocardiograma. Com isso, o ventrículo acumula progressivamente mais sangue e dilata-se. Na *IC diastólica*, em que o defeito está no enchimento ventricular retardado por relaxamento ventricular inadequado ou por diminuição da complacência, a fração de ejeção pode estar normal. Nesses casos, geralmente existem sinais de congestão pulmonar sem dilatação ventricular. Restrição diastólica na pericardite constritiva ou na endomiocardiofibrose é exemplo desse tipo de insuficiência.

De acordo com o ventrículo primariamente afetado, a IC pode ser direita, esquerda ou global (insuficiência cardíaca congestiva – ICC). Na IC direita, a repercussão inicial é congestão sistêmica, e as primeiras manifestações clínicas são hepatomegalia congestiva e aumento da pressão venosa central (PVC); em seguida, surge edema dos membros inferiores. Na IC esquerda, a consequência inicial é congestão pulmonar, cuja primeira manifestação é dispneia. Na insuficiência cardíaca congestiva, os sinais e sintomas de congestão venosa periférica – edema de membros inferiores e dispneia – aparecem simultaneamente ou em intervalo muito curto. Depois de certo tempo, a IC esquerda compromete o ventrículo direito e vice-versa, razão pela qual IC direita e esquerda isoladas não se mantêm ao longo do tempo, convergindo para insuficiência cardíaca global.

Insuficiência cardíaca pode ser causada por inúmeras agressões: (1) lesão do miocárdio (infarto do miocárdio, miocardites); (2) condições que levam a sobrecarga de pressão ou de volume sobre os ventrículos (hipertensão arterial sistêmica ou pulmonar, estenose ou insuficiência de valvas cardíacas); (3) aumento da rigidez miocárdica (hipertrofia miocárdica, amiloidose e sarcoidose); (4) alterações no ritmo cardíaco; (5) aumento das necessidades de oxigênio e nutrientes pelo organismo. O Quadro 9.2 relaciona as principais doenças que podem se associar a insuficiência cardíaca.

Se a causa da insuficiência cardíaca não é removida, o quadro de falência tende a progredir em círculo vicioso, pois a capacidade de compensação é limitada. Os mecanismos acionados para adaptar o coração a maior exigência de trabalho podem levar à exaustão da capacidade contrátil do miocárdio (atividade simpática) e/ou aumento da volemia (retenção de sódio e água), que agravam o próprio quadro de IC. Chegado um certo ponto crítico, a IC torna-se descompensada e, depois de algum tempo, termina com a morte do indivíduo.

Quando se instala a fase descompensada da IC, os pacientes apresentam hiperemia passiva e edema sistêmicos, razão pela qual edema dos membros inferiores e dispneia progressivos são as manifestações predominantes. Oligúria com nictúria (urinar à noite) é sinal de redução do fluxo renal: durante o dia, com maior atividade corporal, diminui a produção da urina, que se torna mais concentrada; à noite, com o repouso, melhora o fluxo renal e o paciente urina em maior quantidade. Ou seja, o coração não é mais capaz de bombear o sangue para todo o organismo (defeito de irrigação) nem de permitir o retorno venoso sistêmico.

▶ Leitura complementar

ANDERSON, JAM, WEITZ JI. Hypercoagulable states. *Crit Care Clin*, 27:933-52, 2011.
CHITLUR, M. Challenges in the laboratory analyses of bleeding disorders. *Thromb Res*, 130:1-6, 2012.
CHATTERJEE, MS. Systems biology of blood coagulation and platelet activation. *Publicly accessible Penn Dissertations. Paper*, 348, 2011. http://repository.upenn.edu/edissertations/348.
DOENÇAS HEMORRÁGICAS: VÁRIAS REVISÕES. *Hemophilia*, 18 (suppl 2) e 18 (suppl 4), 2012.
FRY, DE. Sepsis, systemic inflammatory response, and multiple organ dysfunction: the mystery continues. *Am Surg*, 78:1-8, 2012.
GOLDHABER, SZ, BOUNAMEAUX, H. Pulmonary embolism and deep vein thrombosis. *Lancet*, 379:1835-46, 2012.
HO-TIN-NOÉ, B et al. How platelets safeguard vascular integrity. *J Thromb Haemost*, 9(Suppl 1):56-65, 2011.
KHORANA, AA. Cancer and coagulation. *Am J Hematol*, 87(Suppl 1):S82-7, 2012.
KWAAN, HC. Role of plasma proteins in whole blood viscosity: a brief clinical review. *Clin Hemorheol Microcirc*, 44:167-76, 2010.
KURBEL, S, JOSIPA, F. Interstitial hydrostatic pressure: a manual for students. *Advan in Physiol Edu*, 31:116-7, 2007.
LEE, JK, VADAS, P. Anaphylaxis: mechanisms and management. *Clin Exp Allergy*, 41:923-38, 2011.
LEVICK, JR, MICHEL, CC. Microvascular fluid exchange and the revised Starling principle. *Cardiovasc Res*, 87:198-210, 2010.
LONGHURST, H, CICARDI, M. Hereditary angio-oedema. *Lancet*, 379:474-81, 2012.
MALARA, A, BALDUINI, A. Blood platelet production and morphology. *Thromb Res.*, 129(3):241-4, 2012.
LORENZ, J. Systemic Air Embolism. *Sem Interv Radiol*, 28:267-70, 2011.
MARTIN, GS. Sepsis, severe sepsis and septic shock: changes in incidence, pathogens and outcomes. *Expert Rev Anti Infect Ther*, 10:701-6, 2012.
MATTHAY, MA et al. The acute respiratory distress syndrome. *J Clin Invest*, 122:2731-40, 2012.
NURDEN, AT et al. Inherited platelet disorders. *Haemophilia*, 18 (Suppl) 4:154-60, 2012.
PHILBRICK, JT et al. Air travel and venous thromboembolism: a systematic review. *J Gen Intern Med*, 22:107-14, 2007.
SARICA, M, KRONZON, I. Cholesterol embolization syndrome. *Current Opinion in Cardiology*, 26:472-79, 2011.
SAVAGE, DF et al. Structural context shapes the aquaporin selectivity filter. *Proc Natl Acad Sci, USA*, 107:17164-9, 2010.
SCHERRER, U et al. New insights in the pathogenesis of high-altitude pulmonary edema. *Prog Cardiovasc Dis*, 52:485-92, 2010.
SCHULTE-MERKER, S et al. Lymphatic vascular morphogenesis in development, physiology and disease. *J Cell Biol*, 193:607-8, 2011.
SECOMB, TW, PRIES, AR. The microcirculation physiology at the mesoscale. *J Physiol*, 589:1047-52, 2011.
SEELEY, EJ. Inflection points in sepsis biology: from local defense to systemic organ injury. *Am J Physiol Lung Cell Mol Physiol*, 303:L355-63, 2012.
TROMBOSE. VÁRIAS REVISÕES. *Phlebology*, 27 (Suppl 2), 2012.
VERKMAN, AS. Aquaporins in clinical medicine. *Annu Rev Med*, 63:303-16, 2012.

Quadro 9.2 Causas de insuficiência cardíaca.

Lesões miocárdicas
- Isquemia (infarto do miocárdio, hipoperfusão do choque)
- Inflamações (miocardite chagásica, miocardites virais, miocardites tóxicas)
- Miocardiopatia dilatada idiopática

Sobrecarga de pressão
- Hipertensão arterial sistêmica
- Estenose aórtica
- Hipertensão pulmonar

Sobrecarga de volume
- Insuficiência valvar, aórtica ou mitral
- *Shunt* arteriovenoso

Restrição do enchimento ventricular
- Hipertrofia cardíaca
- Envelhecimento
- Pericardite constritiva
- Fibrose endomiocárdica
- Sarcoidose
- Derrames pericárdicos

Arritmias cardíacas
- Doença de Chagas
- Taquicardia persistente

Aumento da demanda tecidual por oxigênio e nutrientes
- Anemia
- Tireotoxicose
- Fístula arteriovenosa

Outras causas

10
Distúrbios da Proliferação e da Diferenciação Celulares

Geraldo Brasileiro Filho, Fausto Edmundo Lima Pereira e Victor Piana de Andrade

Proliferação e diferenciação celulares são processos complexos e altamente controlados por um sistema integrado que mantém a população celular dentro de limites fisiológicos. Alterações no processo regulatório resultam em distúrbios ora da proliferação, ora da diferenciação, ora das duas ao mesmo tempo. As lesões resultantes são muito numerosas e têm enorme importância para os profissionais de saúde, por sua alta prevalência e gravidade; o câncer, em particular, é importante problema de saúde-doença no mundo todo. Tais lesões são agrupadas conforme a seguir:

- Alterações do volume celular. Quando uma célula aumenta a síntese dos seus constituintes e o seu volume, tem-se hipertrofia (do grego *hyper* = excesso, além; *trophos* = nutrição, metabolismo). Se ocorre redução na síntese necessária para renovação de suas estruturas, a célula fica com volume menor, o que constitui a hipotrofia (do grego *hypo* = pouco, sob)
- Alterações da proliferação celular. Aumento da taxa de divisão celular, com maior número de células, recebe o nome de hiperplasia (do grego *plasis* = formação). Diminuição do número de células é chamada hipoplasia. O termo aplasia (do grego *a* = ausência) é muito usado como sinônimo de hipoplasia, o que não é totalmente correto. Fala-se comumente em anemia aplásica quando, geralmente, trata-se de anemia hipoplásica
- Alterações da diferenciação celular. Quando as células de um tecido modificam a sua diferenciação normal, tem-se metaplasia (do grego *meta* = variação, mudança)
- Alterações da proliferação e da diferenciação celulares. Quando há proliferação celular autônoma e redução ou perda de diferenciação, tem-se a displasia (do grego *dys* = imperfeito, irregular). A proliferação celular autônoma, em geral acompanhada de perda ou redução da diferenciação, é chamada neoplasia (do grego *neo* = novo). Atualmente, existe tendência a unificar o conceito desses dois termos, desaparecendo a palavra displasia. A proliferação celular acompanhada de redução da diferenciação deve ser chamada neoplasia
- Outros distúrbios. *Agenesia* (do grego *genesis* = formação) significa uma anomalia congênita na qual um órgão ou parte dele não se forma (p. ex., agenesia renal, agenesia do septo interatrial do coração etc.). O termo *distrofia* é empregado para designar várias doenças degenerativas sistêmicas, genéticas ou não, como as distrofias musculares. *Ectopia* ou *heteropia* (do grego *ektos* = fora; *hetero* = diferente) é a presença de um tecido normal em localização anormal (p. ex., parênquima pancreático na parede do estômago). *Hamartias* são crescimentos focais, excessivos, de determinado tecido de um órgão. Quando formam tumores, estes são chamados *hamartomas*. *Coristia* consiste em erros locais do desenvolvimento em que um tecido normal de um órgão cresce em sítios nos quais normalmente não é encontrado (p. ex., proliferação de cartilagem no pulmão, longe da parede brônquica). A Figura 10.1 ilustra algumas das condições citadas.

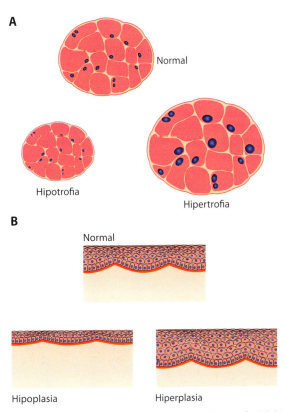

Figura 10.1 Representação esquemática de hipo e hipertrofia (**A**), hipo e hiperplasia (**B**).

Hipotrofia

Consiste em redução quantitativa dos componentes estruturais e das funções celulares, com diminuição do volume das células e dos órgãos. Aumento da degradação de proteínas celulares (em lisossomos e pelo sistema ubiquitina-proteassomos) é o principal mecanismo de hipotrofia. Agressão a proteínas por radicais livres é causa frequente de hipotrofia, já que proteínas modificadas são ubiquitinadas e dirigidas aos proteassomos, onde são degradadas.

A hipotrofia pode ser fisiológica ou patológica. A primeira ocorre na senilidade, quando todos os órgãos e sistemas do organismo reduzem as suas atividades metabólicas. Como afeta todo o indivíduo, não há prejuízo funcional importante. A hipotrofia patológica resulta de: (1) inanição. Deficiência nutricional resulta em hipotrofia generalizada; (2) desuso. Ocorre em órgãos ou tecidos que ficam sem uso por algum tempo, como em músculos esqueléticos imobilizados; (3) compressão. Resulta da pressão exercida por uma lesão expansiva, como tumores, cistos, aneurismas etc.; (4) obstrução vascular. Sem O_2 e nutrientes, surge hipotrofia; (5) substâncias tóxicas que bloqueiam enzimas e a produção de energia, como a encontrada nos músculos do antebraço na intoxicação pelo chumbo; (6) hormônios. Redução de hormônios resulta em hipotrofia de células e órgãos-alvo. Deficiência dos hormônios somatotrófico ou tireoidianos causa hipotrofia generalizada; carência de gonadotrofinas leva a hipotrofia das gônadas; (7) inervação. Perda de estimulação nervosa resulta em hipotrofia muscular, cujo exemplo mais conhecido é a hipotrofia dos músculos dos membros inferiores na poliomielite; (8) inflamações crônicas.

As consequências da hipotrofia dependem do órgão, da sua intensidade e do contexto em que ela acontece. Na hipotrofia senil, as consequências são menores, porque há redução das atividades metabólicas em todos os órgãos e sistemas. Na hipotrofia localizada, ocorrem diminuição da atividade e da função do órgão.

Hipertrofia

Hipertrofia é o aumento dos constituintes estruturais e das funções celulares, o que resulta em aumento volumétrico das células e dos órgãos afetados. Para que ocorra hipertrofia, são necessários: (a) o fornecimento de O_2 e de nutrientes deve suprir o aumento de exigência das células; (b) as células devem ter organelas e sistemas enzimáticos íntegros; células lesadas não conseguem hipertrofiar-se como as células normais; (c) estímulo nervoso, no caso das células musculares. Sem inervação, a musculatura não se hipertrofia adequadamente.

A hipertrofia é uma forma de adaptação a maior exigência de trabalho. Seus principais exemplos são: (1) hipertrofia da musculatura uterina na gravidez; (2) hipertrofia do miocárdio. Quando há sobrecarga do coração por obstáculo ao fluxo sanguíneo ou por aumento do volume de sangue, a parede cardíaca sofre hipertrofia (Figura 10.2); (3) hipertrofia da musculatura esquelética, como acontece em atletas ou em trabalhadores que fazem grande esforço físico; (4) hipertrofia da musculatura lisa de órgãos ocos, a montante de um obstáculo, como ocorre na bexiga quando há obstrução urinária (p. ex., hiperplasia da próstata); (5) hipertrofia de neurônios motores no hemisfério cerebral não lesado em caso de hemiplegia. Os estímulos que levam a hipertrofia atuam em numerosos genes, os quais codificam diversas proteínas, entre elas fatores de crescimento, receptores de fatores de crescimento e proteínas estruturais.

Os órgãos hipertróficos tornam-se aumentados de volume e de peso. Nas células hipertróficas, tanto o núcleo como o

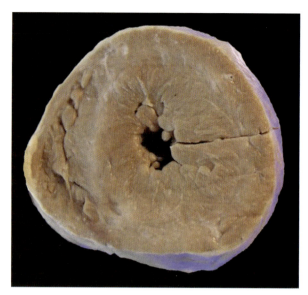

Figura 10.2 Hipertrofia do ventrículo esquerdo, do septo interventricular e dos músculos papilares em indivíduo com hipertensão arterial.

citoplasma (e suas organelas) ficam aumentados de volume; em células que não se dividem (p. ex., miocardiócitos), pode haver polipoloidia nuclear.

A hipertrofia é reversível. Após o parto, por exemplo, o útero volta as suas dimensões normais por apoptose de leiomiócitos proliferados e pelo retorno ao volume normal dos que se hipertrofiaram.

Hipoplasia

Hipoplasia é a diminuição da população celular de um órgão ou de parte do corpo. A estrutura afetada fica menor e menos pesada que o normal. Hipoplasia pode ocorrer durante a embriogênese (hipoplasia pulmonar, hipoplasia renal etc.) ou após o nascimento, esta por diminuição do ritmo de renovação celular, aumento da destruição das células ou ambos.

Hipoplasia pode ser fisiológica ou patológica. As *hipoplasias fisiológicas* mais comuns são involução do timo a partir da puberdade e de gônadas no climatério. Na senilidade, além de hipotrofia também existe hipoplasia de órgãos, por aumento de apoptose. Entre as *hipoplasias patológicas*, a de maior interesse é a da medula óssea por agentes tóxicos ou por infecções. Com isso, surge anemia aplásica (mais corretamente, hipoplásica), com ou sem redução das demais células sanguíneas. Outra hipoplasia importante é de órgãos linfoides na AIDS ou em consequência de destruição de linfócitos por corticoides.

As hipoplasias patológicas podem ser reversíveis, exceto as associadas a anomalias congênitas. Tal como na hipotrofia, as consequências da hipoplasia dependem de sua localização e sua intensidade. Muitas vezes hipotrofia (redução volumétrica de células) e hipoplasia (redução numérica de células) andam juntas. Na prática, o termo mais usado para indicar um órgão reduzido de volume é *hipotrofia*, embora em geral exista também hipoplasia.

Hiperplasia

Consiste no aumento do número de células de um órgão (Figura 10.3), por aumento da proliferação e/ou por diminuição da destruição celular. Hiperplasia só acontece em órgãos que contêm células com capacidade replicativa. O órgão fica aumentado de volume e de peso. Em órgãos com hiperplasia, ocorrem aumento na síntese de fatores de crescimento e de

Capítulo 10 | Distúrbios da Proliferação e da Diferenciação Celulares

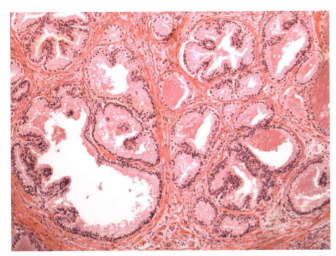

Figura 10.3 Hiperplasia da próstata. O epitélio hiperplásico forma projeções papilíferas para dentro das glândulas.

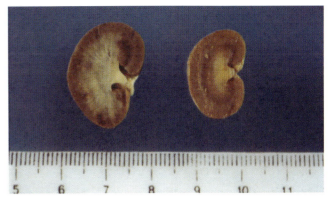

Figura 10.4 Rim de rato. O rim à esquerda apresenta hiperplasia e hipertrofia compensadoras porque o órgão contralateral havia sido destruído por uma neoplasia maligna. Comparar com um rim normal de rato à direita.

seus receptores, além de ativação de rotas intracelulares de estímulo a divisão celular. Hiperplasia também é reversível: se a causa é eliminada, a população celular volta ao normal.

Para haver hiperplasia são necessárias as mesmas condições descritas para hipertrofia, como suprimento sanguíneo, integridade morfofuncional das células e inervação. Tal como na hipertrofia, a hiperplasia é causada por agentes que estimulam funções celulares, sendo também uma forma adaptativa das células a sobrecarga de trabalho. Muitas vezes um órgão apresenta tanto hipertrofia como hiperplasia, pois uma mesma causa pode desencadear os dois processos.

A hiperplasia pode ser fisiológica ou patológica. Os principais exemplos de hiperplasia fisiológica são as que ocorrem no útero durante a gravidez, nas mamas na puberdade ou na lactação e nas hiperplasias compensadoras (p. ex., no rim após nefrectomia ou lesões graves do outro rim (Figura 10.4).

A causa mais importante de hiperplasia patológica é hipe-restimulação hormonal. Na hiperfunção da hipófise, todas as glândulas-alvo dos hormônios produzidos em excesso entram em hiperplasia. Síndrome de Cushing (hiperplasia e hiperfunção da cortical da suprarrenal), em particular, é causada por adenomas ou hiperplasias da adeno-hipófise. Produção excessiva de TSH provoca hiperplasia da tireoide, e assim por diante. Em mulheres, aumento de estrógenos resulta em hiperplasia das mamas ou do endométrio, que tem grande interesse prático por aumentar o risco de câncer nesses órgãos. Hiperplasias inflamatórias são também hiperplasias patológicas. Por haver aumento da reprodução celular, muitas hiperplasias patológicas são consideradas lesões potencialmente neoplásicas, já que nelas o risco de surgir um tumor é maior do que em tecidos normais.

Metaplasia

Metaplasia significa mudança de um tipo de tecido adulto em outro da mesma linhagem; um tipo de epitélio transforma-se em outro tipo epitelial, mas um epitélio não se modifica em tecido mesenquimal. Metaplasia resulta da inativação de alguns genes (cuja expressão define a diferenciação do tecido que sofre metaplasia) e desrepressão de outros (que condicionam o novo tipo de diferenciação).

Os tipos mais frequentes de metaplasia são: (1) transformação de epitélio estratificado pavimentoso não ceratinizado em epitélio ceratinizado, como ocorre no epitélio da boca ou do esôfago por irritação prolongada (p. ex., alimentos quentes); (2) epitélio pseudoestratificado ciliado em epitélio estratificado pavimentoso, ceratinizado ou não. O exemplo clássico é a metaplasia escamosa brônquica por agressão persistente, cujo protótipo é o tabagismo; (3) epitélio mucossecretor em epitélio estratificado pavimentoso, como ocorre no epitélio endocervical (mucíparo), que se transforma em epitélio escamoso do tipo ectocervical (Figura 10.5); (4) epitélio glandular seroso em epitélio mucíparo, como acontece na metaplasia intestinal da mucosa gástrica; (5) tecido conjuntivo em tecido cartilaginoso ou ósseo; (6) tecido cartilaginoso em tecido ósseo. Metaplasia é também um processo adaptativo que surge em resposta a várias agressões, e, como regra geral, o tecido metaplásico é mais resistente a agressões. Metaplasia é um processo reversível.

Leucoplasia (do grego *leukos* = branco) é um termo de significado clínico e usado para lesões que se apresentam como placas ou manchas brancacentas localizadas em mucosas (colo uterino, oral, esofágica etc.). Leucoplasia é a metaplasia de um epitélio escamoso não ceratinizado em ceratinizado.

▶ Transdiferenciação

Significa mudança de um tipo de célula diferenciada em outro tipo celular, de linhagem diferente. Células-tronco podem originar progenitores de algumas linhagens e criam a possibilidade de célula de uma linhagem originar célula de outra. O fenômeno foi observado inicialmente em processos de reparo e regeneração, em que células epiteliais se diferenciam em fibroblastos; foi documento também *in vitro*, mediante manipulação de células-tronco induzidas. O fenômeno de transição epiteliomesenquimal (ver adiante) é um exemplo.

Displasia

Displasia é empregada para denominar condições patológicas muito diferentes, e, por isso mesmo, é um termo confuso. No contexto deste capítulo, displasia é uma condição adquirida caracterizada por alterações da proliferação e da diferenciação celulares com redução da diferenciação. Muitas vezes, displasias estão associadas a metaplasia ou se originam nela. As mais importantes são displasias de mucosas, como do colo uterino, de brônquios e gástrica, pois muitas vezes precedem os cânceres que se formam nesses locais. Displasia é também processo reversível, podendo estacionar ou até regredir.

Há forte tendência de abandonar o termo displasia. A Organização Mundial da Saúde (OMS) atribui às displasias em epitélios a denominação *neoplasias intraepiteliais*, de baixo ou

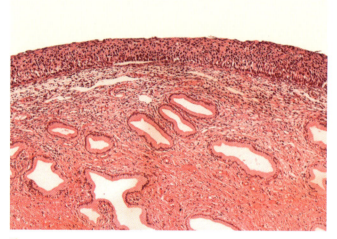

Figura 10.5 Metaplasia escamosa no epitélio endocervical. O epitélio de revestimento da endocérvice (notar numerosas glândulas mucosas no estroma) tornou-se estratificado e com padrão escamoso (o epitélio escamoso metaplásico apresenta também neoplasia intraepitelial).

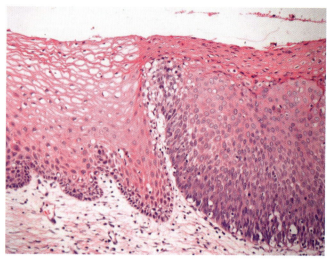

Figura 10.6 Neoplasia intraepitelial do colo uterino. Na metade à esquerda na figura, existe epitélio escamoso normal, notando-se camadas basal, intermediária e superficial. Na metade à direita, há hipercelularidade, perda da estratificação e pleomorfismo celular.

alto grau, conforme a intensidade e a extensão das alterações celulares (Figura 10.6). Assim, fala-se em neoplasia intraepitelial cervical (NIC), neoplasia intraepitelial vulvar (NIV), neoplasia intraepitelial da próstata (PIN, de *prostatic intraepithelial neoplasia*) etc. Quanto mais grave a lesão, maior o risco de sua evolução para um câncer.

Lesões e condições pré-cancerosas

Certas lesões morfológicas ou algumas condições patológicas associam-se a maior risco de aparecimento de um câncer; são, por isso, conhecidas como *lesões* ou *condições pré-cancerosas*. Antes de mais nada, é preciso ficar claro que a ideia de lesão pré-cancerosa é probabilística e estatística. **Lesão pré-cancerosa** é uma alteração morfológica que tem maior risco de evoluir para câncer do que o tecido normal em que ela se origina. Nem toda lesão pré-cancerosa caminha para um tumor maligno.

As principais lesões pré-cancerosas são displasias, que podem ser de baixo ou de alto grau. Quanto mais desenvolvida é a lesão, maior é a probabilidade de evoluir para câncer. Certas hiperplasias ou neoplasias benignas são também lesões pré-cancerosas, como a hiperplasia do endométrio e os pólipos adenomatosos do intestino grosso. A regeneração hiperplásica que ocorre no fígado cirrótico também é um elemento importante na gênese do carcinoma hepatocelular.

Certas doenças, algumas de natureza genética, associam-se a maior risco de câncer. Trata-se de defeitos hereditários em oncogenes, em genes supressores de tumor ou em genes de reparo do DNA que predispõem ao câncer (ver adiante). São exemplos a polipose familial do cólon (câncer do intestino grosso), o xeroderma pigmentoso (câncer cutâneo em regiões expostas à luz solar) e o carcinoma colorretal hereditário sem polipose. Essas são exemplos de **condições pré-cancerosas**.

Inflamações crônicas, infecciosas ou não, também aumentam o risco de câncer, seja por aumentar a taxa de regeneração celular por causa da destruição celular, seja pela ação de radicais livres liberados pelas células inflamatórias.

▶ Neoplasias

Em organismos multicelulares, a taxa de proliferação de cada tipo de célula é controlada por um sistema integrado que permite replicação celular apenas dentro dos limites que mantêm a população normal em níveis homeostáticos. Como na maioria dos tecidos há divisão celular contínua para restaurar as perdas naturais, a replicação celular é essencial para o organismo. No entanto, ela deve seguir o controle rígido imposto ao sistema, pois, se for feita para mais ou para menos, o equilíbrio se quebra. Uma das características principais das neoplasias é justamente *proliferação celular descontrolada*.

Reprodução é atividade fundamental das células. Em geral, existe correlação inversa entre diferenciação e multiplicação celulares. Quanto mais avançada é a diferenciação, menor é a taxa de reprodução. Em neoplasias, em geral ocorre, junto com o aumento da proliferação, perda da diferenciação celular. Como resultado de tudo isso, as células neoplásicas progressivamente sofrem *perda de diferenciação* e tornam-se atípicas.

Proliferação celular em condições normais é atividade complexa que depende da atuação coordenada de produtos de vários genes, os quais controlam o processo em resposta a estímulos internos e externos. A célula neoplásica sofre alteração nos seus mecanismos regulatórios de multiplicação, adquire *autonomia de crescimento* e torna-se independente de estímulos fisiológicos. As atividades celulares que se manifestam continuamente, sem regulação, são chamadas constitutivas; para a célula tumoral, *proliferação é atividade constitutiva*.

Feitas essas considerações, neoplasia pode ser entendida como a *lesão constituída por proliferação celular anormal, descontrolada e autônoma, em geral com perda ou redução da diferenciação, em consequência de alterações em genes ou proteínas que regulam a multiplicação e a diferenciação das células*. O que diferencia uma neoplasia de uma hiperplasia é exatamente a autonomia de proliferação. Quando ocorre em um órgão sólido, o maior número de células de uma neoplasia forma um *tumor*.

Dos pontos de vista clínico, evolutivo e de comportamento, as neoplasias são divididas em duas grandes categorias: benignas e malignas. As benignas geralmente não são letais nem causam sérios transtornos para o hospedeiro; por isso mesmo, podem evoluir durante muito tempo e não colocam em risco a vida do seu portador. As malignas em geral têm crescimento rápido, muitas vezes disseminam-se no organismo (formam metástases) e muitas provocam perturbações homeostáticas graves que acabam levando o indivíduo à morte. Na maioria dos casos, as características macro e microscópicas das neoplasias permitem que elas sejam separadas em benignas e malignas.

Nomenclatura e classificação das neoplasias

Na prática, as neoplasias são chamadas de tumores. A palavra "tumor" é mais abrangente, pois significa qualquer lesão expansiva ou intumescimento localizado, podendo ser causado por muitas lesões (inflamações, hematomas etc.). O termo *câncer*, tradução latina da palavra grega carcinoma (de *karkinos* = crustáceo, caranguejo), significa neoplasia maligna e foi usado pela primeira vez por Galeno (aproximadamente 138 a 201 d.C.) para indicar um tumor maligno da mama no qual as veias superficiais do órgão eram túrgidas e ramificadas, lembrando as patas de um caranguejo. *Cancerologia* ou *oncologia* é a parte da Medicina que estuda os tumores. *Cancerígeno* ou *oncogênico* é o estímulo ou agente causador de câncer.

Os tumores podem ser classificados de acordo com vários critérios: (1) comportamento clínico (benignos ou malignos); (2) aspecto microscópico (critério histomorfológico); (3) origem da neoplasia (critério histogenético). Existem também vários epônimos, como tumor de Wilms, linfoma de Hodgkin, tumor de Burkitt etc.

Algumas regras são importantes: (1) o sufixo -oma é usado para qualquer neoplasia, benigna ou maligna; (2) carcinoma indica tumor maligno que reproduz epitélio de revestimento; como sufixo, também indica malignidade (p. ex., adenocarcinoma, hepatocarcinoma); (3) sarcoma refere-se a uma neoplasia maligna mesenquimal; como sufixo, indica tumor maligno de determinado tecido (p. ex., fibrossarcoma, lipossarcoma etc.); (4) blastoma pode ser usado como sinônimo de neoplasia e, quando empregado como sufixo, indica que o tumor reproduz estruturas com características embrionárias (nefroblastoma, neuroblastoma etc.).

Na forma usual de denominar um tumor, toma-se o nome da célula, do tecido ou do órgão reproduzido e acrescentam-se os sufixos -oma, -sarcoma ou -carcinoma: lipoma (tumor benigno que reproduz lipócitos); hemangioma (tumor que reproduz vasos sanguíneos); condrossarcoma (tumor maligno que forma cartilagem); hepatoblastoma (tumor maligno que reproduz hepatócitos com características embrionárias); adenoma (tumor benigno que reproduz glândulas); adenocarcinoma (tumor maligno que forma glândulas). Além desses, o nome de um tumor pode conter outros termos para indicar certas propriedades da lesão: carcinoma epidermoide (o epitélio neoplásico produz ceratina, com diferenciação semelhante à da epiderme); adenocarcinoma cirroso (o estroma do tumor é muito desenvolvido e duro, dando consistência muito firme à lesão).

Teratomas

São tumores benignos ou malignos originados de células toti ou multipotentes. Mais comuns nos testículos e ovários, os teratomas são constituídos por tecidos derivados de mais de um folheto embrionário (Figura 10.7). Em teratomas benignos, há diferenciação de tecidos, que formam estruturas (pele e anexos, ossos, dentes, olho etc.). Em teratomas malignos, a diferenciação é limitada (são imaturos), encontrando-se apenas raros esboços organoides de permeio com as células que sofreram transformação maligna.

No Quadro 10.1 estão indicados os tecidos fundamentais e os tipos de tumores que neles podem originar-se.

A classificação precisa das neoplasias não é algo simples e tem enorme importância em termos terapêuticos, prognósticos e de evolução de um tumor. A escolha do melhor tratamento depende, em grande parte, do tipo da lesão. A classificação correta de um tumor baseia-se não somente nos aspectos microscópicos como também no perfil imuno-histoquímico e em alterações moleculares, conforme será comentado adiante.

• Neoplasias benignas

Os tumores benignos têm grande interesse prático por sua frequência e pelas consequências que podem trazer. Seja por seu volume, seja por sua localização ou outras propriedades, tumores benignos podem causar vários transtornos (obstrução de canais, compressão de órgãos, produção de substâncias etc.), inclusive morte. Nesse sentido, o termo "benigno" deve ser entendido com reservas.

As células das neoplasias benignas em geral são bem diferenciadas e podem até ser indistinguíveis das células normais. As atipias celulares e arquiteturais são discretas, ou seja, o tumor reproduz bem o tecido que lhe deu origem. Como a taxa de divisão celular é pequena (baixo índice mitótico), em geral o tumor tem crescimento lento. Em tumores benignos, as células crescem unidas entre si, não se infiltram nos tecidos vizinhos e formam uma massa geralmente esférica (Figura 10.8A). Esse crescimento é do tipo *expansivo* e provoca compressão de estruturas adjacentes, que podem sofrer hipotrofia. Muitas vezes, forma-se uma cápsula fibrosa em torno do tumor (Figura 10.8B); com isso, a neoplasia fica mais ou menos bem delimitada e pode ser completamente removida por cirurgia. Em geral, tumores benignos não recidivam após ressecção cirúrgica. O crescimento lento do tumor permite o desenvolvimento adequado de vasos sanguíneos, assegurando boa nutrição das células; por isso, degenerações, necrose e hemorragia são pouco comuns. Por essa razão e pelo fato de não se infiltrar nem destruir tecidos vizinhos, o tumor benigno não leva a ulceração. Além disso, não compromete a nutrição do hospedeiro e nem produz substâncias que podem causar anemia ou caquexia.

Há várias exceções. Apesar de bem delimitado, adenoma pleomórfico de glândulas salivares com frequência recidiva após cirurgia. Células de tumores benignos não se disseminam espontaneamente, mas podem ser levadas a distância. Por traumatismos ou por grande aumento da pressão intracavitária, cistadenomas papilíferos do ovário podem romper-se

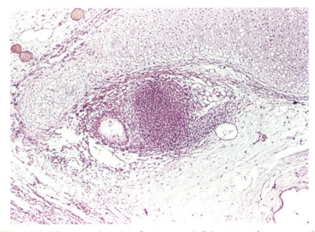

Figura 10.7 Teratoma do ovário. Estruturas epiteliais, extensa área com cartilagem e tecido mesenquimal.

Quadro 10.1 Nomenclatura resumida dos tumores.

Estrutura proliferada e/ou origem do tumor	Tumor benigno	Tumor maligno
Tecidos epiteliais		
Epitélio de revestimento	Papiloma	Carcinoma
Epitélio glandular	Adenoma	Adenocarcinoma
Tecidos conjuntivos		
Tecido fibroso	Fibroma	Fibrossarcoma
Tecido adiposo	Lipoma	Lipossarcoma
Tecido cartilaginoso	Condroma	Condrossarcoma
Tecido ósseo	Osteoma	Osteossarcoma
Tecido mucoso	Mixoma	
Tecido hemolinfopoético		
Células do sangue		Leucemia
Órgãos linfoides		Linfoma
Tecidos musculares		
Liso	Leiomioma	Leiomiossarcoma
Estriado	Rabdomioma	Rabdomiossarcoma
Tecido nervoso		
Neuroblasto	Ganglioneuroma	Ganglioneuroblastoma
		Neuroblastoma
Neuroepitélio	Ependimoma	Ependimoma maligno
Células da glia	Astrocitoma	Glioblastoma
	Oligodendroglioma	Oligodendroglioma maligno
Nervos periféricos	Neurinoma (schwannoma)	Neurinoma (schwannoma) maligno
Meninges	Meningioma	Meningioma maligno
Vasos		
Sanguíneos	Hemangioma	Angiossarcoma
Linfáticos	Linfangioma	Linfangiossarcoma
Outras		
Sistema melanógeno	Nevo	Melanoma maligno
Trofoblasto	Mola hidatiforme	Coriocarcinoma
Células multi ou totipotentes	Teratoma benigno	Teratoma maligno

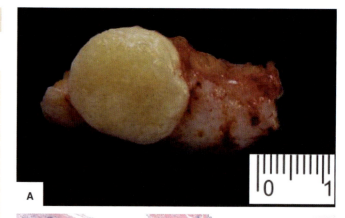

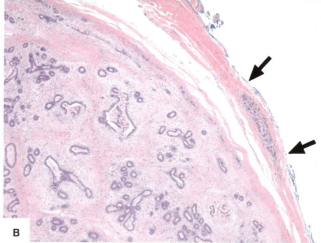

Figura 10.8 Fibroadenoma da mama. **A.** Lesão nodular, homogênea e bem delimitada do parênquima. **B.** Aspecto microscópico. A neoplasia está envolvida por cápsula de tecido conjuntivo (*setas*).

e liberar células ou papilas na cavidade peritoneal, que podem espalhar-se e implantar-se no peritônio, onde formam colônias tumorais secundárias. Além disso, certos tumores histologicamente benignos podem ser letais. É o caso de adenomas secretores de substâncias que, em excesso, podem causar morte (tumores pancreáticos secretores de insulina podem levar a hipoglicemia fatal). Outro exemplo de tumor biologicamente maligno é o de neoplasias localizadas em sedes vitais, como a cavidade craniana. Mesmo com crescimento lento e sendo circunscritos e desprovidos de capacidade invasora, certos gliomas situados profundamente no encéfalo são de difícil acesso cirúrgico e não podem ser totalmente ressecados; quando atingem certo volume, podem interromper a circulação do liquor, comprimir e deslocar estruturas nervosas vitais e levar o paciente à morte. Por tudo isso, essas neoplasias não podem ser classificadas como benignas ou malignas apenas por seus aspectos morfológicos; componentes da biologia da lesão, seu componente clínico e suas formas de evolução são muitas vezes indispensáveis para se rotular um tumor como benigno ou maligno.

Neoplasias malignas

O câncer acomete parcela expressiva da população mundial e é uma das principais causas de morte. Apesar do declínio do número de óbitos para alguns tipos da doença (linfomas, leucemias, certas neoplasias da infância etc.), a taxa de mortalidade global por câncer tem aumentado nas últimas décadas. Segundo a OMS, cerca de 6 milhões de pessoas morrem anualmente por câncer no mundo. No Brasil, estimativas do Instituto Nacional de Câncer indicam que para o biênio 2016-2017 devem ocorrer mais de 600.000 casos novos de câncer. Dado o impacto que tudo isso tem na população, é natural que sejam enormes os esforços para se encontrarem modos mais eficazes de se enfrentar a doença. As frentes mais importantes nessa batalha são o aprimoramento do diagnóstico (a detecção precoce permite maior chance de controle da doença), novas modalidades de tratamento (procedimentos menos agressivos e dirigidos essencialmente às células malignas) e medidas preventivas aplicáveis à população (para cuja adoção é essencial conhecer as causas e os mecanismos de aparecimento do câncer). Nas últimas décadas, houve formidável progresso no conhecimento e na abordagem dessa doença, graças, em boa parte, aos grandes investimentos feitos por muitos países em pesquisa básica e aplicada em Oncologia.

As propriedades morfológicas, biológicas e clínicas mais importantes das neoplasias malignas estão descritas nas

Aspectos morfológicos

Aspectos macroscópicos. Os tumores podem ser císticos ou sólidos (Figura 10.9). Os tumores benignos são geralmente bem delimitados e frequentemente apresentam cápsula de tecido conjuntivo. Exceções existem, como alguns gliomas (tumores do sistema nervoso) e tumores vasculares, que não possuem cápsula e têm limites pouco precisos. Os tumores malignos, em geral, são pouco delimitados, não possuem cápsula e comumente invadem os tecidos e estruturas vizinhos. Os tumores sólidos apresentam-se macroscopicamente sob quatro tipos.

No tipo **nodular**, forma-se uma massa expansiva que tende a ser esférica; é visto em tumores benignos (Figura 10.10) e em malignos originados em órgãos compactos (fígado, pulmões e rins, Figura 10.9B). O tipo **vegetante**, encontrado em tumores benignos ou malignos que crescem em superfície (pele ou mucosas), forma massa exofítica que pode ser poliposa, papilomatosa ou em couve-flor (Figura 10.11). O tipo **infiltrativo** é próprio de

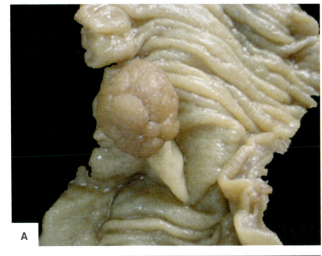

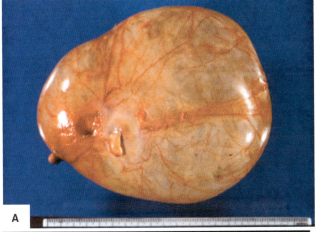

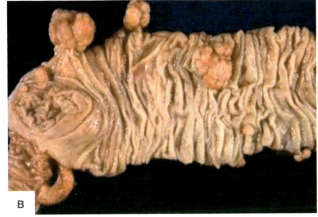

Figura 10.10 A. Pólipo do intestino grosso. **B.** Numerosos pólipos do intestino grosso, sésseis ou pediculados.

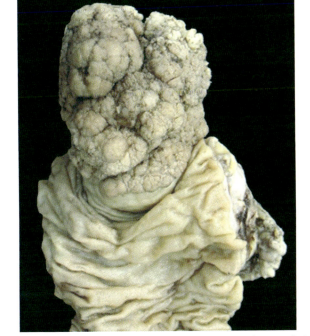

Figura 10.9 A. Cistadenoma seroso do ovário. Lesão cística volumosa, com parede delgada e bem vascularizada. **B.** Adenocarcinoma nodular do rim. A lesão apresenta áreas de necrose e de hemorragia. Apesar de parcialmente encapsulado, o tumor infiltra-se no parênquima renal (*setas*).

Figura 10.11 Tumor vegetante e papilífero do reto (aspecto de couve-flor).

(*continua*)

Aspectos morfológicos (continuação)

tumores malignos e infiltra maciçamente o órgão, mas sem formar nódulos. O tumor **ulcerado** é quase exclusivo de neoplasias malignas. A lesão infiltra-se nos tecidos adjacentes e ulcera-se no centro, formando uma cratera com bordas endurecidas, elevadas e irregulares (Figura 10.12). Com o aumento da sensibilidade dos métodos de diagnóstico por imagens, os tumores estão sendo reconhecidos em fases cada vez mais precoces, quando esses padrões macroscópicos clássicos podem não ser tão evidentes.

Aspectos microscópicos. Todo tumor é formado por células neoplásicas (parênquima tumoral) e estroma conjuntivovascular. No início, só existem células neoplásicas. Tumores com até 1 a 2 mm não possuem vasos; a partir daí, formam-se vasos sanguíneos na neoplasia (angiogênese). As neoplasias não têm inervação. A dor sentida pelos pacientes cancerosos é devida a infiltração ou compressão de nervos nos tecidos vizinhos.

Em **neoplasias benignas**, as células são bem diferenciadas. As atipias celulares e arquiteturais são discretas, e o tumor reproduz bem o tecido de origem. As células não se infiltram nos tecidos vizinhos; seu crescimento é do tipo expansivo e comprime estruturas adjacentes. Com frequência, forma-se uma cápsula fibrosa em torno do tumor. O crescimento lento da lesão permite a formação de vasos sanguíneos, assegurando boa nutrição das células; desse modo, degenerações e necrose são pouco comuns.

Nas **neoplasias malignas**, as células em geral têm alta taxa de multiplicação (**alto índice mitótico**) e seu crescimento em geral é rápido; o estroma e os vasos sanguíneos desenvolvem-se mais lentamente, resultando em degenerações, necrose, hemorragia e ulceração: as neoplasias malignas frequentemente sangram e apresentam áreas de necrose. Por seu crescimento infiltrativo, não apresentam cápsula.

As células cancerosas são em geral mais volumosas do que as normais, sobretudo por aumento do núcleo (**aumento da relação núcleo/citoplasma**). A cromatina é irregular e mais compacta (**hipercromasia nuclear**), podendo haver células bi- ou multinucleadas. Figuras de **mitose** são frequentes, tanto típicas como atípicas (mitoses tri ou multipolares); anomalias cromossômicas também são comuns, sobretudo aumento do número de cromossomos (tri e tetraploidia, sendo aneuploidia mais frequente em neoplasias mais agressivas). Também existe maior quantidade de células por unidade de área (**hipercelularidade**). O citoplasma também se altera, havendo muitas vezes variações pronunciadas no volume e na forma das células (**pleomorfismo celular**). Pela perda de **diferenciação celular**, as células malignas apresentam **atipias** variadas (Figura 10.13); algumas vezes, as células tornam-se monstruosas e perdem seus aspectos morfológicos, a ponto de não se saber se são epiteliais ou mesenquimais. Atipia acentuada e perda completa das características morfológicas de uma célula caracterizam a **anaplasia**. Por causa das atipias celulares, há também atipias arquiteturais ou histológicas, pois as células não se organizam segundo a orientação própria do tecido normal.

Como são menos aderidas entre si, as células cancerosas movimentam-se e infiltram-se no estroma e nos tecidos adjacentes (Figura 10.14). Também pelo crescimento infiltrativo, os limites

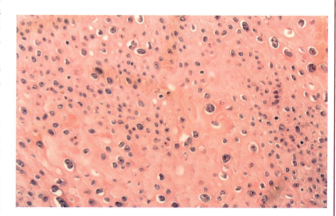

Figura 10.13 Carcinoma de células escamosas. Hipercelularidade e intenso pleomorfismo celular. Os núcleos de algumas células são volumosos e muito atípicos.

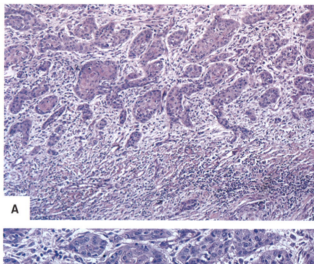

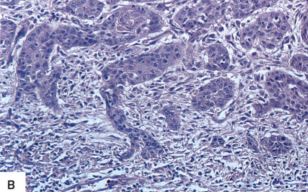

Figura 10.14 Carcinoma de células escamosas do pulmão. **A.** Aspecto panorâmico. Massas ou ninhos de células neoplásicas infiltram-se no tecido conjuntivo adjacente. **B.** Detalhe da infiltração das células cancerosas.

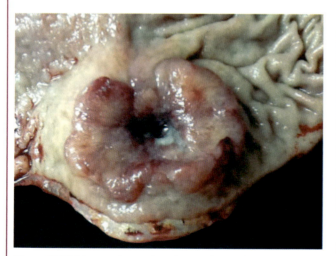

Figura 10.12 Adenocarcinoma do estômago, do tipo ulcerado. Lesão crateriforme com bordas irregulares e elevadas.

(continua)

Aspectos morfológicos (continuação)

do câncer com as estruturas adjacentes são pouco definidos, e, em consequência, a remoção completa do tumor muitas vezes é difícil. Em muitos casos, em torno da lesão principal existem ilhotas ou cordões de células neoplásicas que proliferam e podem originar novos tumores. Por tudo isso, o cirurgião normalmente procura retirar certa quantidade de tecidos aparentemente normais (*margem de segurança*) na tentativa de que todo o tumor seja removido. Mesmo assim, o câncer tem tendência a recidiva local.

Durante certo tempo na evolução inicial de carcinomas, as células neoplásicas ficam restritas à camada epitelial e limitadas pela membrana basal. Como não há invasão do estroma subjacente, fala-se em carcinoma *in situ* (CIS, Figura 10.15).

As neoplasias malignas têm estroma com vários tipos celulares: células endoteliais, pericitos, fibroblastos, mastócitos e leucócitos. Admitiu-se inicialmente que as células inflamatórias tivessem efeito defensivo contra a neoplasia. Estudos posteriores mostraram que maior número de leucócitos no tumor não se correlaciona sempre com melhor prognóstico, podendo inclusive indicar o oposto – ou seja, pior evolução. Quando predominam linfócitos T CD4+ produtores de IFN-γ (Th1), macrófagos ativados do tipo M1 e linfócitos citotóxicos T CD8+, há nítida correlação com melhor prognóstico. Se há predomínio de linfócitos Th2, de macrófagos alternativamente ativados (M2) ou de células mieloides supressoras, o número dessas células associa-se a pior evolução.

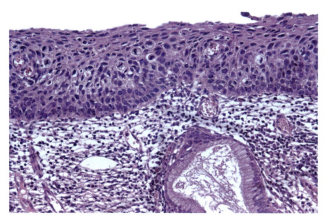

Figura 10.15 Carcinoma *in situ* do colo uterino. O epitélio escamoso é formado por células pleomórficas e atípicas, com numerosas figuras de mitose. Não há, porém, invasão do estroma subjacente (o limite entre a lesão e o tecido conjuntivo é nítido).

---

páginas seguintes. As principais características das neoplasias benignas e malignas estão resumidas no Quadro 10.2.

Propriedades e características das células neoplásicas malignas

As células cancerosas são imortais, têm crescimento autônomo e possuem a capacidade de se deslocar, de invadir os tecidos vizinhos e de se implantar a distância, propriedades essas adquiridas em razão dos seguintes fenômenos:

- Autonomia de sinais de proliferação. Resulta de: (1) produção de fatores de crescimento ou seus receptores pelas células tumorais e do estroma (p. ex., PDGF, EGFR); (2) mutação com ganho de função em oncogenes que codificam moléculas transdutoras do sinal do receptor (p. ex., BRAF no carcinoma papilífero da tireoide; ver Figuras 5.6 e 10.22); (3) hiperexpressão de genes que acionam o ciclo celular por translocação de um gene para junto de um promotor potente, como no linfoma de Burkitt, ver Figura 10.25); (4) quebra cromossômica com inversão que gera genes de fusão que codificam proteínas ativas (proteína BCR-ABL na leucemia mieloide crônica)
- Insensibilidade aos sinais inibidores de mitose. Decorre de: (1) mutação inativadora em genes que codificam moléculas reguladoras da via MAPK (ver Figura 10.22); (2) mutação com perda de função ou deleção de genes supressores de tumor, como *RB* (ver Figura 10.26) ou *TP53* (ver Figura 10.27), cujos produtos bloqueiam a progressão do ciclo celular; (3) perda da inibição por contato. Células normais em cultura multiplicam-se e locomovem-se em uma superfície até formarem uma monocamada. Quando as células atingem o estágio de confluência, cessam o seu crescimento e a sua movimentação. Esse fenômeno é chamado *inibição por contato* ou *inibição dependente de densidade*. Células malignas continuam se multiplicando mesmo após terem atingido o estado de confluência e passam a formar pilhas de células superpostas (ver Figura 10.21)
- Evasão dos mecanismos de apoptose. Resulta da inibição de genes pró-apoptóticos, da hiperexpresão de genes antiapoptóticos (p. ex., gene *BCL-2*) ou da inativação de genes envolvidos na checagem de lesões no DNA (p. ex., gene *TP53*)
- Autofagia. Camundongos com genes indutores de autofagia inibidos são mais suscetíveis a tumores induzidos. As células cancerosas podem manipular a autofagia em seu proveito: na falta de nutrientes ou por agressão por radiação ou quimioterápicos, elas ativam a autofagia e reduzem o volume celular, originando células em dormência transitória, que pode ser responsável por recidivas do tumor após aparente regressão pelo tratamento
- Evasão da senescência replicativa. Células normais têm vida limitada, por causa da erosão dos telômeros em cada ciclo celular. Telômeros são longas sequências repetitivas da subunidade TTAGGG (sintetizadas pela *telomerase*)

Quadro 10.2 Características das neoplasias benignas e malignas.

Características	Neoplasias benignas	Neoplasias malignas
Taxa de crescimento	Baixa	Alta
Figuras de mitose	Raras	Frequentes
Grau de diferenciação	Bem diferenciadas	Desde bem diferenciadas até anaplásicas
Atipias celulares e arquiteturais	Raras	Frequentes
Degeneração, necrose	Ausentes	Presentes
Tipo de crescimento	Expansivo	Infiltrativo
Cápsula	Presente	Geralmente ausente
Limites da lesão	Bem definidos	Imprecisos
Efeitos locais e sistêmicos	Geralmente inexpressivos	Geralmente graves e às vezes letais
Recidiva	Em geral ausente	Presente
Metástases	Ausentes	Presentes

que se encurtam a cada divisão celular. Em células não transformadas, a atividade da telomerase é baixa, de modo que o tamanho dos telômeros reduz a cada ciclo reprodutivo. Quando os telômeros são muito curtos, as células param de se multiplicar (senescência replicativa) ou entram em apoptose. Sem telômeros, as pontas do DNA cromossômico ligam-se umas às outras, de forma anômala, levando a caos mitótico e morte celular. Em células cancerosas, a telomerase permanece ativa e não ocorre senescência replicativa

- Imortalidade. Células normais em cultura têm vida limitada. Células malignas multiplicam-se indefinidamente, por causa da autonomia de proliferação, insensibilidade a inibidores da mitose e evasão da apoptose e da senescência replicativa, possibilitando sua multiplicação indefinida
- Instabilidade genômica. Em células malignas, o genoma torna-se instável e as lesões no DNA não são reconhecidas nem reparadas, favorecendo a progressão neoplásica. Tal instabilidade resulta de defeitos em genes de reparo do DNA. A instabilidade genômica confere às neoplasias malignas a capacidade de acumular novas mutações e de mudar seu fenótipo, sua agressividade e sua resistência ao tratamento. Neoplasias em estágio avançado têm considerável heterogeneidade genômica; algumas alterações são vistas na maioria dos alelos desde o início da transformação neoplásica, enquanto outras são detectadas apenas em alguns subclones derivados do clone original. Os subclones que adquirem novas alterações podem ser mais proliferativos e mais resistentes à morte celular. Certos clones adquirem alterações que levam vantagem para metástases em relação ao tumor inicial; por esse motivo, a metástase pode ser genomicamente diferente do tumor original. A resposta quimioterápica inicial pode reduzir a massa neoplásica, por ação nos subclones sensíveis aos medicamentos. Com o tempo, subclones resistentes tornam-se enriquecidos no tumor, tornando-os resistentes ao tratamento. As recidivas podem ser explicadas pela maior participação dos subclones resistentes (Figura 10.16)
- Angiogênese. Para garantir o suprimento sanguíneo, as células malignas induzem a formação de novos vasos. Células tumorais, células do estroma do tumor e leucócitos liberam fatores angiogênicos, como VEGF e FGFb, que induzem a formação de novos capilares. Em muitos tumores, quanto maior a atividade angiogênica, maior é a potência de metastatização e mais rápida é a sua progressão
- Adaptação metabólica. As células cancerosas têm uma propriedade muito característica: exacerbação acentuada da glicólise anaeróbia (o chamado *efeito Warburg*), mas com pouca modificação na fosforilação oxidativa. Com isso, os pacientes com câncer sofrem depleção de glicose e acúmulo de ácido lático. Como os tumores malignos são muito ávidos por glicose, o seu reconhecimento pode ser feito por PET (tomografia por emissão de pósitrons): os pacientes recebem fluorodesoxiglicose, que é captada preferencialmente por células malignas, permitindo seu rastreamento no indivíduo
- Redução da adesividade celular e aquisição da capacidade de invadir. As células malignas têm menor adesão entre si, o que se deve a: (a) modificações e irregularidades na membrana citoplasmática; (b) diminuição ou ausência de estruturas juncionais; (c) redução de moléculas de adesão entre as células, como caderinas; (d) diminuição de fibronectina, que fixa as células ao interstício; (e) diminuição de íons Ca^{++} nas células; (f) liberação de enzimas proteolíticas que alteram o glicocálice; (g) irregularidades em microvilosidades, que diminuem o contato entre as células. A maior mobilidade das células malignas favorece a sua disseminação (ver adiante, Metástases)
- Evasão da defesa imunitária. A capacidade de evasão dos mecanismos imunitários deve-se à interação complexa entre células transformadas, células do estroma e células do sistema imunitário, que criam um microambiente supressor da resposta imunitária citotóxica. Nesse ambiente, as células do sistema imunitário são forçadas a cooperar, juntamente com células do estroma, com as células transformadas, favorecendo a progressão da neoplasia. A resposta imunitária aos tumores será descrita no fim do capítulo
- Funções celulares. Por causa da perda da diferenciação celular, as células neoplásicas tendem a perder as funções específicas. De um lado, estão tumores anaplásicos, que perderam totalmente as propriedades morfofuncionais das células de origem. De outro, há tumores bem diferenciados, que produzem as mesmas substâncias sintetizadas pelas células normais. No meio existem neoplasias com desvios variados. Adenomas ou carcinomas da cortical da suprarrenal podem produzir hormônios. No entanto, as células neoplásicas são insensíveis aos mecanismos de controle da secreção e acabam liberando na circulação quantidade excessiva desses hormônios, o que resulta em síndromes clínicas de hipercorticalismo. Por outro lado, células neoplásicas podem adquirir funções novas não existentes nas células normais. Quando neoplasias de células não endócrinas passam a produzir certos hormônios (ACTH, paratormônio etc.), surgem as chamadas síndromes paraneoplásicas (ver adiante).

Metástases

A propriedade mais importante das células cancerosas é a sua capacidade de invadir localmente, de ganhar uma via de

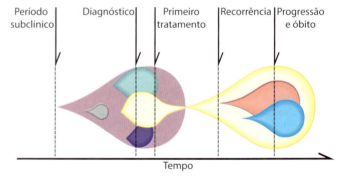

Figura 10.16 Modelo de heterogeneidade molecular das neoplasias. A partir do clone inicial que originou a neoplasia e até que seja feito o diagnóstico da lesão, surgem subclones (balões de cores diferentes) por instabilidade genômica e acúmulo de mutações. Quanto mais instável o tumor, maior a sua heterogeneidade molecular, que pode ser medida por análise genômica do tumor em qualquer momento. Um subclone pode adquirir mutações desfavoráveis (*subclone cinza*), outro pode proliferar mais do que os outros e ganhar representação dentro da lesão (*subclone lilás*). Um outro clone pode ser mais resistente à quimioterapia (*subclone amarelo*) e passar a predominar após o tratamento. A análise de uma neoplasia primária e suas metástases, em diferentes momentos, antes e depois do tratamento, pode mostrar diferenças expressivas no seu perfil molecular.

disseminação, de chegar a sítios distantes e de neles originar novos tumores (metástases). A maior gravidade do câncer, aliás, depende desse fato. Apesar dos enormes progressos alcançados nos últimos anos na abordagem terapêutica do câncer, as metástases continuam sendo importante causa de morte em indivíduos com neoplasia maligna. Ao lado disso, a capacidade de se disseminar e de formar metástases constitui a diferença fundamental entre uma neoplasia benigna e uma maligna. Metástases são o selo definitivo de malignidade (por definição, neoplasias benignas não originam metástases) e sinal de mau prognóstico. Em muitos pacientes, as metástases são a primeira manifestação clínica de um câncer. Em 5% dos casos, não se encontra o sítio primário de uma metástase clinicamente evidente.

Metástase (do grego *metástatis* = mudança de lugar, transferência) é a formação de um novo tumor a partir do primeiro, mas sem continuidade entre os dois. A formação de metástases envolve: (1) destacamento das células da massa tumoral original; (2) deslocamento dessas células através da matriz extracelular (MEC); (3) invasão de vasos linfáticos ou sanguíneos; (4) sobrevivência das células na circulação; (5) adesão ao endotélio vascular no órgão em que as células irão se instalar; (6) saída dos vasos nesse órgão (diapedese); (7) proliferação no órgão invadido; (8) indução de vasos para o suprimento sanguíneo da nova colônia.

A princípio, pensou-se que os locais de metástases fossem aleatórios, ou seja, uma célula do tumor poderia migrar, cair na circulação e instalar-se ao acaso em qualquer órgão. Observações em necrópsias, feitas ainda no século 19 (Paget, 1889), mostraram que em diferentes neoplasias as metástases eram mais frequentes em alguns órgãos, enquanto outros, como baço, estômago e músculos esqueléticos, eram sedes pouco comuns. Tal constatação levou os pesquisadores a admitirem que metastatização não é um fenômeno aleatório, tendo sido formulada a teoria da *semente* e do *solo*. As metástases dependem de a *semente* encontrar um *solo* devidamente preparado para sua implantação e seu desenvolvimento. As metástases seguem os passos ou etapas descritos a seguir.

▶ *Destacamento e deslocamento das células tumorais*

Por causa de alterações em moléculas de adesão entre si e com a matriz extracelular (caderinas, β-catenina, integrinas), as células malignas destacam-se umas das outras e se movimentam no interstício. Em tumores epiteliais, o destacamento é feito de dois modos:

- Deslocamento de células individuais. Neste caso, tem-se o fenômeno chamado *transição epiteliomesenquimal* (TEM). O deslocamento das células se faz por movimentos ameboides, com formação de pseudópodes orientados por quimiocinas originadas: (1) na própria célula cancerosa (fator autócrino de mobilidade); (2) no estroma, a partir das suas células ou da degradação de componentes da matriz. A expressão de receptores para quimiocinas em células cancerosas é importante para a colonização de tecidos a distância

- Deslocamento em blocos celulares. O deslocamento se faz em blocos ou em faixas de células que se deslocam na MEC, por vias formadas sobretudo por ação de metaloproteinases (MMP), que são enzimas hidrolíticas que desestruturam a rede de macromoléculas presentes no caminho. Tais enzimas são produzidas pelas próprias células tumorais ou por células normais (fibroblastos, macrófagos). Existem inibidores das MMP, sobretudo os TIMP (*tissue inhibitor of metalloproteases*). Em alguns estudos, há correlação inversa entre as taxas de TIMP e a capacidade invasiva de células tumorais.

▶ *Invasão vascular*

Células tumorais deslocam-se em direção aos vasos sanguíneos e linfáticos, atraídas por quimiocinas produzidas por células endoteliais (CCL 19 e CCL 21) que atuam em receptores CCR 7 expressos nas células tumorais. A penetração ocorre sobretudo em capilares e vênulas, de parede mais fina (Figura 10.17). Células em bloco penetram principalmente em vasos linfáticos, cuja parede é fenestrada.

▶ *Sobrevivência das células tumorais na circulação*

Na circulação, a maioria das células tumorais é destruída pela força de cisalhamento da corrente sanguínea. A ativação da coagulação sanguínea, que resulta na formação de uma capa de fibrina sobre as células tumorais, protege-as da resposta imunitária. Experimentalmente, o uso de anticoagulantes reduz a formação de metástases. Células cancerosas podem ser detectadas no sangue circulante por meio de alguns procedimentos (citometria de fluxo, Capítulo 2).

▶ *Saída das células tumorais circulantes e formação de novos tumores*

As células tumorais possuem moléculas de adesão que permitem sua aderência ao endotélio do órgão em que irão extravasar. A saída do vaso depende de moléculas de adesão que permitem à célula aderir ao endotélio e de fatores quimiotáticos produzidos no órgão de destino. Células tumorais circulantes podem dirigir-se à medula óssea e outros órgãos, onde encontram nichos que permitem sua sobrevivência; a partir daí, migram para os órgãos em que irão localizar-se definitivamente. Nesses nichos, continuam a sofrer alterações genéticas e epigenéticas para que adquiram o fenótipo para se colonizarem em diferentes órgãos e neles formarem metástases.

A detecção de células tumorais circulantes por citometria de fluxo mostrou que a migração celular em neoplasias é precoce; seu número aumenta na fase de progressão rápida do tumor ou em fases tardias com metástases já instaladas. No carcinoma da mama, células tumorais podem ser encontradas na medula óssea antes do aparecimento de metástases, o que reforça a ideia de que tais células podem sofrer transformação na medula óssea antes de se instalarem em outros órgãos.

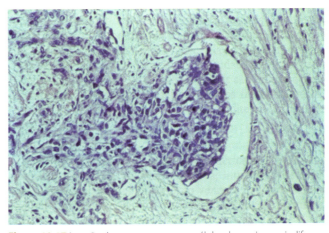

Figura 10.17 Invasão de pequeno vaso por células de carcinoma indiferenciado.

▶ **Instalação, sobrevivência e proliferação das células tumorais em diferentes órgãos**

A maioria das células tumorais que caem na circulação morre, enquanto pequeno número extravasa para o interstício. A formação de metástases depende de a célula extravasada encontrar um nicho adequado em que possa proliferar e formar novos vasos sanguíneos – ou seja, a *semente* implantada só origina metástase se o *solo* é adequado. Parece que a formação de metástases depende do nicho metastático para diferentes subclones, que cooperariam entre si e com células do estroma de modo a criarem ambiente adequado para o desenvolvimento de metástases. Um fator importante na formação de metástases é a migração de células da medula óssea para o nicho pré-metastático (ver adiante). Células da medula óssea (precursores mesenquimais, endoteliais e da linhagem monocítica) migram para o local de metástases antes das células tumorais e contribuem para a proliferação das células tumorais e a angiogênese.

▶ **Nicho pré-metastático**

Um tumor induz em órgãos distantes alterações que os preparam para receber a metástase. Em modelo de inoculação subcutânea de células do carcinoma de Lewis, antes da proliferação de células malignas nos pulmões, nos locais das futuras metástases existe colonização por células mieloides VEGFR1+; nos animais em que as células VEGFR1+ eram eliminadas previamente, a formação de metástases era muito reduzida e mais tardia. Demonstrou-se, assim, que o tumor inoculado no subctâneo induz a formação de um nicho no qual a metástase irá se localizar (denominado, portanto, *nicho pré-metastático*). A indução do nicho pré-metastático é feita por fatores eliminados pelo tumor primitivo que induzem a migração de células mieloides e sua instalação no nicho. O nicho pré-metastático orienta a localização da metástase: inoculação prévia de sobrenadante de cultura de células do carcinoma de Lewis, que dá metástases nos pulmões, seguida de injeção por via intravenosa de células de melanoma, orienta a localização das metástases de melanoma nos pulmões, não se formando metástases hepáticas, renais e cerebrais, como é habitual nesse tumor.

Numerosas são as alterações genômicas que se somam para permitir a expressão do fenótipo de célula metastática, demonstrando que um tumor, embora monoclonal na origem, possui vários subclones distintos, dos quais muitos entram em apoptose, outros estacionam em G_0, alguns não completam o ciclo celular, outros adquirem a propriedade de invadir e, alguns outros, de invadir e de metastatizar. A Figura 10.18 resume os eventos que ocorrem na formação de metástases.

A expressão de certos genes – *genes para metástases* – pode favorecer o aparecimento de metástases e explicar por que dentro de um mesmo tumor há clones com potencial metastático diferente. Supressão de outros genes também favorece as metástases – *genes supressores de metástases*. Estudo por *microarray* em câncer prostático ainda limitado à glândula e em câncer da próstata metastático mostrou diferenças, entre milhares de genes estudados, na expressão de 55 genes favorecedores e 480 genes supressores de metástases, o que mostra a complexidade na diferença entre uma célula do tumor ainda sem metástase e outra do mesmo tipo de tumor já com metástases.

Um dos primeiros *genes promotores de metástases* conhecido é o *H-RAS*. Outro exemplo são os genes *MTA-1* e *2*, só expressos em tumores metastáticos e em linhagens de células

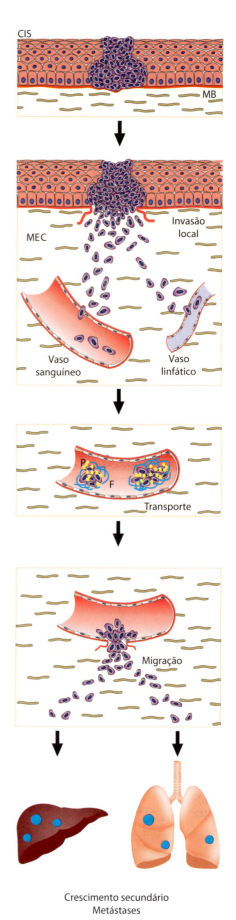

Figura 10.18 Representação esquemática da formação de metástases por via sanguínea ou linfática. CIS: carcinoma *in situ*; F: fibrina; MB: membrana basal; MEC: matriz extracelular; P: plaquetas.

malignas com capacidade de metastatização. Mais estudados, porém, são os *genes supressores de metástases*. Genes que codificam TIMP são considerados supressores de metástases. Falta de expressão de genes de caderinas favorece metástases, pois redução ou ausência delas facilita o deslocamento das células cancerosas. Outros genes com ação antimetastática são os genes *NME* (*n*on-*m*etastatic cells *e*xpressed protein). Em alguns tumores humanos ou de animais, os níveis de *NME*-23 e *NME*-1 são altos em células com baixo potencial de metastatização e vice-versa.

Vias de disseminação de células cancerosas

Qualquer tipo de câncer pode disseminar-se por diferentes vias, descritas a seguir.

▶ *Via linfática*

É a principal via de disseminação inicial de carcinomas. Como regra, o primeiro sítio das metástases é o primeiro linfonodo na via de drenagem linfática do tumor, chamado *linfonodo sentinela* (como este pode ser identificado com precisão por meio de contrastes ou de outros marcadores coloridos, sua retirada e seu exame histológico para pesquisa de metástases constituem procedimentos importantes na conduta de muitos cânceres, sobretudo da mama e melanomas). Mais tarde, outras cadeias linfonodais podem ser afetadas. Algumas vezes, as metástases "saltam" o primeiro linfonodo e aparecem no seguinte ou surgem em linfonodos não relacionados topograficamente com a sede do tumor. É o caso, por exemplo, de metástases supraclaviculares de um câncer gástrico.

Os linfonodos com metástases em geral encontram-se aumentados de volume e formam massas; linfonodos ou massas podem ser palpados quando em cadeias superficiais ou ser detectados por exames de imagens (radiografia, ultrassonografia, tomografia etc.) se em cadeias profundas. Nem toda linfonodomegalia próxima de um câncer significa metástase: como antígenos tumorais são levados aos linfonodos, estes reagem com hiperplasia, que também aumenta o volume do órgão. Por outro lado, um linfonodo pequeno, de tamanho normal, pode conter metástases microscópicas.

▶ *Via sanguínea*

Células cancerosas que penetram na corrente sanguínea podem ser levadas a qualquer parte do corpo. Embora não dependam somente da anatomia da circulação, tumores de órgãos tributários do sistema porta dão metástases inicialmente no fígado. Pulmões, sistema nervoso e ossos são também sedes comuns de metástases por via sanguínea. Células malignas na circulação não indicam obrigatoriamente a formação de metástases, pois a imensa maioria (> 99%) delas é destruída pelas forças de cisalhamento da corrente sanguínea, pelas respostas imunitárias inata (complemento, células NK, macrófagos) e adaptativa e por apoptose. A sobrevivência das células na circulação é, pois, um elemento importante no aparecimento de metástases. A sobrevivência de células neoplásicas na circulação é maior quando formam agregados entre si e com plaquetas, linfócitos e fibrina. Trombocitopenia ou tratamento com heparina reduz o número de metástases experimentais.

▶ *Outras vias*

O transporte de células neoplásicas pode ser feito também por canais, ductos ou cavidades naturais. Quando atingem a pleura ou o peritônio, células neoplásicas podem originar metástases na serosa e nos órgãos subjacentes. Quando as metástases de carcinomas são difusas no peritônio, fala-se em *carcinomatose peritoneal*. Células de tumores mucossecretores dos ovários ou do apêndice cecal podem cair na cavidade peritoneal, implantar-se na serosa e produzir grande quantidade de material gelatinoso, formando o chamado *pseudomixoma peritoneal*. Outro tipo de disseminação por via peritoneal é o *tumor de Krukenberg*, no qual se formam metástases bilaterais nos ovários a partir de cânceres de órgãos abdominais.

Em resumo, fica claro que componentes tanto da célula como dos diferentes órgãos são essenciais para o aparecimento e a localização de metástases. Tudo isso serve para sustentar a hipótese da *semente* e do *solo*, segundo a qual a célula maligna que tem potencial de originar metástases (a semente) só forma novo tumor quando encontra um ambiente favorável (o solo).

Aspectos morfológicos

Em geral, as metástases apresentam-se macroscopicamente como nódulos múltiplos, bem delimitados, de tamanhos diversos, na superfície ou na intimidade de órgãos (Figura 10.19). Individualmente, muitas vezes o nódulo metastático tem características macroscópicas de um tumor benigno. Ao microscópio, o quadro é bem variado. As células de metástases podem ter as mesmas características do tumor primário ou até, raramente, ser mais diferenciadas; na maioria das vezes, contudo, são menos diferenciadas e mais atípicas. Por isso mesmo, ao se analisarem metástases em um órgão, nem sempre é possível determinar o tumor de origem. A imuno-histoquímica em geral contribui na identificação do sítio primário do tumor que originou a metástase.

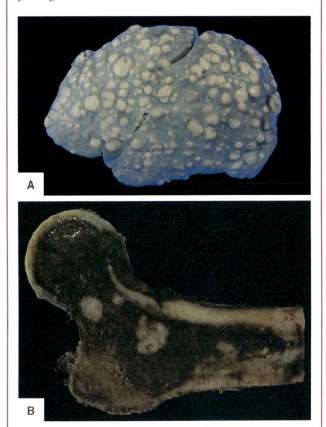

Figura 10.19 A. Metástases pulmonares. Superfície externa do órgão mostrando nódulos de tamanhos variados, bem delimitados, fazendo saliência na pleura visceral. (Cortesia da Profª Virgínia Hora Rios Leite, Belo Horizonte-MG.) **B.** Metástases ósseas. Nódulos múltiplos na medular óssea.

Aspectos clínicos

Várias são as formas de apresentação clínica de metástases: (1) o tumor primitivo é diagnosticado e já existem metástases; (2) o tumor primitivo é identificado e removido cirurgicamente, sem se identificarem metástases, que aparecem meses depois; (3) identificam-se metástases mas não se encontra o tumor primitivo; (4) o tumor primitivo é identificado e extirpado, não se identificando metástases, que aparecem anos depois (metástases dormentes); (5) o tumor primitivo é identificado já com metástases e, após sua remoção cirúrgica, as metástases regridem (casos raros de carcinoma de células renais e coriocarcinoma); (6) micrometástases, só detectadas ao microscópio.

O tempo de aparecimento de metástases após ressecção do tumor primitivo varia bastante. Em alguns cânceres (p. ex., carcinoma colorretal), esse tempo é curto, geralmente meses. Em outros tumores (p. ex., carcinoma da mama), o intervalo é longo, geralmente de alguns anos. Não existe explicação clara para essa variação. Parece que metástases mais precoces dependeriam do surgimento de clones no tumor primitivo que, lançados na circulação, já estão preparados para se desenvolver em nichos em que irão alojar-se. Em metástases de aparecimento tardio, as células que deixam o tumor primitivo e se alojam em nichos metastáticos que ainda não adquiriram o fenótipo que lhes permite proliferar e sobreviver; tal fenótipo é adquirido somente após alterações genéticas e epigenéticas ocorridas depois da implantação.

A situação mais intrigante é de metástases dormentes, que aparecem muitos anos após a retirada do tumor primitivo, principalmente em cânceres da tireoide ou do pulmão. Nesses casos, parece que as células cancerosas penetram na circulação, implantam-se em tecidos ou formam colônias que não proliferam por falta de estímulo ou permanecem quiescentes, com ciclo celular inibido, como ocorre com células-tronco de muitos tecidos. A resposta imunitária celular parece ser fator importante na manutenção de metástases dormentes, já que muitas vezes tais metástases manifestam-se após estados de imunossupressão. É o que ocorre com micrometástases de tumores primitivos do doador em órgão transplantado que se manifestam meses após o transplante.

Apesar de a disseminação linfática de um tumor associar-se geralmente a pior prognóstico, em alguns tumores o comprometimento linfonodal não piora o prognóstico. Carcinoma papilífero da tireoide, com ou sem metástases em linfonodos cervicais, tem excelente prognóstico, desde que os linfonodos comprometidos sejam retirados cirurgicamente e o tratamento complementado com iodoterapia. Nos casos de disseminação sanguínea, alguns tumores (p. ex., carcinoma colorretal) podem ter uma ou poucas metástases no fígado ou pulmões; nestes casos, a remoção cirúrgica da metástase ou radioterapia ainda é capaz de controlar a progressão da neoplasia por longa data. Metástases pulmonares de câncer colorretal podem disseminar para linfonodos do hilo pulmonar como um tumor primário do pulmão (metástase da metástase!); neste caso, a abordagem cirúrgica não tem benefício para os pacientes.

▸ Micrometástases

São metástases identificadas apenas ao exame microscópico. As micrometástases têm valor prognóstico variável em diferentes neoplasias. No câncer da mama, as micrometástases não influenciam as taxas de recorrência e óbito. No melanoma, o encontro de micrometástases tem implicações para a terapia e o prognóstico.

▸ Carcinogênese | Mecanismos de formação e desenvolvimento de neoplasias

Células tumorais originam-se de células normais que sofreram alterações no DNA (fatores genéticos) e/ou nos mecanismos que controlam a expressão gênica (fenômenos epigenéticos). Os alvos principais dos agentes tumorigênicos são as células de reserva ou basais nos epitélios e as células-tronco nos diversos tecidos. Células diferenciadas podem originar células-tronco pelo processo de desdiferenciação, o que possibilita que células já diferenciadas sofram alterações genômicas e originem células cancerosas ou células-tronco do câncer.

A carcinogênese é um processo complexo, multifásico e dependente de fenômenos genéticos e epigenéticos que culminam no surgimento de clones de células imortalizadas que adquirem a capacidade de se multiplicar autonomamente, de invadir os tecidos vizinhos e de dar metástases.

Os tumores são monoclonais, ou seja, originados de um clone que venceu a barreira do controle da proliferação celular e tornou-se imortal; desse clone surgem descendentes (subclones) com capacidade variada de sobreviver, invadir tecidos e se implantar a distância. Há tumores policlonais por serem multicêntricos, cada clone se originando em um foco distinto.

Células-tronco do câncer

Algumas observações levam a admitir a existência de células-tronco nos cânceres, as quais seriam responsáveis por originar as diferentes linhagens de células tumorais. Células-tronco do câncer foram documentadas em leucemias, gliomas, carcinoma da mama, carcinoma colorretal e melanoma. Tal como em tecidos normais, células-tronco de tumores têm capacidade de autoduplicar-se e de originar células com autoduplicação limitada (progenitoras), das quais se originam as diferentes células do tumor, explicando a heterogeneidade das neoplasias. Células-tronco do câncer podem permanecer quiescentes no seu nicho, o que poderia explicar sua resistência aos quimioterápicos e à radioterapia (que atuam mais em células que estão no ciclo celular) e o aparecimento de metástases tardias após retirada do tumor primitivo; metástases originar-se-iam de células-tronco quiescentes nos órgãos para os quais migraram.

A caracterização de células-tronco do câncer possibilita seu isolamento, podendo permitir ensaios com métodos terapêuticos que visem à sua destruição. A ineficácia dos tratamentos atuais em muitos cânceres pode dever-se ao fato de que eles eliminam a grande maioria das células do tumor, mas não destroem as células-tronco, que são as responsáveis por recidivas.

Estroma de neoplasias e carcinogênese

O estroma tumoral é complexo, tem vários tipos celulares e apresenta algumas propriedades particulares. O desenvolvimento do câncer depende de alterações genéticas ou epigenéticas não só em células neoplásicas como também nas do estroma. Apesar do individualismo das células cancerosas, elas interagem com as suas congêneres, com a matriz extracelular, com as células do estroma e com as células de defesa (leucócitos) no estroma. Essa interação tão ampla implica enviar e receber sinais: é o resultado dessa troca de sinais que torna o ambiente permissivo, ou não, para a progressão da neoplasia.

Portanto, embora tenha sido dada maior ênfase às alterações que ocorrem nas células transformadas, a carcinogênese depende também do estroma e das suas células. Os carcinógenos induzem alterações não só na célula que origina o câncer (p. ex., epitélio) como também no estroma.

Outra associação importante no contexto da relação estroma e carcinogênese refere-se ao papel de inflamação crônica no estroma de um órgão e a origem de alguns cânceres. A suspeita de relação entre câncer e inflamação é antiga, tendo Virchow admitido que os tumores surgiam em tecidos cronicamente inflamados. Muitas inflamações crônicas associam-se a alguns cânceres, como colite ulcerativa (carcinoma colorretal), hepatite crônica B ou C (carcinoma hepatocelular), gastrite crônica por *Helicobacter pylori* (linfoma e adenocarcinoma gástricos) e cistite por *Schistosoma haematobium* (carcinoma da bexiga). Além de citocinas e de quimiocinas que contribuem para o crescimento do tumor, inflamação crônica cria um ambiente pró-oxidante, com excesso de radicais livres, os quais favorecem mutações e instabilidade do genoma. Citocinas pró-inflamatórias, PGE_2 e radicais livres reduzem a expressão de proteínas do complexo MMR (complexo reparador de pareamento errado do DNA), também favorecendo instabilidade genômica. IL-6, TNF-α e IL-1 podem induzir expressão ectópica de uma citidina desaminase (AID, *activation induced deaminase*) expressa em linfócitos B, que é responsável por mutações em vários genes, inclusive *TP53*. Expressão ectópica de AID é encontrada em lesões pré-malignas de cânceres relacionados com inflamações crônicas (carcinoma hepatocelular associado a hepatite B, carcinoma gástrico associado a infecção por *Helicobacter pylori* e carcinoma colorretal associado a colite ulcerativa).

- **Etiopatogênese das neoplasias**

Fatores genéticos e componentes ambientais, notadamente alguns vírus, certos agentes físicos e substâncias químicas variadas, têm papel no aparecimento de vários tumores humanos e de outros animais. Em outras palavras: os tumores são entendidos como o resultado de agressões ambientais em um indivíduo geneticamente suscetível.

Muitos *fatores ambientais* estão envolvidos na carcinogênese. Os principais são: (1) tabagismo, associado sobretudo aos cânceres de pulmões, boca, laringe, faringe, esôfago e bexiga; (2) dieta rica em gorduras, especialmente em relação ao carcinoma colorretal; (3) obesidade; (4) alimentos processados. Em 2015, a OMS incluiu carnes processadas entre os produtos sabidamente carcinogênicos; (5) alcoolismo, particularmente quanto aos cânceres de laringe, faringe, esôfago e fígado (neste, também por causa da associação com cirrose); (6) infecções, em especial por alguns vírus (p. ex., HPV); (7) exposição a carcinógenos ambientais, como radiações (UV, ionizantes) e alguns compostos químicos (p. ex., asbesto).

A obesidade aumenta o risco de várias neoplasias, como adenocarcinomas do esôfago, do endométrio, do pâncreas e da mama (em pacientes na pós-menopausa). O risco guarda relação direta com o grau de obesidade avaliado pelo índice de massa corporal.

O mecanismo pelo qual a obesidade aumenta o risco de câncer parece relacionar-se com alterações no metabolismo de hormônios sexuais (andrógenos, progesterona e estrógenos), insulina e fator de crescimento insulina-símile-1 (IGF1) (Figura 10.20). Tais hormônios estão diretamente ligados a diferenciação e a proliferação celulares, apoptose e angiogênese. Aumento da gordura visceral leva a resistência periférica à insulina e hiperinsulinemia, com maior síntese de IGF-1 e menor síntese hepática da globulina transportadora de hormônios sexuais (SHBG), deixando estes hormônios sexuais mais livres, na sua forma bioativa, na circulação. IGF-1 é o ligante que ativa o IGFR-1 da via PI3K-AKT (ver Figura 5.5), com função importante na proliferação celular; aumento dos seus níveis séricos é marcador de risco para diversos tipos de tumores. Aumento de estrógenos, especialmente associado ao aumento de progesterona, eleva o risco de câncer da mama. Ao lado disso, quanto maior o acúmulo de tecido adiposo, maior a hipóxia local e a indução de angiogênese. Este *status* hipóxico leva a necrose de adipócitos e a um estado pró-inflamatório, com migração de macrófagos e secreção de citocinas e TNF-α. O tecido adiposo funciona também como reservatório de carcinógenos químicos, por causa da propriedade lipofílica de grande parte desses carcinógenos, que passam a ser liberados na corrente sanguínea de forma constante.

Estudo de metanálise envolvendo países com taxa de obesidade alta (EUA, País de Gales), média (Grécia, Brasil e a ex-Iugoslávia) e baixa (Japão e Taiwan) mostrou que o risco de câncer é maior nos países com taxa de obesidade moderada ou baixa; neles, o risco de câncer cresce exponencialmente

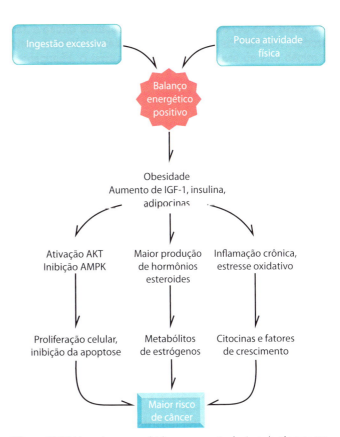

Figura 10.20 Mecanismos envolvidos no aumento do risco de câncer associado à obesidade. O balanço energético positivo por ingestão excessiva de carboidratos e pouca atividade física leva a obesidade, resistência à insulina e mudanças metabólicas em hepatócitos que, em conjunto, convergem para proliferação celular e resistência à apoptose. A obesidade também aumenta a secreção de adipocinas, morte de adipócitos por hipóxia relativa do tecido adiposo e inflamação persistente de baixa intensidade pela atividade fagocítica de macrófagos nos focos de necrose. O tecido adiposo em maior volume aumenta a conversão periférica de hormônios esteroides, como estradiol, que tem ação proliferativa em vários epitélios. A resistência periférica à insulina induz alterações no metabolismo de hepatócitos, aumentando a secreção de fatores de crescimento (p. ex., IGF-1), que também estimulam a proliferação celular.

com o aumento do IMC. Estima-se que 10% dos carcinomas mamários poderiam ser evitados com IMC abaixo de 25 kg/m², o que, no Brasil, significa cerca de 5.200 novos casos a cada ano.

Como não existe causa única para o câncer, também não existe um modo único de ação dos agentes cancerígenos. Conforme documentado em estudos *in vitro* e *in vivo*, tanto em humanos como em animais de laboratório, o câncer é o resultado final de um processo complexo que se desenvolve em *vários estágios*. Em cada um deles, ocorrem alterações genéticas e epigenéticas em células suscetíveis, as quais adquirem crescimento seletivo e expansão clonal.

A *influência genética* pode ser forte, como no adenocarcinoma da mama em algumas cepas de camundongas (causado por um vírus mas que se manifesta somente nos animais com certa constituição genética), ou fraca, como nos tumores por carcinógenos químicos ou físicos. Pessoas com constituição genética diferente, vivendo em regiões geográficas distintas, têm diferenças importantes no tipo e na sede do câncer. Quando mudam de um local para outro, após uma ou duas gerações, em geral adquirem o padrão predominante no novo ambiente.

A relação entre causa e efeito é probabilística. A potência de um agente cancerígeno refere-se à probabilidade que ele tem de causar neoplasia em determinadas condições (genéticas, nutricionais etc.), em determinado período, para certa espécie animal e para determinada célula. Esse fato é muito importante não só para a análise correta dos dados experimentais e epidemiológicos como também para a prevenção de tumores.

Há agentes que são carcinogênicos para certas espécies animais, mas não para outras. Tal fato coloca o problema da extrapolação para humanos de resultados obtidos em animais de laboratório. De qualquer modo, os processos gerais de transformação cancerosa não são exclusivos de uma espécie, podendo os resultados da oncogênese experimental ser considerados para a interpretação dos mecanismos patogenéticos da carcinogênese espontânea. Como medida de segurança, deve-se considerar que uma substância carcinogênica para um animal é potencialmente cancerígena também para humanos.

• Genes e neoplasias

Hoje existe boa compreensão sobre a origem e o desenvolvimento das neoplasias. A ideia central é que o câncer se desenvolve em um substrato molecular das células (o DNA), sobre o qual atuam fatores ambientais. O DNA é o alvo principal dos agentes cancerígenos. Por esse entendimento, o câncer é considerado uma *doença genômica* de células somáticas resultante de alterações na expressão de certos genes, especialmente daqueles que regulam a proliferação e a diferenciação celulares, a apoptose e a manutenção da estabilidade do genoma.

A proliferação e a diferenciação celulares dependem de vários genes, cujos produtos: (1) estimulam a multiplicação celular, como fatores de crescimento, seus receptores, moléculas transdutoras de sinais, fatores de transcrição e moléculas envolvidas no ciclo celular, como ciclinas e CDK. Nesse grupo estão os chamados *oncogenes*; (2) controlam a proliferação dentro dos limites fisiológicos para cada tecido, estando aqui os genes que codificam moléculas que inibem a proliferação celular. Incluem os denominados *genes supressores de tumor*; (3) regulam a apoptose, evento fundamental na limitação da população celular; (4) atuam no reparo do DNA, garantindo a estabilidade do genoma. Estes são os genes "guardiães" do genoma e os que estão envolvidos nos mecanismos de *silenciamento gênico*, por meio de regulação da metilação do DNA e da desacetilação da cromatina. Capacidade reduzida de reparação do DNA aumenta o número de mutações, aumentando a chance de seu aparecimento em oncogenes e genes supressores de tumor.

Anormalidades genômicas podem ser identificadas por vários métodos nas células tumorais. Além disso, DNA alterado de células malignas pode ser liberado na circulação e reconhecido por métodos moleculares (ver biópsia líquida, Capítulo 2).

Oncogenes

A ideia de que o câncer pode ser causado por alterações genômicas é antiga, sendo admitido que a expressão de alguns genes, denominados oncogenes, pode ser responsável pelo aparecimento de neoplasias. Segundo essa ideia, os oncogenes seriam genes que, quando expressos, causariam o aparecimento de uma neoplasia.

Os oncogenes derivam de *proto-oncogenes*, que estão presentes em células normais e são expressos de forma regulada. Proto-oncogenes são essenciais para muitos processos biológicos, como proliferação e diferenciação celulares. Em seu estado natural, eles comandam a divisão celular de uma maneira ordenada e fisiológica, sendo responsáveis pelo controle da proliferação celular. Quando um proto-oncogene é hiperexpresso ou sofre mutações, rearranjos ou translocações, passa a ser um *oncogene*.

O primeiro oncogene isolado foi o *SRC*, no vírus do sarcoma aviário (também o primeiro vírus identificado como causador de câncer, em 1911, por Peyton Rous). Esse oncogene, denominado v-*SRC*, induz transformação celular quando transfectado para fibroblastos de embrião de galinha. O *RAS* foi o primeiro oncogene isolado de um tumor humano. Para sua identificação, DNA das células de um carcinoma da bexiga foi extraído e digerido por meio de enzimas de restrição. Os fragmentos resultantes foram separados por eletroforese de acordo com seu tamanho, e cada fração obtida foi transfectada em fibroblastos em cultura. Após certo tempo em cultura, observou-se que algumas colônias apresentavam células transformadas. Destas, foi recuperado o mesmo fragmento de DNA do carcinoma vesical, que foi caracterizado então como contendo um oncogene (Figura 10.21).

Um oncogene pode ser explorado sob vários aspectos. Em primeiro lugar, pode-se fazer sua clonagem, ou seja, obtenção de grande número de cópias da sequência específica em forma pura, que pode ser utilizada para sequenciamento, para uso como sonda ou para induzir transformação celular. Conhecendo-se a sequência do oncogene, é possível compará-la com a de outros genes ou com sequências conhecidas; com sondas de DNA, pode-se procurar oncogenes em diferentes tumores, em células intactas ou em preparações cromossômicas. Com a técnica de *microarray* (ver Capítulo 2), a expressão de oncogenes pode ser avaliada em centenas de amostras de células normais e malignas, em diferentes momentos do processo da carcinogênese.

Produtos de proto-oncogenes

No Quadro 10.3 estão listados os principais proto-oncogenes e seus produtos, alguns descritos a seguir.

Capítulo 10 | Distúrbios da Proliferação e da Diferenciação Celulares

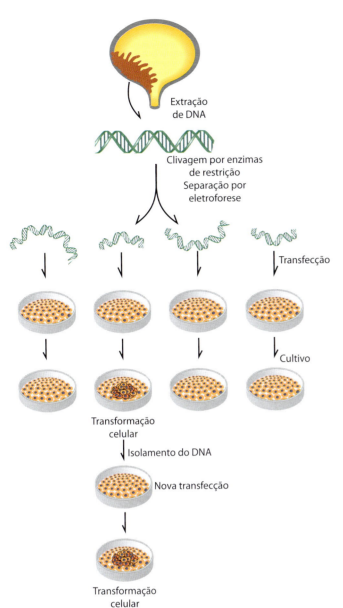

Figura 10.21 Isolamento do oncogene *RAS*. DNA obtido de um câncer da bexiga foi clivado por enzimas de restrição e os diferentes fragmentos inseridos em células em cultura (transfecção). Algumas colônias de células apresentaram características de transformação (perda da inibição por contato, formação de pilhas de células). O DNA extraído dessas células transformou outras células normais.

▶ **Fatores de crescimento**

O proto-oncogene *SIS* codifica a cadeia β do PDGF. Muitos cânceres humanos (fibrossarcomas, osteossarcomas, glioblastoma) secretam tanto o PDGF como o seu receptor. Alguns sarcomas (fibrossarcomas, osteossarcomas) produzem TGF-α e seu receptor (EGFR). Nesses casos, a proliferação celular se dá por mecanismo autócrino (a célula produz o fator de crescimento e o seu receptor). Proliferação celular aumentada favorece o surgimento de mutações em outros genes.

▶ **Receptores de fatores de crescimento**

Muitos receptores de fatores de crescimento (FC) são proteínas transmembranosas que possuem um domínio externo de ligação e outro domínio citoplasmático com atividade de cinase em tirosina (ver Figura 5.6); 30% dos proto-oncogenes têm essa propriedade. Quando estimulados pelo fator de crescimento, a porção citosólica do receptor se autofosforila e adquire atividade de cinase em tirosina, o que promove a ligação com proteínas de adaptação envolvidas na ativação de várias proteínas, entre elas RAS e PI3K. Em condições normais, logo em seguida o receptor é internalizado como forma de evitar estimulação contínua (mecanismo de autorregulação). Mutações nos genes que codificam tais receptores podem torná-los constitutivamente ativados (ativação independente de FC). Mutações no *ERBB1* (codifica o receptor do EGF) podem tornar o receptor ativado mesmo sem ligação ao EGF), como acontece em adenocarcinomas do pulmão. O *ERBB2* codifica o HER2, também um receptor com atividade de cinase em tirosina. Amplificação do *ERBB2* ocorre em carcinomas da mama, do ovário e do estômago. Medicamentos que bloqueiam o HER2 são utilizados com sucesso no câncer mamário.

▶ **Proteínas ligadoras de GTP**

As proteínas ligadoras de GTP são de dois tipos: proteínas G triméricas e proteínas G monoméricas (p. ex., proteína RAS). Em condições normais e quando recebem estímulo externo, as proteínas RAS são ativadas, passando da forma RAS-GDP para RAS-GTP). Como indicado na Figura 5.6, uma vez ativada (forma RAS-GTP) a proteína RAS ativa uma cascata de outras proteínas (RAF, BRAF etc.) que resulta na ativação de cinases de *proteínas ativadoras da mitose* (MAP), conhecidas conjuntamente como MAPK (cinases de MAP). As MAPK ativam genes de mitose e de sobrevivência. Logo após a sua ação, a proteína RAS-GTP sofre ação de uma GTPase (GAP), voltando a sua forma inativa RAS-GDP. Quando o gene *RAS* sofre alteração, em geral por mutação puntiforme, a proteína RAS se modifica e não é inativada pela GAP. Com isso, a proteína RAS mantém-se ligada ao GTP e fica constitutivamente ativada, estimulando a proliferação celular de modo descontrolado (Figura 10.22). Cerca de 20% dos tumores humanos apresentam mutações no *RAS*.

▶ **Proteínas citoplasmáticas com atividade cinásica**

A proteína ABL localiza-se na face interna da membrana citoplasmática e possui atividade cinásica; além disso, estimula a apoptose quando há lesão no DNA. Em leucemias, o gene *ABL* é translocado e forma um híbrido com a região *BCR* (ver adiante, Translocação); esse gene de fusão perde a regulação da atividade cinásica, a qual fica ativa de forma constitutiva. Com isso, aumenta a multiplicação celular. Medicamento dirigido contra a proteína ABL-BCR dá bons resultados no tratamento da leucemia mieloide crônica.

▶ **Ciclinas e CDK**

Ciclinas, CDK e seus inibidores (CDKI) têm papel crucial na regulação da proliferação celular (ver Figura 8.3); anormalidades na sua síntese são encontradas em muitos tumores. Ciclinas e CDK estão associadas a produtos de oncogenes e de genes supressores de tumor. Expressão aumentada de genes de ciclinas é encontrada em cânceres da mama, do fígado e em alguns linfomas; amplificação do gene de CDK4 acontece em melanomas, glioblastoma e alguns sarcomas. Mutação ou perda de CDKI ocorre em algumas neoplasias humanas. Mutação ou deleção da p16 é encontrada em cânceres do pâncreas e do esôfago, glioblastoma, leucemias e carcinoma de células pequenas do pulmão.

▶ **Fatores de transcrição**

São proteínas que interagem com o DNA e estimulam ou inibem genes. Os principais genes do grupo são *MYC, MYB, FOS* e *JUN*, que atuam de modo especial nas fases iniciais do ciclo celular; são conhecidos como genes precoces da

Quadro 10.3 Alguns oncogenes listados pelas siglas como são conhecidos, seguidas da sua localização no genoma e seus principais produtos codificados (oncogenes virais estão indicados como *v-sigla*; os proto-oncogenes estão indicados apenas pelas siglas).

Nome	Localização	Produto
Oncogenes que codificam fatores de crescimento		
v-SIS	22q12.3	Cadeia β do PDGF
INT	211q13	FGF3
KS3	11q13.3	FGF4
HST	11q13.3	FGF6
Oncogenes que codificam receptores para fatores de crescimento		
v-ERBB1	7p1.1-1.3	Receptor de EGF e TGF-α
v-ERBB2		Receptor de EGF
v-FMS	5q33-34	Receptor de CSG-GM
v-KIT	4q11-21	Receptor de *stem cell factor*, que é fator de crescimento para mastócitos
MET	7 p31	Receptor de PRGF (ou HGF, ou *scatter factor*)
TRK	1q32-41	Receptor com atividade cinase em tirosina só expresso no tecido nervoso
NEU	7q1.2-12	Receptor semelhante ao receptor para EGF
RET	10q11.2	Receptor com atividade cinase em tirosina que induz sinais para proliferação celular
Oncogene que codifica receptor sem atividade cinase em tirosina		
MAS	6q24-27	Receptor de 7 dobras na membrana que ativa mitose (deve ser reconhecido por peptídeo mitogênico)
Oncogenes que codificam atividade cinase em tirosina do citosol		
SRC	20p12-13	Atividade cinase em tirosina do citosol que transduz sinais que regulam o citoesqueleto (adesão celular, inibição por contato)
v-YES	18q21-3	Atividade cinase em tirosina no citosol ativadora de rotas que induzem proliferação celular
v-FGR	1p36.1-36.2	
v-FES	15q25-26	
ABL	9q34.1	
H-RAS	11p15.5	
K-RAS	12p11.1-12.1	
N-RAS	1p11-13	
GSP 20		Parte de proteína G trimérica ligada a receptores de 7 dobras na membrana que têm atividade de GTPase
GIP/GNIP	3p21	Proteína inibidora da unidade α da proteína G trimérica ligada a receptores de 7 dobras na membrana
Oncogenes que codificam fatores de troca de nucleotídios em proteínas G		
DBL	Xq27	Proteínas da família das que trocam nucleotídios de guanina em proteínas G (GEF, de *guanyl nucleotide exchange factor*, ou GNRP, de *guanyl nucleotide releasing protein*). DBL regula proteínas G da família RHO; VAV regula a transdução de sinais de receptores com atividade de cinase em tirosina
VAV	19p13.2	
Oncogenes que codificam proteínas serina-treonina cinases no citoplasma		
v-MOS	8q11	Codificam ser/ter proteinocinases importantes na indução da rota de ativação de receptores para fatores de crescimento
v-RAF	3p25.1	
PIM 1	6p21	
Oncogenes que codificam proteínas de adaptação		
v-CRK	10q1.2	Proteína citosólica com domínios de união com outras proteínas (domínios SH2 e SH3). Interage com Abl
Oncogenes que codificam fatores de transcrição ou receptores intracelulares que regulam diretamente o DNA		
v-MYC	8q24.1	Fatores de transcrição importantes na indução de G_1 e na passagem de G_1 para S, por meio da ativação de genes precoces de proliferação celular
N-MYC	2p24	
L-MYC	1p32	
v-MYB	6q22-24	
v-ROS	6q22	
v-FOS	14q21-22	
v-JUN	p31-32	
v-SKI	1q22-24	Proteína que inibe rotas de ativação de TGRF1
v-REL	2p21-14	Proteína que regula NFκB
v-ETS1	11q23-q24	Proteínas que atuam como fatores de transcrição, regulando a p16
v-ETS2	21q24.3	
v-ERBA1	17p11-21	Receptores intracitoplasmáticos do tipo receptores para hormônio da tireoide; ao se ligarem ao DNA, esses receptores induzem redução na diferenciação celular
v-ERBA2	3p22-24	
Oncogenes que regulam apoptose		
BCL-2		Proteína que regula os poros de permeabilidade de mitocôndrias, inibindo apoptose
MDM2		Proteína que inibe a p53, por induzir sua degradação em proteassomos

Capítulo 10 | Distúrbios da Proliferação e da Diferenciação Celulares

e em inúmeros carcinomas, como mamário, pulmonar e do cólon). A ação tumorigênica do *MYC*, portanto, deve-se a hiperexpressão do gene.

A Figura 10.23 ilustra alguns mecanismos de ação dos oncogenes.

Ativação de proto-oncogenes

Proto-oncogenes podem tornar-se oncogenes por meio de: (1) alteração na estrutura do gene (mutação), resultando em produto anormal (oncoproteína); (2) aumento da expressão gênica, por: (a) hiperexpressão gênica (p. ex., por inserção de um promotor próximo do proto-oncogene; (b) amplificação gênica (aumento do número de cópias do gene). Hiperexpressão do gene resulta em maior quantidade da proteína (estruturalmente normal), que estimula a proliferação celular (Figura 10.24). Os mecanismos envolvidos na ativação de proto-oncogenes estão descritos a seguir.

▶ *Mutação puntiforme*

Mutações em códons específicos do *RAS* (12, 13 e 61) são comuns e podem ser causadas por carcinógenos físicos (radiações) ou químicos (hidrocarbonetos, agentes alquilantes, nitrosaminas etc.). O *RAS* assim modificado é o oncogene mais associado a neoplasias humanas. A troca de apenas um aminoácido na cadeia polipeptídica da proteína RAS produz alterações conformacionais que impedem a GAP de estimular a atividade GTPase. Como resultado, a proteína RAS fica constantemente ativada (ligada ao GTP), resultando em estimulação incontrolada dos efetores (Figura 10.22).

▶ *Mutação por inserção*

A inserção de uma sequência viral ao DNA celular é potencialmente mutagênica, pois pode inativar genes diretamente ou aumentar a expressão de genes nativos por colocá-los sob a ação de promotores da expressão gênica.

▶ *Translocação*

Consiste na mudança de posição dos genes, podendo ativar um proto-oncogene quando este passa a localizar-se próximo a um promotor potente ou quando se formam proteínas de fusão, resultantes da união de parte de um oncogene com parte de outro gene, gerando um produto híbrido. Os exemplos mais conhecidos são os do linfoma de Burkitt e da leucemia mieloide crônica.

No linfoma de Burkitt, há translocação recíproca envolvendo as regiões distais dos braços longos dos cromossomos 8 e 14 (Figura 10.25A). O proto-oncogene *MYC*, localizado na porção distal do cromossomo 8, é deslocado para o cromossomo 14, onde fica próximo de um promotor de genes para imunoglobulinas. Por estimulação antigênica, tanto os genes para imunoglobulinas como o *MYC* ficam ativados. Com isso, aumenta a síntese da proteína MYC, o que leva à transformação celular.

Na leucemia mieloide crônica, há translocação recíproca envolvendo os braços longos dos cromossomos 9 e 22 (Figura 10.25B). O proto-oncogene *ABL*, no cromossomo 9, é transferido para o cromossomo 22, na região BCR (*breakpoint cluster region*), onde se torna ativado por um promotor. A proteína codificada pelo gene híbrido *ABL-BCR* tem atividade de cinase e estimula a proliferação celular. Essa translocação constitui o *cromossomo Philadelphia*, é definidora dessa leucemia e está presente em todos os casos dessa doença.

▶ *Amplificação gênica*

Refere-se a duplicações repetitivas de um gene. Em neuroblastomas, aumento do material genético corresponde à

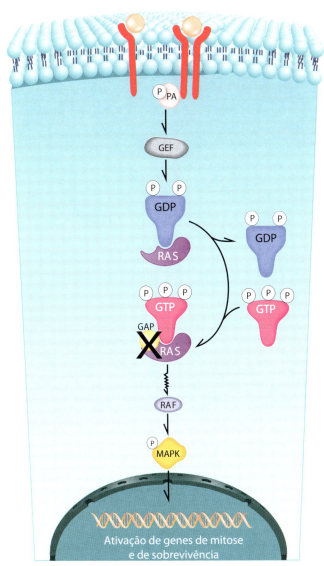

Figura 10.22 Vias de atuação da proteína RAS. A ligação de um fator de crescimento (FC) ao seu receptor celular fosforila a sua porção citosólica e aciona várias proteínas de adaptação (PA). Uma destas estimula a troca de GDP pelo GTP na molécula RAS, tornando esta ativada (RAS-GTP), o que ativa a proteína RAF. Logo após, a proteína RAS retorna à forma inativa (RAS-GDP) por ação da GAP (uma GTPase) (ver Figura 5.6). Ativação de RAF promove ativação sequencial de várias outras proteínas, culminando na ativação de cinases de proteínas ativadoras da mitose (MAP), chamadas conjuntamente MAPK. MAPK estimulam genes de proliferação e de sobrevivência celular. Quando ocorre alteração na proteína RAS, sobretudo mutação puntiforme, há perda da ação da GAP, ficando a RAS continuamente ativada, o que estimula a proliferação celular de modo descontrolado.

proliferação celular, pois seus produtos ativam genes de ciclinas e de outras moléculas necessárias para a célula entrar em G1.

O proto-oncogene *MYC* é expresso em praticamente todas as células. Seu produto está envolvido em proliferação, diferenciação, adesão e motilidade celulares, síntese proteica e apoptose. Tamanha diversidade de funções dá ideia sobre a complexidade do gene e indica sua grande importância em condições fisiológicas e patológicas. O oncogene *MYC* está envolvido em inúmeros cânceres humanos e de outros animais.

Em neoplasias, a proteína MYC não apresenta alteração estrutural; o efeito oncogênico deve-se ao excesso da proteína, por translocação cromossômica (p. ex., no linfoma de Burkitt, ver Figura 10.25) ou por amplificação gênica (neuroblastoma

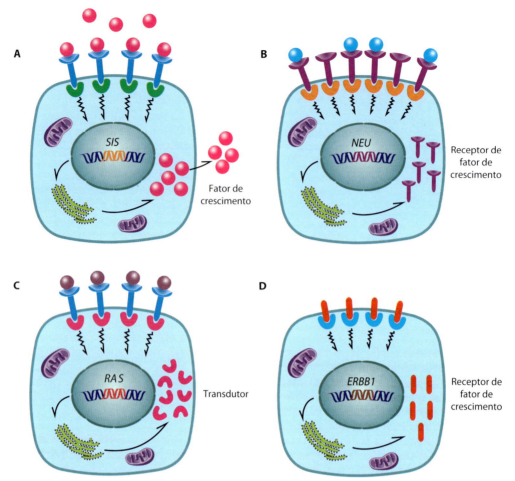

Figura 10.23 Mecanismos de ação de oncogenes na estimulação da proliferação celular. **A.** O oncogene codifica um fator de crescimento (FC), que estimula a multiplicação celular. **B.** O produto do oncogene é um receptor de FC (RFC). A maior disponibilidade de RFC torna as células potencialmente mais estimuláveis. **C.** O oncogene codifica um transdutor anormal (p. ex., proteína RAS mutada), que transduz o sinal do FC de modo constitutivo (persistente) e estimula a proliferação celular. **D.** O produto do oncogene *ERBB1* é um receptor de FC truncado, que estimula continuamente a transdução do sinal intracelular.

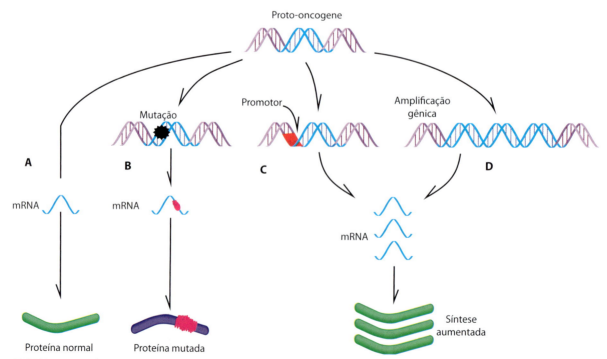

Figura 10.24 Mecanismos de aparecimento de oncogene (*ONC*) a partir de proto-*ONC*. **A.** Em condições normais, o proto-*ONC* origina mRNA que codifica uma proteína normal. **B.** Mutação no proto-*ONC* gera produto mutado (oncoproteína). **C.** Hiperexpressão gênica (p. ex., por inserção de um promotor viral próximo do gene). **D.** Amplificação gênica (várias cópias do gene). Em **C** e **D** forma-se proteína estruturalmente normal, mas em maior quantidade.

Capítulo 10 | Distúrbios da Proliferação e da Diferenciação Celulares

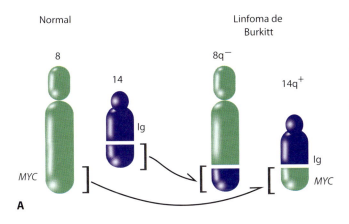

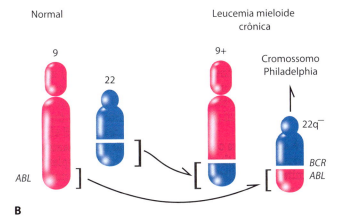

Figura 10.25 Translocações encontradas no linfoma de Burkitt (**A**) e na leucemia mieloide crônica (**B**). Ig: imunoglobulina.

amplificação do *MYC*. Amplificação gênica é encontrada também em cânceres da mama (*ERBB2*), broncopulmonar, retinoblastoma e certas leucemias.

▶ **Hiperexpressão gênica**

Aumento de expressão de um gene, geralmente pela justaposição de um promotor potente a um proto-oncogene ou por modificação epigenética (p. ex., desmetilação do promotor), é mecanismo frequente de síntese aumentada de receptores de fatores de crescimento em muitas neoplasias. Hiperexpressão do *ERBB2*, que resulta em produção aumentada do receptor do EGF, é encontrada em carcinomas da mama, do pulmão, estômago e ovário.

Vistos desse modo, os oncogenes representam alelos "mutados" de genes nativos (proto-oncogenes). A modificação pode ser do tipo convencional (trocas de bases, translocações, inserções ou deleções em proto-oncogenes) ou resultar de expressão exagerada do proto-oncogene por amplificação gênica, por ação de promotores virais ou por fatores epigenéticos. Na hiperexpressão gênica, o proto-oncogene é estruturalmente idêntico ao oncogene. Todas essas alterações podem ser causadas por uma grande variedade de carcinógenos físicos, químicos ou biológicos.

Cooperação entre oncogenes

Como a carcinogênese se desenvolve em diferentes fases, é necessário mais de um oncogene para provocar transformação celular, uma vez que a célula neoplásica adquire propriedades muito diversas e ausentes nas células normais (imortalidade, crescimento autônomo, invasividade, capacidade de originar metástases etc.). De outro lado, como mutações espontâneas ou induzidas ocorrem com frequência nada desprezível, ativação de um proto-oncogene não é evento muito raro. Se apenas um único oncogene fosse suficiente para a transformação maligna, o câncer seria muito mais frequente do que é.

Genes supressores de tumor

Os genes supressores de tumor estão envolvidos no controle da multiplicação e da diferenciação celulares, evitando reprodução descontrolada das células (comportam-se como "freios" da divisão celular). Em conjunto, tais genes atuam como um sistema coordenado e eficaz que impede a proliferação celular desordenada após agressões. A atuação de um oncogene em uma célula com o sistema de genes supressores de tumor íntegro não resulta em proliferação celular aumentada ou neoplasia. Alguns genes supressores de tumor controlam diretamente o ciclo celular, inibindo complexos ciclinas/CDK (p53, p27) ou fatores de crescimento estimulados por eles (pRB). Outros atuam em vias que ativam a apoptose ou que estimulam a diferenciação e inibem a mitose (receptores do TGF-β). Há ainda os que codificam proteínas que regulam a inter-relação do citoesqueleto com a matriz extracelular, a inibição por contato (NF-1 e 2) ou a síntese de inibidores de metaloproteinases (genes de TIMP). Ao contrário dos oncogenes, que dependem apenas de uma cópia ativa do gene para manifestar o fenótipo (ação dominante), os genes supressores de tumor em geral precisam ter os dois alelos afetados para induzir o câncer (comportamento recessivo).

Perda ou defeito de um alelo de gene supressor de tumor pode ser herdada ou adquirida. O indivíduo *heterozigoto* para o gene (que possui apenas um alelo normal) não tem neoplasia, mas apresenta risco maior de desenvolver um câncer. A neoplasia só se forma caso ocorra perda do outro alelo, quando se fala que o gene está defeituoso em homozigose ou que houve *perda de heterozigosidade*.

Como a deleção de um gene geralmente envolve também regiões cromossômicas adjacentes, frequentemente ela se associa à perda de mini ou de microssatélites contidos na região deletada (ver Capítulo 12). Micro e minissatélites são sequências hipervariáveis (polimórficas) do genoma; na maioria das vezes, o indivíduo é heterozigoto para determinado loco (o alelo paterno do satélite é diferente do materno). Perda de heterozigosidade de mini ou de microssatélites no interior ou próximo de um gene supressor de tumor correlaciona-se muito bem com deleção do gene. A pesquisa de perda de heterozigosidade tem sido empregada em diversas neoplasias humanas, trazendo informações interessantes. O Quadro 10.4 lista os principais genes supressores de tumor, sua localização e seu efeito em células normais.

Gene *RB*

Retinoblastoma é uma neoplasia rara que ocorre na infância e apresenta-se de duas formas: (1) hereditária (40% dos casos), com transmissão autossômica dominante e frequentemente bilateral e multifocal; (2) esporádica (60% dos casos), em que a lesão é unifocal e unilateral.

Nas duas formas do tumor, a lesão resulta de mecanismo comum, que é a inativação, por duas mutações, de ambas as cópias do gene *RB* em uma mesma célula. A diferença é que, na forma hereditária, uma cópia defeituosa do gene é herdada de um dos pais e, portanto, está presente em todas as células do organismo, inclusive nas germinativas. A segunda mutação ocorre apenas em algumas células, as quais originam tumores multifocais. Na forma esporádica, ocorrem duas mutações nos

Quadro 10.4 Principais genes supressores de tumor, indicados pela sigla com que são conhecidos, seguidos da localização no genoma humano e produtos codificados.

Nome	Localização	Produto
RB	13q14.1-2	Proteína pRB, que se liga ao fator de transcrição E2F, inibindo-o
TP53	17p13.1	Proteína p53, que ativa a transcrição de genes que inibem ciclina/CDK e induz apoptose
INK4 (p16)	9p21	Proteína inibidora de CDK
p19	9p13	Proteína reguladora da proteína MDM2, induzindo degradação da p53
APC	5q21	Proteína ligada ao citoesqueleto e que se associa à β-catenina no citosol, favorecendo sua degradação
WT-1	7p15p-11.2	Fator de transcrição
NF-1	17q11.2	Proteína ativadora da atividade de GTPase na proteína RAS
NF-2	22q12.2	Proteína que liga o citoesqueleto à MEC, atuando como inibidora de movimentos e de proliferação
PTCH	9q22.3	Proteína transmembranosa receptora do fator *sonic hedgehog* e inibidora do receptor *smoothened*
PTEN	10q23.31	Proteína com atividade de tirosina fosfatase (fosfoinositol-3-fosfatase). Inativa a PI3K
DPC4	18q21	Fator de transcrição ativado via TGF-β
E-CAD	16q22.1	Caderina E
LKB1/STK1	19p13	Proteína treonina-serina cinase
SNF5/INI1	22q11	Proteína que faz parte do complexo de remodelação da cromatina dependente de ATP
EXT1	8q24.11-13	Glicosiltransferases que atuam no alongamento do sulfato de heparano
EXT2	11p12	Proteínas ativadoras de GTPase que atuam em RAP e RAB, proteínas G que interferem no tráfego de vesículas no citoplasma
TSC1	9q34	
TSC2	16p13.3	
MSH	3p21	Proteínas do complexo reparador de erros de pareamento do DNA (MMR = *mismatching repair*)
MLH	3p21.3	
PMS	2q31-33	
BRCA1	17q21	Proteínas que fazem parte do processo de reparo do DNA induzidas por radiação. Atuam regulando proteínas da família RAD
BRCA2	13q12.3	
TGF-βRII	3p22	Proteína de membrana receptora do TGF-β
BAX	19q13.3-4	Proteína inibidora de BCL-2 e indutora de apoptose
FHIT	3p14.2	Dinucleosídio polifosfato hidrolase
α-CAT	5q31	α-catenina, proteína que liga caderina (complexo de adesão celular) ao citoesqueleto
DCC	18q31.3	Proteína componente do receptor netrin1, que regula migração celular e apoptose
SMAD2	18q21	Fator de transcrição ativado por rotas ativadas pelo TGF-β
CDX2	13q12.3	Fator de transcrição do grupo homeobox
MKK4	17p11.2	Proteinocinase ativável por estresse (SAPK = *stress activated protein kinase*)
PP2RIB	16p12	Subunidade de uma proteína fosfatase 2A
MCC	5q21	Proteína que inibe a transformação maligna *in vitro*, mas cuja função *in vivo* ainda não se conhece

dois alelos de uma mesma célula suscetível, a qual origina um tumor unifocal e unilateral.

A pRB existe nas formas hipo- ou hiperfosforilada. Em células em repouso, a pRB encontra-se na forma hipofosforilada e fica ligada a fatores de transcrição da família E2F. Acoplado à pRB, o E2F não se liga ao DNA, não havendo transcrição de genes que ativam a replicação do DNA e a progressão do ciclo celular (Figuras 8.2 e 10.26). O complexo pRB/E2F recruta a enzima histona desacetilase, a qual promove a compactação da cromatina e impede a transcrição gênica (Figura 10.26A), inclusive de genes envolvidos na codificação de proteínas da fase S. Com isso, a pRB hipofosforilada (ativa) promove a parada do ciclo celular. Quando a célula recebe estímulo mitogênico, CDK fosforilam a pRB, que, hiperfosforilada (inativa), dissocia-se do complexo pRB/E2F; E2F livre estimula a transcrição de genes mitogênicos. Ao mesmo tempo, a liberação da histona desacetilase permite a descompactação da cromatina e a transcrição de vários genes, inclusive mitogênicos (Figura 10.26B).

Produtos desses genes, inclusive DNA polimerase, cinases, ciclinas etc., são essenciais para a progressão do ciclo celular na fase S. Na fase M, fosfatases celulares removem radicais fosfato da pRB e esta retorna ao seu estado hipofosforilado. Por tudo isso, pRB tem ação importante na progressão do ciclo celular no período G_1/S, constituindo um freio da divisão celular.

Toda vez que a proteína deixa de atuar, pode ocorrer multiplicação celular descontrolada, daí a sua importância na origem de neoplasias. A pRB perde sua função por: (1) mutações no gene, herdadas ou adquiridas; (2) ligação a proteínas de vírus oncogênicos, que ocupam o sítio de ligação da RB com o E2F. A proteína E7 do HPV, a proteína E1A do adenovírus e o antígeno T do vírus SV-40 ligam-se à pRB e bloqueiam sua ligação ao E2F (Figura 10.26C); (3) deleção do gene.

Gene *TP53*

Defeitos no gene *TP53*, que codifica a p53, são a forma mais comum de alteração genética em tumores humanos

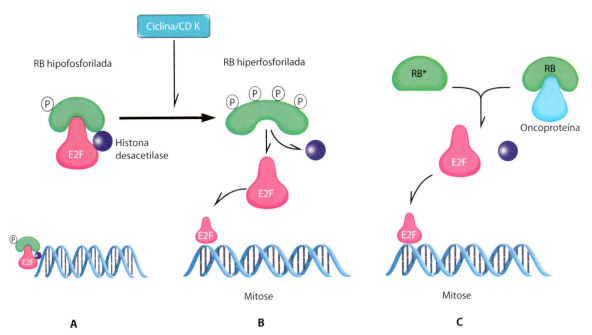

Figura 10.26 Papel da pRB na multiplicação celular. **A.** Em células em repouso, a pRB encontra-se hipofosforilada e se liga ao fator de transcrição E2F; o complexo pRB/E2F recruta a histona desacetilase, a qual promove compactação da cromatina e impede a transcrição gênica. Com isso, não são sintetizados os produtos essenciais à progressão do ciclo celular, e a célula permanece em interfase. **B.** Quando a célula recebe estímulo para se dividir, o complexo CDK-ciclina fosforila a pRB; a pRB fosforilada dissocia-se do complexo pRB/E2F e libera a histona desacetilase, permitindo a expressão de genes mediados pelo E2F, os quais promovem divisão celular. **C.** pRB mutada ou ligada a oncoproteínas virais (p. ex., proteína E7 de HPV, proteína E1A de adenovírus) não forma o complexo pRB/E2F, ficando o E2F e a histona desacetilase livres para atuar, estimulando a multiplicação celular. RB*: pRB mutada.

(pelo menos 50% das neoplasias humanas têm alguma alteração no gene). Como regra, o fenótipo neoplásico manifesta-se somente quando há perda dos dois alelos do gene, que pode se dar de forma herdada ou adquirida. No entanto, a p53 tem uma particularidade interessante. Algumas formas da proteína anormal são capazes de se ligar e inativar a p53 normal. Assim, em certos casos o fenótipo maligno manifesta-se mesmo quando há mutação de apenas um alelo. Na rara síndrome de Li-Fraumeni, os pacientes herdam dos pais mutação no gene *TP53*, e todas as suas células possuem um alelo defeituoso, o que resulta em risco aumentado de desenvolver várias neoplasias, principalmente carcinoma da mama, leucemias e tumores cerebrais.

A p53 é uma fosfoproteína envolvida nos processos de proliferação celular, reparo e síntese de DNA, diferenciação celular, apoptose e senescência celular. Na sua forma nativa, a p53 tem vida média curta, da ordem de 20 a 30 min; como existe normalmente em pequena quantidade nas células, a proteína não é evidenciada por imuno-histoquímica. A p53 é expressa constitutivamente nas células; após a síntese, desloca-se para o núcleo, onde se liga à proteína MDM2; esta facilita o retorno da p53 ao citoplasma e promove a sua ubiquitinação, o que leva a degradação da p53 em proteassomos. A p16 inibe a MDM2, permitindo a atuação da p53. Após agressões ao genoma, ocorre aumento na síntese de p53, a qual se liga ao DNA e estimula vários genes cujos produtos reduzem a divisão celular (parada do ciclo celular), induzem apoptose ou levam as células à senescência. Por tudo isso, a p53 tem enorme importância na manutenção da homeostase celular.

A função mais conhecida da p53 é a manutenção da fidelidade da replicação do DNA. Quando as células são agredidas por agentes mutagênicos (substâncias químicas, radiações etc.) ou sofrem erros na replicação do DNA durante a divisão celular, proteínas especiais "captam" o sinal e estimulam a fosforilação de p53; p53 fosforilada desliga-se da MDM2, torna-se mais estável, permanece no núcleo, atua como fator de transcrição e estimula genes para proteínas inibidoras do ciclo celular, como p21, p27 e p57, as quais inibem CDK (ver Figura 8.3). Sem ativação de CDK, a pRB permanece hipofosforilada (ativa) e não libera os fatores de transcrição, bloqueando as células em G_1 (esse fato ilustra a interação e a cooperação entre pRB e p53). Essa "parada" de proliferação dá tempo para que os sistemas de reparo do DNA corrijam o defeito provocado, impedindo sua propagação nas gerações celulares seguintes. Caso tais defeitos no DNA não possam ser corrigidos, a p53 induz a célula a entrar senescência ou em apoptose (Figura 10.27), esta por estimulação do gene *BAX*. Quando a p53 deixa de atuar, mutações que surgem são transmitidas às células descendentes; mutações adicionais vão se acumulando no genoma e, em determinado momento, tornam-se suficientes para desencadear a transformação celular. Por tudo isso, a p53 é conhecida como "guardiã do genoma".

As mutações no gene *TP53* são de dois tipos: (1) mudança de sentido (*missense*), em que há troca de um aminoácido por outro, resultando em modificação na cadeia polipeptídica. É o tipo mais frequente (80% das mutações) e resulta em uma proteína anormal e mais estável, com vida média de horas; com isso, a p53 acumula-se nas células e pode ser detectada por imuno-histoquímica; (2) deleções no gene ou síntese truncada da proteína (20% das mutações), em que não há aumento da vida média nem acúmulo da proteína.

Perda de função de p53 pode dar-se por: (1) deleção do gene *TP53*; (2) mutações no gene *TP53*, congênitas ou adquiridas; (3) hiperexpressão do gene *MDM2* (aumento da proteína MDM2 induz degradação da p53); (4) ligação com oncoproteínas de vírus oncogênicos, como antígeno T do SV-40, proteína E1B do adenovírus e proteína E6 do HPV.

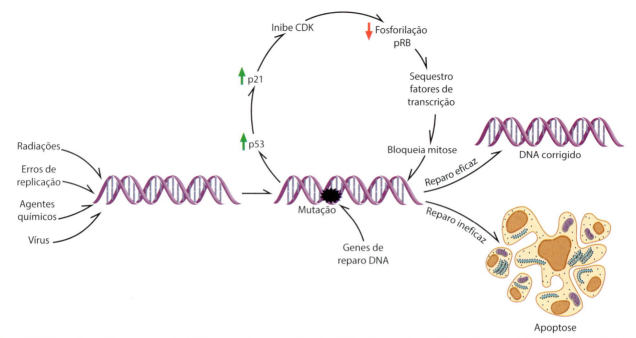

Figura 10.27 Atuação da p53 na manutenção da integridade do genoma. Quando o DNA sofre mutação, a p53 acumula-se na célula e ativa o gene *CDKN1A*, que codifica inibidores do ciclo celular (p. ex., p21), que inibem a ação de CDK sobre a pRB, mantendo-a inativa; como os fatores de transcrição ficam "sequestrados" pela pRB (ver Figura 8.3), ocorre parada na divisão celular. Durante esse tempo, entram em ação genes de reparo do DNA; se o reparo é eficaz, a célula prossegue em sua atividade normal. Caso o defeito não seja corrigido, são ativados genes pró-apoptóticos (p. ex., *BAX*), e a célula é estimulada a entrar em apoptose.

A p53 tem ainda implicações terapêuticas e prognósticas. O efeito da rádio- e da quimioterapia se faz em boa parte por agressão ao DNA, resultando em apoptose. Tumores cujas células têm defeitos em p53 sofrem menos apoptose (a p53 estimula a apoptose) e, portanto, respondem menos a esses tratamentos.

Outros genes supressores de tumor

O produto do **gene *APC*** (*adenomatous polyposis coli*) está envolvido em adesão, migração e divisão celulares. A proteína APC associa-se à β-catenina, que forma com a caderina E um complexo de adesão celular; além disso, a β-catenina é um fator de transcrição que estimula os genes *MYC*, da ciclina D e outros ativadores da divisão celular. Em células em repouso, o complexo APC-β-catenina favorece a degradação desta. Quando mutada, a proteína APC não se liga à β-catenina, que, não sendo degradada, atua como fator de transcrição e estimula a proliferação celular (Figura 10.28). Quando há perda de APC, portanto, tem-se o mesmo efeito da estimulação prolongada pelo WNT (ver Figura 8.4). A ligação do WNT ao seu receptor também bloqueia a degradação da β-catenina. Anormalidades nos genes APC, β-catenina ou caderina E resultam em redução na adesão celular. Mutações ou perda de caderina E estão envolvidas em muitos cânceres (p. ex., do trato digestivo, mama), além de facilitar metástases.

Alterações no gene *APC* associam-se sobretudo a tumores colônicos, tanto hereditários como esporádicos. Na *polipose familial do cólon*, o indivíduo nasce sem um alelo do gene *APC*

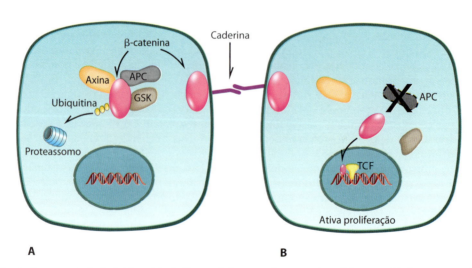

Figura 10.28 APC e β-catenina no controle da divisão celular. **A.** Em condições normais, as proteínas APC, axina e GSK formam complexo com a β-catenina, favorecendo a degradação desta em proteassomos. **B.** Quando mutada, a APC não forma tal complexo, ficando a β-catenina livre para associar-se ao fator de transcrição TCF e estimular a multiplicação celular (ver também Figura 8.6).

e, a partir da segunda década de vida, desenvolve numerosos pólipos no intestino grosso. Algum tempo depois, ocorre mutação no outro alelo e os pólipos evoluem para um câncer (adenocarcinoma). A maioria dos tumores colônicos não familiares (adenomas e adenocarcinomas) também apresenta mutações no gene *APC*, que são encontradas ainda em outras neoplasias (p. ex., estômago, fígado), indicando ser o *APC* um gene importante no controle da proliferação e da diferenciação celulares.

Em mais de 70% dos carcinomas colorretais, existe deleção de uma região específica do cromossomo 18, em que se localiza o **gene *DCC*** (*deleted in colon carcinoma*), cujo produto é uma proteína de membrana da família de moléculas de adesão celular. Defeitos no gene *DCC* são vistos em numerosas outras neoplasias, inclusive osteossarcoma e carcinomas de mama, ovário, estômago e pâncreas.

O loco **INK4/ARF** codifica duas proteínas envolvidas na senescência celular: (1) p16, que inibe o complexo CDK4/ciclina D, impedindo fosforilação da pRB e, portanto, a progressão do ciclo celular (ver Figura 8.3); (2) p14/ARF, que ativa a p53 por inibir a MDM2. Mutações nesse loco estão associadas a diversas neoplasias (p. ex., leucemia, carcinoma do esôfago).

O produto do **gene PTEN** (*phophatase and tensin homologue*) é uma fosfatase que atua sobretudo na PI3K (ver Figura 5.6). Defeitos no gene (deleção, mutações puntiformes ou inativação epigenética) são encontrados em alguns carcinomas (p. ex., mama, endométrio e tireoide).

Pacientes com *neurofibromatose do tipo 1* têm mutação herdada de um alelo do **gene NF-1** e desenvolvem vários neurofibromas (tumores benignos). Se ocorre mutação na outra cópia do gene, há transformação maligna para neurofibrossarcoma. O gene *NF-1* codifica a *neurofibromina*, proteína da família GAP que ativa a função GTPase da proteína RAS e assim promove hidrólise do GTP. Com mutação ou perda do gene *NF-1*, a proteína RAS fica ativada por mais tempo e induz proliferação celular descontrolada (Figura 10.23). Na *neurofibromatose do tipo 2*, surgem schwannomas bilaterais no nervo acústico.

Genes de reparo do DNA

Genes de reparo do DNA codificam moléculas que atuam no reconhecimento e no reparo de lesões no DNA. Quando defeituosos, ocorrem falhas no sistema que mantém a fidelidade genômica, resultando em instabilidade genômica. Os principais genes dessa categoria são:

- Família *MMR* (*mismatch repair genes*), genes responsáveis pelo reparo de pareamento errado do DNA. Na espécie humana, existem quatro genes: *hMSH2*, *hMSH6*, *hMLH1* e *hPMS2*. Instabilidade genômica causada por defeitos em um deles facilita o acúmulo de mutações no DNA e favorece o aparecimento de neoplasias, em especial carcinoma colorretal
- Família *UVDR*. Atuam no reparo de DNA após lesão por radiação ultravioleta. No *xeroderma pigmentoso*, doença hereditária na qual os indivíduos são incapazes de reparar dímeros de pirimidina formados sobretudo pela ação da luz solar (raios ultravioleta), os pacientes desenvolvem vários cânceres da pele, mesmo quando ainda jovens
- Genes que atuam no reparo do DNA lesado por radiação ionizante. Incluem grande número de genes, entre os quais: (1) os genes *BRCA-1* e 2, mutados no carcinoma mamário, de onde vem a sigla: **br**east **c**ancer. Trata-se de genes cuja função na resposta ao dano do DNA não é bem conhecida e estão associados a vários cânceres, sobretudo carcinoma da mama. Mutações em *BRCA-1* e 2 são encontradas em 80% dos carcinomas mamários hereditários, mas são pouco frequentes em cânceres esporádicos; leucemia na anemia de Fanconi associa-se a mutações nesses genes; (2) genes ATM (*ataxia-telangiectasia mutated*) e ATR (*ATM and Rad3-related*), que codificam cinases importantes na transdução de sinal de existência de lesão no DNA. Mutações nesses genes associam-se a leucemia, frequente na ataxia-telangiectasia; (3) genes codificadores de helicases também contribuem para o reparo do DNA; mutações neles predispõem a vários tipos de câncer, como encontrado na síndrome de Bloom.

Além de mutações causadas por agentes externos (radiações, substâncias químicas etc.), modificações na molécula de DNA podem surgir durante o processo normal de sua duplicação. Considerando-se a enorme extensão do DNA humano (3 bilhões de pares de bases), não é surpresa que possam ocorrer falhas na replicação (copiagem dessa molécula). Quando ocorre modificação na sequência normal do DNA, produtos de numerosos genes entram em ação para reparar os defeitos produzidos. Se a "lesão" no DNA é reparada, a célula continua com seu genótipo e seu fenótipo normais. Se o sistema de reparo falha, a mutação propaga-se nas gerações seguintes e pode ser suficiente para induzir transformação neoplásica. Quando os genes de reparo estão defeituosos por qualquer motivo, tem-se o chamado *fenótipo mutador*.

Genes para apoptose

A apoptose, que é essencial para regular a população celular normal, resulta de estímulos variados, fisiológicos ou patológicos, internos ou externos às células. Numerosos genes regulam a apoptose, cujos produtos a inibem ou a favorecem (ver Quadro 5.5).

Em alguns tumores, alterações nos genes antiapoptóticos são o principal mecanismo oncogênico. O exemplo mais conhecido é o linfoma folicular de linfócitos B; cerca de 85% dos casos desse tumor possuem a translocação (14;18)(q32;q21). Genes para cadeias pesadas de imunoglobulinas estão localizados em 14q32; sua justaposição com o *BCL-2* (em 18q21) resulta em aumento da expressão deste gene, maior produção da proteína BCL-2 e diminuição de apoptose em linfócitos B. Como esse linfoma origina-se por redução da apoptose e não por aumento do ritmo de proliferação celular, seu crescimento é menos rápido do que o de outros linfomas.

Mecanismos epigenéticos na carcinogênese

Os mecanismos epigenéticos têm merecido interesse crescente, pois ajudam a compreender as alterações moleculares encontradas em muitos cânceres. O mecanismo epigenético mais conhecido é o *silenciamento gênico* por *hipermetilação* de sequências CpG em promotores gênicos; quando isso acontece, não há expressão do gene correspondente. Metilação se faz por transferência de radicais metil por ação de uma DNA metiltransferase e resulta em alterações nos nucleossomos e na estrutura da cromatina, interferindo na expressão gênica. Alguns tumores humanos apresentam metilação em genes supressores de tumor (*BRCA-1* no carcinoma da mama) e em genes de reparo do DNA (*MLH1* no câncer colorretal). Certos cânceres humanos, ao contrário, mostram *hipometilação* do DNA, fenômeno que pode levar a instabilidade cromossômica, desrepressão de genes relacionados com a divisão celular ou superexpressão de genes antiapoptóticos.

MicroRNA e carcinogênese

Conforme será discutido no Capítulo 12, os microRNA (miRNA) também promovem silenciamento gênico. Em neoplasias, os alvos principais de miRNA são oncogenes e genes supressores de tumor. Falta de um certo miRNA pode resultar em menor repressão de um oncogene; miRNA em nível mais elevado pode bloquear a expressão de genes supressores de tumor. Nos dois casos, há descontrole no processo normal de regulação da divisão celular. Além de contribuírem para a formação de neoplasias, anormalidades de miRNA têm importância na evolução de alguns cânceres (p. ex., carcinomas pulmonar e do ovário). Muitos estudos vêm sendo feitos no sentido de explorar o potencial terapêutico dos miRNA.

Vias intracelulares que comandam a carcinogênese

O câncer origina-se por duas vias: (1) via clássica, a mais comum, associada a mutações (por agentes conhecidos ou desconhecidos) aditivas em oncogenes, genes supressores de tumor etc.; (2) fenótipo mutador, por defeitos no sistema de reparo do DNA (instabilidade genômica), os quais favorecem acúmulo de mutações em genes associados à transformação neoplásica.

As vias envolvidas na formação de tumores interagem de modo complexo e resultam em modificações da expressão gênica que conferem as propriedades das células cancerosas. Tais circuitos podem ser entendidos segundo o modelo de "redes neurais", pelo qual alguns elementos de "entrada" no sistema se combinam de várias maneiras, em rede, para produzir alguns elementos de "saída" (Figura 10.29). Alguns agentes (p. ex., fatores de crescimento, hormônios etc.) interagem com seus receptores celulares e ativam mediadores intracelulares cuja ação resulta em efeitos nas células (multiplicação, diferenciação, morte celular, inclusive por apoptose etc.). Existe ampla conexão entre os intermediários do processo, no sentido de que um componente da rede influencia mais de um componente do sistema, podendo ser ativador ou inibidor. Esse modelo ajuda a compreender também a ação interativa de vários oncogenes, genes supressores de tumor e outros no aparecimento e na progressão de neoplasias.

Embora a notável expansão do conhecimento sobre a patogênese das neoplasias tenha contribuído para o tratamento mais dirigido a diferentes tumores (existe boa resposta ao tratamento em muitos cânceres), essa mesma complexidade molecular explica por que em muitos pacientes o tratamento dirigido a uma via de sinalização defeituosa não tem sucesso justamente porque mais de um componente da "rede" pode estar alterado.

• Carcinogênese viral

A carcinogênese viral tem interesse porque alguns cânceres humanos e de muitos outros animais estão associados a vírus e pelo fato de que os conhecimentos sobre a carcinogênese viral ajudam na compreensão da carcinogênese em geral. Tanto vírus de RNA como de DNA podem induzir tumores.

Vírus de RNA

Os vírus de RNA oncogênicos são retrovírus, os quais possuem a enzima transcritase reversa. Após penetrar em células, o RNA do retrovírus é convertido em DNA de fita dupla (cDNA, provírus) e se integra ao genoma celular. Os vírus de RNA transformam células por meio de: (a) o vírus possui um oncogene; (b) a inserção do cDNA no DNA da célula hospedeira pode ativar proto-oncogenes, por meio de seus promotores. Em humanos, os tumores mais importantes relacionados com vírus RNA estão descritos a seguir.

O *HTLV-1* (*human T lymphotropic virus*) é endêmico em algumas regiões do Japão e no Caribe; no Brasil, a infecção é pouco comum, sendo mais prevalente na região Nordeste, sobretudo no Maranhão, na Bahia e em Pernambuco. A neoplasia associada é a leucemia de células T do adulto. O vírus não contém oncogene; a transformação maligna deve-se a genes transativadores que influenciam a expressão de genes que regulam a proliferação de linfócitos, imortalizando-os.

O *vírus da hepatite C* (VHC), que não é retrovírus e não se integra ao genoma do hospedeiro, associa-se ao carcinoma hepatocelular (CHC). Os mecanismos da carcinogênese não são totalmente conhecidos. Além de proteínas virais inibirem a p53, o vírus causa inflamação crônica, com necrose e regeneração hepatocitária, atuando assim como agente promotor de neoplasia. O VHC associa-se também a linfoma primário do baço (linfoma da zona marginal), que pode regredir com a erradicação do vírus.

Vírus de DNA

Na carcinogênese humana, os vírus de DNA importantes são o vírus do papiloma humano (HPV), o vírus Epstein-Barr (EBV), o vírus da hepatite B (HBV) e o herpes-vírus humano tipo 8 (HHV 8).

▶ Vírus do papiloma humano (HPV)

Os vírus têm tropismo para epitélio escamoso da pele e de mucosas, nas quais provocam lesões proliferativas benignas ou malignas. São conhecidos mais de 100 tipos do vírus, cada um

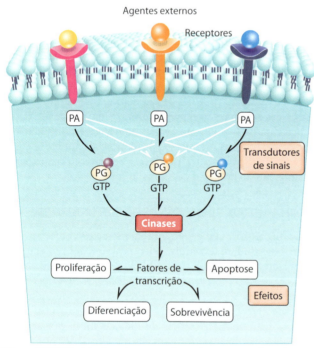

Figura 10.29 Modelo de rede para explicar a interação combinatória (não necessariamente sequencial) de vários genes e fatores externos na origem de uma neoplasia. Agentes externos estimulam seus receptores celulares, os quais atuam sobre mediadores intracelulares que produzem efeitos variados (divisão, morte celular etc.). A ação de um componente do sistema atua em mais de um elemento da rede, podendo ter efeito estimulador ou inibidor. A ação aditiva de vários oncogenes, genes supressores de tumor etc. pode manifestar-se tal como descrito nesse modelo. PA: proteína de adaptação; PG: proteína G ligada ao GTP.

com sede preferencial e potencial maligno distintos. As lesões mais frequentes e importantes são verrugas cutâneas, papiloma da laringe, condiloma acuminado e tumores anogenitais.

A maior importância do HPV em tumores humanos resulta de sua associação com lesões displásicas e malignas do colo uterino. Displasias de baixo grau contêm frequentemente HPV dos tipos 6 e 11, enquanto em displasias de alto grau, no carcinoma *in situ* e no invasor são encontrados predominantemente os tipos 16, 18, 31, 33, 35 e 51.

Na maioria dos carcinomas, o genoma viral está integrado ao da célula hospedeira, enquanto em lesões benignas o vírus encontra-se na forma epissomal. Quando o DNA viral integra-se ao DNA celular, ocorre bloqueio da expressão da sequência E2 do genoma viral; E2 reprime as sequências E6 e E7 do vírus. Com baixa expressão de E2, a expressão dos genes E6 e E7 fica liberada e seus produtos (proteínas transformantes) combinam-se com proteínas celulares que interferem nos mecanismos de proliferação e sobrevivência das células. pE6 liga-se à p53, e pE7, à pRB, impedindo sua atividade ou favorecendo sua rápida degradação em proteassomos. E6 e E7 de HPV de alto grau têm maior afinidade, respectivamente, por p53 e pRB do que as dos vírus de baixo grau. Além disso, a pE6 ativa a telomerase, enquanto a pE7 inativa a p21, esta inibidora do complexo CDK4/ciclina; com isso, há estimulação da divisão celular.

▶ *Vírus Epstein-Barr (EBV)*

O EBV é amplamente distribuído na natureza, estimando-se que cerca de 80% dos adultos no mundo todo já tenham sido infectados por ele. O vírus é transmitido pela saliva e infecta linfócitos B. A infecção primária geralmente é assintomática, mas pode resultar na *mononucleose infecciosa*, que tem manifestações agudas e exuberantes, mas regride em poucos dias; os pacientes apresentam infecção de vias respiratórias superiores, febre, linfonodomegalia e dor. Após cura da doença, o vírus permanece nos linfócitos B de memória. Em certos indivíduos, o vírus está associado a algumas neoplasias, sobretudo o linfoma de Burkitt, que tem duas formas de apresentação: (1) endêmica, que acomete crianças da África. A quase totalidade dos tumores africanos contém o genoma do vírus, e 100% dos pacientes apresentam títulos elevados de anticorpos anti-EBV; (2) esporádica, menos comum e encontrada em diversas partes do mundo, na qual o genoma viral é encontrado em apenas 15 a 20% dos tumores. Nas duas formas, existe a translocação t(8;14), que resulta em ativação do c-*MYC* (Figura 10.25A). A malária (também endêmica na África) parece ser cofator importante, pois estimula o sistema imunitário e induz a proliferação de linfócitos B. O EBV associa-se também a outros linfomas (linfoma de Hodgkin, linfoma de células T/NK nasal e subgrupos de linfoma difuso de grandes células B associados a imunodeficiência) e ao carcinoma nasofaríngeo.

▶ *Vírus da hepatite B (VHB)*

Infecção crônica pelo VHB associa-se a maior incidência do carcinoma hepatocelular (CHC), havendo evidências epidemiológicas e experimentais da ação carcinogênica do vírus. Cerca de 5% dos adultos infectados desenvolvem infecção crônica, enquanto 90% das crianças infectadas ao nascimento têm infecção persistente; tais indivíduos podem permanecer como portadores assintomáticos do vírus ou desenvolver hepatite crônica e cirrose hepática. Pacientes com hepatite crônica ou cirrose hepática pelo VHB têm risco 200 vezes maior de desenvolver CHC.

O DNA do VHB integra-se de forma aleatória ao genoma de hepatócitos. A integração parece ser responsável pela instabilidade genômica que favorece o aparecimento de CHC. Como na infecção pelo vírus da hepatite C, inflamação crônica, com necrose e regeneração, parece ter papel na hepatocarcinogênese.

▶ *Vírus HHV 8 (vírus do herpes humano)*

O HHV 8, de transmissão sexual facilitada pelo HIV, associa-se ao sarcoma de Kaposi, ao linfoma de difuso de grandes células B primário de efusão e à doença de Castleman. O genoma do vírus foi isolado de células endoteliais malignas e possui genes que codificam moléculas que mimetizam fatores de crescimento: IL-6, ciclina D, BCL-2, MIP-1α e receptores para quimiocinas.

Outros agentes biológicos causadores de câncer

Bactérias e parasitos podem associar-se a alguns cânceres. Carcinoma de células escamosas da bexiga associa-se à esquistossomose vesical causada pelo *S. haematobium*; inflamação granulomatosa da mucosa vesical parece ter participação na carcinogênese. Na Ásia, o parasitismo das vias biliares com o trematódeo *Clonorchis sinensis* associa-se a maior risco de carcinoma de vias biliares. Infecção pelo *H. pylori* associa-se a linfoma MALT (linfoma B, da zona marginal) do estômago e a adenocarcinoma gástrico. Parece que a infecção crônica pela bactéria resulte em hiperestimulação linfocitária, levando a proliferação policlonal de linfócitos B, os quais podem sofrer mutações; estas podem conferir vantagem proliferativa às células, resultando em um linfoma. Nesta fase, a proliferação celular depende de estimulação da via do NFκB nos linfócitos B por linfócitos T auxiliares estimulados pelo vírus; a erradicação da bactéria "cura" o linfoma. Com o tempo, podem surgir outras mutações que tornam o NFκB ativado constitutivamente nos linfócitos B. Agora, a neoplasia independe de estimulação antigênica pela bactéria. Infecção por *H. pylori*, especialmente por cepas virulentas Cag A, aumenta também o risco de carcinoma gástrico, pois tais bactérias provocam respostas inflamatória e imunitária mais vigorosas, com maior grau de lesão da mucosa gástrica. Além da regeneração que se segue, os leucócitos exsudados liberam radicais livres de O_2 e NO. Compostos nitrosos assim gerados são potencialmente lesivos para o DNA. Além disso, a proteína Cag A estimula a divisão celular.

• Carcinogênese química

Substâncias químicas segura ou presumivelmente cancerígenas encontram-se amplamente distribuídas na natureza e compreendem desde alimentos naturais até compostos altamente modificados pelo homem. Algumas são muito potentes; outras são importantes por estarem em contato muito próximo e prolongado com humanos e outros animais. Dependendo dessas duas variáveis, têm maior ou menor importância prática.

Os cancerígenos químicos são divididos em duas grandes categorias: (1) carcinógenos diretos; (2) carcinógenos indiretos. Os primeiros são agentes alquilantes ou acilantes que possuem atividade eletrofílica intrínseca; por isso mesmo, podem provocar câncer diretamente. A maioria das substâncias cancerígenas, contudo, precisa primeiro sofrer modificações químicas no organismo antes de se tornarem eletrofílicas e ativas (carcinógenos indiretos). O metabolismo de carcinógenos é feito por grande variedade de enzimas, entre as quais as do citocromo P-450 são as mais importantes. A atividade desses sistemas enzimáticos sofre influência de numerosos fatores endógenos e exógenos, havendo variações qualitativas e quantitativas dessas enzimas em diferentes tecidos, em diferentes indivíduos e em diferentes espécies. O fenobarbital é indutor do sistema enzimático P-450, de modo que sua administração pode aumentar a formação de tumores por carcinógenos indiretos. Pessoas que possuem tais sistemas enzimáticos constitutivamente mais ativos têm maior risco de desenvolver câncer; nesse sentido, fumantes que possuem esse sistema enzimático mais ativo têm maior risco de desenvolver carcinoma pulmonar. Na Figura 10.30 estão esquematizados os passos percorridos por um carcinógeno químico até provocar tumores.

Os carcinógenos químicos atuam sobre o DNA e causam mutações. Os genes mais afetados por carcinógenos químicos são *RAS* e *TP53*. O principal mecanismo de ação dos carcinógenos químicos é a formação de compostos covalentes com o DNA (*adutos de DNA*), que aumentam a probabilidade de ocorrerem erros durante a replicação. No entanto, nem sempre uma mutação leva à formação de tumores, por causa do reparo do DNA. Existe grande variação entre os indivíduos e entre os diferentes tecidos na eficiência de reparação do DNA. Tecidos fetais têm duas a cinco vezes menos potencial do que tecidos adultos. Os principais carcinógenos químicos conhecidos podem ser agrupados nas categorias a seguir.

▶ *Hidrocarbonetos policíclicos aromáticos*

Derivam da combustão incompleta do carvão mineral, petróleo, tabaco etc., sendo todos carcinógenos indiretos. Os principais exemplos desse grupo são 9,10-dimetil-1,2-benzantraceno (DMBA), metilcolantreno e benzopireno. O mecanismo de atuação é a formação de epóxidos que se ligam ao DNA.

São muitas as fontes dessas substâncias: carvão, petróleo e seus derivados, produtos alimentícios, principalmente defumados (carnes e peixes), tabaco etc. Encontram-se, pois, muito difundidas no ambiente, sendo grande a sua importância prática como causa de câncer. Com a multiplicidade das fontes de produção desses compostos, o consumo crescente de alimentos industrializados e o hábito de fumar, grande número de pessoas fica exposto a essas substâncias cancerígenas.

▶ *Aminas aromáticas*

Incluem derivados da anilina que, para causarem tumores, precisam sofrer ativação nos hepatócitos pelo sistema citocromo P-450. A β-naftilamina é hidroxilada no fígado e depois conjugada com o ácido glicurônico, que a torna inativa como cancerígeno. Por ação de uma glicuronidase urinária, libera-se o composto β-hidroxilado, que é oncogênico para o epitélio vesical.

▶ *Azocompostos*

São derivados de azobenzeno, que em si não é cancerígeno. Todos os azocompostos são cancerígenos indiretos. Muitos deles têm importância na carcinogênese experimental, de modo particular hepática. Na espécie humana, têm interesse porque muitos corantes usados na industrialização de produtos alimentícios pertencem a essa categoria.

▶ *Alquilantes*

Representam um grupo heterogêneo de substâncias que têm em comum a propriedade de doar um grupo alquila (metila ou etila) a um substrato; ligados ao DNA, tais substâncias promovem erros de replicação. Trata-se de carcinógenos diretos, mas de baixa potência. Os agentes alquilantes são usados no tratamento do câncer e como imunossupressores (ciclofosfamida, clorambucila e bussulfan). Pacientes cancerosos em tratamento com esses fármacos têm risco aumentado de desenvolver outros tumores, principalmente linfomas e leucemias. Agentes alquilantes podem causar mutações puntiformes no códon 12 do gene *RAS*.

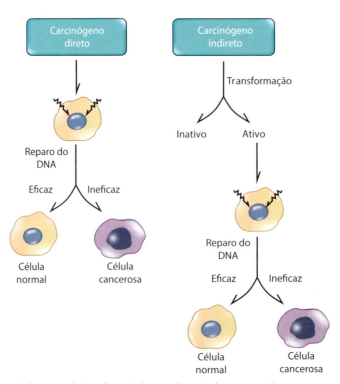

Figura 10.30 Caminhos seguidos por carcinógenos químicos. Os carcinógenos diretos induzem mutações e provocam câncer quando os sistemas reparadores do DNA falham. Os indiretos dependem de transformação metabólica no organismo. Quando se tornam ativados, comportam-se como os carcinógenos diretos na gênese do câncer.

▸ Nitrosaminas

São substâncias formadas no organismo a partir de nitritos e aminas ou amidas ingeridos com alimentos. Compostos N-nitrosos causam desaminação de ácidos nucleicos e mutações variadas. O gene *TP53* é alvo desse tipo de mutação. A importância maior das nitrosaminas é sua relação com o câncer gástrico.

▸ Aflatoxinas

São produzidas por cepas de *Aspergillus flavus*, um fungo que contamina alimentos, principalmente cereais (p. ex., arroz, milho, amendoim). A aflatoxina carcinogênica mais potente é a aflatoxina B1, cujo metabólito 8,9-epóxido de aflatoxina liga-se ao DNA e causa mutação no códon 249 do gene *TP53*. Parece haver ação sinérgica de aflatoxinas com o vírus da hepatite B, o que explicaria a baixa idade de ocorrência de hepatocarcinoma na África, onde as duas condições coexistem.

▸ Asbesto

Inalação prolongada de asbesto provoca a asbestose pulmonar, uma forma de pneumoconiose. Asbesto causa também mesoteliomas (tumores de serosas) e câncer broncopulmonar, especialmente quando associado ao hábito de fumar. Contato com asbesto ocorre por exposição de trabalhadores durante a extração e o processamento do amianto (material usado na construção civil, como telhas e coberturas).

▸ Cloreto de vinil

Experimentalmente, causa angiossarcoma hepático. Há indícios de que tem papel também na doença humana, já que trabalhadores expostos a essa substância são mais suscetíveis a esse raro tumor do fígado.

▸ Carcinógenos inorgânicos

O arsênico causa câncer da pele e do pulmão em indivíduos expostos. O cromo, encontrado no cimento e em outros produtos industriais, é responsável por cânceres da pele e do pulmão em trabalhadores do ramo. O níquel provoca papilomas, pólipos e câncer na mucosa nasal ou broncopulmonar quando inalado como poeira metálica ou como níquel carbonila. O ferro é apontado como responsável por câncer do pulmão em trabalhadores expostos a esse metal.

• Carcinogênese por radiações

Tanto as radiações excitantes (ultravioleta) como as ionizantes podem provocar tumores em humanos e em outros animais. Como na carcinogênese química, as radiações também provocam mutações e são capazes de ativar oncogenes (principalmente *RAS*) e/ou inativar genes supressores de tumor, podendo atuar sinergicamente com outros carcinógenos. Os efeitos carcinogênicos podem ocorrer muitos anos ou décadas depois da exposição.

Radiação ultravioleta

Os raios ultravioleta (UV) da luz solar são provavelmente o agente cancerígeno mais atuante na espécie humana. Os cânceres da pele, que são os mais frequentes em humanos, têm forte relação com exposição ao sol. Indivíduos que trabalham ou ficam muito tempo em contato com raios solares desenvolvem diversas lesões pré-cancerosas da pele (ceratose solar), carcinomas basocelular ou de células escamosas e melanomas. O risco de aparecimento desses tumores depende da intensidade e da duração da exposição e da proteção natural de cada indivíduo. A suscetibilidade a esses tumores é inversamente proporcional à pigmentação cutânea, já que melanina é um filtro eficiente da radiação ultravioleta.

Os raios UVB são os mais implicados em tumores da pele. Exposição a essas radiações causa várias alterações no DNA, caracteristicamente a formação de dímeros de timina (Figura 10.31). Em vários cânceres, encontram-se mutações nos genes *RAS* e *TP53* associadas a exposição a UVB. Aqui também os genes de reparo do DNA têm papel importante, pois os tumores só aparecem quando esse sistema falha. No *xeroderma pigmentoso*, o sistema de reparo do DNA é defeituoso e os pacientes desenvolvem vários cânceres da pele já na juventude. A radiação UV também estimula linfócitos T supressores a inibir a resposta imunitária.

Radiação ionizante

As radiações ionizantes podem ser eletromagnéticas (raios X e gama) ou particuladas (partículas alfa e beta, prótons e nêutrons). As principais evidências da ação cancerígena dessas radiações são:

- Maior incidência de câncer cutâneo ou leucemias em radiologistas ou operadores de aparelhos de raios X que, no passado, não usavam a devida proteção
- Exposição excessiva aos raios X na infância aumenta a incidência de leucemias e câncer da tireoide
- O câncer broncopulmonar é mais comum em trabalhadores de minas que contêm compostos radioativos
- Aumento da incidência de leucemias e de tumores sólidos (mama, cólon etc.) em sobreviventes das explosões atômicas de Hiroshima e Nagasaki
- Aumento de câncer da tireoide em crianças que viviam nas proximidades do local do acidente de Chernobil
- Aplicação experimental de radiações induz neoplasias em diferentes animais.

O poder mutagênico e carcinogênico das radiações depende dos seguintes fatores: (1) tipo de células-alvo. Quanto maior a taxa de renovação celular e menor o grau de diferenciação das células, maior é a sensibilidade. A medula óssea é muito sensível às radiações ionizantes. Essa regra geral vale também para o tratamento dos próprios tumores, ou seja, neoplasias pouco diferenciadas ou em acelerada taxa de proliferação respondem mais à radioterapia; (2) idade do indivíduo. Fetos, recém-nascidos e crianças são mais vulneráveis aos efeitos de radiações do que os adultos; (3) eficiência dos mecanismos de reparo do DNA: mutações herdadas nos genes *RAD* e *BRCA* tornam o indivíduo mais suscetível à ação de radiações; (4) a resposta imunitária e o estado hormonal também influem na ação cancerígena de radiações.

Síndromes hereditárias associadas a tumores

O câncer é uma doença genômica, uma vez que o crescimento neoplásico resulta de alterações gênicas que se transmitem de uma célula para as suas descendentes. Na maioria dos casos, as mutações formam-se em células somáticas, que se transformam e originam o tumor. Em certos indivíduos, mutações estão presentes em células germinativas, as quais as transmitem a todas as células do novo organismo gerado e tornam o seu portador mais suscetível a desenvolver neoplasia. Nesse caso, trata-se de neoplasias familiares, já que a mutação pode manifestar-se em vários membros da mesma família, com penetrância variável.

As neoplasias familiares têm três características importantes: (1) história do mesmo ou dos mesmos tumores em vários membros, parentes próximos, de uma mesma família; (2) em

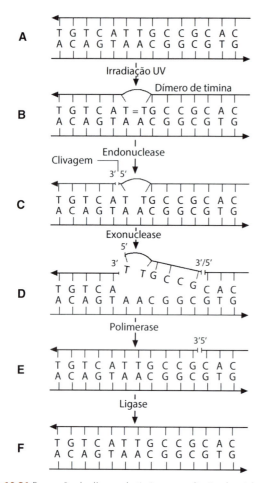

Figura 10.31 Formação de dímero de timina por radiação ultravioleta (UV) e reparo do DNA. **A.** Molécula de DNA de dupla fita. **B.** Formação de dímero de timina por radiação UV. **C.** Início de reparo por ação de uma endonuclease que cliva as ligações fosfodiéster de nucleotídeos. **D.** Remoção da sequência contendo o dímero por uma exonuclease. **E.** Preenchimento da porção removida por DNA polimerase. **F.** Ligação do segmento copiado por uma ligase.

geral, os tumores aparecem em idade mais precoce do que os tumores esporádicos correspondentes; (3) não é raro aparecer mais de um tumor no mesmo indivíduo. As principais síndromes hereditárias associadas a risco aumentado de tumores estão listadas no Quadro 10.5.

Etapas da carcinogênese

A formação e o desenvolvimento de neoplasias são um processo complexo que ocorre em várias etapas. Em modelos de carcinogênese química experimental, é fácil evidenciar as fases de **iniciação** (o agente carcinogênico induz alterações genômicas permanentes nas células), **promoção** (a célula iniciada é estimulada a proliferar, amplificando o clone transformado) e **progressão** (o clone transformado prolifera, o tumor cresce, surgem células com potencial metastizante e a neoplasia se desenvolve em sítios distantes da sua origem). A iniciação pode ser induzida por uma única aplicação do agente cancerígeno. A promoção depende de contato mais prolongado com o agente promotor, que precisa ser aplicado após o iniciador. Os resultados clássicos sobre esse tipo de carcinogênese estão resumidos na Figura 10.32. Os elementos nela contidos permitem as seguintes observações:

- A iniciação isoladamente não é tumorigênica (grupo 1), mas, quando seguida de promoção, resulta em tumores (grupos 2 e 3)
- A iniciação promove alteração irreversível no DNA (mutação). Uma célula iniciada pode transformar-se em tumor mesmo quando o promotor é aplicado certo tempo depois (grupo 3)
- A promoção sozinha ou aplicada antes da iniciação não causa tumores (grupos 4 e 5)
- A promoção é reversível (pois não provoca alterações permanentes no DNA), já que o espaçamento na aplicação do promotor não produz tumores (grupo 6)

A **iniciação** corresponde à transformação celular, ou seja, as modificações genômicas que tornam as células capazes de

Quadro 10.5 Principais síndromes hereditárias associadas a risco aumentado de câncer.

Síndrome	Gene afetado	Tumores associados
Retinoblastoma	RB-1	Retinoblastoma. Osteossarcoma
Síndrome de Lynch	MSH 2 e 6 MLH 1, PMS 2	Carcinoma colorretal. Adenocarcinoma do endométrio. Carcinoma gástrico. Câncer do ovário
Carcinoma mamário familial	BRCA 1 e 2	Carcinoma da mama na mulher e no homem. Carcinoma do ovário
Neoplasias endócrinas múltiplas	MEN1	Hiperplasia da paratireoide. Tumores endócrinos do pâncreas. Tumores da hipófise
	RET	Carcinoma medular da tireoide. Feocromocitoma
Síndrome de Li-Fraumeni	p53 e hCHK2	Sarcomas de tecidos moles. Carcinoma da mama. Tumores do sistema nervoso. Carcinoma da cortical da suprarrenal
Síndrome da polipose familial	APC	Câncer colorretal. Tumores desmoides. Osteomas. Carcinoma do duodeno
Polipose juvenil	SMAD4	Pólipos intestinais. Carcinoma colorretal
Câncer gástrico familial	E-CAD	Carcinoma gástrico difuso
Tumor de Wilms	WT-1	Tumor de Wilms
Síndrome de von Hippel-Lindau	VHL	Carcinoma de células renais. Hemangioblastoma. Angioma da retina. Feocromocitoma
Síndrome de Gorlin	PATCH	Carcinoma basocelular. Meduloblastoma. Fibroma do ovário
Síndrome Cowden	PTEN1	Carcinoma da mama. Hamartomas em vários locais
Esclerose tuberosa	TSC1 e 2	Angiomiolipoma renal. Rabdomioma
Neurofibromatose	NF-1 e 2	Neurofibroma (NF-1). Neurinoma do acústico. Meningioma. Schwannoma (NF-2)
Síndrome do nevo displásico	CDKN2	Melanoma. Carcinoma do pâncreas

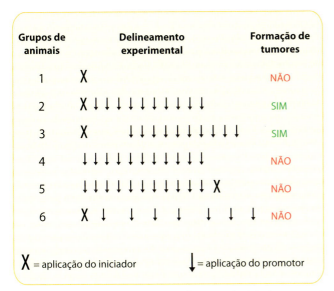

Figura 10.32 Representação esquemática das etapas de iniciação e promoção na gênese de tumores experimentais.

multiplicar-se de modo autônomo. No entanto, uma célula apenas iniciada não origina tumor. Por terem ação irreversível, os agentes iniciadores têm efeito quando administrados de uma única vez ou em doses fracionadas (efeitos cumulativo e somatório). O iniciador é sempre uma substância mutagênica. Todos os iniciadores são substâncias eletrofílicas, ou seja, têm afinidade com compostos nucleofílicos, como proteínas, RNA e DNA. Existe boa correlação entre mutagenicidade e oncogenicidade, embora nem todo agente capaz de induzir mutações *in vitro* produza tumores *in vivo*. Agentes químicos são capazes de ativar proto-oncogenes ou inativar genes supressores de tumor, como acontece com o *RAS*.

Mutações espontâneas ou *erros de replicação do DNA* durante a divisão celular são frequentes e suficientes para explicar boa parte dos eventos genômicos encontrados em neoplasias. Por isso mesmo, em muitos casos não se consegue identificar um fator externo como causador de mutação.

A **promoção** consiste em proliferação ou expansão das células iniciadas. A multiplicação das células iniciadas é fenômeno indispensável para a "fixação" da alteração genômica e para o aparecimento da neoplasia.

A promoção é um processo demorado. A ação do promotor é reversível. Ao contrário do iniciador, o promotor não se liga ao DNA nem provoca mutações. Os promotores são substâncias que têm em comum as propriedades de irritar tecidos e de provocar reações inflamatória e proliferativa. Todo agente que produz hiperplasia pode comportar-se como promotor. Por isso mesmo, agentes ou fatores muito variados podem ser promotores: ésteres de forbol (p. ex., 12-O-tetradecanoilforbol-13-acetato – TPA), fenóis, hormônios, medicamentos, calor, traumatismos etc.

A **progressão** refere-se às modificações que surgem durante a evolução de um tumor que o tornam, em geral, cada vez mais agressivo e mais maligno. A progressão tumoral também depende de mutações sucessivas nas células, as quais resultam na aquisição de propriedades mais agressivas. Tais mutações são facilitadas pela instabilidade genômica, uma das marcas das células cancerosas.

O câncer é formado por células heterogêneas. Com o tempo, vão surgindo novas populações celulares diferentes dentro da massa neoplásica (Figura 10.33). Muitos dos novos clones celulares não sobrevivem; os que adquirem propriedades mais vantajosas para seu crescimento expandem-se e passam a ser a população predominante. A partir do clone original, surgem outros mais ou menos adaptados, que são diferentes sob os aspectos citogenéticos, de imunogenicidade, de velocidade de crescimento, de exigência de fatores de crescimento, de receptores de superfície, do poder de invasão e metastatização e de resistência a medicamentos. Em geral, à medida que o tempo passa, vão sendo selecionados clones mais agressivos e mais malignos.

A progressão dos tumores depende também do hospedeiro. A resposta imunitária tem papel de destaque. Se os novos

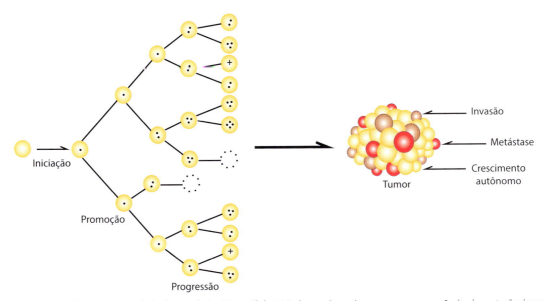

Figura 10.33 Evolução clonal e heterogeneidade de neoplasias. Uma célula iniciada contém pelo menos uma mutação (cada mutação é representada por um ponto). Mutações sucessivas e cumulativas originam células heterogêneas. Algumas células morrem por apoptose (⋯), deficiência de irrigação etc.; outras adquirem antigenicidade (+) e são eliminadas pelo sistema imunitário. As que sobrevivem ganham propriedades variadas, de modo que o tumor resultante é formado por populações celulares heterogêneas quanto à capacidade de crescimento, perda de inibição por contato, resistência a medicamentos, invasividade, formação de metástases etc.

clones celulares adquirem forte antigenicidade, provavelmente são eliminados. O estado hormonal tem papel nas neoplasias dependentes de hormônios, como acontece em tumores da mama e da próstata. A progressão tumoral, assim como a carcinogênese, é um processo de seleção natural (darwiniano) em que há predomínio de clones e subclones que adquirem propriedades que oferecem vantagens às células neoplásicas na proliferação e na invasão.

As alterações genômicas que condicionam a variabilidade no comportamento biológico das neoplasias são adquiridas, e, portanto, quanto mais prolongado é o período entre o surgimento de um tumor e a sua detecção clínica, maior a probabilidade de já terem ocorrido várias mudanças genômicas. Com o passar do tempo, o comportamento do tumor tende a se tornar mais agressivo, a velocidade de crescimento aumenta, a resposta ao tratamento diminui e surgem clones com alto potencial de disseminação e metastatização.

A progressão tumoral foi mostrada como um fenômeno em que o câncer evolui para um estágio mais agressivo. Nem sempre é assim. Existem exemplos, infelizmente raros, de involução espontânea de tumores. Nesses casos, provavelmente surgem clones menos adaptados ao crescimento tumoral ou que podem ser eliminados pelo hospedeiro, pois sua resposta imunitária sobrepuja a capacidade de escape das células tumorais. Outra possibilidade é que células malignas sofrem diferenciação, perdendo a capacidade de proliferação. Um bom exemplo é a diferenciação espontânea que acontece no ganglioneuroblastoma, que pode transformar-se em ganglioneuroma e perder seu caráter maligno. Esse fenômeno abre a possibilidade de uma outra modalidade terapêutica do câncer por meio de agentes indutores de diferenciação celular. Em algumas leucemias, foram obtidos resultados promissores.

A disseminação das neoplasias foi discutida a propósito das metástases. A Figura 10.34 resume as principais etapas da origem e da evolução das neoplasias.

Nicho tumoral

O estroma tem papel importante nas neoplasias, por facilitar a proliferação e a sobrevivências das células cancerosas e a angiogênese. Parece que as células transformadas necessitam de um nicho para a instalação e o desenvolvimento de uma neoplasia: a carcinogênese só se efetiva se ocorre a formação de um nicho, que se desenvolve em três fases: (1) iniciação. O nicho inicia-se por alterações nas células e na matriz extracelular do órgão envolvido. Vários produtos liberados pelas células transformadas (citocinas, quimiocinas, fatores de crescimento e angiogênicos) atraem células da medula óssea e promovem outras alterações, criando o ambiente para a sobrevivência e o desenvolvimento das células transformadas; (2) expansão. O nicho instalado expande-se com a chegada de células derivadas da medula óssea, que tornam o microambiente rico em fatores de crescimento e fatores angiogênicos; (3) maturação. O nicho expandido sofre maturação quando as células neoplásicas liberam produtos que "educam" as células do estroma a produzir maior quantidade de fatores facilitadores da proliferação celular, inibidores da apoptose e inibidores da resposta imunitária, favorecendo a progressão do câncer e a sua disseminação.

No processo multifásico da carcinogênese, portanto, as etapas de iniciação, promoção e progressão ocorrem não só nas células que originam a neoplasia como também no estroma do local de origem da lesão. A formação do nicho pré-metastático, descrito anteriormente, pode ser considerada a continuidade dessa evolução das células e do estroma em neoplasias: a formação do nicho pré-metastático em órgãos distantes garante a sobrevivência e a proliferação das células que para ele migram e originam as metástases.

Aspectos epidemiológicos e carcinogênese

Alguns cânceres são comuns em certos países e raros em outros; certos tumores acometem mais crianças, ao passo que

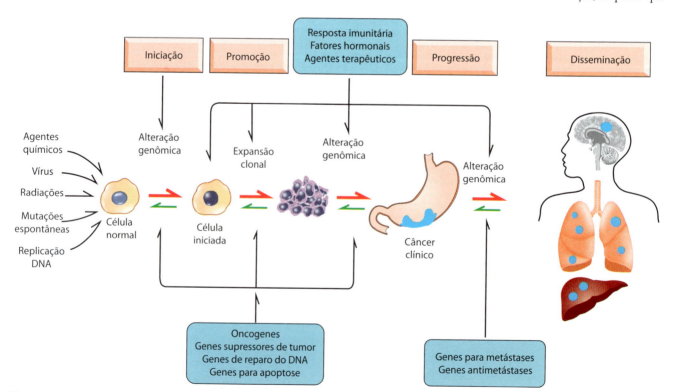

Figura 10.34 Modelo de carcinogênese em vários estádios. Nas diferentes fases, ocorrem eventos genéticos e epigenéticos. A progressão tumoral se faz nos dois sentidos, embora predominando no sentido de maior malignidade.

muitos outros têm preferência pela idade avançada. Contato prolongado com determinados agentes (exposição ao sol ou a substâncias químicas diversas) associa-se a maior risco de aparecimento de muitos tumores. Tudo isso indica que fatores tanto individuais como do ambiente são importantes na gênese dos tumores e que dados epidemiológicos têm enorme valor na identificação de agentes causadores de câncer. A observação clássica de que limpadores de chaminés tinham mais câncer do escroto foi a primeira demonstração de que componentes ambientais podem causar tumores. Outros exemplos notórios se seguiram (como a constatação de que a principal causa do câncer do pulmão é o hábito de fumar) e atestam a importância da análise epidemiológica como instrumento valioso no estudo da carcinogênese. Observações cuidadosas dos epidemiologistas estimularam estudos de laboratório que terminaram por isolar, identificar e documentar a ação cancerígena de muitos produtos ambientais. A cooperação exemplar entre essas duas modalidades de investigação resultou em formidável progresso e muito contribuiu para melhor conhecimento das causas do câncer.

A epidemiologia clássica procura identificar populações de alto risco para câncer, como fumantes, indivíduos com certos hábitos alimentares ou pessoas que trabalham em determinados ambientes; a epidemiologia molecular preocupa-se em reconhecer, dentro das populações mais afetadas, os indivíduos com maior risco de desenvolver câncer. Exposição ao sol ou ao tabagismo é mais perigosa em uma pessoa que tem deficiência no seu sistema de reparo do DNA ou maior atividade das enzimas ativadoras de carcinógenos.

Tumores prevalentes em humanos

A Figura 10.35 mostra as localizações dos tumores mais frequentes em homens e mulheres, conforme estimativas do Instituto Nacional de Câncer do Brasil. Os dados sobre câncer no Brasil baseiam-se em grande parte na prevalência nos centros de diagnóstico e tratamento e, em parte, em registros sobre mortalidade. A Figura 10.36 mostra as diferenças nos tipos de tumores mais comuns em crianças e em adultos. A Figura 10.37 indica a incidência do câncer com o avançar da idade.

Efeitos locais e sistêmicos das neoplasias

As neoplasias benignas e malignas causam transtornos variados, que vão desde um simples problema estético por um tumor benigno da pele ou subcutâneo até a morte do hospedeiro. Entre esses dois extremos, existem muitas outras repercussões para o paciente. As principais consequências das neoplasias benignas devem-se ao seu tamanho, à sua localização ou à sua capacidade de produzir substâncias biologicamente ativas. As dos cânceres decorrem dos vários efeitos devastadores provocados na sua sede e em órgãos distantes. Os principais efeitos das neoplasias estão descritos a seguir.

Efeitos locais

Efeitos locais de neoplasias dependem da localização e das dimensões do tumor. Quando dentro ou próximas de canais ou estruturas tubulares, as neoplasias podem causar *obstruções*: (1) do fluxo do liquor por tumores intraventriculares ou na região do aqueduto cerebral – resulta em hidrocefalia; (2) do trato digestivo, por neoplasias de esôfago, estômago ou intestinos – determina estenose pilórica ou esofágica ou obstrução intestinal; (3) da urina por tumores situados nas vias urinárias – provoca hidronefrose; (4) da bile, por tumores das vias biliares ou do pâncreas – causa icterícia.

Os tumores podem causar também *compressão* e deslocamentos de órgãos ou estruturas. Os mais importantes são os tumores intracranianos, cujo crescimento progressivo comprime o tecido nervoso adjacente e pode levar a hipertensão intracraniana e suas consequências. Por compressão ou

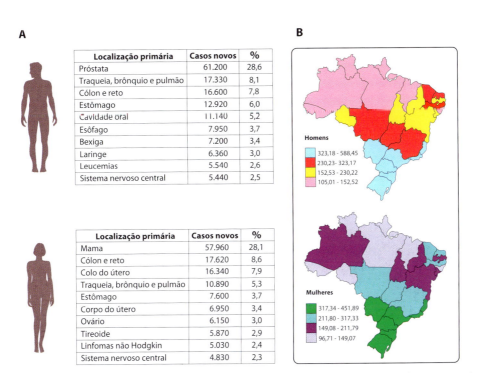

Figura 10.35 A. Distribuição dos 10 tipos de câncer mais incidentes no Brasil estimados para 2016, exceto pele não melanoma, em ambos os gêneros, segundo o Instituto Nacional de Câncer (www.inca.gov.br). **B.** Representação espacial das taxas brutas de incidência por 100.000 pessoas, estimadas para o ano de 2016, em cada estado do país (todas as neoplasias, exceto as de pele não melanoma).

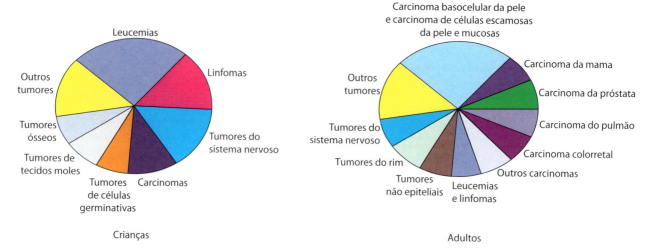

Figura 10.36 Distribuição dos tumores em crianças e adultos. Notar a grande diferença na prevalência dos tumores nessas duas faixas etárias. Em adultos, predominam carcinomas, enquanto em crianças as neoplasias mais comuns são leucemias e linfomas.

infiltração em nervos sensitivos, os tumores provocam dor. Alguns cânceres, especialmente na sua fase terminal, provocam dores lancinantes.

Outras consequências locais são ulcerações, hemorragias e infecções secundárias, principalmente quando os tumores localizam-se no trato digestivo ou na pele. Hemorragia digestiva é manifestação comum em neoplasias benignas ou malignas do trato gastrintestinal, podendo às vezes ser muito volumosa e grave; pode ser também de pequena intensidade mas persistente, causando anemia por deficiência de ferro. Sangue em excreções é sinal de alerta para existência de câncer no órgão de onde provém a excreção (escarro hemoptoico e câncer do pulmão, hemorragia vaginal após a menopausa e câncer do útero, melena ou enterorragia e câncer gastrintestinal). Tumores de órgãos móveis (p. ex., ovário) podem sofrer *torção do pedículo* e, com isso, interrupção do fluxo sanguíneo e infarto.

Efeitos sistêmicos

Efeitos sistêmicos devem-se à produção de substâncias tóxicas ou de ação fisiológica. Os principais estão descritos a seguir.

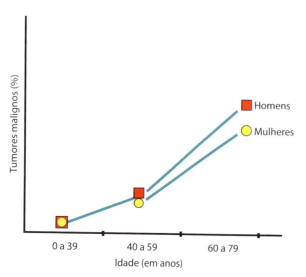

Figura 10.37 Incidência do câncer em relação à idade. Observar o grande aumento na incidência de neoplasias a partir de 60 anos de idade, tanto em homens como em mulheres.

Produção de hormônios

Tumores benignos ou malignos de glândulas endócrinas podem causar tanto redução como aumento de hormônios. Tumores podem comprimir e/ou destruir o parênquima glandular, levando à sua hipofunção, como acontece em tumores suprasselares (craniofaringioma, certos gliomas etc.), que comprimem a hipófise, resultando em hipopituitarismo. Se as células neoplásicas produzem hormônios, surge hiperfunção glandular.

Certos tumores de glândulas endócrinas produzem os hormônios correspondentes e causam síndromes de hiperfunção. Adenomas de células β das ilhotas pancreáticas produzem insulina e podem resultar em hipoglicemia grave. Adenomas da tireoide e adenomas ou carcinomas da suprarrenal às vezes produzem os hormônios correspondentes e levam a síndromes de hiperfunção dessas glândulas. O feocromocitoma (neoplasia da medular da suprarrenal) sintetiza catecolaminas em excesso e causa hipertensão arterial.

Caquexia

Caquexia é o estado de consunção progressiva, fraqueza generalizada, anemia e emagrecimento acentuado (ver também Capítulo 13). Fatores locais e sistêmicos são implicados no processo. Tumores do trato digestivo provocam obstruções, hemorragias, náuseas, vômitos e anorexia. TNF-α, IFN-γ e IL-6 liberados por macrófagos ou pelas próprias células tumorais aumentam o catabolismo nos tecidos muscular e adiposo. O TNF-α aumenta o catabolismo proteico nas células, mobiliza gorduras dos tecidos e causa redução do apetite. Anorexia por alterações no centro do apetite, desconforto causado por certos tumores, estado emocional e efeitos colaterais do tratamento antineoplásico também contribui para os distúrbios nutricionais do paciente canceroso. Certas substâncias produzidas pelos tumores, como fator mobilizador de lipídeos (LMP) e fator de indução de proteólise (PIF), causam perda progressiva de gorduras e da massa muscular. Caquexia é uma das causas frequentes de óbito em pacientes com câncer.

Síndromes paraneoplásicas

Constituem manifestações clínicas que não podem ser explicadas apenas pela existência de um tumor em determinado local (tumor primário ou metástase) ou por substâncias produzidas no órgão de origem da neoplasia. Em alguns pacientes, as manifestações paraneoplásicas são o primeiro sinal de um câncer. As principais estão descritas a seguir.

▶ *Manifestações endócrinas*

Por desrepressão de certos genes, células tumorais passam a produzir hormônios não sintetizados no órgão de origem do tumor. Por esse motivo, fala-se em produção ectópica de hormônios.

▶ **Síndrome de Cushing.** Aparece principalmente no carcinoma de pequenas células do pulmão. As células tumorais produzem ACTH ou peptídeos com atividade biológica semelhante, o que resulta em estimulação excessiva da cortical da suprarrenal.

▶ **Hipercalcemia.** Deve-se à produção de substâncias químicas com ação biológica semelhante à do paratormônio. Com isso, há reabsorção óssea excessiva e aumento do cálcio na circulação. O carcinoma de células escamosas do pulmão é o câncer mais associado a hipercalcemia.

▶ *Manifestações hematológicas*

Anemia acompanha muitos cânceres, seja como manifestação paraneoplásica, seja por mecanismos conhecidos (destruição medular ou infiltração neoplásica, carência nutricional relacionada com caquexia, perdas sanguíneas por hemorragias etc.). Hipercoagulabilidade do sangue é encontrada em pessoas com câncer. Células neoplásicas ou produtos de sua destruição contêm fatores pró-coagulantes que favorecem a formação de trombos. Trombose associada a câncer é manifestação clínica frequente e pode apresentar-se como coagulação intravascular disseminada, endocardite trombótica abacteriana ou tromboflebite migratória, esta conhecida como *síndrome de Trousseau* (principalmente em pacientes com carcinoma pancreático ou pulmonar).

▶ *Manifestações neuromusculares*

Podem surgir sinais e sintomas de degeneração cerebelar, demência, neuropatia periférica e manifestações semelhantes às da polimiosite e miastenia *gravis*. Os mecanismos responsáveis por esses quadros são desconhecidos.

▶ *Outras manifestações*

Dedos em baqueta de tambor e osteoartropatia hipertrófica aparecem em alguns cânceres, principalmente broncopulmonar. *Acanthosis nigricans* é lesão caracterizada por hiperceratose e hiperpigmentação cutânea; pode apresentar-se como doença genética, rara, ou, mais frequentemente, como manifestação paraneoplásica; algumas vezes, precede o diagnóstico da neoplasia.

Graduação de malignidade de tumores

Feito o diagnóstico de um câncer, é essencial conhecer o seu estádio evolutivo para orientar o tratamento e prever a sobrevida do paciente. Alguns parâmetros são úteis para esse fim.

Existe boa correlação entre *diferenciação* de uma neoplasia e seu prognóstico. Neoplasias bem diferenciadas, portanto, com boa reprodução das células de origem, têm comportamento menos agressivo. Aquelas com *índice mitótico* elevado apresentam crescimento mais acelerado e pior prognóstico. Diferenciação do tumor e índice mitótico são avaliados com segurança pelos patologistas.

O grau de *invasão local* também é bom indicador prognóstico. Quanto mais o tumor se infiltra, maior é a probabilidade de atingir um vaso ou uma outra via de disseminação. Nos cânceres do estômago e do intestino grosso, o grau de invasão na parede correlaciona-se muito bem com a sobrevida dos doentes: tumores limitados à mucosa, por exemplo, têm prognóstico melhor do que aqueles que se infiltram até a camada muscular ou serosa. Produtos de *oncogenes* ou de *genes supressores de tumor* têm papel prognóstico em alguns tumores.

Estadiamento clínico

Em sua evolução, o câncer tende a invadir primeiro o órgão em que se originou, depois as estruturas adjacentes e, finalmente, sítios a distância. O estadiamento clínico visa estabelecer o grau de desenvolvimento e a disseminação de um câncer no indivíduo, a fim de sobretudo orientar as medidas terapêuticas e estabelecer o seu prognóstico. O estadiamento resume a agressividade biológica do tumor. O estadiamento pode também contraindicar um tratamento: tumores em estádio avançado têm prognóstico tão ruim que a cirurgia é mais maléfica para o paciente.

O sistema mais empregado para estagiar neoplasias é o TNM, no qual T indica o tamanho do tumor (p. ex., em centímetros), N significa a existência de metástases em linfonodos e M refere-se à presença de metástases em outros órgãos. T0 é usado para carcinoma *in situ*; T1 a T4 significam tumores com dimensões e grau de invasão local crescentes. N0 indica ausência de metástases em linfonodos; quando presentes e de acordo com as cadeias comprometidas, são representadas por N1 a N3. M0 significa ausência de metástases por via sanguínea; M1 quando presentes. A combinação desses parâmetros forma a base para o estadiamento clínico do câncer.

Aspectos imunitários das neoplasias

Antígenos tumorais

Células neoplásicas possuem antígenos, contra os quis o hospedeiro monta uma resposta imunitária. Os antígenos podem ser: (a) antígenos normais das células de origem; (b) antígenos normais expressos na vida embrionária (antígenos embrionários ou oncofetais); (c) antígenos de vírus relacionado com o tumor; (d) antígenos próprios do tumor; (e) antígenos expressos em células germinativas (antígenos *cancer-testis*).

Antígenos embrionários ou oncofetais são codificados por genes reprimidos após o nascimento e que voltam a se expressar quando surge o tumor; alguns são marcadores tumorais. Os principais são o antígeno carcinoembrionário (CEA) e a α-fetoproteína (AFP). O CEA (glicoproteína do glicocálice do epitélio de revestimento do intestino embrionário) está aumentado no soro de pacientes com alguns cânceres do sistema digestivo (cólon, pâncreas, estômago); no entanto, níveis sanguíneos elevados de CEA são encontrados também em outros tumores e em várias doenças não neoplásicas, como cirrose hepática, doença de Crohn etc. Contudo, dosagem de CEA é importante no monitoramento: elevação dos níveis de CEA após tratamento cirúrgico de câncer do cólon, por exemplo, indica neoplasia residual ou recorrência da lesão.

A AFP é produzida no fígado e no saco vitelino, e é a principal proteína sérica no feto. Pacientes com câncer hepático ou tumores germinativos do testículo apresentam níveis sanguíneos elevados de AFP. Este achado também não é exclusivo dessas neoplasias, mas também tem papel no monitoramento após cirurgia de alguns tumores (hepatocarcinoma, tumores de células germinativas), quando em geral há redução rápida de AFP; dosagens sucessivas são usadas para avaliar a resposta ao tratamento.

O PSA (*prostate specific antigen*) está aumentado em pacientes com câncer da próstata; seus níveis podem auxiliar no rastreamento do carcinoma prostático e na avaliação de metástases. No entanto, não é exclusivo de neoplasias, pois pode elevar-se também na hiperplasia prostática.

O CA-19.9 é bom marcador de adenocarcinoma do pâncreas, sendo utilizado como auxílio no diagnóstico.

Antígenos virais, que são codificados pelo vírus associado ao tumor, são pouco importantes na resposta ao tumor, mas são úteis na identificação da etiologia de uma neoplasia, como discutido sobre o EBV.

Os antígenos associados a células germinativas, denominados *cancer-testis antigens* (CTA), são expressos em células germinativas (espermatogônias e espermatócitos), na placenta e em certos tumores, sobretudo em melanomas, carcinomas da bexiga e de células não pequenas do pulmão. São conhecidas várias famílias (p. ex., MAGE, NY-ESO, GAGE, BAGE, RAGE). Trata-se de bons imunógenos, pois ativam linfócitos T citotóxicos e, são, por isso, potenciais para vacinas terapêuticas.

Os antígenos específicos de tumor resultam de mutações que geram neoantígenos. Muitos destes são imunógenos fracos, mas alguns são capazes de induzir rejeição do tumor em experimentos de transplantação (daí serem denominados de antígenos específicos de transplantação tumoral, TSTA).

Vigilância imunológica

A descoberta de que linfócitos do timo rejeitam enxertos e de que tumores transplantados são rejeitados levou à proposição da teoria da *vigilância imunológica* contra o câncer. Segundo essa ideia, um câncer aparece quando o sistema imunitário é incapaz de eliminar os clones transformados.

Inúmeros estudos sobre o efeito da supressão da resposta imunitária e o desenvolvimento de câncer mostraram resultados conflitantes. Certos estudos mostram que imunossupressão favorecia o aparecimento mais precoce e a progressão mais rápida de linfomas espontâneos e de tumores causados por vírus. Admitia-se que imunossupressão facilitaria a instalação de infecções, aumentando a chance de ocorrência de tumores por vírus, enquanto estimulação do sistema imunitário favoreceria o aparecimento de linfomas. Experimentos com camundongos atímicos (atríquicos, *nude mice*, nu+/+), no entanto, sepultaram por certo tempo a hipótese do policiamento imunológico no câncer: a incidência de tumores espontâneos e o tempo de incubação e progressão de tumores neles induzidos não diferiam daqueles dos animais de controle. Além disso, alguns experimentos sobre o efeito de timectomia neonatal sobre surgimento e evolução de tumores espontâneos em camundongos mostraram que ausência do timo relacionava-se com menor incidência desses tumores, suspeitando-se de que o sistema imunitário, ao contrário do que se pensava, poderia atuar até mesmo como estimulador de neoplasias.

A partir de 1990, alguns modelos experimentais em que se fez a eliminação (nocauteamento) de genes da resposta imunitária fizeram ressurgir a ideia de que tais mecanismos atuam na origem de tumores. Sarcomas induzidos por metilcolantreno cresceram em maior número em camundongos nocauteados para IFN-γ, para perforinas ou para genes *RAG* (responsáveis pela recombinação de genes que codificam receptores em linfócitos T e anticorpos em linfócitos B).

A importância da vigilância imunitária é reforçada pelo aumento do risco para diversos cânceres (linfomas, vários carcinomas e melanomas) em crianças ou adultos que recebem transplantes e em pacientes infectados pelo HIV. Tais observações indicam que o sistema imunitário influencia o desenvolvimento de neoplasias.

Mecanismos de defesa

O sistema imunitário atua por meio das respostas inata e adaptativa para eliminar células tumorais. A reação imunitária mediada por células é mais eficaz contra tumores sólidos do que a resposta humoral. As células e os mecanismos envolvidos estão resumidos na Figura 10.38 e descritos a seguir:

- Linfócitos Th1. Liberam IFN-γ, que ativa macrófagos e linfócitos T citotóxicos (CD8)
- Linfócitos T citotóxicos. São as células mais eficazes na destruição de células tumorais. Linfócitos T citotóxicos reconhecem antígenos na membrana de células neoplásicas e as lisam pela liberação de perforinas. Linfócitos T citotóxicos só reconhecem um alvo quando associado a moléculas MHC I. Células neoplásicas, no entanto, muitas vezes não expressam MHC I
- Macrófagos. Macrófagos ativados lisam células cancerosas pela produção do fator de necrose tumoral (TNF-α), pela liberação de radicais livres de O_2 ou por citotoxicidade celular dependente de anticorpos (ADCC). Vários fatores aumentam o poder tumoricida de macrófagos, como IFN-γ (derivado de linfócitos T), componentes do BCG e do *C. parvum*, polímeros artificiais, endotoxinas de bactérias Gram-negativas ou produtos de alguns protozoários (*T. cruzi*, *T. gondii*)
- Células NK. As células NK (*natural killer*) são importante mecanismo de defesa do organismo. Em neoplasias, são capazes de reconhecer e de matar as células por meio de lise direta ou de ADCC. Células NK não dependem de moléculas MHC. Fatores ativadores de macrófagos, particularmente IFN-γ, também ativam células NK
- Resposta humoral. Anticorpos podem lisar células neoplásicas por ativação do complemento (efeito citolítico) ou mediante efeito citotóxico (ADCC) exercido por macrófagos, células NK, linfócitos ou eosinófilos. A resposta humoral é pouco eficaz na destruição de células de tumores sólidos, embora pareça ter ação em leucemias.

Algumas vezes, porém, a resposta imunitária humoral ou celular favorece o crescimento de tumores, o que constitui o fenômeno a *facilitação imunitária*. Possivelmente, anticorpos

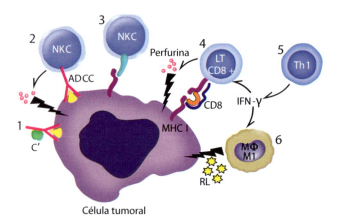

Figura 10.38 Destruição de célula neoplásica (CN) pelo sistema imunitário: 1. Anticorpos citotóxicos matam a CN por meio da ativação do sistema complemento (C'). Células NKC (*natural killer cell*) matam a CN pela liberação de perforinas ou ADCC (via receptor de Fc de IgG (2) ou por reconhecimento direto de MHC I alterado (3). 4. Linfócitos T citotóxicos ativados reconhecem epítopos na CN, matando-a por ação de perforinas. 5. Linfócitos Th1 ativados liberam IFN-γ, que ativa linfócitos T CD8+ e macrófagos; estes (6) matam a CN mediante a liberação de radicais livres (RL).

ligam-se a epítopos em receptores de fatores de crescimento mutados e os estimulam. Linfócitos T CD4+ ativados podem ativar células neoplásicas, como se observa em linfomas B de camundongos, nos quais a ausência dessas células impede o desenvolvimento do tumor. No linfoma MALT humano associado ao *H. pylori*, esse mecanismo parece importante: a manutenção de clones imortalizados de células B depende da persistência de linfócitos T CD4+ estimulados por antígenos da bactéria.

Mecanismos de evasão das células cancerosas

Admitida a ideia de que a resposta imunitária é capaz de eliminar células cancerosas, é importante conhecer como elas conseguem se evadir dos mecanismos imunitários de defesa.

A teoria da vigilância imunitária admite que, se no início da formação de um tumor os clones neoplásicos são reconhecidos, eles podem ser eliminados, abortando o aparecimento do câncer. No local da transformação maligna, surgem sinais denunciadores da existência de perigo que induzem a produção de mediadores da resposta imediata (inflamação), que faz o reconhecimento e a eliminação do clone transformado. A resposta inata, imediata, por meio de células NK e NKT, inibe o tumor nascente. IFN-γ e quimiocinas induzidas por células NK e NKT favorecem a apoptose das células transformadas e inibem a angiogênese, indispensável para a sobrevivência do tumor. No entanto e mesmo com a atuação desses vários mecanismos, grande número de neoplasias aparece ao longo da vida.

A progressão do câncer depende da sua capacidade de superar a resistência imposta pelo sistema imunitário, o que pode ser feito por meio de: (1) modulação antigênica, criando um estado de ignorância do sistema imunitário; (2) tolerância induzida pelo tumor nas suas fases iniciais; (3) mecanismos de escape da resposta imunitária já montada; (4) alterações nos pontos de checagem da resposta imunitária.

▶ **Modulação antigênica.** A resposta imunitária pode exercer pressão seletiva sobre as células cancerosas, induzindo a seleção de clones menos antigênicos. Tumores induzidos em animais imunossuprimidos, quando transplantados para receptores singênicos normais, são rejeitados mais rapidamente do que tumores idênticos originados em animais imunocompetentes, o que demonstra haver seleção de clones com imunogenicidade mais fraca nos animais imunocompetentes. Ao lado disso, com a progressão do tumor podem ser gerados clones antigenicamente mais fracos, possivelmente por mutações que surgem na evolução da neoplasia.

▶ **Indução de tolerância.** O microambiente do tumor torna-se progressivamente mais tolerante. As células tumorais induzem nas células imunitárias a expressão de moléculas que dificultam a ativação ou facilitam desativação de linfócitos citotóxicos (CD8+) e CD4+ produtores de IFN-γ. As células dendríticas permanecem imaturas, produzem menos IL-12, expressam menos B7 e reduzem a ativação de linfócitos Th1 e expressam moléculas B7H1, B7H4 e PDL-1 (ligantes de CTLA-4 e PD-1), que inibem linfócitos CD8+ (citotóxicos) e CD4+ (produtores de IFN-γ). Ao mesmo tempo, ativam linfócitos T CD4+ com fenótipo Th2 e LT reguladores (L Treg) (ver Capítulo 11). Os Treg inibem a resposta citotóxica e a resposta Th1 mediante: (a) produção de citocinas imunossupressoras, como TGF-β, IL-35 e IL-10; (b) síntese de moléculas coinibidoras (p. ex., CTLA-4, PD-1, PDL-1); (c) consumo de IL-2, citocina crítica na manutenção da função citotóxica de linfócitos. Além disso, a resposta Th2 e as células tumorais atraem macrófagos que se diferenciam em macrófagos M2, que expressam fatores de crescimento e angiogênicos que favorecem o crescimento do tumor. A inibição dos efeitos citotóxicos deve-se à grande quantidade de VEGF, PGE$_2$, gangliosídeos, CSF-M e IL-6 no microambiente tumoral, que reduzem a maturação das células dendríticas, aceleram a diferenciação de precursores mieloides para macrófagos M2 e atraem células dendríticas plasmocitoides, estas produtoras de IL-10 e ativadoras de linfócitos T CD8+ supressores.

▶ **Escape da resposta imunitária.** Muitos tumores conseguem se evadir da resposta imunitária, mesmo que esta seja atuante. A resposta citotóxica por linfócitos T CD8+ depende do reconhecimento de epítopos apresentados junto com moléculas MHC I. Em muitos tumores, há redução na expressão de MHC I. A inibição da expressão de proteínas TAP (*transporter associated to antigen presentation*) também reduz a apresentação de antígenos e contribui para diminuir a resposta. Por outro lado, redução na expressão de MHC I pode tornar as células cancerosas alvo mais fácil para NKC. Expressão de FasL na membrana das células tumorais e grande produção de TGF-β no microambiente tumoral são outros mecanismos na desativação dos mecanismos efetores da resposta inflamatória (tipo Th1) dirigida contra as células cancerosas. O ambiente do tumor favorece a ativação de linfócitos T reguladores (L Treg).

Além de induzirem um ambiente predominantemente imunossupressor no tumor, as células neoplásicas estimulam as células do sistema imunitário a trabalharem a seu favor. Macrófagos M2 sintetizam EGF, que estimula a proliferação de células do carcinoma da mama. Durante a invasão, as células cancerosas utilizam metaloproteinases produzidas por macrófagos, que são atraídos e acompanham essas células até a sua penetração na parede vascular. A cooptação de células de defesa é um fator importante na progressão do câncer.

▶ **Alteração em pontos de checagem da resposta imunitária.** Os dois principais receptores envolvidos nos pontos de checagem são CTLA-4 e PD-1. O *CTLA-4* regula a amplitude da ativação precoce de linfócitos T *naive* e de memória, atuando como regulador negativo; sua importância como modulador de linfócitos T é demonstrada pelo fenótipo autoimune/hiperimune rapidamente fatal de ratos depletados de CTLA-4. O *PD-1* (*programmed cell death* 1) reduz a atividade de linfócitos T em resposta a infecções e a autoantígenos. Quando estimulado por seu ligante (PDL-1), o PD-1 emite sinais que reduzem a síntese de citocinas e a atividade de linfócitos T citotóxicos. PDL-1, portanto, produzido em linfócitos e macrófagos, protege contra o ataque de linfócitos T citotóxicos, constituindo um mecanismo regulador que diminui a resposta imunitária crônica em uma infecção viral. Tal fenômeno, conhecido como *exaustão imunitária* e que mantém a infecção apesar da estimulação pelo agente infeccioso, também ocorre no câncer. A estimulação do sistema imunitário (indicada por células imunitárias na intimidade do tumor) é seguida de exaustão, induzida pela produção excessiva de PDL-1 por células cancerosas e por células do estroma de muitos tumores. Em muitos tumores, ocorre superexpressão de PD-L1. Como alguns tumores utilizam esses mesmos pontos de checagem para escapar da resposta antitumoral, bloqueio deles é mais uma possibilidade terapêutica. Os principais mecanismos usados para escapar da resposta imunitária estão resumidos na Figura 10.39.

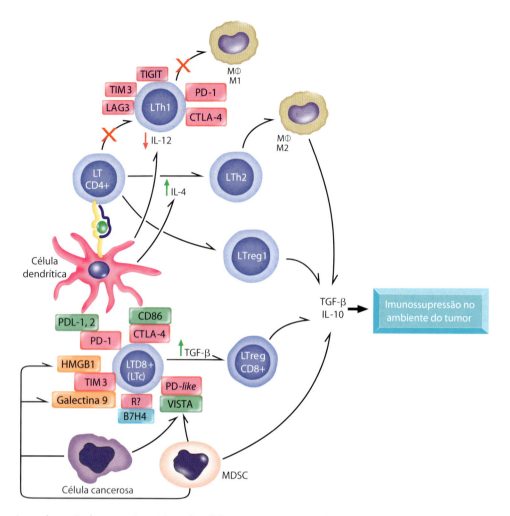

Figura 10.39 Mecanismos de evasão da resposta imunitária pelas células tumorais. No microambiente do tumor, as células dendríticas e os linfócitos T sofrem ação de produtos liberados pelas células tumorais e por células do estroma tumoral. As células dendríticas permanecem imaturas e expressam moléculas coinibidoras das respostas Th1 e citotóxica, além de produzirem citocinas que favorecem a ativação de linfócitos T reguladores (LTreg) CD4+ e CD8+. Linfócitos T CD4+ e CD8+ ativados expressam receptores para moléculas coinibidoras, que os desativam. As células tumorais e as células supressoras derivadas da medula óssea (MDSC) liberam moléculas moduladores (galectina 9, VISTA, B7H4, HMGB1). Com isso, ocorre desativação de linfócitos ativados e ativação de linfócitos T reguladores, que criam um ambiente predominantemente imunossupressor no estroma do tumor. Os *retângulos rosa* indicam os correceptores inibidores e os *verdes*, os seus ligantes. Correceptores ativadores não estão indicados. LAG3: *lymphocyte activation gene* 3; PD-1,2: *programmed cell death* 1 ou 2; TIGIT: *T cell ITIM* (*immunoreceptor tyrosine-based motif domain*); TIM3: *T cell immunoglobulin and mucin* 3; VISTA: *V domain Ig-containing supressor of T cell*.

Imunoterapia das neoplasias

O conhecimento de que o sistema imunitário atua na defesa do hospedeiro contra neoplasias forneceu a base para uma outra modalidade de tratamento das neoplasias – a imunoterapia. Há várias maneiras de atuação nessa área. As principais abordagens experimentais, em animais de laboratório ou em ensaios clínicos, são descritas a seguir.

▶ *Manipulação da resposta imunitária inata*

Pode ser feita mediante: (a) potencialização dos mecanismos inespecíficos de defesa, por ativação de macrófagos por produtos bacterianos (BCG, *Corynebacterium parvum*) ou citocinas ativadoras, como IFN-γ e TNF; (b) inativação de receptores KIR, inibidores do efeito citotóxico de leucócitos, incluindo os vários tipos de linfócitos NK.

▶ *Manipulação da resposta imunitária adaptativa*

Tem sido tentada por meio de:

- Ataque direto às células cancerosas utilizando anticorpos monoclonais associados ou não a quimio ou radioterapia (p. ex., anti-CD20 em linfomas não Hodgkin; anti-ERBB2 em carcinoma da mama; anti-EGFR e anti-VEGFR no carcinoma colorretal)
- Transferência passiva de células ativadas *in vitro*: células mononucleadas do sangue periférico do portador do tumor ou células mononucleadas isoladas do tumor são cultivadas com estimuladores (IFN-γ, IL-2, anti-CD3) e reintroduzidas no paciente (denominadas células citotóxicas ativadas por linfocinas, ou LAK, de *lymphokine activated killer*)
- Transferência passiva de linfócitos geneticamente modificados *in vitro* para expressar receptores específicos para epítopos mais imunogênicos de antígenos do tumor
- Anticorpos monoclonais capazes de eliminar células supressoras ou inativar moléculas efetuadoras da supressão (ainda experimentais, como anti-GR1, que elimina células mieloides supressoras)
- Vacinas terapêuticas com antígenos tumorais associados a adjuvantes ativadores de TLR (*toll-like receptors*), associados a células dendríticas diferenciadas ou vacinas de DNA com sequências que codificam epítopos imunogênicos de antígenos tumorais. Os resultados são ainda pouco relevantes

- Imunoterapia cujos alvos são pontos de checagem da resposta imunitária. Medicamentos (anticorpos monoclonais) que inibem o PDL-1 (agonista do PD-1) aumentam a atividade citotóxica de linfócitos T CD8+ em algumas neoplasias (melanoma e carcinomas pulmonar, ovariano e da mama) porque removem a inibição da atividade citotóxica desses linfócitos. Tal atividade é mais evidente em neoplasias em que o infiltrado de linfócitos T é mais intenso (os medicamentos retiram o efeito supressor que a neoplasia exerce sobre os linfócitos). Sua grande vantagem é o fato de a resposta imunitária alcançar as células tumorais em qualquer local do corpo, com agressão mínima a células não neoplásicas. O tratamento com anti-CTLA-4 aumenta a ativação de linfócitos T, estimulando a resposta inflamatória em tumores em que o infiltrado inflamatório não é intenso. No entanto, como estimula todo o sistema imunitário, tem efeitos adversos mais intensos do que os inibidores de PD-1 e PDL-1
- Anticorpos. Ao lado do uso terapêutico, anticorpos anti-células tumorais acoplados a radioisótopos têm sido utilizados para localização de tumores ou suas metástases, por meio de cintigrafia ou de ressonância magnética.

▶ Leitura complementar

ACHATZ, MI, HAINAUT, P, ASHTON-PROLLA, P. Highly prevalent TP53 mutation predisposing to many cancers in the Brazilian population: a case for newborn screening? *Lancet Oncol*, 10(9):920-5, 2009. doi: 10.1016/S1470-2045(09)70089-0.

ALISON, MR, ISLAM, S, WRIGHT, NA. Stem cells in cancer: instigators and propagators? *J Cell Sci.*, 123:2357-68, 2010.

BARBELLOS-HOFF, MH, LYDEN, D, WANG, TC. The evolution of the cancer niche during multistage carcinogenesis. *Nature Reviews Cancer*, 13:511-8, 2013.

BEDARD, PL, HANSEN, AR, RATAIN, MJ et al. Tumour heterogeneity in the clinic. *Nature*, 2013. doi:10.1038/nature12627.

BRUIN, EC, McGRANAHAN, N, MITTER, R et al. Spatial and temporal diversity in genomic instability processes defines lung cancer evolution. *Science*, 346(6206):251-6, 2014. doi: 10.1126/science.1253462.

CHIANG, AC, MASSAGUÉ, J. Molecular basis of metastasis. *N Engl J Med*; 359:2814-23, 2008.

COGHLIN, C, MURRAY, GI. Current and emerging concepts in tumour metastasis. *J Pathol*; 222:1-15, 2010.

COLOTTA, F et al. Cancer-related inflammation, the seventh hallmark of cancer: links to genetic instability. *Carcinogenesis*. 30(7):1073-81, 2009.

COMOGLIO, PM (ed.). Perspectives series: invasive growth. *J Clin Invest*; 109(7):863; (8):987-999, 2002.

COUSSENS, LM, WERB, Z, Inflammation and cancer. *Nature*, 120:860-7, 2002.

CROCE, CM. Molecular origins of cancer: oncogenes and cancer. *N Engl J Med*; 358:502-11, 2008.

CROKER, AK, ALLAN, AL. Cancer stem cells: implications for the progression and treatment of metastatic disease. *J Cell Mol Med*; 12:374-90, 2008.

DALERBA, P, CHO, RW, CLARKE, MF. Cancer stem cells: models and concepts. *Annu Rev Med*; 58:267-84, 2007.

DEPINHO, RA. The age of cancer. *Nature*, 408:248-54, 2000.

FARAZI, TA et al. miRNAs in human cancer. *J Pathol*; 223(2):102-15, 2011.

FINKEL, T, BOLLI, R (eds.). Thematic series; stem cells. *Circ Res; 92*, 2003.

FINN, OJ. Cancer immunology. *N Engl J Med*; 358:2704-15, 2008.

GEIGER, TR, PEEPER, DS. Metastasis mechanisms. *Biochim Biophys Acta*, 1796:293-30, 2009.

GERLINGER, M, ROWAN, AJ, HORSWELL, S et al. Intratumor heterogeneity and branched evolution revealed by multiregion sequencing. *N Engl J Med*; 366(10):883-92, 2012. doi: 10.1056/NEJMoa1113205.

GHAJAR, CM. Metastasis prevention by targeting the dormant niche. *Nat Rev Cancer*, 15(4):238-47, 2015. doi: 10.1038/nrc3910.

GJERSTORFF MF, ANDERSEN MH, DITZEL HJ Oncogenic cancer/testis antigens: prime candidates for immunotherapy. *Oncotarget*, 6:15772-87, 2015.

GUISE, T. Examining the metastatic niche: targeting the microenvironment. *Semin Oncol*; 37 (Suppl 2):S2-14, 2010.

HAHN, WC et al. Modelling the molecular circuit of cancer. *Nat Rev Cancer*, 2:331-41, 2002.

HANAHAN, D, WIENBERG, RA. The hallmarks of cancer. *Cell*, 100:57-70, 2000.

HAO, N et al. Macrophages in tumor microenvironments and the progression of tumors. *Clin Dev Immunol.*, volume 2012 (2012), article ID948098, 11 pages.

HENG, HH et al. The evolutionary mechanism of cancer. *J Cell Biochem*; 109:1072-84, 2010.

HOEIJMAKERS, JAJ. DNA damage, aging, and cancer. *N Engl J Med*; 361(15):1475-85, 2009.

HUNTER, T. Oncoproteins networks. *Cell*, 88:333-46, 1997. *Immunology Review*, 222:5-368, 2008. (Várias revisões sobre imunologia do câncer.)

JOYCE, JA, POLLARD, JW. Microenvironmental regulation of metastasis. *Nat Rev Cancer*, 9:239-52, 2009.

KAPLAN, RN, RAFII, S, LYDEN, D. Preparing the "soil": the premetastatic niche. *Cancer Res*; 66(23):11089-93, 2006.

KUMAR, V, ABBAS, AK, ASTER, JC. *Robbins Basic Pathology*. 9. ed. Philadelphia: Elsevier/Saunders, 2015.

MEACHAM, CE, MORRISON, SJ. Tumor heterogeneity and cancer cell plasticity. *Nature*, 501(7467): 328-337, 2013. doi: 10.1038/nature12624

NGUYEN, DX, BOS, PD, MASSAGUÉ, J. Metastasis: from dissemination to organ-specific colonization. *Nat Rev Cancer*, 9:274-84, 2009.

OTT, PA, HODI, FS, ROBERT, C. CTLA-4 and PD-1/PD-L1 blockade: new immunotherapeutic modalities with durable clinical benefit in melanoma patients. *Clin Cancer Res*, 19(19):5300-9, 2013. doi: 10.1158/1078-0432.CCR-13 a 0143.

PATEL, M, YANG, S. Advances in reprogramming somatic cells to induced pluripotent stem cells. *Stem Cell Rev*; 6:367-80, 2010.

PECOT, CV, CALIN, GA, COLEMAN, RL, LOPEZ-BERESTEIN, G, SOOD, AK. RNA interference in the clinic: challenges and future directions. *Nature Reviews Cancer*, 11:59-67, 2011.

PEINADO, H et al. Melanoma exosomes educate bone marrow progenitor cells toward a pro-metastatic phenotype through MET. *Nature Medicine*, 18(7):883-91, 2012.

PHILIPS, GK, ATKINS, M. Therapeutic uses of anti-PD-1 and anti-PD-L1 antibodies. *Int Immunol*, 27(1):39-46, 2015. doi: 10.1093/intimm/dxu095.

PIETRAS, K, OSTMAN, A. Hallmarks of cancer: interactions with the tumor stroma. *Exp Cell Res*; 316:1324-31, 2010.

ROBEY, PG (ed.). Perspectives series: on stem cell biology. *J Clin Invest.*, 105:1489-99, 2000; 106:3-8, 2000.

SCHETTER, AJ, HEEGAARD, NH, HARRIS, CC. Inflammation and cancer: interweaving microRNA, free radical, cytokine and p53 pathways. *Carcinogenesis*, 31:37-49, 2010.

SHARMA, S et al. Epigenetics in cancer. *Carcinogenesis*, 31:27-36, 2010.

SOLINAS, G, MARCHESI, F et al. Inflammation-mediated promotion of invasion and metastasis. *Cancer Metastasis Rev.*, 29:243-8, 2010.

SOSA, MS, BRAGADO, P, AGUIRRE-GHISO, JA. Mechanisms of disseminated cancer cell dormancy: an awakening field. *Nat Rev Cancer*, 14(9):611-22, 2014. doi: 10.1038/nrc3793.

TABASSUM, DP, POLYAK, K. Tumorigenesis: it takes a village. *Nat Rev Cancer*, 15 (8):473-83, 2015. doi: 10.1038/nrc3971.

TISDALE, MJ. Cachexia in cancer patients. *Nat Rev Cancer*, 2:862-71, 2002.

VERMEULEN, L, SPRICK, MR, KEMPER, K, STASSI, G, MEDEMA, JP. Cancer stem cells – old concepts, new insights. *Cell Death Differ*; 15:947-58, 2008.

VINEIS, P, SCHATZKIN, A, POTTER, JD. Models of carcinogenesis: an overview. *Carcinogenesis*, 31:1703-9, 2010.

VOUSEN, KH. Activation of the p53 tumor suppressor protein. *Biochim Biophys. Acta*, 1602:47-59, 2002.

YANG, YM, CHANG, JW. Current status and issues in cancer stem cell study. *Cancer Invest*; 26:741-55, 2008.

ZHOU, Y, BIAN, B, YUAN, X et al. Prognostic value of circulating tumor cells in ovarian cancer: a meta-analysis. *PLoS One*, 10(6):e0130873, 2015. doi: 10.1371/journal.pone.0130873. eCollection 2015.

11
Imunopatologia

Fausto Edmundo Lima Pereira

O sistema imunitário é formado por órgãos constituídos por células capazes de reconhecer agressões e de montar respostas destinadas a eliminar ou a conter o agressor e a reparar as lesões produzidas. A resposta imunitária representa importante mecanismo de defesa do organismo, e seu desenvolvimento foi crucial para a evolução dos vertebrados, cuja existência sempre esteve ameaçada de invasão por microrganismos.

O sistema imunitário reconhece e responde não só àquilo que é estranho ao indivíduo como também a moléculas próprias do organismo. Não é surpresa, portanto, que a resposta imunitária possa lesar o organismo, porque os mecanismos de ataque a um invasor podem agredir o hospedeiro ou porque o sistema reconhece e reage anormalmente a constituintes do próprio indivíduo. Trata-se, portanto, de um sistema cujas células devem trabalhar em um alto nível de regulação para que suas respostas resultem na eliminação daquilo que não pertence ao organismo (invasores) e em não agressão àquilo que faz parte do próprio indivíduo.

O sistema imunitário é formado por medula óssea, linfonodos, baço, timo, tecido linfoide associado a mucosas (MALT, de *mucosal associated lymphoid tissue*; chamado, às vezes, de GALT ou BALT, quando se refere apenas ao intestino [*gut ALT*] ou brônquios) e tecido linfoide associado à pele (SALT, *skinALT*). Nesses órgãos, as células principais são macrófagos (células do sistema fagocitário mononuclear, SFM), linfócitos e células dendríticas. Polimorfonucleares neutrófilos (PMN), eosinófilos, basófilos, mastócitos e plaquetas são células imunitárias circulantes que, juntamente com células endoteliais e células dendríticas residentes, são muito importantes nos mecanismos efetuadores da resposta imunitária (aconselha-se o leitor a recapitular em um texto de Histologia os aspectos microscópicos e ultraestruturais dos órgãos e células do sistema, para melhor compreensão do conteúdo descrito a seguir).

A resposta imunitária tem dois ramos básicos: resposta imunitária inata e resposta imunitária adaptativa. A *resposta inata* inclui mecanismos defensivos que atuam imediatamente após uma agressão, respondendo de modo inespecífico a diferentes agressores. Tal resposta foi discutida no Capítulo 4. A *resposta adaptativa* consiste em uma resposta mais eficiente contra o agente que a evocou. Sua característica fundamental é o reconhecimento específico da agressão através de receptores com amplo espectro de reconhecimento, o que torna a resposta mais eficaz contra a agressão que a induziu.

A resposta imunitária adaptativa pode se fazer por: (1) produção de anticorpos (Ac; *resposta imunitária humoral* ou RIH); (2) produção de linfócitos T sensibilizados, que atuam sobre o antígeno (se ele for uma célula ou estiver sobre uma célula) e recrutam e ativam outras células que procuram eliminar o antígeno que induziu a resposta (*resposta imunitária celular* ou RIC); (3) incapacidade de produzir anticorpos e/ou células efetoras, por mecanismos ativos ou não, denominada *tolerância imunitária*, relacionada a RIH, RIC ou ambas.

A resposta imunitária adaptativa tem três propriedades ou características básicas: especificidade, memória e complexidade. *Especificidade* pressupõe que a resposta é dirigida especificamente ao antígeno que a induziu. *Memória* significa que o sistema responde mais rapidamente e com maior eficiência aos antígenos com os quais entrou previamente em contato. *Complexidade* diz respeito ao fato de que qualquer das respostas envolve a interação de duas ou mais células, com necessidade de contato entre elas e troca de sinais por meio de moléculas excretadas ou localizadas na membrana. Nas páginas seguintes, esses aspectos serão mais explorados, e, conforme se verá, a especificidade não é tão específica quanto se pensa, a memória não tem as características típicas da memória cerebral e a complexidade é muito maior do que se pode imaginar.

A resposta imunitária adaptativa se desenvolve em etapas: (1) captura e processamento do antígeno; (2) apresentação do antígeno aos linfócitos; (3) reconhecimento do antígeno por linfócitos; (4) ativação de linfócitos e montagem da resposta; (5) efetuação da resposta; (6) regulação da resposta. Antes de discutir cada etapa, será feita breve recordação sobre antígenos e as moléculas envolvidas no reconhecimento deles, que pertencem a três categorias: moléculas de histocompatibilidade, imunoglobulinas ou anticorpos em linfócitos B e receptores de linfócitos T.

Antígenos | Epítopos

A palavra antígeno foi cunhada inicialmente para indicar aquilo que faz gerar anticorpos (conceito clássico, do fim do século 19). Posteriormente, antígeno passou a ser considerado a molécula que é reconhecida por anticorpo (conceito mais recente e mais adequado, pois uma molécula pode não induzir anticorpo em um animal e o fazer em outro e nem por isso deixa de ser antígeno). Imunógeno é a molécula que induz resposta em determinado animal. Um antígeno X pode ser imunógeno para a espécie A e não o ser para a espécie B. O antígeno que induz tolerância também é imunógeno, pois induz uma resposta imunitária.

Em geral, antígenos são moléculas grandes ou moléculas pequenas (haptenos) presas a moléculas grandes. Quase sempre, os antígenos são macromoléculas de proteínas, lipídeos, ácidos nucleicos ou carboidratos.

O sistema imunitário reconhece apenas partes dos antígenos, denominadas *epítopos* ou *determinantes antigênicos*. Em um mesmo antígeno, pode haver vários determinantes antigênicos; ao contrário, antígenos diferentes podem conter epítopos comuns. Em uma proteína, os epítopos podem ser uma sequência de aminoácidos (epítopos sequenciais ou lineares) ou constituídos por uma conformação espacial formada por mais de uma sequência de aminoácidos (epítopos conformacionais). Às vezes, um epítopo de uma proteína só aparece após a mesma sofrer proteólise parcial, o que libera sequências que estavam escondidas ou origina novos aspectos conformacionais (epítopos crípticos e neoepítopos, respectivamente).

Linfócitos T só reconhecem epítopos proteicos do tipo linear, enquanto linfócitos B reconhecem epítopos lineares ou conformacionais. É possível que uma categoria especial de linfócitos T (T$\gamma\delta$) reconheça epítopos não proteicos localizados na superfície de células, enquanto linfócitos T$\alpha\beta$ parecem reconhecer epítopos em lipídeos e carboidratos quando apresentados com moléculas apresentadoras que não MHC I ou II (apresentados via CD1; ver adiante).

Certos antígenos combinam-se com o receptor de linfócitos T fora do sítio de reconhecimento, sem necessidade de processamento, induzindo forte ativação de linfócitos. Estes são os *superantígenos* (p. ex., enterotoxinas de estafilococos e algumas proteínas virais), que são responsáveis por quadros de intensa ativação imunitária inespecífica.

Moléculas de histocompatibilidade

Trata-se de glicoproteínas transmembranosas identificadas inicialmente com a rejeição de enxertos, daí a denominação *moléculas de histocompatibilidade*. Hoje, sabe-se que são moléculas de reconhecimento de epítopos por ligarem-se a peptídeos e apresentá-los a linfócitos T. Tais moléculas são codificadas por vários genes, cada loco podendo albergar um entre diferentes genes para determinada glicoproteína, possibilitando grande variação na sua expressão (polimorfismo). Os lócus responsáveis pela codificação dessas glicoproteínas são conhecidos pela expressão *complexo principal de histocompatibilidade* (MHC, de *major histocompatibility complex*), e seus produtos são denominados genericamente moléculas de histocompatibilidade ou moléculas MHC. As MHC são espécie-específicas, e na mesma espécie os indivíduos se diferenciam devido ao grande polimorfismo do complexo, sendo difícil haver pessoas iguais quanto às MHC, exceto gêmeos idênticos.

As MHC podem ser: (1) MHC I, presentes em todas as células nucleadas do organismo (exceto, portanto, hemácias); (2) MHC II, restritas a macrófagos, células dendríticas, linfócitos B e alguns linfócitos T.

As **MHC I** são formadas por uma cadeia peptídea com três domínios extracelulares ($\alpha 1$, $\alpha 2$ e $\alpha 3$) associada a uma cadeia menor de uma β_2-microglobulina. Os domínios $\alpha 1$ e $\alpha 2$ são polimórficos (regiões variáveis); entre os dois, forma-se um sulco no qual se aloja o epítopo para ser apresentado aos linfócitos T. Cada molécula MHC é capaz de associar-se a um grande número de epítopos diferentes. No domínio $\alpha 3$ encontra-se o sítio de interação com CD8, uma das moléculas acessórias do reconhecimento (a Figura 11.1 mostra as principais características das MHC I e II).

As **MHC II** são formadas por duas cadeias polipeptídeas (α e β), cada uma com dois domínios extracitoplasmáticos ($\alpha 1$, $\alpha 2$ e $\beta 1$, $\beta 2$). Os domínios $\alpha 1$ e $\beta 1$ são polimórficos e formam o sulco de associação com o peptídeo para apresentação aos linfócitos T. Os domínios $\alpha 2$ e $\beta 2$ possuem sítios para ligação à CD4, outra molécula auxiliar no reconhecimento de antígenos.

A disposição dos lócus do grupo I (HLA-A, HLA-B e HLA-C) e do grupo II (HLA-DP, HLA-DQ e HLA-DR) está mostrada na Figura 11.2. Os lócus receberam a denominação HLA (*human leukocyte antigens*) por terem os MHC sido reconhecidos em humanos pela primeira vez em leucócitos. Os genes e seus produtos recebem a denominação HLA seguida da letra indicativa do loco e de um número, ou uma letra minúscula e um número (HLA-A 12, HLA-B27, HLA-Dw3 etc.).

Um indivíduo possui na membrana plasmática de suas células um mínimo de três moléculas do grupo I (se for homozigoto para todas elas) e um máximo de seis (se for heterozigoto para todos os lócus). A variação dos lócus DP, DQ e DR é muito maior, pois podem ser expressas moléculas com a cadeia α de um loco e a β de outro, podendo um indivíduo expressar 10 a 20 produtos gênicos da classe II do MHC.

A expressão de MHC I e de MHC II é influenciada por citocinas e pelos interferons alfa, beta e gama. Em infecções virais, por exemplo, a expressão de genes MHC I é aumentada por influência de interferons α e β; após sensibilização de linfócitos T, essa expressão é ainda maior por ação de IFN-γ, IL-1 e TNF-α. A expressão constitutiva de MHC II é baixa em macrófagos e linfócitos, mas aumenta muito após estímulo por IFN-γ. Células endoteliais, monócitos MHC II negativos e células de Langerhans expressam MHC II rapidamente após estímulo de IFN-γ. Células não linfoides podem expressar MHC II por estímulo de IFN-γ.

Como a distância entre os genes de MHC é pequena e o fenômeno de permutação pouco frequente, tais genes são transmitidos em blocos nos cromossomos paternos e maternos, constituindo o que se denomina *haplótipos*. Na população humana, há predomínio de alguns haplótipos, provavelmente mais prevalentes pelo fenômeno de seleção natural, por terem conferido alguma vantagem adaptativa. Como estão intimamente associados à resposta imunitária, as MHC associam com suscetibilidade a muitas doenças, especialmente de natureza imunitária (Quadro 11.1).

Os genes *TAP* e *LMP* localizam-se próximo ao loco D e codificam proteínas que transportam o peptídeo (epítopo) do citosol para o retículo endoplasmático, onde se associa à MHC I. A proteína TAP (*transport associated to antigen presentation*) e aquelas codificadas pelos genes *LMP* (*large multifunctional protease*) são importantes na apresentação de antígenos via MHCI. Os genes que codificam algumas moléculas do complemento (fator B, C2, C4BP) e TNF-α e β situam-se entre os lócus MHC I e MHC II.

Receptores para epítopos

Em *linfócitos B*, os receptores para epítopos são imunoglobulinas (Ig) transmembranosas. Em *linfócitos T*, os receptores de antígenos (TCR, de *T cell receptor*) são formados por duas cadeias polipeptídicas associadas a outras proteínas não polimórficas, conhecidas em conjunto como CD3.

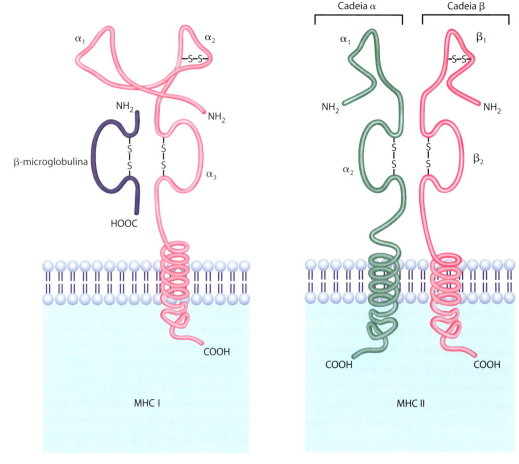

Figura 11.1 Conformação das moléculas MHC I e MHC II.

Tanto os receptores em linfócitos B (imunoglobulinas) como os TCR têm grande espectro de variação, pelo fato de as porções variáveis de suas moléculas serem codificadas por genes de três lócus distintos (V, D e J), podendo haver ampla recombinação de genes (em humanos, 65V, 27D e 6J para as cadeias pesadas dos anticorpos). As recombinações possíveis permitem a formação de receptores capazes de reconhecer todos os epítopos existentes na natureza.

Na superfície de linfócitos e de células apresentadoras de antígenos, existem também moléculas auxiliares no reconhecimento e na geração de estímulos para ativação dessas células. As moléculas de adesão facilitam a adesividade de linfócitos à célula apresentadora e podem transmitir sinais coestimuladores (as moléculas coestimuladoras geram sinais indispensáveis para estimular linfócitos). A expressão de moléculas coestimuladoras é crucial para definir o tipo de diferenciação do linfócito que reconheceu o epítopo e é regulada por citocinas secretadas por células apresentadoras de antígenos ou por outra célula acessória do sistema imunitário.

A molécula *CD4* é uma glicoproteína que se liga à MHC II, na sua parte não polimórfica. *CD8* é um dímero que se liga à MHC I. Tanto CD4 como CD8 são correceptores e contribuem para o reconhecimento de MHC e como sinais que auxiliam na resposta.

Entre as moléculas acessórias, algumas atuam como coestimuladoras da diferenciação de linfócitos CD4+ ou CD8+ ou para tolerância. A família de moléculas *B7* inclui as moléculas B7-1 (CD80), B7-2 (CD86), ICOSL (*induced CO-stimulator ligand*), PDL-1, PDL-2 (*programmed death ligand*), B7H3 e B7H4. O efeito da coestimulação depende do receptor encontrado em linfócitos T. B7-1 ou 2 liga-se à CD28 e exerce efeito estimulador; ligado à CTLA-4 (*cytotoxic T lymphocyte antigen*), induz anergia ou deleção (tolerância); B7 H3 ou H4 interagindo com CD28 ou CTLA-4 induz tolerância; PDL-1 e

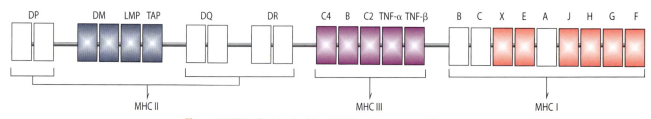

Figura 11.2 Distribuição dos lócus MHC no cromossomo 6 humano.

Quadro 11.1 Associação entre doenças e genes de histocompatibilidade em humanos.

Doença	HLA	Risco relativo
Espondilite anquilosante	B27	81,8
Síndrome de Reiter	B27	40,4
Uveíte anterior aguda	B27	7,8
Artrite reumatoide	DR4	6,4
	Dw4	25,5
	Dw4/Dw14	116,0
	Dw14	47,0
Lúpus eritematoso sistêmico	DR3	2,5
Doença de Behçet	B5	3,3
Síndrome de Sjögren	DR3	5,6
Doença de Graves	DR3	5,6
Diabetes melito dependente de insulina	DR3	3,0
Pênfigo vulgar	DR4	21,4
Dermatite herpetiforme	DR3	18,4
Narcolepsia	DR2	129,0

PDL-2, ligantes de receptores PD-1 (*programmed cell death*), são importantes na indução e manutenção de tolerância; ICOSL, reconhecido na molécula ICOS expressa em linfócitos T, ativa células T reguladoras e inibe linfócitos T citotóxicos. Outras moléculas importantes são CD40L, OX40L e 4-1BBL, reconhecidas nos seus respectivos receptores CD40, OX40 e 4-1BB, cuja interação é importante, respectivamente, na ativação de linfócitos B, linfócitos TCD4+ e linfócitos TCD8+.

CD45 (antígeno leucocitário comum) é polimórfica, sendo fosfatase importante na geração de sinais intracitoplasmáticos para ativação de linfócitos B e T.

Além dessas moléculas, existem numerosas outras na superfície de linfócitos e de células apresentadoras de antígenos que atuam não só na aderência entre elas como também na indução de sinais regulatórios de diferenciação celular. No momento da apresentação do antígeno, forma-se entre a célula apresentadora e o linfócito um complexo sistema de moléculas em interação conhecido como *sinapse imunológica* (ver adiante).

▶ **Captura, processamento e apresentação de antígenos | Montagem da resposta imunitária**

A montagem da resposta imunitária inicia-se pelo contato do antígeno com o receptor em linfócitos, o que se faz diretamente em linfócitos B ou indiretamente, por meio de uma célula apresentadora, em linfócitos T. No organismo, um antígeno encontra linfócitos B ou células apresentadoras de antígenos capazes de capturá-lo, processá-lo e, se for antígeno proteico, quebrá-lo em peptídeos; estes associam-se a MHC I ou II, e o complexo formado fica exposto na superfície da célula apresentadora. Após apresentação, são possíveis três respostas: (1) ativação de linfócitos T: (a) CD4+, que se diferenciam em linfócitos auxiliares Th1, Th2 ou Th17; (b) linfócitos T CD8+, que adquirem o fenótipo de linfócitos citotóxicos (resposta imunitária celular); (2) ativação de linfócitos B, que são regulados por linfócitos T CD4+ (TH2) e produzem diferentes classes de anticorpos (resposta imunitária humoral); (3) tolerância, em que o clone estimulado é deletado ou fica inibido para produzir resposta celular ou humoral. A Figura 11.3 ilustra as principais formas de resposta a um antígeno.

▶ **Captura de antígenos.** Se penetra na circulação sanguínea, o antígeno é endocitado por macrófagos, por células dendríticas e/ou por linfócitos B do baço. Se na corrente linfática, é endocitado por macrófagos, por células dendríticas e/ou por linfócitos B de linfonodos. Antígenos que atravessam o epitélio das mucosas ou da pele podem cair na corrente sanguínea ou linfática ou ser capturados por células dendríticas localizadas na lâmina própria ou na intimidade do epitélio. Em todos os tecidos, existem células dendríticas residentes; em inflamações, precursores de células dendríticas migram do sangue para o local inflamado. Um antígeno, portanto, tem grande chance de ser endocitado por uma célula dendrítica (nos seus diferentes tipos), por uma célula do sistema fagocitário mononuclear ou por um linfócito B.

Antígenos originados na própria célula ou antígenos proteicos (p. ex., de parasitos) introduzidos no citoplasma são processados em proteassomos para serem apresentados, como descrito a seguir.

▶ **Processamento e apresentação de antígenos.** Antígenos endocitados ou já dentro de células (p. ex., vírus) são processados para serem apresentados com MHC I ou MHC II. Interferons alfa, beta e gama aumentam a expressão de MHC I e II por células apresentadoras, além de estimular genes relacionados com a apresentação de antígenos.

MHC I apresentam antígenos proteicos (especialmente antígenos de vírus ou de células tumorais) a linfócitos T CD8+. O peptídeo (antígeno) é clivado em proteassomos ou nos fagolisossomos da célula apresentadora, e seus fragmentos são levados ao retículo endoplasmático (pelas moléculas TAP), onde existem as moléculas MHC I. O complexo peptídeo-MHC I é exposto na superfície da célula apresentadora e reconhecido no TCR de linfócitos T CD8+. A ligação da célula apresentadora com o linfócito depende de várias moléculas que, em conjunto, formam a chamada *sinapse imunológica* (Figura 11.4). Se a célula apresentadora é uma célula dendrítica, o LT CD8+ é ativado. Se o LT CD8+ ativado reconhece o mesmo antígeno apresentado por qualquer outra célula, ocorre efeito citotóxico, matando a célula. Por essa razão, LT CD8+ são importantes na defesa contra vírus e outros parasitos intracelulares e contra células tumorais; estas e as células infectadas por vírus colocam antígenos associados a MHC I nas suas membranas, sendo alvos fáceis para LT CD8+. MHC II apresentam antígenos que são endocitados e processados após fusão do fagossomo com lisossomos e com vesículas originadas do retículo endoplasmático granular contendo moléculas MHC II. Proteólise parcial no fagolisossomo resulta em peptídeos que se ligam às MHC II. O complexo peptídeo-MHC II é transportado para a superfície da célula apresentadora e reconhecido em moléculas CD4 no receptor TCR de linfócitos T (Figura 11.4). MHC II são constitutivamente expressas em células dendríticas, linfócitos B e macrófagos.

▶ **Ativação de linfócitos T CD4+ e CD8+.** A ativação de linfócitos T CD4+ ou T CD8+ depende de: (1) citocinas produzidas pela célula apresentadora ou existentes no microambiente; (2) moléculas acessórias e seus receptores em células dendríticas ou linfócitos T.

Linfócitos T CD4+ ativados podem diferenciar-se em: (1) **linfócito Th1**, que produz IL-2 e IFN-γ, induz a proliferação de outros linfócitos T CD4+ e CD8+ e atrai e ativa macrófagos, iniciando uma *resposta imunitária celular*. Isto acontece quando moléculas coestimuladoras B6 ou B7 de células dendríticas encontram na sinapse imunológica CD28 no linfócito T e existe IL-12 no microambiente; (2) **linfócito Th2**, que sintetiza

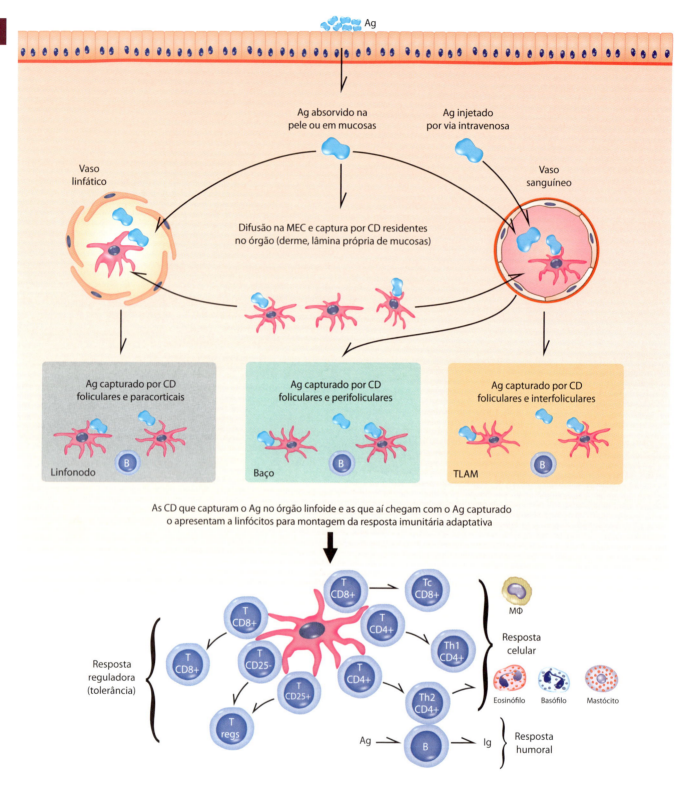

Figura 11.3 Respostas a um antígeno introduzido no organismo. Qualquer que seja a via de introdução (cutânea, mucosa ou intravenosa), o antígeno encontra células dendríticas que o capturam e o processam. O antígeno que se difunde na matriz extracelular (MEC) encontra células dendríticas (CD) na derme ou na lâmina própria de mucosas, que o capturam e migram para um vaso sanguíneo ou linfático, indo localizar-se em um órgão linfoide (linfonodo, baço ou TLAM). O antígeno pode ainda difundir-se na MEC, cair na corrente sanguínea ou linfática e chegar aos órgãos linfoides, onde é capturado por CD residentes. Nos órgãos linfoides, as CD residentes e aquelas que ali chegam apresentam os antígenos a linfócitos T CD4+ e T CD8+, originando respostas imunitárias celular e humoral e resposta reguladora; esta modula aquelas e é responsável por indução de tolerância. Ag: antígeno; CD: célula dendrítica; MEC: matriz extracelular; TLAM: tecido linfoide associado a mucosas; Tregs: T reguladores.

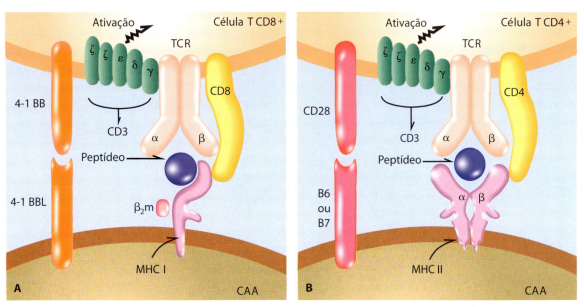

Figura 11.4 A. Apresentação de antígeno a linfócito T CD8+. O processo é semelhante ao anterior, estando a diferença nas moléculas acessórias de ativação: a molécula 4-1 BBL na CAA é reconhecida pela molécula 4-1 BB no linfócito, ativando o complexo CD3. **B.** Apresentação de antígenos a linfócito T CD4+. O peptídeo é reconhecido pelo receptor TCR, enquanto a molécula CD4 reconhece a molécula MHC II; como isso, ocorre ativação de TCR, a qual é transferida para o complexo CD3, via o componente gama, que transduz o sinal para o citoplasma. Tal ativação se dá após o contato de CD28 no linfócito com B6 ou B7 na CAA. CAA: célula apresentadora de antígenos; TCR: receptor de antígenos em linfócitos T.

IL-3, IL-4, IL-5, IL-9, IL-10 e IL-13, capazes de recrutar e ativar linfócitos B para a síntese e a excreção de IgG, IgA e IgE (anticorpos T-dependentes), além de mobilizar mastócitos, basófilos e eosinófilos. Linfócitos Th2 podem, portanto, induzir *resposta imunitária humoral* (anticorpos) e *celular* (macrófagos, linfócitos, eosinófilos, mastócitos e basófilos. Diferenciação em Th2 acontece quando no microambiente predomina IL-4; (3) **linfócito Th17**, produtor potente de IL-17, que induz forte ativação endotelial e de leucócitos, potencializando a resposta inflamatória local. Diferenciação em linfócito Th17 acontece se a célula apresentadora produz IL-23 (família de IL-12) e se no microambiente existe IL-6 e TGF-β. Linfócitos Th17 são os mais importantes potencializadores da resposta inflamatória crônica, especialmente de natureza autoimunitária. IL-10 inibe linfócitos Th1, enquanto IFN-γ inibe a ativação de linfócitos Th2. Maior ativação de linfócitos CD4+ para o fenótipo Th1 reduz a ativação para o fenótipo Th2, e vice-versa.

▶ *Ativação de linfócitos B para produção de anticorpos*

▶ **Produção de anticorpos T-independentes.** Se reconhece epítopos que se repetem no antígeno, de modo a cruzar dois receptores (Figura 11.5), os linfócitos B são ativados e produzem anticorpos da classe IgM. Quando recebem estímulo mitogênico, os linfócitos B proliferam, sintetizam e excretam o anticorpo do mesmo isótipo daquele que possui na membrana. Essa produção de anticorpos é denominada T-independente (anticorpos geralmente do isótipo IgM), sendo frequente frente a antígenos polissacarídicos que têm epítopos repetitivos na molécula. Também é observada após ação de produtos bacterianos ou de vírus que exercem efeito mitogênico sobre linfócitos B, o que provoca ativação policlonal desses linfócitos, caracterizada pelo aparecimento de anticorpos heterófilos na circulação, como ocorre na infecção com o vírus Epstein-Barr.

▶ **Produção de anticorpos T-dependentes.** A maioria dos antígenos proteicos induz resposta de linfócitos B (anticorpos) auxiliados por linfócitos T, razão pela qual esses anticorpos (IgG, IgA e IgE) são denominados anticorpos T-dependentes.

Linfócitos B virgens, produzidos na medula óssea, chegam aos folículos linfáticos dos órgãos linfoides, reconhecem epítopos nos antígenos que aí chegaram, endocitam tais antígenos, processam-nos e expõem epítopos associados a MHC II na membrana. Desse modo, apresentam epítopos para linfócitos Th2 que migraram para o folículo. A sinapse imunológica formada entre linfócito Th2 e linfócito B inclui, além de receptores para o antígeno e a molécula CD4 em LT e o complexo MHC II/peptídeo em linfócitos B, moléculas acessórias coestimuladoras (CD40 no linfócito B e CD40L no linfócito T). A cooperação é influenciada ainda por citocinas como TGF-β, IFN-γ, IL-4 e IL 5, que direcionam a síntese de determinado isótipo de imunoglobulina. Desse modo, os linfócitos B são estimulados e produzem inicialmente IgM, sendo em seguida induzidos a deslocar a produção de anticorpos para outra classe e a originar os clones de memória. Por essa razão, em uma doença infecciosa na fase aguda os primeiros anticorpos que aparecem na circulação são do isótipo IgM, seguidos por anticorpos de outros isótipos (IgG, IgA ou IgE), dependendo das citocinas liberadas no microambiente do centro germinativo do folículo linfoide. A Figura 11.5 resume os efeitos de diferentes citocinas na diferenciação de linfócitos B para a produção de anticorpos T- dependentes.

Linfócitos B ativados proliferam e se diferenciam em plasmócitos, que produzem diferentes classes de imunoglobulinas (anticorpos). Anticorpos atuam na defesa do organismo contra microrganismos por meio de: (1) opsonização, o que favorece a fagocitose do agente; (2) ativação do sistema complemento; (3) ADCC (citotoxicidade celular dependente de anticorpos); (4) IgA de secreções.

▶ *Tolerância*

Após reconhecimento do antígeno por linfócitos T CD4+, pode surgir um estado de tolerância, sem resposta celular nem humoral, passando o organismo a tolerar o antígeno. Isso ocorre por anergia ou por deleção do clone que reconheceu o peptídeo, se o antígeno é apresentado sem moléculas acessórias ou, se com moléculas B6 ou B7, estas são reconhecidas em moléculas CTLA-4, cuja expressão é mais tardia do que a de

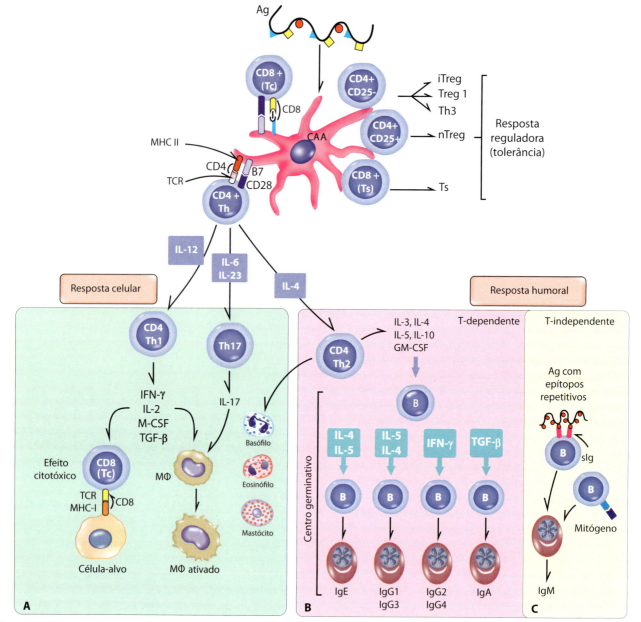

Figura 11.5 Montagem da resposta imunitária. Na parte superior da figura, está representada a apresentação de antígeno a linfócitos T, com ativação daqueles que realizam a resposta e dos que a regulam (que podem, inclusive, induzir tolerância). **A.** Resposta celular dependente de linfócitos Th1 ou Th17. **B.** Citocinas que regulam a produção de anticorpos dependentes de linfócitos Th2. **C.** Síntese de anticorpos IgM, que são os primeiros a ser produzidos em uma resposta primária. A produção de IgM depende de dois estímulos: (1) o antígeno tem epítopos repetitivos e cruza os receptores do linfócito B, estimulando-o; (2) o linfócito B com receptor para um determinado epítopo é estimulado por um mitógeno de qualquer natureza, inclusive citocinas. Com isso, o linfócito B produz e excreta IgM com a especificidade do receptor existente na membrana. Ag: antígeno; CAA: célula apresentadora de antígenos; sIg: imunoglobulina de superfície; Tc: linfócito T citotóxico; TCR: receptor de antígenos em linfócitos T.

CD28+. Existem algumas variantes das moléculas B7 (B7-H3 e B7-H4) que, reconhecidas por CD28 ou CTLA-4, sempre induzem anergia ou deleção do clone reconhecedor.

As moléculas PDL-1 e PDL-2 (ligantes dos receptores PD-1 e 2), reconhecidas no receptor PD-2 (*programmed cell death*) em linfócitos T, são também importantes na manutenção da tolerância. Tolerância pode ocorrer por estimulação preferencial e mais precoce de células reguladoras que inibem a estimulação dos linfócitos que produzem anticorpos e as citocinas indutoras da imunidade celular. A molécula ICOSL (ligante do ICOS), reconhecida no receptor ICOS, favorece a ativação de linfócitos T reguladores.

A montagem da resposta imunitária a um patógeno está resumida na Figura 11.6.

▶ **Memória imunológica**

Ao serem ativados, linfócitos T e B originam clones que permanecem quiescentes, mas com todo o processo de ativação montado. Ao reconhecerem novamente o antígeno, são ativados e passam a produzir, de forma mais rápida e mais vigorosa, citocinas ou anticorpos, conforme a informação que receberam no primeiro contato com o antígeno. Existem linfócitos T de memória, CD4+ e CD8+, e linfócitos B de memória.

▶ **Regulação da resposta imunitária**

A regulação da resposta imunitária ocorre desde o início da sua montagem: quantidade do antígeno, sua natureza (solúvel ou particulado), resposta imediata (resposta imunitária inata) no local de penetração e condições do organismo. Grande

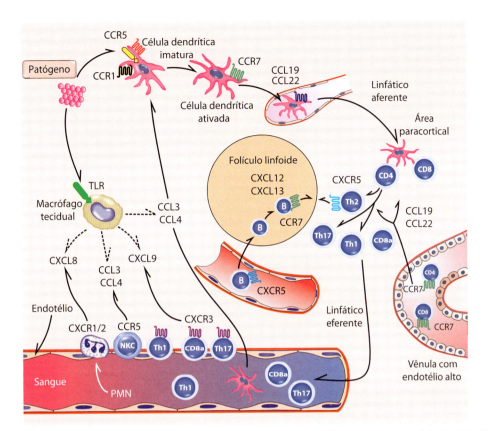

Figura 11.6 Indução da resposta imunitária a um patógeno. O patógeno, reconhecido por macrófagos ou por outras células (epitélio, fibroblasto etc.), induz a produção das quimiocinas que dirigem o tráfego das células no local. O recrutamento das células dendríticas imaturas é feito pelas CCL3 e 4, que atuam em receptores CCR1 e CCR5 dessas células. Após reconhecer o antígeno do patógeno, a célula dendrítica, então ativada, expressa o receptor CCR7, o que permite seu deslocamento para o vaso linfático atraída pelas quimiocinas CCL19 e 22 produzidas pelo endotélio do vaso linfático. Os linfócitos T circulantes saem das vênulas de endotélio alto da área paracortical do linfonodo atraídos pelas quimiocinas CCL19 e 22, que atuam nos receptores CCR7. Os linfócitos B com receptores CXCR5 saem das vênulas dos folículos atraídos pelas quimiocinas CXCL12 e 13 produzidas pelas células do estroma. Os linfócitos Th2 ativados adquirem o receptor CXCR5, que lhes permite responder ao estímulo quimiotático das quimiocinas CXCL2 e 13, o que os faz deslocarem-se em direção ao folículo. Os linfócitos B, que passam a expressar CCR7, deslocam-se para a periferia do folículo atraídos pelas CCL19 e 22 produzidas na área paracortical. Desse modo, encontram linfócitos Th2 com os quais cooperam. Os linfócitos Th1 e CD8+ ativados expressam o receptor CXCR3, o que permite sua saída da circulação atraídos pela quimiocina CXCL9. As células NK (NKC) possuem o receptor CCR5 e saem do vaso atraídas pelas quimiocinas CCR3 e 4. Os neutrófilos (PMN), que possuem o receptor CXCR1/2, saem atraídos pela quimiocina CXCL8 (IL-8). Notar que o patógeno é reconhecido pelo receptor *toll-like* (TLR *toll like receptor*) em macrófagos teciduais (ou epitélio, fibroblasto etc.), os quais produzem as quimiocinas que dirigem o tráfego das células no local.

quantidade ou quantidade muito pequena de antígeno induz tolerância; quantidades intermediárias estimulam a imunidade celular (resposta Th1), enquanto aumento da quantidade tende a promover a resposta humoral (Th2). Antígenos solúveis, em baixas doses, induzem resposta Th2; antígenos particulados tendem a estimular resposta Th1. A via digestiva é boa para induzir tolerância. Quando ocorre ativação de macrófagos no momento da imunização, pode haver efeito adjuvante para uma resposta Th1; se a ativação é muito intensa, pode ocorrer supressão. Toda essa variação está relacionada à produção de citocinas e quimiocinas no local em que o antígeno é apresentado, o que influi em sua captura, seu processamento e sua apresentação. É o ambiente gerado pelo exsudato inflamatório da resposta inata que determina, em grande parte, a qualidade e a intensidade da resposta adaptativa. Há de se considerar ainda a condição genética do indivíduo, especialmente em relação às MHC e à expressão de genes para citocinas e quimiocinas, moléculas que regem quase todos os aspectos da qualidade e da intensidade da resposta imunitária.

A regulação da resposta começa com a própria *célula apresentadora de antígenos*. Nesta, existem inúmeras moléculas: família B7 (1, 2, H3 e H4), 4-1BBIL, OX40L e PDL-1 e 2, que têm ações muito importantes. B7-1 e 2 interagem com CD28 e ativam linfócitos T CD4+ e CD8+; OX40L e 4-1BBL ligam-se à OX40 em linfócitos T CD4+ e à 4-1BB em linfócitos T CD8+, ativando-os. Logo após ativação, os linfócitos T passam a expressar a molécula CTLA-4, que interage com qualquer das moléculas B7, induzindo anergia ou deleção. PD-1 (*programmed cell death 1*) é expresso em linfócitos T CD4+ ou CD8+ de memória. Após ligação ao PDL-1 ou 2 (*PD ligand* 1 ou 2), PD-1 induz redução na síntese de IFN-γ e TNF-α em linfócitos T CD4+ e no efeito citotóxico de linfócitos T CD8+. Tais mecanismos inibidores gerados pela estimulação de CTLA-4 e PD-1 são importantes na indução de tolerância que ocorre em infecções crônicas e neoplasias. Nestas, os linfócitos T de memória expressam PD-1, que, estimulado por seus ligantes (PDL-1 ou 2), reduz os efeitos inflamatório e citotóxico desses linfócitos, sem alterar a sua capacidade proliferativa, caracterizando um estado conhecido como *exaustão imunitária*.

Além da regulação por células apresentadoras de antígenos, outro regulador importante são *linfócitos T reguladores* (LTreg), que podem ser: (1) *Treg naturais*, que são linfócitos T CD4+ CD25+ Foxp3+. Tais linfócitos são gerados no timo e responsáveis por manter inativos os linfócitos autorreatores (evitam autoagressão); (2) linfócitos *Treg induzíveis*, que se originam de linfócitos T CD4+ Foxp3-, antígeno-específicos.

Quando estimulados por TGF-β ou por IL-10, tais linfócitos expressam Foxp3 e CTLA-4 e produzem IL-10 e TGF-β, sendo responsáveis por inibir linfócitos Th1 e Th2 e células apresentadoras de antígenos (iTreg); os que produzem IL-10 e TGF-β são denominados Treg1, enquanto os que sintetizam somente TGF-β são chamados Treg3; (3) linfócitos T CD8+ produtores de IL-10 e TGF-β, diferenciados a partir de linfócitos T CD8+ quando reconhecem epítopos em ambiente rico em TGF-β. Esses foram os primeiros linfócitos supressores descritos, mas, como não são estimulados a proliferar em cultura, sua existência foi questionada por certo tempo.

Existem também linfócitos B reguladores, com efeito modulador importante, antígeno específico, em modelos experimentais de doenças por hipersensibilidade e de doenças autoimunitárias. Esses são linfócitos B CD5+, que produzem anticorpos naturais. Há três populações de linfócitos B reguladores: (a) produtora de IL-10; (b) produtora de TGF-β; (c) que expressa Foxp-3.

Os linfócitos reguladores, especialmente CD4+, têm ação direta e específica, inibindo linfócitos CD4+ no momento do reconhecimento; podem, também, inibi-los por efeito parácrino de IL-10 e de TGF-β. Por esse motivo, ativação excessiva de linfócitos T reguladores por um antígeno pode induzir supressão da resposta a outros antígenos (é o que se conhece como *bystander supression*, ou seja, supressão que ocorre porque um linfócito que estava como espectador em local em que estava sendo executada a supressão sofreu efeito parácrino de citocinas produzidas por linfócitos supressores).

As respostas Th1 e Th2 têm efeitos inibidores cruzados: IFN-γ é inibidor potente da diferenciação de linfócitos Th2, enquanto IL-4 e IL-10 inibem linfócitos Th1. Por essa razão, quando um antígeno estimula forte resposta Th1, a resposta Th2 é fraca, e vice-versa. Esse fato é importante para a compreensão de doenças infecciosas, nas quais os padrões de resposta inflamatória dependem da capacidade do organismo de montar respostas Th1 e Th2.

Idiótipos de anticorpos e *de receptores T* podem ser alvo de regulação via anticorpos e/ou células anti-idiotípicas. Os anticorpos e os receptores de linfócitos T possuem, na porção variável de suas moléculas, epítopos que variam de acordo com a especificidade do anticorpo ou do receptor. Recombinações gênicas que geram a diversidade das porções variáveis dessas moléculas possibilitam um imenso repertório de anticorpos e receptores capazes de reconhecer todos os epítopos existentes na natureza; cada anticorpo ou receptor possui epítopos que lhe são particulares, denominados *idiótipos*. Assim, todo anticorpo tem o seu idiótipo reconhecido por linfócitos B, que podem produzir anticorpos anti-idiótipo, os quais, por sua vez, têm idiótipos que induzem anticorpos antianti-idiótipos, e assim sucessivamente. Forma-se, portanto, uma rede de anti-idiótipos, os quais regulam o sistema imunitário, já que tais anticorpos anti-idiótipos, ao reagirem com o idiótipo do anticorpo que funciona como receptor, podem estimulá-lo ou inibi-lo. A vacinação com imunoglobulina anti-Rh de uma mãe Rh⁻ que gerou um filho Rh⁺ ilustra bem essa situação. O linfócito responsável por reconhecer o fator Rh tem como receptor um anticorpo anti-Rh, e o anticorpo da vacina anti-Rh possui o mesmo idiótipo desse receptor. O anticorpo anti-idiótipo gerado pela vacina reconhece o idiótipo no receptor e inativa ou mata o clone de linfócitos com esse receptor para reconhecer o antígeno Rh, ficando a mulher incapaz de produzir anticorpos anti-Rh quando entra em contato, em uma gestação seguinte, com eritrócitos que contenham esse antígeno.

▶ Imunopatologia

Serão aqui discutidos os aspectos gerais sobre a etiologia e a patogênese das doenças cuja natureza primária é um distúrbio na resposta imunitária, as quais podem ser agrupadas em quatro categorias: (1) doenças por hipersensibilidade; (2) doenças autoimunes; (3) imunodeficiências; (4) rejeição de transplantes.

Os mecanismos pelos quais a reação imunitária produz lesões são os mesmos que ela utiliza para responder a um invasor e proteger o organismo. Assim, **anticorpos** lesam o hospedeiro porque podem: (1) neutralizar a ação de moléculas biologicamente importantes (p. ex., anticorpos anti-insulina no diabetes); (2) reconhecer epítopos em receptores celulares, levando à sua estimulação ou inibição (p. ex., anticorpos inibidores de espermatozoides, anticorpos antirreceptor de TSH que estimulam a tireoide no hipertireoidismo idiopático); (3) reconhecer epítopos em células ou no interstício, lesando-os por ativação do complemento (p. ex., anticorpos antieritrócitos em anemias hemolíticas autoimunes); (4) localizar-se sobre mastócitos e basófilos e induzir a liberação de mediadores (doenças alérgicas mediadas por IgE). Por outro lado, a **resposta celular** causa lesões por ação de linfócitos T inflamatórios e T citotóxicos; os primeiros atraem e ativam macrófagos e outros leucócitos, e os últimos matam células por reconhecerem nas suas membranas epítopos associados a moléculas MHC I.

▶ Doenças por hipersensibilidade

Hipersensibilidade significa uma alteração para mais (hiper) na indução e na efetuação da resposta imunitária. No entanto, nem sempre esse termo é empregado adequadamente, pois muitos se referem a hipersensibilidade à tuberculina para descrever a resposta normal ao teste tuberculínico; só se pode falar em hipersensibilidade se houver uma resposta exagerada à tuberculina (p. ex., reação de 3 cm ou mais com necrose). De qualquer modo, está sedimentada na literatura a interpretação de que os mecanismos básicos de agressão imunitária aos tecidos se dão por hipersensibilidade; tais mecanismos foram classificados por Gell e Coombs em quatro grupos: (1) hipersensibilidade do tipo I, devida a anticorpos citotrópicos (IgE); (2) tipo II, mediada por anticorpos que ativam o complemento; (3) tipo III, envolvida na deposição de imunocomplexos; (4) tipo IV, associada à imunidade celular (Figura 11.7).

Muitas doenças por hipersensibilidade resultam de fato de uma resposta exagerada a antígenos exógenos, quase sempre com envolvimento também de um componente genético do indivíduo. As pessoas hipersensíveis ou alérgicas têm facilidade de desenvolver tais doenças. A palavra *alergia* (*alos* = diferente; *ergos* = trabalho) refere-se a um "trabalho" diferente da resposta imunitária esperada; o termo indica estados de relativa imunidade (resistência aumentada, em se tratando de agentes infecciosos) e de aumento da sensibilidade (resposta mais intensa a antígenos do agente infectante). Alergia é largamente usada como sinônimo de hipersensibilidade, embora a definição exata de hipersensibilidade não tenha sido ainda bem estabelecida.

Hipersensibilidade do tipo I | Doenças por hiperprodução de IgE

Doenças por hipersensibilidade por síntese aumentada de IgE são conhecidas como alergias ou doenças anafiláticas,

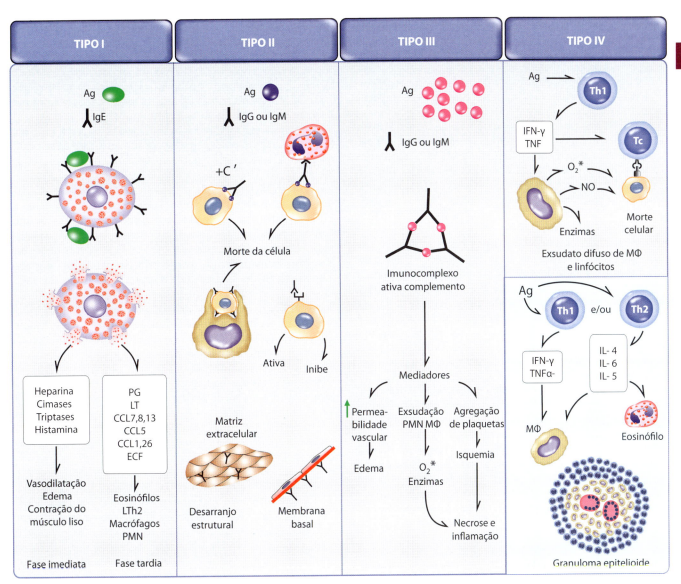

Figura 11.7 Principais mecanismos imunitários de agressão, segundo a classificação de Gell e Coombs. C: complemento; MΦ: macrófago.

podendo ser localizada (anafilaxia localizada) ou sistêmica (choque anafilático). Asma brônquica, rinite alérgica, dermatite atópica (urticária) e alergia alimentar são os exemplos mais conhecidos de anafilaxias localizadas.

A reação anafilática, localizada ou sistêmica, depende de: (1) contato inicial com um antígeno exógeno (alergênio) que ativa linfócitos Th2, os quais produzem: (a) IL-4, que induz diferenciação de linfócitos B para a produção de IgE; (b) IL-3 e IL-5, que promovem proliferação e ativação de eosinófilos, com eosinofilia. IgE liga-se a receptores na superfície de mastócitos e basófilos; (2) novo contato com o antígeno, que encontra IgE na membrana de mastócitos; (3) ligação do alergênio a duas moléculas de IgE, o que libera produtos dessas células e induz a síntese de mediadores lipídicos (PAF, prostaglandinas D_2 e leucotrienos), IL-1, TNF-α, fator quimiotático para eosinófilos e quimiocinas (p. ex., eotaxinas, RANTES e MCP). Os produtos liberados (histamina, cimases, triptases etc.) induzem manifestações imediatas (fase imediata, nas primeiras duas horas). Mais tarde, chegam mais linfócitos, eosinófilos, macrófagos e neutrófilos (fase tardia, com reação inflamatória), responsáveis por liberar citocinas e outros mediadores que mudam a reatividade dos tecidos aos estímulos habituais (p. ex., a musculatura lisa dos brônquios fica mais sensível aos estímulos constritores).

A capacidade de produzir IgE é geneticamente determinada, sendo bem conhecida a ocorrência familiar de alergias. Há indivíduos que produzem IgE em baixas quantidades, enquanto outros a sintetizam em grandes quantidades; os alérgicos são a maioria entre os grandes produtores de IgE. A herança genética que interfere na suscetibilidade às alergias é multigênica.

Existem pessoas que produzem IL-4 em excesso diante de qualquer estímulo antigênico e, portanto, sintetizam grande quantidade de IgE em resposta a muitos antígenos. Esses são os chamados indivíduos atópicos ou geneticamente alérgicos, os quais com grande facilidade desenvolvem alergia a uma gama variada de alergênios e não se beneficiam do tratamento com vacinas dessensibilizantes. Há ainda um grupo de indivíduos que respondem de modo exacerbado a qualquer antígeno, ou seja, apresentam um defeito no controle da resposta imunitária. Essas pessoas não só desenvolvem doenças alérgicas com facilidade como também são mais propensas a doenças por autoagressão.

Fatores ligados ao antígeno e ao ambiente também influenciam a produção de IgE, a qual depende da qualidade e da quantidade do antígeno. Antígenos solúveis e em baixas doses podem comportar-se como alergênios. É o que acontece com poeiras domésticas, que são alergênios para muitas pessoas; tais poeiras contêm material orgânico de ácaros que é inalado em pequena quantidade e absorvido pela mucosa respiratória. O acesso do alergênio pela via respiratória parece importante na indução de alergia respiratória (rinite alérgica ou asma brônquica), mas pouco se sabe sobre a via de acesso de alergênios que induzem dermatite atópica (para a maioria dos estudiosos, não é a via cutânea, que geralmente induz dermatite de contato, doença que depende da imunidade celular). Indivíduos com alergia alimentar possuem linfócitos T CLA+ e, com frequência, apresentam dermatite atópica.

Reação anafilática localizada

Reação anafilática localizada surge em certos locais do organismo (pele, mucosas, intestinos, brônquios etc.) e tem duas fases. A *fase imediata* depende de produtos liberados por mastócitos e basófilos: (1) histamina, que atua em receptores: (a) H_1 de vasos sanguíneos (músculo liso e endotélio), induzindo vasodilatação e aumento da permeabilidade vascular, responsáveis por hiperemia e edema nos locais de penetração do antígeno; (b) H_1 da musculatura lisa não vascular, causando contração (broncoconstrição, aumento da motilidade intestinal) ou relaxamento (musculatura lisa de esfíncteres); (c) H_2 de glândulas exócrinas, aumentando a secreção de muco; (2) leucotrienos, que têm ação sinérgica com a histamina em vasos e musculatura lisa não vascular; (3) PAF (fator ativador de plaquetas), que aumenta a permeabilidade vascular e produz contração da musculatura lisa dos brônquios e do intestino. Ao lado disso, terminações nervosas aferentes levam estímulos ao sistema nervoso central, desencadeando reflexo parassimpático que, por via vagal, libera acetilcolina nos brônquios, a qual agrava a broncoconstrição e aumenta a secreção de muco.

A *fase tardia* depende de: (1) IL-1, liberada por mastócitos e células do órgão afetado (epitélios da epiderme, dos brônquios ou do intestino). IL-1 ativa o endotélio, que expõe moléculas de adesão para eosinófilos, neutrófilos e linfócitos T CD4+ (Th2); (2) eotaxinas (CCL 19, CCL 26) liberadas por mastócitos, que atraem os primeiros eosinófilos; (3) fator quimiotático de alto peso molecular produzido por mastócitos, que atrai neutrófilos, os quais, juntamente com eosinófilos, formam o exsudato inflamatório inicial. Eosinófilos exsudados formam cristais de Charcot-Leyden no interstício ou na luz de cavidades naturais. Na asma brônquica, a proteína básica principal de eosinófilos lesa o epitélio respiratório e aumenta a reatividade da musculatura brônquica aos mediadores; (4) mais tarde, mastócitos, basófilos e células residentes do órgão ativados liberam IL-4, IL-5, CSF e quimiocinas, o que atrai grande número de linfócitos T CD4+ (Th2), monócitos e novos eosinófilos, mastócitos e basófilos. A participação de basófilos no local de uma reação anafilática é bem evidente na rinite alérgica, na qual essas células podem ser facilmente pesquisadas em raspados da mucosa nasal. IL-4 aumenta a expressão de receptores para Fcε em macrófagos e células dendríticas, fazendo com que essas células sejam ativadas na presença do alergênio, liberando citocinas inflamatórias (IL-1 e TNF-α). Tal inflamação amplifica e sustenta as manifestações da doença alérgica. A intensidade da reação inflamatória tardia nos processos anafiláticos localizados é muito intensa na dermatite atópica, mas existe também nos brônquios de asmáticos e no intestino de pessoas com alergia alimentar. As citocinas são responsáveis por hiperatividade dos tecidos em que ocorreu a reação anafilática, tornando-os hipersensíveis a inúmeros estímulos, mesmo que diferentes dos alergênios. Isso explica por que a pele de atópicos é mais sensível a irritações, os brônquios de asmáticos são mais irritáveis por agentes diversos e obstrução e corrimento nasais são mais comuns em pacientes com rinite alérgica na presença de qualquer fator irritativo, mesmo que não alergênico. A Figura 11.8 mostra os principais eventos nas fases imediata e tardia da asma brônquica.

Nas anafilaxias localizadas, as lesões teciduais na fase imediata são representadas por hiperemia, edema e aumento da secreção de muco, com escasso exsudato inflamatório. Após as primeiras horas, a reação inflamatória torna-se evidente, com aumento do exsudato celular (eosinófilos, neutrófilos, linfócitos e macrófagos), mas com escassos fenômenos degenerativos e necróticos.

Indivíduos que não produzem grande quantidade de IgE podem apresentar reação alérgica intensa. Tais casos se explicam porque: (1) os receptores para os mediadores liberados são mais numerosos; (2) ocorre inibição parcial de seus antagonistas; (3) há exaltação de receptores agonistas. Existem casos de asma brônquica não alérgica e não acompanhada de hiperprodução de IgE, em indivíduos que apresentam distúrbio primário em receptores da musculatura brônquica (asma intrínseca ou não alérgica). Irritantes da mucosa brônquica agravam o quadro de asma porque produzem estímulos colinérgicos, potencializando os efeitos dos receptores para histamina e outros mediadores liberados por mastócitos. Na coqueluche, a toxina da *Bordetella pertussis* inibe parcialmente os receptores beta da árvore respiratória, diminuindo os efeitos antagônicos aos receptores de histamina, o que desencadeia crises de broncoconstrição mesmo quando a liberação desse mediador é pequena.

Reação anafilática sistêmica

Choque anafilático ocorre quando o alergênio induz sensibilização de mastócitos de forma sistêmica; o contato subsequente com dose desencadeante promove ativação e desgranulação sistêmica dessas células e liberação de grande quantidade de mediadores, o que resulta em queda da pressão arterial, broncoconstrição, relaxamento de esfíncteres, prurido generalizado e edema de glote, orelhas e lábios; se não for tratado rapidamente, o paciente morre por insuficiência circulatória.

Diversos animais (camundongos, ratos, cobaios, coelhos ou cães) podem desenvolver reações anafiláticas localizadas ou sistêmicas mediante a inoculação de diversos alergênios. Tais modelos são importantes para a compreensão sobre a participação de numerosas moléculas e células nessas reações e para o entendimento dos mecanismos envolvidos no processo.

Hipersensibilidade do tipo II (doenças produzidas pela ação citopática de anticorpos)

Nesse grupo estão incluídas entidades consideradas doenças por hipersensibilidade, embora nem sempre o sejam. A anemia hemolítica por transfusão de sangue incompatível é um bom exemplo dessa condição. Na doença, a hemólise é causada por anticorpos antiantígenos de hemácias trazidos no plasma do doador e inexistentes no receptor do sangue. Trata-se, portanto, de uma resposta absolutamente normal do sistema imunitário, sem nenhum indício de hipersensibilidade. O mesmo acontece com a doença hemolítica do recém-nascido, na qual a mãe Rh$^-$ entra em contato com o fator Rh do feto e produz anticorpos contra esse antígeno.

Em doenças hemolíticas induzidas por medicamentos, estes funcionam como haptenos presos a proteínas na membrana de células circulantes; a capacidade de produzir anticorpos

Capítulo 11 | Imunopatologia

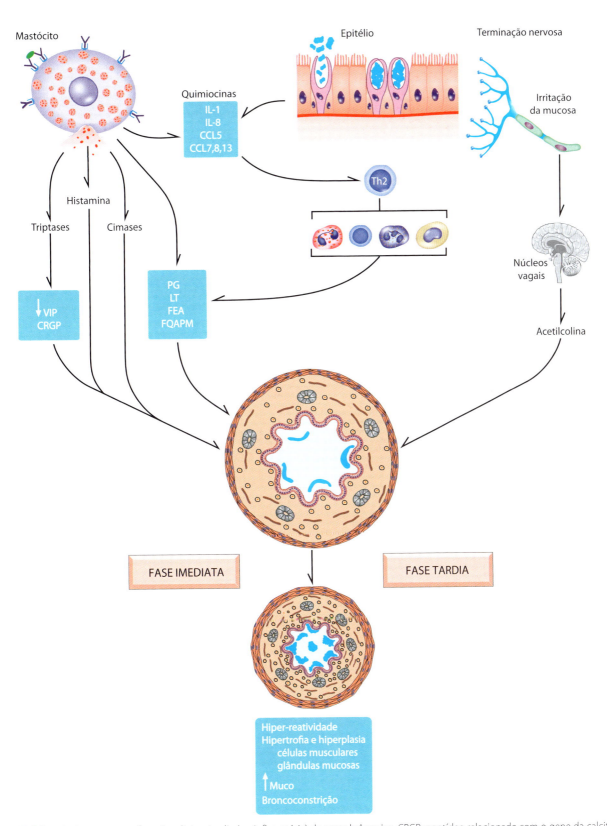

Figura 11.8 Principais eventos nas fases imediata e tardia (ou inflamatória) da asma brônquica. CRGP: peptídeo relacionado com o gene da calcitonina; FEA: fator eosinotático da anafilaxia; FQAPM: fator quimiotático de alto peso molecular; LT: leucotrieno; PG: prostaglandina; PMN: polimorfonuclear neutrófilo; SubP: substância P; VIP: peptídeo intestinal vasoativo.

contra eles depende da existência, no indivíduo, de MHC II para reconhecer o peptídeo com o hapteno associado. As pessoas com essa condição (geneticamente determinada) são mais suscetíveis a ter hemólise, podendo ser consideradas hipersensíveis aos medicamentos que induzem a destruição das hemácias.

Nessas doenças, a destruição de eritrócitos é causada por: (1) efeito citolítico do anticorpo, que ativa o complemento sobre a célula-alvo; (2) ação opsonizadora do anticorpo, que favorece a fagocitose da célula opsonizada.

Anticorpos citotóxicos dirigidos contra componentes teciduais podem ser induzidos por contato com antígenos de microrganismos que dão reação cruzada com antígenos teciduais. Nesses casos, a produção de altos títulos desses anticorpos depende do perfil genético do indivíduo, o que pode ser considerado um estado especial de reatividade ou de hipersensibilidade. É o que ocorre na glomerulonefrite com hemorragia pulmonar (síndrome de Goodpasture), que é causada por anticorpos antimembrana basal de glomérulos e capilares pulmonares induzidos por antígenos estreptocócicos que possuem epítopos semelhantes a glicoproteínas da membrana basal. As lesões glomerular e pulmonar resultam de ativação do complemento na membrana basal dos capilares desses órgãos. Anticorpos induzidos por estreptococos beta-hemolíticos do grupo A são responsáveis pelas lesões da doença reumática no tecido conjuntivo, no miocárdio e em neurônios do sistema nervoso central.

Anticorpos podem ainda estimular ou inibir células quando reconhecem epítopos em receptores de membrana. Anticorpos estimuladores da tireoide (doença de Basedow-Graves, na qual há hipertireoidismo) e anticorpos inibidores de espermatozoides são bons exemplos dessa situação. Outra condição importante é a miastenia *gravis*, doença em que anticorpos antirreceptor da acetilcolina bloqueiam a ação desta nas placas motoras, causando disfunção muscular.

Modelos experimentais

A glomerulonefrite por soro nefrotóxico é bem superponível à glomerulonefrite que ocorre na síndrome de Goodpasture. Essa afecção pode ser obtida em ratos mediante inoculação de soro de coelho, pato ou cabra, animais previamente imunizados com extrato de rim de rato em adjuvante completo de Freund (modelo de Masugi). Posteriormente, demonstrou-se que lesões semelhantes podem ser produzidas pela transferência passiva de soro de coelho ou de cabra imunizados com membrana basal (MB) glomerular em adjuvante de Freund. Os efeitos da injeção de soro anti-MB (ou antirrim) manifestam-se de modo bifásico: (1) agressão imediata à membrana basal glomerular, com proteinúria acentuada; (2) lesão tardia pela produção de anticorpos em ratos contra os anticorpos heterólogos inoculados, agora presos à membrana basal glomerular. Se os anticorpos fixam complemento, surge glomerulonefrite proliferativa, com exsudato de neutrófilos; quando não há ativação do complemento, a glomerulonefrite caracteriza-se por proliferação epitelial. A imunofluorescência mostra depósitos lineares de imunoglobulinas nos glomérulos e de componentes do complemento.

Destruição de células circulantes pode ocorrer pela injeção de soro heterólogo de um animal previamente imunizado com a célula (ou seus antígenos) que se quer depletar. Assim, são obtidos soros antiplaquetário, antineutrófilos, antilinfócitos, antieritrócitos ou, ainda, soros mais específicos contra determinadas populações celulares, como soros anti-CD4 e anti-CD8, utilizados para depletar especificamente linfócitos T auxiliares ou citotóxicos.

Hipersensibilidade do tipo III | Doenças produzidas por imunocomplexos

Complexos antígeno-anticorpo (imunocomplexos, IC) formados no organismo são eliminados naturalmente por fagocitose. Quando não são removidos, IC podem depositar-se nos tecidos, sobretudo na parede vascular. IC nos tecidos causam lesão por ativação do complemento e/ou por desestruturação de componentes da matriz extracelular. Doenças por deposição de IC ocorrem sobretudo nos rins (glomerulonefrites), nas articulações (artrites), nos vasos (vasculites) e na pele (p. ex., lúpus eritematoso).

Imunocomplexos podem depositar-se em tecidos em duas condições: (1) quando são circulantes, pequenos e solúveis, deixam a circulação e depositam-se na parede de vasos e nos tecidos perivasculares; (2) quando são formados e se precipitam no próprio tecido. Como em geral são grandes e precipitáveis, IC que se formam na circulação são transportados margeando a corrente sanguínea, colocando-os em contato com a superfície de fagócitos do fígado e do baço, que os removem rapidamente. IC formados com pouco excesso de antígeno são pequenos e solúveis e, por essa razão, circulam por algum tempo antes de serem fagocitados, podendo depositar-se em tecidos.

As lesões e doenças causadas por IC são muito frequentes. Serão comentadas a seguir as lesões por IC induzidas por contato com antígenos exógenos; as lesões por IC com autoantígenos serão abordadas com as doenças por autoagressão.

Lesões por imunocomplexos depositados onde se formam | Fenômeno de Arthus

A injeção de um antígeno na pele de um animal previamente imunizado e que produziu IgG ou IgM é seguida da formação de IC que se depositam no interstício, ativam o complemento e desencadeiam uma reação inflamatória local. Esta é a *reação de Arthus*, que se caracteriza por edema e hiperemia e, ao microscópio, mostra exsudato de neutrófilos e macrófagos, transformação fibrinoide do interstício e, muitas vezes, vasculite e trombose de pequenos vasos. Tais alterações resultam da formação de IC e da ativação do complemento, que libera peptídeos vasoativos responsáveis por hiperemia e aumento da permeabilidade vascular (C2a, C3a e C5a induzem liberação de histamina e quimiocinas por mastócitos) e por quimiotaxia de neutrófilos e macrófagos (C5a, C4a, quimiocinas). Ao fagocitarem IC, os fagócitos liberam enzimas (metaloproteinases) que digerem os componentes do interstício e a fibrina, formando o material fibrinoide. A trombose resulta de lesão no endotélio provocada por IC. Imunocomplexos depositados são fagocitados via receptor de FC de IgG e receptores para C3b; ativação do complemento libera C5a, que atua em fagócitos (neutrófilos e macrófagos) e estimula a expressão de receptores para Fc de IgG do tipo FcRγIII, os quais ativam esses leucócitos, aumentando a excreção de metaloproteinases e radicais livres, responsáveis pelas lesões nas doenças por imunocomplexos. A fagocitose de imunocomplexos no fígado e no baço é silenciosa, sem ativação de fagócitos, porque estes fagocitam via FcRγII, que possui um domínio intracitoplasmático indutor de inibição.

Em *alveolites alérgicas*, a sensibilização faz-se pela via respiratória. Em exposições subsequentes, o antígeno, inalado em grande quantidade, deposita-se nos alvéolos, encontra anticorpos na parede alveolar e com eles forma IC, desencadeando um processo inflamatório (alveolite) acompanhado de manifestações asmatiformes decorrentes da ação broncoconstritora de complemento, histamina e eicosanoides liberados por mastócitos e células inflamatórias. As alveolites alérgicas são, em geral, doenças ambientais e profissionais, e estão relacionadas com a exposição do indivíduo a ambientes em que o antígeno existe disperso no ar: fungos do feno (pulmão do fazendeiro), proteína nas fezes de aves (pulmão dos tratadores de aves) etc.

Lesões por imunocomplexos circulantes

O exemplo típico de lesões por IC circulantes é a **doença do soro**. Quando um indivíduo recebe soro heterólogo para tratamento ou prevenção de uma doença (p. ex., soro antidiftérico), pode apresentar, 1 semana depois, febre, dores articulares, urticária e proteinúria; tais manifestações desaparecem em geral em poucos dias, e o paciente se recupera. Tal quadro envolve IC formados pela imunoglobulina heteróloga e anticorpos IgM e IgG formados contra ela; como a quantidade de soro injetada é grande, a proteína heteróloga ainda está em altos níveis na circulação quando os primeiros anticorpos aparecem, o que favorece a formação de IC com excesso de antígeno, portanto pequenos e solúveis (Figura 11.9). Os IC circulam, atravessam a parede de vasos, depositam-se nos espaços perivasculares e ativam o complemento, produzindo reação inflamatória semelhante à do fenômeno de Arthus. A febre resulta da liberação de pirógenos por leucócitos que fagocitam IC; a artralgia decorre de depósitos de IC na membrana sinovial, que causam artrite; a proteinúria deve-se a depósitos de IC nos glomérulos e, consequentemente, a glomerulonefrite. As manifestações desaparecem porque, com aumento da concentração plasmática de anticorpos, formam-se IC mais fagocitáveis, e a proteína heteróloga é rapidamente retirada da circulação.

Imunocomplexos circulantes podem causar **glomerulonefrites**. IC depositam-se em glomérulos por causa de peculiaridades dos capilares glomerulares: são fenestrados e permitem a passagem de IC, que ficam presos entre o endotélio e a membrana basal ou entre o epitélio e a membrana basal, formando depósitos granulares identificados por imunofluorescência, imunoperoxidase ou microscopia eletrônica (Figura 11.10).

Vasculites em vários locais do organismo são outra consequência comum de imunocomplexos circulantes; muito mais

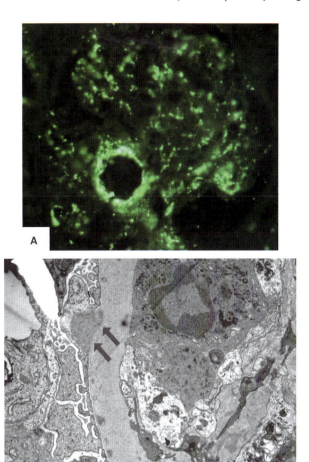

Figura 11.10 Depósitos de imunocomplexos em glomérulos. **A.** Depósitos granulares na parede de capilares glomerulares e em arteríola renal (imunofluorescência). **B.** Depósitos granulares subepitelial e intramembranosos (*setas*) em glomérulo renal (microscopia eletrônica de transmissão). (Cortesia do Dr. Stanley de Almeida Araújo, Belo Horizonte-MG.)

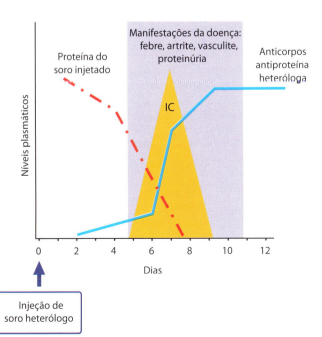

Figura 11.9 Doença do soro por injeção de soro heterólogo. As manifestações da doença iniciam-se quando começam a aparecer os imunocomplexos (IC) e duram aproximadamente 1 semana.

frequentes em pequenos vasos da derme, podem aparecer em qualquer outro órgão. Embora a maioria das vasculites cutâneas se origine pela deposição de IC, não se conhece o antígeno (ou antígenos) desencadeante(s), e muito menos se sabe o motivo da preferência pela localização das lesões na microvasculatura da pele. A *poliarterite nodosa* acompanha-se de lesões inflamatórias e necrose fibrinoide na parede de artérias de pequeno e médio calibres, típica de lesão por IC, embora não se tenha ideia do agente etiológico. Admite-se que o vírus da hepatite B seja um dos desencadeantes por meio do antígeno de superfície (AgHBs).

Fatores genéticos são importantes em doenças causadas por IC induzidas por agentes exógenos, pois nem todos os indivíduos expostos apresentam manifestações. Em geral, as pessoas que desenvolvem doença do soro ou alveolite alérgica apresentam certa desregulação da reação imunitária manifestada por maior tendência a produzir IgE aos antígenos sensibilizantes e menor capacidade de sintetizar isótipos de anticorpos Th1 (IFN-γ)-dependentes.

Em doenças infecciosas e parasitárias com antigenemia persistente, formam-se IC com excesso de antígeno, portanto solúveis e capazes de depositar-se em tecidos. Não é raro, por exemplo, o aparecimento de glomerulonefrite na esquistossomose mansônica e em portadores crônicos do vírus da hepatite B.

Em viroses com viremia, pode haver formação de IC grandes na circulação, ativação do complemento e liberação de

Modelos experimentais de doenças por imunocomplexos

A doença do soro é facilmente induzida em coelhos pela injeção de grandes doses de proteína heteróloga. As manifestações clínicas iniciam-se exatamente quando começa a formação de IC com excesso de antígeno: febre, proteinúria, leucocitose e artropatia, que desaparecem em 5 a 7 dias. Se o animal é descomplementado com CVF (*cobra venom factor*), não aparecem as manifestações clínicas; se é previamente tratado com soro antineutrófilos, que induz intensa neutropenia, as manifestações clínicas são parcialmente abortadas e as lesões inflamatórias não se desenvolvem. Tais observações demonstram a inquestionável participação de neutrófilos e complemento na patogênese das lesões por IC.

Hipersensibilidade retardada ou reação do tipo IV | Doenças produzidas pela resposta imunitária celular

A imunidade celular se expressa como uma reação inflamatória, conforme foi discutido no Capítulo 4. Por essa razão, lesões decorrentes da imunidade celular são comuns em doenças causadas por vírus, bactérias, protozoários e alguns helmintos. Nesses casos, na maioria das vezes não se pode falar em hipersensibilidade, já que a resposta imunitária celular é normal. Na tuberculose, por exemplo, as lesões básicas (granulomas, com ou sem necrose) resultam da imunidade celular. A progressão da doença não significa hipersensibilidade *stricto sensu*, mas reflete a incapacidade da resposta de eliminar o invasor. É curioso que o *hospedeiro reage com uma resposta celular suficiente para provocar lesões teciduais mas incapaz de eliminar o bacilo*. De modo semelhante, as lesões na hepatite B refletem a resposta imunitária celular ao vírus: se eficiente, as lesões são seguidas de eliminação do agente; caso contrário, instala-se uma infecção crônica (com inúmeras possibilidades evolutivas), significando não hipersensibilidade, mas imunidade celular deficiente para erradicar o vírus. Nesses casos, admite-se que ocorra exaustão de linfócitos T por estimulação antigênica persistente (persistência do agente infeccioso): os linfócitos T efetores, embora capazes de se multiplicar, têm reduzida a capacidade de produzir citocinas Th1, especialmente IFN-γ; isso ocorre por estimulação excessiva de mecanismos reguladores, especialmente via PDL-1 e 2, CTLA-4 e seus respectivos receptores. Exaustão é diferente de anergia (incapacidade de reagir) e de senescência (incapacidade de multiplicar).

Em certas circunstâncias, o indivíduo entra em contato com antígenos exógenos inócuos e monta uma resposta celular capaz de provocar lesões nos locais em que o antígeno penetra, resultando na chamada hipersensibilidade retardada. Nesses casos, é válida a expressão doença por hipersensibilidade, mesmo porque muitas vezes só algumas pessoas se sensibilizam. Em tais casos, existe um fator genético que torna o indivíduo suscetível a reconhecer epítopos no antígeno e a montar uma resposta celular. Tal como em alergias, há fatores circunstanciais, ligados ao antígeno sensibilizante, que podem facilitar a sensibilização: o modo de apresentar o antígeno, seu estado físico e solventes que o acompanham podem favorecer sua penetração no organismo, induzindo sensibilização, mesmo em pessoas geneticamente não predispostas. Duas condições são bem conhecidas entre as doenças por hipersensibilidade retardada induzida por antígenos exógenos: dermatite de contato e enteropatia por glúten.

Na *dermatite de contato*, o indivíduo sensibiliza-se com haptenos que se ligam a proteínas da pele e são capturados por células dendríticas (células de Langerhans), que são levadas aos linfonodos regionais. As células de Langerhans podem apresentar o hapteno-peptídeo juntamente com MHC I ou MHC II, razão pela qual ativam linfócitos tanto CD8+ como CD4+. Linfócitos sensibilizados migram para o local de contato com o agente sensibilizante porque aí foram liberados, por células residentes "irritadas" pelo agente sensibilizante, IL-1, TNF-α e quimiocinas responsáveis pela expressão de moléculas de adesão em células endoteliais e por quimiotatismo de linfócitos T sensibilizados. Desse modo, linfócitos T CD4+ (células T inflamatórias) ativados, expressando moléculas de adesão (integrinas), chegam ao local, acumulam-se no espaço perivascular e produzem citocinas (IL-2 e IFN-γ) que atraem e ativam macrófagos e outros linfócitos, estabelecendo-se uma reação inflamatória na derme superficial; produtos liberados por macrófagos (radicais livres de O_2, enzimas e possivelmente óxido nítrico) contribuem para o aparecimento de lesões degenerativas em células epidérmicas. Linfócitos T CD8+ ativados por linfócitos T CD4+ infiltram-se no epitélio e reconhecem o agente sensibilizante apresentado em ceratinócitos junto a MHC I, matando as células epiteliais. O aumento da permeabilidade vascular induzido pela reação inflamatória e o efeito citotóxico de linfócitos T CD8+ são responsáveis por edema local e por pequenas bolhas intraepidérmicas ou dermoepidérmicas muito características da dermatite de contato. A participação de células citotóxicas na dermatite de contato é explicada porque os agentes sensibilizantes em geral são moléculas lipossolúveis que penetram no citoplasma e modificam proteínas do citosol, onde são processadas; os peptídeos resultantes associam-se a MHC I e são expostos na superfície de células, tornando-as alvos de linfócitos T CD8+ sensibilizados, ativados por IFN-γ e IL-2 produzidos por linfócitos T CD4+.

Substâncias muito diversas podem produzir dermatite de contato: dinitroclorobenzeno, penta e decacatecol (em folhas de hera, um tipo de planta trepadeira), compostos usados em produtos de limpeza, metais como níquel e cromo, todos capazes de formar complexos estáveis com proteínas de células.

Na *enteropatia por glúten*, o agente sensibilizante é a gliadina contida em alimentos ricos em glúten (trigo, centeio e cevada). A lesão caracteriza-se por infiltrado de linfócitos e macrófagos na lâmina própria da mucosa do intestino delgado, aumento do número de linfócitos intraepiteliais e hipotrofia das vilosidades. Consequentemente, os pacientes apresentam má absorção intestinal, diarreia e desnutrição. A retirada desses alimentos da dieta – removendo-se, portanto, o agente sensibilizante – acompanha-se do desaparecimento dessas lesões e de melhora clínica dos pacientes. A patogênese da doença é em parte obscura, admitindo-se que uma transglutaminase produz desaminação do glúten facilitando a sua apresentação por células dendríticas, o que favorece a ativação de linfócitos T CD4+ sensibilizados à gliadina.

Picada de insetos pode provocar lesões por hipersensibilidade retardada, embora a reação seja provavelmente mista: (1) reação imediata devida à ação de mediadores liberados por ação direta do veneno e pela ação de IgE contra componentes do veneno (saliva) do inseto, que libera histamina; (2) reação tardia, com edema, exsudato de linfócitos, macrófagos e basófilos. Da reação tardia participam linfócitos T CD4+ sensibilizados com proteínas do veneno, os quais produzem citocinas quimiotáticas e ativadoras de basófilos. Às vezes, os basófilos representam 50% do exsudato, constituindo o que se chama hipersensibilidade a basófilos ou reação de Jones-Motte.

Doenças autoimunes

Doenças autoimunes ou doenças por autoagressão surgem quando a resposta imunitária é efetuada contra alvos existentes no próprio indivíduo, persistindo por tempo indeterminado. Como o sistema imunitário tem a capacidade de reagir a todos os possíveis epítopos, inclusive os existentes no próprio corpo, não é surpresa que possa responder também a constituintes do próprio organismo. Autoagressão imunitária pode originar-se da resposta imunitária inata ou da resposta adaptativa. Classicamente, o que se denomina doenças autoimunes ou por autoagressão inclui apenas as enfermidades originadas de autoagressão pela resposta imunitária adaptativa. No entanto, o conhecimento mais recente de receptores em células da resposta imunitária inata que reconhecem as agressões de modo menos específico possibilitou a identificação de doenças que se originam de desregulação dessa resposta, as quais são também doenças por autoagressão imunitária. As doenças associadas a desregulação da resposta inata são chamadas **doenças autoinflamatórias**, para separá-las das classicamente conhecidas como doenças autoimunes (resposta adaptativa). Sendo as duas respostas (inata e adaptativa) intimamente relacionadas, existem doenças autoimunes em que, além da participação de clones de linfócitos autorreatores, há também participação da resposta inata, favorecendo o efeito autoagressor desses clones.

Doenças por autoagressão pela resposta imunitária inata | Doenças autoinflamatórias

As doenças autoinflamatórias são definidas como inflamações em que não se detecta o agente inflamatório, a produção de autoanticorpos ou a formação de clones de linfócitos T autorreatores. Tais doenças não são, portanto, incluídas entre as doenças autoimunes clássicas, mas associadas a desregulação da resposta imunitária inata; por isso mesmo, são doenças em que a agressão é feita pela resposta inata.

Doenças autoinflamatórias caracterizam-se por excesso de citocinas pró-inflamatórias (por hiperprodução, por deficiência na inativação ou por excesso na transdução de seus sinais), em geral por mutações em genes que codificam moléculas envolvidas na resposta imunitária inata. Embora muitas tenham base genética, a interação com fatores ambientais é importante no seu desencadeamento. Algumas delas estão relacionadas com estímulo inflamatório endógeno excessivo, como acontece na gota e na pseudogota, nas quais alterações metabólicas existentes induzem a síntese excessiva de cristais de uratos. Mesmo nessas, no entanto, há participação também da resposta imunitária inata, uma vez que camundongos deficientes em NALP3 ou outras proteínas de inflamassomos apresentam pouca resposta imunitária aos cristais de ácido úrico.

Muitas doenças autoinflamatórias associam-se a alterações em moléculas dos inflamassomos, ativadoras da caspase 1 (ver Figura 13.8). As mais típicas são doenças autossômicas, muitas dominantes, geralmente com mutação em um único gene (doenças monogênicas). Outras são mais complexas, com alterações genéticas muitas vezes mal conhecidas (provavelmente multigênicas) e envolvem agentes desencadeantes, exógenos ou endógenos. Nesse grupo estão a gota, a asbestose e a doença inflamatória intestinal, nas quais a participação de agentes inflamatórios conhecidos (ácido úrico, asbesto e microbiota intestinal) é bem evidente mas as alterações no desencadeamento da resposta inflamatória excessiva não estão totalmente esclarecidas. Os mecanismos envolvidos nas doenças autoinflamatórias são muitos:

- Mutações em receptores da família NOD ou em seus reguladores, resultando em aumento de ativação de caspase 1 e síntese excessiva de IL-1, como ocorre em muitos casos de febres recorrentes ou periódicas (p. ex., febre familiar do Mediterrâneo)
- Mutações em receptores de citocinas (p. ex., na febre periódica associada ao TNF, na qual o receptor é hiperativado) ou em inibidores de citocinas pró-inflamatórias (p. ex., deficiência do antagonista da IL-1)
- Defeitos no pregueamento de proteínas, que resultam em receptores anormais, cuja ativação é responsável pelas alterações inflamatórias. Na espondilite anquilosante, pregueamento anormal de HLA-B27 dispara estresse do retículo endoplasmático, com aumento de citocinas pró-inflamatórias, especialmente IL-1 e IL-23
- Ação excessiva do complemento. Resulta de mutações gênicas que levam a perda da função em moléculas inibidoras ou que resultem em ganho de função em moléculas ativadoras do sistema, facilitando o desencadeamento de inflamações
- Alteração na sinalização por citocinas. Surge por mutação em proteínas inibidoras da transdução de sinais. Mutação na proteína ligadora de SH3 (SH3-BP) em osteoclastos da mandíbula e da maxila leva a resposta excessiva ao TNF e aumento da reabsorção óssea, gerando a alteração no crescimento desses ossos conhecida como *querubismo*
- Ativação excessiva de macrófagos. Incluem várias síndromes em que alterações genéticas comprometem as respostas inata e adaptativa, causam hiperativação de macrófagos e favorecem resposta inflamatória sistêmica grave; nesses casos, as mutações mais frequentes estão em células NK e comprometem a produção de perfurinas e a sua eliminação
- Outros mecanismos. Algumas doenças inflamatórias crônicas de etiologia desconhecida, como doença de Behçet, artrite reumatoide juvenil com manifestações sistêmicas e síndrome de febre periódica, estomatite aftosa, faringite e adenite cervical (PFAPA), provavelmente estão também relacionadas com autoagressão pela imunidade inata, embora não se conheçam quais moléculas estão envolvidos.

Doenças por autoagressão pela resposta imunitária adaptativa | Doenças autoimunes

Como o sistema imunitário é capaz de reconhecer e responder a constituintes do próprio corpo, o organismo dispõe de inúmeros mecanismos para tolerar autoantígenos, conforme descrito a seguir.

Tolerância natural a autoantígenos

O sistema imunitário reconhece epítopos por meio de receptores em linfócitos B (BCR) e em linfócitos T (TCR), cuja diversidade, gerada por recombinações das suas partes variáveis, torna o sistema capaz de reconhecer todos os epítopos existentes na natureza, inclusive os existentes no próprio corpo. Cerca de 20 a 50% de BCR e TCR reconhecem autoantígenos, mas apenas 3 a 5% das pessoas desenvolvem doenças por autoagressão, o que indica a existência de mecanismos eficazes de regulação de clones de linfócitos autorreatores.

Cada linfócito (cada clone de linfócitos) só produz um tipo de receptor (especificidade); se o receptor for autorreativo, existem mecanismos para controlá-lo. Neste caso, ao encontrar um autoantígeno, o linfócito autorreator: (1) morre por apoptose (deleção clonal); (2) reedita o receptor e muda a sua especificidade; (3) sofre reexpressão de genes e de receptores e torna-se incapaz de montar a resposta ao autoantígeno (anergia); (4) se não ocorre deleção do clone, edição do receptor ou anergia, atuam mecanismos extrínsecos que controlam os clones autorreatores, impedindo-os de ser ativados, o que é feito pela supressão de linfócitos T ou B reguladores. Tais processos ocorrem nos níveis central ou periférico (Figura 11.11).

▶ **Mecanismos centrais de tolerância em linfócitos B**

Quando um linfócito B imaturo da medula óssea expressa um receptor autorreator e este encontra o autoantígeno, dois eventos podem ocorrer: (1) o linfócito modifica o receptor (reedição do receptor, com mudança de especificidade), não permitindo que se ligue ao autoantígeno; (2) ocorre apoptose do linfócito, com deleção desse clone (deleção clonal). Linfócitos B autorreatores não deletados na medula óssea podem permanecer anérgicos por reduzirem a expressão de BCR na membrana, alterando a sinalização por ele induzida.

▶ **Mecanismos centrais de tolerância em linfócitos T**

No timo, linfócitos T imaturos podem expressar TCR de alta afinidade para autoantígenos. Quando autoantígenos de células epiteliais do timo são apresentados e reconhecidos por tais linfócitos, estes sofrem apoptose. A capacidade das células epiteliais de apresentar autoantígenos aos linfócitos depende do produto do gene *AIRE* (*autoimmune regulator gene*); mutações nesse gene causam inúmeras doenças autoimunes. Linfócitos T autorreatores que escapam de deleção clonal no timo podem também reduzir a expressão de receptores na membrana, embora menos intensa do que nos linfócitos B.

▶ **Controle externo de linfócitos autorreatores por fatores de crescimento**

A disponibilidade de fatores de crescimento produzidos por células do estroma do tecido linfoide é importante para a sobrevivência de linfócitos B e T. Competição por fatores de crescimento é importante na manutenção da tolerância natural. Linfócitos B autorreatores são controlados pela disponibilidade de BAFF (*B cell activating fator*) e de seu receptor;

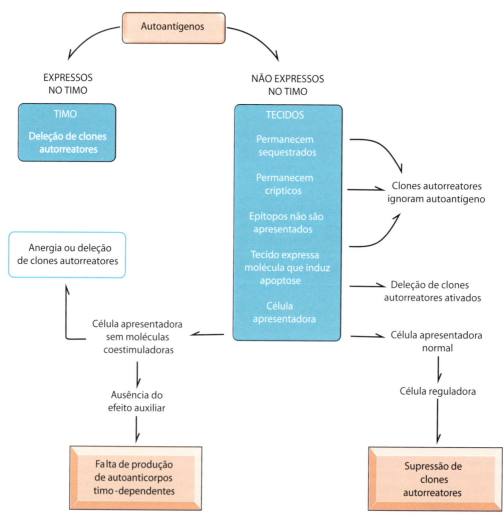

Figura 11.11 Mecanismos básicos de tolerância a autoantígenos. Os autoantígenos expressos no timo induzem deleção dos clones autorreatores, os quais não aparecem na circulação. Para os que não são expressos no timo ou aí não chegam, surgem clones autorreatores que caem na circulação e localizam-se nos órgãos linfáticos periféricos. A tolerância desses clones aos autoantígenos é explicada porque os clones autorreatores: (a) ignoram os autoantígenos; (b) reconhecem os autoantígenos e são sensibilizados mas os clones efetuadores são deletados por apoptose iniciada por molécula produzida nos tecidos; (c) reconhecem os autoantígenos por meio de células apresentadoras sem moléculas coestimuladoras, o que leva à deleção por apoptose ou à diferenciação de clones anérgicos, que não têm efeito auxiliar; (d) reconhecem os autoantígenos por meio de células apresentadoras normais, mas em condições que induzem o desenvolvimento do fenótipo regulador, com geração de citocinas (p. ex., IL-10 e TGF-β) que impedem o desenvolvimento de clones efetuadores da imunidade celular.

em geral, tais linfócitos possuem menos receptores para BAFF, que é menos disponível porque é capturado por clones não autorreatores, que se expandem rapidamente. Linfócitos T dependem de IL-7 para manter-se ativados. Linfócitos T autorreatores dispõem de poucos receptores para IL-7, que é consumida pelos demais clones. Linfopenia acentuada (que aumenta a disponibilidade de BAFF ou de IL-7) pode ser fator facilitador de autoagressão imunitária.

▶ **Controle externo de linfócitos autorreatores por moléculas coestimuladoras**

A produção de anticorpos depende de um segundo sinal induzido por linfócitos T CD4+ (CD40L), produzido em baixa quantidade por linfócitos T autorreatores. Outro sinal para a produção de anticorpos provém de TLR, especialmente TLR9 e TLR7, que têm baixa expressão em linfócitos B autorreatores. Estes expressam pouco B7-1 e B7-2, importantes para estimular linfócitos T CD4+ no momento da apresentação do antígeno.

▶ **Linfócitos T reguladores | CD4+, CD25+, FOXP-3+**

Linfócitos T reguladores (LTreg) Foxp-3+ são gerados no timo, expressam receptores TCR para autoantígenos e são lançados na circulação, onde representam o mais importante controle de linfócitos T CD4+ autorreatores. Tais células são denominadas *linfócitos Treg naturais*, já que seu efeito regulador não depende de ativação, mas somente do reconhecimento de autoepítopos, sem necessidade de coestimulação, como acontece na geração de outros linfócitos Treg CD25+ antígeno-específicos, denominados Treg i, Treg 1 e Treg 3.

Em condições normais, LTreg naturais mantêm os clones autorreatores CD4+ em estado de linfócitos virgens (não estimulados), embora sem deletá-los ou torná-los definitivamente anérgicos. Em cultura de linfócitos do sangue periférico em que os LTreg são eliminados, a estimulação com autoantígenos (p. ex., mielina) induz proliferação de clones que reagem com esses antígenos, mostrando que eles estão presentes e não estão anérgicos. A importância do gene *FOXP-3* na regulação periférica dos clones autorreatores fica evidenciada no fato de que mutação que inativa esse gene em humanos causa a síndrome IPEX (*immune dysregulation, poliendocrinopathies, enteropathy, X linked*), que se caracteriza por autoagressão iniciada precocemente e óbito por diabetes melito do tipo 1 em 90% dos casos. Nesses pacientes, faltam LTreg por impossibilidade de expressão de Foxp-3+, deixando os linfócitos T autorreatores livres.

Os mecanismos de ação de LTreg são pouco conhecidos. Uma possibilidade é a liberação de IL-10 e TGF-β, inibidores da ação de linfócitos T auxiliares.

Polimorfismos em vários genes controlados pela Foxp-3 estão associados a risco de doenças autoimunes em humanos e em roedores. Medicamentos imunossupressores que favorecem a tolerância a transplantes por potencializar LTreg estão sendo testados em doenças autoimunes, já que podem interferir na tolerância a autoantígenos. A rapamicina, inibidora de mTOR, induz proliferação de LTreg, aumentando a tolerância a autoantígenos. Tricostatina, inibidora da histona desacetilase, aumenta a função e a expressão de Foxp-3, aumentando a população de linfócitos Treg.

▶ **Anergia**

Linfócitos que reconhecem autoantígenos podem tornar-se não responsivos, fenômeno chamado *anergia*. Como mostrado na Figura 11.4, o reconhecimento de antígenos depende de moléculas coestimuladoras nas células apresentadoras, como B7, que se liga a moléculas CD28 em linfócitos T CD4+. A apresentação de antígenos sem moléculas coestimuladoras torna o linfócito T anérgico. Moléculas coestimuladoras são pouco expressas em células dendríticas em repouso em tecidos normais. A ligação de linfócitos autorreatores a células apresentadoras com poucos autoantígenos faz com que os linfócitos fiquem anérgicos.

▶ **Outros mecanismos**

A molécula CTLA-4, homóloga de CD28, é expressa em todos os LTreg e liga-se a moléculas coestimuladoras (B7) das células apresentadoras de antígenos com mais afinidade do que CD28. Quando os níveis de B7 (CD80 e CD86) são baixos, como na apresentação de autoantígenos, a CTLA-4 liga-se preferencialmente aos linfócitos T CD4+. Ao contrário da CD28, que ativa linfócitos T, a CTLA-4 tem ação inibidora. Os mecanismos de ação de CTLA-4 não são bem conhecidos. CTLA-4 tem potencial como agente terapêutico de doenças autoimunes; ensaios clínicos têm sido desenvolvidos na artrite reumatoide. Bloqueio de CTLA-4 por anticorpo monoclonal ou deleção do gene induz autoagressão órgão-específica e doença inflamatória intestinal em camundongos.

▶ **Quebra de tolerância natural e indução de autoimunidade nos mecanismos de defesa**

Respostas autoimunitárias são comuns, porém transitórias e reguladas. A produção de autoanticorpos é um fenômeno natural: na população em geral, autoanticorpos IgM contra diferentes autoantígenos formam-se desde o nascimento e aumentam com a idade. Tais autoanticorpos são produzidos por linfócitos B CD5+, estimulados possivelmente por interações entre os idiótipos da linhagem germinativa, que aumentam após o desenvolvimento da microbiota e pelo contato com epítopos externos, mediante reações cruzadas ou novas interações idiotípicas. Estes são os chamados *autoanticorpos naturais*, de baixa afinidade, que podem atuar como mascaradores de autoantígenos, impedindo seu reconhecimento, ou como fatores de regulação idiotípica de clones autorreatores.

Quando ocorre lesão tecidual, autoantígenos são liberados, processados por células apresentadoras e apresentados em quantidade adequada e com sinais coestimuladores para ativar linfócitos T, gerando linfócitos B produtores de anticorpos de maior afinidade e de linfócitos T efetores inflamatórios e citotóxicos. É o que se observa em indivíduo que sofre cardiotomia (durante a qual miocardiócitos são mecanicamente mortos) ou após um pequeno infarto do miocárdio, quando surgem anticorpos IgG antimiocárdio e linfócitos T autorreatores; no entanto, essa resposta é transitória e desaparece pela ação supressora natural.

Etiopatogênese de doenças autoimunes

As doenças autoimunes têm etiopatogênese complexa e multifatorial. Teoricamente, autoimunidade resulta da quebra da tolerância natural, por falha na deleção clonal, na inativação clonal, nos mecanismos de imunossupressão ou por alteração em moléculas que, por causa de modificações na sua conformação, passam a expor epítopos crípticos, antes ignorados por linfócitos. No entanto, falha primária desses mecanismos é pouco provável por causa da alta eficiência do sistema. O que se admite é que as doenças autoimunes resultam de numerosos fatores que interferem desde a maturação dos linfócitos até os mecanismos imunorreguladores responsáveis pela tolerância. Entre os últimos, fatores genéticos e ambientais têm papel destacado.

As doenças autoimunes são divididas em dois grandes grupos: (1) doenças que dependem de fator genético para se desenvolver, sendo independentes de sinais da resposta inata para serem desencadeadas (ainda que possam ser por eles influenciadas); (2) doenças que se associam a um fator genético, mas que dependem da resposta inata para serem iniciadas. No primeiro grupo está, por exemplo, a IPEX por mutação no *FOXP-3*, que retira a inibição de LTreg sobre linfócitos T autorreatores (a síndrome é precoce e independe de fatores ambientais). No segundo grupo, encontra-se a doença reumática, que surge em pessoas geneticamente predispostas após infecção estreptocócica. Entre os dois grupos existe uma gama enorme de doenças autoimunes em que os fatores genéticos e ambientais (principalmente infecções) são importantes, em proporções diferentes, no desencadeamento de autoagressão. Isso se explica porque existem vários mecanismos periféricos de controle de clones autorreatores, os quais podem ser alterados por um agente infeccioso, como será discutido adiante.

▶ Sítios e tecidos privilegiados

Autoagressão pode ser explicada pela exposição de antígenos que normalmente permanecem fora de contato com o sistema imunitário, nos *sítios privilegiados*. O que se admite é que antígenos localizados em compartimentos isolados do sistema imunitário não induziriam tolerância natural e, ao entrarem em contato com esse sistema, desencadeariam uma resposta como a um antígeno externo. Esses sítios incluem olho, cérebro, útero grávido, testículo e ovário; são locais aparentemente sem drenagem linfática e nos quais existem barreiras tecido/sangue, de modo que as moléculas neles existentes permaneceriam sequestradas e não entrariam em contato com o sistema imunitário. Essa ideia não explica o fenômeno porque demonstrou-se pequena drenagem linfática no olho (via uveoescleral) e que linfáticos eferentes existem no encéfalo e são abundantes nos testículos. Demonstrou-se também que antígenos desses sítios podem ser detectados na circulação, portanto em contato com o sistema imunitário (quantidades mínimas de antígenos de espermatozoides, de proteínas do cristalino e de tireoglobulina podem ser encontradas na circulação). É até possível que a quantidade deles não seja suficiente para induzir anergia, permanecendo como antígenos ignorados ou indutores de resposta supressora. Ao lado de sítios privilegiados, existem os *tecidos privilegiados*, que não são rejeitados quando transplantados: córnea, cristalino, cartilagem, testículo, ovário, placenta e tecidos fetais. Sítios e tecidos privilegiados são capazes também de induzir imunossupressão. Os mecanismos de "privilégio imunológico" (de não rejeitar ou de ser indefinidamente aceito) podem estar relacionados com indução de deleção, de anergia ou de supressão ativa da resposta, ou ainda com um desvio da resposta Th1 (inflamatória) para uma resposta Th2, incapaz de lesar tecidos.

A expressão de moléculas FasL em sítios privilegiados impede a resposta T inflamatória local. Testículo de camundongo C57BL/6 transplantado sob a cápsula renal de camundongos BALB/c sobrevive sem rejeição. No entanto, testículos de camundongo C57BL/6 com a mutação *gld* no gene para a molécula FasL são rejeitados porque FasL no testículo faz com que células T CD4+ expressem Fas na membrana e entrem em apoptose pela interação Fas/FasL (ver Capítulo 5). FasL é expresso, entre outros, no epitélio da córnea, na íris e no corpo ciliar.

Imunossupressão desenvolve-se também após inoculação de antígenos em sítios privilegiados, com geração de linfócitos T supressores, especialmente CD8+, que bloqueiam a resposta T inflamatória. Camundongos inoculados com albumina de ovo na câmara anterior do olho tornam-se tolerantes a essa proteína; nesse caso, os animais não montam resposta T inflamatória nem produzem anticorpos antiovalbumina fixadores do complemento, mas sintetizam anticorpos dirigidos a outros antígenos. Nesses animais, os órgãos linfoides contêm precursores de linfócitos T CD4+ e grande número de linfócitos T CD8+ sensibilizados, com forte atividade supressora (produtores de TGF-β) quando estimulados com ovalbumina.

Os sítios privilegiados possuem substâncias que modulam a resposta imunitária. O humor aquoso contém TGF-β, α-MSH (hormônio estimulador de melanócitos) e VIP (peptídeo intestinal vasoativo). TGF-β e VIP inibem linfócitos T inflamatórios, enquanto α-MSH é capaz de desviar o programa de linfócitos T inflamatórios (Th1), que deixam de produzir IFN-γ e passam a sintetizar IL-4 e IL-10, modificando o padrão de Th1 para Th2.

Alguns tecidos com privilégio imunológico são capazes de alterar o fenótipo de células potencialmente histotóxicas. Durante a gravidez, fêmeas de camundongos C57Bl/6 gestando filhotes transgênicos para o aloantígeno K^b possuem linfócitos T com TCR para K^b duplo-negativas, ou seja, CD8 e CD4-negativas. Nesse período, as fêmeas não rejeitam enxerto de células que expressam K^b, mas voltam a rejeitar essas células logo após o parto, quando linfócitos T com TCR para K^b, CD8+, reaparecem na circulação. Antígenos fetais, portanto, induzem uma modificação fenotípica transitória em células Tc maternas, criando uma tolerância temporária.

Embora o privilégio imunológico não seja considerado hoje um fator importante associado a autoagressão, seu estudo tem mostrado pistas interessantes para melhor entendimento dos mecanismos de indução de tolerância periférica, o que poderá orientar intervenções que venham a aumentar a aceitação de transplantes alogênicos em humanos.

▶ Mimetismo molecular

Um antígeno estranho contendo epítopos semelhantes a moléculas dos tecidos normais pode desencadear resposta autoimunitária cruzada, como acontece na doença reumática. Muitos microrganismos possuem epítopos semelhantes a moléculas do hospedeiro; anticorpos contra eles podem reagir com alvos existentes no organismo invadido, fenômeno que ocorre em muitas infecções, embora nesses casos a autoagressão seja em geral passageira e desapareça com a eliminação do agente infeccioso.

Uma forma de mimetismo molecular que parece importante é a semelhança de epítopos de microrganismos com sequências de MHC do hospedeiro. Essa semelhança molecular pode desencadear uma resposta aos epítopos de MHC, provocando uma resposta autoimune.

▶ Fatores genéticos

Agregação familiar de casos da mesma doença, maior frequência de autoanticorpos em familiares de pacientes com doença autoimune e concordância de aparecimento da mesma doença em gêmeos univitelinos (até 50%) são dados que reforçam a participação de um fator hereditário na autoimunidade. O marcador genético mais importante de autoimunidade em humanos é a vinculação de muitas doenças autoimunes a alguns haplótipos de HLA (ver Quadro 11.1).

Em doenças autoimunes de certos animais, tanto espontâneas como induzidas, o componente genético é muito evidente. Anemia hemolítica autoimune ocorre em camundongos NZB (camundongos negros da Nova Zelândia); o híbrido NZB × NZW (cruzamento de camundongo negro com a variante branca) desenvolve autoanticorpos antinucleoproteínas e apresenta doença progressiva semelhante ao lúpus eritematoso humano, doença que aparece também em camundongos BXSB e LPR. Pintos obesos apresentam tireoidite autoimune espontânea, enquanto camundongos NOD (*non obese diabetic*) desenvolvem diabetes dependente de insulina. Portanto, doenças autoimunes espontâneas aparecem em linhagens de animais que transmitem a seus descendentes predisposição a autoimunidade.

A suscetibilidade de animais de laboratório a doenças autoimunes induzidas depende da linhagem do animal. Doenças autoimunes órgão-específicas podem ser induzidas pela injeção de autoantígenos associados a um adjuvante (geralmente adjuvante de Freund). Em uma mesma espécie, existem linhagens suscetíveis e linhagens resistentes a autoagressão. Assim, encefalite alérgica experimental é induzida em ratos Lewis, altamente suscetíveis; miocardite autoimune por injeção de miosina em adjuvante só se desenvolve em determinadas linhagens de camundongos e ratos (ratos Lewis e camundongos A/J).

O estudo de doenças autoimunes espontâneas de animais de laboratório mostra que a herança é poligênica. Em pintos obesos, por exemplo, há participação de genes MHC, de genes que regulam a reatividade de linfócitos T e de genes que controlam a capacidade de captar iodo (muito grande em pintos obesos, mas já presente na linhagem de pintos não propensa a tireoidite, da qual se originam).

▸ **Fatores ambientais**

Além de fatores genéticos, componentes do ambiente são também muito importantes. Concordância de doença autoimune em gêmeos univitelinos está no máximo em 60%. Isso se explica porque, embora tenham os mesmos genes para comandar a diferenciação de linfócitos B e T, rearranjos gênicos para a formação da diversidade de receptores para epítopos se fazem ao acaso e podem gerar repertórios diferentes em dois indivíduos geneticamente iguais (o que pode levar ao aparecimento de idiótipos e anti-idiótipos diferentes, formando redes reguladoras diversas que respondem de modo diferente aos fatores ambientais). Mesmo em linhagens suscetíveis a autoagressão espontânea, doença não aparece em todos os animais. A prevalência de diabetes na idade de 20 semanas, em diferentes colônias de camundongos NOD, em diferentes partes do mundo, varia bastante, oscilando de 4 a 95%, tanto em machos como em fêmeas.

Alguns fatores ambientais podem interferir na autoimunidade: luz solar desencadeia lúpus eritematoso sistêmico em indivíduos predispostos; solventes orgânicos podem lesar membranas basais e induzir síndrome de Goodpasture em indivíduos DR2+ que trabalham em lavanderias de lavagem a seco etc. Experimentalmente, pode-se induzir autoanticorpos antinucleoproteínas em ratos Brown Norway pela injeção de pequenas doses de cloreto de mercúrio.

Agentes infecciosos são os fatores ambientais mais ligados a autoimunidade. De vírus a metazoários, vários parasitos, comensais ou simbiontes, podem desencadear autoagressão por possuírem antígenos com epítopos semelhantes a moléculas do hospedeiro ou por conterem produtos com efeito adjuvante (Figura 11.12). Reação cruzada de anticorpos antimicrobianos com componentes teciduais é frequente em muitas infecções, embora produza lesões autoimunitárias limitadas que desaparecem com a resolução do processo infeccioso; em pessoas geneticamente suscetíveis, no entanto, pode causar autoagressão persistente. Bom exemplo é a resposta à infecção por estreptococos beta-hemolíticos, que induz a formação de anticorpos que reagem com moléculas do tecido conjuntivo, sobretudo no coração, resultando na doença reumática.

Estudos de doenças autoimunes em animais isentos de germes mostram a importância de microrganismos na autoagressão. Algumas doenças não sofrem influência nenhuma, desenvolvendo-se da mesma maneira em animais isentos de germes ou convencionais (p. ex., camundongos deficientes em AIRE ou com ablação de linfócitos Treg). Outras afecções, poligênicas, independem de microrganismos para se desenvolver, mas são influenciadas por eles: camundongos NOD têm maior incidência de diabetes do tipo 1 quando tornados isentos de

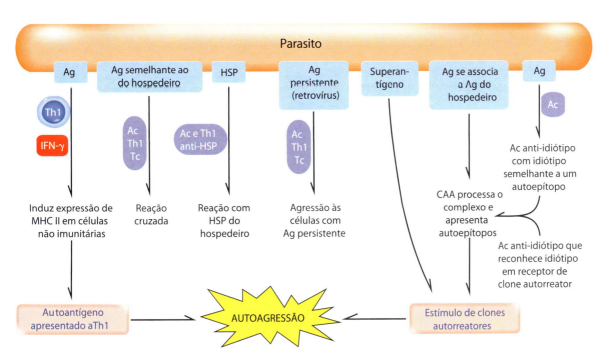

Figura 11.12 Possíveis mecanismos de autoagressão a partir de infecção por microrganismo de qualquer natureza. Ac: anticorpo; Ag: antígeno; CAA: célula apresentadora de antígenos; HSP: *heat shock protein*; Tc: linfócito T citotóxico.

germes, mostrando que microrganismos são dispensáveis para induzir autoagressão, mas influenciam a sua progressão. Mesmo em entidades monogênicas, como lúpus eritematoso sistêmico em camundongos *lpr* (mutação no gene *Fas*), o quadro é mais grave em animais isentos de germes alimentados com dieta não filtrada para reter produtos microbianos. A presença desses produtos, que alteram a resposta inata, modifica a evolução da doença.

Epítopos de parasitos semelhantes a moléculas do hospedeiro são importantes no desencadeamento de autoimunidade porque podem estimular clones autorreatores, principalmente de linfócitos T, que existem naturalmente, mas que ficam sob controle de linfócitos Treg. Epítopos do parasito semelhantes a moléculas do hospedeiro podem ainda ser processados e apresentados junto a MHC em células hospedeiras, servindo de alvo para linfócitos autorreatores, agora ativados.

O microrganismo pode ainda ter efeito adjuvante, estimulando macrófagos e outras células na produção de citocinas que regulam clones autorreatores no sentido de autoagressão. Citocinas induzidas por microrganismos (p. ex., IFN-γ) podem levar as células a expressar MHC II, facilitando a exposição de autoantígenos a linfócitos T. É o que parece ocorrer em infecções virais que provocam lesão tecidual e induzem a expressão de autoantígenos associados a MHC I e II, desencadeando autoagressão persistente.

Ativação policlonal de linfócitos pode ser induzida por produtos de microrganismos, podendo haver ativação de clones autorreatores T e B. Nesse processo, os superantígenos teriam papel especial porque podem ativar clones de linfócitos T que usam determinado gene Vβ; células autorreatoras encontradas em alguns modelos de doenças autoimunes experimentais utilizam particularmente alguns genes Vβ, os mesmos que favorecem ativação do receptor por superantígenos.

Mecanismos de autoimunidade

O desencadeamento de autoimunidade deve-se à quebra da tolerância natural, que pode ser iniciada pelo lado do estímulo antigênico (alterações de autoantígenos, endógenas ou exógenas) ou pelo lado da regulação da resposta (modificações nos mecanismos de apresentação, de produção de citocinas ou de regulação de linfócitos).

Alterações nos mecanismos centrais de regulação imunitária

Estimulação de células auxiliares por autoantígeno primariamente alterado, as quais ativariam clones autorreatores, é pouco provável: em pintos obesos, nos quais a tireoglobulina é anormal, tireoidectomia ao nascimento não impede a formação de autoanticorpos antitireoglobulina mesmo após injeção de tireoglobulina homóloga normal. Portanto, indução de autoanticorpos parece não ter relação com a síntese de uma tireoglobulina anormal nesses animais.

Modificações em autoantígenos por agentes externos (p. ex., de microrganismos) podem favorecer a apresentação deles às células auxiliares. Se um autoantígeno A associa-se a um antígeno externo E, o complexo AE pode ser endocitado por células apresentadoras, e os peptídeos podem ser expostos junto com MHC I ou II em quantidade suficiente para seu reconhecimento, surgindo o efeito auxiliar para os epítopos de A, antes impossível por ignorância ou anergia. No caso, o antígeno E induz a célula apresentadora a produzir moléculas coestimuladoras (B7-1 e 2), indispensáveis para ativar células autorreatoras.

Modificações em autoantígenos e formação de autoanticorpos são frequentes em autoagressões induzidas por fármacos. A alfametildopa induz anemia hemolítica ao associar-se a componentes da membrana de eritrócitos, o que favorece a apresentação do antígeno Rh a células auxiliares e induz a síntese de autoanticorpos anti-Rh. Mecanismo semelhante estaria relacionado com a indução de anticorpos antinucleares e outros sinais de lúpus eritematoso em pessoas tratadas com procainamida. Em algumas delas, a síntese de autoanticorpos persiste mesmo após a suspensão do uso do fármaco.

Do mesmo modo que um fármaco pode alterar um autoantígeno e favorecer sua apresentação, um antígeno viral, inserido na membrana de uma célula, pode também facilitar essa apresentação: as células apresentadoras podem endocitar o antígeno viral juntamente com o autoantígeno, fazendo com que os peptídeos do autoantígeno sejam apresentados em densidade e com moléculas coestimuladoras adequadas. Que esse mecanismo quebra a tolerância parece indiscutível: infecção de um tumor experimental (não rejeitado) com vírus da *influenza* desencadeia resposta contra células tumorais, em que o animal torna-se capaz de matar também as células tumorais não infectadas pelo vírus.

Outra possibilidade de ativação de clones autorreatores induzida por antígenos exógenos seria a existência de epítopos parecidos aos de autoantígenos. Quando epítopos semelhantes expostos em células apresentadoras estão em grande quantidade e se há expressão de moléculas coestimuladoras, o epítopo do autoantígeno, até então ignorado (baixa densidade) ou indutor de anergia (sem induzir moléculas coestimuladoras), transforma-se em epítopo estimulador de linfócitos T auxiliares, desencadeando ativação do clone autorreator. Esse mecanismo explicaria, por exemplo, anticorpos anticoração e antineurônio na doença reumática, os quais reagem a extratos de estreptococos beta-hemolíticos, demonstrando que a bactéria possui epítopos capazes de originar reação cruzada com autoantígenos do coração e de neurônios.

Modificações primárias na autoimunidade associam-se a alterações em diferentes níveis em que a resposta imunitária é regulada. A regulação mais precoce do sistema imunitário ocorre na fase de diferenciação de linfócitos na medula óssea e no timo. Ao desenvolverem o repertório de receptores, linfócitos B criam também um repertório variado de idiótipos, os quais podem permitir a interação das células em redes de estimulação e inibição, de modo que clones autorreatores sejam mantidos inativos. Nesse processo, são muito importantes os linfócitos B CD5+, que podem produzir autoanticorpos do tipo IgM de modo timo-independente, sendo os idiótipos desses anticorpos importantes na regulação de células autorreatoras. Descontrole nessas células pode gerar autoagressão, como foi demonstrado em camundongos *mouth-eaten*, que desenvolvem autoanticorpos anti-DNA e antineutrófilos, morrendo precocemente. Nesses animais, os níveis de IgM são 50 vezes maiores do que o normal, e os linfócitos B circulantes predominantes são CD5+. Em camundongos NZB, autoanticorpos antieritrócitos são da classe IgM, e a população de linfócitos CD5+ também está elevada. Transfecção do gene que codifica esse autoanticorpo para camundongos normais induz o aparecimento de anemia hemolítica em 50% dos animais, que não possuem linfócitos CD5+. Em doenças autoimunes sistêmicas humanas, também se observa aumento da população de linfócitos CD5+. Portanto, é possível que desregulação de linfócitos CD5+ possa ser um fator desencadeante da produção de autoanticorpos, embora ainda não se tenha ideia de como células produtoras de IgM deslocam a produção de imunoglobulinas para a classe IgG, na qual está a maioria dos autoanticorpos encontrados em doenças autoimunes humanas. Como demonstrou-se recentemente que entre os linfócitos B CD5+

existem clones reguladores, a desregulação desses clones poderia estar envolvida na autoagressão.

No timo, linfócitos T autorreatores que reconhecem epítopos aí apresentados por moléculas MHC I e II são deletados por indução de apoptose, em parte relacionada com a expressão das moléculas Fas e FasL. Em camundongos, mutações nos genes dessas moléculas (mutações lpr, no gene de Fas, e gld, no gene de FasL) induzem perda dessas moléculas em linfócitos e em células que apresentam antígenos, escapando assim os linfócitos autorreatores de deleção no timo; com isso, há maior chance de aparecimento e proliferação de células autorreatoras na circulação. Tais camundongos desenvolvem autoimunidade sistêmica acompanhada de doença linfoproliferativa difusa.

Tem sido proposto também que doenças autoimunes originam-se por mutações somáticas sucessivas que permitem aos clones autorreatores que escapam de deleção clonal no timo ou na medula óssea ultrapassar os diferentes pontos de regulação que impedem sua ativação. Mutação no gene que codifica o *fator de transcrição AIRE*, importante na geração de autoantígenos em células epiteliais do timo para apresentação e indução de deleção de clones autorreatores, associa-se ao aparecimento de autoagressão em glândulas endócrinas; as primeiras lesões só aparecem após 10 anos de vida, enquanto as lesões em outras glândulas acumulam-se nas décadas seguintes. Isso sugere que clones autorreatores que escaparam de deleção no timo são controlados em outros pontos de regulação; autoagressão só se manifesta quando alterações nesses pontos de regulação somam-se à mutação original. Em camundongos, a mutação lpr (no gene do Fas) acompanha-se de autoagressão que só começa após 3 meses de vida; em camundongos MLR com a mutação lpr, os autoanticorpos anti-DNA e anti-RNA e infiltração linfoide dos órgãos começam precocemente porque o genótipo LPR associa-se a mutações em regiões V de BCR que conferem alta afinidade para DNA e RNA. As duas observações reforçam a ideia de que acúmulo de mutações somáticas que afetam diferentes pontos de regulação de clones autorreatores, indicados na Figura 11.11, associa-se no desencadeamento de autoimunidade, de modo semelhante ao que ocorre na indução de linfomas. Os mecanismos básicos de autoagressão estão resumidos na Figura 11.13.

Alterações nos mecanismos periféricos de regulação imunitária

▸ *Linfócitos T reguladores (LTreg)*

O principal mecanismo de controle de clones autorreatores que escapam da seleção negativa no timo é representado por LTreg, razão pela qual alterações nesses linfócitos são mecanismos importantes em doenças autoimunitárias. Mutação no gene *FOXP-3* resulta na IPEX, síndrome grave e precoce em que a autoagressão depende essencialmente do fracasso de LTreg. Alterações em genes influenciados por Foxp-3 tambem facilitam autoagressão. Mais ainda, todos os fatores ambientais discutidos anteriormente como facilitadores ou indutores de autoagressão exercem parte de seus efeitos por reduzirem o efeito supressor de LTreg, por amplificação de clones autorreatores ou por inibição direta de clones LTreg.

▸ *microRNA*

Recentemente, foi relatada a participação de microRNA na regulação da resposta imunitária. Alguns estudos mostram

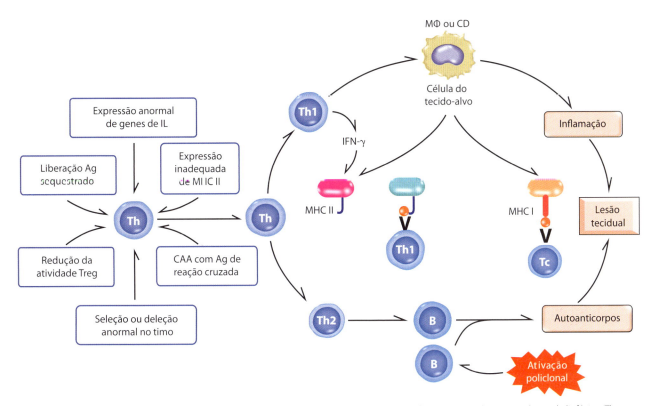

Figura 11.13 Mecanismos básicos de autoagressão. Nos retângulos à esquerda estão indicados os fatores que podem ativar clones de linfócitos Th autorreatores. Uma vez ativados, linfócitos Th autorreatores diferenciam-se em linfócitos Th1 e Th2. Th1 induz resposta citotóxica contra a célula-alvo e, via IFN-γ, ativa da expressão de MHC I e MHC II nas células-alvo, o que aumenta a apresentação de autoantígenos. IFN-γ também ativa macrófagos e induz inflamação, que amplifica e mantém a lesão tecidual iniciada por autoanticorpos e células Tc. A resposta Th2 ativa a síntese de autoanticorpos, que podem ser também induzidos por ativação policlonal. CAA: célula apresentadora de antígenos; CD: célula dendrítica; IL: interleucina; MΦ: macrófago; Tc: linfócito T citotóxico.

redução na expressão do microRNA mR23b em vários tipos de células de pacientes e de animais de laboratório com diferentes formas de autoagressão imunitária (mR23b é um regulador negativo da expressão de NFκB). Redução de mR3b favorece a produção de citocinas pró-inflamatórias, aumentando a progressão das lesões em diferentes doenças autoimunitárias. Curiosamente, a IL-17, citocina responsável pelo agravamento da inflamação em doenças inflamatórias crônicas, inibe a expressão do mR23b. É possível que mutações inativadoras ou deleção do mR23b seja um dos fatores envolvidos na progressão e no agravamento de doenças autoimunitárias.

- ### Doenças autoimunes humanas

As doenças autoimunes humanas são divididas em dois grupos: (1) órgão-específicas, nas quais a autoagressão é dirigida a um órgão; (2) sistêmicas, em que a autoagressão se faz contra autoantígenos ubiquitários e as lesões tendem a comprometer vários órgãos (algumas podem ter características dos dois grupos). Lúpus eritematoso sistêmico e tireoidite de Hashimoto são doenças autoimunitárias humanas típicas, respectivamente, de autoagressão sistêmica e órgão-específica.

As doenças por autoagressão, sistêmicas ou órgão-específicas, têm algumas características em comum: são mais frequentes em mulheres, podem ter distribuição familial e geralmente estão vinculadas a um ou mais genes, parecendo haver um padrão genético, possivelmente multigênico, que favorece a autoagressão. Embora sem comprovação, na maioria das vezes suspeita-se da participação de agentes infecciosos no desencadeamento de muitas delas. Por outro lado, na maioria das doenças autoimunes, embora sejam detectados autoanticorpos e células T sensibilizadas a diversos antígenos, com frequência não se conhece o papel patogenético dessas respostas imunitárias no aparecimento das lesões. Seriam os fatores iniciadores da lesão ou desencadeariam a doença após uma lesão primária de origem desconhecida (p. ex., infecção viral antes da autoagressão às células beta no diabetes do tipo I)?

▶ Imunodeficiências

Imunodeficiências são doenças caracterizadas por distúrbios na resposta imunitária inata ou na adaptativa; esta pode resultar de síntese deficiente de anticorpos ou de imunidade celular insuficiente. Indivíduos com imunodeficiência humoral têm infecções piogênicas repetidas (por hemófilos, estreptococos e, menos frequentemente, por estafilococos); na imunodeficiência celular, predominam infecções oportunistas por *Pneumocystis*, *Candida*, micobactérias etc. De acordo com suas causas, as imunodeficiências podem ser primárias (congênitas) ou secundárias (adquiridas).

Imunodeficiências primárias da imunidade adaptativa

Imunodeficiências primárias, que são geralmente doenças genéticas que se manifestam nos primeiros meses ou anos de vida, podem resultar de deficiências na resposta inata ou na resposta adaptativa, humoral ou celular. As mais importantes encontram-se descritas a seguir.

- ### Hipogamaglobulinemia ligada ao cromossomo X

É causada por mutação em um gene no braço longo do cromossomo X, denominado gene *BTK* (Brutton ou *B cell tirosine kinase*), que codifica uma cinase de função ainda desconhecida. As crianças afetadas, do gênero masculino, são normais até 6 a 9 meses de vida, quando passam a apresentar infecções piogênicas repetidas; além disso, têm risco aumentado de desenvolver poliomielite com vacinas de vírus vivo e são suscetíveis a infecção persistente com enterovírus, geralmente fatal. O soro dessas crianças não tem IgM nem IgA detectáveis e possui menos de 100 mg/dℓ de IgG. O número de linfócitos B circulantes é muito baixo, mas a imunidade celular é normal. Os órgãos linfoides não têm folículos nem centros germinativos.

- ### Síndrome da hipergamaglobulinemia M

É doença hereditária ligada ao cromossomo X na qual o indivíduo afetado (gênero masculino) possui elevada concentração sérica de IgM (chegando a 1.000 mg/dℓ ou mais), IgA e IgE não detectáveis e níveis muito baixos de IgG. Os pacientes têm infecções piogênicas repetidas, além de apresentarem infecções oportunistas e alta tendência a doenças autoimunitárias (anemia hemolítica, trombocitopenia, leucopenia). Nos órgãos linfoides, as áreas B-dependentes são hipotróficas e não há centros germinativos nos folículos. O defeito reside no gene que, em linfócitos T, codifica a molécula ligante do CD40 (CD40L) de linfócitos B. Ausência de CD40L em linfócitos T CD4+ (Th2) impede o deslocamento na síntese de IgM para outras imunoglobulinas em linfócitos B. Essa síndrome exemplifica claramente a importância da cooperação entre linfócitos T e B na produção de anticorpos.

- ### Imunodeficiência comum variável

Indica síndromes caracterizadas pela formação deficiente de anticorpos, por mecanismos diferentes dos já descritos. A maioria dos casos é esporádica. As manifestações mais importantes são infecções piogênicas sinopulmonares recorrentes e grande suscetibilidade a infecções entéricas crônicas, especialmente giardíase. Os portadores têm maior risco de desenvolver linfomas, câncer gastrintestinal e doenças hemolíticas autoimunes. Os níveis de IgG, IgA e IgM estão reduzidos, mas não há defeito intrínseco em linfócitos B. Ao contrário de outras hipogamaglobulinemias, o tecido linfoide apresenta hiperplasia folicular.

- ### Imunodeficiência grave combinada

Consiste em imunodeficiência humoral e celular decorrente de alterações genéticas variadas. Na maioria dos casos, deve-se a mutação no gene que codifica a cadeia gama do receptor para IL-2, localizado no cromossomo X (50 a 60% dos casos); outras vezes, resulta de deficiência em enzimas que degradam purinas por mutações transmitidas por herança autossômica recessiva. Crianças com imunodeficiência grave combinada podem apresentar eritema morbiliforme logo após o nascimento por ação de linfócitos maternos que promovem uma reação do tipo enxerto contra o hospedeiro; outra manifestação comum é eritema na região da fralda causado por moniliáse. Essas crianças morrem precocemente por infecções virais (sarampo, varicela, herpes, adenovírus, citomegalovírus) ou por pneumonia por *Pneumocystis jiroveci (carinii)*. Os pacientes apresentam linfopenia acentuada, especialmente de linfócitos T, já que os linfócitos B às vezes estão em número normal. O timo não se desenvolve.

- ### Imunodeficiência por defeito na expressão de MHC

Pode haver deficiência na expressão de MHC I ou de MHC II. Falta de expressão de *MHC II* (de herança autossômica recessiva) bloqueia a diferenciação de linfócitos T CD4+, embora o número de T CD8+ seja normal. Ainda que tenham número normal de linfócitos B, os pacientes apresentam hipogamaglobulinemia por deficiência do efeito auxiliar T. Em geral, os pacientes com imunodeficiência por falta de expressão de MHC II morrem até a segunda década de vida. Deficiência na expressão de moléculas *MHC I* é muito rara. Demonstrou-se, em dois irmãos, que ausência de MHC I nas células devia-se a mutação nos genes para TAP 1 e 2. Proteínas TAP defeituosas ou ausentes não permitem a montagem adequada do complexo MHC I-peptídeo, acarretando demolição de MHC I ainda no citoplasma. Nessas crianças, havia deficiência de linfócitos T CD8+, com número normal de T CD4+.

▶ Síndrome de Wiskott-Aldrich

Trata-se de doença de herança recessiva ligada ao cromossomo X que afeta predominantemente meninos, caracterizada por imunodeficiência e trombocitopenia graves. Hemorragias e infecções oportunistas são as manifestações mais importantes. Os níveis de IgM são baixos, os de IgE e IgA são elevados e os de IgG, normais. O número de linfócitos T circulantes diminui progressivamente após o nascimento, mas o de linfócitos B aumenta. O defeito reside no gene que codifica uma proteína que afeta o citoesqueleto de linfócitos T, que ficam deformados e desprovidos de microvilosidades.

Imunodeficiências adquiridas

Imunodeficiência adquirida ocorre em inúmeras condições: câncer, infecções, desnutrição, diabetes melito, tratamento com medicamentos imunossupressores (doenças autoimunes, transplante de órgãos), quimio e radioterapia de tumores. As mais importantes estão descritas adiante.

Desnutrição pode causar imunodeficiência, mas somente quando muito acentuada; na desnutrição grave, a produção de anticorpos é afetada, mais do que a imunidade celular.

Estresse e *depressão* afetam a resposta imunitária. O desequilíbrio hormonal induzido na fase aguda do estresse, por meio do eixo hipotálamo-hipófise-suprarrenal, afeta a capacidade de ativação de linfócitos T: os agonistas adrenérgicos e os esteroides afetam a proliferação e a diferenciação de linfócitos T auxiliares, parecendo influenciar menos o comportamento de linfócitos T CD8+. A atividade das células fagocitárias é reduzida por agonistas beta e por corticoides, diminuindo a capacidade microbicida dos fagócitos. Corticoides endógenos reduzem a síntese de IL-1, aumentando a deficiência na resposta de linfócitos T inflamatórios. Por essa razão, estados de estresse físico ou emocional são fatores que aumentam a suscetibilidade a tumores e infecções, uma vez que a resistência a essas doenças depende de linfócitos T inflamatórios. Entre outros, esses fatos explicam por que infecções virais (p. ex., gripe) são mais comuns em pessoas estressadas e por que estados de depressão podem acelerar o crescimento de neoplasias malignas.

Imunossupressão transitória, específica a parasitos e a antígenos não relacionados com o agente etiológico, ocorre em muitas *doenças infecciosas*. Na esquistossomose mansônica (especialmente na fase aguda), na tripanossomíase *cruzi*, na leishmaniose visceral e na malária, por exemplo, essa imunossupressão foi bem documentada em modelos experimentais. No calazar humano, a imunossupressão, especialmente a associada a linfócitos T inflamatórios (Th1), aumenta a suscetibilidade a infecções, não raramente fatais. Nessas doenças infecciosas, existe imunomodulação com desvio da resposta no sentido Th2, diminuindo a atividade de linfócitos Th1, capazes de ativar macrófagos.

No tratamento de doenças proliferativas com *substâncias citostáticas*, há imunossupressão pela redução da população de células imunocompetentes, que, na presença do agente imunossupressor, não podem proliferar e expandir seus clones.

Irradiação do corpo produz depleção de linfócitos em órgãos linfoides primários (timo e medula óssea) e periféricos, produzindo profundo estado de imunodepressão que desaparece após recuperação da capacidade de proliferação celular nos órgãos em que os linfócitos se diferenciam. A recuperação da competência imunitária após irradiação total pode não ser completa, pela formação de células supressoras ou pela geração de repertório insuficiente de clones para reconhecimento dos diferentes epítopos.

Imunodeficiências fisiológicas

Nos primeiros meses de vida, na senilidade e durante a gravidez, ocorrem adaptações especiais do sistema imunitário que conduzem a um estado de imunodeficiência.

Recém-nascidos possuem anticorpos maternos do tipo IgG que representam a quase totalidade de seus anticorpos séricos. A síntese de IgM inicia-se no final da gestação e a de IgG começa após o nascimento, mas em ritmo lento, de modo que os níveis totais de imunoglobulinas em recém-nascidos caem drasticamente após o 2º mês de vida, em consequência do catabolismo de IgG materna. Entre o terceiro e o sexto meses de vida, existe um período de hipogamaglobulinemia transitória, tornando os lactentes mais suscetíveis a infecções; após 6 meses, os níveis de imunoglobulinas elevam-se progressivamente, atingindo 70% dos valores do adulto ao final do primeiro ano de vida. A Figura 11.14 mostra os níveis séricos de anticorpos em recém-nascidos e sua evolução até a idade adulta. A imunidade celular em recém-nascidos também é deficiente, ocorrendo maturação progressiva que se completa na puberdade. Nesse período, o número de linfócitos T é grande, mas a resposta dessas células aos estímulos é menor do que em adultos.

Os mecanismos inespecíficos de defesa em recém-nascidos também apresentam pequenas deficiências em comparação com os de adultos: (1) a atividade hemolítica do complemento e os níveis séricos dos fatores B e D são cerca de 50% menores;

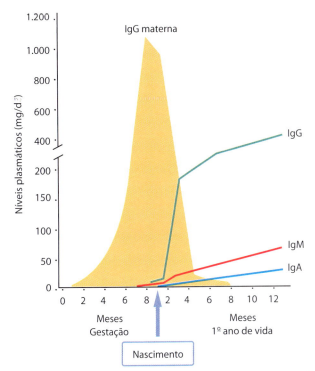

Figura 11.14 Evolução dos níveis séricos de imunoglobulinas materna (IgG) e fetais (IgG, IgM e IgA) durante a gestação e no primeiro ano de vida.

(2) a resposta quimiotática de leucócitos é reduzida (70% da de adultos), bem como o poder microbicida. Em recém-nascidos, a resposta inflamatória faz-se com exsudação mais lenta de neutrófilos e menor número de monócitos e macrófagos, mas é grande a migração de eosinófilos.

Durante a *gravidez*, existe imunomodulação que impede a mãe de rejeitar o feto, o qual representa um enxerto alogênico. Os mecanismos dessa tolerância não são ainda totalmente conhecidos. O trofoblasto, que forma uma barreira entre a mãe e o feto, demora a expressar HLA-A, B, C ou D, mas expressa precocemente moléculas HLA-G, semelhantes à MHC I, que possivelmente desempenham papel importante na indução de tolerância da mãe aos tecidos fetais. Estudos experimentais mostram que a α-fetoproteína é forte inibidora da atividade de linfócitos T CD8+ e que a progesterona induz proliferação de linfócitos supressores e favorece o desvio da resposta Th1 para Th2, diminuindo a possibilidade de agressão ao feto. Por outro lado, não há dúvida de que o sistema imunitário da mãe reconhece e responde a antígenos fetais, fato demonstrado pelo encontro de anticorpos anti-HLA do pai e de células T capazes de proliferar *in vitro* em resposta a linfócitos paternos. No entanto, essa resposta é modulada, de modo que linfócitos T inflamatórios tornam-se anérgicos ou são impedidos de responder a antígenos fetais. Essa imunossupressão pode tornar a mãe menos capaz de montar respostas Th1 durante a gravidez, o que facilita a ocorrência de infecções virais e a disseminação de tumores fortemente imunogênicos. Nos segundo e terceiro trimestres da gestação, há redução do número de linfócitos T CD4+. Há também evidências de que os linfócitos maternos T CD4+ e T CD8+, ao encontrarem antígenos fetais na interface feto-maternal, ficam duplo-negativos (CD4 e CD8 negativos), perdendo a capacidade de induzir respostas efetuadoras.

Na *senilidade*, existem graus variados de imunodeficiência. A partir da terceira década de vida, há decréscimo progressivo da imunidade, especialmente da imunidade celular, imperceptível até a sexta década, mas evidente nos períodos mais avançados da vida. Embora haja dados conflitantes, na senilidade há diminuição de: (1) número de linfócitos T CD4+ virgens; (2) capacidade de resposta dos linfócitos T; (3) expressão de B7; (4) maturação de linfócitos B; (5) tráfego de linfócitos; (6) número de células dendríticas nos centros germinativos. Por tudo isso, existe tendência a imunodepressão nessa faixa etária. Reforçando essa afirmativa, estudos epidemiológicos mostram que o risco de adquirir doenças infecciosas e de desenvolver vários tipos de câncer aumenta em pessoas com mais de 60 anos anérgicas a antígenos ubiquitários em relação aos indivíduos de mesma idade que reagem a esses antígenos na intradermorreação. Outro aspecto importante é que, com o decréscimo da atividade de linfócitos T, cresce a chance de ativação policlonal de linfócitos B, aumentando o risco de aparecimento de autoanticorpos. Alguns estudiosos levantam a teoria imunológica do envelhecimento, embora não haja relação entre autoagressão na senilidade e disfunção que ocorre em diversos órgãos de indivíduos idosos. É mais provável, por outro lado, que as alterações imunitárias sejam consequência e não causa do envelhecimento.

Síndrome da imunodeficiência adquirida

A síndrome da imunodeficiência adquirida (AIDS) é a mais importante e a mais frequente imunodeficiência humana adquirida, causada por infecção com um retrovírus do grupo dos lentivírus, denominado *vírus da imunodeficiência humana (HIV)*, com dois tipos: (a) HIV-1, responsável pela pandemia existente em todos os continentes; (b) HIV-2, circunscrito à África oriental e a algumas regiões da Índia.

O vírus possui um nucleocapsídeo que contém RNA, transcritase reversa, protease e integrase; o envoltório possui as proteínas gp120 e gp41. O genoma viral está representado na Figura 11.15; os genes, os seus produtos e as suas funções estão indicados no Quadro 11.2.

A infecção faz-se pela penetração do vírus no organismo através de mucosas ou pela introdução de sangue ou de outros fluidos biológicos. Sangue e esperma são os produtos mais infectantes (nos quais existem vírus livres e células infectadas). Contato sexual, transfusões de sangue contaminado ou seus derivados e uso de drogas injetáveis são as formas mais comuns de transmissão do vírus.

Em mucosas, o vírus liga-se à superfície de células dendríticas, ganha a circulação linfática ou sanguínea e chega ao tecido linfoide, no qual penetra em células CD4+, das quais as mais numerosas são linfócitos T. A penetração do vírus em células faz-se por ligação de gp120 com CD4 e com uma molécula correceptora pertencente ao grupo de receptores para quimiocinas (CCR5 ou CXCR4, dependendo da célula). CCR5 é correceptor em células dendríticas e macrófagos, e ambos são correceptores em linfócitos T. As etapas da penetração do vírus, sua integração ao genoma celular e sua replicação estão indicadas na Figura 11.16.

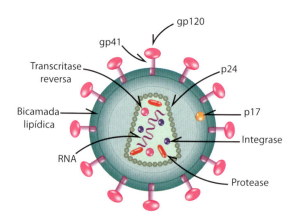

Figura 11.15 Representação esquemática da constituição molecular do HIV.

Quadro 11.2 Genes do HIV, seus produtos e suas funções.

Gene	Função	Produto
gag	Gene grupo-específico	Proteína p53 que origina, por proteólise, as proteínas do *core*: p18, p24, p7 e p9
pol	Gene da polimerase	Transcreve peptídeo que é clivado, originando transcritase reversa, protease e integrase
env	Envelope	gp120 (liga-se ao CD4) e gp41 (necessária para a internalização do vírus)
tat	Transativador	p14: ativa a transcrição
rev	Regulador da expressão viral	Permite o transporte de RNA transcritos do núcleo, sem quebra
vif	Infectividade viral	p23: importante na montagem do vírion infectivo
vpr	Proteína viral R	p15: aumenta a transcrição, combinando-se na sequência reguladora TAR
vpu	Proteína viral U	p16: importante na montagem do vírion (só no HIV-1). Aumenta a expressão de CD4
nef	Fator regulador negativo	p27: inibe a transcrição viral; inibe a expressão de CD4

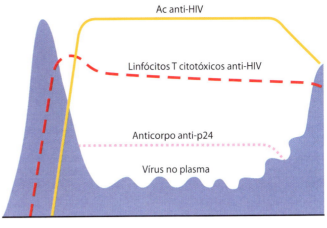

Figura 11.17 Evolução da infecção pelo HIV: relação da viremia com a resposta imunitária nas diferentes fases da infecção.

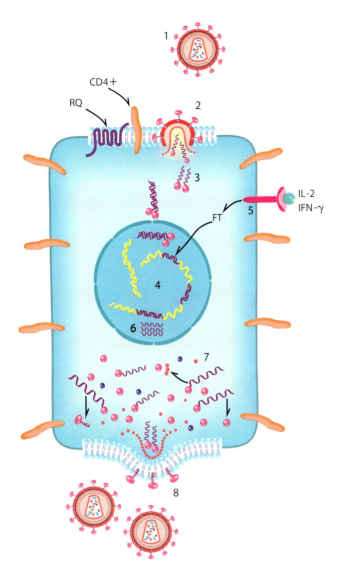

Figura 11.16 Penetração, proliferação e eliminação do HIV em célula CD4+: (1) o vírus se prende à molécula CD4 e ao receptor para quimiocina (RQ, CCR5 ou CXCR4); (2) fusão do envoltório viral com a membrana celular e liberação do RNA viral no citoplasma; (3) transcrição do RNA viral em DNA, por meio da transcritase reversa; (4) integração do DNA viral ao DNA da célula; (5) estimulação de receptores de citocinas (p. ex., IL-2 ou IFN-γ) ativa fatores de transcrição (FT) que induzem e aceleram a transcrição do RNA viral (6); (7) síntese das proteínas virais no citoplasma e montagem do vírus; (8) o vírus completo, inclusive com o envoltório, é eliminado da célula.

No início da infecção (2 a 6 semanas), há intensa replicação viral em linfonodos, seguida de disseminação do vírus na circulação. O número de linfócitos T CD4+ cai nesse período de viremia alta, mas recupera-se logo, embora não volte aos níveis iniciais. O pico de viremia cai em 2 a 4 semanas, no período de *soroconversão*; o número de cópias do RNA do vírus pode tornar-se indetectável ou muito baixo, embora RNA viral possa ser isolado de linfócitos T circulantes. Como mostra a Figura 11.17, há aumento de linfócitos T CD8+ coincidente com redução da carga viral plasmática, embora o número desses linfócitos tenda a cair progressivamente. A eliminação dos vírus faz-se por: (1) anticorpos neutralizadores, dos quais o vírus escapa por mutações; (2) anticorpos não neutralizadores – anti-p24 (*core*), anti-p17 (matriz) e anti-p120 (envoltório) – que formam imunocomplexos com os vírus, facilitando sua fagocitose; (3) células T CD8+, que eliminam parte das células CD4+ infectadas. Como se trata de vírus de transcrição restrita, a evolução da infecção é lenta, instalando-se resposta imunitária que controla a viremia mas é incapaz de eliminar o vírus, o qual continua a proliferar e a infectar novas células no tecido linfoide. Portanto, queda da viremia na fase aguda da infecção, após aparecimento da resposta imunitária, não significa quiescência da infecção, a qual se mantém ativa em linfonodos. Os indivíduos infectados podem evoluir rapidamente (progressores rápidos) ou lentamente (progressores lentos) para imunodeficiência grave (AIDS). Os progressores lentos, que têm baixa carga viral plasmática, possuem linfócitos auxiliares T CD4+ vírus-específicos, o que ajuda a controlar a viremia. Essas células aparecem também em indivíduos submetidos a terapêutica antirretroviral na fase primária da doença, o que favorece a manutenção do controle da infecção.

A manutenção da infecção deve-se ao fato de o vírus permanecer aderido às células foliculares dendríticas e infectar linfócitos T CD4+ residentes ou em tráfego na circulação. Na fase aguda, os folículos linfoides são hiperplásicos, mas seus centros germinativos reduzem-se progressivamente até desaparecerem na fase tardia (de imunodeficiência). O desarranjo na arquitetura dos centros germinativos parece ser fator importante na imunodeficiência que se instala na doença.

Além de infectar linfócitos T CD4+, macrófagos e células dendríticas, na fase tardia da doença o HIV pode infectar também células do tecido nervoso (micróglia, astrócitos), enterócitos e miocardiócitos. Os macrófagos, resistentes ao efeito citopático do vírus, são considerados veículos importantes para transportá-lo para outros locais, como o sistema nervoso.

Na tentativa de resumir a evolução natural da infecção, a Figura 11.18 mostra as relações entre a evolução da infecção, o aparecimento da resposta imunitária, o número de linfócitos T CD4+ na circulação e a viremia. O tempo entre o início da infecção e o aparecimento de manifestações de imunodeficiência em geral é longo (mediana de 10 anos), havendo, no entanto, pacientes que progridem rapidamente para o estado de deficiência imunitária e outros em que o portador demora muito a apresentá-la ou não a apresenta.

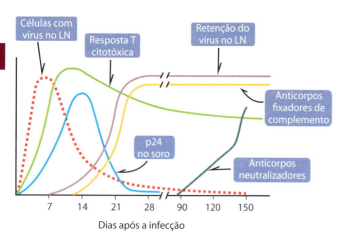

Figura 11.18 Fase aguda da infecção pelo HIV. Comportamento das células infectadas, retenção do vírus em linfonodos (LN) e resposta imunitária celular (T citotóxica) e humoral (dados baseados na infecção humana e na infecção com o vírus da imunodeficiência de macacos).

▶ *Resposta imunitária ao HIV*

A resposta imunitária contra o HIV controla a viremia, mas não elimina o vírus, por causa da alta velocidade de replicação viral e da grande facilidade com que ele forma mutantes. Os anticorpos aparecem logo após a infecção e são detectados entre a terceira e a sexta semanas, havendo uma janela na qual o indivíduo tem viremia mas é assintomático (primeira semana) ou sintomático e sem anticorpos (da segunda à sexta semana). Os primeiros anticorpos são anti-gp24 e anti-gp120, cujos títulos se elevam rapidamente e mantêm-se altos até o início das manifestações de imunodeficiência, quando tendem a cair. Os primeiros anticorpos ativam o complemento mas não neutralizam o vírus; anticorpos neutralizantes só aparecem após 10 semanas. Quanto mais precoce é a ativação de células auxiliares vírus-específicas, mais eficaz é o controle da viremia. Resposta T citotóxica também se instala, sendo grande o número de linfócitos Tc (CD8+) antivírus nas fases iniciais da infecção (25% de células T CD8+ circulantes).

A redução progressiva de linfócitos T CD4+ e T CD8+ ao longo da infecção se dá por vários mecanismos: (a) linfócitos T CD4+ entram em apoptose; (b) linfócitos T CD8+ passam a não ter o estímulo auxiliar de linfócitos T CD4+, o que reduz os estímulos ativadores e leva ao predomínio de estímulos supressores ou indutores de apoptose.

A infecção pelo HIV evolui em uma fase aguda, com viremia controlada, seguida de uma fase latente, com viremia muito baixa; nesta o indivíduo permanece por longo tempo, até o aparecimento de manifestações da imunodeficiência. Como o HIV é um vírus que se incorpora ao genoma da célula hospedeira, sua multiplicação depende de estímulo para a divisão celular. A imunoestimulação induzida pelo vírus não o elimina e passa a ser um dos fatores que explicam a progressão da doença (é incapaz de erradicar o vírus, mas suficiente para desencadear sua proliferação). Na Figura 11.19 são mostrados os efeitos benéficos (quando a estimulação é adequada, devendo ocorrer em indivíduos progressores lentos) e maléficos (se a estimulação é inadequada). Em progressores lentos, observam-se hiperplasia menos pronunciada de folículos linfoides, menor número de centros germinativos, resposta citotóxica mais vigorosa e títulos mais elevados de anticorpos neutralizantes, mostrando que a resposta imunitária induzida pelo vírus tem características quantitativamente diferentes nesse grupo de pacientes.

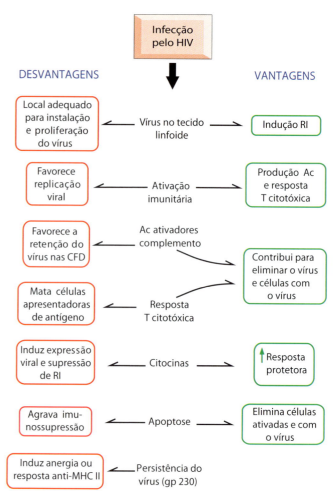

Figura 11.19 Vantagens e desvantagens para o hospedeiro da localização do HIV no tecido linfoide. As respostas à direita (vantagens) predominam nos indivíduos com progressão lenta da doença; as respostas à esquerda (desvantagens) são acentuadas nos pacientes com doença de progressão rápida. Ac: anticorpo; CFD: células foliculares dendríticas; RI: reação inflamatória.

▶ *Fatores que influenciam a resistência à infecção*

Alguns indivíduos com alto risco de infecção (profissionais do sexo, recém-nascidos de mães infectadas, pessoas que fazem sexo sem proteção com parceiros soropositivos) são resistentes à infecção, enquanto outros infectam-se, mas a infecção não progride. A mutação CCR5Δ32 no gene *CCR5*, presente em 5 a 15% dos caucasianos, mas ausente em africanos, confere resistência: homozigotos para a mutação resistem à infecção com cepas R5 (que usam CCR5 como correceptor), mas podem ser infectados com cepas que usam outro correceptor. Mutação no gene *CCR2* (0,1 a 0,25% da população) também confere resistência às cepas que usam essa molécula como correceptor. Mutações na quimiocina CXCL12, que se liga à CXCR4, associam-se a progressão lenta da infecção. Polimorfismos no gene de IL-4, que interfere na expressão de CXCR4 e CCR5, são importantes na resistência à infecção pelo HIV; polimorfismos no promotor do gene de IL-10, que inibe, *in vitro*, a proliferação do vírus, associam-se a formas mais aceleradas de infecção.

As MHC também influenciam a resistência à infecção. Em parceiros sexuais sorodiscordantes (um soropositivo e outro soronegativo), há maior risco de transmissão da infecção naqueles com semelhança em MHC I do que naqueles com discordância em MHC I. A semelhança em alelos HLA-B associa-se a maior risco de transmissão; a presença do alelo HLA-A2/6802 confere maior resistência à infecção, tanto pela via sexual como pela via materno-fetal.

Em pessoas resistentes e expostas repetidamente a infecção, linfócitos T CD8+ vírus-específicos, mantidos enquanto a exposição repetida permanece, também conferem resistência. Quando a exposição é suspensa, as células citotóxicas vírus-específicas desaparecem da circulação, sugerindo que estimulação persistente é necessária para a sua manutenção. Em mulheres resistentes à infecção, encontra-se IgA na secreção vaginal e maior capacidade de produzir algumas quimiocinas, como CCL5 (RANTES) e CCL3 (MIP1α), indicando que o ambiente para montagem da resposta imunitária na porta de entrada é importante nos mecanismos de resistência à infecção pelo HIV. Infecção pelo vírus GBV-C, transmitido por via parenteral e aparentemente não patogênico, aumenta a resistência à infecção pelo HIV, possivelmente porque o GBV-C estimula a expressão de CCL5 e CCL3 e reduz a expressão de CCR5.

▶ Mecanismos de imunodeficiência

Imunodeficiência é a característica principal da AIDS. O elemento mais importante na doença é a *redução do número e da capacidade funcional de linfócitos T CD4+*. No decorrer da infecção, ocorre perda lenta e progressiva de linfócitos T CD4+, além de os macrófagos e outras células apresentadoras de antígenos que expressam a molécula CD4 também poderem estar comprometidos. Desorganização e depleção do tecido linfoide induzidas pelo vírus também contribuem para a deficiência imunitária.

Os mecanismos responsáveis pela redução de linfócitos T CD4+ não são totalmente conhecidos. Os mais importantes são: (1) o vírus tem efeito citopático, matando as células diretamente ou indiretamente, por induzir apoptose ou mecanismos efetores da resposta imunitária (anticorpos citotóxicos, ADCC, linfócitos T citotóxicos). A apoptose ocorre mesmo em células não infectadas; (2) linfócitos T CD4+ mortos são repostos cegamente por linfócitos T CD4+ e CD8+, razão pela qual o número desses últimos aumenta, (3) desorganização da arquitetura dos órgãos linfoides causada pela infecção viral; (4) deficiência funcional de linfócitos T CD4+, que apresentam defeitos no reconhecimento de epítopos, têm baixa aloreatividade e produzem menos IL-2. Parece que a gp41 do envoltório viral pode induzir baixa reatividade de linfócitos T CD4+; (5) linfócitos B, ainda que raramente infectados, sofrem ativação policlonal na fase aguda, mas reduzem progressivamente a síntese de anticorpos T-dependentes, por causa de redução na cooperação entre linfócitos T; (6) macrófagos e células dendríticas de indivíduos HIV+ são defeituosos na apresentação de antígenos e encontram-se muito ativados durante a infecção.

Fenômenos autoimunitários também estão presentes durante a infecção pelo HIV. A gp120 possui uma região semelhante à sequência peptídica de MHC II, e possivelmente é responsável por autoanticorpos anti-MHC II que podem surgir na doença. Tais autoanticorpos podem contribuir para a redução do reconhecimento de epítopos por linfócitos T CD4+.

▶ Lesões teciduais | Infecções associadas à AIDS

Antes da imunodeficiência, podem ser encontradas lesões causadas pela ação direta do HIV, especialmente no tecido linfoide. Na fase inicial, há hiperplasia folicular e aumento do número de centros germinativos, seguida de lenta e progressiva desorganização da arquitetura dos mesmos, com depleção da população de linfócitos e de células acessórias; ocorre hipotrofia progressiva do tecido linfoide (linfonodos, baço e tecido linfoide associado a mucosas), de modo que na fase de imunodeficiência os linfonodos estão hipotróficos e substituídos por tecido fibroadiposo.

Como a imunodeficiência é inicialmente do tipo celular, as primeiras infecções são oportunistas, produzidas por microrganismos intracelulares (*Pneumocystis*, criptococos) e por fungos extracelulares (*Candida*), ou decorrentes da reativação de infecções preexistentes em estado quiescente (toxoplasmose, doença de Chagas, histoplasmose, tuberculose). As principais infecções associadas à AIDS estão listadas no Quadro 11.3 e têm as características de infecções em estados de imunodeficiência: grande proliferação e disseminação do agente infeccioso e escassa reação inflamatória, principalmente quanto aos fenômenos dependentes de macrófagos (imunidade celular). Com a introdução de métodos quimioterápicos de prevenção, a frequência dessas infecções tem variado: uso de antifúngicos tem diminuído ou retardado o aparecimento das formas disseminadas de histoplasmose, assim como quimioterapia para toxoplasmose retarda a reativação dessa infecção. O uso de antirretrovirais de alta eficiência (associação de vários antirretrovirais) prolonga a vida dos indivíduos soropositivos, retardando o aparecimento da AIDS, mas facilita, pela maior sobrevivência dos pacientes, o aparecimento de outras complicações, como neoplasias e progressão mais rápida de hepatites B e C para cirrose hepática, inclusive com aparecimento mais rápido de carcinoma hepatocelular. Outra complicação da terapia antirretroviral, especialmente dos inibidores de proteases, é a lipodistrofia, que se caracteriza por atrofia do tecido adiposo na face e nos membros e sua hipertrofia no tórax e no pescoço.

Deficiências da resposta imunitária inata

Deficiências na resposta imuntária inata são menos frequentes, mas mesmo assim são de grande importância porque comprometem os mecanismos iniciais de defesa contra agentes invasores. Ao lado disso, tais defeitos podem afetar a resposta imunitária adaptativa, já que as duas respostas (inata e adaptativa) são interligadas e têm mecanismos comuns de indução e de efetuação.

Deficiências no sistema complemento não são comuns, mas encontram-se associadas a aumento de suscetibilidade a algumas infecções e a agravamento de doenças por imunocomplexos (uma das ações importantes do complemento é a remoção de imunocomplexos). Deficiência primária de C1, C2 e C4 associa-se frequentemente ao lúpus eritematoso sistêmico, mas não existe maior risco de infecções. Deficiência de C3, fator D e fator B (via alternativa) aumenta a suscetibilidade a infecções piogênicas e por neisserias; infecções por essas últimas ocorrem também por deficiência de C5, C8 e C9. Defeitos nas proteínas reguladoras DAF e CD59 (protetinas) levam à destruição de eritrócitos na hemoglobinúria paroxística noturna. Falta do inibidor de C1 mantém o C1 ativado, com clivagem

Quadro 11.3 Principais infecções e neoplasias associadas à AIDS.

Vírus	Epstein-Barr, citomegalovírus, vírus das hepatites B e C
Fungos	*Candida*, criptococo, histoplasma, *Pneumocystis*
Protozoários	*Toxoplasma gondii, Microsporidium, Cryptosporidium, Isospora, Leishmania donovani, Trypanosoma cruzi*
Bactérias	*Mycobacterium tuberculosis, Mycobacterium avium*, salmonela
Neoplasias	Sarcoma de Kaposi, linfoma não Hodgkin

do C2 e liberação do C2a, que induz aumento da permeabilidade vascular no edema angioneurótico hereditário.

Defeitos na fagocitose devem-se a: (1) redução do número de fagócitos (neutropenias, já que as monocitopenias são raras); (2) defeitos na quimiotaxia ou na adesividade de leucócitos; (3) distúrbios em mecanismos microbicidas.

Nas *agranulocitoses*, redução no número de neutrófilos torna o indivíduo suscetível a infecções bacterianas; o risco é iminente quando o número de neutrófilos circulantes é inferior a 1.000 células/mm^3. Causa frequente de agranulocitose são medicamentos (p. ex., substâncias antitireoidianas) podendo ocorrer também após infecções virais (p. ex., hepatite B), irradiação e doenças primárias da medula óssea.

Há também *leucopenias congênitas*. Neutropenia cíclica congênita caracteriza-se por períodos de neutropenia grave que duram 2 a 4 dias, com intervalo médio de 21 dias. Muitos pacientes apresentam uma forma assintomática, mas cerca de 10% podem ter infecções no período neutropênico. A medula óssea mostra falta de maturação mieloide nos períodos de neutropenia e hiperplasia mieloide na fase de recuperação. As infecções mais associadas são gengivite, estomatites (úlceras aftosas) e celulites. *Neutropenia congênita grave* (menos de 500 neutrófilos/mm^3) caracteriza-se por neutropenia intensa e infecções recorrentes, no primeiro ano de vida. O número de monócitos e de eosinófilos circulantes geralmente é aumentado. A doença responde bem ao tratamento com CSF recombinante, o que diminui a mortalidade. Não se conhece o defeito gênico responsável pela doença. A *síndrome de Schwachman-Diamond* (insuficiência do pâncreas exócrino, anomalias esqueléticas e disfunção da medula óssea) é rara e acompanha-se de neutropenia cíclica. Aplasia medular, mielodisplasia e leucemia são frequentes. O defeito genético é desconhecido.

Deficiência adquirida na aderência de leucócitos é encontrada no tratamento com corticoides e após injeção de adrenalina; parece que o etanol também reduz a aderência de leucócitos. Aumento de adesividade ocorre na síndrome de inflamação sistêmica (choque séptico), devido ao aumento de citocinas ativadoras do endotélio (IL-1 e TNF-α), e após hemodiálise (liberação de C5a, que induz agregação leucocitária especialmente nos pulmões, produzindo inclusive granulocitopenia periférica).

Pode haver *deficiência na síntese de integrinas por defeitos genéticos*. Embora em número normal, os leucócitos têm dificuldade de aderir à parede vascular e de sair dos vasos, de modo que seus portadores sofrem infecções bacterianas de difícil tratamento. Demora na queda do coto umbilical, periodontite (com perda precoce de dentes) e infecções recorrentes em outros sítios levantam a suspeita de defeito na adesão leucocitária.

Defeitos congênitos em processos de sinalização intracelular em fagócitos podem prejudicar sua função. Defeitos nos receptores para IFN-γ e IL-12 tornam os indivíduos suscetíveis a infecções com micobactérias atípicas, os quais desenvolvem inclusive formas graves de infecção com BCG.

Anormalidades adquiridas na quimiotaxia de leucócitos são encontradas no diabetes melito, na uremia, na cirrose hepática descompensada e em queimados graves, provavelmente por alterações no citoesqueleto dos fagócitos.

Defeitos na explosão respiratória ocorrem na doença granulomatosa crônica, na doença de Chédiak-Higashi e na deficiência de mieloperoxidase. Na *doença granulomatosa crônica*, o defeito mais comum é mutação em um gene situado no cromossomo X que codifica a subunidade gp91 da oxidase de membrana de neutrófilos. Os pacientes apresentam infecções repetidas, com acúmulos de macrófagos e neutrófilos nas lesões, daí a denominação doença granulomatosa. Na *doença de Chédiak-Higashi*, defeito em lisossomos os impede de se fundirem a fagossomos (os neutrófilos apresentam lisossomos grandes e irregulares). A doença é transmitida por herança autossômica dominante. A *deficiência de mieloperoxidase* é o defeito hereditário mais comum de neutrófilos e monócitos (ocorre em 1:2.000 indivíduos, com herança autossômica recessiva), os quais não utilizam a H_2O_2 para matar microrganismos. Como a deficiência de mieloperoxidase é compensada pelos demais mecanismos microbicidas e pelo fato de muitas bactérias produzirem essa enzima, os portadores do defeito geralmente não apresentam manifestações de infecções repetidas, como acontece nas demais condições descritas. Deficiência de grânulos específicos de neutrófilos tem sido relatada e acompanha-se de infecções por *Staphylococcus aureus* e *Staphylococcus epidermidis*, especialmente na pele e nos pulmões. O defeito genético parece estar no gene que codifica um fator de transcrição da família das proteínas "zíper" reguladoras do DNA.

Mutações em moléculas transdutoras do sinal de receptores da resposta imunitária inata. Deficiência nas moléculas MyD88 e IRAK-4, transdutores de sinal de IL-1R e membros da família TLR, tornam os seus portadores mais suscetíveis a infecções por *Streptococcus pneumoniae* e *Staphylococcus aureus* nos primeiros anos de vida, com melhora na puberdade devido a maturação da imunidade celular.

• Rejeição de transplante

A resposta imunitária a enxertos constitui o principal obstáculo enfrentado no transplante de órgãos e tecidos. Dependendo do enxerto, o receptor monta uma resposta imunitária humoral e/ou celular contra antígenos do doador: (1) em transfusões sanguíneas, o organismo produz uma resposta humoral contra antígenos da superfície de eritrócitos e de leucócitos; os anticorpos formados causam lise e fagocitose acelerada dessas células; (2) em transplantes de tecidos com células nucleadas, a resposta celular é mais vigorosa e mais importante na rejeição.

Transplante de pele em camundongos isogênicos ou alogênicos é muito útil para se compreender a rejeição. Quando a pele de um camundongo da linhagem B é transplantada para um camundongo da linhagem A, o enxerto pega nos primeiros dias, havendo neoformação de vasos que se conectam aos vasos do receptor, restabelecendo a circulação na pele transplantada; a partir do sexto dia, a pele enxertada apresenta hiperemia, infiltração na zona de sutura por células mononucleadas e inúmeros trombos em vasos, o que resulta em isquemia do transplante e em sua eliminação 11 a 15 dias após implantação. Se o mesmo animal A receber novamente pele do animal B 30 dias após ter rejeitado o primeiro transplante, a rejeição é feita rapidamente: os fenômenos inflamatórios na zona de sutura e a trombose aparecem a partir do terceiro dia, e ao fim de 5 a 8 dias a rejeição se completa. Portanto, a rejeição secundária é rápida e vigorosa, indicando a preexistência de células T e B sensibilizadas que reconhecem o enxerto e o eliminam. Se, agora, o mesmo animal A receber pele de um camundongo de linhagem C, o transplante é rejeitado em 12 a 15 dias, como na resposta de rejeição primária, demonstrando que a resposta ao transplante tem a especificidade da reação imunitária. A evidência de que os mecanismos celulares (T-dependentes) são os mais importantes na rejeição de transplantes foi dada por experimentos com transferência de células e de soro: transferência de linfócitos do animal A que havia rejeitado transplante de B para outro animal A, isogênico, faz com que o receptor dessas células rejeite um transplante de B com a mesma rapidez da rejeição secundária, indicando que as células transferidas já sensibilizadas comandam o processo de rejeição; já a transferência de soro pouco ou, na maioria das vezes, nada altera a rejeição. Transplante de pele alogênica para camundongos atímicos ou para camundongos timectomizados logo após o nascimento é bem tolerado; aplicação de soro antilinfócitos T CD4+ antes do transplante também impede a rejeição.

Transplante de órgãos para receptores compatíveis com o doador de acordo com MHC é a melhor maneira encontrada para se contornar parcialmente a rejeição. Transplantes entre indivíduos geneticamente idênticos (*transplantes isogênicos*) pegam, pois doador e receptor possuem MHC idênticos; quando não existe semelhança de MHC, ou seja, quando o doador é geneticamente diferente do receptor (*transplantes alogênicos*), há rejeição, o mesmo ocorrendo com transplantes entre indivíduos de espécies diferentes (*transplantes xenogênicos*). Em humanos, o polimorfismo de MHC é muito grande, sendo difícil identificar com segurança a histocompatibilidade de cada indivíduo. Como as sequências MHC estão em lócus muito próximos, com pouca possibilidade de recombinação, o indivíduo herda dos pais o conjunto ou haplótipo de genes, razão pela qual é mais fácil encontrar pessoas histocompatíveis entre irmãos (há 25% de chance de dois irmãos herdarem o mesmo haplótipo) do que entre indivíduos não aparentados. No entanto, dada a possibilidade de imprecisão na tipagem de histocompatibilidade, transplantes entre indivíduos histocompatíveis podem ser rejeitados porque diferenças entre MHC nem sempre são identificadas.

Enxerto com MHC idêntico ao do receptor pode ser rejeitado por causa de antígenos secundários de histocompatibilidade, que, embora menos potentes, podem levar a rejeição. Os antígenos secundários de histocompatibilidade (mHag, de *minor histocompatibility antigens*) são proteínas intracelulares polimórficas, processadas e apresentadas junto com MHC I das células do enxerto; são, portanto, reconhecidos por linfócitos T CD8+ (T citotóxicos), embora em menor frequência esses antígenos possam ser apresentados junto a MHC II, ativando linfócitos T CD4+. Por todas essas razões, fica claro por que em praticamente todos os transplantes é preciso empregar medicamentos imunossupressores ou procedimentos para induzir tolerância para evitar rejeição.

Anticorpos dirigidos a epítopos do endotélio do enxerto são responsáveis por fenômenos de rejeição hiperaguda, especialmente em transplantes em que os vasos do órgão transplantado são conectados aos vasos do receptor. Tais anticorpos podem existir previamente no receptor, podendo sua presença ser detectada por reação cruzada entre plasma do receptor e leucócitos do doador: se existem anticorpos antileucocitários, o transplante é contraindicado.

Lesões no enxerto

Embora existam certas particularidades, as lesões no enxerto são geralmente as mesmas: lesões vasculares e parenquimatosas, com necrose e infiltrado linfomacrofágico. O critério histopatológico (rejeição vascular ou celular) e o tempo de ocorrência da rejeição (aguda ou crônica) são empregados na maioria dos transplantes. Como os transplantes renais são realizados há mais tempo e com grande frequência, é com eles que se tem a maior experiência; a rejeição pode ser hiperaguda, aguda precoce, aguda tardia ou crônica.

Rejeição hiperaguda ocorre logo após a implantação do órgão e deve-se à existência de anticorpos IgM (anticorpos naturais) contra antígenos do doador pré-formados no receptor. Tal rejeição caracteriza-se por rápida trombose devida a anticorpos que reagem a componentes de células endoteliais e ativam o sistema complemento, induzindo o endotélio a secretar o fator de von Willebrand, o qual promove adesão maciça de plaquetas.

Na *rejeição aguda precoce*, ou rejeição aguda celular, que ocorre dentro dos primeiros dez dias após o transplante, há infiltração maciça de células mononucleadas no enxerto, com linfócitos T CD4+, macrófagos e linfócitos T CD8+, com degeneração e necrose parenquimatosa. Trombose também é encontrada, embora em menor intensidade do que na rejeição hiperaguda.

A *rejeição aguda tardia*, ou rejeição aguda vascular, que se manifesta dez ou mais dias após o transplante, é mediada por aloanticorpos IgG que reconhecem epítopos em células endoteliais, ativam o complemento e causam vasculite, que se acompanha de agregação plaquetária e pequenos trombos. Há ainda infiltrado linfomacrofágico na parede vascular, podendo as células T citotóxicas contribuir para lesão endotelial.

A *rejeição crônica* é insidiosa e relaciona-se com depósitos de anticorpos e de complemento na íntima dos vasos, com proliferação de células musculares lisas e depósitos de matriz extracelular na íntima, levando a estreitamento progressivo da luz de pequenas artérias e arteríolas e, às vezes, também de pequenas veias. Proliferação de músculo liso e de células endoteliais com grande produção de matriz extracelular parece dever-se a linfócitos T ativados por aloantígenos, com liberação de citocinas que ativam macrófagos, os quais liberam fatores de crescimento para células musculares lisas (PDGF, FGF e outros). Às vezes, as lesões vasculares são exuberantes e associam-se a acentuada proliferação endotelial, obliterando quase totalmente a luz de pequenas artérias (Figura 11.20). Algumas vezes, a rejeição crônica caracteriza-se por fibrose, aumento da matriz extracelular e hipotrofia progressiva do parênquima. É possível que tal fibrose resulte de agressão persistente por linfócitos T inflamatórios e da produção de grande quantidade de citocinas fibrosantes, razão pela qual o processo evolui insidiosamente, sem manifestações de dano agudo.

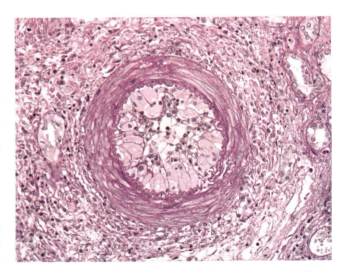

Figura 11.20 Rejeição de transplante renal. Lesão vascular caracterizada por proliferação e tumefação endoteliais, obstruindo quase totalmente a luz do vaso. Existem também alguns linfócitos infiltrando-se na íntima e no tecido perivascular. (Cortesia do Dr. Stanley de Almeida Araújo, Belo Horizonte-MG.)

Reação do enxerto contra o hospedeiro

Reação do enxerto contra o hospedeiro, ou GVHD (*graft versus host disease*), surge quando o tecido transplantado é imunocompetente, como acontece em transplantes de medula óssea, em que as células do enxerto são ativadas por antígenos do receptor e montam respostas efetuadoras contra os tecidos deste. A *GVHD aguda*, que ocorre até 100 dias após o transplante de medula óssea, manifesta-se com lesões cutâneas, hepáticas e gastrintestinais, podendo, no entanto, ser encontradas lesões menos intensas em qualquer outro órgão. Há necrose de células epiteliais da epiderme, do revestimento e de glândulas da mucosa gastrintestinal e do epitélio biliar, com escasso infiltrado linfocitário. Essa reação é iniciada por linfócitos T maduros existentes no enxerto, admitindo-se como importante a participação de células NK, que, ativadas no local por IL-2 produzida por linfócitos do doador, teriam sua citotoxicidade não bloqueada por MHC das células hospedeiras. A *GVHD crônica* compromete mais a pele e o fígado, tem curso mais insidioso e apresenta melhor resposta terapêutica. Caracteriza-se por fibrose e hipertrofia da pele, da mucosa gastrintestinal e das vias biliares, com ou sem necrose epitelial.

Imunodeficiência pós-transplante

Indivíduos que recebem transplante de medula óssea são submetidos, antes do transplante, a tratamento para ablação de todo o sistema imunitário, por meio de irradiação total do corpo. Após o transplante, muitos pacientes apresentam um estado de imunodeficiência persistente, tornando-se suscetíveis a infecções virais, sobretudo por citomegalovírus ou por vírus Epstein-Barr, inclusive com aumento do risco para linfoma de células B. Não se tem uma explicação precisa para essa imunodepressão. Para alguns, deve-se ao fato de os órgãos linfoides centrais, que sofreram ação da radioterapia, não conseguirem recuperar todos os clones de linfócitos necessários para uma resposta normal; para outros, a ablação do sistema imunitário antes do transplante possibilita o desenvolvimento de células supressoras que impedem a montagem de uma resposta imunitária normal; estas seriam células supressoras naturais da linhagem de células NK ou são linfócitos T CD4+ CD25+. É possível ainda que os estímulos aloantigênicos induzidos pelo enxerto impeçam o desenvolvimento de um repertório normal de respostas, admitindo ser essa imunodeficiência uma das manifestações de GVHD, mesmo que esta não se tenha manifestado nas suas formas clássicas.

▶ Leitura complementar

ATASSI, MZ, CASALI, P. Molecular mechanisms of autoimmunity. *Autoimmunity*, 41:123-32, 2008.

CHINEN, J, BUCKLEY, RH. Transplantation immunology: solid organ and bone marrow. *J Allergy Clin Immunol*, 125:S324-35, 2010.

CORLESS, IB *et al*. Lipodystrophy-associated symptoms and medication adherence in HIV/AIDS. *AIDS Patient Care STDS*, 19:577-86, 2005.

FILIPPONE, EJ, FARBER, JL. Humoral Immune Response and Allograft Function in Kidney Transplantation. *Am J Kidney Dis*, 66:337-47, 2015.

HASHMI, S *et al*. Overview of renal transplantation. *Minerva Med*, 98:713-29, 2007.

HUNT, SA. State of the art: cardiac transplantation. *Trends Cardiovasc Med*, 24:341-9, 2014.

HURST, J, VON LANDENBERG, P. Toll-like receptors and autoimmunity. *Autoimmun Rev*, 7:204-8, 2008.

IMMUNOLOGICAL REVIEWS. 2005: vol. 203 (imunodeficiências); vol. 207 (apresentação de antígenos); vol. 209 (maturação de linfócitos no timo); 2006: vol. 213 (imunoprivilégio); 20090: vol 229 (coestimulação); 2011 vol. 241 (mecanismos de tolerância); 2013: vol 254 (HIV); 2014: vol 258 (transplantes) e vol 259 (linfócitos reguladores); 2016: vol 269 (autoimunidade), vol270 (anticorpos), vol 271 (órgãos linfáticos) e vol 272(apresentação de antígenos).

KLEIN, J, SATO, A. The HLA system. *N Engl J Med*, 343:782-7, 2000.

KUMAR, V, KUMAR, A. Immunological aspects of corneal transplant. *Immunol Invest*, 43:888-901. 2014.

KWON, B, WOO, H, KWON, BS. New insights into the role of 4-1BB in immune response: beyond CD+ T cells. *Trends Immunol*, 23:378-80, 2002.

LEKSTROM-HIMES, JA, GALLIN, JI. Immunodeficiency diseases caused by defects in phagocytes. *N Engl J Med*, 343:1703-14, 2000.

LEVY, O. Innate immunity of the newborn: basic mechanisms and clinical correlates. *Nat Rev Immunol*, 7:379-90, 2007.

MANKAN, AK *et al*. Immunology in clinic review series. Focus on autoinflammatory diseases: inflammasomes: mechanisms of activation. *Clin Exp Immunol*, 167:369-81, 2012.

MANTHIRAM, K, ZHOU, Q, AKSENTIJEVICH, I, KASTNER, DL. The monogenic autoinflammatory diseases define new pathways in human innate immunity and inflammation. *Nat Immunol*, 18:832-42, 2017.

MURPHY, K, WEAVER, C. Janneway's Immunobiology. 9th ed. New York: Garland Publishing Inc., 2017.

NATURE IMMUNOLOGY, 11:3-35, 2010 (revisões sobre tolerância imunológica)

O'CONNELL, RM *et al*. microRNA regulation of inflammatory response. *Ann Rev Immunol*, 30:295-312, 2012.

PARK, H *et al*. Lighting the fires within: the cell biology of autoinflammatory diseases. *Nat Rev Immunol*, 12:570-80, 2012.

ROSEN, HR. Transplantation immunology: what the clinician needs to know for immunotherapy. *Gastroenterology*, 134:1789-801, 2008.

WEDEL, J *et al*. Chronic allograft rejection: a fresh look. *Curr Opin Organ Transplant*, 20:13-20, 2015.

WILSON, SP, CASSEL, SL. Inflammasome-mediated autoinflammatory disorders. *Postgrad Med*, 122:125-33, 2010.

ZHUANG, Q, LAKKIS, FG. Dendritic cells and innate immunity in kidney transplantation. *Kidney Int.*, 87:712-8. 2015

12
Bases Genéticas das Doenças

Maria Raquel Santos Carvalho e Romeu Cardoso Guimarães

Embora os principais estudos de Mendel, Darwin e Galton tenham sido publicados entre 1860 e 1890, a Genética desenvolveu-se realmente como ciência somente a partir da redescoberta das leis de Mendel, no início do século 20. No primeiro quarto do século 20, foram descobertos os principais mecanismos de herança e identificados os cromossomos como a base física da hereditariedade. No segundo quarto, ficaram conhecidos os fundamentos bioquímicos e moleculares de herança, culminando, em 1953, com a descrição do modelo da dupla-hélice do DNA. No terceiro quarto do século 20, foram desvendados o código genético e as bases moleculares da informação veiculada pelo genoma, além de terem sido desenvolvidos os métodos de clonagem gênica e de sequenciamento do DNA. No último quarto, o progresso atingiu uma taxa vertiginosa nos métodos moleculares e computacionais, o que levou à clonagem de grande número de genes, ao sequenciamento dos primeiros genomas completos e aos primeiros testes de terapia gênica. O século 21 começou com a divulgação da primeira análise da sequência completa do genoma humano, das primeiras tentativas de clonagem do ser humano e dos estudos de células-tronco.

A ideia tradicional da Genética – que trata do componente mais estável e forte da herança, localizado nos cromossomos – vem sendo substituída pela percepção cada vez mais complexa a partir do melhor entendimento de como as funções celulares são realizadas. Os estudos sobre regulação gênica ajudam também a entender o funcionamento dos mecanismos epigenéticos, que não dependem somente das sequências de bases do DNA e que possibilita que cada genoma funcione como um sistema menos limitado pelos genes e capaz de adaptar-se às condições do ambiente.

Os poucos genes codificadores de proteínas no genoma humano, cerca de 20.000, indicam o quanto ainda precisa ser feito para desvendar as funções de cada um deles, considerando os processamentos alternativos dos genes até as modificações pós-tradução das proteínas e sua inserção nas redes de formação dos fenótipos. Para cumprir tais desafios, foi necessário criar disciplina nova, a Bioinformática, encarregada de decifrar parte do significado das sequências gênicas, que parecem criptografadas e com extensa superposição de informação nos mesmos segmentos, que podem ser lidos pelas células de maneiras diversas em contextos diferentes. Assim, vivemos uma época de descoberta contínua de novos genes ou de novas funções. O grande desafio que impulsiona as pesquisas é aplicar esses conhecimentos na Fisiologia e na Patologia.

Os avanços na Genética e na Biologia Molecular têm impacto enorme na saúde e, em particular, na Medicina. Pode-se dizer que a Genética está envolvida em quase todas doenças. Como participa de quase todos os traços normais, é razoável supor que atue também nos processos patológicos; raros são os casos de atuação drástica de agentes externos sobre os organismos, independentemente da sua constituição genética, como ocorre na intoxicação por substâncias químicas (p. ex., arsênico) ou acidentes graves (automobilísticos, do trabalho etc.). Afinal de contas, qualquer evento biológico ou patológico resulta da constituição orgânica com a qual nascemos, que se forma e se desenvolve a partir do zigoto na formação dos tecidos e órgãos em interação com fatores ambientais intra e extrauterinos.

A epigenética também ajuda a entender como a diferenciação celular ocorre e se mantém por transmissão mitótica com estabilidade de até um século. As marcas epigenéticas são induzidas por efeitos contextuais ou ambientais; algumas persistem na meiose e são transmitidas por algumas gerações.

À medida que são conhecidas as bases moleculares das doenças e surgem novas formas de tratamento, é possível melhor compreensão não só das doenças como também da saúde. Nesse contexto, a Genética ocupa lugar de grande destaque.

Na maioria dos cursos da área de saúde, a disciplina Patologia é ministrada após a de Genética. Este capítulo, voltado para o leitor que já tem conhecimento de Genética básica, pretende fornecer uma visão abrangente e prática sobre as bases genéticas das doenças. Para facilitar a compreensão do conteúdo que se segue, no Quadro 12.1 estão descritos alguns conceitos básicos em Genética.

▸ Genes, genótipo e fenótipo

Os indivíduos são definidos pelos *fenótipos* ou "aparências". Todo ser humano tem um conjunto de genes que é único e, com exceção de gêmeos monozigóticos, diferente daquele de qualquer outro indivíduo que vive agora, que viveu no passado e que viverá no futuro. O termo *genótipo* refere-se ao conjunto

Quadro 12.1 Conceitos básicos em Genética.

Estrutura

- **Alelo** é uma das formas alternativas de um mesmo gene. Em uma população, podem existir vários alelos, normais e anormais, para determinado lócus. Indivíduos normais têm dois alelos em cada lócus, um de origem materna e outro de origem paterna
- **Cariótipo** é o conjunto dos cromossomos de um indivíduo ou de uma espécie
- **Cromossomo** é uma estrutura visível ao microscópio formada por conjuntos organizados de genes. Cada célula humana tem 46 cromossomos, divididos em 23 pares. Os cromossomos de 22 pares são iguais entre si, sendo estes chamados *autossomos*. O par restante, dos *cromossomos sexuais*, está envolvido na determinação do gênero, e é formado por dois cromossomos iguais na mulher (XX) e diferentes no homem (XY)
- **Éxons e íntrons** são componentes das sequências codificadoras que sofrem destinos diversos após o processamento por excisão (*splicing*). Os íntrons serão retirados e processados para outra destinação ou degradação, enquanto os éxons, que são sequências de códons encadeados, são religados uns aos outros para composição final do produto gênico (mRNA). De um mesmo gene e de seu transcrito primário podem ser obtidos diversos produtos, por *processamentos alternativos*
- **Fatores de transcrição** são proteínas que regulam a transcrição de outros genes, podendo aumentá-la ou diminuí-la
- **Fenótipo** é a expressão do genótipo, ou seja, são as características peculiares de cada indivíduo percebidas através dos sentidos (visão, olfato, audição etc.) ou por meio de medições. O fenótipo é o resultado da interação entre os fatores genéticos e ambientais
- **Gene** é a unidade da herança genética. Cada gene é formado por uma ou algumas sequências de DNA que conserva(m) e transmite(m) a informação para sequências de RNA, que podem codificar sequências de proteínas ou exercer outras funções
- **Genoma** é a sequência completa do DNA de um organismo, incluindo todos os seus genes e, portanto, a informação genética total
- **Genótipo** é o conjunto de alelos presentes em um dado lócus ou em um indivíduo
- **Lócus** é o lugar ocupado por determinado gene no cromossomo. Um gene específico ocupa sempre a mesma posição no cromossomo
- **Micro e minissatélites** correspondem a número variado de nucleotídios repetidos em *tandem* (enfileirados). As unidades repetidas variam de 1 a 13 bases nos microssatélites e de 14 a 500 nos minissatélites. Como o número de repetições de cada conjunto pode variar muito (o número de repetições pode variar até entre os alelos materno e paterno em uma mesma célula), tais sítios são chamados hipervariáveis. Essas repetições ocorrem de modo disperso no genoma e algumas podem desempenhar funções de interesse médico, quando localizadas no interior ou na vizinhança de genes
- **Mutação** é qualquer mudança estrutural e permanente na sequência de DNA
- **Polimorfismos genéticos** são as variações decorrentes da existência, na população, de dois ou mais alelos de um lócus, em que o alelo mais comum tem frequência igual ou inferior a 99%. Tal situação ocorre em vários genes ou no espaço intergênico e resulta nas diferenças observadas entre os indivíduos, tornando-os não repetíveis, constituindo as bases biológicas da diversidade e da individualidade
- **Promotor** é uma região do DNA localizada geralmente antes do início da sequência codificadora do produto gênico e com efeito em *cis* – efeito que se propaga linearmente ao longo da fita (efeitos em *trans* são mediados por difusão ou deslocamento de agentes reguladores). O promotor contém o sítio de ligação das RNA polimerases para localizar o início da transcrição e os sítios de ligação de fatores de transcrição, que modulam a ativação ou a repressão da transcrição
- **Região cromossômica.** No cariótipo, as colorações mais usadas geram um padrão de faixas claras e escuras. Tal padrão é conservado em diferentes indivíduos, permitindo a criação de um sistema de endereços. Por exemplo: 15 p1.3.1 significa cromossomo 15, braço curto [o longo é q], região 1, banda 3, sub-banda 1
- **Sentido 5′ S 3′** (lê-se "de 5 linha para 3 linha") refere-se ao sentido de síntese das fitas de DNA e de RNA. Um novo nucleotídio (fosfato, pentose e base nitrogenada) é sempre ligado ao carbono 3′ da última pentose da cadeia. A expressão a 5′ significa antes; a 3′ significa depois. Como a síntese da proteína começa na extremidade 5′ do RNA, existe correspondência. A 5′ do gene (e do mRNA) corresponde à extremidade N (amina) e a 3′ corresponde à extremidade C (carboxi)

Funções

- **Caracteres quantitativos** são, entre os multifatoriais, aqueles definidos por medição e que apresentam variação contínua na população, frequentemente com distribuição normal. Em alguns casos, análises refinadas podem identificar mutações em apenas alguns desses genes que alteram significativamente o fenótipo, que são chamados genes ou lócus de efeito maior ou principais (*major loci*). Em outras pessoas, o mesmo fenótipo pode ser devido a mutações em diversos genes, sem que nenhum deles tenha destaque particular. Estes são os chamados genes ou lócus de efeito menor (*minor loci*). Os componentes da parte genética da herança multifatorial, ou seja, o conjunto dos genes envolvidos no processo, são denominados *QTL* (lócus de traços quantitativos)
- **Clonagem** é o procedimento de obtenção de cópias de um gene ou de um segmento de DNA. A clonagem de um indivíduo é chamada como clonagem organismal
- **Efeito multigeracional** resulta da exposição de gerações sucessivas ao agente ambiental. Nesse caso, torna-se mais difícil separar o que são modificações no padrão de expressão gênica passando de uma geração para outra do que são consequências de sucessivas exposições. A exposição de uma gestante durante o período crítico afeta: (a) ela própria (F0); (b) o descendente que está em desenvolvimento (F1); (c) as células germinativas deste (F2). A diferenciação entre efeitos multigeracionais e efeitos transgeracionais requer o estudo de pelo menos três gerações após exposição
- **Epigenética** é o processo ou o conjunto de fatores que atuam no DNA e regulam a atividade do genoma. Tais elementos não promovem mudanças na sequência do DNA, mas fazem marcações regulatórias estáveis e mantidas após as mitoses ou as meioses. Os fenômenos regulatórios mais importantes são metilação do DNA, modificações em histonas e na estrutura da cromatina e diversas funções exercidas por RNA não codificantes, particularmente microRNA. Tais funções são essenciais na diferenciação celular e fundamentais como ferramentas para adaptação ao ambiente
- **Epigenoma** é o conjunto das marcas epigenéticas
- **Herança mendeliana** é o modo de manifestação de alguns genes em famílias. Na herança de padrão autossômico dominante, a expressão de determinado fenótipo (p. ex., uma doença) é condicionada diretamente pela presença de uma mutação no gene que codifica a proteína responsável por determinada função. A alteração ou perda dessa função, causada pela mutação, geralmente é suficiente para causar a doença, sofrendo pouca influência de outros alelos ou genes do indivíduo e de fatores ambientais
- **Herança multifatorial** é o padrão de herança mais comum e aquele em que mutação em um gene confere predisposição, mas o aparecimento da doença depende de alterações em vários outros genes, cada um contribuindo para a suscetibilidade. Depende também de fatores ambientais, que geralmente funcionam como desencadeadores. Assim, duas pessoas com uma mesma doença podem ter predisposição genética baseada em genes diferentes e com desencadeantes ambientais diferentes. As características se formam por integração dos componentes, genéticos e ambientais, em redes complexas que expressam o fenótipo
- **Herança transgeracional** é a capacidade de um fator ambiental exercer efeito não apenas sobre os indivíduos expostos, mas também sobre seus descendentes, ao longo de várias gerações. Um agente ambiental pode apresentar esse tipo de efeito se induzir alterações (reprogramação) no epigenoma das células germinativas. A reprogramação só ocorre se a exposição acontecer em períodos críticos específicos do desenvolvimento (ontogênese)
- **Interações genéticas** podem ser *alélicas* (entre os alelos do mesmo lócus, podendo levar a dominância ou recessividade) ou *epistáticas* (entre lócus, em que um lócus pode depender de outro)
- **Transferência horizontal** é a passagem de genes entre indivíduos dentro de uma espécie ou entre espécies distintas que não resulta de transmissão de pai para filhos (*vertical*). Em bactérias, o fenômeno é mediado geralmente por *plasmídeos*, que são pequenos fragmentos de DNA de dupla fita circular que contêm, entre outros, genes de resistência bacteriana a fármacos. Em eucariotos, essa transmissão é feita frequentemente por *retrovírus*, que, em suas passagens de um organismo para outro, podem transportar genes ou fragmentos de genes; em geral, a transmissão envolve RNA, que é inserido no cromossomo após cópia em DNA por transcritase reversa. Os dois mecanismos permitem transmissão de genes entre espécies
- **Transpóson** ou elemento transponível é um tipo de sequência que tem a capacidade de se mover (saltar) dentro de um genoma ou entre genomas distintos, com excisão de um local e inserção em outro

altamente individual de genes, que tem como substrato físico o *genoma*.

Um *gene* é uma unidade funcional que corresponde a segmento de DNA que origina sequência de RNA; este pode funcionar como tal ou codificar a sequência de aminoácidos de uma proteína. Tal definição deve ser considerada em plurais, porque há muitos casos em que vários segmentos de DNA são necessários para produzir um RNA ou uma proteína, ou em que um segmento de DNA pode corresponder a mais de um RNA ou proteína. Por seu lado, as *proteínas* são essenciais para os organismos porque integram, coordenam a participam de incontáveis processos altamente complexos do desenvolvimento e do metabolismo. O produto final são os seres vivos. O corpo, as emoções e o conhecimento do ser humano constituem o seu *fenótipo*. Ao contrário do genótipo, que permanece aproximadamente constante durante toda a vida, o fenótipo é dinâmico e muda constantemente, registrando a história de vida de cada indivíduo.

O conceito de gene permanece em evolução. Praticamente todo o genoma é transcrito, mas apenas uma pequena parcela da transcrição origina moléculas de RNA e, finalmente, de proteínas. A maioria dos transcritos é degradada, acreditando-se que sua transcrição seja parte dos mecanismos de reparo ou de regulação gênica. Entretanto, existe um número crescente de RNA que permanecem ativos nas células, mas sem serem traduzidos em proteínas. O conceito tradicional de gene considera um gene codificador de proteína, conforme ilustrado na Figura 12.1.

- ## Genes humanos

Os genes codificadores de proteínas correspondem a apenas 1,5% do genoma humano. Os genes são formados por éxons, sequências pequenas que codificam aminoácidos, e por íntrons, sequências grandes não traduzidas. Em cerca de 60% dos genes já caracterizados, existem dois ou mais produtos diferentes de um mesmo gene. Além de codificar proteínas, os genes produzem também *RNA não codificantes* (ncRNA), pelo fato de eles codificarem RNA e não proteínas. Essa classe inclui: (1) RNA ribossômicos (rRNA), que são o principal componente da maquinaria de síntese de proteínas; (2) RNA transportadores (tRNA), que posicionam os aminoácidos nos ribossomos, o que permite que o rRNA catalise a síntese proteica; (3) RNA pequenos nucleolares (snoRNA), necessários para o processamento do rRNA; (4) RNA pequenos nucleares (snRNA), que são parte dos complexos de ribonucleoproteínas envolvidas na retirada de íntrons; (5) RNA que fazem parte de enzimas, como o RNA interno da telomerase; (6) RNA envolvidos em funções específicas, como o RNA do gene XIST, encarregado da inativação do cromossomo X; (7) microRNA (miRNA) (ver adiante); (8) RNA de interferência (siRNA), envolvidos no silenciamento gênico, no qual moléculas de RNA de dupla fita são degradadas. RNA não codificantes são pequenos e não possuem cauda poli-A. Descobrir ncRNA constitui um dos grandes desafios dos próximos anos.

- ## Regulação da expressão gênica

A expressão gênica pode ser comparada ao funcionamento de uma biblioteca. O estado básico dos genes é de repressão, que equivale aos livros em repouso nas prateleiras. O funcionamento ou expressão dos genes equivale a seu recrutamento por ativação da transcrição, seguida de processamento e tradução. A organização do sistema reside sobretudo na ação de *fatores de transcrição (FT)* proteicos. FT são proteínas codificadas por alguns genes que regulam a expressão de outros genes.

Os FT equivalem a bibliotecários que recebem a requisição de uma obra arquivada, localizam com rapidez e precisão onde ela está depositada e trazem uma cópia para o usuário. A requisição de proteínas resulta de fatores internos ou externos. Quando uma proteína é danificada e sua função perdida, sua falta causa desrepressão das vias da sua síntese, o que implica indução da transcrição dos genes correspondentes. Os estímulos externos atuam em receptores celulares que são ativados e transduzem os sinais aos genes. Depois da transcrição gênica, os mecanismos regulatórios incluem estabilização do mRNA ou sua degradação mais rápida, modificação de proteínas traduzidas em forma não funcional ou precursora, estabilização ou degradação mais rápida de proteínas etc. As vias metabólicas e as organelas celulares e suas atividades são os "leitores" e outros usuários da biblioteca.

A expressão gênica é processo complexo e altamente regulado. A regulação pode ser feita por mecanismos pré-transcricionais (p. ex., metilação do DNA), transcricionais e pós-transcricionais (sobretudo pela ação de alguns RNA e modificações nas proteínas sintetizadas).

Metilação do DNA e marcações em proteínas da cromatina

A inativação do cromossomo X ocorre de forma aleatória em qualquer dos X (materno ou paterno) nos tecidos. Tal inativação se dá por metilação do DNA (Figura 12.2). Assim, as mulheres são mosaicos quanto à expressão dos genes dos X (cada célula possui um único cromossomo X ativo, de origem materna ou paterna). Como a inativação ocorre no embrião com cerca de 2 semanas, contendo cerca de 1.000 células, a inativação do X normal e alterado pode ser desigual. Mulheres heterozigotas em que, pelo acaso, houve inativação preferencial do cromossomo X contendo o alelo normal para um determinado lócus podem ter manifestações clínicas de doença. Marcações epigenéticas estáveis ocorrem também por modificação em proteínas da cromatina, sobretudo histonas, mediante acetilação, fosforilação ou metilação de certos aminoácidos.

Regulação por RNA

Alguns RNA não codificam proteínas, mas regulam outros RNA. Tais RNA são chamados *RNA não codificantes (ncRNA)* e podem ser *housekeeping* ou reguladores. Os ncRNA *housekeeping* são expressos constitutivamente em todas as células, sendo exemplos os tRNA e os rRNA. A expressão de ncRNA reguladores varia de acordo com o tipo de célula e o seu estado funcional (p. ex., célula normal ou neoplásica, mama lactante ou não lactante etc.). Cada tipo celular tem seu próprio perfil de ncRNA reguladores. De acordo com o seu tamanho, os ncRNA podem ser: (a) longos, com mais de 200 nucleotídeos. Estes são complementares a uma sequência de genes codificadores de proteínas e correspondem, portanto, a uma sequência antissense. Quando o DNA é transcrito para gerar um RNA codificador de proteína, a outra fita (o antissense) também é transcrita. Com isso, forma-se um RNA de dupla fita, que frequentemente é degradado na célula. Portanto, para que a célula tenha disponível mRNA que codifica proteína, é necessário que haja mecanismo de bloqueio do RNA antissense, o que é feito por um miRNA; (b) pequenos, com menos de 200 nucleotídeos. Representam 4% do genoma humano e incluem três classes: piRNA (Piwi-interacting RNA), iRNA (RNA de inferferência) e miRNA (microRNA). Os ncRNA pequenos podem: (1) ligar-se a mRNA codificadores de proteínas, levando a degradação deles; (2)

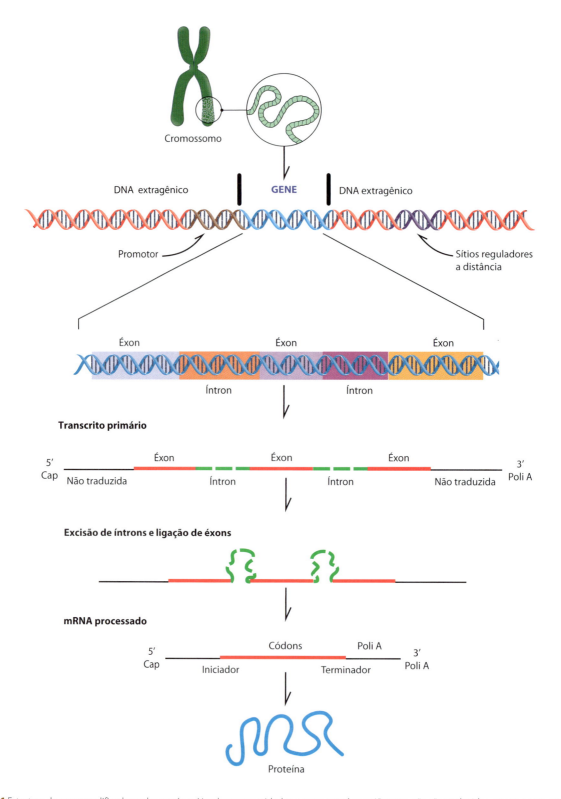

Figura 12.1 Estrutura de genes codificadores de proteínas. Nas duas extremidades, o gene contém regiões que não são traduzidas, mas que cumprem funções acessórias na tradução, como a cauda poli A. No sítio promotor, liga-se a RNA polimerase, que faz a transcrição do gene de acordo com a regulação a partir de fatores de transcrição, que são proteínas que também se ligam ao promotor. Estes dois componentes proteicos funcionam cooperativamente por deslizamento em *cis*, ou seja, ao longo da fita do DNA no sentido 5' S 3'. Nas regiões extragênicas mais distantes, de ambos os lados do gene, há outros sítios reguladores (acentuadores, atenuadores etc.) que atuam em *cis* ou em *trans*. A região codificadora é formada por segmentos com códons encadeados (*éxons*) e segmentos sem códons, os *íntrons*. Na formação do mRNA, os íntrons são retirados e os éxons são ligados. A transcrição pode gerar mRNA distintos, conforme a excisão de íntrons e a ligação dos éxons (processamento do RNA).

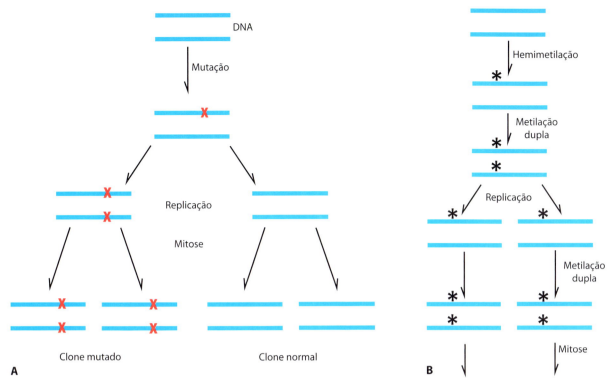

Figura 12.2 Mutação e marcação gênica somática. **A.** Mutação pontual em uma fita do DNA. Com a replicação, formam-se, em célula diploide, um cromossomo com mutação nas duas fitas e um com as duas fitas normais; o clone mutado é heterozigoto. **B.** Marcação de um sítio cromossômico por metilação do DNA. A metilação inicia-se em uma fita (hemimetilação) e esta estimula a metilação da outra fita. Com a replicação, são formadas novas cromátides hemimetiladas, que estimulam a metilação integral; o clone marcado é estável. Em uma célula diploide, a marcação é "heterozigota".

regular o processamento (*splicing*) alternativo, ou seja, participam na decisão de quais éxons farão parte do mRNA maduro. Durante a gametogênese (tanto em óvulos como em espermatozoides), alguns mRNA são sintetizados e "guardados" para serem usados se houver fecundação. A seleção de mRNA que devem ser estocados é mediada por ncRNA pequenos. ncRNA são importantes sobretudo no desenvolvimento e na carcinogênese, além de em algumas outras doenças. Os piRNA são a classe mais abundante de ncRNA em humanos.

Outros reguladores gênicos importantes são RNA que funcionam como repressores de outros RNA, por isso chamados *RNA de interferência (iRNA)*. Os iRNA mais bem conhecidos são pequenos (20 a 25 nucleotídeos), têm fita simples e são de dois tipos: (1) microRNA (miRNA); (2) *small interfering* RNA. A ação de iRNA depende da ligação a diferentes RNA-alvo; os dois RNA (iRNA e RNA-alvo) pareiam-se e formam fitas duplas. A atuação de iRNA é muito importante, especialmente na embriogênese e na carcinogênese.

MicroRNA

Os *microRNA* (miRNA, 21 a 25 nucleotídeos) são codificados por genes específicos do mesmo modo que os genes codificadores de proteínas. São conhecidos mais de 1.000 genes de miRNA, que compõem uma segunda classe mais abundante de genes reguladores (os genes codificadores de FT são mais de 10.000). O número de RNA-alvos dos miRNA chega a alguns milhares.

Na síntese de miRNA, inicialmente são gerados longos transcritos primários (pri-miRNA), que formam alças do tipo grampo de cabelo (*hairpin*); em seguida, são encurtados por um complexo proteico com atividade de RNAse III (Drosha e seu cofator Pasha), formando os pré-miRNA. O pré-miRNA possui uma sequência madura e uma sequência complementar (miRNA*). Por ação de uma enzima de exportação, o pré-miRNA é levado ao citoplasma, onde sofre ação de outra RNAse II (Dicer), tornando-se RNA em fita dupla sem a porção em alça. O miRNA associa-se ao RISC (*RNA-induced silencing complex*), sendo a fita complementar ao miRNA degradada, restando o miRNA maduro em fita simples (Figura 12.3). O silenciamento gênico por miRNA se faz por dois mecanismos: (1) bloqueio da tradução nos ribossomos; (2) clivagem do mRNA, impedindo a sua tradução.

O interesse nos miRNA vem da possibilidade de se interferir em vários processos biológicos. Um campo de enorme aplicação dos miRNA é o das neoplasias, nas quais há inúmeras alterações na expressão de vários genes. Repressão de genes supressores de tumor, de apoptose ou de reparo do DNA (ver Capítulo 10) por miRNA, por exemplo, pode originar neoplasias. Em muitos tumores, existe correlação entre marcadores de progressão tumoral e redução dos níveis de miRNA. Em alguns estudos, verificou-se correlação entre alguns miRNA e tipos específicos de neoplasias, o que pode ser promissor para o prognóstico e para o desenvolvimento de novos tratamentos. Existe grande interesse em explorar o potencial de miRNA também na terapêutica de neoplasias; alguns estudos iniciais trazem dados animadores.

A repressão de mRNA e a degradação de proteínas em proteassomos mediada pela ubiquitina (ver Figura 5.11) são os processos mais importantes de controle da disponibilidade de proteínas nas células.

▶ Modelos de estudo em genética e biologia molecular

Os organismos primitivos e as primeiras células desenvolveram as moléculas de ácidos nucleicos como seu material genético e evoluíram com aumento do seu tamanho. Na espécie humana, o DNA contém cerca de 20.000 genes, além de sequências relacionadas com outras funções.

O desenvolvimento científico do final do século 20 levou a extraordinário avanço tecnológico no estudo e no conhecimento dos ácidos nucleicos, particularmente do DNA. Em pouco tempo, a tecnologia do DNA tornou-se ferramenta fundamental nas ciências da saúde, por suas inúmeras aplicações.

Além da grande estabilidade do DNA e da sua relação com proteínas, alguns avanços tecnológicos contribuíram muito para a expansão do conhecimento. Bons exemplos são a descoberta das endonucleases de restrição (enzimas que fragmentam o DNA em pontos específicos) e a amplificação de ácidos nucleicos, seja *in vitro*, por meio da reação em cadeia da polimerase (PCR), seja *in vivo*, por meio da clonagem. Os segmentos de ácidos nucleicos assim obtidos podem ser usados para várias finalidades, como a produção de agentes terapêuticos por células transformadas contendo os genes escolhidos ou a identificação de sequências gênicas das próprias células ou de microrganismos e vírus para o diagnóstico de infecções.

Trabalhar com o DNA tornou-se fácil, tendo se alcançado até o sequenciamento completo do genoma humano, ou seja, a descrição da *anatomia genômica*. Esse conhecimento gera perspectivas inusitadas na Ciência, podendo ser comparado ao projeto da física atômica. A seguir, serão comentadas as principais abordagens na avaliação do componente genético das doenças, envolvendo os procedimentos da genética clássica e os métodos laboratoriais de análise de ácidos nucleicos (ver também Capítulo 2).

Análise e avaliação em genética mendeliana

Após passar longo tempo investigando raridades, como a maioria das doenças monogênicas, abre-se agora um grande campo de estudo das doenças prevalentes. Com tantos avanços metodológicos, inverteu-se o procedimento de estudo do geneticista, que, antes, descrevia o fenótipo e procurava os genes e, agora, encontra os genes e tenta descobrir como estes interagem com o ambiente para produzir os fenótipos (Figura 12.4).

A abordagem da genética mendeliana é mais simples do que muitas das usadas na fisiologia, na farmacologia e em outras áreas, porque estuda as consequências de alterações em determinadas moléculas (p. ex., a falta de uma enzima) que realizam funções específicas. A alteração pode ser rastreada por gerações, de acordo com as regras de herança, possibilitando conhecer interações com fatores ambientais e com outros produtos gênicos. A complexidade de muitos dos caracteres fenotípicos produzidos por alterações monogênicas mostra haver grande número de interações.

O processo de orientação das famílias com doenças de causa ou predisposição genética enfoca o *diagnóstico*, a *herança*, o *prognóstico* (principalmente intelectual), as perspectivas *terapêuticas* e as possibilidades de *prevenção*. Esse processo de comunicação é tradicionalmente denominado *aconselhamento genético*, embora não sejam dados "conselhos". O princípio do aconselhamento genético é que, quanto mais bem informado um indivíduo estiver sobre a sua doença, mais chances terá de se adaptar a ela e de atingir o estado de *equilíbrio possível*. O foco do processo é o indivíduo, não a espécie. Um bom exemplo são as doenças neurodegenerativas autossômicas recessivas da infância, que são graves, letais e para as quais, geralmente, não existe tratamento. Os casais que já tiveram uma criança afetada podem utilizar o diagnóstico pré-natal e interromper a gestação (no Brasil essa opção é ilegal) ou recorrer a fertilização *in vitro*, diagnóstico pré-implantação e implantação de embrião não afetado.

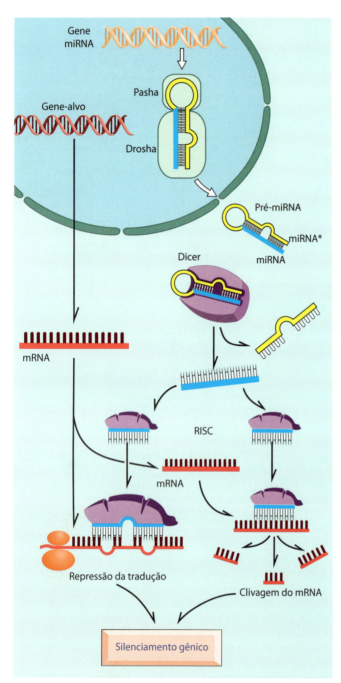

Figura 12.3 Os genes para miRNA são transcritos pela RNA polimerase II e seu produto é processado pela RNase III Drosha e seu cofator Pasha, liberando um precursor (pré-miRNA). Este é formado por uma dupla fita contendo uma dobra em uma extremidade (*hairpin*). O pré-miRNA possui uma sequência madura (*em azul*) e uma sequência complementar (miRNA*). O pré-miRNA sai do núcleo para o citoplasma, onde sofre ação de outra RNAse III (Dicer), que remove a dobra na extremidade, liberando as duas fitas: miRNA e miRNA.* Em seguida, o miRNA associa-se com RISC (*RNA-induced silencing complex*). O complexo miRNA-RISC liga-se a sequências de mRNA existentes no citoplasma (mRNA-alvo). Dependendo do grau de complementaridade do complexo miRNA/mRNA, há dois efeitos: (1) bloqueio da expressão gênica ao nível da tradução; (2) clivagem do mRNA. Em ambos os casos e por vias distintas, não há tradução em proteínas, ou seja, ocorre silenciamento gênico.

Capítulo 12 | Bases Genéticas das Doenças

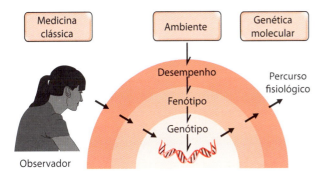

Figura 12.4 Abordagens dos biossistemas "de dentro para fora" e "de fora para dentro". A biologia e a medicina clássicas utilizam predominantemente a abordagem do exterior para o centro, observando os comportamentos e ambientes e tentando conhecer o interior dos organismos. A genética molecular contemporânea percorre o sentido inverso, conhecendo o genoma para, então, desvendar as redes interativas da ontogênese e da patogênese.

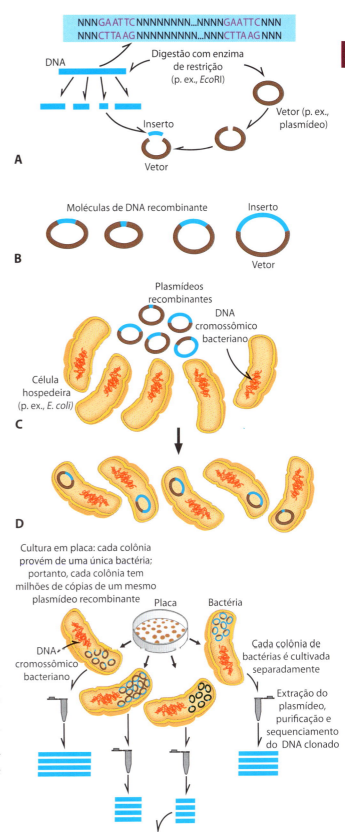

Se um casal de heterozigotos para uma mutação recessiva tivesse todos os filhos que gestasse, 25% das crianças seriam homozigotas normais, 50%, heterozigotas e 25%, homozigotas afetadas. Se a família optar pela interrupção de conceptos afetados, a proporção de descendentes passa a 33% de homozigotos normais e 66% de heterozigotos. Por isso, fala-se que o aconselhamento genético é disgênico, ou seja, por causa dele a frequência das mutações pode aumentar ao longo das gerações. Todos os países desenvolvidos aceitam legalmente a interrupção de uma gestação quando a criança será afetada por uma doença grave, incurável e que acarrete grande sofrimento. Entretanto, nenhuma legislação aceita a interrupção da gestação de um indivíduo normal por ser ele heterozigoto para uma doença genética, o que seria mera e perigosamente eugênico.

São muitos os recursos disponíveis para se investigar a função de um gene ou a base molecular de uma doença. A escolha dos métodos varia de acordo com a doença, com a região cromossômica envolvida e com os recursos laboratoriais disponíveis. Cada gene, cada RNA e cada proteína têm particularidades na sua clonagem e caracterização. A seguir será feita descrição sumária dos métodos principais para se investigar as bases moleculares de uma doença.

Clonagem de DNA e amplificação gênica

O termo *clonagem molecular* refere-se à obtenção de um grande número de cópias isoladas de determinado fragmento de DNA. A clonagem pode ser feita *in vitro* ou *in vivo*. A clonagem *in vitro* é feita pelo método da reação em cadeia da polimerase (*polymerase chain reaction*, PCR) (ver Capítulo 2). A clonagem *in vivo* faz-se por ligação do fragmento de DNA que se deseja clonar (inserto) a um vetor, que depois é introduzido em uma célula. Deixando a célula que recebeu o vetor multiplicar-se, são obtidas cópias do vetor e do fragmento que se deseja estudar (Figura 12.5).

Figura 12.5 Clonagem e amplificação gênica *in vivo*. **A.** Clivagem do DNA de interesse e do vetor por enzimas de restrição. **B.** Formação de moléculas de DNA recombinantes, por meio de ligação do vetor a um fragmento do DNA. **C.** Os recombinantes são introduzidos em bactérias e multiplicam-se extracromossomicamente. **D.** Os clones de interesse são isolados a partir de placas de cultura de bactérias, para produção em massa da sequência-alvo. **E.** A sequência de uma região pode ser usada para vários fins; entre outros, pode ser analisada por programas de computador que permitem a comparação entre a sequência obtida e sequências específicas depositadas em bases de dados.

A clonagem *in vivo* é feita geralmente em bactérias, que possuem um cromossomo grande, (DNA circular) e pequenas moléculas de DNA de fita dupla, circulares, denominadas *plasmídeos*. Nos plasmídeos estão informações para a sobrevivência das bactérias, como genes de resistência a antimicrobianos. As bactérias têm a capacidade de trocar plasmídeos entre si ou de captá-los do meio. O primeiro passo na clonagem consiste em inserir um fragmento de DNA dentro de um plasmídeo. Para isso, primeiro corta-se o fragmento e o plasmídeo com uma mesma enzima de restrição. Depois, colocam-se em um tubo de ensaio o vetor, o fragmento que se deseja clonar e a enzima DNA ligase. Essa enzima liga extremidades de DNA de fita dupla. A molécula híbrida assim criada recebe o nome de *DNA recombinante* (Figura 12.5A e B).

O próximo passo é a colocação do vetor na bactéria. A bactéria é tratada com cloreto de magnésio ou com descarga elétrica, fazendo com que se abram poros na sua parede. A seguir, coloca-se o DNA recombinante em contato com as bactérias. Normalmente (e não se sabe bem como), cada bactéria aceita somente um plasmídeo e fecha seus poros. Esse processo é denominado *transformação* (Figura 12.5C). Em seguida, bactérias e plasmídeos são multiplicados em cultura.

A etapa seguinte é o *isolamento*. A cultura da bactéria é distribuída em placas de Petri, de modo que as bactérias fiquem bem espalhadas, cada bactéria dando origem a uma colônia. Cada bactéria tem centenas de cópias de um mesmo plasmídeo contendo uma cópia de um dos fragmentos do conjunto que se deseja clonar. Esse passo leva simultaneamente à amplificação e ao isolamento (Figura 12.5D e E).

O processo de clonagem tem, portanto, quatro etapas: (1) ligação do(s) fragmento(s) ao vetor; (2) transformação da bactéria pelo vetor contendo o inserto; (3) amplificação, por meio de proliferação bacteriana; (4) isolamento, mediante cultura em placa. Essa sequência de passos é seguida na construção de bibliotecas tanto genômicas como de cDNA.

Biblioteca genômica é construída a partir do DNA total do organismo. Em humanos, apenas no sistema imunitário acontece perda parcial de segmentos de DNA durante a diferenciação de cada clone linfocitário; todos os demais tecidos possuem cópias completas do genoma. Apesar de o sangue periférico conter grande número de linfócitos, as bibliotecas genômicas humanas são geralmente construídas a partir dessa fonte.

Uma *biblioteca de cDNA* é construída a partir de mRNA, lembrando-se que o RNA é uma molécula muito frágil e difícil de se trabalhar. O mRNA obtido é usado como molde para que, com auxílio de uma transcritase reversa, seja feita uma fita de DNA. Essa fita, por sua vez, serve de molde para síntese da sua fita complementar. Com isso, forma-se um segmento de DNA (DNA complementar ou cDNA). Desse modo, em vez de se trabalhar com mRNA, trabalha-se com cDNA, uma molécula bem mais estável. Como cada tecido expressa um conjunto diferente de genes, o mRNA a ser usado deve ser extraído da célula que se deseja estudar. Em seguida, os segmentos de cDNA são ligados a vetores (p. ex., plasmídeos), multiplicados e isolados conforme apresentado na Figura 12.5.

No Projeto Genoma Humano, foram sequenciados todos os clones. No processo de clonagem de um gene específico, é necessário identificar, entre os milhares ou milhões de clones obtidos, apenas o clone de interesse. Isso é feito como se segue. As bibliotecas são cultivadas em placas, de modo a gerarem colônias isoladas. As colônias são identificadas por sondas dirigidas ao segmento de DNA inserido no recombinante (por hibridação molecular) ou às proteínas expressas pelas colônias (por técnicas imunológicas, com anticorpos). Os clones de interesse são "pescados" das placas e colocados para crescer em culturas individuais, a partir das quais o DNA recombinante pode ser recuperado em forma pura.

A partir do DNA genômico ou de fragmentos obtidos por PCR, pode-se fazer seu *sequenciamento*, o que possibilita detectar mutações e outras abordagens mais refinadas. Além de sequenciamento, há outros métodos de detecção de mutações.

Como descrito no Capítulo 2, a técnica de PCR é um método de clonagem *in vitro* adequado para pequenos segmentos de DNA. Com ela, são possíveis o isolamento e a caracterização de sequências que estão entre dois iniciadores, por meio de hibridação com sondas específicas ou de sequenciamento. Sem multiplicação prévia do DNA-alvo, sua detecção em uma amostra não é possível porque ele existe em muito pequena quantidade nas células, em geral uma ou poucas cópias de um gene por cromossomo.

Hibridação molecular

Conforme mostrado no Capítulo 2, a hibridação molecular é a reação entre um segmento conhecido de ácido nucleico (sonda) e um DNA desconhecido (DNA-alvo). As sondas, em geral de DNA, podem ser obtidas por clonagem molecular ou por síntese química. Para sua visualização na reação, a sonda é marcada por incorporação de nucleotídeos com radicais radioativos, fluorescentes ou de outra natureza (biotina, digoxigenina), os quais podem ser detectados seletivamente por reações apropriadas. A hibridação pode ser feita em membranas (*Southern*, *northern* ou *dot blots*), ou diretamente sobre o alvo em seu local nativo (tecidos, células, preparações cromossômicas), esta denominada *in situ* ou em *chips*.

A especificidade e a sensibilidade da reação podem ser controladas por meio de sondas de natureza e tamanho adequados e de condições de hibridação (temperatura, lavagens etc.) escolhidas (Figura 12.6). Hibridação em condições de baixa estringência (em que fitas duplas se mantêm estáveis mesmo quando a homologia entre elas é apenas parcial) permite

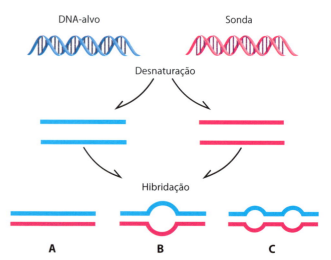

Figura 12.6 Hibridação de ácidos nucleicos. Moléculas do DNA-alvo e da sonda são desnaturadas pelo calor. Com o resfriamento, as fitas simples voltam a se juntar, podendo ocorrer ligação de uma fita do DNA-alvo com uma da sonda. Quando duas fitas são exatamente complementares, o pareamento é completo (**A**). Quando uma pequena região fica sem pareamento (p. ex., uma mutação pontual), forma-se uma "bolha" de alça protuberante (**B**). Quando existem várias regiões mutadas ou no caso de genes homólogos de espécies diferentes (como de humanos e camundongos), formam-se várias "bolhas" (**C**).

identificar homologias interespecíficas; usando-se um fragmento de um gene clonado em uma espécie, pode-se "pescar" o gene em uma biblioteca de outra espécie; tal procedimento foi muito importante na descoberta dos primeiros genes em humanos. Por outro lado, pequenas sondas em condições rígidas de hibridação (alta estringência) podem ser usadas para identificar mutações envolvendo um único nucleotídeo. Condições intermediárias de estringência são usadas quando se tem um clone contendo, por exemplo, parte do mRNA de um gene de interesse. O cDNA correspondente pode ser usado como sonda para triagem de bibliotecas de cDNA na tentativa de encontrar clones contendo outras partes do gene.

Mais recentemente, novos métodos foram desenvolvidos (ver Capítulo 2). Os mais importantes são: (1) sequenciamento de nova geração (*next generation sequencing*, NGS), que permite a obtenção da sequência completa do genoma de um indivíduo ou da sua fração expressa (exoma) no intervalo de dias; (2) hibridação genômica comparativa em microarranjos (aCGH), que permite a detecção de variações no número de cópias no genoma. Tais métodos vêm apresentando grande impacto na elucidação do componente genético-molecular de muitas doenças. Recentemente, foram identificados os genes mutados na doença de Parkinson por sequenciamento do exoma. Com a CGH, foi possível saber que cerca de 10% das pessoas com autismo possuem deleções ou duplicações em algumas regiões cromossômicas específicas (p. ex., 7q11.23).

Clonagem gênica

A expressão "clonar o gene causador de uma doença" significa clonar, isolar, sequenciar e identificar, nos indivíduos afetados, mutações que justifiquem as manifestações da doença. Antes de tudo, o trabalho de identificar o gene associado a uma doença é como "procurar uma agulha em um palheiro", dada a grande extensão do genoma e o grande número de genes. Como já mencionado, os genes codificam proteínas ou RNA funcionais (ribossômico, transportador etc.). Conhecendo-se a sequência de um gene, é possível prever como é a proteína por ele codificada. Muitas vezes, é possível identificar domínios funcionais na proteína, que permitem especular sobre sua provável função. Todas as sequências novas obtidas são depositadas em bancos de dados de domínio público. Comparando-se a sequência do DNA ou da proteína com as sequências depositadas nesses bancos de dados, é possível identificar-se o gene, saber com quais sequências ele tem homologia e prever sua função. Nos últimos anos, têm sido construídos bancos de dados sobre a estrutura tridimensional de muitas proteínas, que também pode ser considerada na tentativa de estabelecer se a nova sequência corresponde realmente a um novo gene. Todo esse esforço justifica-se, já que apenas 1,5% do DNA humano codifica proteínas.

Nesses estudos, é necessário provar que o suposto gene é expresso na célula. Isso pode ser investigado por meio de hibridação do cDNA com o RNA total extraído do tecido que manifesta a doença. Pode-se também realizar estudos de expressão, ou seja, clonar o gene em um sistema capaz de produzir a proteína. Esse sistema pode ser uma célula de bactéria, de levedura ou de camundongo. São analisados indicadores de posição e de função do gene, principalmente entre camundongos e humanos.

Demonstrar a existência de uma proteína, entretanto, não encerra o trabalho. Reconhecido um polipeptídeo, pode-se estudá-lo diretamente, em geral por eletroforese, que mostra alteração de carga ou de tamanho da proteína codificada pelo gene defeituoso (Figura 12.7). O tamanho da proteína é menor quando ocorrem deleções ou mutações terminadoras no gene. Para provar que um gene mutado causa uma doença, é necessário identificar, geralmente por sequenciamento do DNA, mutações potencialmente deletérias nos indivíduos afetados.

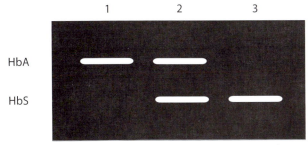

Figura 12.7 Detecção das hemoglobinas A e S por meio de eletroforese em gel. A hemoglobina A contém ácido glutâmico na posição 6 da cadeia beta, que é trocado por valina na hemoglobina S. Como há perda de uma carga negativa na hemoglobina S, sua migração no campo elétrico é maior do que a da hemoglobina A. 1: indivíduo HbAA; 2: indivíduo HbAS; 3: indivíduo HbSS.

O sequenciamento completo do genoma, assim como dos RNA (*transcritoma*) e das proteínas (*proteoma*) de diversos tecidos, permitiu identificar um grande número de novos genes, muitos deles ainda sem função conhecida. Do mesmo modo, a maioria das doenças ainda não tem seus genes identificados. Portanto, têm-se de um lado genes órfãos e, de outro, doenças órfãs; agora, é preciso obter as correspondências. O primeiro passo é identificar em que região cromossômica a doença mapeia para, em seguida, investigar os genes dessa região, em busca de mutações. Para isso, os principais recursos disponíveis são o mapeamento genético e os sistemas de inativação de um gene: *knock-out*, *knock-down*, RNA de interferência e mutação dirigida.

Mapeamento genético

Consiste na localização de um gene ao longo dos cromossomos ou na identificação da região do genoma onde se localiza o gene que causa ou predispõe a uma doença. Nesse campo, a citogenética contribuiu muito. Mesmo não se sabendo a função de um gene, quando se consegue associar um fenótipo a uma região cromossômica, mediante localização dos pontos de quebras em translocações ou deleções, sabe-se que naquela região existe um gene responsável por aquele fenótipo. Um bom exemplo é a análise da perda de heterozigosidade em genes supressores de tumor (ver adiante); esta é detectada a partir de deleções que, associadas a mutação no outro alelo de um lócus incluído naquela deleção, predispõem ao aparecimento de uma neoplasia.

▪ DNA genômico

Os ácidos nucleicos são polímeros muito simples, formados por cadeias repetitivas de fosfatos e açúcares, com quatro tipos de bases nitrogenadas. A complexidade reside no enorme comprimento dos polímeros e na sequência precisa de suas bases. Tal simplicidade é necessária para a sua função de material hereditário estável, como um disco óptico ou magnético, no qual a célula grava informações úteis para o seu funcionamento. Além disso, a molécula é de fácil replicação, transcrição, tradução e reparo. A dupla fita do DNA tem configuração espacial muito regular, o que permite que lesões (mutações) em uma fita possam ser detectadas por distorções que causam na outra fita. Quando reconhecidas, tais lesões são reparadas por excisão da parte afetada, e, após a síntese da outra fita, há reconstituição da dupla fita original (ver adiante, Figura 12.10A e L). Dentro dessa visão, as mutações encontradas em indivíduos e populações são as que escaparam dos processos de reparo.

DNA extragênico

Menos de 2% do genoma humano codifica produtos proteicos. Excluindo-se os íntrons, a parte não codificadora do genoma é chamada de DNA extragênico, sendo suas funções ainda pouco conhecidas. A variabilidade do DNA extragênico é muito superior à dos éxons, indicando que, nestes, a maioria das variantes prejudica o equilíbrio funcional e é eliminada por seleção natural; em outras palavras, os éxons são muito intolerantes, rígidos e pouco plásticos. O DNA dos íntrons ou das regiões intergênicas é menos conservado evolutivamente e, portanto, mais tolerante a variações. Algumas funções do DNA intergênico são conhecidas, como regulação de genes ou de regiões cromossômicas inteiras, determinação da configuração de alças da molécula e se elas ficam abertas para transcrição, entre outras.

Cada gene pode atuar em contextos funcionais distintos, de acordo com momentos e situações específicas. Em cada contexto, pode haver combinações de promotores alternativos, acentuadores, atenuadores e silenciadores de genes. Uma mesma sequência de DNA pode ser transcrita e processada de modos distintos (processamento do RNA), podendo os produtos proteicos ser modificados, de modo que várias funções podem corresponder ao mesmo segmento de DNA.

DNA mitocondrial

As mitocôndrias constituem uma população muito numerosa, de milhares por célula. As mitocôndrias possuem DNA que contém poucos genes, responsáveis, sobretudo, por estruturas e enzimas das vias de transporte de elétrons e da oxidação fosforilativa; quase todas são proteínas de membranas. Há também outros genes para a maquinaria de tradução da organela. A grande maioria das proteínas mitocondriais, no entanto, é codificada por genes nucleares.

Por não ter mecanismos de reparo excisional, o genoma mitocondrial é hipermutável. Mutações no DNA mitocondrial tornam-se importantes quando persistem em parcela considerável das células, por causa de sua distribuição mitótica desigual entre as células-filhas (por repartição aleatória após a mitose) ou por acúmulo sucessivo de mutações. Com isso, podem formar mosaicos somáticos ou contribuir para o envelhecimento, por defeito generalizado na produção de energia. Algumas lesões podem ser transmitidas através de gerações, mas somente por mulheres (padrão matrilinear, porque os espermatozoides muito raramente transmitem suas mitocôndrias), como a neuropatia óptica de Leber.

Projeto genoma humano

Em meados do ano 2000, foi anunciado o sequenciamento completo do genoma humano, mas somente em fevereiro de 2001 foi descrita a primeira análise da sequência. O tamanho estimado do genoma humano é de 3.289 Mb. O menor cromossomo é o 21, com 45 Mb, e o maior é o 1, com 279 Mb. O cromossomo X ficou empatado com o 7, com 163 Mb, e o cromossomo Y se situa em tamanho entre o 20 e o 22, com 51 Mb. O número de genes codificadores de proteínas é estimado em cerca de 22.000. Esse número é pequeno, correspondendo a apenas cerca do dobro de genes encontrados no *Caenorhabditis elegans* e na *Drosophila melanogaster*. Entretanto, os genes identificados em humanos são mais complexos, havendo mais processamento (*splicing*) alternativo, levando a maior número de produtos proteicos ou RNA não codificantes por gene. O conjunto total de proteínas (*proteoma*) codificado pelo genoma humano é mais complexo do que o de invertebrados.

Centenas de genes humanos parecem resultar de transferência horizontal a partir de bactérias ao longo da evolução dos vertebrados. Dúzias de genes e cerca de metade de todo o genoma humano parecem derivar de elementos transponíveis (ver adiante).

No genoma humano, foram identificados mais de 50 milhões de polimorfismos de nucleotídeo único (*single nucleotide polymorphisms*, SNP) e um grande número de variações no número de cópias (CNV) de determinadas sequências. Painéis associando milhões de SNP e/ou sondas para detecção de CNV estão disponíveis comercialmente e podem ser usados, por exemplo, em *estudos de associação*. Na maioria desses estudos, compara-se a frequência dos genótipos em diferentes SNP entre casos e controles. Maior frequência de determinado genótipo entre os afetados sugere que o mesmo possa predispor à doença. Alternativamente, um alelo de um determinado SNP pode ter frequência mais alta nos afetados porque é vizinho de outra mutação, esta a importante na patogênese da doença.

A associação de SNP/CNV a fenótipos levou à proposição do conceito de *endofenótipo*, que é um subtipo de um fenótipo, o que torna o grupo mais homogêneo. Tome-se como exemplo o diabetes melito. Em uma primeira subdivisão, separam as duas formas da doença: diabetes do jovem e diabetes da maturidade. Tal subdivisão não contempla adequadamente todos os casos, pois o quadro clínico de diabetes do jovem pode aparecer em adultos ou idosos, além de existirem inúmeras combinações dessas duas formas (p. ex., associação à obesidade). Para se ter grupos mais homogêneos, toma-se um elemento importante, por exemplo a resistência à insulina. Com isso, pode-se formar um subgrupo, por exemplo, só de pacientes dependentes de insulina. Se alguma alteração genética estiver presente no subgrupo, é mais fácil detectar o seu efeito nesses pacientes do que a partir de uma amostra heterogênea de doentes/doenças.

Uma mutação que altera a sequência de um éxon ou de elementos regulatórios ou modifique o processamento do RNA permite identificar o/um gene associado ao fenótipo. Uma maneira mais prática de buscar tal alteração é a análise do *exoma* (sequências obtidas por amplificação por PCR de todos os éxons, dos promotores e das regiões 5' e 3' não traduzidas). A maioria das mutações associadas a doenças ocorre na porção expressa do genoma (éxons) ou nos elementos regulatórios principais (promotores, regiões 5' e 3' não traduzidas). A identificação de variantes específicas nessas regiões pode ser feita por amplificação dessas regiões seguida de sequenciamento de alto rendimento (*next generation sequencing*, ver Capítulo 2). Tal esforço se justifica porque permite detectar mutações raras, não incluídas nos *chips* de genotipagem. Outra vantagem de se trabalhar com o sequenciamento de éxons e regiões regulatórias é que mutações nessas sequências têm maior chance de serem causais e não simplesmente vizinhas, como acontece frequentemente com os SNP/CNV em regiões não codificadoras do genoma.

Os estudos sobre genotipagem de SNP trouxeram algumas informações importantes. Certos SNP podem ser usados, por exemplo, para auxiliar na escolha terapêutica, como os SNP em enzimas metabolizadoras de medicamentos, que fazem com que seus portadores metabolizem mais rápida ou lentamente determinados fármacos. Painéis (*chips*) para detecção de SNP ou CNV já fazem parte da prática clínica, por exemplo no diagnóstico de síndromes de malformações congênitas, de deficiência intelectual e autismo. Painéis de SNP ou de CNV ou de sequenciamento do exoma ou do genoma inteiro poderão modificar substancialmente a prática clínica em alguns anos, servindo de ferramenta tanto para a medicina baseada em evidência quanto para a medicina personalizada (ver Capítulo 1). Essas ferramentas são também úteis nos estudos de associação, pois permitem identificar genes e mutações que conferem predisposição a doenças multifatoriais.

O sequenciamento completo do genoma identificou grande número de genes cujos éxons são reconhecidos em sistemas computacionais, permitindo prever onde eles se encontram ao longo de uma sequência. No entanto, somente a sequência de nucleotídeos geralmente não permite afirmar se um gene é expresso, ou prever se *in vivo* está sujeito a processamento alternativo, a edição de mRNA ou a modificações após síntese do RNA ou da proteína. Uma maneira de corrigir essa limitação é por meio do sequenciamento do *transcritoma* e do *proteoma*. Com isso, pode-se conhecer os conjuntos de RNA e de proteínas produzidos por diferentes tecidos e em diferentes estágios do desenvolvimento. No entanto, o conhecimento do produto final (RNA funcional ou proteína) muitas vezes não fornece pistas sobre se, quando mutado, o gene causa doença ou não e, em caso positivo, qual é o fenótipo. Diante disso, serão necessários estudos funcionais baseados na construção de organismos-modelos contendo cópias alteradas dos genes que se deseja estudar (organismos *knock-out*) e em outras formas de análise que poderão esclarecer a função dos produtos gênicos e identificar quais doenças são causadas por alterações em qual proteína ou RNA funcional.

Estudos em cultura de células também têm se tornado cada vez mais importantes, pois permitem detectar efeitos de mutações. Hoje, estão disponíveis comercialmente todos os tipos de células normais e muitas outras de várias doenças. Também é possível se trabalhar com cultivo misto de células, que mimetizam o funcionamento de um órgão. Tais estudos permitem testar o efeito de centenas de mutações em um tipo celular específico ou de uma mutação em diferentes células. Esses recursos são também muito úteis na investigação preliminar de efeitos de fármacos.

Repetições no genoma humano

O conteúdo de DNA de uma espécie não se correlaciona bem com a sua complexidade. Existe uma espécie de ameba com 200 vezes mais DNA do que os humanos. Isso acontece porque os genomas podem conter grande número de sequências repetitivas não codificantes. Cerca de 10% do genoma humano é formado por aproximadamente 10^6 cópias de uma sequência simples e pequena, chamada *DNA satélite*, sem associação com algum fenótipo. Ao contrário, apenas poucos genes codificantes possuem várias cópias. Trata-se de genes cujos produtos são necessários em abundância, como histonas e RNA da maquinaria de tradução, os quais podem conter centenas de cópias. As sequências repetitivas no genoma humano, que representam cerca de 70% do genoma total, pertencem às seguintes classes:

- **Transpósons.** São repetições formadas por elementos transponíveis e correspondem a 45% do genoma. Podem ser: (1) LINE (*long interspersed elements*); (2) SINE (*short interspersed elements*); (3) retrotranspósons; (4) transpósons de DNA. Ao contrário de LINE e de SINE, que se propagam por transmissão vertical (hereditariamente), transpósons de DNA transmitem-se também horizontalmente. Em humanos, 1 em cada 1.000 mutações novas é causada por inserção de LINE, e 1 em 600, por transpósons
- **Pseudogenes.** Quando uma cópia de um gene não tem mais a função original e nem desenvolveu outra, ela é chamada de pseudogene
- **Repetições de sequências simples** (RSS), como (CA)n. Correspondem a 3% do genoma e são representadas por *microssatélites* (repetições de segmentos de 1 a 13 bases) e *minissatélites* (repetições de 14 a 500 bases). Mini e microssatélites são altamente polimórficos. Na maioria das pessoas, o número de repetições de determinada RSS é diferente nos cromossomos materno e paterno (Figura 12.8). Por isso, é possível avaliar a distribuição dos alelos das repetições para verificar se estes segregam junto com um fenótipo de interesse. O grande número de alelos e a alta frequência de heterozigotos tornaram esses marcadores genéticos uma importante ferramenta para o mapeamento genético, mediante estudos de análise de ligação, de perda

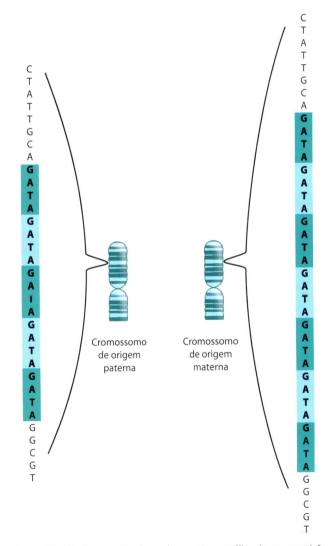

Figura 12.8 Análise genética baseada em microssatélites (p. ex., repetição GATA). A diferença entre os alelos está no número de vezes que a sequência GATA aparece repetida (cinco no cromossomo de origem paterna e sete no cromossomo de origem materna).

de heterozigosidade e de investigação de paternidade. Por causa da facilidade de genotipagem em *chips*, a análise de SNP é mais eficiente do que a avaliação de RSS.

Os *estudos de ligação* para mapeamento de características ou doenças genéticas baseiam-se no princípio da segregação independente. Se dois lócus se situam em cromossomos diferentes, a frequência de recombinantes entre uma geração e a seguinte é de cerca de 50%. Frequências de recombinantes inferiores sugerem que os dois lócus estejam ligados, ou seja, situados em um mesmo fragmento de um cromossomo. Em estudos de ligação, um dos lócus é o da doença e o outro, um marcador genético, como uma RSS ou um SNP.

A avaliação de *perda de heterozigosidade* (*loss of heterozygosity*, LOH) é muito útil na detecção de deleções cromossômicas, sobretudo em neoplasias. Nesses estudos, compara-se o tecido normal com o tecido neoplásico de um mesmo indivíduo. Em geral, os indivíduos são heterozigotos para muitos marcadores moleculares, inclusive os microssatélites. Se um dos eventos que levaram à neoplasia é a deleção de um gene supressor de tumor, por exemplo, o paciente é heterozigoto no tecido controle (o alelo paterno é diferente do alelo materno) e homozigoto no tecido neoplásico (por causa da deleção, há *perda de heterozigosidade* nas células tumorais). Como deleções são frequentes em células neoplásicas, a análise de RSS, SNP ou CNV em estudos de perda de heterozigosidade tem se mostrado valiosa na investigação das bases genético-moleculares em neoplasias.

A *investigação de paternidade* por meio de RSS baseia-se no fato de que, se um alelo da repetição veio da mãe, o outro tem de ter vindo do pai. Analisando-se o perfil de alelos do pai, da mãe e do filho, pode-se afirmar, com boa segurança, se existe ou não relação de paternidade ou maternidade. Como as taxas de mutação nesses sistemas são relativamente altas (uma mutação em cada 10^3 ou 10^4 meioses), os testes de paternidade empregam geralmente quinze ou mais sistemas de RSS (Figura 12.9).

- **Duplicações segmentares.** São sequências de 1 a 400 kb que se duplicam ou se multiplicam e enviam cópias para o mesmo ou para outro cromossomo. As duplicações segmentares têm importância clínica e parecem resultar em síndromes de deleções recorrentes, como as síndromes de Prader-Willi e de Angelman, a síndrome velocardiofacial–DiGeorge, a síndrome de Williams, a doença de Charcot-Marie-Tooth e a distrofia muscular de Duchenne. A avaliação de deleções ou de regiões originadas por duplicações em indivíduos com esquizofrenia e controles normais mostrou duplicações, respectivamente, em 15 e 5% dos casos. Se uma região está ausente em um cromossomo, a função origina-se apenas dos alelos presentes na outra cópia. Assim, a identificação de regiões deletadas mais frequentemente em pessoas com esquizofrenia do que em indivíduos normais sugere que nessas regiões haja genes envolvidos na predisposição à doença.

- **Mutações**

Mutações são mudanças estruturais permanentes na sequência do DNA. Nem sempre, porém, uma mutação resulta em modificação funcional (alteração do fenótipo). Na verdade, o espectro de efeitos das mutações é muito grande. Algumas resultam em anormalidades discretas, como alteração de um antígeno de grupo sanguíneo, sem repercussões relevantes;

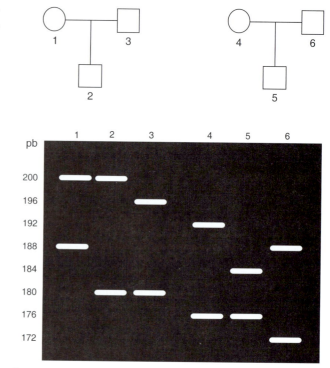

Figura 12.9 Sistema marcador de DNA do tipo microssatélite, em investigação de paternidade. Em cima são mostradas duas genealogias e, embaixo, um esquema de eletroforese em gel em que são separados os alelos de uma repetição de tetranucleotídeos. Esses sistemas têm segregação mendeliana; portanto, a criança recebe um alelo de cada genitor. Assim, o alelo que não veio da mãe tem de ter vindo do pai, e vice-versa. No heredograma da esquerda, a criança recebeu da mãe o alelo de 200 pb (pares de bases); o outro alelo da criança, de 180 pb, pode ter vindo do suposto pai. Tal resultado é sugestivo de paternidade. Já no exemplo da direita, a criança recebeu da mãe o alelo de 176 pb. Seu outro alelo, de 184 pb, não pode ter vindo do suposto pai. Esse resultado é sugestivo de exclusão de paternidade. Como esses sistemas têm taxas de mutação relativamente altas, e cada um dos alelos está presente em vários indivíduos da população, em testes de investigação de paternidade são associados vários marcadores.

outras provocam transtornos graves, como ocorre na displasia óssea ou em neoplasias malignas. Anomalias cromossômicas, que consistem em alterações mais grosseiras, associam-se frequentemente a alta letalidade pré-natal e neonatal precoce, embora algumas sejam compatíveis com sobrevida longa e boa qualidade de vida, como a trissomia do cromossomo 21 (síndrome de Down) e anomalias do cromossomo X.

Mutações podem ter causas endógenas ou exógenas. As causas *endógenas*, mais frequentes do que as exógenas, correspondem a erros na replicação, na recombinação e/ou no reparo do DNA. As causas *exógenas* são agentes externos, sobretudo radiações, alguns vírus e certas substâncias químicas. Em células reprodutivas, mutações acontecem em taxas de 10^{-6} a 10^{-8}/gene/ciclo. Em células somáticas, mutações surgem por agressões externas e permanecem por causa de falhas no sistema de reparo de lesões no DNA.

Mutações em células germinativas podem levar a polimorfismos populacionais (como os do sistema HLA), enquanto em células somáticas são clonais e restritas aos indivíduos afetados. Mutações somáticas podem ser fisiológicas (como na geração da diversidade imunitária) ou patológicas, resultando em perdas funcionais (contribuindo para o envelhecimento) ou desvios de função (como ocorre em neoplasias).

Por serem muito grandes e complexos (como os genes da distrofina e dos colágenos), alguns genes têm altas taxas de mutação; como neles o número de íntrons e éxons é grande, sua replicação e recombinação têm maior probabilidade de sofrer erros. Metilação de citosina, que ocorre no processo de marcação gênica fisiológica (ver adiante), predispõe a transversões, porque a desaminação da metilcitosina gera timina, que, frequentemente, não é excisada e pareia com adenina. O reparo de quebras (normais durante a síntese de DNA ou a recombinação) está na origem de várias alterações estruturais, incluindo inserções/deleções.

Na prática, é importante considerar os efeitos das mutações nos indivíduos e nas populações. O componente genético das doenças que leva os pacientes a procurar atendimento médico resulta de uma combinação de defeitos gênicos que as populações acumularam ao longo das gerações com os que surgem esporadicamente (mutações novas). Quando os fenótipos têm herança dominante, mutações novas se manifestam imediatamente. Mutações com efeitos dominantes que prejudicam a fertilidade dos portadores não são transmitidas. Portanto, detectar a base genética desses fenótipos pode ser difícil. Alelos que não causam efeito em heterozigose se acumulam durante gerações até atingirem frequência suficiente para que comecem a surgir homozigotos. A frequência de homozigotos aumenta em função de casamentos consanguíneos.

Classificação das mutações

Conforme resumido no Quadro 12.2, as mutações podem ser classificadas em diversos tipos, descritos a seguir. Dados referentes à análise de 27.927 mutações identificadas em doenças humanas são apresentados no Quadro 12.3.

▶ **I. Troca de bases.** Resulta em mutações pontuais, sem alterar o tamanho do DNA (Figura 12.10A). As mutações pontuais, ou de *sentido trocado* (*missense*), podem ser do tipo *transição* (trocas entre purinas ou entre pirimidinas) ou *transversão* (trocas entre purinas e pirimidinas). Mutações de sentido trocado podem resultar em: (1) pouco ou nenhum efeito, quando: (a) não ocorre troca do aminoácido codificado (por causa da degeneração do código genético, mais de um códon pode codificar o mesmo aminoácido); são as chamadas mutações silenciosas; (b) há troca de aminoácido, mas o novo aminoácido não modifica a função da proteína (a troca ocorre em sítios funcionalmente neutros); (c) acometem sítios extragênicos ou intrônicos, sem afetar a regulação gênica ou o processamento do RNA; (2) consequências graves, quando alteram: (a) a sequência de aminoácidos com modificação na função da proteína. O exemplo clássico é a anemia falciforme, em que a troca de apenas um aminoácido (substituição de ácido glutâmico por valina na posição 6 da molécula da hemoglobina-beta, Hb-β) resulta na HbS, responsável por alterações estruturais nas hemácias e, portanto, pela doença; (b) a pontuação intragênica de processamento do mRNA (sítios de iniciação ou terminação de íntrons, que são removidos para formar a

Quadro 12.3 Frequência relativa dos tipos de mutação nas doenças humanas.

Tipos de mutação	Número	Frequência (%)
Troca de sentido/sem sentido	16.441	58,9
Deleções	6.085	21,8
Retirada de íntrons	2.727	9,8
Inserções/duplicações	1.911	6,8
Rearranjos complexos	512	1,8
Regulatórias	213	0,8
Variações em repetições	38	0,1
Total	27.927	100,0

molécula do mRNA). Nesse caso, o mRNA é deficiente ou a sua estrutura se torna anômala. O defeito na excisão de um íntron pode causar deleção dele mais a de um éxon imediatamente vizinho (Figura 12.10B); (c) a pontuação da tradução (códons de iniciação e terminação da proteína). Como tais códons não codificam aminoácidos, esta mutação é chamada *sem sentido* (*nonsense*). Quando a terminação é precoce, resulta em deleção da parte posterior da proteína; falta de terminação no ponto normal produz proteínas mais longas, até que outro códon terminador seja encontrado (Figura 12.10C).

▶ **II. Alterações na organização ou no tamanho das sequências.** Correspondem a muitos tipos, que vão desde mutações quase pontuais até alterações visíveis à citogenética. As endógenas envolvem erros na replicação, com quebras durante a síntese ou a recombinação do DNA. As exógenas aumentam a frequência desses erros e associam-se a *agentes clastogênicos*, sendo os principais algumas substâncias químicas (brometo de etídio, aflatoxinas, actinomicina D etc.) ou radiações ionizantes. Tais mutações podem ser:

- Inserção/deleção (INDEL) por deslizamento durante a replicação. As INDEL podem causar defeitos efeitos graves na tradução, pois podem alterar a sequência de códons e modificar a porção posterior do éxon. Na origem da mutação, a fita nova forma uma alça, deslizando uma parte já copiada para trás, ficando alongada, ou a fita molde é que forma a alça, resultando em encurtamento da fita nova (Figura 12.10D)
- *Mutações expansivas* consistem no aumento do número de cópias em repetições de trinucleotídeos. Esse grupo inclui o que ocorre na doença de Huntington e em outras doenças neurodegenerativas (repetições de CAG em éxons), retardo mental ligado ao X (repetições de CGG, na região 5′ não traduzida do gene), ataxia de Friedreich (repetições de GAA intrônico) e distrofia miotônica (repetições de CTG na região 3′ não traduzida do gene de uma cinase). Existe boa correlação genético-clínica entre o grau de expansão das repetições e a gravidade da doença. Os genes normais têm pequeno número de repetições. Nas famílias de afetados, um genitor clinicamente normal pode apresentar repetições pouco aumentadas (chamadas *pré-mutação*), e o filho afetado tem repetições numerosas; ou, um genitor, que desenvolveu a doença tardiamente, tem repetições menos numerosas do que um filho, que a desenvolveu mais precocemente. Em famílias com doenças causadas por expansão de trinucleotídeos, a idade de aparecimento das manifestações clínicas diminui ao longo das gerações
- Quebras de DNA. As *quebras centroméricas* são detectáveis pela citogenética. Com a quebra, pode haver fusão

Quadro 12.2 Classificação estrutural das mutações.

Troca de bases

Alterações na organização ou no tamanho das sequências
- Inserção/deleção por deslizamento durante a replicação
- Quebras do DNA: centroméricas, intersticiais
- Alterações da recombinação

Incorporação de DNA extracromossômico

Alterações anafásicas ou da citocinese

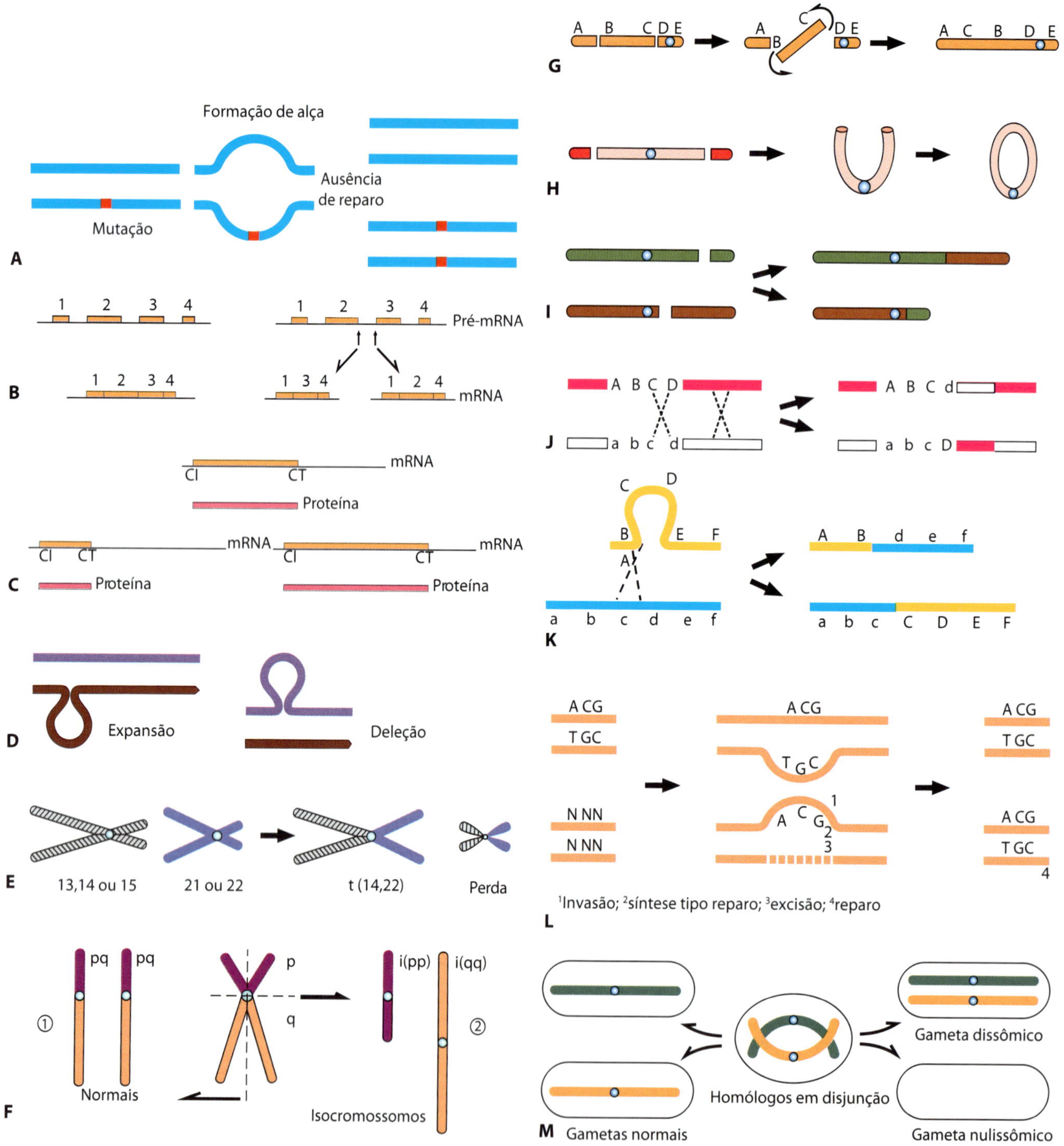

Figura 12.10 Tipos estruturais de mutações. **A.** Mutação pontual. Quando a mutação em uma fita não é reparada e sofre replicação, forma-se dupla fita com a mutação fixada. **B.** Mutações em sítios de excisão de íntrons. À esquerda, mRNA normal formado a partir de um transcrito de 4 éxons e 3 íntrons. À direita, mutação no início do íntron 2 (*seta*) resulta em perda do éxon 2 e formação de um mRNA com os éxons 1-3-4; lesão no final do íntron 3 leva a perda do éxon 3 e mRNA com os éxons 1-2-4. **C.** Troca de bases em códons. Em cima, mRNA normal codifica proteína de extensão correspondente. Embaixo, a troca de nucleotídeos introduz um códon terminador precoce, gerando proteína menor; quando a mutação elimina o códon terminador, a tradução em proteína continua até encontrar um novo terminador, produzindo proteína mais longa. CI: códon iniciador; CT: códon terminador. **D.** Deslizamento durante a replicação. Se a nova fita (*marrom*) desliza para trás uma parte já copiada, isto resulta em expansão ou adição da sequência; se a fita-molde (*azul*) desliza, a fita nova fica mais curta, com deleção de um segmento. **E.** Fusão cêntrica. Quebras centroméricas com religações cruzadas formam cromossomos reciprocamente translocados. Um destes pode se perder, por possuir centrômero deficiente. **F.** Separação centromérica longitudinal (como na mitose) resulta em cromossomos normais (1). Quebra centromérica transversal seguida de ligação cruzada forma isocromossomos (2). **G.** Inversão. O segmento entre duas quebras pode ser religado de forma invertida. **H.** Cromossomo em anel. As duas pontas do segmento entre duas quebras são ligadas, com deleção das regiões teloméricas. **I.** Translocação recíproca. Os segmentos criados por quebras intersticiais em dois cromossomos são religados de modo cruzado. **J.** Formação de alelos novos durante a recombinação. Como o sítio de recombinação à esquerda é intragênico, formam-se alelos mistos dos anteriores. **K.** Recombinação desigual. O deslizamento de uma fita durante o pareamento associado a uma recombinação produz cromossomos com deleção e adição. **L.** Conversão gênica. Na meiose, um segmento de uma das fitas de um cromossomo duplicado (doador) pode penetrar no outro cromossomo (receptor) e ter sua sequência copiada neste, substituindo o segmento original do receptor. N: qualquer nucleotídeo. **M.** Não disjunção dos cromossomos homólogos na anáfase meiótica, formando gametas desbalanceados.

centromérica envolvendo os cromossomos acrocêntricos (13, 14, 15, 21, 22), cujos braços curtos contêm os genes de RNA ribossômicos que se associam para formar os nucléolos. Com a fusão de dois destes, originam-se cromossomos translocados (Figura 12.10E): os que contêm centrômeros integrais, em células com composição balanceada dos braços longos, mantêm-se através das divisões celulares; aqueles com deficiências centroméricas são perdidos, embora perda de parte de genes de RNA ribossômicos não tenha efeito fenotípico importante. Translocações balanceadas, porém, podem resultar em gametas desbalanceados, gerando zigotos monossômicos ou trissômicos (p. ex., translocação 14:21 pode resultar em trissomia). A divisão do centrômero na meiose se dá por meio de uma quebra longitudinal. Quando a separação centromérica é transversal, formam-se *isocromossomos*, ou seja, cromossomos formados por dois braços curtos ou dois braços longos (Figura 12.10F) O reconhecimento de *quebras intersticiais* depende de análise molecular. Após duas quebras, as pontas podem ser religadas com *inversão*, sem perda de material genético (Figura 12.10G). No entanto, a quebra pode interromper a sequência de algum gene ou modificar a expressão gênica, por aproximar ou afastar genes de elementos regulatórios (p. ex., promotores gênicos) ou por favorecer complicações meióticas. Se as quebras ocorrem nos dois braços de um mesmo cromossomo, a posição do centrômero pode ficar modificada, facilitando sua detecção citogenética. A religação pode envolver somente as pontas internas, formando cromossomos em anel (Figura 12.10H). Segmentos cromossômicos originados de quebras podem ser religados a outros sítios ou a outros cromossomos, resultando em *translocação* (Figura 12.10I). Translocações podem ser recíprocas e balanceadas, mas podem provocar danos regulatórios, lesões e fusões gênicas, efeitos de inserção/deleção ou desbalanceamentos (Figura 12.10J e K)

- Alterações na recombinação, resultando em trocas segmentares de DNA. Mesmo quando a troca é *igualitária* e homóloga, mas intragênica, podem ser gerados novos alelos por troca de partes entre alelos preexistentes (Figura 12.10J). A recombinação pode também ser *desigual*, entre sequências não alélicas de cromátides-irmãs ou até de cromossomos não homólogos. Esta última é mais frequente entre sequências com homologia segmentar, por duplicações ou translocações prévias. Há muitas possibilidades de variações. Um dos casos mais simples é a troca recíproca entre cromátides-irmãs, com perda em uma e ganho na outra. A substituição da sequência de uma fita (receptora) por outra (doadora) pode ocorrer no processo de cópia que se segue à recombinação. Esse evento é chamado de *conversão gênica* (Figura 12.10L). No caso, formam-se heteroduplexos, com invasão de um cromossomo por uma fita de outro, e o receptor copia a fita do doador, como em síntese do tipo de reparo. Muitas mutações no gene da 21-esteroide hidroxilase, que levam a hiperplasia congênita da suprarrenal, resultam de conversão entre sequências do gene normal e de um pseudogene.

▶ **III. Incorporação de DNA extracromossômico.** Fragmentos de DNA podem tornar-se elementos móveis. Podem ser endógenos, gerados por replicação segmentar (*transpósons*), ou por transcrição reversa do RNA, que forma DNA complementar (cDNA), chamados *retrotranspósons*; a inserção deles nos cromossomos gera repetições. Tais elementos móveis podem também ser transferidos para outros organismos, tornando-se exógenos, com transmissão horizontal, como os vírus ou as manipulações da engenharia genética. Inserção por recombinação dupla resulta em substituição da sequência do sítio receptor pela doadora.

▶ **IV. Alterações anafásicas ou da citocinese.** Resultam em alterações numéricas de cromossomos que podem ser vistas pela citogenética. Erros na repartição anafásica de cromossomos, por defeito na ligação dos centrômeros ao fuso ou na disjunção dos quiasmas, levam a gametas nulissômicos ou dissômicos e, respectivamente, a zigotos monossômicos ou trissômicos (Figura 12.10M). As monossomias resultam em um único alelo para muitos genes cuja expressão normal depende da presença de dois alelos ou nos quais o único alelo presente pode conter uma mutação ou estar marcado para não expressar. Qualquer dessas situações explica o aparecimento de manifestações clínicas. As trissomias causam defeitos por superdosagem gênica ou alterações regulatórias. Polissomias são frequentes apenas no cromossomo X. Defeitos na citocinese ou fertilização múltipla geram poliploidias. Triploidia pode produzir zigotos viáveis, principalmente em mosaicos, com anomalias por mecanismos semelhantes aos de trissomias. Tecidos contendo células que não se dividem podem ter células poliploides normais (p. ex., miocardiócitos), por parada do ciclo em G2 (sem haver divisão celular).

A anormalidade clínica por defeito cromossômico mais conhecida é a *síndrome de Down*, que tem frequência de aproximadamente 1:700 nascimentos. As crianças apresentam fácies típica caracterizada por fendas palpebrais oblíquas para cima, hipoplasia do osso nasal, palato ogival e língua proeminente. Além disso, podem apresentar malformações cardíacas, prega palmar única e grande espaço entre o hálux e o segundo artelho, muitas vezes acompanhado por sulco plantar. Pele clara, com circulação visível ou *cútis marmorata* também são encontradas. Os bebês são geralmente pequenos para a idade gestacional. Embora o crescimento estatural fique abaixo do dos seus pares, obesidade após a adolescência é frequente. Ao lado disso, os pacientes apresentam risco aumentado de distúrbios da função tireoidiana e leucemias, pelo que devem ser monitorados anualmente. A anormalidade genética mais frequente na síndrome de Down é a trissomia do cromossomo 21.

Consequências das mutações

As consequências das mutações dependem, sobretudo, do gene acometido, da sua importância funcional e da intensidade e do tipo de anomalia do produto gênico. O sistema nervoso e o desenvolvimento embrionário são os mais sensíveis aos efeitos de mutações. Funcionalmente, as mutações são classificadas em duas grandes categorias, que auxiliam no entendimento dos conceitos de dominância e recessividade: (1) mutações com perda parcial ou total da função; (2) mutações com disfunção, modificação qualitativa ou ganho quantitativo de função.

A maioria das mutações que resultam em consequências menores associa-se a *perda de função*, como os caracteres chamados recessivos. Estes não são evidentes em heterozigotos porque o defeito em um alelo pode ser compensado pela função do outro alelo normal; o defeito, às vezes muito grave, só é visto clinicamente quando não há compensação por outro alelo normal, seja em homozigotos para o alelo anômalo, seja em homens quando o alelo anômalo se situa no cromossomo X (como ocorre na hemofilia A e na distrofia muscular tipo Duchenne; os homens são monoalélicos ou hemizigotos para os genes do X). Com os recursos tecnológicos hoje disponíveis, é possível detectar o estado heterozigoto, o que é muito útil para o aconselhamento genético e para a prevenção de recorrência da anomalia.

As *disfunções* envolvem caracteres dominantes e, por isso, têm consequências mais graves. O termo dominância indica que a existência de um alelo anômalo, mesmo ao lado do outro normal (ou seja, em heterozigose), produz efeitos fenotípicos. Um dos exemplos dessa condição são mutações na molécula de colágeno (como na osteogênese imperfeita).

Como mostrado no Capítulo 10, várias dessas situações podem ser encontradas no câncer. Muitos estimuladores da proliferação celular são produtos de proto-oncogenes que são controlados por moléculas reguladoras. Mutações em certos proto-oncogenes os tornam insensíveis aos mecanismos de inibição, o que resulta em proliferação celular descontrolada. Desse modo, perda de resposta aos inibidores resulta em ganho de outra função, que é, afinal, a que provoca o distúrbio sistêmico e clínico.

Da mesma maneira que uma função depende da atuação conjunta de produtos de vários genes, há muitos genes que participam de funções em vários órgãos (pleiotropia por várias possibilidades de expressão de um mesmo segmento de DNA). A correspondência clássica "1 gene – 1 proteína ou polipeptídeo" já está ultrapassada como regra geral, havendo ambiguidades e multivocidades (1 segmento de DNA = vários tipos de produtos; vários segmentos de DNA = 1 tipo de produto) frequentes. Diferentes disfunções da α_1-antitripsina podem produzir deficiência de inibição de elastases (resultando em enfisema pulmonar) ou inibição de trombina (produzindo síndrome hemorrágica). Disfunções distintas no gene do receptor celular com atividade cinase em tirosina podem associar-se a neoplasias ou à doença de Hirschsprung. Hiperfunção de fatores de crescimento, às vezes por mutação em seus receptores, em geral se associa a neoplasias; mutações no receptor do fator de crescimento de fibroblasto tipo 3, com perda da sua função, levam a acondroplasia ou nanismo clássico.

Mutações causadoras de doenças

Nos livros-texto de Genética, as doenças são subdivididas em monogênicas, multifatoriais e por anomalias cromossômicas. As doenças monogênicas incluem as causadas por alterações em um gene específico, de padrão autossômico ou ligado ao cromossomo X, dominante ou recessivo. Nas doenças multifatoriais, o aparecimento de manifestações clínicas depende da interação de fatores genéticos com componentes ambientais. Esses elementos, contudo, são apenas conceituais. Na prática, as condições monogênicas estão associadas muitas vezes a fatores que aumentam a sua complexidade, sendo muitas vezes possível falar-se de um componente multifatorial das doenças monogênicas. Por outro lado, distúrbios multifatoriais apresentam, em determinadas famílias, herança mendeliana. No restante do capítulo, serão mostrados alguns exemplos buscando associar ao conceito de doença diversas fontes geradoras de complexidade.

A variabilidade genômica na espécie humana é das menores entre os grupos de animais. Os caracteres patológicos conhecidos correspondem a somente uma parcela pequena e muito especial da variação total. Os cerca de 10% de casais inférteis e os 50 a 70% de abortamentos espontâneos e precoces indicam a fragilidade constitutiva da espécie. Grande parte desses insucessos deve resultar de alterações genéticas complexas e letais para os gametas, ovos e embriões. Todo esse raciocínio é reforçado pela observação de que somente cerca de 8.000 caracteres mendelianos (simples) são conhecidos. Estima-se que alterações genéticas ocorram em cerca de 7% dos nascidos vivos, correspondendo a doenças pouco graves que permitem o nascimento, mas não são diagnosticadas (Quadro 12.4). Desses casos, aproximadamente 0,1% corresponde a cerca de 400 tipos de deficiências enzimáticas simples (monogênicas) que produzem bloqueios metabólicos, chamados genericamente *erros inatos do metabolismo*.

Os mais frequentes afetam o metabolismo de aminoácidos (p. ex., fenilcetonúria e doença do xarope de bordo) ou de ácidos orgânicos (acidemias metilmalônica e propiônica) e enzimas lisossômicas, com depósitos de glicosaminoglicanos (síndromes de Hurler e de Scheie) ou de lipídeos (doença de Gaucher, leucodistrofias metacromáticas e gangliosidoses).

Além dos casos de herança mendeliana clássica, existem doenças com participação de mais de um gene. Os exemplos mais conhecidos são as que envolvem dois lócus (digênicas) e as poligênicas ou multifatoriais, nas quais a influência genética é importante, mas complexa. A complexidade resulta da ação de alguns ou muitos genes em interação com fatores ambientais também importantes e numerosos. Os fenótipos multifatoriais são subdivididos em caracteres quantitativos, estudados por métodos estatísticos, como variâncias e correlações, e qualitativos ou discretos, em que se propõe a existência de um limiar de contribuição genética ou ambiental acima do qual a anomalia é detectável.

Os caracteres funcionais "determinados" geneticamente, nos quais a participação ambiental parece ser pouco importante, são minoria. Quanto maior o número de genes envolvidos, maior é também a interferência ambiental; a complexidade cresce exponencialmente com o número de elementos no sistema, já que cada novo elemento pode interagir com muitos outros. Por isso também, as leis mendelianas estão sendo progressivamente recheadas de exceções e de casos especiais, enriquecendo muito o estudo da Genética. Em geral, a expressividade dos caracteres genéticos varia bastante. Às vezes, um caráter pode não se manifestar (ausência de penetrância) por causa de interações genético-ambientais ou epistáticas (entre genes) complexas, ou em função do próprio alelo contralateral. Em geral, considera-se o "alelo normal" como um único. Na verdade, são muitos. Um alelo contralateral que resulte em mais função do que o normal pode anular o efeito de uma mutação dominante.

Fenótipos aparentemente simples podem ter grande complexidade genética. O exemplo da retinose pigmentar ilustra bem essa afirmação. A expressão *retinose pigmentar* (RP) engloba um conjunto de doenças genéticas degenerativas da retina. Na RP há comprometimento dos bastonetes, com perda da visão periférica, e alterações na estrutura das camadas da retina que expõem porções do epitélio pigmentar, o que gera os grumos de pigmento que dão o nome à doença. Essa foi uma das primeiras doenças genéticas nas quais a *heterogeneidade de lócus* foi descrita, com base na observação de que existem famílias com doença de herança autossômica dominante, outras com herança autossômica recessiva e outras, ainda, com herança recessiva ligada ao cromossomo X. Na verdade, a RP tem sido associada a todos os mecanismos de herança, inclusive mitocondrial e ligada ao cromossomo Y, assim como a aberrações cromossômicas.

Mutações diferentes em um mesmo gene podem produzir quadros clínicos distintos não apenas na idade de instalação e na velocidade de progressão da doença como também em outras características. Mutações diferentes no gene da proteína periferina/RDS, por exemplo, causam doenças que divergem

Quadro 12.4 Sinopse da nosologia genética prevalente.*

Tipos de etiologia genética	Frequência População geral	Frequência Enfermarias pediátricas	Exemplos mais prevalentes
Doenças monogênicas	1%	6 a 8%	
Autossômicas dominantes	7:1.000		Hipercolesterolemia familial 1:500
			Rins policísticos tipo adulto 1:250
Autossômicas recessivas	2,5:1.000		Anemia falciforme em negroides 1:655
			Fibrose cística em caucasoides 1:2.500
Ligadas ao cromossomo X	4:1.000 homens		Distrofia muscular tipo Duchenne 1:3.500 meninos nascidos vivos
			Retardo mental ligado ao X frágil 1:2.000 homens
			1:3.000 mulheres
Herança multifatorial			
Manifestação até 25 anos	5,3%	22 a 31%	Erros de fechamento do tubo neural
			Luxação congênita do quadril
Manifestação tardia	60%		Diabetes melito do adulto
			Hipertensão arterial
Anomalias cromossômicas	0,5%	0,4 a 2,5%	Síndrome de Down 1:600
			Síndrome de Klinefelter 1:700 homens
Abortamentos de 1º trimestre	50%		
Anomalias congênitas múltiplas		2 a 20%	
Infertilidade ou esterilidade	1 a 10%		
Retardo mental	1 a 3%		
Neoplasias	Muito elevada		

*Os dados apresentados são considerados válidos para todas as populações. No entanto, em populações brasileiras, as estatísticas podem tender para valores menores ou intermediários e com maior variação devido a: (1) diversificação regional de condições socioeconômicas, com aumento relativo de doenças infecciosas, menor idade média da população e menor eficiência no diagnóstico de doenças genéticas; (2) miscigenação intensa em população tri-híbrida (caucasoide × indígenas × negroides), nos casos de doenças genéticas com incidência étnica peculiar.

---

quanto à célula afetada. Se a mutação leva a degeneração de bastonetes, o quadro clínico é de RP; se a degeneração compromete os cones, a manifestação clínica é de degeneração macular.

Mutações prevalentes

Em doenças de herança dominante, estudos populacionais mostram que caracteres patológicos dominantes (e os genes associados) que prejudicam a eficácia reprodutiva são excluídos rapidamente. Por causa disso, as doenças correspondentes (p. ex., nanismo) resultam de taxas elevadas de mutações novas. Nas de herança recessiva, acumulam-se heterozigotos até um ponto de equilíbrio com a taxa de eliminação, que atua sobre os homozigotos. Tomando-se uma taxa média de ocorrência de homozigotos (aa ou q^2) de 1/10.000, obtém-se a frequência do alelo a (ou q) = 1/100, a do alelo normal A (ou p) = 99/100 e a de heterozigotos Aa (ou 2 pq) = 2 × A × a = 2/100.

A fenilcetonúria é doença autossômica recessiva com frequência de 1:20.000 em Minas Gerais. Apesar de ser doença rara, 1 em cada 70 mineiros tem uma mutação potencialmente patogênica no gene da fenilalanina hidroxilase. Esses números indicam que, caso se saiba que um cônjuge é heterozigoto, para fins de aconselhamento genético é essencial testar o outro para heterozigose.

A taxa mais elevada de prevalência de alelos raros (1%) é utilizada para identificar os chamados *polimorfismos genéticos*. Quando um lócus apresenta pelo menos duas formas alélicas, uma delas com frequência maior ou igual a 1%, ele é considerado polimórfico; nesse caso, parece que algum fator seletivo atuou sobre aquele sistema genético, levando ao aumento da frequência do alelo mais raro. Nas doenças recessivas, os casos de frequência elevada de heterozigotos indicam que estes são adaptativamente superiores a ambos os tipos de homozigotos (heterose, vigor híbrido). O exemplo clássico é o da hemoglobina S na malária *falciparum* (os AA sofrem mais malária, os SS apresentam drepanocitose e os AS não têm anemia falciforme e estão protegidos contra a malária). A fibrose cística perante o cólera também se comporta de modo semelhante: os AA sofrem mais diarreia, por possuírem grande número de sítios na membrana plasmática sensíveis à toxina; os aa manifestam fibrose cística; os Aa têm diarreia menos grave e não apresentam distúrbio no transporte de eletrólitos.

Mosaicos | Quimeras

Durante as cerca de 10^{17} mitoses que ocorrem na vida de um adulto e das várias décadas de funcionamento das células perenes, com grande probabilidade formam-se mutações e recombinações somáticas. Assim, o nosso conjunto de células, a partir do zigoto, é um clone (uma população de origem comum), mas em *mosaico*, pois é composto por linhagens geneticamente distintas que sofreram mutações ao longo do tempo. As consequências desse mosaicismo são variadas. Em primeiro lugar, o mosaicismo pode ser fisiológico, como acontece: (1) no sistema imunitário, para geração da diversidade dos anticorpos e dos receptores de células T; (2) na geração da biodiversidade. Nos ovos dos mamíferos, formam-se blastômeros inicialmente equivalentes; caso ocorra separação de blastômeros, podem surgir gêmeos monozigóticos. Ao longo da vida, esses gêmeos vão se tornando diferentes por causa de mosaicismo; (3) no envelhecimento. Neste há acúmulo de mutações somáticas que acabam levando à perda de função em diversos sistemas fisiológicos.

Se a célula não se reproduz, mutações somáticas podem passar despercebidas; estas podem também gerar hiperplasias e neoplasias, se a capacidade proliferativa for exacerbada. Indivíduos com mosaicos somáticos precoces, como os que ocorrem nos blastômeros, têm lesões mais discretas do que aqueles que apresentam a mesma mutação em todas as células, desde o ovo.

Infecções virais que causam integração do genoma do vírus ao do hospedeiro causam mosaicos somáticos, alguns cancerígenos. A produção de animais transgênicos por técnicas de manipulação genética reproduz, de certo modo, as viroses naturais e tem papel muito importante no estudo das afecções humanas pelos mesmos genes que são manipulados em modelos animais.

Menos frequentes são as *quimeras*, em que um indivíduo possui populações celulares mistas, com origem genética distinta (o oposto da gemelaridade); os casos mais comuns são de dupla fertilização (do óvulo e do corpúsculo polar secundário, que se fundem no mesmo indivíduo) e de transferência de células entre gêmeos que compartilham a circulação placentária. Por meio da amplificação por PCR de sequências específicas do cromossomo Y, demonstrou-se que algumas meninas que compartilharam o ambiente gestacional com um gêmeo do gênero masculino frequentemente possuem células do irmão em sua circulação, mesmo anos após o nascimento.

- ### Herança monogênica e multifatorial

A expressão *herança multifatorial* aplica-se a características ou condições clínicas que apresentam segregação de modo diferente do padrão mendeliano; as características podem ter variação contínua na população, como estatura, ou descontínua, como malformações congênitas.

Distúrbios ou doenças com herança multifatorial são mais frequentes do que monogênicos. O conceito de multifatorial implica a concomitância de diversos fatores genéticos e múltiplos fatores ambientais. Os graus e os tipos de interação genoma-ambiente e os erros de medida são mais difíceis de ser avaliados.

Por definição, nas doenças multifatoriais estão envolvidos diversos genes. A contribuição de cada alelo varia de um indivíduo para outro, ou seja, depende do genoma em que esse alelo está inserido, mas também de outros fatores mais gerais, como gênero ou idade, além da influência ambiental. Como os alelos presentes refletem a história evolutiva de cada população, o mesmo fenótipo pode ter bases distintas em povos diferentes. Além disso, pacientes com um mesmo fenótipo complexo, como um tipo de câncer, por exemplo, podem apresentá-lo em função de predisposição por diferentes conjuntos de genes.

O estudo das doenças monogênicas ajuda a compreender o que acontece nas multifatoriais. Afinal, os alelos que compõem as bases genéticas das características complexas também podem apresentar dominância, epistasia, estar sujeitos a impressão genômica, penetrância incompleta, expressividade variável, heterogeneidade de lócus ou alélica, mutação, além de todas as interações existentes entre as moléculas de um organismo.

Componente multifatorial nas doenças monogênicas

Uma das contribuições importantes da pesquisa básica para a compreensão das doenças monogênicas é no entendimento das fontes de variação nas manifestações clínicas e na resposta terapêutica. A fenilcetonúria sempre foi considerada um exemplo clássico de uma doença genética simples. Entretanto, um olhar atento aos diversos níveis de caracterização dos fenótipos que constituem a doença põe em evidência uma complexidade inesperada.

O termo *hiperfenilalaninemia* (HPA) engloba todas as condições clínicas em que existem níveis altos de fenilalanina. Na maioria das vezes, o defeito reside na enzima responsável pela conversão da fenilalanina em tirosina, a fenilalanina hidroxilase (PAH). Cerca de 2% dos pacientes com hiperfenilalaninemia apresentam defeitos na síntese ou na regeneração da tetraidropterina, que é cofator da fenilalanina hidroxilase. *Fenilcetonúria* (PKU) significa hiperfenilalaninemia causada por deficiência da fenilalanina hidroxilase com manifestações clínicas que necessitam intervenção. O tratamento da PKU consiste em dieta restrita em proteínas, suplementada por uma mistura de aminoácidos sem fenilalanina, além de vitaminas e sais minerais. O início da dieta nas primeiras semanas de vida permite prevenção do retardo mental, que é uma das repercussões mais graves da doença. Por isso, a fenilcetonúria tem sido alvo constante dos programas de triagem neonatal, o que levou ao acúmulo de uma quantidade relativamente grande de informações sobre a doença. Com padrão de herança autossômico recessivo e incidência média de 1:10.000 em populações caucasianas (1:20.000 em Minas Gerais), a fenilcetonúria apresenta grande variação quanto ao nível de retardo mental nos pacientes não tratados, à presença de epilepsia, aos níveis séricos de fenilalanina antes da introdução da dieta, à resposta à sobrecarga de fenilalanina e à própria dieta.

O genótipo no lócus da fenilalanina hidroxilase é o principal determinante dos níveis plasmáticos de fenilalanina e, consequentemente, da variação fenotípica. Mais de 530 mutações já foram descritas nesse gene, algumas raras, sendo a maioria dos pacientes heterozigota composta. A tetraidrobiopterina (BH$_4$) também participa no processo, pois é cofator também das enzimas tirosina hidroxilase, triptofano hidroxilase e óxido nítrico sintetase. Portanto, tanto a fenilalanina quanto a tetraidrobiopterina ocupam papéis centrais nesse contexto, participando uma ou outra na síntese de tirosina, serotonina, dopamina, adrenalina, noradrenalina, melanina, melatonina, óxido nítrico e hormônios tireóideos, tri-iodotironina e tiroxina (Figura 12.11).

Há ainda outros fatores que podem contribuir para a variação fenotípica na fenilcetonúria, como diferenças individuais em outros níveis de processamento da fenilalanina, absorção intestinal, captação hepática, incorporação em proteínas e transporte através da barreira hematencefálica. À medida que a compreensão sobre as fontes de variação fenotípica na doença se amplia, outras possibilidades de abordagem terapêutica têm sido propostas. Uma delas tem por base a observação de que a fenilalanina, assim como os demais aminoácidos grandes, neutros ou hidrofóbicos (arginina, histidina, isoleucina, leucina, metionina, tirosina, treonina, triptofano e valina), é transportada através da barreira hematencefálica pelo mesmo receptor. Como este tem maior afinidade pela fenilalanina, aumento desse aminoácido leva a redução dos níveis intraencefálicos dos demais. Dessa maneira, a síntese de neurotransmissores que possuem algum desses aminoácidos como precursores, como a serotonina, assim como a síntese proteica cerebral, fica prejudicada (Figura 12.12). Com base nesse fenômeno, tem sido proposto que tais aminoácidos, particularmente tirosina e triptofano, sejam suplementados em doses mais altas do que o usual em pacientes com fenilcetonúria. Certos pacientes com deficiência de fenilalanina hidroxilase apresentam melhora clínica quando recebem tetraidropterina.

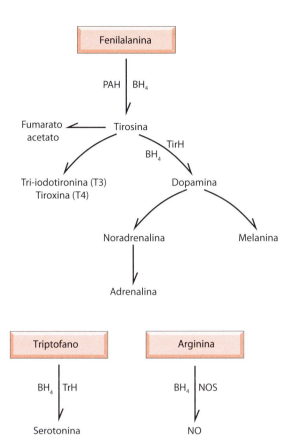

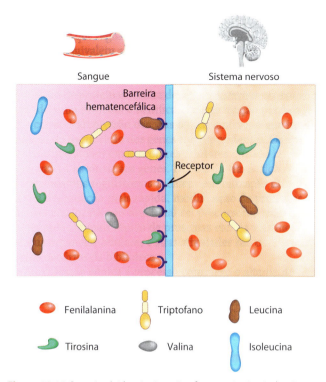

Figura 12.11 Papel da fenilalanina e da tetraidropterina (BH$_4$) no metabolismo. A BH$_4$ é cofator na síntese de tirosina, dopamina, serotonina e óxido nítrico. Além disso, fenilalanina e BH$_4$ participam das vias metabólicas que originam adrenalina, noradrenalina, melanina, tri-iodotironina (T3) e tiroxina (T4), entre outras. BH$_4$: tetraidropterina; NO: óxido nítrico; NOS: sintetase do óxido nítrico; PAH: fenilalanina hidroxilase; TirH: tirosina hidroxilase; TrH: triptofano hidroxilase.

Figura 12.12 Os aminoácidos tirosina, triptofano, metionina, isoleucina, treonina, valina, leucina, histidina, arginina e fenilalanina (AaRRF, aminoácidos relacionados com o receptor da fenilalanina, aqui representados apenas alguns) cruzam a barreira hematencefálica por meio de um receptor comum, que tem mais afinidade pela fenilalanina. Consequentemente, os níveis intraencefálicos de fenilalanina em indivíduos com PKU são ainda mais altos do que no sangue.

Componente monogênico nas doenças multifatoriais

À medida que cresce a expectativa de vida da população, aumenta a frequência de enfermidades associadas ao envelhecimento. Três doenças atingem frequências particularmente altas: câncer, doença de Alzheimer e degeneração macular relacionada à idade. A seguir será discutida a doença de Alzheimer, que, além de muito prevalente, é um bom modelo de doença multifatorial.

Doença de Alzheimer

A doença de Alzheimer (DA) acomete cerca de 1 a 5% das pessoas antes dos 65 anos e de 20 a 40% após os 85 anos, gerando estimativas de gastos de 40 a 100 bilhões de dólares por ano nos EUA. A doença começa com perda da memória recente e evolui com disfunções cognitivas e emocionais mais amplas. Alterações sensoriais e motoras são raras. O processo patológico caracteriza-se por degeneração e morte progressiva de neurônios do hipocampo, prosencéfalo basal e córtex associativo posterior, regiões envolvidas com aprendizado, memória e comportamentos emocionais. Os achados obtidos por ressonância nuclear magnética funcional permitem estabelecer o diagnóstico de DA com uma margem de certeza de aproximadamente 95%. Entretanto, o diagnóstico definitivo depende do estudo anatomopatológico do cérebro e é baseado na tríade clássica: (1) placas senis contendo β-amiloide; (2) emaranhados neurofibrilares, contendo a proteína tau; (3) perda neuronal no hipocampo e em áreas corticais e subcorticais.

Algumas características da DA dificultam a análise genética: início tardio, alta frequência, diagnóstico diferencial difícil e heterogeneidade genética. Estudos de famílias acometidas permitiram a identificação de duas formas clínicas da doença: (a) a *forma precoce* começa antes de 65 anos de idade, corresponde a cerca de 10% dos casos e tem herança autossômica dominante; alguns casos são esporádicos; (b) a *forma de início tardio* manifesta-se após 65 anos e pode ser familial ou esporádica. Na DA de início tardio familial, o risco de desenvolvimento da doença ao longo da vida, para filhos de afetados, é de 85%. Alguns estudos identificam como melhores modelos herança autossômica dominante em mulheres e multifatorial em homens. Outro modelo proposto é o autossômico dominante com penetrância completa em mulheres e de cerca de 65% em homens.

A evolução da doença na forma precoce tende a ser mais rápida. A forma tardia dura entre 5 e 15 anos. A expectativa média de vida após o diagnóstico é estimada em 4,2 anos para homens e 5,7 anos para mulheres. A evolução mais rápida em homens é condizente com herança multifatorial. Uma vez que o gênero de maior ocorrência geral é o feminino, homens afetados precisam ter mais alelos predisponentes e, consequentemente, têm doença mais grave.

Na origem e no desenvolvimento da doença encontram-se alterações em algumas moléculas, descritas a seguir.

▶ **β-amiloide**

O evento primário que parece desencadear a degeneração e a morte neuronal é o aumento da produção e a agregação de β-amiloide (β-A), que é tóxico para os neurônios. Ao mesmo tempo, são gerados radicais livres capazes de peroxidar membranas e de interferir na função de transportadores transmembranosos de íons e glicose, o que torna os neurônios mais sensíveis a exotoxicidade e a apoptose.

β-amiloide é produzido a partir da proteína precursora do amiloide (APP). Esta, que é uma proteína transmembranosa, pode ser clivada por três tipos de secretases (α, β e γ). A α-secretase cliva a molécula logo no início da porção extracelular da APP; o fragmento gerado é solúvel e não forma β-A. A β-secretase cliva a APP um pouco acima da membrana citoplasmática, liberando um fragmento também solúvel, ficando o restante da molécula preso à membrana da célula. Se esta parte da APP sofre ação da γ-secretase, libera-se um fragmento de 40 ou 42 aminoácidos (Aβ40 ou Aβ42), que se agrega e forma os depósitos de β-A (Figura 12.13).

Pré-senilinas 1 e 2 (PS1 e PS2) e outras moléculas (APH1A, APH1B, PEN, nicastrina) são componentes da γ-secretase. A DA de início precoce associa-se a mutações nos genes de APP, de PS1 ou de PS2 (50 a 70% dos casos em PS1, cerca de 15% em APP e mais raramente em PS2). Portanto, a DA de início precoce tem um componente monogênico. A contribuição dessas mutações varia conforme a população. Em alguns estudos, mutações em *APP*, *PS1* e *PS2* explicam apenas 50% da DA de início precoce. A penetrância das mutações em *APP* e *PS1* em pacientes com mais de 61 anos é muito baixa e, consequentemente, esses genes pouco contribuem para a DA de início tardio.

▶ *Proteína tau*

Durante muitos anos discutiu-se qual seria o achado morfológico inicial da doença, se as placas de β-A ou os depósitos neurofibrilares da proteína tau. Os principais argumentos que favorecem a cascata da β-A surgiram com a descoberta de que mutações nos genes de APP, PS1 e PS2 levam à DA. Os argumentos a favor da proteína tau são que o número de emaranhados à necrópsia correlaciona-se melhor com a gravidade da DA do que a quantidade de placas. A proteína tau é uma proteína do citoesqueleto que regula a polimerização de microtúbulos. Camundongos transgênicos com mutação em tau e que superexpressam APP têm mais emaranhados neurofibrilares, e estes aparecem em mais regiões do que em camundongos mutantes apenas para tau. Isso sugere que a β-A também esteja envolvida na formação de emaranhados. Camundongos *knock-out* que superexpressam β-A têm manifestações neurológicas antes mesmo de ter as placas.

▶ *p53*

A apoptose é um modo "limpo" de a célula morrer, pois não causa reação inflamatória. A senescência replicativa (parada de proliferação de células em cultura) tem sido estudada como modelo de envelhecimento; na senescência celular, há redução na atividade de p53 (sobre o papel da p53 nas células, ver Capítulo 10). Quando a expressão de p53 é estimulada, as células em cultura recuperam a capacidade de entrar em apoptose, sugerindo que as rotas metabólicas na sequência da p53 estão íntegras nas células em senescência. Na DA, haveria perda da capacidade da célula de entrar em apoptose dependente de p53 e, consequentemente, ocorreria necrose. Segundo alguns estudos, o desenvolvimento de DA seria potencializado por alelos menos eficientes de p53.

▶ *Fatores ambientais*

A quantidade de *calorias* ingerida pode ser um dos fatores no aparecimento da DA. Parece que a restrição calórica não seja apenas neuroprotetora, mas induza divisão de células-tronco neurais, podendo contribuir para a recuperação de danos. Não está claro se restrição calórica traz algum benefício depois de instaladas as manifestações clínicas.

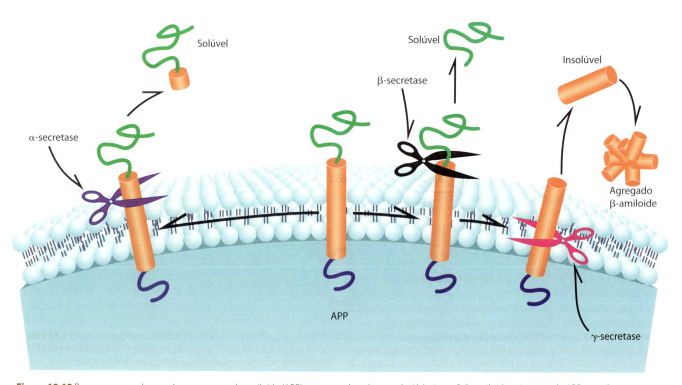

Figura 12.13 Processamento da proteína precursora do amiloide (APP) e seu papel na doença de Alzheimer. O β-amiloide origina-se da APP, proteína transmembranosa que sofre clivagem por três enzimas (α, β e γ-secretases). A α-secretase corta a APP logo acima da membrana citoplasmática, gerando um fragmento solúvel (não se agrega para formar β-amiloide). A β-secretase cliva a APP um pouco acima da membrana citoplasmática, produzindo um fragmento também solúvel; com isso, permanecem uma porção extracitoplasmática, a região intramembranosa e a parte intracitoplasmática da molécula. O sítio de clivagem da γ-secretase é a região intramembranosa da APP. Se a γ-secretase atua após a ação da β-secretase, forma-se um fragmento de 40 ou 42 aminoácidos (Aβ40 ou Aβ42), o qual se agrega e forma os depósitos de β-amiloide.

Terapia de *reposição hormonal* em mulheres diminui a frequência de DA e a velocidade de sua progressão. A proteção pode envolver o seu efeito antioxidante ou um efeito direto nuclear, porque polimorfismos no receptor de estrógenos estão associados a aumento do risco de DA e da doença de Parkinson com demência, mas não da doença de Parkinson simples nem em controles. As vitaminas B_6, B_{12} e E, flavonoides e agentes antioxidantes em geral têm efeito protetor.

ncRNA, fatores ambientais e doença de Alzheimer

A eficiência do metabolismo de lipídeos é fundamental para o desenvolvimento e a manutenção da função dos neurônios. A *low density lipoprotein receptor-related protein 1* (LRP1) é importante na prevenção de neurodegeneração. A quantidade de LRP1 aumenta com a idade no cérebro de pessoas normais, mas está diminuída naquelas com DA, sugerindo um efeito protetivo dessa proteína. A proteína associada à LRP1 (LRP1AP1) liga-se à LRP1, reduzindo sua função. Um miRNA (miR-603) tem como alvo específico a LRP1AP1. Uma mutação nesse miRNA aumenta sua afinidade pelo mRNA da LRP1AP1, fazendo com que ele seja mais degradado. Assim, a LRP1 fica liberada, aumentando sua eficiência. O alelo do miR-603 que se associa a maior degradação do mRNA da LRP1AP1 tem efeito protetor contra a DA. Este exemplo mostra que a resposta a fatores ambientais também pode ser regulada por ncRNA.

A tríade de achados anatomopatológicos característica da DA está presente, em alguns pacientes, décadas antes do início da doença. O que desencadeia o aparecimento dos sintomas? Haveria algum limite a partir do qual perda neuronal provoca sintomas? Na doença de Parkinson, por exemplo, estima-se que os sintomas comecem quando a perda neuronal atinge 80%. Há um limite funcional semelhante na DA? Há outros mecanismos envolvidos?

Outras questões também são relevantes. Por que alelos deletérios atingiram frequências tão altas na população? Supõe-se que esses alelos tenham escapado à seleção, pois as manifestações só surgem após o período reprodutivo. Será que tais alelos são benéficos mais cedo na vida e por isso as frequências observadas são tão altas, ou terão sido acumulados por alguma vantagem seletiva no passado? A perda de função observada na DA é parte do processo de envelhecimento normal? Existe um programa genético de envelhecimento e morte do organismo ou a DA é alteração secundária a dificuldade de manutenção de um sistema muito complexo? Resultados interessantes têm surgido em estudos de centuagenários. As curvas de mortalidade nesses indivíduos sugerem que a expectativa de vida da espécie seja de 150 anos e não 120, como se acreditava anteriormente. Por volta dos 105 anos, a prevalência de DA se aproxima de 100%. Será que existe envelhecimento sem DA, ou se vivermos bastante todos a teremos? Indivíduos com mais de 90 anos sem DA têm fatores de proteção? É possível que sim, uma vez que a incidência da doença em familiares de indivíduos que se mantêm saudáveis após os 90 anos é menor do que na população em geral.

• Interação genética-ambiente | Farmacogenética

Reações adversas a fármacos são questão muito importante no mundo todo. Nos EUA, custam 100 bilhões de dólares, causam 100.000 mortes e são responsáveis por 7% de todas as internações a cada ano. A maioria das substâncias químicas que penetram no organismo sofre algum tipo de processamento por enzimas da família P450 ou CYP. Em humanos, essa família é formada por 57 genes, dos quais a maioria apresenta alelos variantes. O sistema P450 está envolvido no metabolismo de compostos exógenos, desde componentes de plantas e animais que fazem parte da nossa alimentação até produtos da sociedade industrial, como poluentes e compostos químicos sintéticos de uso na saúde. As principais funções das enzimas da família P450 estão resumidas no Quadro 12.5.

A maioria dos genes envolvidos no processamento de xenocompostos orgânicos pertence às famílias: (1) *CYP1A* e *CYP1B*, cujos produtos metabolizam hidrocarbonetos policíclicos e nitrosaminas; (2) *CYP2A* a *CYP2H*, que processam medicamentos, álcool e esteroides; (3) *CYP3A*, que metaboliza fármacos, antibióticos e flavonoides. As proteínas codificadas pelos genes P450 são "promíscuas", pois cada uma pode ter diversas funções. Os genes *CYP2C9*, *CYP2C19* e *CYP2D6*, por exemplo, são polimórficos e estão envolvidos em cerca de 40% do metabolismo de fármacos. Na maioria dos casos, a taxa de metabolização dependente do alelo desviante pode ser de até 1.000 vezes maior (na maioria dos casos, é de 10 a 20 vezes maior), o que é suficiente para tornar o estabelecimento das dosagens de medicamentos um procedimento bastante complexo. Na população europeia, 20 a 30% dos indivíduos têm deleção ou duplicação do *CYP2D6*. Aqueles com deleção metabolizam lentamente, atingem níveis séricos muito altos com as doses usuais, estão em risco de reações adversas e não respondem a certos medicamentos. Os metabolizadores rápidos podem não responder a fármacos porque os processam muito rapidamente. O efeito dessas alterações varia conforme o composto químico.

Muitos compostos que causam danos no DNA também são processados por produtos desses genes. Se uma população está exposta a um determinado agente mutagênico cuja ativação depende do sistema P450, o dano varia entre os indivíduos de acordo com os alelos que possuem. Um indivíduo portador de um genótipo ativador rápido apresenta, pouco tempo após a exposição, altas taxas do composto ativo em seu organismo, enquanto os ativadores lentos têm níveis mais baixos dos produtos. Após a primeira etapa de ativação dos fármacos, sua desintoxicação também é coordenada por produtos gênicos, alguns do próprio sistema P450. Esses genes também apresentam variação na população. Por tudo isso, o efeito da exposição de uma população a um determinado xenocomposto apresenta variação contínua.

Quadro 12.5 Principais funções das enzimas da família P450.

Relacionadas ao metabolismo endógeno

- Biossíntese de esteroides, a partir do colesterol. A P450 está envolvida em passos da síntese de androgênios, estrogênios, glico e mineralocorticoides
- Síntese de ácidos biliares a partir do colesterol
- Síntese e degradação de prostaglandinas
- Conversão de vitaminas lipossolúveis em suas formas ativas
- Oxidação de ácidos graxos insaturados, transformando-os em mensageiros intracelulares
- Outras oxidações

Relacionadas ao processamento de xenobiontes

- Transformação de compostos químicos exógenos em compostos reativos que serão destoxificados
- Degradação de compostos químicos (inclusive os produzidos conforme o item anterior)

• Saúde e doença

Como visto no Capítulo 1, as doenças são consideradas distúrbios ou desvios que ultrapassam a capacidade de as pessoas manterem-se adaptadas ou saudáveis. O limiar entre saúde e doença a partir de normas ou padrões de normalidade preestabelecidos é uma simplificação, que pode ser boa para o planejamento de ações de saúde pública, mas não o é para atuação do médico frente a seus pacientes individuais, para fins preventivos ou terapêuticos. Muitos indivíduos escapam à regra estatística, mas permanecem adaptados ou saudáveis. Adaptação ou saúde, do mesmo modo que mal-adaptação ou doença, é consequência de interações entre o sistema e o seu ambiente local e do momento. Nesse mesmo contexto, deve-se considerar que: (1) não há um sistema intrinsecamente saudável, sob qualquer condição ambiental. É sempre possível algum acidente de percurso lesivo; (2) pode haver situações com características tão defeituosas (p. ex., perda de cromossomos ou anomalias do desenvolvimento, como anencefalia) que a sua correção torna-se impraticável; (3) na maioria das situações clínicas, as condições ambientais podem ser modificadas para corrigir-se uma mal-adaptação ou um distúrbio de grau moderado do sistema pela introdução nele de um dos componentes que falta.

Na etiologia das doenças, busca-se o ideal de uma causa única. No entanto, cada vez mais somos obrigados a conviver com a multiplicidade e a complexidade na natureza. A ideia de que o sistema biológico é complexo e integrado sugere que algumas mal-adaptações podem resultar somente de alterações constitutivas (p. ex., defeitos genéticos) não corrigíveis por fatores ambientais. Os genes são necessários para que se obtenham as sequências de RNA e de proteínas, mas *não são suficientes para que estes atinjam as conformações funcionais*, que podem depender de cofatores não regulados geneticamente. Além disso, a rede metabólica é bastante ramificada e comunicante, podendo muitas das funções ser obtidas de modo redundante, ou seja, por vias alternativas e paralelas. A plasticidade funcional das redes e sua robustez são tais que a deficiência de um componente pode ser compensada ou suprida por outro, o que caracteriza sua resiliência. O exemplo mais simples é o da obtenção de energia, que pode se valer não somente de glicose, mas, alternativamente, de aminoácidos e lipídeos.

Todo fenótipo resulta, em princípio, da interação de componentes genéticos com os ambientais. Assim, não cabe a pergunta: "Tal caráter é genético ou ambiental?" A questão que permite melhor compreensão da fisiologia e da fisiopatologia e que possibilita intervenções mais racionais é: "Qual é a contribuição de cada componente e como ele se desenvolveu?" A participação de cada componente varia, de modo que é razoável dizer: todo fenótipo tem algo de genético (ou ambiental), mas nenhum tem tudo de genético (ou ambiental). O conceito de *doença genética* (ou ambiental) pode ser resumido pelo estabelecimento de correlação ou associação entre o componente etiológico e o fenótipo resultante. A correlação é mais fácil quando se trata de um agente ambiental, porque este pode ser mais facilmente controlado, mas é difícil quando se refere aos componentes genéticos. O percurso para realizar funções a partir dos genes é longo, tortuoso e de controle tecnológico ou experimental pouco eficiente. É preferível dizer que alguns conjuntos gênicos propiciam ou predispõem a certos fenótipos, ou tornam seus portadores mais propensos (sensíveis, suscetíveis ou, pelo contrário, resistentes) aos fatores ambientais, sendo a doença ou a saúde a resultante das interações.

Evolução e doenças

A linhagem humana tem mais de quatro milhões de anos, a partir dos australopitecos, ou mais de 1 milhão de anos, a partir do *Homo erectus*. Nesse período, os humanos sofreram adaptações para as condições de vida em comunidades de caçadores-coletores, como as indígenas atuais. Somente nos últimos 10.000 anos essas condições foram alteradas, quando algumas populações desenvolveram a agricultura e domesticaram animais, conseguindo acumular excesso de alimentos. Isso permitiu um crescimento populacional de tal monta que levou ao aparecimento de concentrações urbanas. A partir daí, iniciou-se o hábito sedentário para uma parcela cada vez maior das populações. Isso, juntamente com o excesso de alimentos, tornou-se fator importante para o aumento da frequência de doenças como diabetes melito, hipertensão arterial, obesidade, hiperlipidemias e doenças cardiovasculares. O período da história evolutiva dos humanos corresponde a cerca de apenas 400 gerações de 25 anos, disponíveis para atuação da seleção natural sobre os genótipos adequados à condição de caçadores-coletores, que os tornaram mais adaptados à condição urbana. Como a expansão das culturas urbanas é lenta e sofre influência da miscigenação constante, a evolução foi ainda menor. A população brasileira é um bom exemplo desse processo, na qual sua composição é tri-híbrida (caucasianos, negroides e indígenas).

Outra grande influência nas populações contemporâneas é a prevenção das doenças infecciosas, a partir de Pasteur, há pouco mais de um século. O saneamento básico e a maior oferta de alimentos e de bens de consumo gerada pela revolução industrial, assim como a introdução de hábitos higiênicos e de políticas de saúde pública (p. ex., campanhas de vacinação), resultaram em grande aumento na expectativa de vida. Nos países desenvolvidos, esta passou de cerca de 30 anos para mais de 70 em aproximadamente um século. Com isso, surgiram desequilíbrios entre os genótipos selvagens, adaptados para sobrevida curta, e maior longevidade das populações atuais, resultando em aumento na incidência de doenças próprias da idade avançada, sobretudo neoplasias e doenças degenerativas.

A expressão da memória genética pode sofrer desvios, que podem resultar em anormalidades ou contribuir para adaptação. A maioria das variações que ocorrem em regiões funcionais do genoma pode ser considerada como erros, uma vez que somente uma parte delas não prejudica o conjunto funcional e permanece nas populações. Nessa tensão de conflito entre erro *versus* evolução, a célula não descarta os componentes imediatamente, mas tenta recuperar-se de modo mais lento, o que pode resultar na manutenção e no acúmulo de variantes, gerando acréscimo na complexidade evolutiva. Os erros resultam em modificações em proteínas; alguns agregados proteicos inicialmente anômalos podem ser aproveitados por rearranjos entre os componentes; se isso não é possível, a proteína defeituosa é degradada nos proteassomos. Quando a alteração é mais drástica, a célula entra em apoptose.

Em algumas situações, a degradação de proteínas pode ser insuficiente, o que resulta no acúmulo de partes "indigestas" delas, como acontece com agregados fibrilares, por exemplo a substância amiloide (ver Capítulo 6). Um bom exemplo dessa categoria de enfermidades (defeitos no sistema de proteólise) é a doença de Alzheimer, que pode ser considerada na mesma categoria daquelas em que há acúmulo de substâncias por defeitos nas vias metabólicas, como erros inatos do metabolismo (p. ex., fenilcetonúria) e doenças lisossômicas (p. ex., mucopolissacaridoses).

Terapia genética

A contribuição da genética para o tratamento de doenças não se resume aos métodos de introdução de genes normais em indivíduos deficientes, à indução de linfócitos de pacientes com câncer para produzir respostas antitumorais e outros. Muitos procedimentos da Medicina já se beneficiaram dos conhecimentos genéticos. Bons exemplos são a adequação de doadores e receptores para transfusões sanguíneas e transplantes de tecidos e órgãos, a profilaxia e a terapêutica precoce das lesões da fenilcetonúria materna e fetal e de outros erros inatos do metabolismo, a prevenção imunitária da doença hemolítica do recém-nascido por incompatibilidade Rh etc. Neste momento, as terapias genéticas estão em fase de grande expansão, por meio de silenciamento gênico por inibição de RNA, terapias com células-tronco e terapias gênicas propriamente ditas, com base em mutação sítio-dirigida ou na inserção de segmentos faltantes. Várias terapias genéticas já se mostraram eficientes *in vitro* ou *in vivo*, em modelos animais, e agora estão entrando em triagem clínica.

Conceito contemporâneo de doença genética

Conceitos também evoluem – modificam-se de acordo com o avanço das ciências que os produzem. No conceito clássico, *doença genética é o fenótipo cuja anormalidade tem correspondência causal com alterações em genes*. A etiologia genética é tanto qualitativa, com alterações em genes e seus produtos, como quantitativa, além da participação de fatores não genéticos (chamados de ambientais). Em alguns casos, pode-se identificar um gene principal cuja alteração se relaciona com a doença (herança monofatorial), mas a regra geral é o envolvimento de vários genes em interação com fatores não genéticos. Nesse contexto, as doenças podem ser agrupadas nas categorias a seguir.

Doenças de causas genéticas em sentido estrito

Nestas, a correspondência ou a correlação genótipo-fenótipo é clara e se aproxima de 100% dos casos, ou seja, a penetrância é total, ainda que a expressividade seja variável. Poucas vezes, existe algum sinal patognomônico que permite seu diagnóstico. Nelas, a manipulação genética (substituição de genes anômalos por genes normais, supressão da expressão gênica anormal etc.) tem maior possibilidade de sucesso, enquanto tratamento por interferência ambiental é mais difícil. Casos típicos são as doenças monogênicas, com herança mendeliana (cerca de 8.000 descritas). As anomalias cromossômicas (cerca de 1.500 conhecidas) também têm elevado grau de correlação genótipo-fenótipo.

Doenças de causas mistas, com interação de fatores genéticos e ambientais

A correspondência genótipo-fenótipo é parcial. A concentração ou a repetição de casos em famílias recomenda a investigação de predisposição genética. Os fatores pós-natais que desencadeiam as doenças podem ser mutações somáticas, além de diversas interações genético-ambientais. A ausência de penetrância ou de expressão indica efeitos supressores/moduladores/facilitadores de outros genes (efeitos multi ou poligênicos) e/ou do ambiente, cujo estudo pode fornecer pistas para intervenções terapêuticas. Interferência por tecnologia genética é em geral mais difícil.

Doenças de causas ambientais

São aquelas em que o genótipo não tem influência, como acontece em intoxicações (p. ex., arsênico) ou em alguns tipos de acidentes ou traumatismos.

A compreensão de que todos os traços e características humanos resultam da interação do genótipo com o ambiente e que genótipos diferentes necessitam de ambientes diferentes para gerar fenótipos ótimos dá base para um paradigma genético de saúde: *saúde é o estado de interação harmônica entre o genótipo e o ambiente*. Se o equilíbrio é rompido, surge doença. Há várias maneiras de o equilíbrio ser rompido:

- Pessoas com certo genótipo podem ajustar-se mal em ambientes em que os portadores de genótipos "normais" estão bem ajustados. Fala-se então em *doença genética*. No entanto, tais pessoas podem ajustar-se bem em um outro ambiente. Essa é a base do tratamento de doenças genéticas, que envolve a criação de ambientes artificiais para expressão ótima de genótipos mutantes. Um exemplo de modificação ambiental é o tratamento da fenilcetonúria com restrição de fenilalanina
- O desequilíbrio é causado por uma agressão ambiental capaz de causar dano em portadores da maioria dos genótipos, dando origem a *doenças ambientais*. Exemplos disso são doenças infecciosas e doenças por deficiência nutricional. Mesmo assim, não há total independência do genótipo, pois predisposição genética é um elemento de grande importância na gênese dessas doenças
- Uma agressão ambiental atua em um genótipo predisposto. Trata-se das *doenças multifatoriais*, entre as quais estão muitas das doenças humanas prevalentes, como câncer, diabetes, hipertensão arterial e aterosclerose.

Em termos práticos, o desafio passa a ser, frente a uma doença comum, identificar se determinado paciente apresenta uma doença monogênica ou multifatorial. Em algumas doenças, como diabetes melito ou doença de Alzheimer, o fenótipo pode fornecer pistas importantes. Quando há muitos casos na família, é possível estabelecer-se o padrão de herança a partir da análise de heredogramas. Entretanto, ausência de manifestação não permite descartar-se herança monogênica, já que existem doenças com penetrância incompleta ou nas quais há mutações novas. Espera-se que em poucos anos os sistemas de genotipagem estejam disponíveis para várias doenças, permitindo orientação mais eficaz dos familiares em risco. Mesmo exemplos clássicos de doenças ambientais, como infecções, têm componentes genéticos importantes envolvidos na suscetibilidade, progressão e desenlace. A explicação é lógica. Todas as doenças infecciosas resultam da interação entre o agente causador e o hospedeiro. Os mecanismos de resposta do indivíduo a uma agressão e as lesões resultantes dependem em boa parte da sua forma de reagir, ou seja, do seu patrimônio genético. O que é mais difícil, hoje em dia, é acharem-se exemplos de doenças puramente ambientais.

Uma doença pode ser classificada como puramente genética quando o desequilíbrio ou o desbalanceamento genômico é tão grande que não pode ser encontrado na natureza ou em condições artificiais, como acontece em anomalias cromossômicas (segmentos contendo vários genes ou cromossomos inteiros).

Anomalias causadas por alteração em genes específicos oferecem maiores oportunidades para interferência médica, algumas das quais exemplificam o conceito de interação. O estabelecimento do fenótipo anômalo na fenilcetonúria depende tanto da deficiência genética como da ingestão de fenilalanina (a retirada desta da alimentação favorece o equilíbrio). O efeito tóxico de alguns compostos ambientais, incluindo medicamentos, depende tanto de suas doses como dos sistemas orgânicos de sua metabolização (ativação ou degradação).

Como se vê, não é fácil definir-se o que é uma doença genética, pois vários aspectos devem ser considerados. Na grande maioria dos processos patológicos, algum evento genético participa no seu aparecimento e/ou na sua evolução.

Quando encaminhar um paciente ao geneticista

A Genética Médica é uma especialidade recente e está presente em poucas cidades brasileiras. A maioria dos exames complementares nesse campo são hoje pagos pelos seguros de saúde, privados ou governamentais. Embora possa parecer exagerado, todas as famílias têm algum tipo de doença genética, desde que se investigue suficientemente. Isso cria limitações que influenciam a decisão de quando encaminhar um paciente/uma família ao geneticista. Em termos gerais, vale a regra de que devem ser encaminhados apenas casos que, em função da complexidade diagnóstica ou de manejo da família, extrapolem a capacidade de atendimento do profissional não geneticista. Alguns exemplos mais evidentes são: síndromes de malformações congênitas; atraso de desenvolvimento psicomotor ou deficiência intelectual, com ou sem malformações associadas; face estranha (*funny face*), com dismorfismos menores, com ou sem atraso de desenvolvimento psicomotor ou retardo mental associados; suspeita de erros inatos do metabolismo; dificuldade reprodutiva sem causa aparente, por exemplo dois ou mais abortos espontâneos, um aborto e um natimorto, natimorto malformado; malformações à ultrassonografia; diagnóstico pré-clínico; doenças heredodegenerativas; síndromes de cânceres familiares.

Perspectivas da era pós-genômica e medicina translacional

Os principais desdobramentos do sequenciamento do genoma humano são: (1) o grande número de genes identificado; em uma próxima fase, esses genes deverão ser caracterizados do ponto de vista funcional; (2) a evidência de que grande parte das proteínas humanas resulta de processamento alternativo, sendo necessário sequenciar e caracterizar o proteoma humano; (3) a identificação de grande número de polimorfismos, o que permite a construção de um mapa genético que cobre virtualmente todo o genoma. Para isso, deve aumentar o número e a diversidade de ferramentas para identificar os genes envolvidos em doenças comuns; (4) uma vez que cada tecido expressa um conjunto diferente de genes segundo o estágio de desenvolvimento e conforme estados fisiológicos ou patológicos, a próxima etapa do projeto deverá enfocar os genomas funcionais e os associados a algumas doenças, como o projeto genoma do câncer. A identificação de genes levou à descoberta de novas proteínas e, muitas vezes, a novas rotas metabólicas. Isso sugere que o conhecido até agora do metabolismo humano não seja mais do que a ponta de um *iceberg*. Prevê-se que o quebra-cabeças esteja montado até o ano 2030.

O conhecimento obtido até o momento permite aplicação na prática clínica – o termo translacional refere-se à transferência do conhecimento científico-laboratorial para o conjunto médico-paciente. O impacto maior é no diagnóstico molecular, que até o momento contribuiu para o diagnóstico de síndromes caracterizadas por malformações congênitas associadas ou não a deficiência intelectual. Há cerca de duas décadas, o único exame disponível era o cariótipo. Hoje, a detecção de CNV (variação do número de cópias) patogênicas pode ser feita através de CGH (hibridação genômica comparativa, ver Capítulo 2). Além disso, o sequenciamento do exoma permite a identificação de variantes potencialmente patogênicas, herdadas ou não, presentes em genes previamente relacionados a síndromes de malformações congênitas, associadas ou não à deficiência intelectual. O custo do exoma hoje é de cerca de US$ 250.00. É possível prever que em poucos anos o exoma seja substituído pelo sequenciamento completo do genoma, que é mais barato. Isto se justifica porque muitas variantes patogênicas não estão em éxons ou mesmo próximas a eles. O maior desafio é que todos nós apresentamos muitas variantes, tanto SNP (polimorfismo de nucleotídeo único) quanto CNV, e pode ser difícil identificar, entre elas, quais são as de fato patogênicas. Em outras áreas, os avanços são igualmente notórios, como no diagnóstico de neoplasias. A classificação molecular dos diversos tipos de câncer permite maior especificidade na conduta terapêutica. Em algumas situações, o padrão de expressão gênica orienta o tratamento, como no câncer da mama triplo negativo.

Na área do tratamento, alguns métodos destacam-se e mostram êxito em testes experimentais em modelos celulares ou animais. Uma família de vetores chamados CRISPR/CAS9 permite a clonagem de genes com localização mais precisa, de forma que é possível colocá-los junto a seus elementos regulatórios e, portanto, obter a expressão regulada do gene deficiente. Este modelo terapêutico é particularmente adequado para doenças causadas por perda de função gênica. Além disso, há procedimentos baseados em RNA de interferência, recomendados quando se encontra excesso de um RNA normal, RNA que não deveria estar sendo expresso naquele tecido ou RNA completamente anormal. Nesses casos, a estratégia é a formação de um RNA de fita dupla, que sofre degradação. Os avanços obtidos nos últimos anos permitem antever que, no futuro, haverá terapias mais efetivas para grande número de doenças genéticas, raras ou prevalentes.

▶ Leitura complementar

GARD. Genetic and rare diseases Information Center, NIH. https://rarediseases.info.nih.gov/resources/3/genetics-resources

GILBERT, SF, BARRESI, MG *Developmental Biology*. 11 ed. Sunderland, Sinauer Associates Inc., 2016.

GLUCKMAN, P, BEEDLE, A, HANSON, M. *Principles of Evolutionary Medicine*. Oxford, Oxford University Press, 2009. 320 p.

GTR: Genetic tests review. http://www.ncbi.nlm.nih.gov/gtr/Cataloga serviços de diagnóstico molecular. Atualização em fluxo contínuo.

GUIMARÃES, RC. Essentials in the life process indicated by the self-referential genetic code. Origins of Life and Evolution of Biospheres 44:269-277, 2014. https://www.researchgate.net/profile/Romeu_Guimaraes.

HASSAAN, MA, ABDULLAH, S, FAROOQ, R, GE, S. Primate-specific Long Non-coding RNAs and MicroRNAs. *Genomics Proteomics Bioinformatics*, 15:187-195, 2017.

HOOLLICK, JB. Paramutation and related phenomena in diverse species. *Nat Rev Genet*, 18:5-23, 2017.

INTERNATIONAL HUMAN GENOME SEQUENCING CONSORTIUM. Initial sequencing and analysis of the human genome. *Nature*, 409:860-921, 2001.

KANSAS UNIVERSITY MEDICAL CENTER. Genetic and rare conditions Site. http://www.kumc.edu/gec/support/ reúne informações sobre serviços de apoio para ampla lista de doenças.

KOGELNIK, AM, LOTT, MT, BROWN, MD, NAVATHE, SB, WALLACE, DC. Nucleic MITOMAP: a human mitochondrial genome database. *Nucleic Acids Res.*, 24(1):177-9, 1996. https://www.mitomap.org/MITOMAP.

McKUSICK, VA. *Mendelian Inheritance in Man (MIM)*. Baltimore: Johns Hopkins University Press, 1995. (As edições impressas e em CD-ROM são revisadas bienalmente; a versão *on line* [OMIM] é atualizada em fluxo contínuo.) http://www.ncbi.nlm.nih.gov/sites/entrez?db=omim.

MEADOWS, JRS, LINDBLAD-TOH, K. Dissecting evolution and disease using comparative vertebrate genomics. *Rev Genet*, 18(10):624-636, 2017.

OSÓRIO, MRB, ROBINSON, W. Genética Humana. 3ª ed. ArtMed, 2013.

ORPHANET – http://www.orpha.net/consor/cgi-bin/index.php.

PAGON, R, ADAM, MP, ARDINGER HH, WALLACE SE, AMEMIYA A, BEAN LJH, BIRD TD, FONG C-T, MEFFORD HC, SMITH RJH, STEPHENS K. GeneReviews® Seattle (WA): University of Washington, Seattle; 1993-2015. ISSN: 2372-0697. http://www.ncbi.nlm.nih.gov/books/NBK1116/descrição de doenças, bases genéticas e diagnóstico. Atualização em fluxo contínuo.

PARDINI, MIMC, GUIMARÃES, RC. A systemic concept of the gene. *Genetics and Molecular Biology*, 15:713-21, 1992. https://www.researchgate.net/profile/Romeu_Guimaraes.

PETRONIS, A. Epigenetics as a unifying principle in the aetiology of complex traits and diseases. *Nature*, 465, 2010, doi:10.1038/nature09230.

RASSOULZADEGAN, M, CUZIN, F. The making of an organ. RNA mediated developmental controls in mice. *Organogenesis*, 6:33-6, 2010.

SAFRAN, M, NATIV, N, GOLAN, Y, DALAH, I, INY, STEIN, T, STELZER, G, LANCET, D. MalaCards – the integrated Human Malady Compendium, ISMB 2012, Mar 6, 2012. MalaCards – http://www.malacards.org/.

SPEICHER, M, ANTONARAKIS, SE, MOTULSKY, AG. (Ed.). *Vogel and Motulsky's Human Genetics: Problems and Approaches*. 4th. ed. New York, Springer, 2010. 981 p.

STEARNS, SC. *Evolution in Health and Disease*. New York: Oxford University Press, 1999.

STRACHAN, T, READ, AP. *Human Molecular Genetics*. 4th ed. New York, Garland Science, 2010. 807 p.

13
Doenças Nutricionais

Jacqueline Isaura Alvarez-Leite, Solange Silveira Pereira e Enio Cardillo Vieira

A alimentação trata dos processos químicos e fisiológicos relacionados com a transformação dos nutrientes em constituintes do organismo. Por isso mesmo, ela é componente de grande importância para se atingir o crescimento, a reprodução, a saúde e a longevidade, estando muito associada a diversos processos patológicos.

A nutrição fornece energia e substâncias essenciais ao organismo. O aporte energético deve ser adequado para cada indivíduo em relação a idade, gênero, momento fisiológico (gestação, aleitamento), tipo de trabalho (pesado, leve, sedentário), estação do ano, clima, constituição orgânica e hormonal. Caso o aporte não seja adequado, o indivíduo apresenta doenças nutricionais. Estas envolvem, de um lado, carências de nutrientes, os quais fornecem proteínas, energia, vitaminas e minerais; deficiências de um ou mais desses elementos provocam inúmeros quadros carenciais, de gravidade variável, às vezes até fatais. De outro lado, excesso de energia ou de algumas vitaminas também resulta em doença nutricional. Neste grupo, a condição de maior importância é a obesidade.

As causas de deficiências nutricionais são muito variadas. As mais importantes são a carência primária (relacionada quase sempre com pobreza), doenças crônicas e debilitantes (câncer, como o exemplo mais notório), infecções, alcoolismo e doenças do sistema digestório que interferem com a ingestão, a digestão ou a absorção dos alimentos.

▶ Nutrientes

Os nutrientes são os constituintes da alimentação necessários para manter as funções corporais normais. Além de energia, fornecem moléculas essenciais que não podem ser sintetizadas em velocidade suficiente para as necessidades dos indivíduos nos diferentes momentos da vida. Os nutrientes incluem carboidratos, proteínas, lipídeos, fibras, minerais e vitaminas. Proteínas, lipídeos e carboidratos constituem os *macronutrientes*, por entrarem na dieta em quantidades maiores, representando as fontes principais de energia. Vitaminas e minerais constituem os *micronutrientes*, por serem necessários em pequenas quantidades.

Energia

A degradação dos nutrientes no organismo resulta, entre outras, em energia, essencial para os processos biológicos. Como regra geral para cálculos, proteínas, lipídeos e carboidratos produzem, respectivamente, 4, 9 e 4 kcal/g. As bebidas alcoólicas também contribuem para o aporte energético, uma vez que o etanol fornece 7 kcal/g.

Cerca de 60% da energia gasta no organismo é usada para manter o metabolismo basal, ou seja, a energia necessária para as atividades essenciais como respiração, temperatura corporal, batimentos cardíacos etc. O metabolismo basal leva em consideração o gênero, a idade, o peso e a altura do indivíduo. A taxa metabólica basal normalmente é calculada pela equação de Harris Benedict:

Para homens: 66,4 + (13,7 × peso [kg]) + (5 × altura [cm]) − (6,7 × idade [anos])

Para mulheres: 655,1 + (9,5 × peso [kg]) + (1,8 × altura [cm]) − (4,6 × idade [anos])

O restante da energia no organismo é gasto para o efeito térmico dos alimentos e a atividade física. *Efeito térmico* dos alimentos ou termogênese induzida pela dieta é a energia gasta na digestão e absorção dos alimentos. A termogênese varia de acordo com a composição da dieta. Cafeína e nicotina podem aumentar o efeito térmico dos alimentos. Entre os macronutrientes, as gorduras são os que têm o menor efeito térmico, perdendo apenas 4% da energia para sua absorção; carboidratos e proteínas perdem cerca de 25%.

A *atividade física* é um componente bastante variável e o principal fator das diferenças entre o gasto energético em indivíduos do mesmo gênero, altura, peso e idade. Por isso mesmo, sua contribuição percentual varia muito. Além disso, após um período de atividade física, o metabolismo basal aumenta para repor os nutrientes utilizados durante os exercícios.

Há várias maneiras de se estimarem as necessidades de energia. A mais simples assume que, para cada quilograma de peso ideal, deve-se ingerir 30 a 50 kcal/dia. O peso ideal baseia-se no índice de massa corporal (IMC), que estima que um indivíduo deve ter entre 18,5 a 24,99 kg para cada metro de altura ao quadrado. A faixa de peso ideal pode ser calculada multiplicando o quadrado da altura (m²) por 18,5 (peso mínimo) ou por 24,99 (peso máximo). Assim, um indivíduo de 1,70 m de altura e que pesa 70 kg está dentro do seu peso ideal (entre 53,5 kg e 72,2 kg) e deve ingerir diariamente de 2.100 a 3.500 kcal, dependendo do grau de atividade física. A energia provinda dos alimentos deve ser distribuída entre os principais macronutrientes dentro de uma faixa de recomendação (relacionada com a menor incidência de alterações nutricionais). A distribuição percentual de calorias dos macronutrientes é mostrada no Quadro 13.1.

Proteínas

As principais funções das proteínas são fornecimento de energia e oferta de aminoácidos para a síntese de proteínas e outros compostos nitrogenados. A necessidade diária de proteínas em um adulto está em torno de 0,75 g/kg de peso; para crianças, recomenda-se 1,5 g/kg de peso. Em uma dieta adequada, aconselha-se que, pelo menos, um terço das proteínas seja de alto valor biológico (que contém todos os aminoácidos essenciais em proporções adequadas).

A ingestão média de proteínas é de aproximadamente 100 g/dia; secreções digestivas e descamação da mucosa correspondem a cerca de 70 g/dia, dos quais apenas 6 a 12 g são excretados nas fezes (mais de 90% das proteínas na luz intestinal são absorvidas). No processo de absorção, a digestibilidade de uma proteína deve também ser considerada; *digestibilidade* é definida como a relação entre a proteína (ou nitrogênio) absorvida e a ingerida. Em geral, as proteínas de origem animal têm digestibilidade de cerca de 90% e as de origem vegetal, de 67 a 82%.

Um indivíduo adulto mantém constante a quantidade de proteínas do seu organismo, não havendo armazenamento expressivo. Embora ricos em proteínas, os músculos não têm a função de armazená-las, pois suas proteínas são utilizadas para a função contrátil. Em adultos saudáveis, com peso estável e não atletas, a quantidade de nitrogênio incorporada ao organismo corresponde à quantidade de nitrogênio excretada. Em períodos de crescimento, gestação ou convalescença, o balanço de nitrogênio é positivo para garantir sua oferta para as sínteses celulares. Balanço nitrogenado negativo ocorre em situações de restrição proteica, doenças debilitantes e ingestão de proteínas de baixo valor biológico.

Lipídeos

Os lipídeos distribuem-se amplamente na natureza e estão presentes em quase todos os alimentos. Além de fonte de energia, fornecem ácidos graxos essenciais, são veículos de vitaminas lipossolúveis e melhoram o paladar dos alimentos. Do ponto de vista energético, os mais importantes são os triglicerídeos contidos em gorduras e óleos.

Os ácidos graxos essenciais *linoleico* (da série ω-6) e *alfalinolênico* (da série ω-3) são encontrados, sobretudo, em óleos vegetais e peixes de águas frias, respectivamente. Ambos são precursores de eicosanoides (prostaglandinas, tromboxanos e leucotrienos) e fazem parte da estrutura de fosfolipídeos e de membranas biológicas, além de serem importantes no transporte de lipídeos no sangue. O ácido linoleico, componente de esfingolipídeos, tem papel também na manutenção da barreira hídrica da epiderme.

As enzimas ciclo-oxigenase e lipo-oxigenase utilizam o ácido araquidônico (derivado do ω-6) e eicosapentaenoico (EPA – derivado do ω-3) como substratos para a síntese de eicosanoides. Dependendo do ácido graxo disponível, os produtos dessas reações são prostaglandinas com efeitos diferentes: aquelas vindas do ω-6 são pró-inflamatórias e pró-trombóticas, enquanto as derivadas do ω-3 são anti-inflamatórias e antitrombóticas. Por isso, EPA e outros ω-3 são recomendados no tratamento de inflamações e de estados pró-trombóticos.

O colesterol, produzido exclusivamente em tecidos animais, não fornece energia. No entanto, exerce funções importantes, como modulador da fluidez de membranas celulares e precursor de hormônios esteroides e sais biliares. O excesso de colesterol na dieta ou seu catabolismo deficiente estão relacionados com a aterosclerose (ver adiante).

Carboidratos

Além de serem as moléculas orgânicas mais abundantes na natureza, os carboidratos possuem ampla faixa de funções, incluindo fonte de energia, componentes de membranas celulares e atuação na comunicação intercelular. Carboidratos simples são mono ou dissacarídeos (açúcares), enquanto os complexos são o amido e a maioria das fibras alimentares.

Os carboidratos são os principais combustíveis celulares; têm importante efeito poupador de proteínas e ação anticetogênica e são precursores de ácidos graxos. Por isso, excesso de ingestão de carboidratos aumenta lipídeos corporais.

As *fibras alimentares* são polímeros de origem vegetal que não são digeridos pelas enzimas digestivas. As fibras dividem-se em dois grupos: (1) *solúveis*: pectinas, gomas, mucilagens e alguns tipos de hemicelulose; (2) *insolúveis*: celulose, lignina e alguns tipos de hemicelulose. Cereais integrais, frutas e hortaliças são alimentos ricos em fibras insolúveis, enquanto feijão, soja, aveia, mamão, laranja, maçã, cenoura, abóbora e castanhas contêm grande quantidade de fibras solúveis.

As fibras têm grande capacidade de reter água, contribuindo para o aumento do volume de uma refeição sem aumentar o aporte energético. As *fibras insolúveis* aumentam o peristaltismo e, assim, a velocidade do trânsito intestinal. Populações com alta ingestão dessas fibras apresentam menor incidência de câncer colônico, doença diverticular do cólon e constipação intestinal. As *fibras solúveis* formam um gel com o bolo alimentar, tornando a absorção de nutrientes mais lenta. A redução na absorção de carboidratos pelo uso de fibras solúveis é especialmente útil em diabéticos, pois libera glicose mais lentamente para o sangue, reduzindo o pico glicêmico. Outra característica das fibras solúveis é a alta fermentabilidade pelas bactérias colônicas, que produz gases e ácidos graxos de cadeia curta (acetato, propionato e butirato) utilizados como fonte de energia no cólon. Os efeitos das fibras solúveis sobre a hipercolesterolemia também são bastante conhecidos: ingestão de

Quadro 13.1 Recomendações de ingestão alimentar para indivíduos saudáveis.

Parâmetro	Recomendação
Peso corporal	Atingir e manter o peso ideal
Proteínas	10 a 20% das quilocalorias totais
Gorduras totais	30% das quilocalorias totais
Gordura saturada	Menos de 10% das quilocalorias totais
Gordura poli-insaturada	2 a 10% das quilocalorias totais
Gordura monoinsaturada	10 a 15% das quilocalorias totais
Colesterol	Menos de 300 mg/dia
Carboidratos	50 a 60% das quilocalorias totais
Fibras	30 a 40 g/dia
Sal	3 a 8 g de sal (2,4 a 3 g de sódio)
Bebidas alcoólicas	Limitar a 1 a 2 drinques/dia para mulheres e homens, respectivamente

15 a 30 g de fibras solúveis por dia é capaz de reduzir a colesterolemia por diminuir a absorção de ácidos biliares. Como os ácidos biliares derivam do colesterol, sua maior excreção intestinal resulta em maior transformação do colesterol em ácidos biliares (para manter os níveis fisiológicos), reduzindo o estoque hepático de colesterol.

Vitaminas

As vitaminas, que são substâncias essenciais à vida em pequenas quantidades (mg/dia), são classificadas em hidrossolúveis (complexo B e vitamina C) e lipossolúveis (A, D, E e K). As *vitaminas hidrossolúveis* têm excreção eficiente, mas necessitam de ingestão frequente; por isso, hipervitaminose é rara. As *vitaminas lipossolúveis* podem ser armazenadas em quantidades maiores no organismo e, assim, a frequência de ingestão pode ser menor; contudo, hipervitaminose é frequente, sobretudo nos casos de suplementação excessiva.

Praticamente todas as vias metabólicas no organismo utilizam, pelo menos, uma vitamina. Muitas vezes, inúmeras vitaminas participam de uma mesma via ou reação enzimática. Por isso, e pelo fato de que várias hipovitaminoses primárias aparecem em conjunto, os sinais e sintomas de muitas delas são semelhantes. Sinais clínicos mais comuns da deficiência de vitaminas são fraqueza, perda de peso, lesões da pele, alterações cognitivas, diarreia ou outras lesões do sistema digestório. As recomendações dietéticas, as principais funções, os sinais de deficiência e as fontes de vitaminas estão resumidos no Quadro 13.2.

▶ Síndromes carenciais

Desnutrição proteico-calórica (DPC) ou proteico-energética é definida como o espectro de situações patológicas que resultam da falta de proteínas e calorias. Inúmeras são as causas de DPC, que pode resultar de aporte inadequado de energia (desnutrição primária) ou de alterações na digestão, na absorção e no aproveitamento de nutrientes ou de infecções (desnutrição secundária). A desnutrição primária é mais comum em crianças e, dependendo da sua intensidade, compromete de modo irreversível o crescimento e o desenvolvimento.

Desnutrição caracteriza-se por índice de massa corporal inferior a 16 kg/m². Alternativamente, uma criança com perda de peso acima de 20% do peso habitual é considerada desnutrida. Muitas vezes, no entanto, apenas os parâmetros de peso e altura não são suficientes para caracterizar desnutrição, pois em alguns casos a doença acompanha-se de edema, o que pode mascarar a perda ponderal. Assim, deve-se fazer uma avaliação nutricional completa para se constatar não só a existência como também o grau de desnutrição.

Marasmo (tipicamente por carência proteico-energética) e *kwashiorkor* (deficiência proteica com ingestão energética adequada) são as formas clássicas de desnutrição infantil. Na prática, porém, podem existir formas intermediárias, em que se mesclam as manifestações de cada tipo de deficiência.

Marasmo

A principal causa de marasmo na infância é a restrição crônica na ingestão de alimentos. Marasmo é diagnosticado quando o peso cai para 60% ou menos dos parâmetros normais para o gênero, a altura e a idade. O quadro desenvolve-se insidiosamente durante meses ou anos, dependendo do grau da restrição alimentar, mas pode resultar não só da falta de alimentos como também de anorexia relacionada com doenças como alcoolismo, enfermidades do sistema nervoso central ou resposta catabólica a doenças. Indivíduos sob agressão por várias causas são mais propensos ao marasmo, sobretudo idosos, que têm acesso limitado a alimentos. Como regra, deficiências de vitaminas e minerais também estão associadas. Pela oferta reduzida de glicose, ocorre depleção do glicogênio hepático, acarretando aumento da neoglicogênese para manter a glicemia. A concentração de glicose e, consequentemente, de insulina caem no plasma. A queda de insulina é o principal fator que estimula os hormônios contrarregulatórios, levando a lipólise, proteólise, cetogênese, gliconeogênese e redução da síntese proteica. O resultado desse quadro metabólico é o aumento na produção de ácidos graxos e corpos cetônicos para serem usados como combustíveis pelo organismo, além da perda de proteínas musculares.

No marasmo, ocorrem tipicamente perda muscular generalizada e redução acentuada do tecido subcutâneo. Os pacientes apresentam-se emagrecidos, desidratados e com sinais de deficiências específicas de minerais ou vitaminas. Os cabelos são esparsos, finos e secos, sem o brilho normal, sendo facilmente arrancados sem causar dor. A pele é seca e fina, tem pouca elasticidade e dobra-se facilmente. As crianças

Quadro 13.2 Funções, sinais de deficiência e principais fontes de vitaminas.

Vitamina	Funções	Deficiência	Fontes
Tiamina (B₁)	Metabolismo de carboidratos, função do coração, nervos e músculos	Beribéri, perda de apetite, neuropatia, fadiga, paralisia, insuficiência cardíaca, síndrome de Wernicke-Korsakoff	Carnes, grãos enriquecidos, legumes
Riboflavina (B₂)	Coenzima (FAD, FMN), metabolismo proteico e energético	Queilose, glossite, erupções cutâneas	Leite, carnes, vegetais verdes
Niacina (B₃)	Formação de CoA, integridade intestinal e do sistema nervoso	Pelagra, fraqueza, falta de apetite, neurite, dermatite, confusão mental	Carnes, amendoim, legumes
Piridoxina (B₆)	Coenzima no metabolismo de aminoácidos e proteínas	Anemia, irritabilidade, convulsões, neurite	Grãos, sementes, fígado, rim, ovos, vegetais
Ácido fólico (B₉)	Síntese de purinas e timidina (DNA), maturação de hemácias	Anemia megaloblástica, defeitos do tubo neural	Fígado, vegetais verdes, legumes
Cobalamina (B₁₂)	Síntese de heme e formação de hemácias	Anemia perniciosa, neuropatia periférica	Fígado, rim, leite, ovos, carnes
Vitamina C	Antioxidante hidrossolúvel, formação de colágeno, absorção de ferro	Escorbuto, anemia, hemorragias, aumento do estresse oxidativo	Frutas cítricas, tomate, folhas
Vitamina A	Adaptação visual, sinalização e expressão gênica	Cegueira noturna, xeroftalmia, alterações na pele	Retinol: fonte – animal Carotenos: fonte – vegetais
Vitamina D	Manutenção do cálcio sérico, calcificação óssea	Raquitismo, osteomalacia	Óleo de peixes, exposição à luz solar
Vitamina E	Antioxidante lipídico	Fragilidade de hemácias, anemia, neuropatia periférica	Óleos vegetais, ovos, carnes, cereais
Vitamina K	Coagulação sanguínea e atividade de proteínas que se ligam ao cálcio	Tendência a hemorragias	Folhas verdes, leite, carnes, ovos, frutas

apresentam-se apáticas, mas com aparência de atentas e ansiosas devido à falta de tecido adiposo na região periorbital. Alguns pacientes são anoréticos, enquanto outros são famintos. A ingestão de quantidade maior de alimentos, porém, leva a vômito e diarreia. Esta última ocorre também devido a hipotrofia intestinal e a infecções associadas. A diminuição na ingestão de energia acarreta redução no metabolismo basal, visando prolongar a vida e conservar as proteínas e a função dos órgãos. O resultado são hipovolemia, bradicardia e hipotermia.

Embora a glicemia mantenha-se dentro dos limites da normalidade, hipoglicemia é comum após jejum acima de 6 h, pela falta de reservas de glicogênio. As vísceras são pequenas e o abdome distendido, principalmente pela hipotonicidade dos músculos abdominais. Edema periférico não é comum, mas pode aparecer em casos de reidratação intravenosa, retenção de sódio e outros fatores. Ocorrem ainda hipovitaminoses e imunodepressão (principalmente da resposta adaptativa). O aparecimento de infecções, por causa da baixa resposta imunitária, aumenta mais ainda as necessidades nutricionais, piorando o quadro. As principais complicações e causas de morte são gastrenterite, desidratação, infecções respiratórias e lesões oculares por deficiência de vitamina A.

Caquexia é uma forma de desnutrição proteico-energética crônica, secundária a inúmeras doenças (câncer, AIDS, doenças infecciosas debilitantes etc.). De modo prático, *caquexia é entendida como uma síndrome metabólica complexa associada a alguma doença subjacente e caracterizada por perda acentuada da massa muscular, com ou sem perda da massa gorda.* Uma característica marcante da caquexia é a grande perda de peso em adultos (corrigida para retenção de líquidos) ou falha de crescimento em crianças (excluindo os distúrbios endócrinos). Anemia, anorexia, fraqueza geral, inflamação, resistência à insulina e aumento da degradação de proteínas musculares são frequentemente associadas à caquexia.

A caquexia é um quadro grave que ocorre em cerca da metade de pacientes com câncer, contribuindo para a alta mortalidade nesses pacientes. A caquexia do câncer pode ser atribuída, além da ação de citocinas pró-inflamatórias (p. ex., IL-6 e TNF-α), à produção de substâncias pelo tumor, como o fator de indução de proteólise (PIF – *proteolysis-inducing factor*) e o fator mobilizador de lipídeos (LMF – *lipid-mobilising factor*). Como resultado, ocorrem diminuição da gordura corporal, aumento do gasto energético e diminuição da miosina muscular, o que leva a hipotrofia muscular e a redução da energia corporal. A morte nos casos de caquexia resulta, em geral, da hipotrofia muscular generalizada associada a comprometimento da imunidade.

Kwashiorkor

Kwashiorkor é o termo utilizado para descrever a condição resultante da ingestão inadequada de proteínas, mas com quantidade suficiente de energia. Porém, pode-se falar em *kwashiorkor* toda vez que a deficiência da ingestão proteica é proporcionalmente maior do que a deficiência calórica. A condição é comum em regiões pobres do planeta em que a disponibilidade de calorias pode até ser adequada, mas sem a ingestão de produtos ricos em proteínas, em geral mais caros.

Do ponto de vista metabólico, não ocorre o quadro de hipometabolismo descrito no marasmo, pois a ingestão energética adequada mantém a insulina circulante em níveis normais. Assim, hormônios como glucagon e corticoides encontram-se diminuídos, prevenindo vias de catabolismo, como lipólise e proteólise. Embora os altos níveis de insulina estimulariam a síntese de proteínas nobres como albumina e imunoglobulinas, tal não acontece pela baixa disponibilidade de aminoácidos. Com isso, há redução da pressão oncótica, contribuindo para o aparecimento de edemas. Por outro lado, a síntese aumentada de ácidos graxos, pelo excesso de carboidratos e pela redução no transporte de lipídeos no plasma (por falta de proteínas para a síntese de lipoproteínas), leva a esteatose no fígado e a hepatomegalia.

O quadro clínico do *kwashiorkor* inclui edema dos membros inferiores (Figura 13.1), podendo acometer, nos casos mais graves, também braços e face. A maioria dos pacientes mostra lesões parecidas com as da pelagra (deficiência de niacina) nas áreas de edema. Nesses locais, a pele torna-se eritematosa e brilhante; em outras regiões, mostra ressecamento, hiperceratose e hiperpigmentação. Na maioria dos casos, o tecido subcutâneo está preservado, mas a massa muscular é escassa. A perda de peso pode ser mascarada pelo edema, mas, mesmo sem ele, não é tão evidente como no marasmo, pela preservação do tecido adiposo. Cabelos crespos tornam-se lisos e sua coloração torna-se castanho-clara, ruiva, ou mesmo louro-claro, por falta de pigmentação. Quando a carência proteica é sazonal, pode ocorrer o *sinal da bandeira*, em que surgem faixas transversais de cabelos com diferentes tonalidades (as mais claras representando crescimento do cabelo nos períodos de carência e as mais escuras, nas épocas de ingestão mais adequada). Os pacientes são pálidos (pela anemia) e apresentam extremidades frias e cianóticas. O fígado está aumentado de volume e tem bordas arredondadas, pelo acúmulo de gordura. O tônus e a força musculares estão reduzidos, assim como o peristaltismo intestinal.

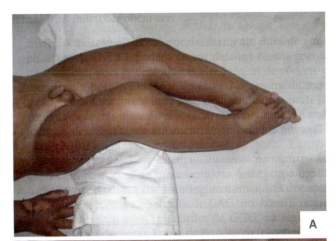

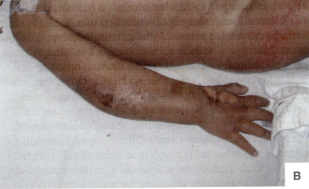

Figura 13.1 *Kwashiorkor*. **A.** Edema dos membros inferiores. **B.** Lesões cutâneas. (Cortesia do Prof. Paulo Pimenta Figueiredo Filho, Belo Horizonte-MG.)

As complicações da doença são as mesmas do marasmo, embora diarreia e infecções respiratórias e da pele sejam mais frequentes e mais graves. As causas de morte mais comuns são edema pulmonar, broncopneumonia, septicemia, gastrenterite e distúrbio hidreletrolítico.

Síndrome de realimentação

A síndrome de realimentação caracteriza-se por distúrbios hidreletrolíticos associados à introdução de alimentos em pacientes gravemente desnutridos ou em jejum por mais de 7 dias. A adaptação metabólica que ocorre nos estados de jejum visa garantir a sobrevivência do indivíduo. Jejum consome as reservas de glicogênio e aumenta o glucagon, que estimula a lipólise, para fornecimento de energia, e a proteólise, que mantém os níveis de glicemia por meio da neoglicogênese. Perda de gorduras e de proteínas corporais acompanha-se de depleção de íons, como potássio, fosfato e magnésio. Porém, mecanismos homeostáticos mantêm as concentrações séricas desses íons próximas do normal, em detrimento dos estoques intracelulares. Assim, os níveis séricos podem permanecer normais, apesar de redução acentuada nos níveis intracelulares e corporais totais. A reintrodução de alimentos leva ao rápido declínio da neoglicogênese e da lipólise, mediado por aumento da insulina. Esta, por sua vez, estimula o influxo de potássio, fosfato e magnésio extracelulares para o compartimento intracelular. Como os níveis intracelulares desses íons são baixos, o elevado gradiente de concentração entre os dois compartimentos causa rápida queda nas suas concentrações extracelulares. A neutralidade osmótica é assegurada pela maior retenção de sódio e água. Por outro lado, a reativação de vias metabólicas dependentes de carboidratos aumenta a demanda de tiamina, necessária para várias etapas no metabolismo da glicose.

Deficiência de fosfato, magnésio, potássio e tiamina pode ocorrer em diferentes graus. Alcoolistas crônicos, com marasmo ou *kwashiorkor*, são os mais vulneráveis às consequências metabólicas dessas deficiências.

Os sinais e sintomas da síndrome de realimentação resultam das mudanças nos eletrólitos séricos, que afetam o potencial de membrana celular, reduzindo a função de neurônios e de células dos músculos cardíaco e esquelético.

O quadro clínico geralmente reflete o tipo e a gravidade da anormalidade metabólica. As manifestações iniciais mais comuns são náuseas, vômito e letargia, evoluindo para insuficiência respiratória e cardíaca, hipotensão arterial, arritmias, delírio, coma e morte. Se o diagnóstico e as medidas adequadas não forem instituídos prontamente, ocorre rápida deterioração clínica. As alterações bioquímicas e as principais manifestações da síndrome de realimentação estão resumidas na Figura 13.2.

• Alterações na homeostase de vitaminas hidrossolúveis

▶ Tiamina/vitamina B₁

Tiamina foi a primeira vitamina identificada e, por ser uma "amina essencial à vida", deu o nome ao grupo de "vitamina" (embora a maioria das vitaminas não sejam aminas). A absorção da tiamina ocorre preferencialmente no jejuno por transporte ativo saturável. Ainda no intestino, é convertida em pirofosfato de tiamina, que alcança a circulação e se liga à albumina. Seu armazenamento ocorre principalmente nos músculos; a excreção é renal.

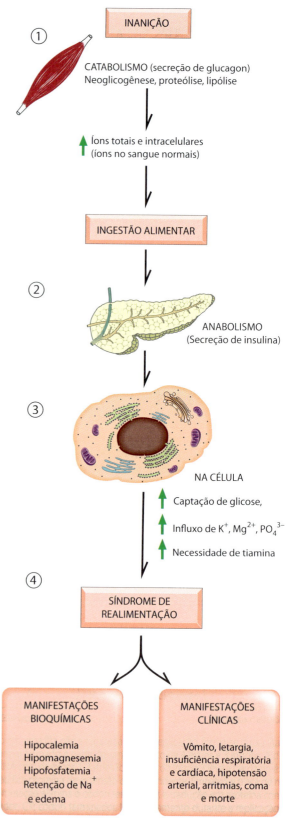

Figura 13.2 Sequência de eventos desencadeadores da síndrome de realimentação: 1. As perdas de gordura corporal e de proteínas acompanham-se de depleção de potássio, fosfato e magnésio corporais, embora suas concentrações séricas sejam mantidas próximo da normalidade, em detrimento dos estoques intracelulares; 2. Com a realimentação, ocorre aumento de insulina e do anabolismo, o que estimula influxo de potássio, fosfato e magnésio para o compartimento intracelular, levando a queda nas concentrações extracelulares (3); 4. Com a redução dos íons séricos, aparecem as manifestações clínicas típicas da síndrome.

A tiamina tem três funções: (1) no metabolismo energético, atua na descarboxilação de cetoácidos, como coenzima de descarboxilases do piruvato e do alfacetoglutarato. Por causa disso, sua deficiência resulta em menor produção de ATP; (2) em vias biossintéticas, como na reação da transcetolase, importante para a formação NADPH e pentoses; (3) em neurotransmissores e na condução nervosa, uma vez que a tiamina influencia os canais de sódio e a síntese de catecolaminas e de outros neurotransmissores.

A deficiência da tiamina causa o *beribéri* (seco e úmido). Pacientes com *beribéri úmido* apresentam edema generalizado devido à insuficiência cardíaca, esta decorrente da incapacidade contrátil do miocárdio por degeneração hidrópica das miocélulas, perda focal de estriações, focos de necrose e hialinose. A doença pode ter evolução aguda e mesmo fulminante. Nos casos crônicos, em torno dos focos de miocardiocitólise surgem inflamação e fibrose.

O *beribéri seco* caracteriza-se por polineurite crônica envolvendo nervos motores e sensitivos. A lesão inicial ocorre na bainha de mielina dos nervos periféricos. Na porção sensitiva, além do comprometimento dos nervos, há desmielinização dos funículos posteriores da medula e cromatólise de neurônios dos gânglios espinais. O comprometimento dos nervos motores leva a hipotrofia dos músculos correspondentes. Inicialmente, ocorrem parestesia e fraqueza dos membros; à medida que a doença se agrava, a polineurite estende-se e surge hipotrofia muscular; a marcha torna-se instável, às vezes atáxica. A morte sobrevém por insuficiência respiratória ou cardíaca.

Atualmente, a forma mais comum de manifestação da deficiência de tiamina é a *síndrome de Wernicke-Korsakoff*, associada ao alcoolismo. A *encefalopatia de Wernicke* caracteriza-se por nistagmo, marcha atáxica, paralisia do olhar conjugado e confusão mental. A psicose de Korsakoff cursa com perda da memória de retenção, defeito no aprendizado e perda da memória passada; a memória imediata permanece intacta. Estudos de imagem na encefalopatia de Wernicke revelam lesões na porção medial do tálamo e no mesencéfalo, dilatação do terceiro ventrículo e hipotrofia dos corpos mamilares. Necrópsias de pacientes com encefalopatia de Wernicke mostram que o dano cerebral é mais frequente do que diagnosticado em vida. As lesões corticais e na região basal do cérebro causadas pelo álcool e agravadas pela deficiência de tiamina podem estar presentes antes mesmo do diagnóstico clínico.

Especial atenção deve ser dada aos pacientes alcoolistas ou desnutridos que são hospitalizados. Por afetar o metabolismo de carboidratos, a administração de solução de glicose, sem a reposição da vitamina, pode desencadear a síndrome carencial, uma vez que o metabolismo da glicose depende da tiamina para sua oxidação.

▸ Riboflavina/vitamina B₂

A vitamina, sintetizada por vegetais e microrganismos, faz parte das moléculas FAD e FMN, importantes no transporte de elétrons na cadeia respiratória. Não existe nenhuma doença própria de deficiência de riboflavina. Os sinais clínicos de deficiência são inespecíficos, sendo os mais comuns dermatite e queilose nos cantos da boca.

▸ Piridoxina/vitamina B₆

Vitamina B₆, que existe sob as formas de piridoxina, piridoxal e piridoxamina, está presente em praticamente todos os alimentos. A piridoxina é encontrada em plantas, enquanto o piridoxal e a piridoxamina estão contidos em produtos animais. Todos servem como precursores da coenzima piridoxal fosfato, que atua em reações envolvendo principalmente aminoácidos (transaminação, desaminação, descarboxilação e condensação). A isoniazida, usada no tratamento da tuberculose, pode induzir deficiência da vitamina B₆ por formar um derivado inativo com o piridoxal fosfato.

As manifestações clínicas de deficiência da vitamina lembram aqueles da deficiência de niacina. Crianças que recebem alimentos autoclavados podem desenvolver deficiência da vitamina B₆ (ela é termossensível), que se caracteriza por alterações na pele e no eletrocardiograma. Nos estágios avançados, pode haver neuropatia periférica por desmielinização. Como a vitamina está envolvida na síntese do heme, sua deficiência associa-se a anemia hipocrômica que não responde à suplementação com ferro. Outra repercussão da sua carência é hiper-homocisteinemia, já que a vitamina, juntamente com o folato e a vitamina B₁₂, é necessária na conversão da homocisteína em metionina (Figura 13.3). A hiper-homocisteinemia é fator de risco para aterosclerose e diabetes melito, uma vez que aumenta o estresse oxidativo.

▸ Niacina/ácido nicotínico

A niacina ou ácido nicotínico é sintetizada a partir do triptofano. Se o suprimento deste aminoácido for suficiente para satisfazer as necessidades da síntese proteica em geral e para a síntese de niacina, esta deixa de ser uma vitamina. A vitamina é componente do NAD e do NAPH, que funcionam como coenzimas de desidrogenases e participam no transporte de elétrons na cadeia respiratória. A niacina é encontrada em grãos não refinados, cereais, leite, carne e, especialmente, fígado.

Deficiência de niacina, que causa a *pelagra*, resulta principalmente de ingestão insuficiente da vitamina, de seus precursores ou do triptofano; pode ser provocada também por alcoolismo crônico, má absorção intestinal e uso de muitos medicamentos, como 5-fluoruracila, isoniazida, pirazinamida, 6-mercaptopurina, hidantoína, fenobarbital e cloranfenicol.

O diagnóstico de pelagra baseia-se na história clínica e na presença da *síndrome dos três D*: dermatite, diarreia e demência. A *dermatite* manifesta-se inicialmente como eritema simétrico bilateral nos locais de exposição solar, que evolui gradualmente para erupção exsudativa, com prurido e ardor nas áreas expostas, como dorso da mão, face, pescoço e peito. As lesões assemelham-se às da queimadura solar nas primeiras fases, e às vezes formam-se vesículas e bolhas (Figura 13.4). As perturbações gastrintestinais são anorexia, náuseas, desconforto epigástrico e diarreia crônica ou recorrente. Anorexia e diarreia por má absorção levam a desnutrição e até caquexia. Fezes aquosas são mais comuns, mas podem ser sanguinolentas e mucoides. As *manifestações neuropsicológicas* incluem fotofobia, astenia, depressão, alucinações, confusão, perda de memória e psicose. Com o avanço da doença, o paciente torna-se confuso e delirante, entra em estado de torpor e, finalmente, evolui para o óbito. No passado, distúrbios mentais foram responsáveis pela internação de muitos doentes em hospitais psiquiátricos por falta de diagnóstico de deficiência de niacina.

Em altas doses (100 vezes a recomendada na dieta), o ácido nicotínico é usado no tratamento de dislipidemias, uma vez que inibe fortemente a lipólise, reduzindo os ácidos graxos circulantes. Nessas doses, a niacina não age como vitamina (na verdade, não se encaixa no conceito) e atua como um fármaco, com os correspondentes benefícios e efeitos colaterais. Os efeitos indesejáveis, como prurido intenso e rubor facial, podem limitar seu uso em alguns pacientes.

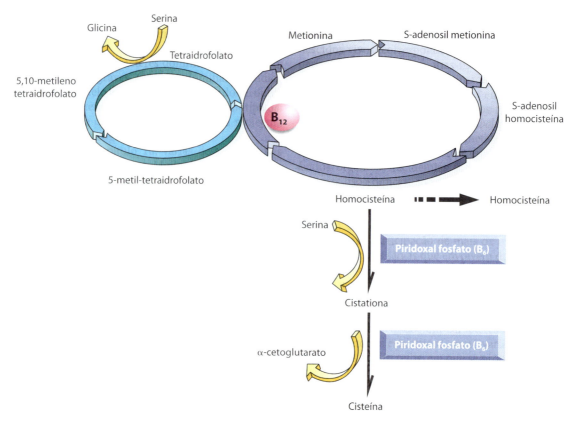

Figura 13.3 Interações de vitaminas no metabolismo da homocisteína. A homocisteína gerada no metabolismo celular pode ser transformada em metionina por uma enzima dependente de vitamina B_{12} que lhe adiciona um grupo metil. O doador deste grupo metil é o 5-metil-tetraidrofolato (ácido fólico funcional). Na deficiência de folato ou de vitamina B_{12}, a homocisteína não é convertida e acumula-se no sangue. Outra via do metabolismo da homocisteína é sua transformação em cisteína, em reação dependente de piridoxal fosfato (vitamina B_6). Em caso de deficiência de uma dessas três vitaminas, ocorre acúmulo de homocisteína, desencadeando seu aumento no sangue e na urina.

▶ Ácido fólico

Folacina é o nome genérico que compreende diversas substâncias com atividade de vitamina; ácido fólico ou pteroilglutâmico é uma dessas substâncias ativas: é amarelo, termoestável e fotossensível. Sua absorção faz-se no intestino delgado; nos enterócitos, é transformado em 5-metil-tetraidropteroilglutamato, o qual alcança o fígado pela veia porta.

O ácido fólico participa na biossíntese de purinas, timina, serina e histidina. Exerce, portanto, papel essencial na reprodução e na diferenciação celulares. Antimetabólitos do ácido fólico, como aminopterina e metotrexato, são utilizados na quimioterapia de neoplasias malignas por interferirem com a ação do ácido fólico. Um metabólito do ácido fólico, a tetraidropterina, atua na transformação da fenilalanina em tirosina e desta em di-hidroxifenilalanina (DOPA).

Deficiência de ácido fólico causa *anemia megaloblástica*, comum no alcoolismo crônico. A anemia é causada por síntese diminuída de purinas e pirimidinas, tornando as células incapazes de sintetizar DNA e de se dividirem. Clinicamente, a anemia por deficiência de ácido fólico é indistinguível daquela resultante da deficiência de vitamina B_{12}, mas desenvolve-se mais rapidamente. Na fase aguda, a língua torna-se avermelhada e dolorida; na deficiência crônica, há hipotrofia das papilas. No entanto, não ocorre a hiperpigmentação da pele vista na deficiência de vitamina B_{12}. Cerca de 20% dos pacientes com deficiência de ácido fólico apresentam neuropatia periférica.

A suplementação com doses altas de folato (4 a 6 mg, ou cerca de 100 vezes a recomendada como vitamina) tem sido indicada a mulheres que desejam engravidar, pois reduz

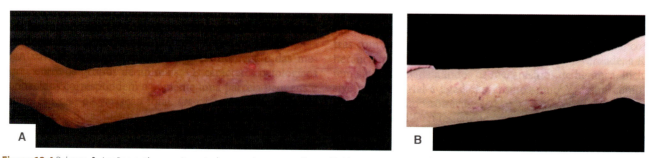

Figura 13.4 Pelagra. **A.** Lesões cutâneas eritematodescamativas no antebraço. **B.** Mesmo paciente, após tratamento com ácido nicotínico e polivitamínicos por 15 dias, mostrando regressão parcial das lesões.

grandemente a frequência de alterações na formação do tubo neural e de outras anormalidades no feto.

Tal como a piridoxina, o folato também está envolvido na transformação da homocisteína em metionina. Por isso mesmo, suplementação dessa vitamina tem recebido especial atenção na prevenção de aterosclerose.

▶ Vitamina B$_{12}$

Como a vitamina B$_{12}$ (cobalamina) é sintetizada apenas por bactérias, sua única fonte para humanos são produtos animais cujos tecidos continham os microrganismos produtores (a vitamina não é encontrada em frutas, verduras ou outros produtos vegetais). Nos alimentos, a vitamina encontra-se ligada a proteínas, as quais devem ser liberadas para ocorrer a absorção dela. Após sua separação das proteínas, a vitamina liga-se ao chamado *fator intrínseco*, secretado pelas células parietais do estômago. O complexo vitamina B$_{12}$ – fator intrínseco é essencial para a absorção da vitamina no íleo.

A vitamina atua nas mitocôndrias como adenosilcobalamina, onde é cofator no processo de transformação do propionil CoA em succinil CoA, para sua entrada no ciclo de Krebs. Esta reação é essencial no catabolismo de ácidos graxos com número ímpar de átomos de carbono. No citoplasma, sob a forma de metilcobalamina, é necessária para a síntese de metionina, a partir da homocisteína, utilizando o grupo metil do 5-metil-tetraidrofolato. Esta reação resulta na regeneração do tetra-hidrofolato, que pode receber novos compostos de 1 carbono para serem transferidos a outras reações (ver Figura 13.3). Como na ausência de vitamina B$_{12}$ o tetra-hidrofolato não é mais regenerado, a necessidade de ácido fólico aumenta grandemente, resultando em deficiência relativa de folato. Os efeitos da deficiência são mais pronunciados em células em divisão rápida, como na medula óssea e na mucosa intestinal (pela deficiência relativa de folato). Deficiência da vitamina B$_{12}$ leva à deposição de ácidos graxos anormais nas membranas celulares, principalmente no sistema nervoso, causando distúrbios neurológicos.

A deficiência dietética de cobalamina também causa *anemia megaloblástica*. A forma mais comum é a *anemia perniciosa*, um tipo de anemia megaloblástica causada pela destruição, por mecanismo autoimune, das células parietais do estômago que sintetizam o fator intrínseco. O quadro clássico caracteriza-se por anemia macrocítica, leucopenia com neutrófilos hipersegmentados, plaquetopenia, hiper-homocisteinemia e baixos níveis circulantes de vitamina B$_{12}$. Clinicamente, aparecem fraqueza, glossite e parestesias. Manifestações neurológicas mais graves devem-se a danos progressivos no sistema nervoso central e periférico, resultando em polineurite sensorial (nas extremidades distais) e ataxia. Déficit de memória, disfunções cognitivas, demência e transtornos depressivos também são comuns. Embora geralmente mais tardios, os danos neurológicos podem ocorrer mesmo na ausência de anemia, pois independem da ação do folato na síntese de hemácias.

▶ Biotina

A biotina, coenzima em reações de carboxilação (transporta CO$_2$ ativado), é amplamente distribuída, sendo fígado, leite e gema de ovo as fontes mais ricas. A ingestão de clara de ovo crua pode induzir deficiência de biotina, pois a clara tem avidina, uma glicoproteína que se liga fortemente à biotina, impedindo a absorção desta. Entretanto, são necessários 20 ovos crus por dia para que ocorra síndrome de deficiência. As manifestações da deficiência são dermatite, glossite, perda do apetite e náuseas.

▶ Ácido pantotênico

O ácido pantotênico é encontrado nos alimentos como componente da coenzima A (CoA) e da proteína carreadora de ácidos graxos (ACP). No intestino delgado, ocorre liberação da vitamina, onde é absorvida e transportada para o sangue. Nos tecidos, o ácido pantotênico participa de reações relacionadas à CoA e à ACP na geração de energia via acetil CoA, na síntese e degradação de ácidos graxos e colesterol, na produção do ácido succínico (ciclo de Krebs), no metabolismo do ácido propiônico e no catabolismo de α-cetoácidos. Como o ácido pantotênico existe em abundância em todos os alimentos, sua carência é muito rara.

▶ Vitamina C/ácido ascórbico

A vitamina C participa de reações de hidroxilação em resíduos de prolina e lisina, originando hidroxiprolina e hidroxilisina, comuns no colágeno e na elastina. A vitamina atua também na hidroxilação de compostos aromáticos, na produção de ácidos biliares e de carnitina e na síntese de produtos neuroendócrinos como bombesina, gastrina e hormônio liberador da tireotrofina. Sua absorção ocorre sobretudo no intestino delgado proximal. A excreção é principalmente renal, mas nos casos de megadoses (acima de 3 g/dia) grandes quantidades são encontradas nas fezes. Hipervitaminose é rara, ocorrendo em casos de megadoses de suplementos. As principais manifestações são diarreia e nefrolitíase.

A vitamina C atua como antioxidante de ambientes aquosos, o que reduz os efeitos do estresse oxidativo. Os níveis de vitamina C são baixos em indivíduos com aterosclerose e em fumantes, já que neles a produção de substâncias oxidantes está aumentada.

O quadro clássico de deficiência da vitamina é o *escorbuto* (ver Capítulo 8). Na doença, o colágeno é defeituoso por causa da hidroxilação deficiente da prolina e da lisina, o que torna as moléculas menos resistentes à força mecânica e à degradação enzimática. As repercussões principais ocorrem nos vasos sanguíneos (que são mais frágeis e originam hemorragias frequentes); também comuns são lesões ósseas, em parte pelas hemorragias e em parte por defeitos na matriz óssea. As manifestações clínicas iniciam-se com hemorragia em mucosas e dores nos grupos musculares de maior uso (como os da panturrilha). Após alguns meses, a pele torna-se amarelada e aparece hiperceratose folicular. Em seguida, surgem hemorragias intramusculares e gengivite, que pode progredir para a goma escorbútica.

Postulou-se que a vitamina C seria benéfica no tratamento e na profilaxia do resfriado comum. No entanto, vários estudos clínicos controlados não confirmram tal efeito. Há apenas indícios de pequena proteção em atletas que treinam em condições muito frias. Quanto à gravidade dos sintomas, pode haver pequena redução na sua duração (possivelmente pela ação anti-histamínica da vitamina), mas sua intensidade não é alterada.

• Alterações na homeostase de vitaminas lipossolúveis

Vitamina A

Os retinoides são uma família de moléculas relacionadas com a vitamina A que são essenciais para a visão, a reprodução, o crescimento e a manutenção de tecidos epiteliais. As fontes da vitamina são produtos animais (carnes, ovos, leite, especialmente fígado e outras vísceras). Os carotenos, precursores da vitamina, são encontrados em folhas, tubérculos e frutas. Após absorção, os retinoides são transportados pelos quilomícrons e armazenados no fígado, que libera a vitamina para a circulação ligada à proteína ligadora do retinol.

Entre os retinoides, encontram-se o retinol, os ésteres de retinil e os compostos glicuronados. O retinol é a forma de transporte da vitamina no organismo e componente intermediário no metabolismo; os ésteres de retinil são a forma de armazenamento no fígado; compostos glicuronados são a sua forma de excreção.

As formas ativas desses compostos são o retinal e o ácido retinoico (AR). O retinal é essencial na visão, como componente da rodopsina de cones e bastonetes. A rodopsina consiste na proteína opsina ligada ao 11-cis-retinal. Quando a rodopsina é exposta à luz, ocorrem reações que geram impulsos nervosos cujo sinal é transmitido pelo nervo óptico ao cérebro.

O AR regula a taxa de crescimento e a diferenciação de vários tipos celulares. Sua ação se faz por meio da ligação a receptores nucleares nas células-alvo, o que resulta na ativação de genes cujos produtos são importantes na proliferação celular, na embriogênese, no desenvolvimento e na manutenção dos epitélios do pulmão, de mucosas e da pele.

No epitélio respiratório, a deficiência de AR causa alterações nas células ciliadas e nas produtoras de muco, resultando em metaplasia escamosa. Com isso, há queda na capacidade de eliminar agentes agressores e aumento na suscetibilidade a infecções pulmonares. Produtos da combustão do fumo, como o benzopireno, depletam os estoques pulmonares de AR, contribuindo para o surgimento do carcinoma pulmonar. O AR também controla a morfogênese no período embrionário. Por isso, deficiência ou uso clínico do AR (p. ex., para tratamento de acne) pode causar malformações congênitas, como espinha bífida, fenda palatina e defeitos nos membros superiores e inferiores.

O sinal clássico e inicial de deficiência de vitamina A é a *cegueira noturna*, que, por isso mesmo, tem sido usado como diagnóstico de sua carência. Inicialmente, surge ressecamento da conjuntiva (xerose conjuntival) por causa de ceratinização do epitélio do canal lacrimal. Em seguida, aparecem as manchas de Bitot, que se formam pelo acúmulo de restos de ceratina na córnea. Xeroftalmia pode levar a erosão e destruição da córnea (ceratomalácia) e cegueira.

Modificações no epitélio das vias urinárias promovem descamação celular e acúmulo de restos de ceratina no trato urinário, predispondo à formação de cálculos. Há também ceratinização em outros sítios, como em glândulas exócrinas e no trato gastrintestinal.

A vitamina A tem papel também papel na estimulação do sistema imunitário; na sua deficiência, pode haver baixa resposta imunológica. Infecções, por seu lado, podem reduzir a biodisponibilidade da vitamina A, por inibirem a síntese da proteína ligadora do retinol, o que reduz o retinol circulante e a sua disponibilidade para estimular o sistema imunitário.

Clinicamente, os retinoides são empregados no tratamento de doenças da pele (acne grave e certas formas de psoríase) e da leucemia promielocítica aguda (esta resulta de fusão gênica truncada que leva à codificação de receptor do ácido retinoico anormal que bloqueia a diferenciação das células mieloides). O ácido transretinoico é capaz de reverter tal bloqueio, promovendo a diferenciação das células leucêmicas em neutrófilos.

Os sintomas de toxicidade aguda da vitamina A incluem dor de cabeça, tonturas, vômito, torpor e visão turva. O ácido retinoico também estimula a multiplicação e a atividade de osteoclastos, o que leva ao aumento da reabsorção óssea e alto risco de fraturas. Toxicidade crônica associa-se a perda de peso, anorexia, náuseas, vômito e dores ósseas e articulares. Apesar de retinoides sintéticos utilizados no tratamento da acne não se associarem a essas manifestações, o seu uso na gravidez deve ser evitado por causa dos efeitos teratogênicos.

Quando em excesso, os carotenoides, de origem vegetal, podem causar manifestações clínicas. Como são armazenados no tecido adiposo, indivíduos com alta ingestão ou com suscetibilidade genética para seu acúmulo apresentam pele amarelada, mas, diferentemente da icterícia, a cor das mucosas fica preservada. Embora possa causar problemas estéticos, o excesso de carotenoides na alimentação não é tóxico nem carcinogênico.

Vitamina D

As duas formas da vitamina D são o colecalciferol (D_3) e o ergocalciferol (D_2), ambos sintetizados na pele por ação da luz ultravioleta sobre o 7-desidrocolesterol (derivado do colesterol) e o ergosterol (derivado de fungos e plantas). D_2 e D_3 são hidroxilados, respectivamente, nas posições 25 (fígado) e 1 (rim), dando origem ao calcitriol (1,25-$(OH)_2D$). Com excesso de calcitriol, ocorrem regulação negativa e aumento da produção do composto inativo 1,24-$(OH)_2D$. A ação do calcitriol depende da sua ligação a receptores intracelulares. O complexo calcitriol-receptor interage com o DNA no núcleo das células-alvo e estimula ou reprime seletivamente a expressão gênica. A ação mais importante da vitamina D é na homeostase de cálcio e fósforo.

O calcitriol estimula a absorção intestinal de cálcio no duodeno, por meio da interação com o receptor nuclear da vitamina D e da formação de um complexo com o receptor X retinoide. Este complexo liga-se a elementos responsivos à vitamina D e ativa a síntese de uma proteína que faz parte de um canal de transporte de cálcio, aumentando a absorção deste.

A vitamina D aumenta a reabsorção de cálcio e a excreção de fosfato nos túbulos renais distais. Deficiência da vitamina associa-se a fraqueza de músculos cardíaco e esqueléticos, sugerindo alguma ação nos tecidos musculares. O 1,25-$(OH)_2D$ interfere na secreção da insulina, na diferenciação celular na pele e na inibição da proliferação de certos tumores. A vitamina participa ainda da deposição de cálcio na matriz óssea.

O *raquitismo* é a forma clássica de manifestação de carência da vitamina D. A lesão principal é falta de calcificação da matriz do disco epifisário; com isso, os condrócitos não morrem e a cartilagem não é invadida por fibroblastos e capilares, como acontece na ossificação endocondral. Com isso, a zona de crescimento continua a desenvolver-se, e o disco epifisário fica mais espesso (a junção osteocondral torna-se irregular). Como a mineralização dos ossos é deficiente, a proporção de matéria orgânica (matriz) aumenta, tornando os ossos moles, sujeitos a compressão, deformidades, deslocamentos, curvaturas e fraturas provocadas até mesmo pelo próprio peso corporal. As alterações esqueléticas dependem da intensidade e da duração do processo e, em particular, do modo de uso dos ossos: em bebês de colo, a pressão é maior na cabeça e no tórax, enquanto em crianças maiores ocorre principalmente nos membros (curvatura nos membros inferiores). O crescimento excessivo da cartilagem da junção costocondral em relação ao osso resulta em protuberâncias nas junções, produzindo o chamado *rosário raquítico*. Outro sinal em crianças é o *peito de pombo*, resultado da ação dos músculos respiratórios nas áreas enfraquecidas das costelas, que se deformam e levam à protrusão anterior do esterno.

Quando a deficiência da vitamina D se instala após a ossificação dos centros epifisários, ocorre a *osteomalacia*, que se caracteriza por desmineralização óssea e maior suscetibilidade a fraturas.

Hipocalcemia por hipovitaminose D ou por outras condições patológicas causa hiperexcitabilidade neuromuscular, podendo levar a tetania.

Vitamina E/tocoferóis

A vitamina E agrupa compostos lipossolúveis como os tocoferóis e tocotrienóis, todos com atividade de vitamina E; entre eles, o α-tocoferol é o mais ativo. A vitamina E é componente de membranas celulares, onde atua como antioxidante, protegendo-as da ação de radicais livres.

As principais fontes da vitamina são óleos vegetais, fígado e ovos. A necessidade de vitamina E aumenta com a ingestão de ácidos graxos poli-insaturados, já que estes estão mais sujeitos ao ataque de radicais livres. A vitamina é absorvida no intestino junto com os demais lipídeos e daí é transportada por quilomícrons até o fígado, onde se incorpora à lipoproteína de densidade muito baixa (VLDL). A maior parte da vitamina é armazenada no tecido adiposo e nos músculos sob a forma de ésteres de tocoferol.

Deficiência primária de vitamina E é praticamente restrita a bebês prematuros. Quando encontrada em adultos, está associada à má absorção de lipídeos. O sinal da deficiência é hemólise, por maior sensibilidade das hemácias ao estresse oxidativo e pela lise de outras membranas celulares. Megadoses de vitamina E têm sido prescritas a pacientes com doença isquêmica do coração, pois o aumento da oxidação de LDL é fator de risco para aterosclerose. No entanto, estudos clínicos não comprovaram benefícios da sua suplementação, não se justificando seu uso para esse fim.

Vitamina K

A vitamina K da dieta, cuja absorção no intestino delgado depende de ácidos biliares, é transportada pelos quilomícrons na circulação sistêmica. Embora a vitamina possa ser produzida no cólon pela microbiota intestinal, nele sua absorção é insignificante, uma vez que a concentração de ácidos biliares nesse local é baixa.

A principal função da vitamina K é ser coenzima da γ-glutamilcarboxilase na síntese de fatores da coagulação dependentes de cálcio (fatores II, VII, IX, X, proteína C e proteína S). Alguns fármacos, como varfarina, são anticoagulantes por antagonizarem o papel da vitamina K como cofator da γ-glutamilcarboxilase. A vitamina participa também na carboxilação da osteocalcina, proteína óssea que inibe a mobilização do cálcio durante a menopausa.

Em humanos, deficiência de vitamina K é rara. Recém-nascidos apresentam baixas quantidades da vitamina, uma vez que a placenta não é boa transportadora de lipídeos. A deficiência pode ocorrer também em adultos com má absorção intestinal, insuficiência biliar, cirrose hepática ou insuficiência pancreática. A principal consequência é a diminuição da coagulabilidade do sangue, que pode ser aferida pelos tempos de coagulação e de protrombina aumentados. Hemorragias ou diátese hemorrágica são a manifestação principal de hipovitaminose.

• Minerais

Os minerais atuam na sustentação óssea, como grupos prostéticos de enzimas e como componentes de outras proteínas. Ao lado disso, são importantes na sinalização celular e em diversas secreções do organismo. Alguns deles estão resumidos no Quadro 13.3 e serão descritos a seguir.

▸ Ferro

O ferro é componente de moléculas essenciais como hemoglobina, mioglobina, citocromos e enzimas. Sua absorção intestinal é regulada pelas necessidades do organismo, não havendo mecanismo de excreção. Na alimentação normal, são ingeridos aproximadamente 10 mg/dia de ferro, mas apenas 0,5 a 2 mg são absorvidos, quantidade suficiente para atender a demanda do organismo. As perdas de ferro ocorrem por descamação da pele e das mucosas, pelo suor e por hemorragias. Pelo último motivo, a necessidade desse metal é maior em mulheres na idade fértil, por causa das menstruações. O processo de absorção do ferro envolve várias etapas e moléculas, como esquematizado na Figura 7.8.

O ferro exerce três funções principais: (1) transporte de oxigênio na molécula de hemoglobina; (2) transporte de elétrons na cadeira respiratória; (3) reações enzimáticas de oxirredução. Em caso de deficiência, nem todas as reações dependentes de Fe são comprometidas da mesma forma. No início, é afetada a hematopoese; se a deficiência persiste, a atividade de enzimas dependentes de Fe começa a ser reduzida.

Carência de ferro é a causa mais comum de anemia em todo o mundo (anemia ferropriva). Em países desenvolvidos, cerca de 20% das crianças, 30% dos adolescentes, 30% das mulheres em idade fértil, 3% dos homens e 60% das gestantes apresentam deficiência de ferro.

Sinais e sintomas precoces de deficiência de ferro são alterações nas mucosas oral e esofágica, cefaleia, fadiga e tonturas. Quando aparece anemia, esta acompanha-se de sensação de frio e de alterações no sistema imunitário, no sistema nervoso simpático e na tireoide. Muitas vezes, a anemia é descoberta por acaso, pois os pacientes em geral adaptam-se à anemia e

Quadro 13.3 Funções, causas de deficiência e manifestações clínicas de alterações de alguns minerais.

Mineral	Funções	Deficiência	Achados clínicos
Cobre	Componente da citocromo c oxidase, metabolismo da dopamina, formação de colágeno	Deficiência alimentar por escassez no solo e na água	Fraqueza muscular, deficiência no colágeno, alterações neurológicas
Ferro	Componente da hemoglobina e de metaloproteínas	Ingestão inadequada, perda crônica de sangue	Anemia hipocrômica e microcítica, fraqueza
Iodo	Síntese dos hormônios tireoidianos	Carência nutricional (escassez no solo, alimentos não fortificados)	Bócio, hipotireoidismo, cretinismo
Selênio	Componente da glutationa peroxidase, antioxidante	Carência nutricional (escassez no solo, alimentos)	Miopatia, doença de Keshan
Zinco	Componente de enzimas, sobretudo oxidases	Suplementação inadequada no suporte nutricional, erros inatos do metabolismo, interação com outros nutrientes que reduzem a absorção	Dermatite periorificial (acrodermatite enteropática), alterações no crescimento e na função cognitiva, imunodeficiência e dificuldade de cicatrização

continuam suas atividades rotineiras. Fadiga, irritabilidade, palpitações, vertigens, falta de ar e dor de cabeça são queixas comuns e não indicam, por si sós, deficiência de ferro. Porém, alguns achados são sugestivos de anemia avançada, entre eles clorose (palidez esverdeada), adelgaçamento e achatamento das unhas e unhas em forma de colher (coiloníquia). Geofagia (ingestão de terra) pode ser tanto um sinal quanto uma causa (o barro pode funcionar como um agente quelante do ferro) de deficiência de ferro. A ingestão de gelo (pagofagia) é particularmente comum.

Os achados laboratoriais são diminuição de hemácias circulantes e de todos os índices hematimétricos. O esfregaço de sangue revela palidez central nas hemácias (hipocromia) e células com diferentes tamanhos (anisocitose) e formas (poiquilocitose).

A dose recomendada para a reposição é de 50 a 200 mg de ferro elementar/dia para adultos e 6 mg/kg/dia para crianças. A ingestão feita concomitantemente com ácido ascórbico mantém o ferro na forma reduzida (ferrosa – Fe^{++}) e melhora sua absorção.

▸ Cálcio

A maior parte do cálcio do organismo encontra-se nos ossos, de onde é mobilizado para manter os níveis sanguíneos fisiológicos. Sua absorção ocorre por transporte ativo, no duodeno e no jejuno proximal, embora transporte paracelular ocorra em todo o intestino, possibilitando que 20 a 60% do cálcio ingerido sejam absorvidos. A taxa de absorção depende de regulação hormonal, da solubilidade dos compostos de cálcio e da presença de fatores que aumentam (aminoácidos, monossacarídeos) ou reduzem (fitato, oxalato) sua absorção. A glicose e a galactose são importantes na absorção de cálcio. As principais fontes de cálcio na dieta são produtos lácteos (leite, iogurte, queijo), vegetais verde-escuros e peixes com espinhas.

O cálcio é rapidamente distribuído para os diversos tecidos e, por isso, sua concentração sérica não sofre grandes variações. A cada dia, cerca de 1.000 mg de cálcio são movimentados dos ossos, dependendo da ação de osteoclastos e osteoblastos. Sua excreção é feita pelos rins e regulada por alguns hormônios.

Além de sua função na mineralização, o cálcio atua como sinalizador celular (segundo mensageiro) e acoplador eletromecânico. Vários canais de cálcio (bombas de troca de íons) e proteínas carreadoras intracelulares (calmodulina) são ligantes de cálcio. Na contração muscular, a ligação cálcio-troponina C promove a contração, enquanto a ligação cálcio-calmodulina viabiliza a energia, por meio de uma cascata de reações.

A homeostasia do cálcio sérico é complexa. Sua concentração sérica é mantida em uma estreita faixa de normalidade (2,2 a 2,6 mmol/ℓ). Uma pequena redução desses níveis é detectada por receptores de superfície sensíveis ao cálcio, desencadeando a liberação do paratormônio (PTH) pelas paratireoides. O PTH estimula a hidroxilase renal a produzir vitamina D ativa, a 1,25-$(OH)_2$D, além de ativar osteoclastos, que promovem reabsorção de cálcio e fósforo do esqueleto. Ao mesmo tempo, PTH e 1,25-$(OH)_2$D estimulam a reabsorção renal de cálcio, aumentando sua concentração sanguínea. Quando os níveis séricos são normalizados, há redução da liberação do PTH e inibição da atividade osteoclástica. A calcitonina (produzida nas células C da tireoide) possui efeito oposto, por inibir a atividade de osteoclastos e, provavelmente, por reduzir sua absorção óssea. A calcitonina tem papel menor na homeostase do cálcio do que o PTH.

Osteoporose é a doença caracterizada por perda de massa óssea acompanhada de alterações na microarquitetura do tecido ósseo, resultando em aumento do risco de fraturas. Osteoporose e baixa massa óssea constituem, hoje, grande problema de saúde pública em homens e mulheres acima de 50 anos. Nutrição adequada, sobretudo em termos de cálcio e vitamina D, desempenha papel importante na prevenção e no tratamento da osteoporose. Maior ingestão de cálcio em crianças, adultos jovens e mulheres após a menopausa associa-se a maior densidade óssea em comparação com a massa óssea daqueles com menor consumo de cálcio. O pico de massa óssea, que ocorre na adolescência, pode também ser maximizado aumentando-se a ingestão de cálcio. Em mulheres após a menopausa, são claros os benefícios da suplementação de vitamina D e cálcio na prevenção de perda óssea e na diminuição de fraturas não vertebrais. Ingestão inadequada de cálcio, de vitamina D ou de ambos influencia os níveis de cálcio e a sua regulação hormonal. Deficiência dietética de cálcio ou vitamina D reduz a absorção de cálcio e diminui a concentração de cálcio ionizado circulante.

Suplementação de cálcio em crianças e adolescentes pode aumentar o acúmulo de cálcio na massa óssea total entre 1 e 6% ao ano. Em mulheres após a menopausa, a suplementação de cálcio aumenta a densidade óssea em 1,1% ao ano. No entanto, o benefício da suplementação de cálcio desaparece quando esta é interrompida. Tais dados sugerem que a ingestão adequada de cálcio deve ser mantida durante toda a infância, adolescência e idade adulta para se ter impacto duradouro na massa óssea. A intensidade desse efeito é modificada por fatores como idade, tempo desde a menopausa, ingestão prévia de cálcio (antes da suplementação) e, possivelmente, nível de atividade física.

▸ Magnésio

O corpo humano contém cerca de 25 g de magnésio (Mg). Destes, 55% estão contidos nos ossos, e 27%, nos músculos. O magnésio é o segundo cátion intracelular mais abundante e desempenha papel importante em enzimas e no transporte de íons através de membranas. Sua absorção intestinal é modesta, sendo cerca de 60 a 70% do ingerido excretados nas fezes. Sua excreção renal pode ser modulada e até nula em caso de deficiência.

A principal ação do magnésio é atuar como cofator de cerca de 300 enzimas, sendo essencial em todas as vias anabólicas e catabólicas; muitas dessas ações ocorrem por meio do complexo Mg-ATP em reações de transfosforilação.

O magnésio controla o cálcio intracelular, por modular o influxo deste íon através de canais de cálcio; ao lado disso, também afeta os canais de potássio, particularmente no músculo cardíaco.

As manifestações da deficiência de magnésio são distúrbios neuromusculares, incluindo tetania, câimbras musculares ou inibição de contrações uterinas, convulsões, depressão, intolerância a carboidratos, hipocalcemia, hipopotassemia, cardiotoxicidade à digoxina e taquiarritmias resistentes à terapia padrão.

▸ Zinco

O zinco é essencial para o funcionamento de cerca de 50 enzimas, como fosfatase alcalina, anidrase carbônica, diversas desidrogenases, timidina cinase e carboxipeptidase A. O zinco atua ainda na imunidade, por sua função como cofator do hormônio timulina, que regula a transformação de timócitos em linfócitos T; também participa na proliferação de linfócitos T e estimula a síntese de IL-2, o que explica a imunossupressão vista na sua deficiência. Sua absorção faz-se ao longo de todo o intestino delgado. Elementos ingeridos ou produzidos endogenamente influenciam a disponibilidade do zinco, incluindo metionina, histidina, cisteína, glutationa reduzida, citrato e prostaglandina E_2.

A deficiência de zinco em humanos é atribuível a fatores nutricionais e a vários estados patológicos. Alto teor de fitatos em cereais diminui a disponibilidade de zinco, sendo a causa da elevada prevalência de deficiência de zinco em populações que consomem proteínas vindas sobretudo de cereais. Deficiência ocorre também em pacientes com síndrome de má absorção intestinal, doença renal crônica, cirrose hepática, anemia falciforme e outras doenças crônicas debilitantes. Retardo do crescimento, hipogonadismo masculino, alterações na pele (dermatite periorificial), falta de apetite, letargia mental e cicatrização retardada são manifestações de deficiência crônica de zinco. A acrodermatite enteropática, doença rara de herança autossômica recessiva que causa má absorção de zinco, manifesta-se com lesões eritematosas na pele, principalmente em torno dos orifícios corporais, e alterações em mucosas, o que leva a infecções oportunistas e a diarreia grave.

▶ *Cobre*

O cobre é elemento essencial para todos os animais, podendo sua carência ser letal. Um homem adulto tem cerca de 75 mg de cobre no corpo. À semelhança do ferro, o cobre tem sua absorção regulada pela necessidade. A proteína tioneína é responsável pela absorção do metal; se a tioneína estiver saturada com cobre, este não é absorvido. Ácido ascórbico junto com cobre prejudica a absorção do metal. Após absorção, o cobre é levado ao fígado, onde se liga a uma globulina para formar a ceruloplasmina, que é secretada no sangue e corresponde à maior parte do cobre sérico. Excesso de cobre é eliminado na bile. Algumas enzimas, como a cobre-zinco superóxido dismutase (CuZn SOD – transforma $O_2^{\bullet}$ em $H_2O_2 + O_2$) e citocromo c oxidase (transporte mitocondrial de elétrons), usam cobre como cofator. As manifestações de deficiência são alterações gastrintestinais, síndrome nefrótica e, possivelmente, doenças cardíacas. A doença de Wilson resulta de mutação no gene *ATP7B*, que codifica a proteína que transfere cobre à ceruloplasmina. Sem a proteína ATP7b, há menor eliminação de cobre na bile, redução na ceruloplasmina sérica e aumento de cobre nos hepatócitos. Excesso de cobre favorece a reação de Fenton (Capítulo 3), que gera radicais livres. Os principais órgãos afetados na doença são fígado, cérebro, córnea e rins.

▶ *Iodo*

O iodo, absorvido nas formas de iodeto, iodotirosina e iodotironina, é componente essencial dos hormônios tireoidianos. Para a formação destes, o iodo é inicialmente incorporado a resíduos de tirosina na molécula de tireoglobulina, originando mono- e di-iodotirosina. Em seguida, há acoplamento oxidativo de iodotirosinas e formação de tri-iodotironina (T_3) e tetraiodotironina ou tiroxina (T_4), que ficam armazenadas no coloide contido nos folículos tireoidianos. Redução desses hormônios no sangue induz liberação de T_3 e T_4 na circulação. A T_4 é pouco ativa quando comparada à T_3, mas sua concentração no sangue é 20 vezes maior do que a de T_3. Nas células-alvo, a T_4 é convertida na forma ativa T_3.

Mixedema, que consiste no acúmulo de glicosaminoglicanos hidrofílicos na derme e em outros órgãos (p. ex., miocárdio), é manifestação frequente de hipotireoidismo. No hipotireoidismo ocorrem também alterações na ossificação, especialmente na endocondral, resultando em nanismo tireoidiano, disgenesia epifisária etc. As lesões do sistema nervoso são graves e se manifestam como cretinismo; surdez também pode ocorrer.

Deficiência de iodo é a causa principal de *bócio*, muito comum no passado. Com a suplementação de iodo em alimentos (sal de cozinha), hoje a doença é muito menos frequente. Contrastes radiográficos iodados podem causar alergia.

▶ *Selênio*

O selênio atua como antioxidante, sendo cofator de enzimas como a glutationa peroxidase (GPx), a selenoproteína P e as desiodases. A GPx reduz peroxidolipídeos e hidroperóxidos, ocupando papel importante no equilíbrio redox; a enzima possui uma selenocisteína incorporada em cada uma das suas quatro unidades. A incorporação do selênio ocorre durante a síntese proteica, quando um RNA transportador específico reconhece o códon UGA e, assim, uma selenocisteína é incorporada na sequência proteica. A selenoproteína P é a principal responsável pelo transporte do selênio no sangue, além de atuar como antioxidante extracelular, reduzindo o nível de peroxidonitrito no endotélio. As desiodases, que convertem a T_4 em T_3, e a tiorredoxina redutase são também enzimas dependentes de selênio.

Os sinais clínicos de deficiência de selênio são vistos na doença de Keshan, cardiomiopatia que afeta crianças e mulheres em idade fértil. A doença é frequente em algumas regiões da China, onde o consumo de selênio é baixo (< 15 mg/dia). As concentrações de selênio são inversamente associadas a alguns cânceres, infertilidade e diminuição da função imunitária. Doenças associadas a aumento de radicais livres podem estar relacionadas com ingestão subótima de selênio. Alguns estudos epidemiológicos sugerem que níveis plasmáticos de selênio abaixo de 60 µg/ℓ estão inversamente associados a cardiopatia isquêmica e neoplasias malignas. A suplementação de selênio traz benefícios em pacientes septicêmicos ou com queimaduras graves.

O selênio é encontrado predominantemente como selenometionina e selenocisteína em alimentos como pão, cereais, nozes, carnes, peixes e outros frutos do mar; sua concentração nos alimentos depende do teor de selênio no solo.

▶ Obesidade

Definida como excesso de gordura corporal, a obesidade tem enorme importância na atualidade por sua elevada prevalência e associação com inúmeras enfermidades, sobretudo doenças cardiovasculares, diabetes melito do tipo 2 e hipertensão arterial. Nas últimas décadas, a incidência de obesidade vem crescendo globalmente de modo preocupante. De acordo com a Organização Mundial da Saúde (OMS), em 2005 aproximadamente 1,6 bilhão de adultos maiores de 15 anos tinha sobrepeso e mais de 400 milhões eram obesos. De acordo com o Ministério da Saúde, dados da pesquisa VIGITEL Brasil 2016 (Vigilância de Fatores de Risco e Proteção para Doenças Crônicas por Inquérito Telefônico), a prevalência de obesidade no Brasil cresceu 60% em dez anos: de 11,8% em 2006 para 18,9% em 2016. Em 2006, 47,2% dos homens e 38,5% das mulheres estavam acima do peso, enquanto, em 2016, essas cifras passaram para 57,7 e 50,5%, respectivamente. Por tudo isso, obesidade é considerada hoje um dos principais problemas mundiais de saúde pública.

Fatores que regulam a ingestão alimentar

A ingestão alimentar e o balanço de energia dependem de fatores neuronais, endócrinos, adipocitários e intestinais. Sinais que partem de várias regiões do organismo chegam ao cérebro e atuam no hipotálamo, que libera neuropeptídeos orexígenos ou anorexígenos. Os principais fatores e neuropeptídeos envolvidos no processo são:

- Os neuropeptídeos orexígenos são o neuropeptídeo Y (NPY) e o peptídeo agouti (AgRP); os anorexígenos são o hormônio estimulador do melanócito alfa (α-MSH) e o transcrito relacionado com a cocaína e a anfetamina (CART). Os neurônios que sintetizam tais neuropeptídeos interagem entre si e com os sinais periféricos, entre eles leptina, insulina e grelina. Os receptores para os sinais orexigênicos e anorexigênicos estão concentrados no núcleo paraventricular
- Os sinais periféricos mais relevantes no controle da ingestão são a leptina e a insulina. A leptina, produzida no tecido adiposo amarelo, atua em receptores hipotalâmicos induzindo saciedade. Sua ação é mediada sobretudo por NPY e AgRP. Em alta concentração, ocorre resistência à leptina, limitando seu efeito anoréxico. A insulina tem participação importante no processo; sua concentração sérica é proporcional à adiposidade. Com a captação celular de glicose mediada pela insulina, ocorrem queda da glicemia e estímulo do apetite. A insulina pode também induzir saciedade no sistema nervoso central e aumentar o gasto energético. A insulina interfere ainda na secreção do *glucagon-like-peptide* (GLP1), que inibe o esvaziamento gástrico e leva à sensação de saciedade prolongada
- Alimentos no sistema digestório contribuem para modular o apetite. A colecistocinina (CCK), produzida pelas células I do trato gastrintestinal, além de induzir as secreções pancreática e biliar em resposta à presença de gorduras e proteínas, também inibe a ingestão alimentar
- O peptídeo YY (PYY), sintetizado na mucosa do íleo e do cólon, e a amilina, cossecretada com a insulina pelas células beta do pâncreas, também inibem a ingestão alimentar, pois parecem estimular neurônios hipotalâmicos que expressam CART, o que reduz a ingestão de alimentos. Obesos apresentam menor elevação pós-prandial dos níveis de PYY, especialmente em refeições noturnas, o que leva a maior ingestão calórica
- A grelina, produzida no estômago e no núcleo arqueado do hipotálamo, é o único peptídeo conhecido que estimula a ingestão alimentar. Sua concentração mantém-se alta nos períodos de jejum, caindo imediatamente após a alimentação. Parece que a grelina estimula os neurônios produtores de NPY/AgRP. A grelina estimula também as secreções digestivas e a motilidade gástrica. Em indivíduos obesos, a supressão pós-prandial de grelina é menor, o que pode levar ao maior aporte de alimentos e à manutenção da obesidade
- A oxintomodulina (OXM) é um supressor da ingestão alimentar a curto prazo secretado no intestino distal, que parece agir diretamente nos centros hipotalâmicos para reduzir o apetite e os níveis séricos de grelina. A OXM atua principalmente em condições especiais, como após cirurgia bariátrica.

Tipos e consequências

O *índice de massa corporal* (IMC) é a forma mais utilizada para se classificar a obesidade, pela boa correlação com os dados sobre gordura corporal obtidos por métodos-padrão de avaliação. A obesidade pode ser também classificada quanto ao percentual de gordura corporal, de acordo com a idade e o gênero (Quadro 13.4).

Quadro 13.4 Classificação da obesidade de acordo com o percentual de massa gorda e o índice de massa corporal (IMC).

Segundo a adiposidade		
Classificação	Homens	Mulheres
Desnutrição	< 5	< 8
Magro	5 a 7	8 a 12
Adequado (eutrofia)	8 a 15	13 a 23
Adiposidade discreta	16 a 20	24 a 27
Adiposidade aumentada	21 a 24	28 a 32
Obesidade	> 25	> 33

Segundo o IMC	
Classificação	IMC (kg/m^2)
Magreza grau 3 (grave)	< 16
Magreza grau 2 (moderada)	16 a 16,9
Magreza grau 1 (discreta)	17 a 18,4
Adequado (eutrofia)	18,5 a 24,9
Sobrepeso	25 a 29,9
Obesidade grau I	30 a 34,9
Obesidade grau II	35 a 39,9
Obesidade grau III	> 40

Quanto à distribuição da gordura, a obesidade pode ser androide ou ginecoide. A distribuição androide (ou central) é mais frequente em homens. Nela, a gordura localiza-se preferencialmente no abdome (deposição visceral), mantendo braços e pernas relativamente magros. Epidemiologicamente, a obesidade central está associada a maior risco de complicações metabólicas (diabetes, hipertensão arterial e doença coronariana). Já na distribuição ginecoide ou periférica, mais comum em mulheres, a gordura deposita-se principalmente nos quadris e coxas (deposição subcutânea), sendo menor o risco de doenças metabólicas.

Praticamente não há órgão ou sistema que não possa ser afetado na obesidade; as principais complicações estão resumidas na Figura 13.5. De especial importância são diabetes melito 2, doença coronariana, hipertensão arterial, acidente vascular cerebral e síndrome de hipoventilação, pois aumentam grandemente a morbimortalidade. Outras condições associadas à obesidade são esteato-hepatite não alcoólica, colelitíase e osteoartrose.

A obesidade visceral é um dos principais fatores ligados ao desenvolvimento de resistência à insulina e diabetes melito tipo 2; além dessas, associam-se também dislipidemia, hipertensão arterial e trombose. Tais condições clinicopatológicas guardam relação direta com a expansão do tecido adiposo, evidenciando sua participação na gênese de alterações metabólicas e inflamatórias. A medida da circunferência da cintura, que é um bom indicador da gordura visceral, é considerada critério prognóstico da obesidade.

Etiopatogênese | Fisiopatologia

A etiopatogênese da obesidade é reconhecidamente complexa. De maneira simplificada e a exemplo do que ocorre em tantas outras doenças, obesidade resulta de predisposição genética associada a fatores ambientais. Como resultado de uma ampla interação entre componentes do indivíduo e do

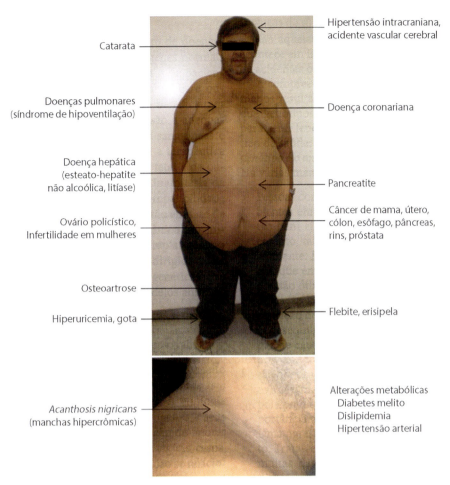

Figura 13.5 Principais complicações da obesidade.

ambiente, tem-se o desequilíbrio energético, em que o aporte de energia é maior do que o gasto.

Inúmeras condições levam a balanço positivo de energia, entre elas sedentarismo, alterações hormonais, aumento da ingestão calórica e alterações psicocomportamentais, além do componente genético. Por isso mesmo, a obesidade resulta da interação de fatores que regulam o apetite, a saciedade e o metabolismo, os quais sofrem influência de fatores genéticos, nutricionais, ambientais e psicossociais, culminando em ganho de gordura corporal. Nesse contexto, o próprio tecido adiposo ocupa lugar de destaque.

Nas últimas décadas, o papel do tecido adiposo como órgão endócrino ganhou grande interesse e importância. Hoje, a obesidade é vista como uma doença inflamatória crônica secundária a alterações que ocorrem com a expansão do tecido adiposo. O estado inflamatório na obesidade explica-se pela liberação de citocinas e quimiocinas pró-inflamatórias e pela migração de macrófagos para o tecido gorduroso.

Para facilitar a compreensão da etiopatogênese e da fisiopatologia da obesidade, a seguir serão comentadas brevemente algumas propriedades e características do tecido adiposo que se relacionam com o risco da doença e suas repercussões.

Tecido adiposo

Existem dois tipos de tecido adiposo: marrom (ou pardo) e branco (ou amarelo), com três tipos de adipócitos: multilocular, unilocular e bege. O *tecido adiposo marrom* (TAM) tem essa denominação por causa da abundância de mitocôndrias; é especializado na produção de calor, pela grande quantidade da proteína desacopladora UCP-1 mitocondrial, que faz com que a produção de calor seja maior do que a geração de ATP (pelo desacoplamento da cadeia respiratória da fosforilação oxidativa nas mitocôndrias). O tecido adiposo marrom está presente sobretudo em recém-nascidos, principalmente nas regiões cervical e axilar, e decresce com a idade. Quando ativado por estímulos beta-adrenérgicos ou pelo frio, os adipócitos marrons dissipam a energia química armazenada na forma lipídica, contribuindo para a manutenção da temperatura corporal. Exposição repetida a baixas temperaturas aumenta a atividade do TAM, reduzindo a sensibilidade ao frio.

Histologicamente, o tecido adiposo marrom diferencia-se do amarelo sobretudo pelo arranjo das gotículas de gordura nos adipócitos; seus adipócitos contêm múltiplas gotículas lipídicas (adipócitos multiloculares), que servem para maximizar a superfície disponível para lipólise rápida, o que contrasta com adipócitos do tecido amarelo, nos quais existe normalmente uma única gotícula lipídica (adipócitos uniloculares). A quantidade total de triacilgliceróis armazenados nos adipócitos do tecido marrom é menor do que a de adipócitos do tecido amarelo (20 a 40% do peso celular em comparação com até 85% nos adipócitos do tecido amarelo). Nos adipócitos do tecido marrom, o número de mitocôndrias e a densidade de cristas são muito maiores do que nos adipócitos do tecido amarelo. Estímulos adrenérgicos, frio e alimentação aumentam a atividade do tecido adiposo marrom, favorecendo a diferenciação de pré-adipócitos e a expressão da proteína UCP-1. Já o tecido adiposo amarelo é influenciado pela alimentação e tem a lipólise sob controle da insulina e de hormônios adrenérgicos, embora de modo diferente nos tecidos adiposos subcutâneo e visceral.

O *tecido adiposo amarelo* (pelo acúmulo de carotenoides) é constituído por adipócitos, macrófagos e células mesenquimais. A proporção de adipócitos maduros no tecido adiposo amarelo varia de 25 a 60%. Em geral, cerca de metade de todas as células é representada por pré-adipócitos, fibroblastos, células endoteliais, mastócitos e macrófagos. Embora semelhantes morfologicamente, os tecidos adiposos de diferentes locais têm propriedades distintas; é o caso, por exemplo, da maior sensibilidade do tecido adiposo mamário e das coxas aos hormônios sexuais e os da região dorsal e do pescoço aos corticoides. Tais diferenças tornam-se bem evidentes em diferentes formas de lipodistrofia. Na lipodistrofia generalizada (síndrome de Berardinelli-Seip), não se forma tecido adiposo subcutâneo, visceral e da medula óssea, mas é normal o tecido adiposo retro-orbitário, palmar, plantar e das bochechas. Na lipodistrofia familiar parcial de Duningan (mutação no gene da lamina A/C), há atrofia do tecido adiposo subcutâneo nas extremidades e no tronco, mas não no tecido adiposo do pescoço, da face ou visceral. Estudos comparativos de expressão de genes em adipócitos do subcutâneo e do tecido adiposo visceral mostram diferenças acentuadas. Os tecidos adiposos amarelos do corpo originam-se em diferentes áreas do mesoderma, sofrem diversificados processos de diferenciação e têm algumas funções distintas.

Um novo tipo de adipócito foi identificado e tem sido alvo de diversos estudos: o adipócito bege, que se desenvolve no tecido adiposo branco (amarelo) no processo conhecido como *browning*. Em camundongos, os adipócitos bege são encontrados no tecido adiposo inguinal, um tipo de tecido adiposo subcutâneo; adipócitos marrons são vistos no tecido adiposo interescapular e os brancos no visceral (epididimal e gonadal). Em humanos, a localização dos adipócitos bege ainda é controversa. Os adipócitos bege (também chamados de marrons induzíveis ou *brown-in-white* ou *brite*) despertam grande interesse dos estudiosos por seu potencial terapêutico no tratamento da obesidade e de desordens relacionadas. Os adipócitos bege apresentam morfologia multilocular, possuem grande número de mitocôndrias e expressam UCP-1, ao contrário dos adipócitos amarelos, que não possuem essa proteína.

Apesar de possuírem características morfológicas semelhantes às dos adipócitos marrons, os adipócitos bege surgem a partir de diferentes precursores. As células adiposas clássicas marrons derivam da linhagem miogênica Myf-5+ e não de linhagens adipogênicas. Os adipócitos bege originam-se no tecido adiposo branco (amarelo) por geração *de novo* a partir de pré-adipócitos, compartilhando precursores comuns aos adipócitos brancos (amarelos). Há ainda um processo alternativo de transdiferenciação, que mostra que adipócitos bege formados por geração *de novo* após indução pelo frio podem se diferenciar em adipócitos brancos (amarelos) em períodos de termoneutralidade ou de estímulo por dieta hiperlipídica. Após novo estímulo, os mesmos adipócitos podem readquirir a morfologia multilocular, por transdiferenciação. Ambos os processos podem coexistir de forma independente.

Em humanos, o tecido adiposo amarelo tem dois subtipos: tecido adiposo subcutâneo e tecido adiposo visceral (gordura intra-abdominal e intratorácica). Os tecidos adiposos viscerais originam-se do mesoderma esplancnopleurico associado ao intestino primitivo, enquanto o tecido adiposo subcutâneo provém, em parte, do mesoderma da somatopleura. Esses dois tipos de tecido adiposo exibem diferenças marcantes quanto à produção de substâncias (Quadro 13.5).

O desenvolvimento e a distribuição corporal do tecido adiposo sofrem influência genética: estudos em gêmeos mostram que o índice de massa corporal e a relação cintura-quadril são traços influenciados por fatores hereditários. De modo semelhante, acúmulo de gordura subcutânea no quadril, especialmente na região glútea (esteatopigia) em mulheres, é condicionado em parte por fatores hereditários. Estímulos adrenérgicos, frio e alimentação aumentam a atividade do tecido adiposo marrom, favorecendo a diferenciação de pré-adipócitos e a expressão da proteína UCP-1. Já o tecido adiposo amarelo é influenciado pela alimentação e tem a lipólise sob controle pela insulina e por hormônios adrenérgicos, embora de modo diferente nos tecidos adiposos subcutâneo e visceral.

Acredita-se que o número total de adipócitos seja definido durante a infância e a adolescência, além do período gestacional em mulheres. Indivíduos obesos nesses períodos da vida terão mais adipócitos do que os indivíduos magros (na idade adulta, hiperplasia de células gordurosas é rara). Alterações posteriores no peso corporal somente reduzem ou aumentam a quantidade de lipídeos nos adipócitos, que podem se tornar hipertróficos. Portanto, embora a massa gorda em uma pessoa adulta possa aumentar por causa do aumento volumétrico dos adipócitos existentes, o número destes é controlado e predeterminado na infância e na adolescência. A exceção a esses casos são obesos extremos em que a hipertrofia é de tal magnitude que leva à ativação e à diferenciação de pré-adipócitos em adipócitos.

O tecido adiposo amarelo sofre renovação constante de suas células, aparentemente em ritmo lento: adipócitos apoptóticos e corpos apoptóticos endocitados por macrófagos são vistos no tecido adiposo normal. Em modelo experimental de indução maciça de apoptose no tecido adiposo em camundongos, observam-se regeneração de adipócitos e recuperação, em poucas semanas, da população celular original.

Por muito tempo, considerou-se que o tecido adiposo tinha como única função armazenar energia. Hoje, sabe-se que ele tem muitas outras importantes funções, inclusive endócrina. Adipocinas, citocinas e quimiocinas liberadas no tecido adiposo afetam o metabolismo de lipídeos e carboidratos, induzem inflamação, aumentam o estado pró-trombótico e a pressão arterial e modificam o comportamento alimentar.

Quadro 13.5 Substâncias produzidas em maior quantidade e propriedades mais evidentes nos tecidos adiposos visceral e subcutâneo.

Tecido adiposo visceral

Resistina
Visfatina
PAI-1
Receptores beta-adrenérgicos
Ação lipolítica de catecolaminas
Frequência de deleção do gene do receptor de insulina
Receptores de glicocorticoides
Receptores de androgênios

Tecido adiposo subcutâneo

Leptina
Adiponectina
Atividade inibidora do cAMP pelo receptor α
Afinidade no receptor para insulina
Expressão de IRS-1 e 2

Por tudo isso, as alterações na adiposidade repercutem no funcionamento de vários órgãos e tecidos, como músculos, fígado, vasos sanguíneos e cérebro (Figura 13.6).

As moléculas sintetizadas no tecido adiposo são chamadas em conjunto *adipocinas*, cujo perfil de secreção não é uniforme em todos os locais. Em geral, depósitos de gordura visceral secretam mais citocinas pró-inflamatórias do que o tecido adiposo subcutâneo. Quando o tecido adiposo se expande, podem ocorrer hipertrofia e hiperplasia de adipócitos, infiltração de macrófagos, ativação de células endoteliais e mudanças no padrão de secreção. O volume dos adipócitos relaciona-se com a secreção desregulada de adipocinas. Na obesidade, a síntese de adiponectina, uma adipocina implicada na melhora da sensibilidade à insulina, encontra-se diminuída, enquanto as adipocinas pró-inflamatórias, que contribuem para o aumento da resistência à insulina em tecidos periféricos, estão aumentadas.

A obesidade associa-se também a mudanças fenotípicas nos macrófagos no tecido adiposo: os macrófagos residentes expressam mais citocinas anti-inflamatórias, enquanto os macrófagos migrados por estímulo de adipocinas secretam principalmente citocinas pró-inflamatórias; macrófagos migrados também liberam radicais livres, sugerindo relação entre inflamação e maior estresse oxidativo no tecido adiposo (Figura 13.7). A infiltração de macrófagos e o aumento do número deles no estresse oxidativo induzem secreção de adipocinas pró-inflamatórias e queda na produção de adiponectina (anti-inflamatória).

Adipocinas

As adipocinas, moléculas que atuam local ou sistemicamente, são produzidas por adipócitos, macrófagos e células do estroma do tecido adiposo. As adipocinas atuam no metabolismo lipídico, na resistência à insulina, no controle da pressão arterial, na coagulação sanguínea e na resposta inflamatória. A produção e a secreção de adipocinas são reguladas dinamicamente de acordo com as condições nutricionais. As principais adipocinas estão descritas adiante e listadas no Quadro 13.6.

▶ Leptina

A identificação de uma mutação no gene *ob* (que codifica a leptina) em camundongos geneticamente obesos constituiu um marco no estudo da obesidade. Nesses animais, a ausência de leptina leva a ganho de peso descontrolado, evidenciando sua importância no controle do balanço energético. Sintetizada principalmente por adipócitos, a leptina liga-se a receptores celulares e age como sinalizador central da saciedade, por meio da estimulação de neurônios do hipotálamo que produzem neuropeptídeos orexígenos (p. ex., MSH) e regula a composição corporal e o gasto energético, este mediante estímulo da atividade física e da produção de calor. Em humanos, porém, na maioria dos casos a obesidade transcorre sem deficiência de leptina, sendo até hiperleptinemia o quadro mais comum. Níveis elevados de leptina em pessoas obesas estão associados a mutações em genes do seu peptídeo, do seu receptor ou de proteínas envolvidas na transdução de sinais.

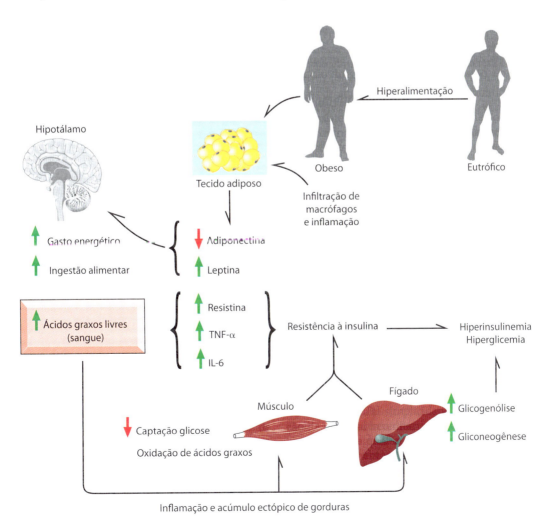

Figura 13.6 Principais adipocinas e seus efeitos no metabolismo celular.

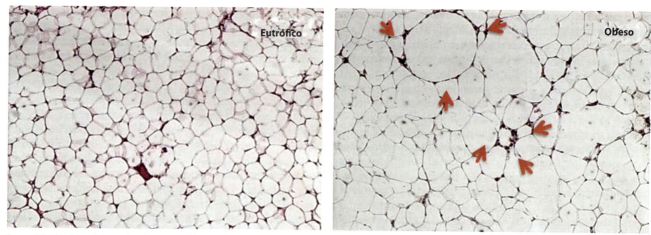

Figura 13.7 Tecido adiposo de animais eutróficos e obesos. Notar a maior área (superfície) dos adipócitos nos obesos assim como infiltração de macrógafos em torno de alguns adipócitos (*setas*), formando estruturas semelhantes a coroas.

Quadro 13.6 Adipocinas produzidas no tecido adiposo e suas funções.

Adipocina	Ações
Leptina	Atua no controle do apetite e do metabolismo energético. Seus níveis circulantes aumentam após alimentação e diminuem no jejum Reduz o acúmulo de gordura por inibir a lipogênese e estimular a lipólise (aumenta a betaoxidação de lipídeos) Diminui a secreção de insulina Estimula a atividade física, a produção de calor e o gasto de energia Tem ação pró-inflamatória
Adiponectina	Aumenta a betaoxidação de lipídeos Aumenta a sensibilidade à insulina É antiaterogênica (inibe a adesão de macrófagos ao endotélio e a ativação deles; reduz a proliferação de células musculares na íntima) Tem ação anti-inflamatória Reduz a liberação hepática de glicose
TNF-α	Reduz a síntese de adiponectina Estimula a produção de citocinas pró-inflamatórias e quimiocinas (IL-6, MCP-1) Tem atividade aterogênica (aumenta a expressão de moléculas de adesão ao endotélio) Promove resistência à insulina, por diminuir a ativação do substrato do receptor de insulina (IRS), inibir a lipase lipoproteica e mobilizar ácidos graxos do tecido adiposo Aumenta a liberação de ácidos graxos no sangue
IL-6	Tem ação pró-inflamatória (aumenta a síntese de citocinas pró-inflamatórias) Promove intolerância à glicose Aumenta a resistência à insulina por diminuir a ativação do substrato do receptor da insulina (IRS) e inibir a lipase liproproteica Reduz a síntese hepática de glicogênio
Resistina	Aumenta a resistência à insulina (em humanos, esse efeito não é comprovado) Parece ter ação pró-inflamatória
Óxido nítrico	É vasodilatador Atua como antiagregador plaquetário Diminui a aderência de leucócitos ao endotélio Reduz a proliferação de células musculares lisas
Proteína quimiotática para macrófagos (MCP-1 ou CCL-2)	Aumenta a infiltração de macrófagos no tecido adiposo, promovendo estado pró-inflamatório
Visfatina	É necessária para a síntese de insulina Aumenta a sensibilidade à insulina Tem ação hipoglicemiante
Inibidor do ativador do plasminogênio1 (PAI-1)	Inibe a fibrinólise Aumenta a coagulação sanguínea (aumenta o risco de trombose e embolia) Níveis elevados associam-se à síndrome metabólica e à aterosclerose
Angiotensinogênio	É precursor da angiotensina II, a qual aumenta a pressão arterial
Proteína C reativa (PCR)	É marcador de resposta inflamatória Níveis elevados associam-se a diabetes melito do tipo 2 e doenças cardiovasculares
Corticoides	Aumentam a produção de adipocinas que induzem resistência à insulina e intolerância à glicose

A leptina inibe a secreção de insulina via proteinocinase ativada por AMP (AMPK). No tecido adiposo, a leptina reduz o acúmulo de gordura por inibir a lipogênese e estimular a lipólise. Nos músculos esqueléticos, ativação da AMPK inibe a acetil-CoA carboxilase, enzima-chave na síntese de ácidos graxos, além de estimular a β-oxidação. Este efeito resulta em maior oxidação de lipídeos intramusculares, reduzindo a resistência à insulina causada pela lipotoxicidade. A leptina também estimula a produção de calor e o gasto de energia. A termogênese induzida pela leptina é controlada por sinais hipotalâmicos que aumentam a liberação de noradrenalina nas terminações nervosas simpáticas no tecido adiposo.

Embora seu alvo principal seja o controle central do balanço energético, a leptina atua também na atividade reprodutiva, na hematopoese, na angiogênese e na formação óssea, além de ser citocina pró-inflamatória. Um dos receptores da leptina é muito semelhante ao receptor da IL-6.

▶ Adiponectina

A adiponectina tem homologia estrutural com o fator C1q do sistema complemento e os colágenos VIII e X. Ao contrário da maioria das adipocinas, a produção de adiponectina diminui com o aumento da adiposidade e é maior no tecido adiposo subcutâneo do que no visceral. Além disso, há forte correlação negativa entre níveis plasmáticos de adiponectina e eventos cardiovasculares, resistência à insulina e diabetes melito 2.

A adiponectina tem amplo espectro de efeitos metabólicos e anti-inflamatórios: maior oxidação de ácidos graxos, aumento da sensibilidade à insulina e redução na liberação de glicose pelo fígado; nos músculos, estimula a glicólise e acelera a oxidação de ácidos graxos. Com isso, estimula o consumo de ácidos graxos e promove o seu acúmulo no tecido adiposo. A adiponectina também é um fator antiaterogênico, pois inibe a ativação e a adesão de macrófagos ao endotélio vascular e a proliferação de células musculares lisas na parede vascular. A concentração sérica de adiponectina está inversamente associada ao risco de cânceres relacionados à obesidade (mama, próstata e endométrio). Adiponectina é o único hormônio produzido por adipócitos que possui propriedades anti-inflamatórias, antiaterogênicas e antidiabéticas.

▶ Fator de necrose tumoral | TNF-α

O TNF-α foi a primeira adipocina implicada na associação entre obesidade, inflamação e diabetes melito. Macrófagos residentes no tecido adiposo são a principal fonte de TNF-α. Triglicerídeos e ácidos graxos livres induzem sua produção no tecido adiposo, principalmente no tecido visceral. O TNF-α atua pelas vias parácrina e autócrina e tem como ações: (1) diminui a síntese de adiponectina e aumenta a de citocinas pró-inflamatórias, como IL-6, CCL2/MCP-1 e o próprio TNF-α; (2) atividade pró-aterogênica, pois induz a expressão da molécula de adesão vascular 1 (VCAM-1), da molécula de adesão intercelular 1 (ICAM-1) e da MCP-1, todas importantes na migração de células do sistema imunitário para a região subendotelial; (3) induz a expressão de receptores de remoção (*scavengers*), responsáveis pela captação de LDL oxidada por macrófagos e células musculares lisas na camada íntima de artérias; (4) aumenta a resistência à insulina em adipócitos, por reduzir a expressão de proteínas da via de sinalização da insulina. Os mecanismos envolvem menor ativação do substrato do receptor de insulina 1 (IRS-1), inibição da lipase lipoproteica e aumento na mobilização de ácidos graxos livres do tecido adiposo para a corrente sanguínea. Em conjunto, tais ações promovem resistência à insulina em tecidos periféricos, como fígado e músculos.

▶ Interleucina 6

A IL-6, citocina pró-inflamatória, associa-se a resistência à insulina. Parcela considerável (10 a 35%) da IL-6 circulante é sintetizada no tecido adiposo, principalmente por macrófagos, células endoteliais e pré-adipócitos. Seus níveis séricos e a sua produção no tecido adiposo estão diretamente correlacionados com obesidade, intolerância à glicose e resistência à insulina. Hipertrofia de adipócitos e estímulos inflamatórios, como TNF-α, aumentam a liberação de IL-6, que induz a síntese hepática de proteínas inflamatórias, como a proteína C reativa.

Os mecanismos envolvidos na resistência à insulina assemelham-se aos do TNF-α: redução da ativação do substrato do receptor de insulina 1 (IRS-1) e inibição da lipase lipoproteica, o que libera ácidos graxos livres do tecido adiposo. Inibição da fosforilação de IRS-1 leva à resistência hepática à insulina. No fígado, a IL-6 reduz a síntese hepática de glicogênio dependente de insulina.

▶ Resistina

A resistina pertence à família de proteínas ricas em cisteína, associadas à resposta inflamatória; associa-se também a resistência à insulina e encontra-se em níveis aumentados em animais obesos e diabéticos; nestes, dieta hiperlipídica e mutações no gene da leptina associam-se a elevação da resistina.

Em humanos, a expressão de resistina no tecido adiposo ocorre somente em indivíduos obesos, embora correlação entre sua quantidade e massa corporal, adiposidade e resistência à insulina não esteja bem definida. É possível que a resistina no tecido adiposo de indivíduos obesos possa contribuir para o processo inflamatório associado à obesidade. Seu papel na resistência à insulina em humanos, no entanto, ainda precisa ser estabelecido.

▶ Óxido nítrico

O óxido nítrico (NO) é um vasodilatador produzido pela enzima óxido nítrico sintase (NOS), que catalisa a oxidação da L-arginina para formar óxido nítrico e L-citrulina. Em humanos, existem três formas de NOS: eNOS (endotelial, constitutiva), nNOS (neuronal) e iNOS (induzida). A síntese de NO pela eNOS no endotélio tem efeitos vasodilatador e antiagregador plaquetário, reduz a aderência de leucócitos ao endotélio e suprime a proliferação de células musculares lisas. A síntese de iNOS ocorre em inúmeras células, incluindo macrófagos, endotélio, células da musculatura lisa vascular e miócitos cardíacos, na presença de lipopolissacarídeos (LPS) e de citocinas inflamatórias, como IL-1β, TFN-α, IFN-γ e IL-6. Por tudo isso, a síntese de iNOS e a produção de NO são marcadores inflamatórios associados à resposta antimicrobiana.

A iNOS pode ser produzida por macrófagos no tecido adiposo; reação inflamatória aumenta a síntese de iNOS nesses macrófagos. Elevação de iNOS está presente na obesidade, no diabetes melito 2 e na aterosclerose, como parte do processo inflamatório existente nessas doenças.

Quando há excesso de NO concomitantemente a aumento da liberação de radicais livres de oxigênio no mesmo ambiente, forma-se o peróxido nitrito (NOO), capaz de lesar membranas celulares.

▶ Proteína quimiotática para monócitos 1 (MCP-1)

Também chamada CCL-2, a MCP-1 é quimiocina que induz a migração de monócitos para o local onde é produzida. Pré-adipócitos e adipócitos produzem MCP-1 em resposta a estímulos como óxido nítrico, TNF-α, IL-1β, IL-4 e IFN-γ. MCP-1 aumenta a infiltração de macrófagos no tecido adiposo, mantendo o estado inflamatório. Indivíduos obesos ou diabéticos tipo 2 que perdem peso apresentam queda nos níveis circulantes de MCP-1, sugerindo regressão do processo inflamatório.

▸ Visfatina

Visfatina é uma adipocina envolvida na homeostase da glicose, com efeito hipoglicemiante. O nome deriva do sítio principal de sua síntese, o tecido adiposo visceral (*visceral fat = visfatin*). Seus níveis circulantes aumentam com o aumento da massa de gordura. Por isso mesmo, indivíduos obesos apresentam visfatinemia maior do que indivíduos magros, refletindo a expansão da massa adiposa visceral.

A visfatina é uma forma extracelular da enzima nicotinamida fosforribosiltransferase, necessária para a síntese de NAD (dinucleotídeo de nicotinamida e adenina) e para a secreção pancreática de insulina. O principal estímulo para sua produção é aumento da glicemia.

Indivíduos com síndrome metabólica (cuja principal característica é o aumento da gordura visceral) apresentam níveis maiores de visfatina sérica do que aqueles sem a síndrome (pela expansão do tecido adiposo visceral). Pessoas com resistência à insulina e hiperglicemia apresentam aumento de visfatina circulante em comparação aos sem resistência. Além da resistência à insulina presente em obesos, a hiperglicemia que a acompanha também estimula a produção de visfatina pelo tecido adiposo. Porém, seus efeitos na secreção pancreática de insulina não são suficientes para reverter a síndrome.

▸ Inibidor do ativador do plasminogênio 1 (PAI-1)

PAI-1 é o principal inibidor fisiológico da fibrinólise e, quando em excesso, causa hipercoagulabilidade, resultando em trombose e embolia. Níveis elevados de PAI-1 correlacionam-se com hiperinsulinemia, hipertrigliceridemia e obesidade central. Pré-adipócitos, principalmente no tecido adiposo visceral, constituem a principal fonte de PAI-1. Insulina, TGF-β, TNF-α e IL-1β induzem a síntese de PAI-1 no tecido adiposo, contribuindo para o seu aumento em indivíduos obesos e resistentes à insulina. Níveis elevados de PAI-1 correlacionam-se com hiperinsulinemia, hipertrigliceridemia e obesidade central. Em obesos, aumento da coagulação sanguínea eleva muito o risco de complicações cardiovasculares.

▸ Fibrinogênio

Aumento de fibrinogênio, frequente em obesos, é importante fator de risco para aterosclerose. Os níveis séricos do fibrinogênio elevam-se com o aumento da adiposidade e são mais altos nos indivíduos com obesidade grau III. Hipertensos e diabéticos, independentemente do índice de massa corporal, têm níveis mais elevados de fibrinogênio do que seus controles.

▸ Angiotensinogênio e outras proteínas do sistema renina-angiotensina (SRA)

As proteínas desse sistema englobam renina, angiotensinogênio, angiotensinas I e II e enzima conversora da angiotensina. Os adipócitos não só dispõem de todo o maquinário para a síntese de angiotensina II como também possuem receptores AT1 em sua membrana. A quantidade de mRNA de angiotensinogênio é 60% maior no tecido adiposo do que no fígado, este considerado sua principal fonte. Ácidos graxos livres e glicocorticoides aumentam a síntese de angiotensinogênio, enquanto insulina tem efeito oposto. A angiotensina produz vasoconstrição, diminuição da lipólise, aumento da lipogênese, da gliconeogênese e da glicogenólise e resistência à insulina. Dessa forma, maior síntese de angiotensina associa-se a hipertensão arterial e resistência à insulina, vistas frequentemente na obesidade.

▸ Proteína C reativa (PCR)

Os níveis circulantes de PCR, marcador inflamatório produzido predominantemente no fígado em resposta à IL-6, associam-se a maior risco para diabetes melito tipo 2 e doenças cardiovasculares. Concentrações elevadas de PCR são habitualmente encontradas em pessoas com quadros infecciosos agudos; níveis mais baixos de PCR aparecem em estados inflamatórios crônicos assim como na aterosclerose. Excesso de tecido adiposo associa-se a aumento tanto de IL-6 como de PCR; altas concentrações destes relacionam-se com hipertrofia de adipócitos. Associação de adiposidade e níveis aumentados de PCR é encontrada em crianças obesas, sugerindo ser um evento precoce no desenvolvimento de algumas doenças crônicas, como aterosclerose e síndrome metabólica.

▸ Hormônios esteroides

Embora as suprarrenais e as gônadas sejam as principais fontes de hormônios esteroides, algumas enzimas esteroidogênicas são também expressas no tecido adiposo, especialmente quando em expansão na obesidade visceral. Pela grande massa de tecido adiposo, sua contribuição nesse processo não é insignificante. Em mulheres na pré- e na pós-menopausa, a contribuição do tecido adiposo nas concentrações circulantes de estrógenos pode chegar a 50% e 100%, respectivamente.

As adipocinas descritas anteriormente estão envolvidas na origem e no agravamento das complicações da obesidade e da síndrome metabólica (ver adiante). CCL-2/MCP-1 atua na migração de macrófagos para o tecido adiposo, artérias, fígado e rins, o que pode induzir ou acelerar o desenvolvimento de inflamação ligada a resistência à insulina, aterosclerose e doença renal crônica. Além disso, os níveis plasmáticos de PAI-1 estão geralmente aumentados em pacientes obesos e naqueles com diabetes tipo 2. O aumento de PAI-1 reduz a ativação da plasmina e leva a um estado pró-trombótico, o que pode favorecer a aterogênese e aumentar o risco de doenças cardiovasculares. Inversamente, redução na ativação da plasmina associa-se à redução da ativação do TGF-β, importante na supressão da migração e da proliferação de células musculares lisas em placas ateromatosas.

▸ Glicocorticoides

O metabolismo de corticoides nos diferentes tecidos é determinado primariamente pela enzima 11-β-hidroxiesteroide desidrogenase 1 (11βHSD1), que catalisa a conversão de cortisona em cortisol. Embora a 11βHSD1 seja expressa no tecido adiposo, particularmente no visceral, a contribuição desse tecido para os níveis circulantes de glicocorticoides é modesta. Porém, alterações na 11βHSD1 e modificações nos níveis circulantes de corticoides estão associados a obesidade, hipertensão arterial, dislipidemia e ovários policísticos. Inibidores da 11βHSD1 aumentam a sensibilidade à insulina.

As vias envolvidas na resistência à insulina e outras comorbidades relacionadas à obesidade incluem a sinalização através do alvo de rapamicina em mamíferos (mTOR, *mammalian target of rapamycin*), uma serina-treonina cinase que serve como um ponto de convergência para sinais que controlam a proliferação celular, o metabolismo energético, a disponibilidade de nutrientes e o estresse metabólico. A via mTOR é ativada em muitos tecidos quando há ingestão exagerada de nutrientes. Parece que a ativação de mTOR funciona como uma resposta metabólica adaptativa que leva à resistência à insulina como forma de proteção das células contra estímulos contínuos, como excesso de nutrientes. Inibidores de mTOR estão sendo avaliados em várias desordens ligadas à obesidade.

Comorbidades associadas à obesidade

O estado pró-inflamatório na obesidade promove resistência à insulina, disfunção endotelial, hipertensão arterial e dislipidemia, que contribuem para o aparecimento diabetes melito tipo 2 (DM2), doença coronariana, acidente vascular cerebral e insuficiência cardíaca congestiva. Muitos desses efeitos estão relacionados com inflamassomos, ativados pelo excesso de ácidos graxos circulantes.

Inflamassomos são complexos multiproteicos que transformam as citocinas inativas pró-IL-1β e IL-18 nas suas formas ativas, criando ambiente pró-inflamatório e alterando alguns processos metabólicos (ver Capítulo 4). A ativação de inflamassomos envolve 3 elementos: (1) receptores de reconhecimento, como receptores *toll-like* (TLR) e receptores NOD-*like* (NLR), intracelulares (NLR); (2) a molécula adaptadora ASC (*apoptosis-associated speck-like protein containing CARD*); (3) caspase-1 (Figura 13.8). O NLRP3 é o receptor mais estudado nesse contexto, estando associado a destruição de células β, DM2, obesidade e aterosclerose.

TLR são ativados por inúmeros fatores dietéticos e sinais endógenos gerados por alterações metabólicas na obesidade. Um dos principais sinais são ácidos graxos livres, que se ligam a TLR2 e TLR4. Outros estímulos inflamatórios, como ceramidas e LDL oxidada, comuns na obesidade e DM2, podem ligar-se e ativar o TLR4.

A cascata de sinalização de TLR2 e de TLR4 ativa o fator nuclear NFκβ, que inibe a sinalização da insulina pela fosforilação em serina no substrato 1 do receptor de insulina (IRS-1). Além disso, o NFκβ estimula a síntese de citocinas pró-inflamatórias (TNF-α e IL-6) e a produção das formas inativas das citocinas IL-1β e IL-18 (pró-IL-1β e pró-IL-18).

NLRP3 é ativado por ácidos graxos de cadeia longa, ceramidas, LDL oxidada, hiperglicemia e outros fatores ligados ao estresse oxidativo. Após ativação, o NLRP3 liga-se à molécula adaptadora ASC e à caspase 1, constituindo o *inflamassomo*. Este cliva as citocinas inativas pró-IL-1β e pró-IL-18, gerando as citocinas pró-inflamatórias IL-1β e IL-18. No DM2, a amilina, proteína cossecretada com a insulina, deposita-se nas ilhotas pancreáticas sob a forma de material amiloide e também induz a formação de inflamassomo, contribuindo para as lesões pancreáticas.

Macrófagos ativados e adipócitos induzem a formação de inflamassomo no tecido adiposo. Em animais de laboratório, deleção do gene *NLRP3* leva a ganho de peso mais lento, aumento na taxa metabólica e melhora na sensibilidade à insulina, enquanto em indivíduos obesos tal gene é altamente expresso no tecido adiposo visceral. Em pacientes com DM2 que perdem peso, tanto a perda de peso quanto a melhora à sensibilidade à insulina estão associadas à redução de IL1-β e de NLRP3 no tecido adiposo subcutâneo.

O risco de multimorbidade (coocorrência de desordens crônicas) eleva-se com o aumento do IMC em homens e mulheres. O risco de DM2 aumenta com o grau e a duração do excesso de peso ou obesidade, bem como com os níveis crescentes de adiposidade visceral. A relação entre obesidade e DM2 é progressiva e contínua, mesmo considerando indivíduos com sobrepeso. Pessoas com IMC entre 25 e 26,9 kg/m² são 2,3 vezes mais propensas a desenvolver DM2 do que aquelas com IMC 23 a 24,9 kg/m²; naquelas com IMC ≥ 31 kg/m², o risco aumenta 5,8 vezes. Adultos com obesidade abdominal e IMC normal são mais propensos a serem hipertensos do que aqueles sem obesidade visceral.

A obesidade associa-se não só a alterações metabólicas como também a desordens musculoesqueléticas, síndrome de hipoventilação (apneia do sono), litíase biliar e distúrbios do trato gastrintestinal, como hérnia de hiato, doença do refluxo e esôfago de Barrett. Além disso, existe associação entre obesidade e câncer de mama, colo do útero, cólon, endométrio, esôfago, rim, fígado, ovários, próstata e reto. Em mulheres, a obesidade associa-se ainda a depressão, menorragia, amenorreia, incontinência urinária de esforço, síndrome de ovários policísticos e infertilidade. Na gravidez, a obesidade associa-se a maior risco de complicações maternas e fetais. Crianças obesas são mais propensas a sofrer asma, dores musculoesqueléticas, lesões e fraturas, além de rejeição social e *bullying*.

▶ Síndrome metabólica

A síndrome metabólica (SM) caracteriza-se por distúrbio complexo associado a várias alterações metabólicas e risco aumentado de diabetes melito do tipo 2 (DM2) e doenças cardiovasculares, independentemente de obesidade. Os principais fatores de risco da síndrome são sedentarismo e dieta rica em gorduras e carboidratos, o que contribui para as duas características clínicas principais da entidade: obesidade central e resistência à insulina.

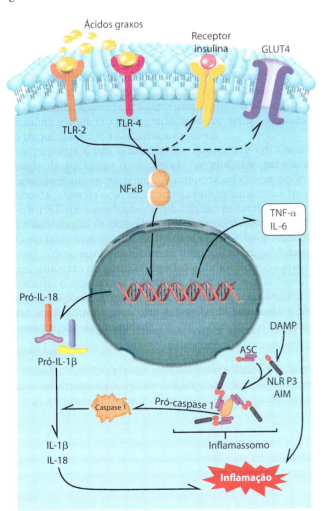

Figura 13.8 Inflamassomo. Papel da ativação de receptores TLR e de receptores intracelulares das famílias NLR e AIM (*absent in melanoma*) na indução do estado pró-inflamatório na obesidade. ASC: *apoptosis-associated speck-like protein containing a CARD domain*.

Nas duas últimas décadas, verificou-se aumento preocupante no número de pessoas com SM em todo o mundo, corroborando a epidemia global de obesidade e diabetes melito. Ao lado disso, e com incidência cada vez maior, a SM é considerada fator de risco tão importante quanto o tabagismo no desenvolvimento de doenças cardiovasculares. A prevalência da SM nos EUA aumentou de 6,7% em pessoas entre 20 e 29 anos para 43,5% naquelas entre 60 e 69 anos. No Brasil, a prevalência é de 35,5% em pessoas com doenças cardiovasculares e em 8,6% naquelas sem essas doenças. A SM aumenta a mortalidade cardiovascular em seis vezes.

Em 2009, várias entidades da área firmaram uma definição conjunta em que três de cinco elementos seriam suficientes para o diagnóstico de SM: circunferência da cintura, pressão arterial, glicemia de jejum, colesterol em HDL e triacilglicerol. Os parâmetros de normalidade da circunferência da cintura são específicos para grupos étnicos e devem ser considerados na definição (Quadro 13.7).

Uma variedade de alterações clínicas pode coexistir com os principais componentes da SM, incluindo hiperuricemia, apolipoproteína (apo) B e LDL aumentadas, fatores pró-trombóticos e pró-inflamatórios presentes, doença hepática gordurosa não alcoólica, apneia obstrutiva do sono e síndrome de ovários policísticos. Muitas dessas condições contribuem para explicar a relação entre SM e aumento do risco de doenças crônicas.

Embora o peso corporal não seja sozinho um definidor diagnóstico da síndrome, a maioria das pessoas com SM é obesa ou tem sobrepeso. Predisposição genética, inatividade física, tabagismo, ganho ponderal progressivo, dieta rica em carboidratos refinados e gorduras saturadas e pobre em fibras alimentares contribuem para o desenvolvimento da SM. A prevenção primária da SM constitui um grande desafio contemporâneo e tem inegável repercussão na saúde das pessoas.

A definição e, consequentemente, o diagnóstico de SM em crianças e adolescentes não são consensuais. A adoção de percentis da circunferência da cintura é o indicador mais aceito, por causa das mudanças frequentes na composição corporal de crianças e adolescentes. Aumento da circunferência é definido quando os valores são maiores do que p90 ou p95. A definição de SM preconizada pela IDF considera três faixas etárias: 6 a 10 anos, 10 a 16 anos e mais de 16 anos. Em crianças menores de 6 anos, a SM não é considerada porque os dados são insuficientes para definir os seus componentes. Em crianças entre seis e 10 anos com obesidade ou circunferência da cintura acima do percentil 90, deve-se aconselhar redução de peso e avaliá-las com frequência. Em crianças com 10 anos ou mais, a SM pode ser diagnosticada por maior circunferência da cintura associada a, pelo menos, dois dos seguintes elementos: triglicerídeos elevados, colesterol em HDL baixo, pressão arterial elevada ou hiperglicemia. Os pontos de corte para triglicerídeos, colesterol em HDL e pressão arterial elevada não foram definidos. Nas pessoas com mais de 16 anos, são usados os critérios da IDF para adultos. Revisão feita em 2013 com base em estudos realizados no mundo todo mostrou que a prevalência média de SM em crianças foi de 3,3%; em crianças com excesso de peso, a prevalência foi de 11,9% e, naquelas com obesidade, 29,2%. A prevalência de SM é maior em meninos do que em meninas.

Baixo peso ao nascimento, adiposidade abdominal, circunferência cefálica pequena e história familiar de sobrepeso ou obesidade podem ser úteis para detectar crianças com maior risco de desenvolver SM na adolescência. Bebês grandes para a idade gestacional têm alto risco de SM e de alteração no perfil lipídico (baixo colesterol em HDL e triglicerídeos elevados). IMC aumentado na infância é o melhor preditor de SM em adultos, sugerindo que a identificação precoce de crianças em risco pode reduzir a incidência de aterosclerose e DM2 em adultos.

Patogênese

A síndrome metabólica é entidade complexa. Tudo indica que dislipidemia, resistência à insulina e obesidade abdominal são elementos importantes na sua origem e progressão. A hipótese patogenética mais aceita baseia-se em modificações metabólicas causadas pela maior quantidade de ácidos graxos livres (AGL) nas células, o que interfere na ação da insulina (resistência à insulina).

A insulina favorece a entrada de glicose nas células. O receptor de insulina (RI) é um heterodímero transmembranoso que possui atividade cinásica intrínseca (capaz de autofosforilação). Quando a insulina se liga ao RI, ocorre autofosforilação na subunidade B do receptor, que cria um sítio para ligação do IRS (substrato do receptor de insulina, uma proteína citoplasmática). Com isso, o IRS é fosforilado em resíduos de tirosina e torna-se ativo, ativando, na sequência, a PI3K, cinase que fosforila o fosfatidilinositol bifosfato (PIP_2) em fosfatidilinositol trifosfato (PIP_3). PIP_3 ativa a AKT2 (proteinocinase B – PKB) e a proteinocinase C (PKC). AKT2 e PKC promovem, entre outras ações, a translocação da proteína transportadora de glicose 4 (GLUT4) do citoplasma para a membrana citoplasmática; GLUT4 é a molécula que possibilita a entrada de glicose nas células (Figura 13.9). No citoplasma, a glicose tem três destinos: (1) é fosforilada em glicose-6-fosfato, que é utilizada na via glicolítica (produção de energia); (2) é utilizada na síntese de glicogênio; (3) em menor quantidade, no fígado é usada na síntese de gorduras (lipogênese).

Quando há excesso de AGL nas células (por maior aporte alimentar, por incremento na síntese intracelular ou por redução na β-oxidação mitocondrial deles), surge um sinal que estimula uma isoforma de PKC (PKC Φ) a fosforilar o IRS em resíduos serina/treonina. Com isso, o IRS não é ativado e não exerce o seu papel nas ações seguintes, inclusive a translocação da GLUT4 para a membrana citoplasmática, resultando em prejuízo na entrada de glicose nas células (Figura 13.10). Ao

Quadro 13.7 Síndrome metabólica de acordo com a Federação Internacional de Diabetes (IDF).*

Componentes		Níveis
Circunferência abdominal**	Homens	> 90 cm
	Mulheres	> 80 cm
Colesterol em HDL	Homens	< 40 mg/dℓ
	Mulheres	< 50 mg/dℓ ou tratamento específico para o distúrbio
Triglicerídeos		≥ 150 mg/dℓ ou tratamento específico para o distúrbio
Pressão arterial		≥ 130 mmHg (sistólica) ou > 85 mmHg (diastólica) ou uso de medicação hipotensora
Glicemia de jejum***		≥ 100 mg/dℓ ou diagnóstico prévio de DM2

*O diagnóstico é feito quando estão presentes pelo menos três dos cinco fatores listados.
**Para os valores de corte da circunferência abdominal, considera-se a população em estudo: para europeus caucasianos e africanos (abaixo do Saara), os valores são ≥ 94 cm para homens e ≥ 80 cm para mulheres; para as populações do Sul – asiáticos, centro e sul-americanos, chineses e japoneses, os valores são ≥ 90 cm para homens e ≥ 80 cm para mulheres. A I Diretriz Brasileira de Diagnóstico e Tratamento da Síndrome Metabólica assume como ponto de corte 102 cm para homens e 88 cm para mulheres.
***A Diretriz Brasileira de Diagnóstico e Tratamento da Síndrome Metabólica assume o ponto de corte para glicemia de jejum 110 mg/dℓ.

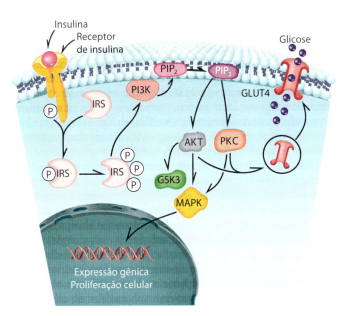
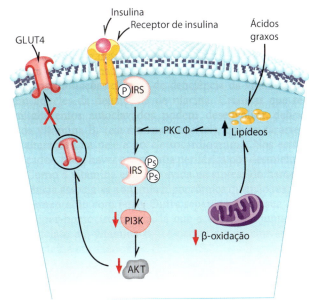

Figura 13.9 Ações da insulina nas células. Quando a insulina se liga ao seu receptor, a subunidade B deste sofre autofosforilação e cria um sítio para ligação ao substrato do receptor de insulina (IRS), o qual se torna fosforilado no resíduo tirosina e ativa a PI3K (fosfatidilinositol-3-cinase), que fosforila o fosfatidilinositol bifosfato (PIP$_2$) em fosfatidilinositol trifosfato (PIP$_3$). PIP$_3$ ativa a AKT2 (proteinocinase B – PKB) e a PKC. AKT2 e PKC promovem a translocação da proteína transportadora de glicose 4 (GLUT4) para a membrana citoplasmática, a qual possibilita a entrada de glicose nas células. Além de atuar na entrada de glicose nas células e na síntese de glicogênio, lipídeos e proteínas, a ativação de AKT2 e PKC induz vias metabólicas diversas que resultam em muitos outros efeitos (expressão de vários genes, proliferação e diferenciação celulares etc.).

Figura 13.10 Síndrome metabólica. Quando há excesso de lipídeos no citoplasma (por maior aporte ou por redução da β-oxidação nas mitocôndrias), a PKCΦ fosforila o IRS em resíduos de serina (Ps). Neste caso, o IRS não é ativado e, portanto, a PI3K não fosforila o PIP$_2$ em PIP$_3$ (ver Figura 13.9); sem PIP$_3$, não há ativação de AKT2. Sem AKT2 ativa, não há translocação da GLUT4 para a membrana citoplasmática. AKT2 = PKB: proteinocinase B; GLUT4: proteína transportadora de glicose 4; IRS: substrato do receptor de insulina; PI3K: fosfatidilinositol-3-cinase; PIP$_2$, PIP$_3$: fosfatidilinositol bi e trifosfato; PKCΦ: isoforma da PKC.

mesmo tempo, sem ação da insulina a lipase sensível a hormônio existente no tecido adiposo hidrolisa os triglicerídeos dos adipócitos (a insulina inibe essa enzima), aumentando ainda mais a quantidade de AGL na circulação. Os AGL podem se ligar a receptores do tipo *toll-like* 4 (TLR4) em macrófagos ou nos próprios adipócitos, induzindo a liberação de adipocinas pró-inflamatórias. Algumas delas, como TNF-α e MCP-1, estimulam a migração de macrófagos que, por sua vez, produzem mais TNF-α e IL-6, que também inibem a ativação do IRS e, assim, bloqueiam a ação da insulina.

A resistência à insulina manifesta-se primeiro no fígado, onde o hormônio deixa de controlar a glicogenólise, a gliconeogênese e a glicogenogênese, e depois nos músculos esqueléticos e cardíaco. Resistência à insulina no fígado e nos músculos aumenta a taxa de glicose na circulação (hiperglicemia), o que estimula as células beta das ilhotas pancreáticas. Para produzir mais insulina, as células beta sofrem hipertrofia e hiperplasia. Como a resistência à insulina aumenta progressivamente, hipertrofia e hiperplasia das células beta não se mantêm indefinidamente, sobrevindo sua exaustão, o que agrava o DM2.

A obesidade abdominal é a mais envolvida na SM porque os depósitos viscerais de gordura respondem mais à lipase sensível a hormônio do que os adipócitos do subcutâneo. Outro agravante é o fato de o tecido adiposo abdominal, por sua localização, liberar grande quantidade de AGL diretamente no sistema porta, os quais são captados em maior quantidade no fígado.

O acúmulo de gordura abdominal e a hiperinsulinemia associam-se também a um perfil trombogênico e inflamatório. Aumento de gordura visceral correlaciona-se com elevação de fibrinogênio, aumentando o risco de trombose.

A hipertensão arterial que acompanha a SM resulta de maior produção de angiotensinogênio no tecido adiposo expandido e de resistência à insulina. Como a insulina é vasodilatadora, a resistência a ela contribui para agravar a hipertensão arterial induzida pela angiotensina.

Prevenção | Tratamento

Dieta equilibrada e bons estilos de vida são as principais ações, devendo-se contemplar perda de peso e da gordura visceral, além da normalização da pressão arterial e da dislipidemia. Dietas ricas em fibras, pobres em gorduras saturadas e colesterol e com reduzida quantidade de açúcares simples são úteis para esse objetivo. Dieta saudável, incentivo a atividades físicas e adequação do peso corporal são medidas essenciais. O intuito é atingir perda de 5 a 10% do peso corporal no primeiro ano de tratamento. O controle da síndrome por medidas não farmacológicas pode reduzir em até 50% a incidência de DM2 em 5 anos.

Nos indivíduos em que as mudanças no estilo de vida não são suficientes e naqueles em alto risco para doenças cardiovasculares, pode ser necessário tratamento medicamentoso. No entanto, como muitos mecanismos da SM são ainda desconhecidos, agentes farmacológicos específicos para tratamento da síndrome não estão disponíveis. Dessa forma, o tratamento visa reduzir os danos associados a cada componente da SM (p. ex., hipertensão arterial, dislipidemia etc.), o que pode reduzir o impacto global na doença cardiovascular e o risco de DM2.

▪ Deficiências nutricionais após cirurgia bariátrica

Em grandes obesos, quando as complicações ligadas à obesidade colocam a vida em risco, uma alternativa ao tratamento clínico convencional é a cirurgia bariátrica. Segundo a Sociedade Brasileira de Cirurgia Bariátrica e Metabólica, a cirurgia está indicada em pacientes com: (1) IMC > 40, independentemente de comorbidades; (2) IMC entre 35 e 40 na presença de comorbidade; (3) IMC entre 30 e 35 na presença de comorbidade que tenha obrigatoriamente a classificação "grave" e intratável clinicamente feita por médico especialista na área da doença.

Os procedimentos cirúrgicos são de três tipos: (1) restritivos – redução da ingestão alimentar por diminuição do volume gástrico; (2) disabsortivos – desvio do trânsito alimentar, reduzindo a digestão e a absorção dos alimentos; (3) mistos (restritivos e disabsortivos).

Quando tais procedimentos são adotados, os pacientes podem apresentar deficiências de proteínas, minerais e vitaminas no pós-operatório. As deficiências mais comuns são as de ferro, folato, vitamina B_{12}, cálcio e proteínas. As principais situações e as suas abordagens estão descritas adiante.

▸ Desnutrição proteica e perda de massa magra

Perda de massa proteica pode chegar a 25% do total do peso perdido, perda essa que é comum em qualquer situação de restrição dietética vigorosa. Perda de massa magra acima de 25% do peso perdido associa-se a deficiência proteica. Nos primeiros meses após a cirurgia, o consumo calórico é baixo (300 a 1.000 kcal/dia). Assim, as necessidades proteicas (0,8 g/kg de peso corporal ou 15% das calorias ingeridas) nem sempre são alcançadas. Um mínimo de 60 g de proteínas/dia (cerca de 240 kcal) deve ser garantido aos pacientes. Naqueles com intolerância a carnes vermelhas ou à lactose, a deficiência proteica é mais frequente.

▸ Ferro

A deficiência de ferro após a cirurgia, frequente sobretudo nos pacientes que ingerem carnes vermelhas apenas esporadicamente (menos de uma vez/semana), resulta de baixa ingestão, má digestão de alimentos que contêm ferro ou má absorção intestinal. A redução na acidez gástrica (necessária para reduzir o Fe^{+++} em Fe^{++}) diminui a absorção do ferro. Nos procedimentos disabsortivos, a menor superfície absortiva do duodeno e do jejuno proximal, locais preferenciais de absorção do ferro, também contribui para a deficiência. Ingestão de ferro concomitantemente com vitamina C aumenta a absorção dele.

▸ Cálcio

Deficiência de cálcio deve-se a menor absorção de vitamina D e a menor ingestão ou absorção de cálcio pela exclusão do duodeno. Como a concentração sérica de cálcio não é um bom índice da sua disponibilidade, a suplementação do mineral deve ser profilática para evitar o desenvolvimento de alterações ósseas. Redução de cálcio sérico estimula a liberação do paratormônio, que aumenta a reabsorção de cálcio dos ossos e pode levar a osteoporose ou a osteomalacia. O monitoramento periódico de cálcio, fósforo, fosfatase alcalina e vitamina D deve ser feito em todo paciente submetido a tais cirurgias.

▸ Zinco

O zinco é absorvido no duodeno. Diarreia e má absorção (como nos procedimentos disabsortivos) aumentam o risco de deficiência de zinco.

▸ Magnésio

A maior parte do magnésio é absorvida no jejuno. Pacientes com deficiência marginal previamente à cirurgia podem manifestar a deficiência quando ocorrem situações adversas. Em pacientes operados, a deficiência resulta principalmente de baixa ingestão alimentar. O quadro típico é de tremor, espasmos musculares, anorexia, vômito e mudanças no comportamento e na personalidade.

▸ Tiamina

Deficiência da vitamina ocorre, sobretudo, pela baixa ingestão e é agravada por vômito constante. A deficiência apresenta-se como neuropatia periférica e encefalopatia de Wernicke.

▸ Vitamina B_{12} e ácido fólico

Embora os estoques de *vitamina* B_{12} sejam substanciais (cerca de 2.000 μg) em relação à pequena necessidade (cerca de 2 μg/dia), deficiência de cobalamina é encontrada em cerca de 50% dos pacientes após o primeiro ano de *bypass* gástrico. A razão disso é que o procedimento: (1) reduz a acidez e a pepsina gástricas, importantes na liberação da cobalamina das proteínas alimentares, o que reduz a sua absorção; (2) diminui a síntese do fator intrínseco, necessário para a absorção intestinal da vitamina.

O *folato* é absorvido preferencialmente no terço inicial do intestino delgado. A deficiência de folato é menos prevalente do que a da vitamina B_{12}; resulta, especialmente, da redução na ingestão alimentar e pode ser facilmente prevenida e tratada com o uso de polivitamínicos no pós-operatório. A disponibilidade de folato está relacionada não só a sua própria disponibilidade, mas também com a de vitamina B_{12} e piridoxina, que influenciam seu metabolismo. Assim, o equilíbrio na ingestão dessas três vitaminas é importante para evitar a sua deficiência e a anemia associada.

▸ Vitaminas lipossolúveis antioxidantes

Devido à baixa ingestão de gorduras imposta pela cirurgia e/ou pela má absorção intestinal, a deficiência dessas vitaminas é mais frequente quando o paciente é submetido a *bypass* biliopancreático.

▸ Transtornos da alimentação

Distúrbios no comportamento alimentar, incluindo a anorexia nervosa e a bulimia nervosa, muito mais comuns em mulheres na adolescência ou na juventude, estão cada vez mais presentes na sociedade moderna. Com a valorização crescente da magreza como ideal de beleza, muitas mulheres mais velhas e mesmo adolescentes do gênero masculino apresentam tais quadros. Por tudo isso, tais situações têm enorme importância na atualidade. Tanto a anorexia nervosa como a bulimia nervosa constituem transtornos psiquiátricos com manifestações nutricionais e não são consideradas doenças nutricionais específicas.

Anorexia nervosa

A anorexia nervosa caracteriza-se por perda de peso acentuada e autoimposta, situação em que a pessoa restringe a dieta com o objetivo de se atingir o peso idealizado (no caso, a magreza). Outras características da entidade são distorção da imagem corporal e alterações no ciclo menstrual.

Na doença, o controle sobre a alimentação é total: a ingestão alimentar é muito reduzida, eliminando-se lanches, doces e alimentos altamente calóricos. Nas refeições, a pessoa escolhe alimentos com baixa energia, como verduras de folha, cenoura e frutas. Muitas vezes, há história de abusos ou traumas sexuais, e a paciente evita alimentos que lembram ou têm conotação sexual. Além disso, são frequentes distúrbios da autoimagem (a pessoa se vê gorda, principalmente na área do ventre), depressão e suicídio. Esse quadro faz com que a anorexia seja a doença psiquiátrica com maior índice de mortalidade: cerca de 10% nos primeiros 10 anos após o diagnóstico. A morte ocorre não só devido ao suicídio, como também por infecções associadas à desnutrição, pelo fato de a pessoa sucumbir aos efeitos da fome crônica ou por arritmias cardíacas secundárias à hipopotassemia.

No início, a doença pode evoluir sem nenhuma alteração nos exames clínico e laboratoriais, a não ser a perda de peso e do tecido adiposo. Avaliação clínica cuidadosa sem alterações ao exame objetivo reforça a convicção dos pacientes de que não há nada de errado com eles. Com a manutenção do quadro, porém, as reservas se esgotam e aparecem sinais de desnutrição. A partir daí, surge redução de hormônios, como os sexuais, tireoidianos e insulina; instala-se amenorreia e a pele torna-se seca, hipotrófica, magra e sem elasticidade. Bradicardia, hipotensão arterial e intolerância ao frio podem ocorrer. Os pacientes queixam-se de dores abdominais, empachamento abdominal e constipação intestinal. Os cabelos tornam-se finos e caem com frequência. A personalidade é perfeccionista, com alto rendimento acadêmico antes da instalação da doença, mas com pouca espontaneidade nos relacionamentos. As atividades físicas são supervalorizadas e usadas como forma de perder peso. Embora ocorra hiperatividade, os pacientes são frequentemente deprimidos. Não é incomum que pacientes anoréticos mudem seu padrão de controle, tornando-se bulímicas. Os critérios diagnósticos da anorexia nervosa estão resumidos no Quadro 13.8.

Bulimia nervosa

Na bulimia nervosa, o autocontrole total não é alcançado como na anorexia nervosa e, após curtos períodos de jejum, o paciente entra no ciclo de ingestão compulsiva e vômito, o que demonstra uma personalidade muito menos elaborada do que nas pessoas anoréticas, que mantêm a restrição alimentar continuamente. Embora exista também nos indivíduos bulímicos, o ideal de magreza extrema raramente é alcançado. Como os episódios de menor ingestão ocorrem em sigilo e não há magreza excessiva, a doença pode evoluir por alguns anos sem ser detectada. Ao contrário do que se passa na anorexia nervosa, em que a pessoa nega ter qualquer alteração alimentar, muitos pacientes com bulimia nervosa admitem ter um padrão alimentar atípico e, na maioria das vezes, procuram sigilosamente algum tipo de ajuda.

A doença caracteriza-se por perda do controle alimentar, que leva à ingestão de grande quantidade de alimentos em curto espaço de tempo (mais de 2.000 kcal em 10 a 15 min, por exemplo), os chamados episódios bulímicos. Estes, associados à preocupação excessiva com o peso e a imagem corporal, levam os pacientes a adotar métodos compensatórios inadequados para controlar o peso, como vômito autoinduzido, uso de medicamentos (diuréticos, inibidores de apetite e laxantes), dietas hipocalóricas restritivas e exercícios físicos. No Quadro 13.9 estão resumidos os critérios diagnósticos da bulimia nervosa.

A mortalidade associada à bulimia nervosa é cerca de 1% nos primeiros 10 anos após o diagnóstico. Essa cifra, porém, parece subestimada, porque em algumas pessoas anoréticas que se tornam bulímicas o diagnóstico inicial de anorexia é mantido como a causa do óbito. A morte raramente ocorre por inanição, sendo as causas mais frequentes distúrbios hidreletrolíticos e suicídio.

Com certa frequência, pacientes bulímicos não demonstram nenhuma alteração orgânica, mantendo o peso corporal normal ou até apresentam pequeno excesso de peso. O quadro se acompanha de aumento não doloroso das glândulas salivares, devido à grande quantidade de alimentos ingeridos, assim como perda do esmalte dentário e unhas fracas, quebradiças e sem brilho, consequentes ao vômito. Outro sinal são calosidades no dorso das mãos, pela pressão dos dentes nessa região durante o ato de induzir vômito. O uso de laxativos e diuréticos leva a distúrbios hidreletrolíticos, com fraqueza muscular, arritmias cardíacas, insuficiência renal e morte.

A regulação dos níveis de serotonina é fator importante tanto na anorexia como na bulimia nervosa. Alterações no sistema serotoninérgico podem afetar o comportamento alimentar, uma vez que a serotonina aumenta a resposta sacietogênica, que está comprometida na bulimia. Resistência à insulina, que pode estar presente na anorexia e na bulimia, reduz a síntese de serotonina a partir do L-triptofano. Dietas restritas e perda de peso podem baixar os níveis plasmáticos do L triptofano e, com isso, reduzir a síntese de serotonina. Atividade física compulsiva também parece relacionada à redução de serotonina, já que alguns estudos mostram melhora deste padrão compulsivo com o uso de inibidores da recaptação da serotonina.

• Aterosclerose

A aterosclerose é uma das doenças mais importantes no mundo, por sua frequência e gravidade. A lesão principal é estreitamento da luz das artérias pelas próprias placas ateromatosas (ateromas) ou suas complicações, como trombose, embolia e espasmos vasculares. A consequência mais importante

---

Quadro 13.8 Critérios diagnósticos para anorexia nervosa de acordo com a Classificação Internacional de Doenças 10 (CID-10).

Perda de peso ou, em crianças, falta de ganho de peso, sendo o peso corporal mantido em pelo menos 15% abaixo do esperado

Perda de peso autoinduzida

Distorção na imagem corporal, que se manifesta como uma psicopatologia específica (pavor de engordar)

Distúrbio endócrino generalizado envolvendo o eixo hipotalâmico-hipofisário-gonadal manifestado em mulheres como amenorreia e em homens como perda do interesse e da potência sexuais (uma exceção aparente é a persistência de sangramento vaginal em mulheres anoréxicas que estão recebendo terapia de reposição hormonal, mais comumente pílula contraceptiva)

Comentários: se o início for pré-puberal, a sequência de eventos da puberdade será demorada ou mesmo detida (o crescimento cessa; nas garotas, as mamas não se desenvolvem e há amenorreia primária; nos garotos, os genitais permanecem juvenis. Com a recuperação, em geral a puberdade completa-se normalmente, porém a menarca é tardia. Os seguintes aspectos corroboram o diagnóstico, mas não são elementos essenciais: vômito autoinduzido, purgação autoinduzida, exercícios excessivos e uso de anorexígenos e/ou diuréticos.

Quadro 13.9 Critérios diagnósticos de bulimia de acordo com a Classificação Internacional de Doenças 10 (CID-10).

O paciente sucumbe a episódios de hiperfagia, nos quais grandes quantidades de alimentos são consumidas em curto tempo (pelo menos 2 vezes/semana, durante um período de 3 meses)

Preocupação constante com o comer e um forte desejo ou sentimento de compulsão de comer

O paciente tenta neutralizar os efeitos "de engordar" dos alimentos por meio de um ou mais do que se segue: vômito autoinduzido, purgação autoinduzida, períodos de alternância de inanição e uso de fármacos (anorexígenos, preparados tireoidianos ou diuréticos). Quando a bulimia ocorre em diabéticos, os pacientes podem negligenciar o tratamento insulínico

Percepção de estar muito gordo(a), com pavor intenso de engordar, e prática de exercícios excessivos ou jejuns

é, portanto, isquemia de órgãos, sobretudo coração, encéfalo, intestinos, rins e membros inferiores. Outra consequência importante da doença são aneurismas, particularmente na aorta.

Os ateromas são formados de duas partes: (1) núcleo lipídico, central, constituído sobretudo por colesterol e restos celulares; (2) capa fibrosa, formada por miofibroblastos e fibras colágenas, na região superficial da lesão. Nas lesões recentes, o núcleo lipídico é volumoso (pacas moles ou instáveis, mais sujeitas a sofrer complicações, como erosão/ulceração e trombose); nas antigas, predomina a capa fibrosa (placas duras ou estáveis).

A patogênese da doença é complexa, com forte componente alimentar, conforme comentado a seguir. Em síntese, as lesões resultam do acúmulo de lipídeos e da proliferação de células musculares na íntima das artérias. Para mais informações sobre os mecanismos patogenéticos da doença, ver Capítulo 5.

Papel dos lipídeos

Os lipídeos são transportados no sangue junto com proteínas, constituindo as lipoproteínas. Lipoproteínas são formadas por uma *camada externa* contendo proteínas (apoproteínas – Apo) e lipídeos polares (fosfolipídeos e colesterol não esterificado) que envolve o *centro hidrofóbico*, mais interno, rico em lipídeos neutros (triglicerídeos, ésteres de colesterol e vitaminas lipossolúveis). Além de contribuírem para a emulsificação lipídica no sangue, as apoproteínas funcionam também como coenzimas em reações relacionadas com o transporte e a captação de lipídeos do sangue (Apo CII e Apo AI, que são cofatores das enzimas lipase lipoproteica e lecitina-colesterol-acil-transferase, respectivamente) ou como ligantes de receptores para captação dessas lipoproteínas por células de diversos tecidos (Apo E e Apo B100). Os principais eventos no transporte de lipídeos no sangue estão descritos resumidamente a seguir e resumidos na Figura 13.11.

Após digestão e absorção no intestino, os lipídeos da dieta são transportados pelo ducto torácico sob a forma de quilomícrons (QM), os quais ganham a circulação sistêmica e alcançam os capilares dos tecidos adiposo e muscular. Nestes, os QM sofrem hidrólise de seus triglicerídeos por ação da lipase lipoproteica, originando os remanescentes de quilomícrons, os quais são captados rapidamente pelos hepatócitos mediante ligação da Apo E a receptores de remanescentes de QM.

A lipoproteína de densidade muito baixa (VLDL) é uma partícula rica em triglicerídeos sintetizada no fígado a partir dos lipídeos presentes no hepatócito. Da mesma forma que os QM, a VLDL sofre ação da lipase lipoproteica/Apo CII nos capilares dos tecidos periféricos, originando o remanescente de VLDL, também chamado lipoproteína de densidade intermediária (IDL). A IDL, que possui quantidades semelhantes de colesterol e triglicerídeos, é captada pelos hepatócitos por meio da ligação a receptores de remanescentes hepáticos. A IDL pode também sofrer catabolismo adicional, transformando-se na lipoproteína de densidade baixa (LDL), a qual é mais rica em colesterol esterificado e pobre em triglicerídeos.

LDL, a principal carreadora de colesterol na circulação, transporta colesterol para os tecidos extra-hepáticos, cujas membranas contêm seu receptor. Após captação da LDL nas células, ocorre hidrólise da Apo B100 e do colesterol esterificado; aumento na concentração intracelular de colesterol livre estimula os mecanismos de regulação intracelular, com inibição da síntese do colesterol pela enzima hidroximetil-glutaril CoA (HMG CoA)-redutase e da expressão dos receptores LDL.

A Lp(a) é uma variante da LDL que possui a proteína denominada Apo (a). Altas concentrações circulantes de Lp(a) associam-se a risco elevado de doença cardiovascular, devido à homologia da Apo(a) com o plasminogênio. Por sua similaridade com esta proteína, a Apo(a) liga-se à rede de fibrina na parede arterial e ocupa os sítios de ligação do plasminogênio; com isso, não se forma plasmina suficiente para lisar trombos eventualmente formados nas lesões ateroscleróticas, motivo do maior risco de obstrução arterial e isquemia.

A lipoproteína de alta densidade (HDL) está envolvida no transporte inverso do colesterol, processo pelo qual o colesterol livre não utilizado nos tecidos periféricos é transportado para o fígado, para reaproveitamento ou excreção. O efeito antiaterogênico da HDL vem do fato de ela ser capaz de retirar o excesso de colesterol livre não só de membranas celulares como também de placas ateromatosas, além de possuir inúmeras proteínas antioxidantes na sua concha externa. Assim, HDL transporta o colesterol em excesso dos tecidos periféricos e das lipoproteínas e o leva ao fígado, de onde é eliminado na bile.

Dislipidemias com níveis elevados de LDL e/ou reduzidos de HDL associa-se a aterogênese acelerada. LDL não captada pelos tecidos pode sofrer oxidação ou glicação de suas apoproteínas, tornando-se modificadas. LDL modificada não é mais reconhecida por seus receptores nos tecidos e atravessa o endotélio, ativando-o. LDL oxidada/glicada é reconhecida em receptores *scavengers* (SR) ou de limpeza/remoção, expressos em macrófagos e células musculares lisas que migram para a camada íntima das artérias. O resultado é que macrófagos e células musculares lisas tornam-se abarrotados de colesterol e adquirem aspecto semelhante ao de adipócitos, sendo chamados *células espumosas*.

Linfócitos T também são encontrados nas lesões e contribuem para o processo inflamatório, por liberar citocinas e quimiocinas inflamatórias. Fatores pró-coagulantes, como fibrinogênio, fator tecidual, protrombina e outros, também são produzidos ou se acumulam na área afetada. Por tudo isso, instala-se um quadro de inflamação e hipercoagulabilidade que confere à aterosclerose o caráter de doença inflamatória. Células musculares lisas transformam-se em miofibroblastos, que são responsáveis pela formação da capa fibrosa.

Os principais fatores de risco da aterosclerose são hiperlipidemia (particularmente hipercolesterolemia), tabagismo, hipertensão arterial, diabetes melito, história familiar de morte súbita ou infarto do miocárdio em parentes de primeiro grau e idade acima de 45 anos para homens ou 55 anos para mulheres (Quadro 13.10). Fatores de risco emergentes também associam-se positivamente com risco de infarto do miocárdio e incluem níveis circulantes aumentados de Lp(a), de fibrinogênio ou de proteína C reativa, hiper-homocisteinemia e processos inflamatórios crônicos.

Hiperlipidemias podem ter causa genética ou ser secundárias a transtornos alimentares, sedentarismo, obesidade e síndrome metabólica. Em geral, as outras manifestações clínicas das hiperlipidemias, além da aterosclerose, são vistas apenas nas formas genéticas, em que surgem lesões principalmente na pele e em tendões. Xantoma e xantelasma (Figura 13.12) são lesões cutâneas amareladas, elevadas ou planas, resultantes da deposição lipídica na pele, constituídas por células fagocitárias abarrotadas de lipídeos. Lipoproteínas em excesso ultrapassam a parede capilar e são captadas por macrófagos, que se acumulam nas regiões de grande atrito ou tensão, como bainhas de tendões, dobras cutâneas, cotovelos, joelhos, dorso das mãos e pálpebras. Nem sempre, no entanto, os xantomas são sinal de

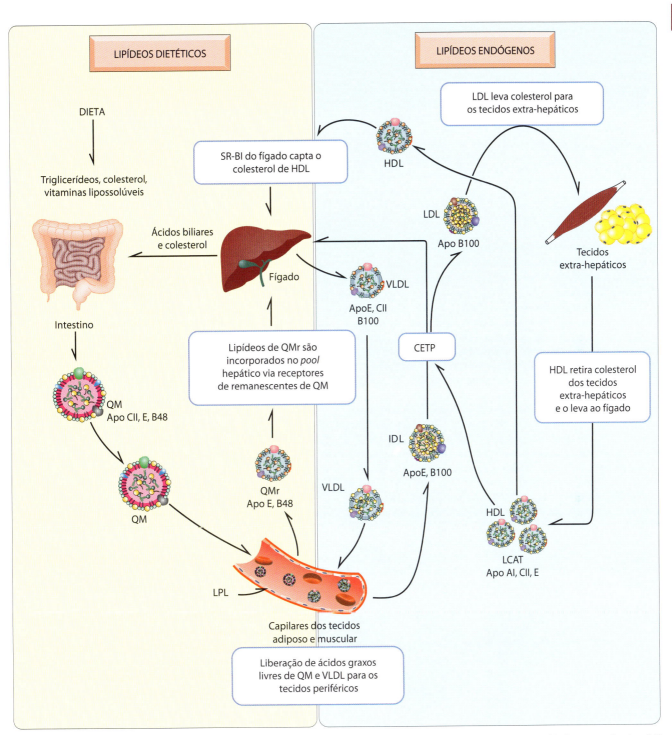

Figura 13.11 Metabolismo das lipoproteínas. Os lipídeos da dieta absorvidos no intestino são transportados como quilomícrons (QM), que contêm Apo B48, CII e E. Nos vasos sanguíneos, os QM perdem ácidos graxos dos triglicerídeos (TG) por ação da lipase lipoproteica (LPL), originando QM remanescentes (QMr), que são captados no fígado por receptores de remanescentes de QM. No fígado, forma-se a lipoproteína de densidade muito baixa (VLDL), que é rica em TG e possui Apo B100 e CII. Nos vasos, a VLDL sofre ação da LPL e dá origem à lipoproteína de densidade intermediária (IDL). A IDL pode ser captada no fígado ou interagir com a lipoproteína de alta densidade (HDL), esta, formada por proteína e colesterol dos tecidos extra-hepáticos. A proteína de transferência de éster de colesterol (CETP), contida em HDL, faz a permuta entre colesterol de HDL por TG de IDL. O resultado é a transformação de IDL em lipoproteína de baixa densidade (LDL) e HDL mais carregada de TG. A LDL transporta colesterol para as células extra-hepáticas. A HDL faz o transporte reverso do colesterol após sua esterificação pela lecitina colesterol acil transferase (LCAT), tendo a Apo AI como cofator. A HDL leva ao fígado o colesterol removido dos tecidos, o qual é captado por receptores SRBI hepáticos. Do fígado, o colesterol é eliminado junto com a bile.

Quadro 13.10 Fatores de risco da aterosclerose.

Independentes

História de pais ou irmãos com morte súbita ou doença cardiovascular antes de 55 anos para homens e 65 anos para mulheres

Idade superior a 45 anos para homens e 55 anos para mulheres

Dislipidemias (aumento do colesterol LDL), principalmente colesterol HDL baixo

Hipertensão arterial sistêmica

Tabagismo

Emergentes

Níveis circulantes elevados de Lp(a)

Níveis circulantes elevados de fibrinogênio

Níveis circulantes elevados de proteína C reativa

Hiper-homocisteinemia

Quadro 13.11 Recomendações de ingestão alimentar no tratamento da hipercolesterolemia.

Parâmetros		Recomendações
Peso corporal		Atingir e manter o peso ideal
Proteínas		10 a 20% das quilocalorias totais
Gorduras totais	Saturada	≤ 7% das quilocalorias totais
	Poli-insaturada	≤ 10% das quilocalorias totais
	Monoinsaturada	≤ 20% das quilocalorias totais
Colesterol		< 200 mg/dia
Carboidratos		50 a 60% das quilocalorias totais
Fibras		20 a 30 g/dia

dislipidemia, pois podem aparecer em pessoas normolipêmicas. Além de xantomas, nas dislipidemias podem-se encontrar, ao exame oftalmológico, arco corneano ao redor da íris e hiperlipemia retinal.

Pacientes com dislipidemia isolada ou com risco cardiovascular aumentado devem ser orientados quanto às medidas relacionadas com mudança no estilo de vida, ou seja, manter o peso adequado, adotar dieta equilibrada e evitar sedentarismo. Medicamentos hipolipemiantes só devem ser administrados àqueles que não conseguem manter níveis normais de LDL com mudanças no estilo de vida ou aos indivíduos de alto risco, nos quais esses fármacos devem ser prescritos simultaneamente com alterações no estilo de vida. Nos pacientes com doença aterosclerótica instalada, redução de LDL para até 70 mg/dℓ traz redução adicional na incidência de eventos cardiovasculares. Recomenda-se concentração de LDL igual ou inferior a 70 mg/dℓ para todos os indivíduos com doença aterosclerótica estabelecida. De todas as alterações na dieta, redução na ingestão de gorduras saturadas e aumento de gorduras monoinsaturadas (azeite de oliva) são as bases do tratamento não farmacológico das dislipidemias (Quadro 13.11).

Gorduras saturadas e colesterol dietéticos influenciam diferentemente os níveis de colesterol no sangue. Quanto ao colesterol, existem dois tipos de indivíduos: os hiporresponsivos, que não aumentam significativamente o colesterol plasmático com maior ingestão de colesterol (a absorção intestinal é limitada), e os hiper-responsivos, os quais apresentam alterações acentuadas no colesterol quando a ingestão deste é aumentada.

A influência das gorduras saturadas é bem maior. O excesso dessas gorduras no fígado (advindo do excesso de ingestão calórica alimentar) é o principal desencadeador da liberação de VLDL no plasma, que resulta em aumento de LDL. Embora em menor intensidade, gorduras saturadas também aumentam HDL circulante. Assim, quando as gorduras saturadas são substituídas por carboidratos, ocorre redução não só de LDL como também de HDL.

As gorduras poli-insaturadas e monoinsaturadas exercem efeitos distintos na colesterolemia. Quando as gorduras saturadas da dieta são substituídas por gorduras poli-insaturadas (presentes em óleos vegetais e peixes), há queda tanto de LDL como de HDL. Ácidos graxos ω-3, presentes em óleos de peixes de água fria (como o salmão), são poli-insaturados e apresentam vantagens adicionais em relação aos poli-insaturados da família ω-6 (óleos vegetais, como soja). O ácido eicosapentaenoico (EPA, ω-3) e o docosa-hexaenoico (DHA, ω-3) têm ação antiagregante plaquetária e anti-inflamatória, reduzindo a tendência à inflamação e à formação de trombos, ambos importantes na gênese da aterosclerose. As enzimas ciclo-oxigenase e lipo-oxigenase utilizam como substrato tanto o ácido araquidônico (ω-6) quanto o EPA (ω-3), porém os produtos são prostaglandinas e leucotrienos com efeitos diferentes: aqueles vindos do ω-6 são responsáveis por aumentar a agregação plaquetária e a inflamação, enquanto os derivados do ω-3 apresentam menor efeito na coagulação ou têm ação anti-inflamatória. Adicionalmente, ácidos graxos ω-3 reduzem em até 85% os níveis de triglicerídeos plasmáticos (níveis elevados destes associam-se a risco aumentado para aterosclerose e pancreatite).

Entre os ácidos graxos, os monoinsaturados da família ω-9 (como o ácido oleico, presente no azeite de oliva) são os que exercem o melhor efeito: reduzem a fração LDL e aumentam a fração HDL. Por essa razão, recomenda-se que cerca de 20% das calorias da dieta venham de gorduras monoinsaturadas.

De todas as gorduras ingeridas, os ácidos graxos trans (como a gordura vegetal hidrogenada), produzidos pela hidrogenação de óleos sob pressão, são os responsáveis pelo pior perfil lipídico, por aumentarem a fração LDL e diminuírem a fração HDL. Por esse motivo, tais gorduras devem ser excluídas da dieta.

Ácidos graxos de cadeia média (presentes na gordura de coco e dendê), embora saturados, têm efeitos controversos sobre os lipídeos plasmáticos. Alguns estudos mostram que

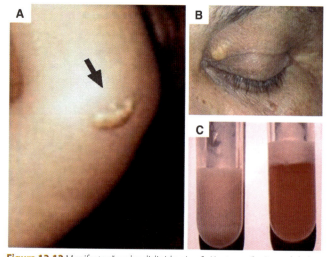

Figura 13.12 Manifestações das dislipidemias. **A.** Xantoma (lesão nodular) na região do cotovelo. **B.** Xantelasma (lesão plana na pálpebra). **C.** Aspecto do soro nas dislipidemias graves (genéticas). Notar o aspecto leitoso (*à esquerda*) e camada espessa de lipoproteínas ricas em triglicerídeos (*à direita*).

aumentam a fração LDL, enquanto outros indicam serem neutros, pois, após absorção, são levados diretamente ao fígado, não provocando aumento de triglicerídeos nos quilomícrons. Além disso, tais ácidos graxos não induzem liberação de VLDL pelo fígado. Assim, são úteis nos casos de hiperquilomicronemia e em fístulas que atingem o ducto torácico.

Papel de carboidratos e outros fatores

Aumento na ingestão de carboidratos e redução na de gorduras diminui os níveis de HDL. Excesso de carboidratos simples aumenta triglicerídeos plasmáticos, enquanto carboidratos complexos e integrais têm a vantagem de aumentar o aporte de fibras e seus benefícios no controle da colesterolemia. Por tudo isso, medidas dietéticas são importantes na prevenção da doença, destacando-se ingestão calórica total adequada para o peso e a atividade do indivíduo, já que todo excesso de energia, independentemente da fonte, é convertido no fígado em ácidos graxos saturados.

Algumas fibras alimentares solúveis, como psílio, gomas, pectinas e mucilagens, reduzem o colesterol total e em LDL. Fibras insolúveis, como a celulose e lignina, não têm efeito sobre o colesterol sanguíneo.

Esteroides vegetais são benéficos no tratamento de dislipidemias, pois reduzem a colesterolemia em cerca de 15%. Como a concentração de esteroides vegetais preconizada para o tratamento (2 a 3 g/dia) é cerca de 10 a 20 vezes maior do que a do colesterol na luz intestinal (200 mg/dia), durante o tratamento há descolamento do colesterol das micelas mistas em favor dos esteroides vegetais, reduzindo a disponibilidade do colesterol para absorção e aumentando a sua excreção fecal. A absorção de esteroides vegetais é pequena (2% da quantidade ingerida), além de os esteroides absorvidos serem excretados na bile, não causando alterações nas lipoproteínas.

Os antioxidantes dietéticos (p. ex., flavonoides) podem auxiliar na prevenção da aterosclerose por inibirem a oxidação de LDL. Os flavonoides são polifenóis encontrados principalmente em verduras, frutas e grãos, além de algumas bebidas, como vinho tinto, suco de uva e chá. Outros antioxidantes alimentares são as vitaminas E, C e betacaroteno. Embora potencialmente benéficos, até o momento não há evidências de que suplementos dessas vitaminas previnam ou retardem a evolução da aterosclerose, não sendo recomendados para esse fim.

Bebidas alcoólicas podem afetar os triglicerídeos e HDL plasmáticos, dependendo os efeitos da dose ingerida. Doses moderadas (1 a 2 doses/dia) são capazes de aumentar o colesterol em HDL, além de, no caso do vinho tinto, fornecer quantidades adicionais de antioxidantes potencialmente benéficos contra a aterosclerose. Entretanto, doses maiores de álcool elevam os triglicerídeos plasmáticos e podem causar pancreatite. Por causa disso e devido ao grande risco de alcoolismo, a indicação de ingestão de álcool deve ser vista com muita cautela.

Atividade física regular constitui medida auxiliar no controle das dislipidemias e no tratamento da doença coronariana. Embora não reduza a LDL, a prática de exercícios físicos aeróbicos diminui os níveis circulantes de triglicerídeos e aumenta os de HDL. Além disso, atividade física melhora a circulação sanguínea, reduz a pressão arterial e ajuda a controlar o peso.

• Nutrição e câncer

O câncer é doença complexa caracterizada por multiplicação celular descontrolada em consequência de alterações em genes cujos produtos controlam a divisão, a diferenciação e a morte das células (ver Capítulo 10). A maioria dos cânceres resulta de danos ou alterações acumulados no genoma ao longo da vida dos indivíduos. Vários fatores ambientais participam nesse processo, incluindo tabaco, radiações, substâncias químicas variadas (inclusive industriais), certas bebidas e muitos alimentos (Quadro 13.12 e Figura 13.13). Além do seu papel na origem de neoplasias, a nutrição tem grande importância em pacientes cancerosos, pois transtornos nutricionais são frequentes nas pessoas com câncer.

Componentes da dieta podem afetar a expressão gênica por alterações epigenéticas, que são mudanças potencialmente reversíveis na expressão de genes mas sem alterações na sequência do DNA. Os principais mecanismos de controle epigenético são modificações em histonas, metilação do DNA e silenciamento de RNA (ver Capítulo 12). Muitos compostos bioativos como epigalocatequinas (chá-verde), resveratrol (vinho), curcumina (urucum), isoflavonas (soja) e butirato (manteiga) podem causar modificações epigenéticas e influenciar negativa ou positivamente a incidência de vários tipos de câncer (Quadro 13.13).

Alguns componentes alimentares são considerados carcinogênicos pela Agência Internacional de Pesquisa do Câncer. Em 2015, a Organização Mundial da Saúde incluiu carnes processadas entre os produtos sabidamente carcinogênicos. De outro lado, muitos alimentos são associados à prevenção de câncer. Embora em muitos casos os estudos tratem de determinados nutrientes, as evidências mais claras são em relação aos alimentos como um todo, uma vez que a suplementação de nutrientes específicos nem sempre mantém os efeitos encontrados nos alimentos que os contêm. Gorduras, carnes vermelhas, álcool e sal são os componentes dietéticos de maior destaque no desenvolvimento do câncer. A Figura 13.14 relaciona os principais alimentos e bebidas associados ao câncer, segundo o painel conjunto do Fundo Mundial para Pesquisa em Câncer e o Instituto Americano de Pesquisa em Câncer.

As medidas dietéticas com evidências convincentes da interferência de compostos alimentares com câncer são (1) limitar ou evitar produtos lácteos para reduzir o risco de câncer de próstata; (2) limitar ou evitar álcool para reduzir o risco de câncer de boca, faringe, laringe, esôfago, cólon, reto e mama; (3) evitar carnes vermelhas e processadas para reduzir o risco de câncer do cólon e do reto; (4) evitar carnes grelhadas, fritas e assadas para reduzir o risco de câncer do cólon, reto, mama, próstata, rim e pâncreas; (5) o consumo de produtos de soja durante a adolescência pode reduzir o risco de câncer da mama na vida adulta e de recorrência e mortalidade em mulheres que já tiveram o câncer; (6) ingestão de frutas e verduras associa-se a menor risco de várias formas de câncer.

Quadro 13.12 Causas endógenas e exógenas de câncer.

Causas endógenas

Mutações em células germinativas

Estresse oxidativo

Inflamação

Hormônios (p. ex., contraceptivos orais)

Causas exógenas

Tabagismo

Agentes infecciosos

Radiações

Medicamentos (dietilestilbestrol e alguns quimioterápicos)

Agentes cancerígenos em alimentos (aflatoxina B, fumonisina B, aminas heterocíclicas formadas em carnes grelhadas ou em churrasco)

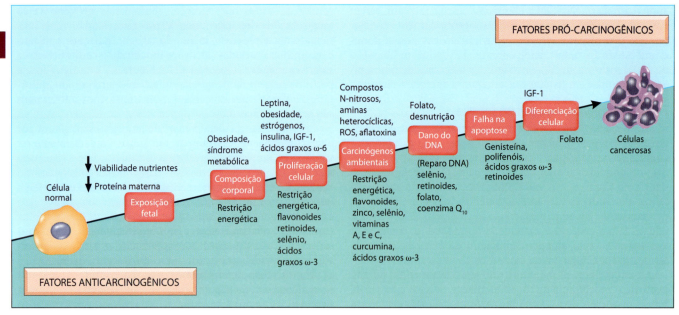

Figura 13.13 Influência de alimentos, nutrientes e composição corporal nas etapas de desenvolvimento do câncer.

Parece haver efeito anticarcinogênico de vegetais do tipo *allium* (principalmente alho e cebola) contra vários tipos de câncer, incluindo carcinoma gástrico. Contudo, existem limitações metodológicas nesses estudos, incluindo a dificuldade de estabelecer relação dose-risco, razão pela qual se deve ter cautela na interpretação dos resultados.

Outro elemento importante na prevenção do câncer é atividade física, que é definida como qualquer movimento que utilize os músculos, incluindo exercícios, atividades recreativas, caminhadas ou qualquer outra atividade que aumente os batimentos cardíacos acima da taxa basal. Evidências convincentes apontam para o fato de que atividade física (exceto aquela em níveis extremos) protege contra o câncer do cólon. Os dados disponíveis sugerem também que atividade física possa proteger contra o câncer endometrial ou da mama em mulheres após a menopausa.

Obesidade está inequivocamente ligada a alguns tipos de câncer, por vários motivos, que incluem sedentarismo, alta ingestão energética e excesso de alimentos refinados. Quando apenas a ingestão energética e a adiposidade corporal são analisadas, o excesso de gordura corporal é seguramente relacionado com cânceres de esôfago, pâncreas, colorretal, endométrio e rim. Obesidade central (abdominal) correlaciona-se com risco aumentado de câncer colorretal.

Em animais de laboratório, restrição na ingestão de energia é a intervenção isolada mais eficaz na prevenção de câncer. Restrição alimentar em roedores aumenta a expectativa de vida, reduz o desenvolvimento de tumores e suprime os efeitos de vários agentes carcinogênicos. Tais dados estão relacionados a redução na proliferação celular e a menor risco de dano de replicação incorreta do DNA. Redução no metabolismo também gera menos espécies reativas de oxigênio e, consequentemente, menor exposição do DNA a dano oxidativo. Além disso, com a restrição calórica, reduz-se a secreção de insulina e do fator de crescimento semelhante à insulina (IGF-1, que estimula a progressão pelo ciclo celular de G_1 para a fase S), que estão associados a aumento da proliferação celular. Restrição alimentar também reduz a expressão de algumas ciclinas envolvidas na proliferação celular. Apesar de todos esses indícios, tais dados devem ser analisados com cautela, pois não há evidências epidemiológicas nem clínicas suficientes para sustentar o mesmo efeito em humanos.

Com base em evidências obtidas em inúmeros estudos realizados no mundo todo, algumas recomendações são sugeridas para reduzir o risco de câncer (Quadro 13.14).

Síndrome da anorexia-caquexia do câncer

A síndrome da anorexia-caquexia, encontrada em até 80% dos pacientes com câncer em estágio avançado, é responsável pelo óbito de cerca de 20% dos pacientes cancerosos, os quais têm desnutrição mais frequentemente do que indivíduos sem a doença. Anorexia-caquexia no câncer é mais comum em crianças e idosos e torna-se mais pronunciada com o avanço da doença, comprometendo de modo progressivo o estado nutricional e a qualidade de vida.

A síndrome caracteriza-se por anorexia, diminuição na ingestão alimentar, perda tecidual e redução de peso associadas a diminuição da massa muscular e do tecido adiposo. Perda de 30% do peso corporal total corresponde a redução de 75% das proteínas musculares e de 80% do tecido adiposo. Perda muscular é característica na síndrome, sendo a causa principal de distúrbio funcional, fadiga e complicações respiratórias. Ocorrem também anemia e alterações no metabolismo de carboidratos, proteínas e lipídeos. Além dessas alterações, outras anormalidades estão presentes, como mudanças hormonais, maior produção de citocinas, resistência à insulina, proteólise muscular acelerada, aumento na síntese de proteínas de fase aguda e utilização alterada de nutrientes.

Quadro 13.13 Fatores alimentares relacionados com modificações epigenéticas.

Metilação de DNA	Modificação em histonas	Silenciamento de RNA
Genisteína	Isoflavonas	Folato
Selênio	Butirato	EGCG
Cafeína	EGCG	Genisteína
Polifenóis	Flavonas	Quercetina
Folato	Curcumina	Curcumina
EGCG	Genisteína	Resveratrol

EGCG: epigalocatecina-3-galato.

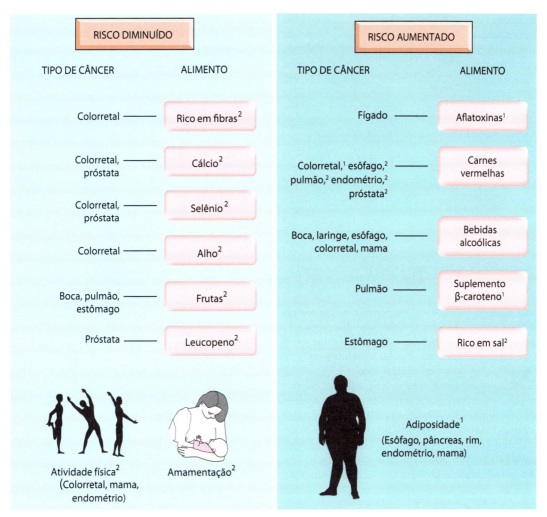

Figura 13.14 Principais alimentos e bebidas associados ao câncer, segundo o Painel Conjunto do Fundo Mundial para Pesquisa em Câncer e do Instituto Americano de Pesquisa em Câncer. [1]Dados convincentes; [2]Probabilidade de efeito. (Segundo American Institute of Cancer Research, 2007.)

Os mecanismos envolvidos na caquexia são: (1) citocinas; (2) hormônios e outras moléculas envolvidas no processo metabólico; (3) menor ingestão e/ou absorção de nutrientes; (4) desequilíbrio energético; (5) tratamento antineoplásico.

Algumas citocinas estão envolvidas na patogênese da síndrome anorexia-caquexia, sobretudo TNF-α, IL-1, IL-6 e IFN-γ, cujos níveis se correlacionam com a progressão do tumor. Hormônios e neuropeptídeos relacionados à ingestão alimentar e ao gasto energético também participam no processo, como a leptina, o neuropeptídeo Y, a melanocortina e o hormônio liberador de corticotrofina. Fatores derivados do próprio tumor têm importante papel, como o fator indutor de proteólise, o fator mobilizador de lipídeos e o fator mobilizador de proteínas. Todos esses mediadores agem de forma conjunta para promover o quadro característico de desnutrição.

Vários fatores contribuem para a redução da ingestão e/ou da absorção de nutrientes em pacientes cancerosos: (1) fatores que interferem negativamente na ingestão oral, como alterações no paladar (após quimioterapia e radioterapia), náuseas, vômito e anorexia; (2) efeitos relacionados à localização do tumor, como disfagia, obstrução gástrica ou intestinal, saciedade precoce e síndrome de má absorção; (3) fatores psicológicos: aversão a certos alimentos, ansiedade, depressão e estresse.

Pacientes com câncer possuem gasto energético de repouso elevado quando comparados com indivíduos sem câncer; entretanto, nem todos eles são hipermetabólicos, com variação ampla no perfil metabólico, dependendo do tipo e do estadiamento do tumor. A frequência de desnutrição guarda relação com a origem do tumor; tumores do sistema digestório (esôfago, estômago, pâncreas e intestino) são os mais associados a desnutrição, ao lado de tumores da cabeça e do pescoço. Entre os tumores com menor incidência de desnutrição, estão os do testículo e da mama.

Além das características do tumor, a modalidade terapêutica também influencia o estado nutricional. O efeito de cirurgias na desnutrição deve-se a intercorrências, tipo de procedimento e complicações (fístulas digestivas, má absorção após ressecção intestinal, mastigação e deglutição deficientes, insuficiência pancreática, síndrome pós-gastrectomia, estenose de boca anastomótica), além do período de jejum e de resposta metabólica alterada inerentes ao período pós-operatório. Quimioterapia e radioterapia também têm impacto negativo no estado nutricional. Náuseas, vômito, alterações no paladar e olfato, diarreia, estomatite e mucosite são efeitos secundários dos quimioterápicos. Radioterapia pode provocar odinofagia, disfagia, xerostomia, estenose e fístulas, fatores que favorecem o agravamento da desnutrição.

Dieta e tratamento de pacientes com câncer

Os objetivos da terapia nutricional (oral, enteral ou parenteral) são evitar complicações nutricionais ligadas ao câncer ou ao seu tratamento. Intervenções nutricionais, em particular dietas vegetarianas restritivas ou suplementação com

Quadro 13.14 Recomendações gerais para redução do risco de câncer.

Gordura corporal	Ser o mais magro possível dentro da variação normal e saudável de peso (índice de massa corporal entre 18,5 e 24,9 kg/m²)
Atividade física	Manter-se fisicamente ativo diariamente como parte de um estilo de vida duradouro
Alimentos e bebidas	Limitar ou excluir o consumo de alimentos com densidade calórica muito alta. Evitar bebidas adoçadas
Alimentos vegetais	Incluir o máximo possível de alimentos de origem vegetal na rotina diária
Bebidas alcoólicas	Limitar
Alimentos conservados ou processados	Não consumir alimentos mofados e evitar os processados ou conservados com sal
Suplementos dietéticos	Não utilizar, a não ser por indicação específica de doença. Alcançar as necessidades nutricionais por meio da alimentação
Aleitamento materno	Mães que amamentam e crianças amamentadas são menos propensas a câncer
Sobreviventes de câncer	Seguir as mesmas recomendações para a prevenção primária

vitaminas, fibras e outros, são comuns na prática clínica como adjuvantes no tratamento. Nenhuma dessas condutas, no entanto, traz vantagens para o tratamento, o prognóstico ou a qualidade de vida. Em muitos casos, tais suplementos até pioram o quadro, como é o caso do betacaroteno em fumantes com câncer do pulmão (aumentou a mortalidade) ou de megassuplementação de fibras em pacientes com pólipos colorretais (aumentou os efeitos adversos). Portanto, é equivocada a ideia de que as intervenções nutricionais, *se não são benéficas, também não pioram o quadro*. O custo de suplementos dietéticos e megavitaminas em pacientes com câncer nos EUA foi estimada em 60 milhões de dólares e vem crescendo continuamente.

A terapia nutricional precoce é recomendada para melhorar a resposta ao tratamento oncológico, a evolução no pós-operatório e a qualidade de vida e para reduzir as complicações e o tempo de permanência hospitalar. Diante da incapacidade de ingestão alimentar adequada, devem-se utilizar formas alternativas de administração de alimentos. Suplementações hipercalórica e hiperproteica por via oral podem ser de grande auxílio em pacientes sem distúrbios na deglutição ou na absorção de alimentos, mas que não atingem o perfil calórico-proteico necessário. Se há comprometimento na deglutição ou obstrução no esôfago ou no estômago, pode ser feita nutrição enteral caso o intestino delgado e o cólon tenham função preservada. A nutrição enteral pode ser administrada de forma contínua, o que favorece a absorção de nutrientes. Diversas fórmulas estão disponíveis, facilitando a individualização do tratamento. Além de fórmulas completas, é possível a adição de nutrientes específicos que possam otimizar a resposta clínica do paciente, incluindo os nutrientes imunomoduladores. Em pacientes impossibilitados de receber dieta por via oral ou enteral, há a opção da nutrição parenteral. Segundo as Diretrizes da Associação Médica Brasileira, a nutrição parenteral está reservada aos casos em que há toxicidade gastrintestinal secundária à quimioterapia ou em que existem complicações que impeçam a ingestão adequada por 7 a 14 dias.

Incentivar uma dieta saudável é, certamente, medida importante, pois muitos pacientes com câncer ou com lesões pré-cancerosas irão viver por certo tempo e poderão sofrer outras doenças relacionadas com a dieta. Até que haja alguma evidência sobre os possíveis benefícios nutricionais em melhorar a sobrevida do paciente com câncer, os profissionais de saúde devem apenas aconselhar o consumo de uma dieta saudável, sem indicar que se trata de uma prioridade no controle do próprio câncer.

▶ Leitura complementar

ALVAREZ-LEITE, JI, OLIVEIRA, DR, PELUZIO, MCG. Dislipidemias. In: TEIXEIRA NETO, F (ed.). Nutrição Clínica. Rio de Janeiro, Guanabara Koogan, 2003, p. 196-211.

ASSOCIAÇÃO MÉDICA BRASILEIRA E CONSELHO FEDERAL DE MEDICINA. Projeto Diretrizes: Terapia Nutricional em oncologia (elaboração final em 31/08/2011). Disponível em: http://www.projetodiretrizes.org.br/9_volume/terapia_nutricional_na_oncologia.pdf

BIESALSKI, HF, GRIMM P (ed). Pocket Atlas of Nutrition. Thieme, New York, 2005, 381 p.

BURCKART, K., BECA, S., URBAN RJ, SHEFFIELD-MOORE, M. Pathogenesis of muscle wasting in cancer cachexia: targeted anabolic and anticatabolic therapies. *Current Opinion in Clinical Nutrition and Metabolic Care*, 13:410-16, 2010.

CHAUDHRI, OB, WYNNE K, BLOOM SR. Can Gut Hormones Control Appetite and Prevent Obesity? *Care, 31*(Suppl. 2):S284–S289, 2008.

DOUGLAS RM, HEMILÄ H, CHALKER E, TREACY B. Vitamin C for Preventing and Treating the Common Cold. Cochrane Database Syst Rev, *18*(3):CD000980, 2007.

FRIEND, A, CRAIG, L, TURNER, S. The prevalence of metabolic syndrome in children: a systematic review of the literature. *Metab Syndr Relat Disord, 11*:71-80, 2013.

GONZALES JF, BARNARD ND, JENKINS DJ, LANOU AJ, DAVIS B, SAXE G, LEVIN S. Applying the precautionary principle to nutrition and cancer. *J Am Coll Nutr, 33(3)*:239-46, 2014.

GRUNDY, SM, CLEEMAN, JI, DANIELS, SR et al. Diagnosis and Management of the Metabolic Syndrome: An American Heart Association/National Heart, Lung, and Blood Institute Scientific Statement Executive Summary. *Circulation, 112*:e285-e290, 2005.

GUERCIO V, GALEONE C, TURATI F, LA VECCHIA C. Gastric cancer and allium vegetable intake: a critical review of the experimental and epidemiologic evidence. *Nutr Cancer, 66(5)*:757-73, 2014.

HALPERN, ZSC, RODRIGUES MDB, COSTA, RF. Determinantes fisiológicos do controle do peso e apetite. *Rev Psiq Clin, 31*(4):150-153, 2004.

IDF consensus worldwide definition of the metabolic syndrome. http://www.idf.org/webdata/docs/MetSyndrome_FINAL.pdf).

KADOWAK T, YAMAUCHIA, T, KUBOTAE, N. Minireview: The physiological and pathophysiological role of adiponectin and adiponectin receptors in the peripheral tissues and CNS. *FEBS Letters, 582*:74-80, 2008.

LAU, DC, DOUKETIS, JD, MORRISON, KM et al. 2006 Canadian Clinical Practice Guidelines on the Management and Prevention of Obesity in Adults and Children [Summary]. *CMAJ, 176* (Suppl. 8): S1-13, 2007.

LOHMAN, T.G.; ROCHE, A.F.; MARTORELL, R. Anthropometric standardization reference manual. Champaign, Human Kinetics, 1988.

MAHAN, L, ESCOTT-STUMP, S (ed.). Krause Alimentos, Nutrição & Dietoterapia. 11 ed. São Paulo, Roca, 2005.

ROSENWALD M, WOLFRUM C. The origin and definition of brite versus white and classical brown adipocytes. *Adipocyte, 3(1)*:4-9, 2014.

SHILS, ME, OLSON, JA, SHIKE, M, ROSS, AC (ed.). Tratado de Nutrição Moderna na Saúde e na Doença. 9. ed. São Paulo, Manole, 2003. 2.025 p.

SÖDERSTEN, P, BERGH, C, ZANDIAN, M. Understanding eating disorders. *Hormones and Behavior, 50*:572-78, 2006.

SCHELBERT, KB. Comorbidities of obesity. *Prim Care Clin Office Pract, 36*:271-85, 2009.

SKOLNIK NS, RYAN DH. Pathophysiology, epidemiology, and assessment of obesity in adults. *J Fam Pract, 63(7)*:S3-S10, 2014.

SOCIEDADE BRASILEIRA DE HIPERTENSÃO et al. I Diretriz Brasileira de Diagnóstico e Tratamento da Síndrome Metabólica. *Arquivos Brasileiros de Cardiologia, 84*(Supl. I), abril 2005.

SPOSITO, AC, CARAMELLI, B, FONSECA, FAH et al. IV Diretriz Brasileira sobre Dislipidemias e Prevenção da Aterosclerose. Departamento de Aterosclerose da Sociedade Brasileira de Cardiologia. *Arquivos Brasileitos de Cardiologia, 88*(Supl. I), abril 2007.

SUPIC, G, JAGODIC, M, MAGIC, Z. Epigenetics: a new link between nutrition and cancer. *Nutr Cancer, 65(6)*:781-92, 2013.

VIGITEL BRASIL 2016. Hábitos dos brasileiros impactam no crescimento da obesidade e aumenta a prevalência de diabetes e hipertensão. Disponível em http://portalarquivos.saude.gov.br/images/pdf/2017/abril/17/Vigitel.pdf.

WAITZBERG, DL. Dieta, Nutrição e Câncer. 1.ed. São Paulo, Atheneu, 2006.

WORLD CANCER RESEARCH FUND/AMERICAN INSTITUTE FOR CANCER RESEARCH. Food, Nutrition, Physical Activity, and the Prevention of Cancer: a Global Perspective. Washington DC, AIRC, 2007.

Índice Alfabético

A
α-fetoproteína, 209
α₁-antitripsina, 64, 79
α₂-macroglobulina, 65
Abdome agudo, 165
Abrasão, 28
Abscesso, 73, 165
Absorção, agentes químicos, 36
Acanthosis nigricans, 209
Acetilcolina, 67
Acidentes vasculares cerebrais, 160
Ácido(s)
- acetilsalicílico, 72
- araquidônico, 271
- eicosapentaenoico, 271
- fólico, 272, 276, 292
- hialurônico, 111
- homogentísico, 124
- lisérgico (LSD), 44
- nicotínico, 275
- pantotênico, 277
- retinoico, 278
- ascórbico, 277
- graxos essenciais, 271
- nucleicos, 26
Aconselhamento genético, 250
Adaptação, 2
ADCC (citotoxicidade celular dependente de anticorpo), 32, 65, 210
Adenocarcinoma, 179
Adenoma, 179
Adesão
- celular, 133
- plaquetária, 153
Adipocinas, 285
- adiponectina, 287
- angiotensinogênio, 288
- fator de necrose tumoral, 287
- fibrinogênio, 288
- glicocorticoides, 288
- hormônios esteroides, 288
- inibidor do ativador do plasminogênio 1 (PAI-1), 288
- interleucina 6, 287
- leptina, 285
- proteína
- - C reativa (PCR), 288
- - quimiotática para monócitos 1 (MCP-1), 288
- resistina, 287
- sintase induzida do óxido nítrico, 287
- visfatina, 288
Aditivos alimentares, 41
Adjuvante completo de Freund, 69
Adrenalina, 79
Aflatoxinas, 40, 203
AGE, 49, 138
Agenesia, 175
Agentes
- biológicos, lesões, 32
- - bactérias, 33
- - fungos, 34
- - helmintos, 34
- - protozoários, 34
- - vírus, 32
- físicos, lesões, 28
- - corrente elétrica, 29
- - força mecânica, 28
- - luz solar, 31
- - ondas de rádio/micro-ondas/campos eletromagnéticos em redes de alta tensão, 31
- - pressão atmosférica, variações, 28
- - radiações, 29
- - som (ruídos), 31
- - temperatura, variações, 29
- inflamatórios, 46
- químicos, lesões, 34-37
Agranulocitoses, 242
Agregação plaquetária, 57, 154
AIDS (síndrome da imunodeficiência adquirida), 238
- fatores que influenciam a resistência à infecção, 240
- infecções associadas, 242
- lesões teciduais, 242
- mecanismos de imunodeficiência, 241
- resposta imunitária ao HIV, 240
AIF (*apoptopsis inducing factor*), 105
AIRE, 233

Alarminas, 47, 58
Albinismo, 124
Alcaptonúria, 114, 124
Aldeídos, 39
Alelo, 246
Alergênios, 223
Alergia alimentar, 223
Alquilantes, 202
Alterações
- circulação, 145-174
- - choque, 169
- - coagulação intravascular disseminada, 158
- - edema, 165
- - embolia, 159
- - hemorragia, 150
- - hemostasia, 152
- - hiperemia, 147
- - infarto, 163
- - insuficiência cardíaca, 173
- - isquemia, 162
- - sistema circulatório, 145
- - trombose, 155
- inervação, 4
- interstício, 4, 110-117
- - amiloidose, 115
- - colágeno/fibras colágenas e reticulares, 110
- - elastina/fibras elásticas, 111
- - glicosaminoglicanos, 111
- - proteínas não fibrosas da matriz, 111
- - proteoglicanos, 111
- - relações da matriz extracelular com as células, 112
- proliferação e diferenciação celulares, 175-213
- - displasia, 177
- - hiperplasia, 176
- - hipertrofia, 176
- - hipoplasia, 176
- - hipotrofia, 176
- - lesões e condições pré-cancerosas, 178
- - metaplasia, 177
- - neoplasias, 178-213
Altitudes elevadas, efeitos, 28
Alveolite alérgica, 39, 226
Amianto, 203

Amilina, 282, 289
Amiloidose, 115
- associada a neoplasias endócrinas, 117
- classificação, 117
- doença de Alzheimer, 117
- familial hereditária polineuropática, 117
- nomenclatura, 117
- reacional ou secundária a inflamações crônicas, 117
- secundária a hemodiálise prolongada, 117
- senil, 117
- sistêmica
- - amiloide tipo AL não associada a proliferação de plasmócitos, 117
- - familial
- - da febre do Mediterrâneo, 117
- - secundária a proliferação de plasmócitos, 117
- patogênese da, 117
Aminas
- aromáticas, 202
- vasoativas, 56
Amostras, biologia molecular, 12
Amplificação, 22
- gênica, 193
Anafilatoxinas, 57
Anafilaxia, 223, 224
Análise citológica, obtenção de material, 7
Anaplasia, 182
Anasarca, 167, 168, 173
Anatomia
- genômica, 250
- patológica, 1
Anemia(s), 152, 208
- aplásicas, 176
- falciforme, 165
- Fanconi, 199
- ferropriva, 279
- hemolítica, 224
- megaloblástica, 277
- perniciosa, 277
Anergia, 230, 231
Aneuploidia, 182
Aneurismas micóticos, 160
Anexina, 47, 67
Anfetaminas, 42
Angiogênese, 182, 184
Angiotensinas, 146, 168
Angiotensinogênio, 168, 288
Animais transgênicos, 69
Anoikis, 107
Anorexia, 208
- nervosa, 292
Anóxia, 24, 162, 163
Anthrax, 73
Anti-inflamatórios não esteroides, 72, 139
Anticoagulantes, 152
Anticoncepcionais orais, 156
Anticorpos, 213, 222
- antifosfolipídeos, 156
- efeito citopático, doenças produzidas, 224
- estimuladores da tireoide, 226
Antígenos, 214
- apresentação, 217
- captura, 217
- indução de tolerância, 219
- processamento, 217
- tumorais, 209
- - AFP, 209

- - CA-19.9, 210
- - carcinoembrionário (CEA), 209
- - embrionários ou oncofetais, 209
- - MAGE, 210
- - PSA, 209
- - TSTA, 210
- associados a células germinativas, 210
Antioxidantes, 297
Antipiréticos endógenos, 80
Antiproteases, 64, 67, 79
Antitripsina, 64, 67
Antitrombina, 52
Antracose, 39, 125
Antraz, 73
APAF-1 (*apoptotic protease activation factor 1*), 105
Apetite, alterações na inflamação, 79
Apoptose, 25, 103, 184
- estímulos
- - membrana citoplasmática, 107
- genes, 299
- necrose, 108
- patogênese, 104
- substâncias que atuam na membrana mitocondrial, 107
- e autoimunidade, 107
Apoptossomo, 105
Aquaporinas, 83, 168
Ar, poluentes, 37
Argiria, 126
Armadilhas extracelulares, 64
Armazenamento no organismo de agentes químicos, 35
Artrite reumatoide juvenil, 229
Asbesto, 39, 189, 203
Ascite, 167
- hipertensão porta, 168
Asma brônquica, 223
Ataxia
- Friedreich, 257
- telangiectasia, 199
Ateroembolia, 161
Ateromas, 98
Aterosclerose, 97, 162, 293
- carboidratos, 297
- lipídeos, 294
- patogênese, 97, 294
Atipias, 182
Ativação do complemento, 52
Ativação plaquetária, 153
Atividade física, 270
ATP, 47
Autoagressão, 32
Autoanticorpos naturais, 231
Autoantígenos, 229
Autofagia, 86, 90, 108, 184
Autoimunidade, 234
Autólise, 25
Autópsia, 8
Autossomos, 246
Azocompostos, 202

B

Bacillus anthracis, 73
Baço
- hiperemia ativa, 148
- hiperemia passiva, 148

- em sagu, 116
Bactérias, lesões, 32, 33
- mecanismos de lesão, 34
- toxinas bacterianas, 34
Bacteriemia, 34, 67
Barbitúricos, 44
Basófilos, 65
BCL, família, 105
Benzantraceno (DMBA), 202
Benzopireno, 202
Beribéri, 275
Beriliose, 39
Beta-amiloide, 263
Beta-catenina, 133, 185, 198
Biblioteca
- cDNA, 252
- genômica, 252
Bilirrubina, 119, 120
Biliverdina, 119
Bioinformática, 245
Biologia molecular, 12
- amostras, 12
- aplicações, 20
- doenças
- - genéticas, 20
- - infecciosas, 20
- espectrometria de massas, 20
- estrutura gênica, 13
- hibridação molecular, 13
- neoplasias, 20
- princípios, 13
- reação em cadeia da polimerase (PCR), 17
- sequenciamento de DNA, 19
Biópsia(s), 7
- líquida, 8
Biotina, 277
Biotransformação, agentes químicos, 36
- reações de fase I e II, 37
Bissinose, 39
Blast, 28
Blastoma, 179
Blot(s), 14, 252
BMP (*bone morphogenetic proteins*), 139
Bócio, 281
Bradicinina, 56
BRCA 1 e 2, 91, 199
Bulimia nervosa, 293
Bypass biliopancreático, 292

C

CA-19.9, 210
Caderinas, 133, 185, 187
Calcificação(ões), 72, 98, 103, 126
- calcinose idiopática, 128
- cálcio sérico, 127
- cálculos, 129
- distrófica, 127
- metastática, 127
- patológica, 128
Calcinose idiopática, 128
- escrotal, 128
- proteínas
- - GLA da matriz, 128
- - morfogenética do osso, 128
Cálcio, 280, 292
- cirurgia bariátrica, 292
- sérico e calcificação, 127
Calcitonina, 280

Índice Alfabético

Cálculos, 129
- biliares, 129
- coraliformes, 129
- renais, 129
Calicreína, 56
Calidina, 56
Calmodulina, 280
Calo, 139
Calor
- lesões causadas, 29
- reação inflamatória, 46
Campos eletromagnéticos em redes de alta tensão, lesões, 31
Canais
- ANT, 89
- VDAC, 88
Câncer, 179, 180
- células-tronco, 134
- dieta e tratamento, 299
- irradiação, 30
- nutrição, 297
- predisposição hereditária e síndromes, 22
Cancerígeno, 179
Cancerologia, 179
Capa fibrosa, 98
Capilaroscopia *in vivo*, 69
Cápsula fibrosa, 182
Caquexia, 208, 273
Carboidratos, 271
- alterações no metabolismo, 79
Carbúnculo, 73
Carcinogênese, 188
- aspectos epidemiológicos, 206
- células-tronco do câncer, 188
- desdiferenciação, 188
- estroma de neoplasias, 189
- etapas, 204
- iniciação, 204
- mecanismos epigenéticos, 199
- microRNA, 200
- progressão, 205
- promoção, 205
- química, 201
- radiações, 203
- vias, 200
- viral, 200
Carcinógenos
- diretos, 201
- indiretos, 201
- inorgânicos, 203
Carcinoma(s), 179
- colorretal hereditário sem polipose, 178
- hepatocelular, 201
- *in situ*, 183
- nasofaríngeo, 201
Carcinomatose peritoneal, 187
CARD (*caspase recrument domain*), 106
Cardiolipina, 156
Cariólise, 101
Cariorrexe, 101
Cariótipo, 246
Caspases, 104
Catalase, 26
Catástrofe mitótica, 108
Catelicidinas, 47, 64
Cavernas tuberculosas, 103
CD45 (antígeno leucocitário comum), 217
cDNA, 252
Cegueira noturna, 278

Célula(s)
- adesão, 133
- alterações da proliferação e diferenciação, 175-213
- - displasia, 177
- - hiperplasia, 176
- - hipertrofia, 176
- - hipoplasia, 176
- - hipotrofia, 176
- - lesões e condições pré-cancerosas, 178
- - metaplasia, 177
- - neoplasias, 178-213
- apresentadora de antígeno, 221
- armazenadoras de gordura, 142
- cancerosas, evasão, 211
- cardíacas, 149
- citotóxicas naturais, 65
- controle da proliferação, 131
- dendríticas, 50, 63
- eliminação de proteínas e organelas envelhecidas ou alteradas, 85
- epitelioides, 66, 70, 74
- espumosas, 97, 294
- estáveis, 131
- estreladas, 142
- exsudato inflamatório, 60, 65
- gigantes
- - corpo estranho, 76
- - multinucleadas, 70, 74
- Kupffer, 61
- lábeis, 131
- Langhans, 74
- lesões, 4, 82
- linfoides da imunidade inata, 60
- malignas, 183
- - adesividade, 184
- - angiogênese, 184
- - atipia, 182
- - capacidade de invasão e de originar metástases, 185
- - características, 183
- - crescimento autônomo, 183
- - funções, 183
- - propriedades, 183
- multiplicação, controle, 133
- NK (*natural killer*), 32, 60, 65, 210
- NKC, 210
- ovais, 134
- perenes, 131
- perissinusoidais, 142
- progenitoras, 133
- relações da matriz extracelular, 112
- residentes em tecidos, 50
- resposta a agressões, 82
- tronco, 133
- - câncer, 134, 188
- - induzidas, 135
- - localização em tecidos diferenciados, 134
- - plasticidade, 134
- - pluripotentes, induzidas, 135
- - renovação de tecidos, 133
- - utilização em medicina regenerativa, 135
- Virchow, 74
- volume, alterações, 175
Ceramida, 56, 97
Ceratose
- actínica, 31
- solar, 203
Ceroide, 125

Chaperonas, 90
Checkpoint DNA, 92
Choque, 152, 162, 163, 169
- anafilático, 169, 224
- cardiogênico, 169
- coagulação intravascular disseminada, 172
- dano alveolar difuso, 173
- distributivo, 169
- etiopatogênese, 169
- falência de múltiplos órgãos, 172
- hipovolêmico, 152, 169
- membranas hialinas, 173
- misto, 170
- necrose
- - cortical, 172
- - tubular aguda, 172
- obstrutivo, 170
- osmótico, 26
- progressão, 171
- séptico, 67, 158, 167, 170, 172, 242
- síndrome
- - angústia respiratória aguda, 173
- - resposta inflamatória sistêmica, 170
- térmico, 29
Chumbo, 40
Cicatrização, 102, 136
- corticosteroides, 139
- desnutrição, 139
- diabéticos, 138
- envelhecimento, 139
- fatores que influenciam, 138
- hipertrófica, 139
- hipotireoidismo, 139
- lesões vasculares, 139
- manipulação e procedimentos para facilitação, 139
- primeira intenção, 136
- resposta inflamatória sistêmica, 139
- segunda intenção, 138
- tabagismo, 139
Ciclinas, 131, 191
Ciclinases, 131
Ciclo celular, 131
Ciclo-oxigenases (COX), 55
Ciclofosfamida, 202
Ciclopentenonas, 55
Cinases, 223
Cininas, 56
Circulação
- colateral, 162
- sanguínea, 145
- - alterações, 4, 145-174
- - - choque, 169
- - - edema, 165
- - - embolia, 159
- - - hemorragia, 150
- - - hiperemia, 147
- - - infarto, 163
- - - insuficiência cardíaca, 173
- - - isquemia, 162
- - - trombose, 155
Cirrose, 168, 169
- hepática, 141, 142
Cirurgia bariátrica, deficiências nutricionais, 291, 292
Cisto, 71, 73
Citidina desaminase, 189
Citocinas, 54
Citocromo P-450, 36, 202

Citoesqueleto, 88
Citometria, 11, 186
- fluxo, 11
Citotoxicidade mediada por células dependentes de anticorpos (ADCC), 32
Clamídias, lesões, 32
Classificação Internacional das Doenças (CID), 5
Clonagem, 246, 251, 252
- gênica, 253
- *in vitro*, 251
- molecular, 251
Clone, 261
Clonorchis sinensis, câncer, 201
Cloraminas, 64
Cloreto de vinil, 203
Clorose, 280
Coagulação sanguínea, 51, 154, 185
- alterações, hemorragia, 152
- aumento, 156
- fibrinólise, 57
- hemostasia, 152
- intravascular disseminada, 68, 152, 158, 162, 172
- - choque, 172
- - síndromes paraneoplásicas, 208
Coágulo, 51, 154, 155
Coagulopatia de consumo, 68, 152, 158
Cobalamina, 272
Cobre, 279, 281
Cocaína, 42
Colágeno, 110
Colecistocinina, 282
Colesterol, 271
Cólica renal, 129
Complexo
- ativável pelo contato, 51
- MMR, 189
- principal de histocompatibilidade (MHC), 215
- - defeito, imunodeficiência, 236
- - I, 215
- - II, 215
Condições pré-cancerosas, 178
Congestão, 148
Constipação intestinal, 271
Contaminantes alimentares, 40
- aflatoxinas, 40
- ocratoxinas, 41
Contusão, 28
Conversão gênica, 259
Coqueluche, 224
Cor pulmonale, 160
Coristia, 175
Corneificação de ceratinócitos, 108
Corpos
- apoptóticos, 104
- psamomatosos, 130
- residuais, 125
Corpúsculo hialino
- Councilman-Rocha Lima, 95
- Mallory-Denk, 95, 96
- Russell, 95
Corrente elétrica, lesão, 29
Corte, 28
Corticosteroides, 139
Crack, 42
Crescimento tumoral, 206
Cretinismo, 281

Criógenos, 80
Crisíase, 126
Cristais de Charcot-Leyden, 224
Cromossomos, 246
- Philadelphia, 193
CTLA-4, 211, 216, 221, 228, 231
Cultura celular, 10, 11
Cura
- anatômica, 72
- clínica, 72
- de inflamações, 71
CYP1A, 265

D
DAB (tetra-hidrocloreto de 3,3'-diaminobenzidina), 10
DAMP (*damage associated molecular pattern*), 47, 158, 172
Dano alveolar difuso (DAD), 68, 162, 167, 173
Débito cardíaco, 145
Defeitos do colágeno adquiridos, 114
Defensinas, 47, 64
Defesa, 2
- organismo, mecanismos, 48
Deficiência(s)
- adquirida na aderência de leucócitos, 242
- fatores de coagulação, 152
- genética na síntese de integrinas, 242
- glicose-6-fosfato desidrogenase, 37
- grânulos específicos de neutrófilos, 242
- resposta imunitária inata, 241
- sistema complemento, 241
Degeneração(ões), 25, 93
- baloniforme, 94
- basófila do colágeno, 114
- esteatose, 95
- glicogenoses, 99
- hialina, 95
- hidrópica, 93
- lipidoses, 97
- macular relacionada com a idade, 125
- mucopolissacaridoses, 100
- walleriana, 108, 140
Degradação da matriz extracelular, 114
Deleção(ões), 22
- clonal, 230
Dengue hemorrágica, 152, 169, 228
Depósitos de colesterol, 97, 98
Dermatite
- atópica, 223
- de contato, 228
Descolamento prematuro da placenta, 158
Desdiferenciação celular, 135
Desgranulação de plaquetas, 153
Desnaturação, 14
Desnutrição, 139
- proteico-energética, 96, 272
- - câncer, 298
- - imunodeficiência, 237
- proteico-calórica, 272
Desvio à esquerda (polimorfonucleares neutrófilos), 63, 81
Determinantes antigênicos, 215
Diabetes
- bronzeado, 122
- melito, 138, 242
DIABLO, proteína, 105, 106
Diapedese, 59, 60, 185

Diferenciação celular, 175, 182
Dímeros de timina, 91
Dióxido de enxofre, 39
Disfunção hepática, 168
Dislipidemias, 294
Displasia, 177
Distrofia, 175
- miotônica, 257
- muscular de Duchene, 256, 259
Distúrbios da circulação, 4, 145-174
DMBA, 202
DNA
- adutos de, 202
- agressões ao, 91
- complementar, 252
- extragênico, 254
- genes de reparo, 299
- genômico, 253
- lesões e ciclo celular, 92
- metilação, 247
- mitocondrial, 47, 254
- quebras, 257
- recombinante, 252
- satélite, 255
- sequenciamento, 19
- sondas, 190
Doença(s), 1, 267
- Alzheimer, 90, 103, 263
- ambientais, 267
- anafiláticas, 222, 223
- autoimunes, 103, 229
- - autoagressão pela resposta imunitária adaptativa, 229
- - etiopatogênese, 231
- - - fatores genéticos, 232
- - - mimetismo molecular, 232
- - - sítios e tecidos privilegiados, 232
- - humanas, 236
- - - lúpus eritematoso, 236
- - - tireoidite de Hashimoto, 236
- autoinflamatórias, 50, 72, 229
- bases genéticas, 245-268
- - genes humanos, 256
- - modelos de estudo em genética e biologia molecular, 249
- - - clonagem de DNA e amplificação gênica, 251
- - - clonagem gênica, 253
- - - hidridação molecular, 252
- - - mapeamento genético, 253
- - mutações, 256
- - projeto genoma humano, 254
- - saúde e doença, 266
- Behçet, 229
- Castleman, 201
- causas, 24
- Chagas, imuno-histoquímica, 10
- Charcot-Marie-Tooth, 256
- Chédiak-Higashi, 242
- classificação, 4
- criptogenética, 24
- da cadeia pesada, 117
- definição, 266
- diverticular do cólon, 271
- do soro, 227
- Dupuytren, 144
- elementos, 1
- endógenas, 24
- essencial, 24

Índice Alfabético

- evolução e, 266
- exógenas, 24
- Fabry, 99
- Gaucher, 99, 260
- genética, 266, 267
- genômica, 190
- granulomatosa crônica, 242
- hemolítica do recém-nascido, 224
- hipersensibilidade, 222-228
- - tipo I, 222
- - tipo II, 224
- - tipo III, 226
- - tipo IV, 228
- Huntington, 257
- idiopática, 24
- infecciosas, 20, 32
- inflamatória intestinal, 229
- Keshan, 281
- multifatoriais, 267
- Niemann-Pick, 99
- nomenclatura, 6
- Parkinson, 265
- Peyronie, 144
- pirossequenciamento de, 19
- por hipersensibilidade, 222
- reação imunitária, 28
- reumática, 34, 226, 232, 233
- Tay-Sachs, 99
- von Willebrand, 152
- Wilson, 281
Dominância, 246
Domínio de morte, 106
Dor, reação inflamatória, 46
Drogas
- dependência, 18
- uso abusivo, 41
Ducto torácico, 147
Duplicações segmentares, 256

E

Ectopia, 175
Edema, 4, 165
- angioneurótico, 167
- ascite na hipertensão porta, 168
- aumento
- - permeabilidade vascular, 167
- - pressão hidrostática sanguínea, 167
- das alturas, 169
- de membros inferiores, 167
- etiopatogênese, 167
- generalizado, 168
- hipoproteinemia, 169
- inflamatório, 59, 167
- insuficiência cardíaca, 168
- localizado, 167
- mecanismos complexos e poucos conhecidos, 169
- pulmonar, 167
- - neurogênico, 169
- redução da drenagem linfática, 167
- renal, 169
- sistema nervoso central, 167
Efeito(s)
- citopático, 32
- grandes altitudes, 28
- multigeracional, 246
- térmico, 270
- sistêmicos, 208

- Warburg, 184
Efélides, 124
Elastina, 111
Elefantíase, 167
Elementos transponíveis, 254, 255
Embolia, 4, 159, 162
- amniótica, 158, 162
- gasosa, 28, 161
- gordurosa, 28, 162
- líquido(s), 162
- paradoxal, 160
- pulmonar, 160
- sólida, 160
Embolização terapêutica, 161
Êmbolo(s), 158, 160
Empiema, 73
Encefalite alérgica experimental, 69
Encefalopatia de Wernicke, 275
Encistamento, 73, 102
Endocardite trombótica abacteriana, 209
Endofenótipo, 254
Endonuclease
- de restrição, 16, 250
- G, 106
Endorfinas, 67, 67
Endotélio, 51
- coagulação sanguínea, 51
- lesão, 155
Endotoxinas, 32, 34
Energia, 270
Enfisema intersticial, 161
Engenharia de órgãos, 135
Entactina, 112
Enteropatia por glúten, 228
Entose, 108
Envelhecimento, 140
- cicatrização, 139
Enzima(s)
- conversora da angiotensina (ECA), 56, 147
- família P450, 265
Eosinófilos, 63
Epigenética, 245, 246
Epigenoma, 246
Epistaxe, 150
Epítopos, 215
Equimose, 150
ERDO (espécies reativas derivadas do oxigênio), 26
Eriptose, 108
Erisipela, 167
Escarro hemoptoico, 150, 160, 163
Escorbuto, 114, 277
Esfíncteres pré-capilares, 147
Esfingolipidoses, 99
Esfingomielina, 55, 56
Espasmos, 162
Espécies reativas derivadas do oxigênio (ERDO), 26
Espectrometria de massas, 20
Espondilite anquilosante, 229
Esquistossomose, forma hepatesplênica da, 168
Estadiamento clínico, 209
Estado
- choque, 28
- reacional, 76
Esteato-hepatite, 96
Esteatonecrose, 102, 127
Esteatopigia, 284
Esteatose, 25, 41, 95

- aguda da gravidez, 96, 97
Estercobilina, 120
Esteroides vegetais, 297
Estreptoquinase, 156
Estresse, 77
- celular, 82
- - agressões ao DNA, 91
- - lisossomos, 91
- - mitocôndrias, 90
- - oxidativo, 89
- - retículo endoplasmático, 89
- - - imunodeficiência, 237
- - metabólico, 48
- - reação sistêmica (inflamação), 76
Estrias de Zahn, 157
Estringência, 252
Estroma de neoplasias, 189
Estrutura gênica, 13
Estudo em patologia, métodos, 7-23
- citometria, 11
- cultura celular, 10
- imuno-histoquímica, 9
- morfológico, 7
- morfometria, 12
- técnicas de biologia molecular, 12
Etanol, 26, 41, 242
Etiologia, 1
Etiopatogênese geral das lesões, 24-45
- agentes
- - biológicos, 32
- - físicos, 28
- - químicos, 34
- anóxia, 24
- hipóxia, 24
- poluentes ambientais, 37
- radicais livres, 26
- reação imunitária, 28
- substâncias de uso abusivo, 41
Eukaryotic initiation factors (eIF), 85
Exames
- anatomopatológicos, 7
- - autópsia ou necrópsia, 8
- - biópsia, 7
- - peça cirúrgica, 8
- citológicos, 7
- por congelação, 8
Exaustão imunitária, 221
Excreção, agentes químicos, 37
Exoma, 19, 253, 254
Éxons, 13, 246, 247, 248
Exossomos, 85
Exotoxinas, 32, 34
Explosão respiratória, 242
Exsudação, 59
Exsudato, 166

F

Facilitação imunitária, 210
Fagócitos, 60
- efeitos lesivos, 64
- mononucleares, 61
- polimorfonucleares, 61
Fagocitose, 63
- defeitos na, 242
Fagossomo, 64
FAK (*focal adhesion kinases*), 106, 133, 134
Falência de múltiplos órgãos, 67
- choque, 172

Farmacogenética, 265
Fas, 106
Fasciite nodular, 144
FasL, molécula, 211
Fator(es)
- ativador
- - de plaquetas (PAF), 56
- - do plasminogênio, 51
- autócrino de mobilidade, 185
- coagulação, deficiências, 152
- crescimento, 131, 132, 191
- - endotélio vascular (VEGF), 133
- - epidérmico (EGF), 133, 191
- - fibroblastos (FGF), 133
- - hepatócitos (HGF), 133
- - migração celular, 133
- - origem, 133
- - proto-oncogenes, 191
- - receptores, 132
- - semelhantes à insulina (IGF-I), 133
- - sítios de ação, 133
- - transformantes (TGF), 133
- - WNT, 133, 134
- Hageman, 57
- indutor de proteólise (PIF), 208, 273, 299
- inibidor
- - ativador do plasminogênio, 51
- - fator tecidual, 52
- intrínseco, 277
- mobilizador
- - de lipídeos (LMP), 208, 273, 299
- - de proteínas, 299
- necrose tumoral, 287
- tecidual, 51
- transcrição (FT), 132, 191, 246, 247
- - AIRE, 235
- - E2F, 132
- - TCF, 134
- V de Leiden, 156
- virulência, 33
- von Willebrand, 51, 153
Febre
- inflamação, 80
- do Mediterrâneo, 117
Fenilcetonúria, 260, 261, 262
Fenobarbital, 37
Fenômeno(s)
- de Arthus, 226
- alterativos, 66
- da inflamação, 57
- exsudativos, 59
- irritativos, 58
- reparativos, 67
- resolutivos, 66
- vasculares, 59
Fenótipo, 245, 246, 247
- mutador, 199, 200
- resiliência, 266
- robustez, 266
Feocromocitoma, 208
Feomelanina, 124
Ferritina, 120
Ferro, 279, 292
Ferroportina, 122
Feto morto retido, 158
Fibras, 110
- alimentares, 271
- colágenas, 110
- - alterações, 114

- elásticas, 111
- - alterações, 114
- nervosas no sistema nervoso central, regeneração, 141
- reticulares, 110
- - alterações, 114
Fibrilina, 111
Fibrina, 51
Fibrinogênio, 288
Fibrinólise, 51, 57
Fibromatose(s), 143
- palmar, 144
- peniana, 144
- plantar, 144
Fibronectina, 112
Fibrose, 114, 141
- cardíaca, 143
- cística, 38, 261
- hepática, 41, 142
- mecanismos gerais, 141
- do miocárdio na hipertrofia cardíaca, 143
Fígado em noz-moscada, 149
Filamentos intermediários, 88
Filariose, 167
FISH, 14
Fisiopatologia, 1
Fitofotodermatose, 32
Fixador, 7
Flebólitos, 127, 158
Fleimão, 73
Flogose, 46
Fluorocromos, 11
Fluxo sanguíneo, 145, 146
Força(s)
- cisalhamento, 51, 146, 185, 198
- mecânica, lesões, 28
- - abrasão, 28
- - contusão, 28
- - fratura, 28
- - incisão/corte, 28
- - laceração, 28
- - perfuração, 28
- Starling, 165
Formol, 8
Fosfolipases, 55
Fosfolipídeos, 55
Fotossensibilização, 31
Fração de ejeção, 173
Fratura, 28
- óssea, reparo, 139
Frio, lesões, 29
Frizzled, 133
Fulguração, 29
Fumaça de cigarro, 38, 40
Fungos, lesões, 32, 34
Furúnculo, 73

G

Ganglioneuroblastoma, 206
Gangliosidose, 260
- generalizada, 99
- juvenil, 99
Gangrena, 103, 165
- gasosa, 103
- pútrida, 103
- seca, 103
- úmida, 103
GAP, 84

Genes, 246, 247
- *ABL-BCR*, 193
- *AIRE*, 230, 233, 235
- *APC*, 198
- apoptose, 299
- *ATM*, 199
- *ATR*, 199
- *BRCA*, 199
- *DCC*, 199
- estruturas, 13
- éxons, 256
- *FOS*, 191
- *FOXP-3*, 231
- gld, 235
- guardiães do genoma, 92
- *HFE*, 122
- humanos, 247
- *JUN*, 191
- lpr, 235
- metástases, 187
- microRNA, 247
- *MYB*, 191
- *MYC*, 191
- neoplasias, 190
- *NME*, 187
- promotores, 200
- - de metástases, 187
- *PTEN*, 22, 199
- *RAS*, 202
- *RB*, 195
- reparo do DNA, 184, 199
- - *BRCA-1* e 2, 199
- - família
- - - *MMR*, 199
- - - *UVDR*, 199
- RNA não codificante, 256
- supressores
- - *APC*, 198
- - *DCC*, 199
- - metástases, 187
- - NF-1, 199
- - *pRB*, 196
- - *RB*, 195
- - *TP53*, 196
- - tumor, 195, 209
- - WT-1, 199
- *TP53*, 196
Genética
- médica, 268
- modelos de estudo em, 249
Gengivorragia, 151
Genoma, 246, 247
- conteúdo de repetições, 255
- - duplicações segmentares, 256
- - estudos de ligação, 256
- - investigação da paternidade, 256
- - perda de heterozigosidade, 256
- - pseudogenes, 255
- - sequências simples, 255
- - transpósons, 255
- humano, 245, 253, 254
Genótipo, 245, 246
Geofagia, 280
Glicocorticoides, 67, 79, 288
Glicogenoses, 99
Glicosaminoglicanos, 111
Glicose-6-fosfato desidrogenase (G6PD), deficiência, 37
Gliose, 164, 165

Índice Alfabético

Glomerulonefrites, 226, 227
- por soro nefrotóxico, 226
Glucagon-like-peptide (GLP1), 282
GLUT4, 290
Glutationa (GS), 26
GNRP (*guanyl nucleotide releasing protein*), 133
Gorduras saturadas, 297
Gota, 129, 229
Graduação de malignidade, 209
Grandes altitudes, efeitos, 28
Granulomas, 66, 70, 73
- corpo estranho, 76
- epitelioides, 74
Granzimas, 65, 107
Gravidez, imunodeficiência, 237
Grelina, 282

H
Hamartias, 175
Hamartomas, 175
Hanseníase, 74
Haplótipos, 215, 243
Hapteno, 215
Haxixe, 43
HDGF, 47
HDL, 294
Heat shock proteins (HSP), 89
Helicobacter pylori (*H. pylori*), 201
Helmintos, lesões, 32, 34
Hemartro, 150
Hemartrose, 150
Hematêmese, 150
Hematoidina, 120
Hematoma, 150
Hematoquezia, 150
Hematoxilina-eosina (HE), 8
Hematúria, 150
Hemobilia, 150
Hemocaterese, 149
Hemocromatose, 121
Hemodiálise prolongada, 117
Hemofilia A, 152
Hemopericárdio, 150
Hemoperitônio, 150
Hemoptise, 150, 160
Hemorragia, 4, 150
- alterações
- - coagulação sanguínea, 151
- - quantitativas ou qualitativas de plaquetas, 152
- consequências, 152
- diapedese, 151
- etiopatogênese, 151
- excesso de anticoagulantes endógenos ou exógenos, 152
- lesão da parede vascular, 151
- puntiformes, 150
- rexe, 151
Hemossalpinge, 150
Hemossiderina, 120, 121
Hemossiderose, 121
Hemostasia, 152
Hemotórax, 150
Hemozoína, 122
Heparina, 52
Hepatite
- alcoólica, 41
- B, 201
- C, 200
Hepcidina, 122

Herança
- dominante, 261
- mendeliana, 246
- monogênica, 267
- multifatorial, 246, 262, 267
- recessiva, 261
- transgeracional, 246
Hérnia intestinal estrangulada, 163
Heroína, 42
Heterogeneidade alélica, 262
Heteropia, 175
Heterose, 261
Heterozigosidade, perda, 195, 256
Heterozigotos, 195
Hialinização do interstício, 115
Hialinose, 115
Hibridação, 14
- em membranas, 15
- genômica comparativa (CGH), 16, 253, 268
- *in situ*, 14, 22
- molecular, 13, 252
- - genômica comparativa, 16
- - - microarranjos, 253
- - larga escala (*microarrays*), 15
- - reação, 14
- - sondas de ácidos nucleicos, 14
Hidrocarbonetos, 39
- policíclicos aromáticos, 202
Hidrocefalia, 152
Hidropericárdio, 167
Hidroperitônio, 167
Hidrotórax, 167
HIF-1 (*heat shock induced transcription factor*), 24, 89
Hiperbilirrubinemia, 119
Hipercalcemia, 209
Hipercelularidade, 182
Hipercoagulabilidade do sangue, 209
Hipercromasia nuclear, 182
Hiperemia, 147, 148
- ativa, 148
- passiva ou congestão, 148, 160
- - baço, 149
- - crônica nos membros inferiores, 150
- - insuficiência cardíaca, 149
Hiperesplenismo, 149
Hiperexpressão gênica, 193, 195
Hiperglicemia, 289, 290
Hipermenorreia, 150
Hipermetilação, 199
Hipermutação somática de BCR, 230
Hiperparatireoidismo, 127
Hiperpigmentação melânica, 124
Hiperplasia, 176
- congênita da suprarrenal, 259
Hipersensibilidade (tipos), 222
- I, 222
- II, 224
- III, 226
- IV, 228
Hipertensão
- intracraniana, 207
- portal, 149
- pulmonar, 160
Hipertermia, 29
- maligna, 29
Hipertrofia, 176
- cardíaca
- - fibrose do miocárdio, 143

- - miocárdio, insuficiência cardíaca, 173
Hipogamaglobulinemia ligada ao cromossomo X, 236
Hipometilação, 199
Hipopigmentação melânica, 124
Hipoplasia, 176
Hipoproteinemia, edema, 169
Hipotermia, 29
Hipotireoidismo, 139
Hipotrofia, 176
- parda, 125
Hipóxia, 24, 162, 163
- lesões induzidas, 25
Histamina, 56, 224
HIV (vírus da imunodeficiência humana), 238
- resposta imunitária, 240
HLA (*human leukocyte antigens*), 215
HMGB 1 (*high mobility group box 1*), 47
HNPCC, 299
Homeostase, 24
- mitocondrial, 88
- proteica, 84
Homocistinúria, 114
Hormônios
- esteroides, 288
- produção de, 208
HPV (vírus do papiloma humano), 33, 196
HSP (*heat shock proteins*), 89
HTLV-1, 200

I
Icterícia, 119, 207
Idiossincrasia, 35
Idiótipos, 222
IgE, doenças por hiperprodução, 222
IκB, 49
IKK, 49
IL-1, 55
IL-2, 55
IL-3, 55
IL-4, 55
IL-5, 55
IL-6, 55
IL-7, 55
IL-9, 55
IL-10, 55, 67
IL-11, 55
IL-12, 55
IL-13, 55
IL-15, 55
IL-16, 55
IL-17, 55
IL-18, 55
IL-19, 55
IL-20, 55
IL-21, 55
IL-22, 55
IL-23, 55
IL-25, 55
IL-26, 55
IL-27, 55
Imagem digital, 12
Imortalidade, 184
Impressão genômica, 262
Imuno-histoquímica, 9
- aplicações, 10
- imunofluorescência, 9
- técnicas imunoenzimáticas, 10
Imunocomplexos, 34
Imunodeficiência(s), 236
- adquiridas, 237

- comum variável, 236
- deficiências da resposta imunitária inata, 241
- desnutrição, 237
- estresse, 237
- fisiológicas, 237
- grave combinada, 236
- gravidez, 238
- hipogamaglobulinemia ligada ao cromossomo X, 236
- irradiação, 237
- primárias, 236
- recém-nascidos, 238
- senilidade, 238
- síndrome
- - hipergamaglobulinemia M, 236
- - imunodeficiência adquirida, 237
- - Wiskott-Aldrich, 237
- pós-transplante, 244
Imunofluorescência, 9
Imunógeno, 215
Imunopatologia, 222
- antígenos/epítopos, 214
- doenças
- - autoimunes, 229-236
- - hipersensibilidade, 222-228
- - imunodeficiências, 236-242
- moléculas de histocompatibilidade, 215
- montagem da resposta imunitária, 217
- receptores para epítopos, 215
- regulação da resposta imunitária, 220
- rejeição de transplante, 242
Imunoterapia das neoplasias, 212
Inativação do X, 247
Incisão, 28
Índice
- massa corporal (IMC), 270, 282
- mitótico, 182, 209
Infarto, 127, 163
- consequências, 164
- evolução, 164
Infecção
- abortiva, 32
- latente, 32
- lítica, 32
- persistente, 32
Inflamação(ões), 5, 46-81
- abscesso, 73, 165
- agentes infecciosos, 69
- agudas, 73
- aspectos morfológicos, 70
- catarrais, 73
- causada pelo calor, 70
- classificação, 72
- crônicas, 73
- - experimental, 71
- - cura, formas, 71
- - anatômica, 72
- - calcificação, 72
- - cicatrização, 71
- - clínica, 72
- - encistamento, 71
- - restituição da integridade anatômica e funcional, 71
- esclerosantes, 76
- experimentais, aspectos morfológicos, 70
- exsudativas, 73
- fenômenos, 57
- - alterativos, 66
- - exsudativos, 59

- - irritativos, 58
- - reparativos, 67
- - resolutivos, 66
- - vasculares, 59
- fibrinosa, 73
- fleimão, 73
- formas/tipos, 72
- furúnculo, 73
- granulomatosa induzida por injeção intravenosa, 68, 73
- - ovos de *S. mansoni*, 70
- - partículas não imunogênicas, 71
- hiperplásicas, 76
- hipertrofiantes, 76
- induzida, 68
- - agente inerte, 68
- - calor, 70
- - irritante químico, 68
- - lamínulas de vidro, 68
- - substâncias químicas, 68
- manifestações
- - alterações no metabolismo de carboidratos, lipídeos e proteínas, 79
- - apetite, 79
- - atividade de fagócitos, 81
- - febre, 80
- - íngua, 76
- - leucócitos, alterações numéricas, 81
- - proteínas reacionais de fase aguda, 79
- - reflexo anti-inflamatório, 77
- - regionais, 76
- - resistência à dor, 81
- - sistêmicas, 76
- - sono, 79
- mecanismo
- - autoimunitário, 68
- - defesa, 48
- - mediadores inflamatórios, 54-57
- - - aminas vasoativas, 56
- - - cininas, 56
- - - citocinas, 54
- - componentes do sistema
- - - coagulação sanguínea e fibrinólise, 57
- - - complemento, 57
- - - lipídicos, 55
- - - quimiocinas, 54
- modelos experimentais, 68
- - aspectos morfológicos, 70
- modulação da reação inflamatória, 72
- necrosantes, 73
- nomenclatura, 72
- provocada por lamínulas de vidro, 68
- pseudomembranosa, 73
- purulentas, 73
- pústula, 73
- reconhecimento de agressões, 47-50
- resposta inflamatória sistêmica, 67
- serofibrinosa, 73
- serosa, 73
- sinais cardinais, 46
Inflamassomos, 50, 91, 229, 289
Influenza, 32
Ingestão alimentar, recomendações, 271
Íngua, 76
Inibição por contato, 112, 133
Inibidor do ativador do plasminogênio 1 (PAI-1), 288
INK4/ARF, 199
Inserção/deleção (INDEL), 257

Insolação, 31
Instabilidade genômica, 199, 200, 205
Insuficiência cardíaca, 149, 150, 173
- edema, 168
- hiperemia passiva, 148
- hipertrofia do miocárdio, 173
- renina-angiotensina-aldosterona, 173
- reserva cardíaca, 173
Insulina, 282
Integrinas, 133, 185
Interação genética-ambiente, 265
Interfase, 131
Interleucina 6, 287
Interstício, alterações, 110-117
- amiloidose, 115
- colágeno/fibras colágenas e reticulares, 110
- elastina/fibras elásticas, 111
- glicosaminoglicanos, 111
- proteínas não fibrosas da matriz, 111
- proteoglicanos, 111
- relações da matriz extracelular com as células, 112
Íntrons, 13, 246, 247, 248
Investigação de paternidade, 256
Iodo, 281
IPEX, 232, 235
Irradiação e câncer, 30
Irradiação total do corpo, 30
IRS (substrato do receptor de insulina), 290
Isocromossomos, 259
Isoniazida, 37
Isoprostanos, 55
Isotretinoína, 278
Isquemia, 138, 158, 162
- causas, 162
- consequências, 163

J

JNK, 89

K

Kernicterus, 119
Knock out, 69
Kwashiorkor, 40, 273

L

Laceração, 28
LAK, 212
Laminina, 112
Latirismo, 114
LDL, 294
Leptina, 282, 285
Lesão(ões), 2
- actínicas, 30
- causas, 24
- celular, 4, 82
- classificação, 4
- criptogenética, 24
- DNA, 92, 131
- endotelial, 155
- essencial, 24
- etiopatogênese, 24-45
- - agentes
- - - biológicos, 32
- - - físicos, 28
- - - químicos, 34
- - anóxia, 24
- - hipóxia, 24

Índice Alfabético

- - poluentes ambientais, 37
- - radicais livres, 26
- - reação imunitária, 28
- - substâncias de uso abusivo, 41
- idiopática, 24
- imunocomplexos circulantes, 227
- irreversíveis induzidas por hipóxia, 25
- letais, 5
- não letais, 4
- no enxerto, 243
- nomenclatura, 4
- por imunocomplexos, 226
- por reperfusão, 26
- pré-cancerosa, 178
- produzidas por
- - bactérias, 33
- - fungos, 34
- - helmintos, 34
- - protozoários, 34
- - radicais livres, 27
- - vírus, 32
- reparo, 131-144
- - adesão celular da multiplicação celular, 133
- - cicatrização, 136
- - controle do ciclo celular, 131
- - - receptores de fatores de crescimento, 132
- - - regulação da proliferação celular/fatores de crescimento, 131
- - fibromatoses, 143
- - fibroses, 141
- - - cardíacas, 143
- - - hepáticas, 142
- - fraturas ósseas, 139
- - mecanismos de controle da proliferação celular, 131
- - regeneração, 135
- - tecido
- - - cartilaginoso, 140
- - - nervoso, 140
- - reperfusão, 26
- - reversíveis induzidas por hipóxia, 25
- - traumáticas, 28
Leucemia
- de células T do adulto, 200
- mieloide crônica, 191, 193
- promielocítica aguda, 278
Leucócitos, 50
Leucocitose, 81
Leucodistrofia metacromática, 99, 260
Leucopenias constitucionais ou congênitas, 242
Leucoplasia, 177
Leucotrienos, 55, 224
Ligandina, 119
LINE, 255
Linfa, 147
Linfadenite, 76
Linfedema, 167
Linfócitos, 60, 65
- B, 65
- - CD5+, 222, 231, 234
- - reguladores, 222
- - tolerância natural, 230
- da imunidade inata, 65
- T, 65
- - CD4+
- - - apresentação de antígenos, 217
- - - ativação, 217
- - CD8+, ativação, 217

- - citotóxicos, 210
- - reguladores, 211, 221, 231, 232, 235
- - tolerância natural, 230
- Th1, 217
- Th2, 217
- Th17, 219
Linfoma
- Burkitt, 193, 201
- Hodgkin, 201
- MALT, 201
Linfonodo sentinela, 187
Linhas de Zahn, 157
Lipídeos, 271
- alterações no metabolismo, 79
Lipidoses, 97
Lipoaspiração, 161
Lipocortina A1, 47
Lipodistrofia, 241, 284
Lipofuscina, 125
Lipoproteína, 294
- densidade baixa (LDL), 97, 294
- densidade intermediária (IDL), 294
- densidade muito baixa (VLDL), 294
- metabolismo, 295
Lipoxinas, 55, 65, 66
Líquido intersticial, 165
Litíase, 129
Litopédio, 127
LMP, 208
Loco *INK4/ARF*, 199
Lócus, 246
Lp(a), 294
LRP1, 265
Lúpus eritematoso, 226
- sistêmico, 236, 241
Luz solar, lesões, 31

M

Maconha, 43
Macrófagos, 61, 210
- corpos corados, 104
- M1, 60, 62, 67
- M2, 62, 67, 211
Macroglobulinemia de Waldenström, 117
Macronutrientes, 270
MAGE, 210
Magnésio, 280
- cirurgia bariátrica, 292
Malária, 261
MALT, 48
Mamografia, 129
Manchas de Bitot, 278
Manifestações hematológicas, 209
Mapeamento genético, 253
MAPK, 112, 132, 191
- *mitogen activated protein kinases*, 89
Marasmo, 272
Margem de segurança, 183
Marginação leucocitária, 59
Mastócitos, 50, 65
Material fibrinoide, 226
Matriz
- extracelular, 110, 113
- - colágeno/fibras colágenas e reticulares, 110
- - degradação, 113
- - elastinas/fibras elásticas, 111
- - glicosaminoglicanos, 111
- - proteínas não fibrosas, 111

- - proteoglicanos, 111
- - relações com as células, 112
- - renovação, 113
- osteoide, 126
Mecanismo(s)
- renina-angiotensina-aldosterona, 173
- anti-inflamatórios, 66
- de autoimunidade, 234
- de defesa, 48
- de evasão das células cancerosas, 211
- de imunodeficiência, 241
- epigenéticos na carcinogênese, 199
Mediadores
- anti-inflamatórios, 66
- inflamatórios, 54
- - aminas vasoativas, 56
- - cininas, 56
- - citocinas, 54
- - componentes do sistema
- - - coagulação sanguínea e fibrinólise, 57
- - - complemento, 57
- - lipídicos, 55
- - neuropeptídeos, 57
- - quimiocinas, 54
Medicamentos anti-inflamatórios, 72
Medicina personalizada, 19
Melanina, 123, 203
Melanocortinas, 67
Melanomas, 124
Melanossomo, 124
Melena, 150
Membrana(s)
- basais, 115
- citoplasmática, 82
- hialinas, choque, 68
- piogênica, 73
Membros inferiores, hiperemia passiva, 150
Memória imunológica, 220
Menorragia, 150
Mesoteliomas, 203
Meta-arteríolas, 147
Metabolismo
- basal, 270
- alterações na inflamação
- - carboidratos, 79
- - lipídeos, 79
- - proteínas, 79
- erros inatos do, 260
Metais pesados, 40
Metaloproteases, 226
Metaloproteinases, 113
Metaplasia, 177
Metástases, 185
- aspectos clínicos, 188
- deslocamento das células, 185
- destacamento de células tumorais do tumor primitivo, 185
- dormentes, 188
- genes, 187
- instalação, sobrevivência e proliferação das células tumorais, 185
- invasão vascular, 185
- nicho pré-metastático, 186, 206
- saída das células tumorais circulantes, 185
- sobrevivência de células tumorais na circulação, 185
- teoria da semente e do solo, 185
Metilação, 16
- DNA, 16, 247

Metilcolantreno, 202
Métodos de estudo em patologia, 7-23
- citometria, 11
- cultura celular, 10
- imuno-histoquímica, 9
- morfológico, 7
- morfometria, 12
- técnicas de biologia molecular, 12
Metotrexato, 276
Metrorragia, 150
MHC (*major histocompatibility complex*), 215
Miastenia *gravis*, 209, 226
Micoplasmas, lesões, 32
Micro-ondas, 31
Microangiopatia diabética, 115
Microarray (microarranjo), 15, 69, 190, 253
- cDNA, 16
- éxons, 16
- metilação, 16
- microRNA, 16
- proteínas em fase reversa, 16
- SNP, 16
- *tissue microarray*, 16
Microcirculação, 162
- obstrução, 162
- regulação do fluxo sanguíneo, 146
Microfilamentos, 88
Micrometástases, 188
Micronutrientes, 270
Micropartículas, 85
MicroRNA, 13, 200, 235, 247, 249
- alterações em neoplasias, 247
- carcinogênese, 200
- regulação da resposta imunitária, 235
Microscopia digital, 8
Microscópio, tipos de, 8
Microssatélites, 246, 255
Microtrombos, 158
Microtúbulos, 88
Microvesículas, 85
Mieloma múltiplo, 117
Mieloperoxidase, 64
- deficiência de, 242
Mimetismo molecular, 232
Minerais, 279
- cálcio, 280
- cobre, 281
- ferro, 279
- iodo, 281
- magnésio, 280
- selênio, 281
- zinco, 280
Minissatélites, 246, 255
Miofibroblastos, 136
Mitocôndrias
- apoptose, 104
- e estresse celular, 90
Mitose, 131, 182
Mixedema, 115, 281
MMR, família, 199
Modelos experimentais de inflamação, 68
Modulação antigênica, 211
Molécula(s)
- alarme, 47
- B7, 216
- CD4, 216
- CD45, 217
- CD8, 216
- CLA, 224

- coestimuladoras, 216, 231
- endereçadoras, 51
- FasL, 232
- guardadoras do genoma, 92
- histocompatibilidade, 215
- sinalizadoras de agressão, 47
Monócitos, 60
Mononucleose infecciosa, 201
Monóxido de carbono, 39
Montagem da resposta imunitária, 217
- apresentação de antígenos a linfócitos T CD4+, 217
- ativação de linfócitos
- - B para produção de anticorpos T-dependentes, 219
- - B para producao de anticorpos T-independentes, 219
- - T CD4+ CD8+, 217
- captura de antígenos, 217
- indução de tolerância, 219
- memória imunológica, 220
- processamento e apresentação de antígenos, 217
Morfina, 42
Morfometria, 12
Morte celular, 100
- apoptose, 103
- excitotóxica, 108
- necrose, 100
- outras formas, 108
- somática, 100
Mosaicos, 261
Movimento ameboide, 185
mRNA, 13
mTOR, 85
Muco, 37
Mucopolissacaridoses, 100
Mucosas, 48
Mumificação, 103
Mutação(ões), 246, 256
- causadoras de doenças, 260
- classificações, 257
- componente
- - monogênico nas doenças multifatoriais, 267
- - multifatorial nas doenças monogênicas, 267
- consequências, 259
- disfunções, 259
- expansivas, 257
- herança, 267
- metilação do DNA, 247
- *missense*, 257
- mosaicos, 261
- organização ou tamanho de sequências, alterações, 257
- prevalentes, 261
- silenciosas, 257
- troca de bases, 257
Mutagenicidade, 205

N

NALP3, receptores, 229
Necrópsia, 8
Necroptose, 108
Necrose, 100
- apoptose, 108
- calcificação, 103
- caseosa, 101, 102, 127
- causas, 101

- cicatrização, 102
- coagulação, 101, 164
- coliquativa, 101
- cortical, choque, 172
- eliminação, 103
- esteatonecrose, 102
- evolução, 102
- gangrena, 103
- gomosa, 101, 102
- isquêmica, 127
- isquêmica nos membros inferiores, 164
- liquefação, 101
- lítica, 102
- regeneração, 102
- regulada, 108
- tipos, 101
- tubular aguda, choque, 172
Nefrocalcinose, 128
Neoformação vascular, 69
Neoplasia(s), 10, 20, 178
- aspectos imunitários, 209
- benignas, 179
- - características, 180
- carcinogênese, 188
- - aspectos epidemiológicos associados, 206
- - etapas, 204
- - mecanismos epigenéticos, 199
- - microRNA, 200
- - química, 201
- - radiações, 203
- - vias, 200
- - viral, 200
- classificação, 179
- crescimento tumoral, 206
- defesa contra, mecanismos, 210
- desenvolvimento, 188
- diagnóstico, 22
- efeitos
- - locais, 207
- - sistêmicos, 207
- estadiamento clínico, 209
- etiopatogênese das, 20, 189
- familiares, 203
- formação, 188
- genes e, 190
- - apoptose, 299
- - oncogenes, 190
- - reparo do DNA, 299
- - supressores de tumor, 195
- imuno-histoquímica, 10
- imunoterapia, 212
- índice mitótico, 182
- intraepiteliais, 177
- malignas, 180
- - adesividade, 184
- - angiogênese, 184
- - capacidade de invasão e de originar metástases, 185
- - características, 183
- - crescimento autônomo, 183
- - funções celulares, 184
- - graduação, 209
- - metástases, 185
- nomenclatura, 179
- prognóstico de, 22
- recidiva, 180
- relação núcleo/citoplasma, 182
- síndromes hereditárias associadas a tumores, 203

Índice Alfabético

- teratomas, 179
- tumores prevalentes em humanos, 207
- via(s) de disseminação, 186
- - linfática, 186
- - outras, 186
- - sanguínea, 186

Netose, 64, 109
Neurofibromatose do tipo 1 (NF-1), 199
Neurofibromina, 299
Neuroma de amputação, 141
Neuropatia óptica de Leber, 254
Neuropeptídeo, 57
- Y (NPY), 282
Neuroprotetinas, 66
Neutrófilos, 63, 214
- desvio à esquerda, 63
Neutropenia, 242
Nevos, 124
NFκB, 49, 89, 201, 236, 289
Niacina, 275
- deficiência, 272
- fontes, 272
- funções, 272
Nicho
- metastático, 186
- pré-metastático, 186, 206
- tumoral, 206
Nitrosaminas, 203
NLR, 50
NLRP3, 289
NOD, 47, 50
NOD, família, 229
Nódulos de Gandy-Gamna, 150
Noradrenalina, 67
Normalidade, 1
Northern blot, 14, 15
Núcleo lipídico, 98
Nutrição, 270-300
- alterações na homeostase de vitaminas
- - hidrossolúveis, 275
- - lipossolúveis, 278
- câncer, 297
- carências, 272
- - *kwashiorkor*, 273
- - marasmo, 272
- - síndrome de realimentação, 274
- deficiências após a cirurgia bariátrica, 291
- nutrientes, 270
- obesidade, 281
- síndrome metabólica, 288
- transtornos da alimentação, 292
Nutrientes, 270
- carboidratos, 271
- energia, 270
- lipídeos, 271
- proteínas, 271
- vitaminas, 272

O

Obesidade, 96, 281
- adipocinas, 285
- consequências, 282
- etiopatogênese, 282
- fatores que regulam a ingestão alimentar, 281
- fisiopatologia, 282
- tecido adiposo, 283
- tipos, 282

Obstrução
- arterial, 162
- microcirculação, 162
- venosa, 162
Ocratoxinas, 41
Ocronose, 124
Oncogenes, 190, 209
- celular, 190
- cooperação, 195
- *RAS*, 190
- *SRC*, 190
- virais, 190
Oncogenicidade, 205
Oncogênico, 179
Oncologia, 179
Oncoproteína, 193, 197
Ondas de rádio, micro-ondas, lesões, 31
Opioides, 42
Osteoartrose, 140
Osteófitos, 140
Osteomalacia, 279
Osteopontina, 126, 128
Osteoporose, 280
Otorragia, 150
Óxido nítrico, 39, 51, 64, 287
Óxido nitroso, 39
Oxigênio singlete, 26
Oxintomodulina (OXM), 282
Ozônio, 39

P

p38, 89
p53, 201, 264
PAF (fator ativador de plaquetas), 224
Pagofagia, 280
PAI, inibidor, 52
PAMP (*pathogen associated molecular pattern*), 47, 158, 172
PAP (peroxidase-antiperoxidase), 11
Papanicolaou, 7
Paratormônio (PTH), 280
Paternidade, investigação, 256
Patogênese, 1
Patogenicidade, 33
Patógenos, 2
Patologia, 1-6
- adaptação, 2
- agressão, 2
- defesa, 2
- divisões, 1
- doença, 1
- especial, 2
- geral, 2
- lesão, 2
- métodos de estudo, 7-23
- - citometria, 11
- - cultura celular, 10
- - estudo morfológico, 7
- - imuno-histoquímica, 9
- - morfometria, 12
- - técnicas de biologia molecular, 12
- saúde, 1
Patrimônio genético, 24
PCR em tempo real, 18
PD-1, 211, 216, 217, 221, 228
PDGF, 97
PDL-2, 216, 221, 228
Peças cirúrgicas, 8
Pelagra, 273, 275

Pele, 48
Peptídeo(s)
- agouti, 282
- formilados, 47
- natriurético atrial, 173
- YY, 282
Perda de heterozigosidade, 195, 256
Perfuração, 28
Perfurinas, 65, 107, 210
Permeabilidade vascular, 69
Perspectivas da era pós-genômica e medicina translacional, 268
Peso
- aumento de, 140
- ideal, 270
PET (tomografia por emissão de pósitrons), 184
Petéquias, 150
PFAPA, 229
PGJ$_2$, 66
PI-3K, 290
Picada
- de escorpião, 169
- de insetos, 228
Picnose, 101
PIF, 208
Pigmentações, 119
- endógenas, 119
- - ácido homogentísico, 124
- - lipofuscina, 125
- - melanina, 123
- - pigmentos de hemoglobina, 119
- exógenas, 125
Pigmento(s) de hemoglobina, 119
- biliares, 119
- esquistossomótico, 123
- hematoidina, 120
- hemossiderina, 120
- malárico, 122
Piócitos, 73
Piretroides, 57
Piridoxina, 272, 275
Pirógenos, 80
Piroptose, 108
Placa(s) ateromatosa(s), 98
- beta-A, 263
Plaquetas, 50, 65
Plasmídeos, 246, 252
Plasmina, 52, 57
Pleomorfismo celular, 182
Pneumoconioses, 39
Pneumonia por *Pneumocystis jiroveci*, 236
Pneumotórax, 161
Poeiras, 39
Poliarterite nodosa, 227
Polimenorreia, 150
Polimorfismos, 268
- genéticos, 246, 261
- - de nucleotídeo único (SNP), 16, 19, 254, 268
Polimorfonucleares neutrófilos, 60
Pólipos, 164, 181
Polipose familial do cólon, 178, 198
Poluentes ambientais, lesões, 37
- água e solo, 40
- - metais pesados, 40
- ar, 37
- - aldeídos, 39
- - dióxido de enxofre, 39
- - hidrocarbonetos, 39

311

- - monóxido de carbono, 39
- - óxido nitroso, 39
- - ozônio, 39
- - poeiras, 39
- contaminantes alimentares, 40
- - aflatoxinas, 40
- - ocratoxinas, 41
- fumaça de cigarro, 40
Ponto
- não retorno, 25
- restrição, 131, 132
Porfirias, 31
Poros de permeabilidade transicional, 105
Pós-carga, insuficiência cardíaca, 173
Pós-natal, irradiação do corpo, 30
pRB, 201
Pré-carga, insuficiência cardíaca, 173
Pré-mutação, 257
Pré-natal, irradiação do corpo, 30
Pré-senilinas 1 e 2, 264
Pré-condicionamento, 24
Pré-mutação, 257
Pressão
- arterial, 146
- atmosférica, variações e lesões, 28
PRGF (*plasminogen related growth factor*), 136
Princípio de Frank-Starling, 173
Privilégio imunológico, 232
Processamento
- de xenocompostos, 265
- do RNA, 248, 254
Processos patológicos, 2
Projeto Genoma Humano, 252, 254
Proliferação celular, 175
- alterações, 175-213
- controle, 131
- regulação, 131
Promotor, 246
Propedêutica, 1
Properdina, 53
Prostaciclina, 51
Prostaglandinas, 55, 271
Proteassomos, 85, 86, 90, 217
Proteína(s), 26, 133, 106, 247, 271
- ABL-BCR, 191
- alterações no metabolismo, 79
- APC, 133
- BAX, 105
- BCL, 89
- Bence-Jones, 117
- C reativa, 67, 79, 288
- CD3, 215
- CDK, 131, 132
- choque térmico, 31, 47
- citoplasmáticas com atividade cinásica, 191
- citosólicas, 105
- DIABLO, 105, 106
- DMT1, 122
- eliminação de, 85
- estresse, 31
- FAK, 112, 133
- Fas, 105
- fase aguda, 67, 78, 79
- G triméricas, 133
- GLA, 128
- GNRP, 133
- hedgehog, 133
- IAP, 105
- ILK, 133
- INK4, 131
- ligadora(s)
- - de GTP, 191
- - do retinol, 278
- matricocelulares, 111
- MDM2, 197
- morfogenética do osso (BMP), 128
- não fibrosas da matriz extracelular, 111
- p53, 132
- pRB, 132
- precursora do amiloide, 264
- PTEN, 133
- quimiotática para monócitos 1 (MCP-1), 287
- RAS, 133
- S, 52
- SMAC, 106
- TAP, 215
- tau, 263, 264
- transformantes, 201
- transmembranosa transportadora de metal divalente 1 (DMT1), 122
- transportadora de glicose 4 (GLUT4), 290
- WNT, 133
Proteoglicanos, 111
Proteoma, 253, 254, 255, 268
Proteotoxicidade, 90
Protetinas, 66
Proto-oncogenes (proto-ONC), 190
- ativação, 193
- - amplificação gênica, 193
- - hiperexpressão gênica, 195
- - mutação
- - - inserção, 193
- - - puntiforme, 193
- - - translocação, 193
- produtos, 191
- - ciclinas e CDK, 191
- - fatores de crescimento, 191
- - proteínas
- - - citoplasmáticas com atividade cinásica, 191
- - - ligadoras de GTP, 191
- - receptores de fatores de crescimento, 191
Protozoários, lesões, 32, 34
Provírus, 200
PSA (*prostate specific antigen*), 209
Psamomas, 127
Pseudoartrose, 140
Pseudogenes, 255
Pseudomixoma peritoneal, 188
Pseudópode, 88
Psiconeuroimunologia, 79
Psicose de Korsakoff, 275
PTEN, 133
Pulmão
- fazendeiro, 40
- tratadores de passarinhos, 40
Púrpura, 150
- trombocitopênica idiopática (imunitária), 152
Pus, 64, 73
Pústula, 73

Q

Queimaduras, 29, 31
Queloide, 139
Querubismo, 229
Quimeras, 261, 262
Quimiocinas, 54
Quimiotaxia, 60, 69
Quimioterapia, 299

R

Rabdomiólise, 29
Radiação(ões), 29
- carcinogênese, 203
- ionizante, 203
- - efeitos locais, 30
- irradiação do corpo
- - câncer, 30
- - crescimento pós-natal, 30
- - pré-natal, 30
- - total, 30
- lesões, 30
- ultravioleta (UV), 203
Radicais livres, 26, 96
- lesões produzidas, 27
Radiossensibilidade dos tecidos, 30
Radioterapia, 299
Raquitismo, 278
RAS, 190, 202
Reação
- anafilática, 223
- - localizada, 224
- - modelos experimentais, 226
- - sistêmica, 224
- Arthus, 226
- cadeia da polimerase (PCR), 17, 250
- - RT-PCR, 18
- - tempo real, 18
- enxerto contra o hospedeiro, 244
- fase I, 36
- fase II, 36
- fase aguda, 77
- Fenton, 121, 281
- fotoalérgica, 31
- fototóxica, 31
- Haber-Weiss, 26
- hibridação, 14
- - larga escala (*microarrays*), 15
- imunitária, 28
- inflamatória, 2, 32, 46-81
- Jones-Motte, 228
Recém-nascidos, imunodeficiências, 237
Receptor(es)
- associados a proteína G trimérica, 83
- ativáveis por proteases (PAR), 49
- células citotóxicas naturais, 49
- complemento, 49
- de membrana, 49, 83
- de remoção, 49, 97
- epítopos, 215
- fator(es) de crescimento, 191
- - epidérmico (EGFR), 22
- - GPCR, 133
- - proto-oncogenes, 191
- - regulação, 132-133
- - transmembranosos, 133, 134
- FPR, 49
- inibidores, 49
- insulina, 290
- intracelulares, 50, 84
- KIR, 65
- RAGE, 49
- remoção, 97
- resposta imunitária inata, 48

Índice Alfabético

- - ativáveis por proteases (PAR), 49
- - células citotóxicas naturais, 49
- - complemento, 49
- - domínios de lectina do tipo C, 49
- - FPR (*formyl peptide receptors*), 49
- - intracelulares, 50
- - leucocitários imunoglobulina-símile de efeito inibidor, 49
- - membrana, 49
- - NOD, 50
- - purinérgicos, 49
- - RAGE, 49
- - remoção, 49
- - RLR (*retinoic acid inducible gene like receptor*), 50
- - TRL (*toll-like receptor*), 49
- *scavengers*, 294
- TLR, 47, 49, 63, 212, 289
- TNF (TNFR), 105
- *toll-like* (TLR), 47, 49, 63, 212, 289
- transmembranoso, 83
Recessividade, 246, 259
Recidiva, 183
Reconhecimento de agressões, 47
Reflexo anti-inflamatório, 77
Regeneração, 102, 135
- de fibras nervosas, 141
Região
- cromossômica, 246
- promotora, 13
Regressão de fibroses, 142
Regulação
- da expressão gênica, 247
- da resposta imunitária, 220
- por RNA, 247
Rejeição de transplante(s), 241-243
- reação do enxerto contra o hospedeiro, 244
Relação núcleo/citoplasma, 182
Renina, 147, 168
Renovação de tecidos, célula-tronco, 133
Reparo de lesões, 131-144
- adesão celular da multiplicação celular, 133
- cicatrização, 136
- controle do ciclo celular, 131
- - receptores de fatores de crescimento, 132
- - regulação da proliferação celular/fatores de crescimento, 131
- fibromatoses, 143
- fibrose, 141
- - cardíaca, 143
- - hepática, 142
- - fraturas ósseas, 139
- mecanismos de controle da proliferação celular, 131
- regeneração, 135
- tecido
- - cartilaginoso, 140
- - nervoso, 140, 141
Reperfusão, efeitos da, 26
Repetições
- de sequências simples, 255
- no genoma humano, 255
Reserva cardíaca, 173
Resiliência, 266
Resistência
- à dor, 81
- periférica, 146
Resistina, 287
Resolvinas, 56, 66

Resposta
- adaptativa, 49, 171, 214
- celular, 82
- humoral, 210
- imunitária, 5, 32, 48, 214
- - adaptativa, 48
- - ao HIV, 240
- - celular, doenças produzidas, 228
- - complexidade, 214
- - escape da, 211
- - especificidade, 214
- - humoral, 219
- - inata, 48, 212
- - - componentes, 50, 51
- - memória, 214
- - regulação, 220
- inflamatória sistêmica, 67, 68, 139, 158, 170
Retinose pigmentar, 260
Retorno venoso, 145, 150
Retrotranspósons, 255, 259
Retrovírus, 200, 246
Riboflavina, 275
Rinite alérgica, 223
Riquétsias, lesões, 32
RNA
- gene XIST, 247
- interferência, 247, 249, 268
- interno da telomerase, 247
- microRNA, 247
- não codificantes, 247
- pequenos nucleares, 247
- regulação gênica, 247
- ribossomais, 247
- transportadores, 247
- vírus, 200
Rosário raquítico, 278
RT-PCR, 18
Rubor, reação inflamatória, 46
Ruídos (som), lesões, 31

S

Sarcoma, 21, 179
- de Kaposi, 201
Saúde, 1, 266, 267
Schistossoma haematobium, câncer, 189, 201
Schistosoma mansoni, inflamação granulomatosa, 69
Secretases, 264
Sedentarismo, 96
Selênio, 281
Semiologia, 1
Senescência replicativa, 93, 184
Senilidade, imunodeficiência, 238
Sepse, 67, 165
Sequenciamento de DNA, 19, 22, 252
- análise do exoma, 19
- completo do genoma, 255
- de nova geração, 19, 253
- pirossequenciamento, 19
- Sanger, 19
Serotonina, 56
Sialolitíase, 130
Silenciamento gênico, 190, 199, 247, 250, 267
Silicone, 162
Silicose, 39
Sinal(ais)
- bandeira, 273
- cacifo, 166

- cardinais da inflamação, 46
- e sintomas das doenças, 1
- transmissão de, 83
Sinapse imunológica, 217
Síndrome(s)
- alcoólica fetal, 42
- Angelman, 256
- angústia respiratória aguda (SARA), 68
- - choque, 173
- anorexia-caquexia do câncer, 298
- anticorpos antifosfolipídeos, 156
- Berardinelli-Seip, 284
- Bloom, 199
- Budd-Chiari, 168
- carenciais, 272
- compartimental, 162
- Cushing, 177, 209
- descompressão, 161
- DiGeorge, 256
- Down, 256, 259
- Goodpasture, 226
- hereditárias associadas a tumores, 203
- hipergamaglobulinemia M, 236
- hiperviscosidade, 162
- Hunter, 100
- Hurler, 100, 260
- imunodeficiência adquirida, 238
- inflamação sistêmica, 242
- IPEX, 231
- Li-Fraumeni, 197
- Lynch, 91
- Marfan, 114
- Maroteaux-Lamy, 100
- metabólica, 96, 288
- - patogênese, 289
- Morquio, 100
- nefrótica, 156, 169
- paraneoplásica, 127, 185, 208
- - alterações hematológicas, 209
- - manifestações
- - - endócrinas, 209
- - - neuromusculares, 209
- Prader-Willi, 256
- predisposição hereditária ao câncer, 22
- realimentação, 274
- resposta inflamatória sistêmica (SIRS), 67, 170
- Reye, 96
- Sanfilippo, 100
- Scheie, 100, 260
- Schwachman-Diamond, 242
- trombocitopênica induzida por heparina, 156
- Trousseau, 156, 209
- velocardiofacial, 256
- Waterhouse-Friderichsen, 158
- Wernicke-Korsakoff, 275
- Williams, 256
- Wiskott-Aldrich, 237
SINE, 255
Sintase induzida do óxido nítrico, 287
Síntese transcelular, 55, 65
Sintomas e sinais das doenças, 1
Sistema(s)
- antioxidante, 26
- circulatório, 145
- - sistema linfático, 147
- complemento, 52
- - ativação
- - - complexos Ag-Ac, 52

- - - regulação, 53
- - - via alternativa, 52
- - - via de lectinas, 53
- deficiências no, 241
- fagocitário mononuclear (SFM), 61
- fibrinolítico, 52, 155
- gerador de cininas, 54
- imunitário, 214
- linfático, 147
- nervoso
- - central
- - - edema, 167
- - - reparo, 141
- - periférico, reparo, 140
- - proteolíticos, 48
- - de contato, 51
- renina-angiotensina (SRA), 288
- renina-angiotensina-aldosterona, 169, 173
Sítios privilegiados, 232
SMAC, 105, 106
SNP (polimorfismo de nucleotídeo único), 16, 19, 268
SOD (superóxido-dismutase), 26
Som (ruídos), lesões, 31
Sondas, 14, 252
- ácidos nucleicos, 14
- DNA, 190
Sono, alterações na reação inflamatória, 79
Southern blot, 14, 15
Southwestern blot, 14
SPARC, 113
SR (scavenger receptors), 63
Substância(s)
- amiloide, 115
- estimulantes do sistema nervoso central, 42
- fundamental, 110, 115
- hipnossedativas, 44
- P e CGRP, 57
- psicodélicas, 44
- uso abusivo, 41
Substrato do receptor de insulina, 289, 290
Superantígenos, 34, 215
Superóxido-dismutase, 26, 64

T

Tabagismo, 139, 177, 294
TAFI (thrombin activable fibrinolysis inhibitor), 52
Tampão plaquetário, 153, 155
Tamponamento cardíaco, 151, 152
Taquicininas, 50
Tatuagem, 126
Taxonomia, 6
TCF, 133
TCR (T cell receptor), 215
Tecido(s)
- adiposo, 283, 284
- cartilaginoso, reparo, 140
- conjuntivo cicatricial, 136
- granulação, 136
- in vitro, 69
- linfoide associado a mucosas (MALT), 48, 214
- nervoso, reparo, 140-141
- privilegiados, 232
- renovação, células-tronco, 133
Técnica(s)
- biologia molecular, 12

- - amostras, 12
- - aplicações, 20
- - espectrometria de massas, 20
- - estrutura gênica, 13
- - hibridação molecular, 13
- - neoplasias, 20
- - princípios, 13
- - reação em cadeia da polimerase, 17
- - sequenciamento de DNA, 19
- imunoenzimáticas, 10
- TUNEL, 107
Telomerase, 184, 201
Telômeros, 93, 184
Temperatura, variações e lesões, 29
Tenascina, 110, 111
Terapia
- celular, 135
- genética, 267
Teratomas, 179
Terminações nervosas, 50
Tetraidropterina, 276
TGF-α, 55, 67, 142
Tiamina, 272, 274, 292
TIMP (inibidores naturais produzidos em tecidos), 113, 185, 187
Tireoidite de Hashimoto, 236
Tissue microarray, 16
TLR (toll-like receptors), 47, 49, 63, 212, 289
TNF-β, 55
TNM, 209
Tocoferóis, 279
Tolerância, 41, 211
- a uma droga, 41
- imunitária, 214
- natural, 229
Torção(ões)
- do pedículo vascular, 162
- do testículo, 163
Toxina(s) bacteriana(s), 34
- botulínica, 34
- cólera, 34
- tetânica, 34
TP53, 202
tPA, 52, 205
Transcitose, 147
Transcritoma, 253, 255
Transdiferenciação, 177
Transferência horizontal, 246
Transferrina, 122
Transformação
- celular, 204
- clonagem, 252
- fibrinoide, 115
- hialina, 115
- mucoide, 115
Transição epiteliomesenquimal, 185
Translocações, 22, 193
Transplante(s), rejeição, 242
- alogênicos, 243
- isogênicos, 242
- mecanismos efetores, 241
- reação do enxerto contra o hospedeiro, 244
- xenogênicos, 243
Transporte
- ativo, 83
- no organismo dos agentes químicos, 36
Transpósons, 246, 255
- DNA, 255

- LINE, 255
- SINE, 255
Transtirretina, 116, 117
Transtornos alimentares, 292
- anorexia nervosa, 292
- aterosclerose, 293
- bulimia nervosa, 293
Transudato, 166
Tríade de Virchow, 155
Triptases, 223
Trombina, 51, 57
Trombo, 155
- branco, 157
- evolução do, 156
- misto, 157
- recanalização, 158
- vermelho, 157
Trombocitopatia, 152
Trombocitopenia, 152
Tromboembolia, 150
- pulmonar, 160
Tromboflebite migratória, 209
Trombólise, 156
Trombomodulina, 51
Tromboplastina tecidual, 154, 158
Trombos
- formação de, etiopatogênese, 155
- hialinos, 157
Trombose, 4, 155, 226
- alteração do fluxo sanguíneo, 155
- arterial, 162
- aumento da coagulabilidade do sangue, 156
- consequências, 156
- etiopatogênese, 155
- evolução, 156
- lesão endotelial, 155
- venosa profunda, 155, 160
Tromboxano A_2 (TXA$_2$), 153
TSC, 85
TSTA, 210
Tuberculose, 228
- pulmonar, 151
Tumor, 179
- crescimento, 206
- desmoide, 144
- infiltrativo, 181
- involução espontânea, 206
- Krukenberg, 188
- maligno, graduação, 209
- - estadiamento clínico, 209
- - invasão local, 209
- margem de segurança, 183
- nodular, 181
- prevalentes em humanos, 207
- produção de hormônios, 208
- reação inflamatória, 46
- recidiva, 180, 183
- ulcerado, 182
- vegetante, 181
- Wilms, 179

U

Ubiquitina, 86
- proteasomos, 176
Ultrassom, 31, 139
uPA, 52
Urobilinogênio, 120
Uso abusivo de drogas, 41

Índice Alfabético

UVA, raios, 31
UVB, raios, 31
UVC, raios, 31
UVDR, família, 199

V

Vacinas terapêuticas, 212
Variações no número de cópias, 254
Varizes, 167
- esofágicas, 150
- gástricas, 150
- retais, 150
Vasculites, 226, 227
Vasoconstrição arteriolar, 153
Vasos linfáticos, 147
- edema, 165
VDAC (*voltage dependent anions channels*), 88
VEGF (fator de crescimento do endotélio vascular), 24
Vesículas apoptóticas, 85
Via(s)
- carcinogênese, 200
- - clássica, 200
- - fenótipo mutador, 200
- disseminação das neoplasias, 187
- - linfática, 187
- - outras, 250
- - sanguínea, 187
- linfática
- sanguínea, 187
Vício, 41
Vigilância imunológica, 210
Virulência, 33
Vírus
- DNA, 200
- Epstein-Barr (EBV), 201
- hepatite
- - B, 201
- - C, 200
- HHV 8, 201
- imunodeficiência humana (HIV), 238
- lesões, 32
- papiloma humano (HPV), 200
- RNA, 200
Viscosidade sanguínea, 146
Visfatina, 288
Vitamina(s), 272
- A, 277
- ácido
- - ascórbico, 277
- - fólico, 276, 292
- - pantotênico, 277
- B_1, tiamina, 274
- B_2, riboflavina, 275
- B_6, piridoxina, 275
- B_{12}, cobalamina, 277, 292
- biotina, 277
- C, 26, 114, 277
- D, 278, 280
- E, 26, 272, 279
- K, 152, 279
- niacina, 272, 275
Vitiligo, 124
Volume celular, alterações, 175
Vólvulo, 164

W

Western blot, 14
WNT, fator de crescimento, 133

X

Xantelasma, 294
Xantina oxidase, 26
Xantomas, 98, 294
Xeroderma pigmentoso, 91, 199, 203
XIST, 247

Z

Zinco, 280
- cirurgia bariátrica, 292